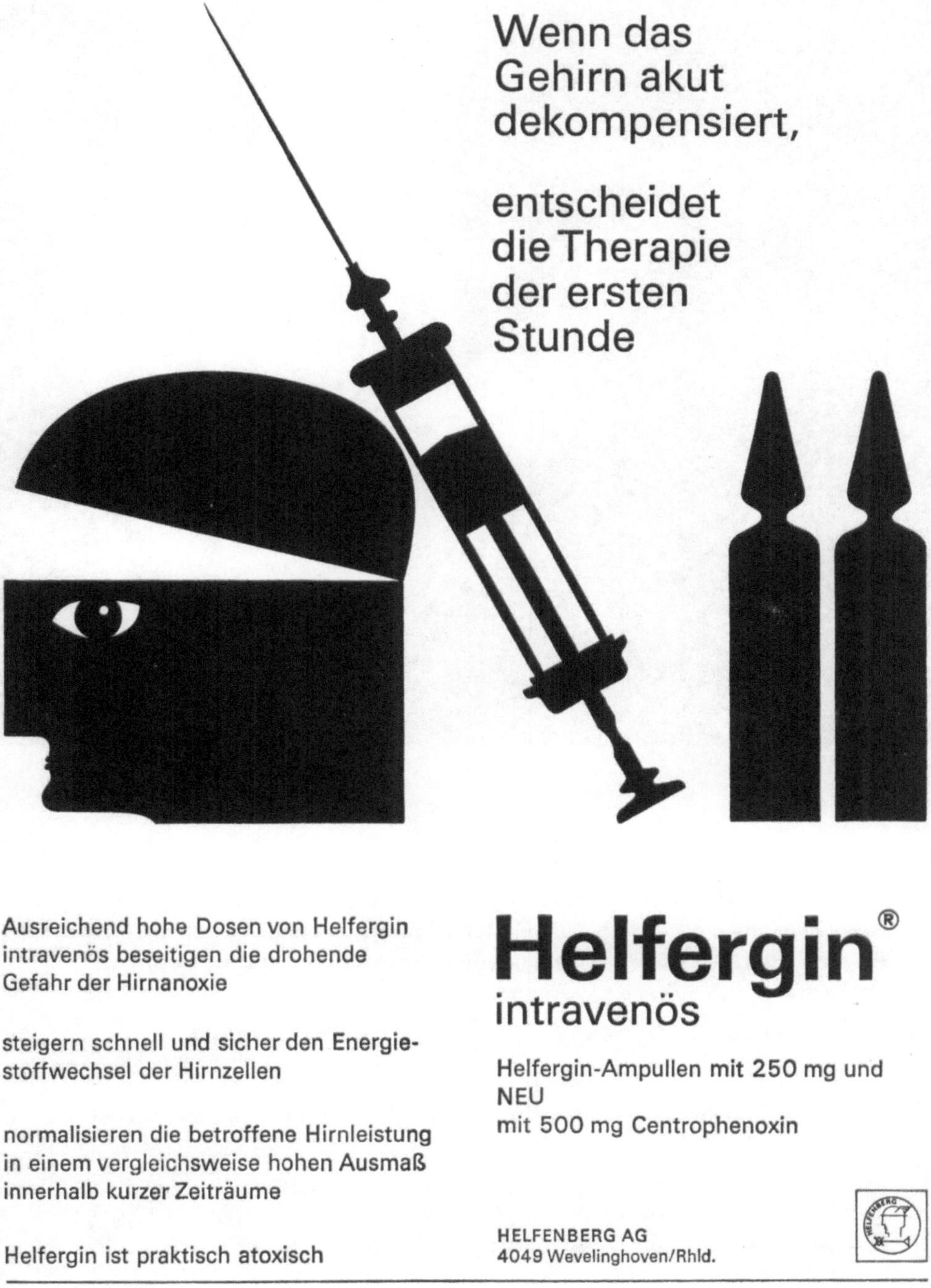
Wenn das
Gehirn akut
dekompensiert,
entscheidet
die Therapie
der ersten
Stunde
Ausreichend hohe Dosen von Helfergin intravenös beseitigen die drohende Gefahr der Hirnanoxie
steigern schnell und sicher den Energiestoffwechsel der Hirnzellen
normalisieren die betroffene Hirnleistung in einem vergleichsweise hohen Ausmaß innerhalb kurzer Zeiträume
Helfergin ist praktisch atoxisch
Helfergin®
intravenös
Helfergin-Ampullen mit 250 mg und
NEU
mit 500 mg Centrophenoxin
HELFENBERG AG
4049 Wevelinghoven/Rhld.

Für die tägliche
Praxis
lysthenon®
Das kurzwirkende
Muskelrelaxans

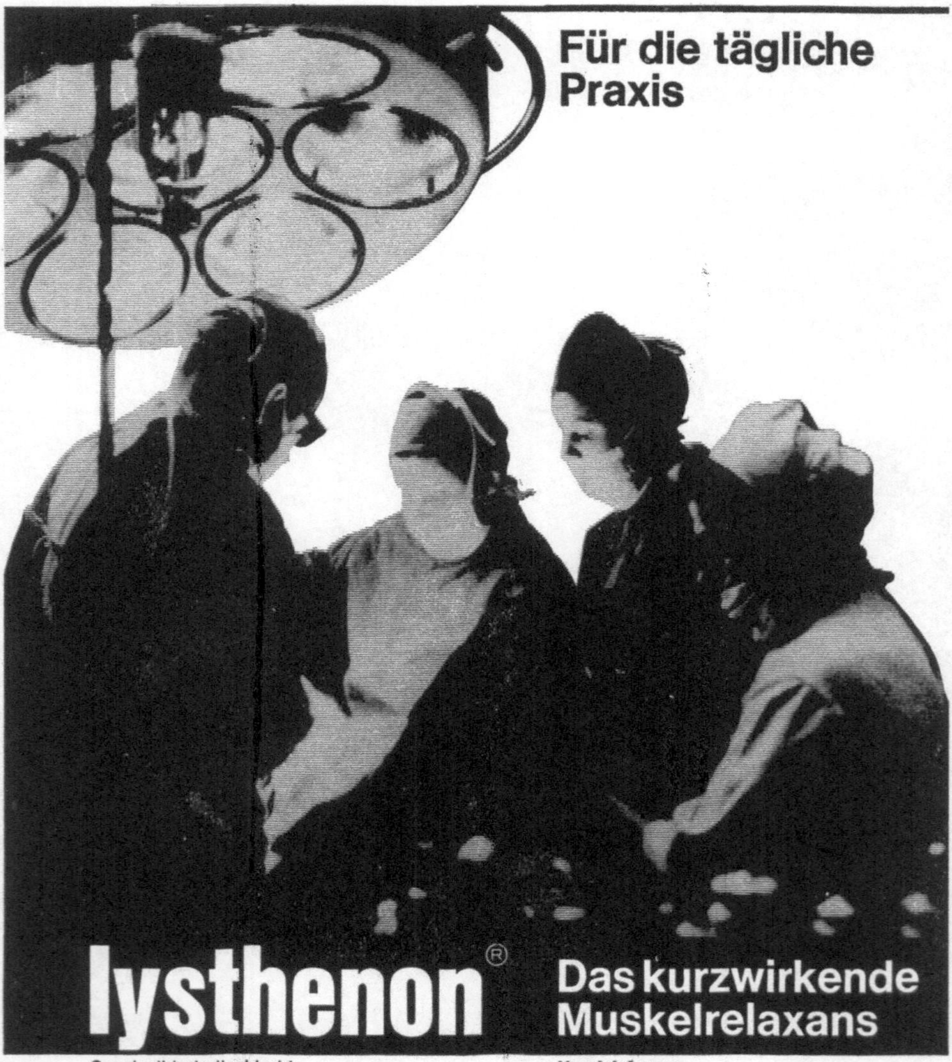

Biosorbin® MCT
pfrimmer
J.Pfrimmer+Co.Erlangen
Pharmazeutische Werke

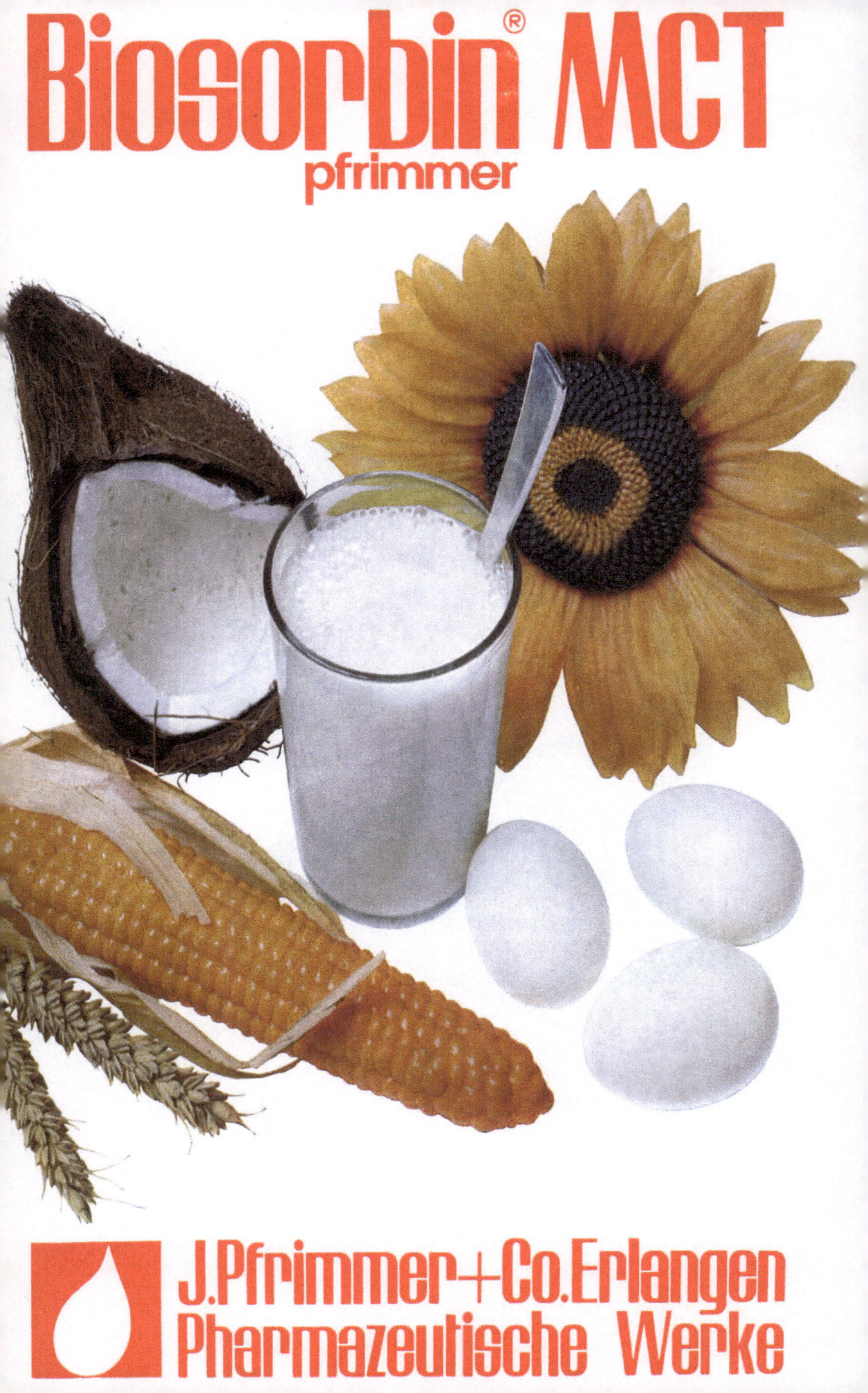

BILDVERSTÄRKER-EINRICHTUNG
FÜR DIE CHIRURGISCHE RADIOLOGIE
BV 20 S

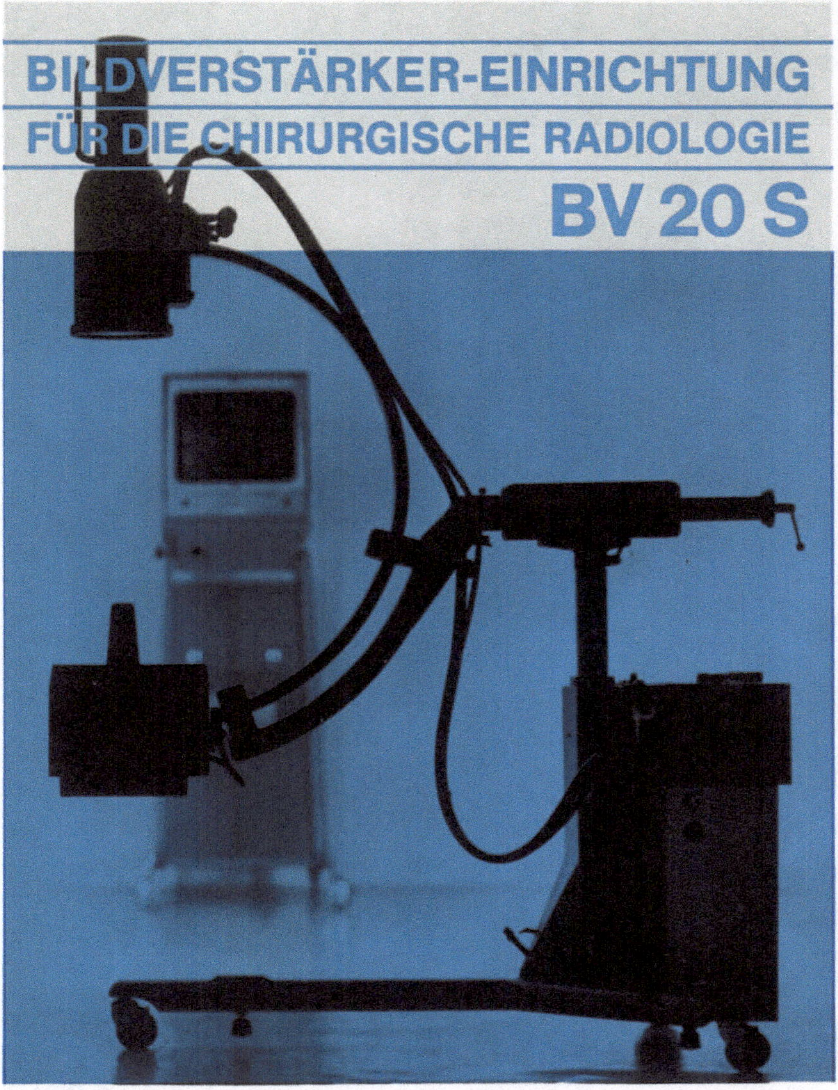

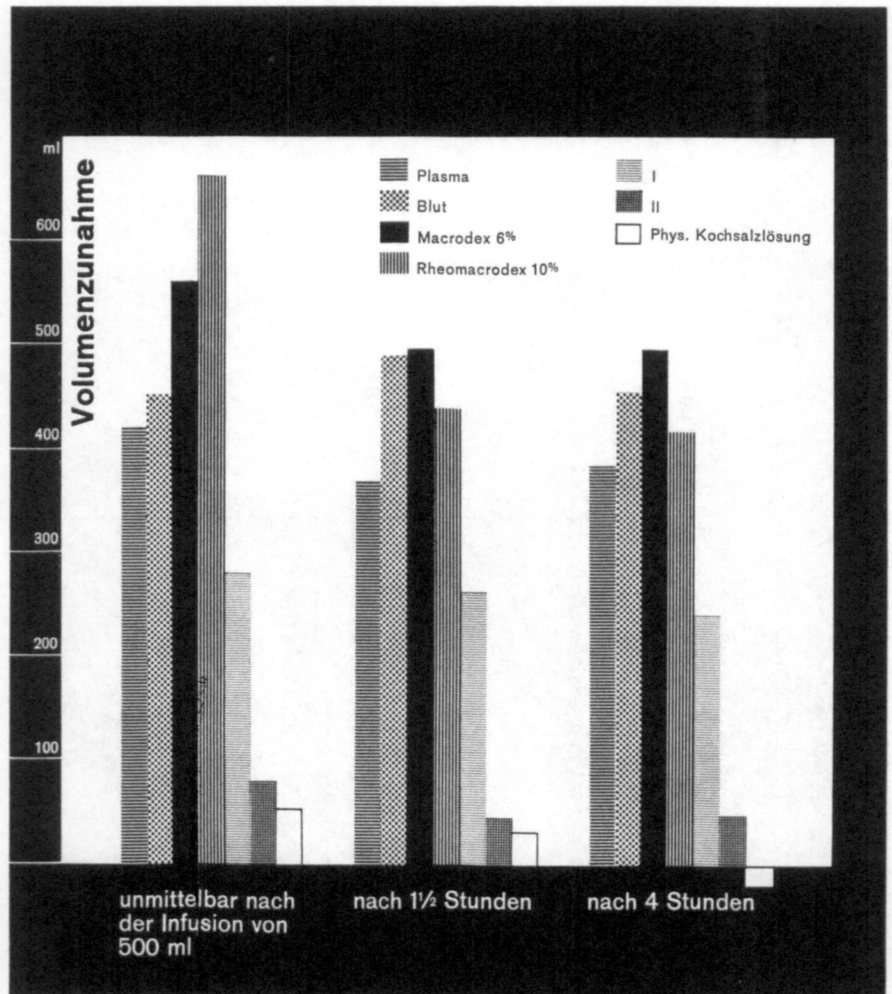
ml
600
500
400
300
200
100
Volumenzunahme
Plasma
Blut
Macrodex 6%
Rheomacrodex 10%
I
II
Phys. Kochsalzlösung
unmittelbar nach der Infusion von 500 ml
nach 1½ Stunden
nach 4 Stunden

Kongreßbericht 1969

Verhandlungen der Deutschen Gesellschaft für Chirurgie

86. Tagung
vom 9. bis 12. April 1969

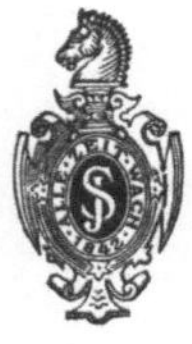

Springer-Verlag Berlin Heidelberg GmbH

Langenbecks Archiv für Chirurgie

Kongreßorgan der
Deutschen Gesellschaft für Chirurgie

Band 325 · Kongreßbericht · 1969

Herausgegeben von
M. Allgöwer, Basel · K. H. Bauer, Heidelberg
W. Block, Hannover · A. Brunner, Zürich
H. Bürkle de la Camp, Dottingen · W. Denk, Wien
E. Derra, Düsseldorf · E. K. Frey, München
F. Linder, Heidelberg · H. v. Seemen, München
R. Zenker, München

Redigiert von **H. Bürkle de la Camp**

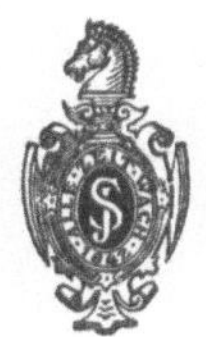

Springer-Verlag Berlin Heidelberg GmbH

ISBN 978-3-662-40650-2 ISBN 978-3-662-41130-8 (eBook)
DOI 10.1007/978-3-662-41130-8

Ursprünglich erschienen bei Springer-Verlag Berlin Heidelberg 1969

Inhaltsverzeichnis

A

Sitzungsbericht der 86. Tagung der Deutschen Gesellschaft für Chirurgie vom 9. bis 12. April 1969

Erster Sitzungstag, Mittwoch, den 9. April 1969

Vormittagssitzung von 9.00 bis 13.00 Uhr

I. Postoperative Wundheilungsstörungen

Seite

Erster Sitzungstag, Mittwoch, den 9. April 1969
Nachmittagssitzung von 14.00 bis 16.30 Uhr

II. Lymphödem

III. Kinderchirurgie

Verhandlungsleiter: *F. Rehbein*-Bremen

Erster Sitzungstag, Mittwoch, den 9. April 1969
Sondersitzung von 14.00 bis 16.30 Uhr

Herzchirurgie

Verhandlungsleiter: *W. Klinner*-München

Coronarinsuffizienz

Zweiter Sitzungstag, Donnerstag, den 10. April 1969

Vormittagssitzung von 9.00 bis 13.00 Uhr

IV. Abdominalchirurgie

a) Gallenwegschirurgie: Probleme bei Wiederholungseingriffen an den Gallengängen

Zweiter Sitzungstag, Donnerstag, den 10. April 1969
Sondersitzung von 14.00 bis 16.30 Uhr

Urologie

Verhandlungsleiter: *W. Lutzeyer*-Aachen

Erworbene Harnabflußstörungen (obere Harnwege): Pathologie, Ursache und Therapie

Dritter Sitzungstag, Freitag, den 11. April 1969
Sondersitzung von 14.00 bis 15.30 Uhr

Anaesthesie und Unfallchirurgie

Anaesthesiologische Probleme im Rahmen der Tetanus-Behandlung

Verhandlungsleiter: *H. L'Allemand*-Gießen

Dritter Sitzungstag, Freitag, den 11. April 1969
Sondersitzung von 15.30 bis 16.30 Uhr

Unfallchirurgie

Verhandlungsleiter: *L. Rathcke*-Ludwigsburg

Dritter Sitzungstag, Freitag, den 11. April 1969
Sondersitzung von 14.00 bis 16.30 Uhr

Experimentelle und chirurgisch-klinische Forschung

Verhandlungsleiter: *K. E. Scheer*-Heidelberg und
D. Schmähl-Heidelberg

Nebenwirkungen radiologischer und cytostatischer Therapie

Vierter Sitzungstag, Samstag, den 12. April 1969
Vormittagssitzung von 9.00 bis 12.45 Uhr

VIII. Ergebnisse der Prophylaxe und Therapie der Lungenembolie

Operative Therapie und Verfahrenswahl bei der Lungenembolie

Rundgespräch

b) Abdomen, Verschiedenes

c) Thoraxchirurgie, Verschiedenes

Filmstunden

Donnerstag, den 10. April 1969, von 16.30 bis 17.30 Uhr

Leitung: *G. Maurer*-München

Seite

Freitag, den 11. April 1969, von 16.30 bis 17.30 Uhr

Leitung: *G. Maurer*-München

Wissenschaftliche Ausstellung

Die Drucklegung dieses Kongreßberichtes wurde in freundlicher Weise unterstützt durch die Firmen B. Braun, Melsungen; Ethicon GmbH, Glashütte; Äsculap-Werk AG, Tuttlingen; Siemens AG, Erlangen; Farbwerke Hoechst AG, Frankfurt. Wir sprechen auch an dieser Stelle unseren Dank für die Spenden aus.

B

I. Alphabetische Rednerliste

Die in Klammern stehende Nummer bezieht sich auf die Reihenfolge der Vorträge
A. = Aussprache

II. Sachverzeichnis

C

Ehrenmitglieder, Präsidium, Korrespondierende Mitglieder, Korporative Mitglieder, Neuaufnahmen 1969, Totenliste

1. Ehrenmitglieder

1. Dr. *Denk*, Wolfgang, Professor, Wickenburggasse 26, A-1080 Wien (Österreich). 1952.
2. „ *Rehn*, Eduard, Professor, 7800 Freiburg (Breisgau), Jacobistr. 29. 1955.
3. „ *Frey*, Emil K., Professor Dr. med. h. c., 8000 München 27, Arberstr. 19. 1957.
4. „ *Brunner*, Alfred, Professor, Keltenstr. 23, CH-8044 Zürich (Schweiz). 1959.
5. „ *Bauer*, K. H., Professor, Dr. med. h. c. Dr. jur. h. c. Dr. med. h.c., 6900 Heidelberg, Gustav Kirchhoff-Str. 16. 1960.
6. „ *Bürkle de la Camp*, Heinrich, Professor, Dr. med. h. c., 7801 Dottingen über Freiburg (Breisgau). 1961.
7. „ *Tönnis*, Wilhelm, Professor, 5000 Köln-Lindenthal, Brahmsstr. 11. 1961.
8. „ *Böhler*, Lorenz, Professor, Severingasse 1, A-1090 Wien (Österreich). 1962.
9. „ *Kunz*, Hubert, Professor, Lange Gasse 72, A-1080 Wien (Österreich). 1963.
10. „ *Block*, Werner, Professor, 3000 Hannover-Kleefeld, Bevenser Weg 10. 1964.
11. „ *Kuntzen*, Heinrich, Professor, X 6900 Jena (Thür.), Otto Devrient-Str. 16a. 1964.
12. „ *Nissen*, Rudolf, Professor, Dr. med. h. c., Nonnenweg 31, CH-4000 Basel (Schweiz). 1967.
13. „ *Fischer*, A. W., Professor, Dr. med. h. c., 2300 Kiel, Niemannsweg 137. 1969. (Am 10. August 1969 verstorben.)
14. „ *Küntscher*, Gerhard, Professor, Dr. med. h. c., 2390 Flensburg, Dorothenstraße 35. 1969.

„ *Langenbeck*, Bernhard v., Wirkl. Geh.-Rat, Professor, Exzellenz, Berlin. Ehrenpräsident 1886. † 29. September 1887.

„ *Billroth*, Theodor, Hofrat, Professor, Wien. 1887. † 6. Februar 1894.

„ *Thiersch*, Karl, Geh.-Rat, Professor, Leipzig. 1895. † 28. April 1895.

„ Sir *Spencer Wells*, Bart., London. 1887. † 2. Februar 1897.

„ *Gurlt*, Ernst, Geh. Med.-Rat, Professor, Berlin. 1896. † 8. Januar 1899.

„ Sir *Paget*, James Bart., London. 1895. † 30. Dezember 1899.

„ *Ollier*, Louis X. E. L., Professor, Lyon. 1890. † 25. November 1900.

„ *Bergmann*, Ernst v., Wirkl. Geh.-Rat, Professor, Generalarzt à la suite, Exzellenz, Berlin. 1902. † 25. März 1907.

„ *Esmarch*, Friedrich v., Wirkl. Geh.-Rat, Professor, Exzellenz, Kiel. 1896. † 23. Februar 1908.

„ *Koch*, Robert, Kais. Wirkl. Geh.-Rat, Professor, Generalarzt à la suite, Exzellenz, Berlin. 1906. † 27. Mai 1910.

Dr. *König*, Franz, Geh.-Med.-Rat, Professor, Berlin. 1902. † 12. Dezember 1910.
„ Lord *Lister*, Joseph, London. 1885. † Februar 1912.
„ *Czerny*, Vincenz v., Geh.-Rat, Professor, Exzellenz, Heidelberg. 1903. † 3. Oktober 1916.
„ *Kocher*, Theodor, Professor, Bern. 1903. † 27. Juli 1917.
„ *Guyon*, Felix, Professor, Paris. 1902. † 1919.
„ *Quincke*, Heinrich J., Geh. Med.-Rat. Professor, Frankfurt a. M. 1920. † 10. Mai 1922.
„ *Halsted*, William S., Professor, Baltimore (USA). 1914. † 7. September 1922.
„ *Röntgen*, W. C., Geh.-Rat, Professor, Exzellenz, München. 1913. † 10. Februar 1923.
„ *Trendelenburg*, Friedrich, Geh. Med.-Rat, Professor, Berlin. 1924. † 16. Dezember 1924.
„ *Israel*, James, Professor, Berlin. 1924. † 20. Februar 1926.
„ *Brunner*, Conrad, Professor, Zürich (Schweiz). 1924. † 8. Juni 1927.
„ *Marchand*, Felix, Geh.-Rat, Professor, Leipzig. 1922. † 4. Februar 1928.
„ *Küster*, Ernst, Geh.-Rat, Professor, Berlin. 1922. † 19. April 1930.
„ *Rehn*, Ludwig, Geh. Med.-Rat, Professor, Frankfurt (Main). 1922. † 29. Mai 1930.
„ *Berg*, John, Professor, Stockholm (Schweden). 1922. † 21. August 1931.
„ *Neuber*, Gustav Ad., Geh. San.-Rat, Kiel, 1924. † 14. April 1932.
„ *Hacker*, Victor v., Hofrat, Professor, Graz. 1929. † 20. Mai 1933.
„ *Braun*, Heinrich, Geh. Med.-Rat, Professor, Überlingen (Bodensee). 1929. † 26. April 1934.
„ *Durante*, Francesco, Professor, Letoianni (Messina). 1902. † 15. Oktober 1934.
„ *Pommer*, Gustav A., Hofrat, Professor, Innsbruck. 1923. † 29. Dezember 1935.
„ *Kümmell*, Hermann, Geh. San.-Rat, Professor, Hamburg. 1924. † 19. Februar 1937.
„ *Müller*, Wilhelm, Geh. Med.-Rat, Professor, Rostock. 1926. † 28. Juni 1937.
„ *Körte*, Werner, Geh. San.-Rat, Professor, Berlin. 1920 Ehrenmitglied, 1930 Ehrenvorsitzender. † 3. Dezember 1937.
„ *Lexer*, Erich, Geh. Med.-Rat, Professor, München. 1931. † 4. Dezember 1937.
„ *Eiselsberg*, Anton v., Hofrat, Professor, Wien. 1925. 25. Oktober 1939 tödlich verunglückt.
„ *Enderlen*, Eugen, Geh. Hofrat, Professor, Stuttgart. 1933. † 7. Juni 1940.
„ *Heidenhain*, Lothar, Geh. Med.-Rat, Professor, Worms. 1929. † 24. Juni 1940.
„ *Gluck*, Themistokles, Geh. San.-Rat, Professor, Berlin. 1930. † 25. April 1942.
„ *Sudeck*, Paul, Professor, Hamburg. 1943. † 28. September 1945.
„ *Payr*, Erwin, Geh. Med.-Rat, Professor, Leipzig. 1940. † 6. April 1946.
„ *Bier*, August, Geh. Med.-Rat, Professor, Berlin. 1925. † 12. März 1949.
„ *Sauerbruch*, Ferdinand, Geh. Hofrat, Professor, Berlin. 1938. † 2. Juli 1951.
„ *König*, Fritz, Geh. Med.-Rat, Professor, Würzburg. 1935. † 16. August 1952.
„ *Anschütz*, Willy, Geh. Med.-Rat, Professor, Kiel. 1940. † 15. August 1954.
„ *Voelcker*, Friedrich, Professor, Bühl bei Immenstadt (Allgäu). 1943. † 19. März 1955.
„ *Bircher*, Eugen, Schweizer Nationalrat, Aarau (Schweiz). 1953. † 20. Oktober 1956.

Dr. *Coenen*, Hermann, Professor, Münster (Westf.). 1952. † 7. August 1956.
„ *Henschen*, Carl, Professor, Basel (Schweiz). 1951. † 6. August 1957.
„ *Oehlecker*, Franz, Professor, Hamburg. 1950. † 16. November 1957.
„ *Läwen*, Arthur, Professor, Hermannsburg (Krs. Celle). 1950. † 31. Januar 1958.
„ *Guleke*, Nicolai, Professor, Wiesbaden. 1950. † 3. April 1958.
„ *Haberer-Kremshohenstein*, Hans v., Hofrat, Professor, Kohlgrube (Bez. Köln). 1950. † 29. April 1958.
„ *Stich*, Rudolf, Professor, Göttingen. 1950. † 18. Dezember 1960.
„ *Hübner*, Arthur, Professor, Berlin. 1958. † 28. März 1961.
„ *Petrén*, Gustav, Professor, Lund (Schweden). 1951. † 12. Mai 1962.
„ *Redwitz*, Erich Frhr. v., Professor, Seeseiten/Starnberger See (Obb.). 1957. † 7. September 1964.
„ *Heller*, Ernst, Professor, Leipzig. 1957. † 2. November 1964.
„ *Fromme*, Albert, Professor, Holzminden. 1955. † 5. Mai 1966.

2. Präsidium

15. Präsident: Dr. *Vossschulte*, Karl, Professor, Direktor der Chir. Univ.-Klinik, 6300 Gießen, Klinikstraße 37.
16. Stellv. Präsident: Dr. *Zenker*, Rudolf, Professor, Dr. med. h. c., Direktor der Chir. Univ.-Klinik, 8000 München 15, Nußbaumstr. 20.
Generalsekretär: Dr. *Bürkle de la Camp*, Heinrich (s. Nr. 6).
17. Kongreßsekretär: Dr. *Maurer*, Georg, Professor, Direktor der Chir. Klinik und des Klinikums rechts der Isar der Techn. Hochschule München, 8000 München 80, Ismaninger Str. 22.
18. Kassenführer: Dr. *Bramann*, Constantin v., 1000 Berlin 44, Hermannstr. 56.

a) Ständige Beiratsmitglieder

Dr. *Rehn*, Eduard (s. Nr. 2).
„ *Frey*, Emil K. (s. Nr. 3).
„ *Bauer*, K. H. (s. Nr. 5).
19. „ *Borchers*, Eduard, Professor, 8170 Bad Tölz, Roßwies Nr. 427
„ *Bürkle de la Camp*, Heinrich (s. Nr. 6). — Seit 1965 Generalsekretär.
„ *Brunner*, Alfred (s. Nr. 4).
20. „ *Reichle*, Rudolf, Professor, 8180 Tegernsee, Leebergstr. 32.
„ *Block*, Werner (siehe Nr. 10).
21. „ *Junghanns*, Herbert, Professor, Chefarzt der Chir. Klinik am Berufsgen. Unfallkrankenhaus, 6000 Frankfurt (Main), Friedberger Landstr. 430.
22. „ *Derra*, Ernst, Professor, Dr. med. h c., 4000 Düsseldorf, Himmelgeisterstr. 226.
„ *Nissen*, Rudolf (siehe Nr. 12).
23. „ *Krauß*, Hermann, Professor, 7800 Freiburg (Breisgau), Sonnhalde 96.
24. „ *Zukschwerdt*, Ludwig, Professor, 2000 Hamburg 64, Barkenkoppel 3.
25. „ *Wachsmuth*, Werner, Professor, 8700 Würzburg, Nikolausstr. 20.
„ *Zenker*, Rudolf (siehe Nr. 16).

b) Nichtständige Beiratsmitglieder

26. „ *Bischoff*, Peter, Professor, Chefarzt der urolog. Abt. des Elisabeth-Krankenhauses, 2000 Hamburg 20, Heilwigstr. 28.
27. „ *Lindenschmidt*, Otto, Professor, Chefarzt der II. chir. Abt. des allg. Krankenhauses Barmbek, 2000 Hamburg 33, Rübenkamp 148. (Präsident für 1969/70).

28. Dr. *Rehbein*, Fritz, Professor, Chefarzt der Städt. Kinderchir. Klinik, 2800 Bremen, Friedrich Karl-Straße.
29. „ *Schwaiger*, Max, Professor, Direktor der Chir. Univ.-Klinik, 7800 Freiburg (Breisgau), Hugstetter Str. 55.
30. „ *Grießmann*, Heinrich, Professor, Chefarzt der chir. Abt. des Städt. Krankenhauses, 2350 Neumünster.
31. „ *Heberer*, Georg, Professor, Direktor der I. Chir. Univ.-Klinik, 5000 Köln-Lindenthal, Josef Stelzmann-Str. 9.
32. „ *Lenggenhager*, Karl, Professor, Direktor der Chir. Univ.-Klinik, CH-3000 Bern (Schweiz).
33. „ *Major*, Herbert, Professor, Chefarzt der Chir. Klinik der Städt. Krankenanstalten, 5650 Solingen, Frankenstr. 33.
34. „ *Carstensen*, Gert, Professor, Chefarzt der chir. Abt. des Evangel. Krankenhauses, 4330 Mülheim (Ruhr), Bleichstr. 5.
35. „ *Kümmerle*, Fritz, Professor, Direktor der Chir. Univ.-Klinik, 6500 Mainz, Langenbeckstr. 1.
36. „ *Kyrle*, Paul, Professor, Vorstand der 2. chir. Abt. der Krankenanstalt. Rudolfstiftung, Boerhaavegasse 8, A-1030 Wien (Österreich).
37. „ *Müller-Osten*, Wolfgang, 2000 Hamburg 70, Wandsbeker Marktstr. 8.

3. Korrespondierende Mitglieder

38. Dr. *Martin-Lagos*, Francisco, Professor, Velazquez 98, Madrid (Spanien). 1953.
39. „ *Wulff*, Helge, B., Professor, Fridhemsvägen 5 A, Malmö (Schweden). 1954.
40. „ *Nakayama*, Komei, Professor, Chir. Klinik des Tokyo Women's Medical College, 10, Kawadacho Shinjukuku, Tokyo (Japan). 1956.
41. „ *Nuboer*, Jan F., Professor, Vorstand der Chir. Univ.-Klinik, Kromme Nieuwe Gracht 43, Utrecht, (Niederlande). 1956.
42. „ *Sandblom*, Philip, Professor, Vorstand der Chir. Univ.-Klinik, Lund (Schweden). 1956.
43. „ *Albert*, F., Professor, Rue Bois l'Evêque 31, Lüttich (Belgien). 1957.
44. „ *Crafoord*, Clarence, Professor, Direktor des Karolinska Sjukhuset, Stockholm (Schweden). 1957.
45. „ *Mallet-Guy*, Pierre, Professor, 2, Rue Duquesne, Lyon (Frankreich). 1957.
46. „ *Valdoni*, Pietro, Professor, Via Carlo Fea, 5, Rom (Italien). 1957.
47. „ *Dubost*, Charles, Professor, 100, Boulevard Péreire, Paris XVII (Frankreich). 1958.
48. „ *Kirklin*, John, W., Professor, Mayo-Klinik, Rochester S. W. 55902 (Minn., USA). 1958.
49. „ *Longmire* jr., William Polk, Professor, Medical Center U.C.L.A., Los Angeles 24, Cal. (USA).
50. „ *Oltramare*, John-Henri, Professor, 16, Rue de Candolle, CH-1200 Genf. 1958.
51. „ *Rob*, Charles Geoffrey, Professor, University of Rochester School of Medicine, Strong Memorial Hospital, 260, Crittenden Boulevard, Rochester 20, N. Y. 14620 (USA). 1958.
52. „ *Brom*, A. Gerard, Afdeling Thorax-Chirurgie, Academisch Ziekenhuis, Leiden (Niederlande). 1958.
53. „ *Fontaine*, René, Professor, 9, Rue Goethe, Straßburg (Frankreich). 1959.
54. „ *Ljunggren*, Einar, Professor, Carlanderska Sjukhemmet, Avenyen 20, Göteborg (Schweden). 1959.
55. „ *Walters*, Waltman, Professor, Mayo-Klinik, Rochester S. W., Minn. 55902 (USA). 1960.

56. Dr. *Wangensteen*, Owen, H., Professor, University-Clinic, Minneapolis, Minn. (USA). 1960.
57. „ *Kourias*, Basile, Professor, Chefarzt der chir. Abt. des Rote-Kreuz-Krankenhauses, Herodou Attikou 11, Athen (138) (Griechenland). 1960.
58. „ *Juzbašič*, Dimitrije, Professor, Direktor der Chir. Univ.-Klinik „Rebro", Zagreb (Jugoslawien). 1960.
59. „ *Lehner*, August, Chefarzt des Kantonspitals, Sonnenhof 4, CH-6000 Luzern. 1960.
60. „ *May*, Hans, Professor, P. O. Box 1477, Christiansted, St. Croix 00820, U. S. Virginia Islands. 1960.
61. „ *Bakey*, Michael de, Professor, Baylor University, Texas Medical Center, Houston, Texas (USA). 1961.
62. „ *Gerbode*, Frank, Professor, Presbyterian Medical Center, Department of Surgery, San Francisco, Cal. (USA). 1961.
63. „ *Iselin*, Marc, Professor, Hôpital Nanterre, Rue August Vacquerie 1, Paris (Frankreich). 1961.
64. „ *O'Connell*, Thomas, C. F., Professor, Fitzwilliam Place 35, Dublin (Irland). 1961.
65. „ *Allende*, Juan Martin, Professor, Sucre 151, Córdoba (Argentinien). 1962.
66. „ *Mason*, George A., Kensington Terrace 9, Newcastle-upon-Tyne 2 (England). 1962.
67. „ *Vara-Lopez*, Rafael, Professor, Vorstand des Lehrstuhls für patholog. Chirurgie der Universität, Velazquez 44, Madrid (Spanien). 1962.
68. „ *Groth*, Carl Eric, Kammakaregatan 8, Stockholm (Schweden). 1963.
69. „ *Husfeld*, Erik, Professor, Leiter der chir. Abt. D. des Rigshospitals, Blegdamsvej 9, Kopenhagen (Dänemark). 1964.
70. „ *Priestley*, James, T. Professor, Mayo-Clinic, Surgical Section, Rochester S.W. Minn. 55902 (USA), 1964.
71. „ *Rienhoff* jr., William F., Professor, John Hopkins-University, Baltimore, Md. (USA). 1964.
72. „ *Bross*, Wiktor, Professor, Direktor der II. Chir. Klinik der Med. Akadamie, Ul. Curie-Sklodowskiej 66, Breslau. 1964.
73. „ *Toole*, Harry, Professor, Direktor der II. Chir. Univ.-Klinik im Aretaiion-Hospital, Athen (Griechenland). 1964.
74. „ *Paraskevas*, Michael, Chefarzt der I. Chir. Klinik des Krankenhauses „Evangelismos", Mithymnisstr. 34, Athen 803 (Griechenland). 1965.
75. „ *Dragstedt*, Lester R., Professor, Department of Surgery, University of Florida, Gainesville, Florida (USA). 1966.
76. „ *Moberg*, Erik, Professor, Leiter der Extremitätenchir. Abt. der Chir. Univ.-Klinik, Sahlgrenska sjukhuset, Göteborg (Schweden). 1966.
77. „ *Sapkas*, Alexander, Direktor der II. Chir. Klinik des Krankenhauses vom griechischen Roten Kreuz, Sina Str. 18, Athen 135 (Griechenland). 1966.
78. „ *Cooley*, Denton A., Baylor University College of Medicine, Texas Medical Center, Houston, Texas 77025 (USA). 1967.
79. „ *Marangos*, George N., Primarius, Chefarzt der Chir. Klinik am General-Hospital in Nicosia (Cypern). 1967.
80. „ *Woodruff*, Michael, Professor, Univ. of Edinburgh Medical School, Department of Surg. Science, Teviot Place, Edinburgh 8 (Great Britain). 1967.
81. „ *Nesbit*, Reed M., Professor, Univ. of California Medical School, Dean's Office, Davis, California 95616 (USA). 1968.

82. Dr. *Ochsner*, Alton, Professor, 1514 Jefferson Highway, New Orleans, Louisiana 70121 (USA). 1968.
83. „ *Björk*, Viking Olov, Professor, Abt. für Thorax- und Herzgefäßchirurgie, Karolinska Sjukhuset, Stockholm 60 (Schweden). 1968.
84. „ *Logan*, Andrew, Department of Thoracic Surgery, The Royal Infirmary, Edinburgh 3 (Schottland). 1968.
85. „ *Neff*, Giacomo, Chefarzt am Kantonsspital, Tannerberg 11, CH-8200 Schaffhausen (Schweiz). 1969.
86. „ *Takats*, Geza de, 9701 Kenton, Skokie, Illinois 60076 (USA). 1969.

4. Korporative Mitglieder

Deutsche Gesellschaft für Anaesthesie und Wiederbelebung. 1968.
Geschäftsstelle: 8000 München 80, Ismaninger Str. 22 (Anaesthesie-Abt. am Klinikum r. d. Isar der Techn. Hochschule München).

Deutsche Gesellschaft für Kinderchirurgie. 1968.
Geschäftsstelle: 8400 Regensburg, Dr. Martin Luther-Str. 19.

Sektion Experimentelle Chirurgie. 1968.
Geschäftsstelle: 8000 München 15, Nußbaumstraße 20 (Institut für experimentelle Chirurgie der Chir. Univ.-Klinik).

Vereinigung der Deutschen Plastischen Chirurgen. 1969.
Geschäftsstelle: 6700 Ludwigshafen-Oggersheim (Abt. für Verbrennungen und Plastische Chirurgie an der BG-Unfallklinik).

5. Die Ersten Schriftführer der Gesellschaft (seit 1969 Generalsekretär)

Richard *v. Volkmann* 1872—1880.
Ernst Julius *Gurlt* 1880—1899.
Werner *Körte* 1899—1929
August *Borchard* 1929—1940
Otto *Nordmann* 1940—1946.
Arthur *Hübner* 1946—1960
Werner *Block* 1960—1965
Heinrich *Bürkle de la Camp* seit 1965.

6. Frühere Vorsitzende der Gesellschaft

Langenbeck, Bernhard v., Berlin, 1872—1885. † 29. September 1887.
Volkmann, Richard v., Halle (Saale), 1886, 1887. † 28. November 1889.
Bergmann, Ernst v., Berlin, 1888—1890, 1896, 1900. † 25. März 1907.
Thiersch, Karl, Leipzig, 1891. † 28. April 1895.
Bardeleben, Adolf v., Berlin, 1892. † 24. September 1895.
König, Franz, Göttingen, 1893. † 12. Dezember 1910.
Esmarch, Friedrich v., Kiel, 1894, † 23. Februar 1908.
Gussenbauer, Carl, Wien (Österreich), 1895. † 19. Juni 1903.
Bruns, Paul v., Tübingen, 1897. † 2. Juni 1916.
Trendelenburg, Friedrich, Leipzig, 1898. † 16. Dezember 1924.
Hahn, Eugen, Berlin, 1899. † 1. November 1902.

Czerny, Vincenz, v., Heidelberg, 1901. † 3. Oktober 1916.
Kocher, Theodor, Bern (Schweiz), 1902. † 27. Juli 1917.
Küster, Ernst, Marburg (Lahn), 1903. † 19. April 1930.
Braun, Heinrich, Göttingen, 1904. † 10. Mai 1911.
Krönlein, Rudolf Ulrich, Zürich (Schweiz), 1905. † 27. Oktober 1910.
Körte, Werner, Berlin 1906, 1926. † 3. Dezember 1937.
Riedel, Bernhard, Jena, 1907. † 13. September 1916.
Eiselsberg, Anton v., Wien (Österreich), 1908. † 25. Oktober 1939.
Kümmell, Hermann, Hamburg, 1909. † 19. Februar 1937.
Bier, August, Berlin, 1910, 1920. † 12. März 1949.
Rehn, Ludwig, Frankfurt (Main), 1911. † 29. Mai 1930.
Garrè, Carl, Bonn, 1912. † 9. März 1928.
Angerer, Ottmar v., München, 1913. † 12. Januar 1928.
Müller, Wilhelm, Rostock, 1914. † 28. Juni 1937.
Sprengel, Otto, Braunschweig, für 1915 gewählt, † 9. Januar 1915.
Sauerbruch, Ferdinand, München, 1921. † 2. Juli 1951.
Hildebrand, Otto, Berlin, 1922. † 18. Oktober 1927.
Lexer, Erich, Freiburg (Breisgau)/München, 1923, 1936. † 4. Dezember 1937.
Braun, Heinrich, Zwickau, 1924. † 26. April 1934.
Enderlen, Eugen, Heidelberg, 1925. † 17. Juni 1940.
Küttner, Hermann, Breslau, 1927. † 10. Oktober 1932.
König, Fritz, Würzburg, 1928. † 16. August 1952.
Payr, Erwin, Leipzig, 1929. † 6. April 1946.
Anschütz, Willy, Kiel, 1930. † 15. August 1954.
Schmieden, Victor, Frankfurt (Main), 1931. † 11. Oktober 1945.
Voelcker, Friedrich, Halle (Saale), 1932. † 19. März 1955.
Röpke, Wilhelm, Wuppertal-Barmen, 1933. † 6. Oktober 1945.
Kirschner, Martin, Heidelberg, 1934. † 30. August 1942.
Magnus, Georg, Berlin, 1935. † 22. Dezember 1942.
Stich, Rudolf, Göttingen, 1937. † 18. Dezember 1960.
Guleke, Nicolai, Jena, 1938. † 3. April 1958.
Nordmann, Otto, Berlin, 1939. † 26. Mai 1946.
Haberer, Hans, v. Köln, 1940. † 29. April 1958.
Läwen, Arthur, Königsberg (Pr.), 1943. † 31. Januar 1958.
Fromme, Albert, Dresden (für 1944 gewählt). † 5. Mai 1966.
Rehn, Eduard, Freiburg (Breisgau), 1949.
Redwitz, Erich Freiherr v., Bonn, 1950. † 7. September 1964.
Frey, Emil K., München, 1951.
Bauer, K. H., Heidelberg, 1952, 1958.
Borchers, Eduard, Aachen, 1953.
Goetze, Otto, Erlangen, 1954. † 19. Juli 1955.
Bürkle de la Camp, Heinrich, Bochum, 1955.
Brunner, Alfred, Zürich (Schweiz), 1956.
Reichle, Rudolf, Stuttgart, 1957.
Block, Werner, Berlin, 1959.
Felix, Willi, Berlin, 1960, † 2. August 1962.
Junghanns, Herbert, Oldenburg, 1961.
Fischer, Albert Wilhelm, Kiel, 1962. † 10. August 1969.
Derra, Ernst, Düsseldorf, 1963.
Nissen, Rudolf, Basel (Schweiz), 1964.
Krauß, Hermann, Freiburg (Breisgau), 1965.
Zukschwerdt, Ludwig, Hamburg, 1966.

Wachsmuth, Werner, Würzburg, 1967.
Zenker, Rudolf, München, 1968.

(1915—1919, 1941, 1942, 1944—1948 fanden keine Tagungen der Deutschen Gesellschaft für Chirurgie statt.)

7. Verleihung des v. Langenbeck-Preises

Dr. Gerhard *Grundmann*, Tübingen, gemeinsam mit Dozent Dr. Heinrich *Lüdeke*, München, 1954.
Privatdozent Dr. Hans-Wolfgang *Schega*, Mainz, 1956.
Privatdozent Dr. Hans Werner *Pia*, Gießen (Lahn), 1958.
Professor Dr. Friedrich *Stelzner*, Hamburg, 1960.
(1962 wurde der v. Langenbeck-Preis nicht verliehen).
Privatdozent Dr. Hans Georg *Borst*, München, 1964.
Privatdozent Dr. Hans-Wilhelm *Schreiber*, Bonn, 1964.
Professor Dr. Franz *Baumgartl*, Düsseldorf, 1966.
Privatdozent Dr. Hans Joachim *Eberlein*, Köln, 1966.
Privatdozent Dr. Rudolf *Pichlmayr*, München, 1968.
Dr. Ernst *Teubner*, Lübeck, 1969.

8. Verleihung der Ernst v. Bergmann-Gedenkmünze in Gold

Professor Dr. E. K. *Frey*, München, 1959.
Professor Dr. K. H. *Bauer*, Heidelberg, 1962.
Professor Dr. E. *Rehn*, Freiburg (Breisgau), 1966.

9. Neuaufnahmen Januar 1969

1. Dr. *Achenbach*, Gerhard, Oberarzt der Chir. Klinik im Clemens-Hospital, 4400 Münster, Duesbergweg 124.
2. „ *Allmacher*, Ernst Adolf, Assistent der chir. Abt. des Städt. Krankenhauses, 6780 Pirmasens.
3. „ *Baumann*, Günter, Assistent der Chir. Univ.-Klinik, Zweigabt. am Städt. Krankenhaus, 8000 München 15, Thalkirchner Straße 48.
4. „ *Bäuml*, Franz, Medizinaldirektor, Chefarzt des Kreiskrankenhauses, 8483 Vohenstrauß (Oberpfalz).
5. „ *Becker*, Hans Martin, Assistent der Chir. Univ.-Klinik, Zweigabt. am Städt. Krankenhaus, 8000 München 15, Thalkirchner Straße 48.
6. „ *Beger*, Hans Günther, Assistent der II. Chir. Univ.-Klinik im Städt. Krankenhaus Westend, 1000 Berlin 19, Spandauer Damm 130.
7. „ *Bernhard*, Alexander, Privatdozent, Oberarzt der Chir. Univ.-Klinik, 2300 Kiel, Hospitalstraße 40
8. „ *Bitter*, Wilhelm, Chefarzt der chir. Abt. des Wilhelmsburger Krankenhauses „Groß-Sand", 2102 Hamburg-Wilhelmsburg, Bonifatiusstr. 3.
9. „ *Bohmert*, Heinrich, Assistent der Chir. Univ.-Klinik, 8000 München 15, Nußbaumstr. 20.
10. „ *Böke*, M. Erkmen, Assistent der Chir. Univ.-Klinik, 6900 Heidelberg, Kirschnerstraße 1.
11. „ *Bräun*, Hans, Assistent der Chir. Univ.-Klinik, 5300 Bonn, Venusberg.

12. Dr. *Bräutigam*, Hans, Chefarzt der chir. Abt. des Städt. Krankenhauses, 7590 Achern (Baden).
13. „ *Brechmann*, Werner, Assistent der Chir. Univ.-Klinik, 6900 Heidelberg 1, Kirschnerstraße 1.
14. „ *Brunner*, Lorenz, Privatdozent, Assistent der Abt. für Thorax- und Herz-Gefäßchirurgie der Chir. Univ.-Klinik, 3400 Göttingen, Goßlerstraße 10.
15. „ *Bußmann*, Johann Friedrich, Assistent der Chir. Klinik am Klinikum Mannheim, Theodor Kutzer-Ufer.
16. „ *Caglar*, Ahmet Nejat, Oberarzt am Städt. Krankenhaus, 5930 Hüttental-Weidenau.
17. „ *Clevert*, Hans-Dietmar, Assistent der II. Chir. Univ.-Klinik im Städt. Krankenhaus Westend, 1000 Berlin 19, Spandauer Damm 130.
18. „ *Dahl*, Rudolf, Obermed.-Rat, 7150 Backnang, Maubacher Straße 79.
19. „ *Diezel*, Werner, Medizinaldirektor, Chefarzt der chir. Abt. und Direktor des Landeskrankenhauses, 8630 Coburg, Ketschendorfer Straße 33.
20. „ *Draegert*, Hans, Oberarzt der chir. Abt. am Kreiskrankenhaus, X 2050 Teterow, v. Pentz-Allee 15.
21. „ *Dragojevic*, Dusan, Oberarzt der Chir. Klinik der Medizin. Hochschule im Oststadtkrankenhaus, 3000 Hannover, Podbielskistraße 380.
22. „ *Ehl*, Paul, Chefarzt der chir. Abt. des St. Antonius-Krankenhauses, 5248 Wissen (Sieg).
23. „ *Eidenmüller*, Helmut, Chefarzt des Städt. Krankenhauses, 6554 Meisenheim/Glan (über Bad Kreuznach).
24. „ *Eisele*, Roland, Assistent der II. Chir. Univ.-Klinik im Städt. Krankenhaus Westend, 1000 Berlin 19, Spandauer Damm 130.
25. „ *Engelhardt*, Gustav Heinz, Assistent der II. Chir. Univ.-Klinik in der Städt. Krankenanstalt, 5000 Köln-Merheim, Ostmerheimer Straße 200.
26. „ *Eßer*, Gregor, Privatdozent, Oberarzt der Chir. Univ.-Klinik, 5300 Bonn-Venusberg, Klinikgelände 16b.
27. „ *Esser*, Karl Theodor, Chefarzt der chir. Abt. des Marien-Hospitals, 5609 Hückeswagen (Wupper), Rader Straße 17.
28. „ *Fasol*, Paul, Assistent der II. Chir. Univ.-Klinik, Spitalgasse 23, A-1090 Wien (Österreich).
29. „ *Fohler*, Wilhelm, Chefarzt der chir. Abt. des St. Clemens-Hospitals, 4170 Geldern (Niederrhein), Südwall 35.
30. „ *Freick*, Hansjürgen, Oberarzt der Chir. Klinik der Städt. Krankenanstalten, 4600 Dortmund, Beurhausstraße 40.
31. „ *Friedrich*, Burkhard, Assistent der Chir. Univ.-Klinik, 8700 Würzburg, Josef Schneider-Straße 2.
32. „ *Frohmüller*, Hubert, Privatdozent, Assistent der Chir. Univ.-Klinik im Staatl. Luitpoldkrankenhaus, 8700 Würzburg, Josef Schneider-Straße 2.
33. „ *Galle*, Peter, Oberarzt der II. Chir. Univ.-Klinik, Spitalgasse 23, A-1090 Wien (Österreich).
34. „ *Groll*, Hans, Oberarzt der chir. Abt. des Krankenhauses St. Elisabeth, 8880 Dillingen (Donau).
35. „ *Günther*, Walter, Oberarzt am Johanniter-Krankenhaus, 4140 Rheinhausen, Kreuzacker.
36. „ *Haas*, Hans Georg, Assistent der Chir. Klinik am Berufsgen. Unfallkrankenhaus, 6000 Frankfurt (Main), Friedberger Landstr. 430.
37. „ *Hammacher*, Fritz-Karl, Chefarzt der chir. Abt. des Krankenhauses Maria Hilf, 4424 Stadtlohn (Westf.).

38. Dr. *Helmig*, Hermann, Chefarzt für Chirurgie am Spital, CH-8494 Bauma/ZH (Schweiz).
39. „ *Hennrich*, Gerhard, Chefarzt der chir. Abt. des Marien-Hospitals, 4250 Bottrop, Randebrockstraße 70.
40. „ *Henrich*, Franz-Adolf, Oberarzt der Chir. Klinik der Berufsgen. Krankenanstalten Bergmannsheil Buer, 4660 Gelsenkirchen-Buer.
41. „ *Hoffmann*, Fritz-Christian, Oberarzt der chir. Abt. des St. Johannes-Hospitals, 5300 Bonn, Kölnstraße 54.
42. „ *Hoppe*, Georg, Oberarzt der chir. Abt. des St. Elisabeth-Krankenhauses, 5000 Köln-Hohenlind, Werthmannstraße 1.
43. „ *Hunstiger*, Heinz, Chefarzt der chir. Abt. und Leit. Arzt des Marien-Hospitals, 4422 Ahaus (Westf.).
44. „ *Janda*, Karl, Chefarzt des Kreiskrankenhauses, 8782 Karlstadt, Hauptstraße 7.
45. „ *Jekić*, Miodrag, Primarius, Oberarzt am Allgem. Krankenhaus, Sonje Marinković 14, Zemun (Jugoslawien).
46. „ *Jülch*, Albrecht Friedrich, Assistent der chir. Abt. des Kreiskrankenhauses, 6760 Rockenhausen.
47. „ *Kaspar*, Franz, Assistent der II. Chir. Univ.-Klinik im Städt. Krankenhaus Westend, 1000 Berlin 19, Spandauer Damm 130.
48. „ *Käufer*, Christoph, Assistent der Chir. Univ.-Klinik, 5300 Bonn-Venusberg.
49. „ *Keilbach*, Heinz, Assistent der II. Chir. Univ.-Klinik im Städt. Krankenhaus Westend, 1000 Berlin 19, Spandauer Damm 130.
50. – *Kintzonidis*, Dimitrios, Assistent der II. Chir. Univ.-Klinik im Städt. Krankenhaus Westend, 1000 Berlin 19, Spandauer Damm 130.
51. Dr. *Klein*, Hans-Dieter, Assistent der II. Chir. Univ.-Klinik im Städt. Krankenhaus Westend, 1000 Berlin 19, Spandauer Damm 130.
52. „ *Knauer*, Wolfgang, Chefarzt des Kreiskrankenhauses, 8623 Staffelstein (Ofr.) Hirtengasse 8.
53. „ *Kolokythas*, Argyris, Direktor der II. Chir. Klinik am Tsanion Hospital, Piräus (Griechenland).
54. „ *Koneczny*, Oskar, 6271 Engenhahn über Idstein (Taunus), Scheidfeld 12.
55. „ *Köppel*, Klaus, Oberarzt der chir. Abt. des Sophienkrankenhauses, X 5300 Weimar, Am Schönblick 2.
56. „ *Kormann*, Gerhard, Oberarzt der chir.-urolog. Abt. des St. Elisabeth-Krankenhauses, X 4020 Halle (Saale), Heideallee 4.
57. „ *Korte*, Hubert, Chefarzt der chir. Abt. des Städt. Krankenhauses, 7770 Überlingen (Bodensee).
58. „ *Kötter*, Detlef, Assistent der II. Chir. Univ.-Klinik im Städt. Krankenhaus Westend, 1000 Berlin 19, Spandauer Damm 130.
59. „ *Kroemer*, Christian, Assistent der chir. Abt. des Städt. Krankenhauses Neukölln, 1000 Berlin 47, Rudower Straße 56.
60. „ *Kunz*, Theo, Medizinaldirektor, Leiter der Polizeiärztl. Abt. der Stadt Frankfurt, 6000 Frankfurt (Main), Friedrich Ebert-Anlage 11.
61. – *Kutsomitopulos*, Nikitas, Polycharus 1, Kalamata (Griechenland).
62. Dr. *Larmi*, Teuvo, Professor, Oberarzt der Chir. Univ.-Klinik, Kirkkokatu 11 A 25, Oulu (Finnland).
63. „ *Lässig*, Hans-Georg, Oberarzt der chir. Abt. des Stadtkrankenhauses, 8940 Memmingen.
64. „ *Lewinski*, Horst Richard, Oberarzt der Chir. Klinik des DRK-Anschar-Krankenhauses, 2300 Kiel, Weimarer Straße 8.

65. Dr. *Lie*, Tschong-Su, Assistent der Chir. Univ.-Klinik, 5300 Bonn-Venusberg.
66. „ *Liebermann-Meffert*, Dorothea, Assistentin des Anatom. Univ.-Instituts, 7800 Freiburg (Breisgau), Hugstetter Straße 55.
67. „ *Lösch*, Günter M., Assistent der Chir. Klinik der Med. Akademie, 2400 Lübeck, Ratzeburger Allee 160.
68. „ *Loeser*, Hubert, Oberarzt der chir. Abt. des Kreiskrankenhauses, 8542 Roth b. Nürnberg, Weinbergweg 34.
69. „ *Mameghani*, Farid, Assistent der Chir. Univ.-Klinik, 4000 Düsseldorf, Moorenstraße 5.
70. „ *Maniatis*, Nikolaus, Direktor der Chir. Klinik Jenikon Nosokomion, Larissa (Griechenland).
71. „ *Marchand*, Roland, Chefarzt der chir. Abt. des Kreiskrankenhauses, 2499 Wittmund.
72. „ *Meißner*, Helmut, Chefarzt der chir. Abt. des Kreiskrankenhauses, 2260 Niebüll (Schleswig).
73. „ *Mentzel*, Hans Eberhard, Assistent der chir. Abt. des Städt. Krankenhauses Neukölln, 1000 Berlin 47, Rudower Straße 56.
74. „ *Meves*, Michael, Assistent der II. Chir. Univ.-Klinik im Städt. Krankenhaus Westend, 1000 Berlin 19, Spandauer Damm 130.
75. „ *Mohr*, Karl-Uwe, Assistent der Chir. Univ.-Klinik, 8000 München 15, Nußbaumstraße 20.
76. „ *Mörl*, Franz-Karl, Privatdozent, Oberarzt der Chir. Univ.-Klinik im Universitätskrankenhaus Eppendorf, 2000 Hamburg 20, Martinistraße 52.
77. „ *Müller*, Johannes, Oberarzt der chir. Abt. des Kantonsspitals, CH-4410 Liestal (Schweiz).
78. „ *Müller*, Richard, Chefarzt der chir. Abt. des Dr. Otto Geßler-Krankenhauses, 8998 Lindenberg (Allgäu).
79. „ *Müller-Wiefel*, Henner, Assistent der Chir. Univ.-Klinik, 2300 Kiel, Hospitalstraße 40.
80. „ *Müssig*, Richard, Obermed.-Rat, Chefarzt des Kreiskrankenhauses, 8852 Rain am Lech.
81. „ *Oeconomos*, Nicholas S., Oberarzt der Chir. Univ.-Klinik am Hippocration General Hospital, 13 Lykiou Str., Athen 138 (Griechenland).
82. „ *Paquet*, Karl Josef, Assistent der Chir. Univ.-Klinik, 5300 Bonn-Venusberg.
83. „ *Pennekamp*, Horst, Assistent der chir. Abt. des St. Elisabeth-Krankenhauses, 5000 Köln-Hohenlind, Werthmannstr. 1.
84. „ *Pfeiffer*, Robert, Obermed.-Rat, Chefarzt der Orthopäd. Klinik des Tuberkulose-Krankenhauses, 8621 Kutzenberg über Lichtenfels.
85. „ *Pickl*, Hermann, Chefarzt am Kreis- und Schwestern-Krankenhaus, 8304 Mallersdorf (Niederbayern).
86. „ *Podlaha*, Georg, Oberarzt der chir. Abt. des Kreiskrankenhauses, 7250 Leonberg, Rutesheimer Str. 50.
87. „ *Purder*, Klaus, Oberarzt der chir. Abt. des Marien-Hospitals, 4650 Gelsenkirchen-Altstadt, Kirchstraße 36.
88. „ *Rahmel*, Roland, Oberarzt der Chir. Klinik der Berufsgen. Krankenanstalten Bergmannsheil Buer, 4660 Gelsenkirchen-Buer.
89. „ *Reissigl*, Hans, Professor, Primararzt der Blutspendezentrale der Univ.-Kliniken, Anichstraße 35, A-6020 Innsbruck (Österreich).
90. „ *Riccabona*, Georg, Dozent, Oberarzt und Leiter der Isotopenstation der Chir. Univ.-Klinik, Anichstraße 35, A-6020 Innsbruck (Österreich).
91. „ *Roth*, Eberhard, Assistent der Chir. Univ.-Klinik, 6900 Heidelberg, Kirschnerstraße 1.

92. Dr. *Sahli*, Hans Rudolf, Bälliz 44, CH-3600 Thun (Schweiz).
93. „ *Sarter*, Josef, Chefarzt der chir. Abt. am Elisabeth-Krankenhaus, 4451 Thuine (Krs. Lingen/Ems).
94. „ *Schaudig*, Alfred, Privatdozent, Oberassistent der Chir. Univ.-Klinik, 8000 München 15, Nußbaumstr. 20.
95. „ *Scheunemann*, Horst, Professor, Oberarzt der Univ.-Klinik für Kiefer- und Gesichtschirurgie — Westdeutsche Kieferklinik, 4000 Düsseldorf, Moorenstraße 5.
96. „ *Schultheiss*, Hans-Rudolf, Oberarzt der Chir. Univ.-Klinik im Bürgerspital, CH-4000 Basel (Schweiz).
97. „ *Schürholz*, Albert, Chefarzt der chir. Abt. des Allgem. Krankenhauses, 4060 Viersen, Hoserkirchweg 63.
98. „ *Schuster*, Günter, Assistent der Chir. Klinik des Nordwest-Krankenhauses, 6000 Frankfurt (Main) 90, Steinbacher Hohl 2—26.
99. „ *Seeholzer*, Alfons, Chirurg. Chefarzt am Kantonsspital Nidwalden, CH-6370 Stans (Schweiz).
100. „ *Spickermann*, Alfons, Oberarzt der chir. Abt. des St. Elisabeth-Krankenhauses, 5000 Köln-Hohenlind, Werthmannstraße 1.
101. „ *Spieß*, Friedrich, Chefarzt der chir. Abt. des Kreiskrankenhauses, 3138 Dannenberg (Elbe).
102. „ *Städtler*, Karl, Abt. für experimentelle Chirurgie der Chir. Univ.-Klinik im Bürgerspital, CH-4000 Basel (Schweiz).
103. „ *Staimmer*, Dieter, Oberarzt an der Chirurg. Privatklinik Dr. Baetzner, 7547 Wildbad (Schwarzwald).
104. „ *Staudacher*, Michael, Assistent der II. Chir. Univ.-Klinik, Spitalgasse 23, A-1090 Wien (Österreich).
105. „ *Sterr*, Hanns, Chefarzt der chir. Abt. und Ärztl. Leiter des Städt. Krankenhauses, 6507 Ingelheim (Rhein).
106. „ *Stockmann*, Ulf, Assistent der II. Chir. Univ.-Klinik im Städt. Krankenhaus Westend, 1000 Berlin 19, Spandauer Damm 130.
107. „ *Strasser*, Adalbert, Primarius, Vorstand der chir. Abt. und Leiter des Deutschordens-Krankenhauses, A-9360 Friesach (Österreich).
108. „ *Stutzer*, Harald, Assistent der II. Chir. Univ.-Klinik im Städt. Krankenhaus Westend, 1000 Berlin 19, Spandauer Damm 130.
109. „ *Suhr*, Friedrich, Oberarzt der Unfallabt. des Friederikenstifts, 3000 Hannover, Humboldtstraße 5.
110. „ *Tadjadod*, Homayoun, Bank Bazargani Iran, Teheran (Iran).
111. „ *Thiele*, Carl Friedrich, Chefarzt der chir. Abt. des Franziskus-Hospitals, 4501 Harderberg über Osnabrück.
112. — *Voß*, Hermann, Assistent der II. Chir. Univ.-Klinik im Städt. Krankenhaus Westend, 1000 Berlin 19, Spandauer Damm 130.
113. Dr. *Wahl*, Heinz Gert, Oberarzt der Chir. Klinik an den Städt. Krankenanstalten, 4150 Krefeld, Marianne Rhodius-Straße 20.
114. „ *Walczak*, Wladislaw-Anton, Oberarzt der chir. Abt. des Evangel. Krankenhauses, 4750 Unna (Westf.) (am 26. Februar 1969 verstorben).
115. „ *Weinreich*, Manfred, Obermedizinalrat, Chefarzt der Chir. Klinik des Städt. Krankenhauses I, 3300 Braunschweig, Holwedestraße 16.
116. „ *Wenzl*, Helge, Assistent der Chir. Klinik am Klinikum r. d. Isar der Techn. Hochschule München, 8000 München 80, Ismaninger Straße 22.
117. „ *Willebrand*, Hermann, Assistent der Chir. Univ.-Klinik, 6500 Mainz, Langenbeckstraße 1.

118. Dr. *Winguth*, Helmut, Oberarzt der chir. Abt. des Städt. Krankenhauses Wilmersdorf, 1000 Berlin 31, Albrecht Achilles-Straße 59—64.
119. „ *Witte*, Christian, Assistent der II. Chir. Univ.-Klinik im Städt. Krankenhaus Westend, 1000 Berlin 19, Spandauer Damm 130.
120. „ *Witte*, Gerhard, Chefarzt des Kreis- und Stadtkrankenhauses, 3547 Wolfhagen (Bez. Kassel).
121. „ *Wittenstein*, George J., 222 W. Pueblo Street, Santa Barbara, Calif. 93105 (USA).
122. „ *Wolf*, Erhard, Oberarzt der chir. Abt. des Kreiskrankenhauses, X 7930 Herzberg (Elster), Anhalter Straße 6.
123. „ *Wullstein*, Horst Ludwig, Professor, Direktor der HNO-Klinik der Univ., 8700 Würzburg, Josef Schneider-Straße 2.
124. „ *Zander*, Josef, Chefarzt der chir. Abt. des Krankenhauses Maria-Hilf, 5070 Bergisch Gladbach.
125. „ *Zimmermann*, Horst, Oberarzt der chir. Abt. am Kreiskrankenhaus, 6080 Groß-Gerau, Wilhelm Seipp-Straße.
126. „ *Zsigmond*, Paul, Assistent der Chir. Univ.-Klinik im Bürgerspital, CH-4000 Basel (Schweiz).

10. Totenliste

1. Dr. *Biebl*, Max, Professor, Magdeburg, † 8. August 1968.
2. „ *Bleicher*, Hans, Homburg (Saar). † 14. August 1969.
3. „ *Bosch*, Erich, Zürich (Schweiz). † 26. Juni 1968.
4. „ *Bracht*, Erich, Professor, Berlin. † 5. Mai 1969.
5. „ *Czembirek*, Leo, Wien (Österreich). † 27. März 1968.
6. „ *Dönitz*, Alfred, Professor, Berlin. † 25. Januar 1969.
7. „ *Endres*, Gerhard, Dozent, Jena. † 17. August 1969.
8. „ *Engel*, Gerhard, Obermed. Rat, Altenburg. † 25. Juli 1968.
9. „ *Fischer*, A. W., Professor, Dr. h. c., Kiel. † 10. August 1969. (Ehrenmitglied seit 1969).
10. „ *Gardemin*, Herbert, Professor, Hamburg. † 27. Oktober 1968.
11. „ *Graf*, Ruprecht, Privatdozent, Elmshorn. † 2. November 1968.
12. „ *Heise*, Wilhelm, Rendsburg, † 6. September 1968.
13. „ *Hendriock*, Alfred, Barienrode. † 23. August 1968.
14. „ *Hermann*, Walther, Sanitätsrat, Konstanz. † 5. Mai 1969.
15. „ *Herrmannsdorfer*, Adolf, Professor, Berlin. † 17. Januar 1969.
16. „ *Hirschberg*, Hans, K., Professor, Leipzig. † 27. November 1968.
17. „ *Hoffmann*, Victor, Professor, Köln. † 19. Juni 1969.
18. „ *Holzer*, Fridolin, Kempten. † 18. Juni 1969.
19. „ *Hübenthal*, August, Sanitätsrat, Worbis. † 21. Oktober 1968.
20. „ *Israel*, Arthur, Professor, München. † 27. April 1969.
21. „ *Jaeger*, Felix, Professor, Limburgerhof. † 22. April 1968.
22. „ *Klauer*, Hans Richard, Lampertheim. † 25. Juni 1969.
23. „ *Klose*, Heinrich, Professor, Bad Eilsen. † 19. November 1968.
24. „ *Knopp*, Johannes, Mayen (Eifel). † 3. September 1968.
25. „ *Kreuz*, Lothar, Professor, Dr. h.c., Stuttgart. † 23. Januar 1969.
26. „ *Kümmell*, Hermann, Professor, Kiel. † 25. August 1969.
27. „ *Lichtenauer*, Friedrich, Professor, Hamburg. † 11. Oktober 1969.
28. „ *Mannel*, Ernst, Professor, Landes-Obermedizinalrat, Arolsen. † 12. Oktober 1968.

29. Dr. *Manzke*, Johann Georg, Köln-Sülz. † 9. April 1968.
30. „ *Müller-Werth*, Konrad, St. Ingbert (Saar). † 19. Januar 1969.
31. „ *Nasemann*, Herwarth, Bergisch Gladbach. † 17. September 1968.
32. „ *Pettinari*, Vittorio, Professor, Padua (Italien). † August 1968. (Korrespond. Mitglied seit 1963).
33. „ *Ramisch*, Werner, Krefeld-Uerdingen. † 1. November 1968.
34. „ *Reimers*, Carl, Professor, Wuppertal. † 12. Mai 1969.
35. „ *Renckhoff*, Ernst, Braunschweig. † 12. Februar 1969.
36. „ *Richter*, Willi H., Obermed.-Rat, Pinneberg. † 21. Dezember 1968.
37. „ *Scheffler*, Hans, Bad Soden. † 22. Juli 1969.
38. „ *Schneider*, Hermann, Professor, Karlsruhe. † 20. Februar 1969.
39. „ *Schubert*, Alfred, Koblenz. † 21. Februar 1969.
40. „ *Seifert*, Ernst, Professor, Würzburg. † 29. August 1969.
41. „ *Strater*, Peter, Hagen (Westf.). † 2. Oktober 1968.
42. „ *Streckfuss*, Hans, Seehausen. † 16. August 1969.
43. „ *Walczak*, Wladislaw Anton, Unna (Westf.). † 26. Februar 1969.
44. „ *Wilfert*, Fritz, Sanitätsrat, Dresden. † 3. April 1969.
45. „ *Willing*, Waldemar, Bremerhaven. † 2. April 1968.

Sitzungsbericht der 86. Tagung der Deutschen Gesellschaft für Chirurgie vom 9. bis 12. April 1969

86. Tagung der Deutschen Gesellschaft für Chirurgie

vom 9. bis 12. April 1969

Erster Sitzungstag

Mittwoch, den 9. April 1969

Vormittagssitzung von 9.00 bis 13.00 Uhr

Orgelspiel — Jean Langlais: Hymne d'Actions de grâces

Eröffnungsansprache des Präsidenten Professor Dr. K. VOSSSCHULTE-Gießen

Herr Staatsminister, meine sehr verehrten Damen, meine Herren!

Mit Bewunderung erleben wir den Ertrag naturwissenschaftlicher Forschung. Imponierend, wie bald das bestellte Feld die Ernte liefert. Auch die Medizin ist reich bedacht worden. Zu klein erscheint uns angesichts der Ergebnisse aus Forschung und Praxis die Elle, mit der wir bisher zu messen gewohnt waren. Wir denken und lesen und hören gern, daß die Medizin in den beiden letzten Dezennien größere Fortschritte erzielt hat als in Jahrhunderten zuvor. Es gibt in der Tat keinen Grund, unserer Generation das Bewußtsein der gewaltigen eigenen Leistung streitig zu machen, aber gewiß auch keinen Anlaß, dieser Begeisterung den Respekt vor historischen Bemühungen zu opfern. Naturwissenschaftliche Forschung ist in erster Linie auf den schöpferischen Gedanken angewiesen, auf die originelle Idee und nächst dem auf die technischen und finanziellen Mittel ihrer Zeit. Man wird nicht behaupten wollen, daß es unseren Vätern und Großvätern in experimenteller und klinischer Hinsicht an Beobachtungsschärfe, Einfallsreichtum und methodischem Geschick gefehlt oder an der notwendigen Phantasie für den zweckdienlichen Prüfungsansatz gemangelt hätte. Wiederbelebung etwa, Bluttransfusion oder Perfusion sind Repräsentanten moderner Therapie, aber schon vor der Jahrhundertwende — teils sogar weit früher — konzipiert und mit technischer Findigkeit in Angriff genommen worden. Es entspricht humanistischem Denken, wenn wir die Bewunderung eigener Entwicklungsarbeit der Bewertung historischer Inaugurativ-Leistung anpassen.

Unser Kongreß soll im Rahmen des vorgesehenen Programms prüfen, was gelungen, was erreicht und was noch nicht befriedigend gelöst ist. Ich danke den Referenten, Vortragenden und Diskussionsteilnehmern für die Mitwirkung an dieser Aufgabe.

Es ist mir eine Ehre und Freude, den stellvertretenden Bayerischen Ministerpräsidenten, Herrn Staatsminister Dr. Schedl, bei uns begrüßen zu können. Ich danke Ihnen, Herr Staatsminister, daß Sie unserem Kongreß den Gruß der Bayerischen Landesregierung überbringen.

Ich begrüße den Präsidenten der Regierung von Oberbayern, Herrn Dr. Deinlein, den Präsidenten des Bayerischen Senats, Freiherrn Poschinger von Frauenau, den Leiter der Bayerischen Staatskanzlei, Herrn Ministerialdirektor Dr. Kessler, den Ministerialdirigenten des Bayerischen Innenministeriums, Herrn Dr. Hein und den Vertreter des Erzbischöflichen Ordinariats, Herrn Prälat Oskar Jandl.

In kollegialer Verbundenheit begrüße ich den Vertreter des Münchener Oberbürgermeisters, Herrn Bürgermeister Dr. med. Steinkohl, und heiße mit ihm herzlich willkommen seine Kollegen vom Münchener Magistrat und Herrn Oberbürgermeister Bernd Schneider aus meiner Gießener Heimat.

Ich begrüße die Dekane der Medizinischen Fakultäten in München und Gießen, Herrn Professor Maurer, Herrn Professor Marguth und Herrn Professor Oksche mit ihren anwesenden Fakultätskollegen.

Ein herzlicher Gruß gilt dem Präsidenten der Max-Planck-Gesellschaft, Herrn Professor Butenandt, und den Präsidenten oder ihren Vertretern und Kollegen der ausländischen chirurgischen Gesellschaften von Finnland, Schweden, Polen, der Tschechoslowakei, Österreich, Ungarn, Jugoslawien, Bulgarien, Griechenland, Cypern, Italien, der Schweiz, Frankreich, Spanien, Luxemburg, Belgien, Holland, Dänemark, Großbritannien, Japan, den Vereinigten Staaten und den Präsidenten der Société International de Chirurgie, Herrn Professor Fontaine, Strasbourg.

Nur allzu klein ist die Zahl unserer Kollegen aus der DDR und um so herzlicher unser Gruß an sie. Es wäre uns eine besondere Freude gewesen, einen größeren Kollegenkreis von dort bei uns zu sehen.

Ich begrüße ferner die Präsidenten der Deutschen Dermatologischen Gesellschaft, der Deutschen Gesellschaft für Hals-Nasen-Ohrenheilkunde, der Deutschen Gesellschaft für Anaesthesie und Wiederbelebung und der Deutschen Gesellschaft für Unfallheilkunde; den Präsidenten der Bayerischen Landesärztekammer, Herrn Professor Severing, den Generalstabsarzt der Bundeswehr, Herrn Dr. Daerr, und den Vertreter der Landesärztekammer Hessen, Herrn Kollegen Rheindorf, dessen Umsicht und Achtsamkeit nicht nur die hessische Ärzteschaft viel zu verdanken hat.

Herzlich danken wir dem Bundesminister für wissenschaftliche Forschung, Herrn Dr. Stoltenberg, für seine telegrafisch übermittelten Wünsche zu unserem Kongreß.

Symptome, diagnostische Terminologie und operative Verfahren rufen in unserer klinischen Sprache täglich Erinnerungen an unsere chirurgischen Meister wach. Heute denken wir an Georg Clemens Perthes, der vor 100 Jahren in Moers am Niederrhein geboren wurde. Mit 14 Jahren Vollwaise geworden, fand er väterliche Betreuung durch Friedrich Trendelenburg, dem er sich nach Beendigung seines Studiums als Assistent in der Bonner Klinik anvertraute und 1895 nach Leipzig folgte. Dort wurde er 1903 als Extraordinarius Leiter der Chirurgischen Univ.-Poliklinik und erhielt 1910 den Ruf auf das Ordinariat für Chirurgie in Tübingen. Hier wirkte er bis zu seinem Tode im Jahre 1927, nachdem er sich 2 Jahre zuvor zur Annahme eines Rufes auf den Bonner chirurgischen Lehrstuhl nicht hatte entschließen können.

Was sich an den Namen Perthes knüpft, ist markantes Zeugnis einer wissenschaftlich und praktisch ebenso breit verwurzelten wie schöpferisch erfolgreichen Chirurgenarbeit. Der einfach durchzuführende Versuch zur Prüfung der Insuffizienz der Venae communicantes beim Ulcus cruris verbindet sich ebenso mit seinem Namen wie das aus dem Bunsenschen Flaschenaspirator entwickelte Saugflaschensystem zur Empyembehandlung; seine 1898 diesem Thema gewidmete Habilitationsschrift enthält schon das Wesentliche zur Lösung des Druckdifferenz-Problems in der Thoraxchirurgie. Aus dem Jahre 1910 stammt die erste Mitteilung über die deformierende Hüftgelenksveränderung im Jugendalter, die 3 Jahre später mit genauer Beschreibung der röntgenologischen Merkmale umrissen und von der tuberkulösen Coxitis sicher abgegrenzt wurde. Seither wird das Leiden nach ihm benannt. Aus der plastischen Chirurgie ist sein Verfahren der Sehnentransplantation bei Radialislähmung bekannt. Eine besondere Anerkennung fand seine Monographie über die Verletzungen und Krankheiten der Kiefer durch die Verleihung des Ehrendoktortitels der Zahnmedizin in Tübingen.

Man kann sich heute schwer erklären, weshalb die — man muß sagen grundlegenden — Perthes'schen Arbeiten aus den Jahren 1903 bis 1905 über den Einfluß der Röntgenstrahlen auf epitheliale Gewebe, besonders auf das Carcinom, oder die Studien über den Einfluß der Röntgen- und Radiumstrahlen auf die Zellteilung und über die Durchlässigkeit menschlicher Gewebe für Röntgenstrahlen zunächst wenig Beachtung fanden. Perthes hat als erster die biologischen Zusammenhänge der Auswirkungen der Röntgenstrahlen in ihrer allgemeinen und therapeutischen Bedeutung durchdrungen. Er erkannte die Wichtigkeit der Strahlenfilterung und muß als Schöpfer der Röntgentiefentherapie gelten. Den diagnostischen Wert des Röntgenverfahrens suchte er zu nutzen durch Konstruktion eines Operationstisches, der das Operieren unter Röntgenkontrolle ermöglichte.

Schließlich mag hier aus dem Jahre 1919 der Vortrag über den Tod erwähnt werden. Nicht nur das Problem der zeitlichen Bestimmung des Todes wird hier besprochen; Perthes hatte auch die Bedeutung des Überlebens der Organe für die Human-Chirurgie erkannt und schnitt schon vor 50 Jahren die heute akute Frage der Organgewinnung an. Mit welchem Ernst er über dieses komplexe Problem nachdachte, hätte er nicht besser offenbaren können als durch den Satz: „Die Fülle der Probleme ist so groß, daß man fast versucht wäre, der Wissenschaft vom Leben, der *Biologie*, eine Wissenschaft vom Tode, eine *Thanatologie*, gegenüberzustellen."

Was Perthes der Chirurgie hinterließ, hat klinischen Wert behalten; erstaunlich sein Einfallsreichtum und bewundernswert seine Leistung.

Aus dem Erbe vergangener Generationen entwickeln wir mit eigener Gestaltungskraft unsere Welt, um sie vervollkommnet und bereichert weiterzugeben: Der Ältere an den Jüngeren, der Wissende an den Unkundigen, der Erfahrene an den Lernenden. In Erinnerung an meine eigene Lehr- und Gesellenzeit gedenke ich dankbar der Jahre, in denen ich auf meinen beruflichen Weg geführt wurde. Mit großer Freude und Herzlichkeit begrüße ich meinen chirurgischen Lehrer, E. K. Frey, der 1951 als Präsident unserer Gesellschaft zum erstenmal diese Stadt und dieses Haus zum Tagungsort gewählt hat und heute als Ehrenmitglied bei uns ist. Ihm verdanke ich die Schulung für die menschlichen, ärztlichen, chirurgischen und wissenschaftlichen Aufgaben meines Lebens. Seit 1932 begleite ich ihn auf seinem Weg, der durch Leistung und Beispiel, durch kritischen Optimismus und unbeirrbare Konsequenz gekennzeichnet ist und alle Schüler zu Zeugen einer Chirurgie gemacht hat, die ihre Aufgaben in ständiger Vervollkommnung und Ergänzung sucht.

In Verehrung und Bewunderung teilt der Schülerkreis die Freude seines Lehrers an den Ergebnissen einer Lebensarbeit, die unter Mitwirkung seiner Freunde Kraut, Schultz und Werle vom Kallikrein zum Padutin und vom Kallikrein-Inaktivator zum Trasylol geführt hat. Es entspricht dem Dank an den Inaugurator und der Anerkennung seines Erfolges, wenn jüngst durch die Bayer-Werke der E. K. Frey-Preis und die E. K. Frey-Medaille für die Forschung auf dem Gebiet der Enzyminhibitoren gestiftet worden sind und im Rahmen unseres Kongresses heute zum erstenmal verliehen werden. Ich beglückwünsche meinen chirurgischen Lehrer im Namen seiner Schüler und im Namen der Deutschen Gesellschaft für Chirurgie herzlich zu dieser Ehrung.

Die Geschichte lehrt, daß der mit naturwissenschaftlichen Entdeckungen eingeleitete oder mit historischen Umwälzungen verbundene Wandel im Leben der

Völker zur Besinnung auf die sittlichen Werte menschlichen Denkens und Handelns anzuregen vermag. Zwar ist durch das Bewußtsein, Kräfte freisetzen und bändigen oder Macht ausüben zu können, ethisches Empfinden oft verdrängt worden. Im geschichtlichen Auf und Ab haben sich aber stets Stimmen gefunden, die nach Redlichkeit und Gewissen gefragt, an das Verantwortungsbewußtsein appelliert und nach der Grenze des Erlaubten gesucht haben. Wenn wir jetzt in der präliminaren Phase einer eben erkennbaren mächtigen zivilisatorischen Entwicklungsstufe mit ethischen Fragen so unüberhörbar und eindringlich konfrontiert werden, so mag darin eine Ahnung von dem Ausmaß der angebrochenen Zeitenwende ihren Ausdruck finden.

Die mahnenden Erinnerungen an die Besinnung auf ethische Normen wenden sich auch an die Medizin mit der Frage: Haben rational ermittelte Forschungsergebnisse uns hinsichtlich der therapeutischen Nutzung in ärztliche Konflikte gebracht, oder um von unserem Fach zu sprechen: Lassen sich die Chirurgen mit ihren technischen Möglichkeiten zu Handlungen hinreißen, die mit den Geboten der ärztlichen Ethik nicht in Einklang zu bringen sind?

Die Gebote: Du darfst, du sollst, du mußt und du darfst nicht, verbinden mit der für jeden gültigen Verpflichtung eine für den Chirurgen und sein Handeln unerbittliche Strenge. Als ständiger Gewissensappell gründen sie in dem ältesten Kodex ärztlicher Ethik, im hippokratischen Eid, der den Mediziner bindet. Wer gegen ihn verstößt, lehnt sich nicht nur gegen Asklepios und Hygieia auf, sondern greift eine Provinz an, in der Scientia und Humanitas gemeinsame Kustoden menschlicher Würde sind.

Urtümliches menschliches Wert- und Dankbarkeitsgefühl für Hilfe und persönlichen Beistand in kranken Tagen hat den Arzt und vor allem den aktiv eingreifenden Chirurgen mit besonderen Achtungs- und Vertrauensbeweisen bedacht. Unser Bemühen um die Rechtfertigung solcher Anerkennung hat nicht die Frage unterdrücken können, ob das, was Berufsethos genannt wird, im ärztlichen Wirkungsfeld eine ausdrucksvollere Bestätigung gefunden hat als in anderen Berufen. Ob ärztliche Ethik als illustre Sonderform sittlichen Bewußtseins rubriziert werden muß oder darf, ist verschieden beantwortet worden. Es fehlt nicht an Stimmen, die leugnen, daß der ärztliche Beruf besondere „obligatorische ethische Qualitäten verlangt“ (H. Schäfer). Vor allem aus theoretischer Sicht sind gegen den Glauben an die Sonderstellung ärztlicher Ethik Einwände erhoben worden, die nicht in Bausch und Bogen abgetan werden können. Wir selbst wollen gewiß nicht der Anmaßung verfallen, unserem sittlichen Berufsbewußtsein einen präponderanten Habitus zu attestieren. Aber wo Berufsethos das Denken und Handeln zu bestimmen hat, wollen wir uns nicht übertreffen lassen.

Hat dieser Status an Gültigkeit und Verbindlichkeit eingebüßt? Mit welchem Nachdruck diese Frage aufgetaucht ist, beweisen Diskussionen aus jüngster Zeit. Wenn hier geprüft werden soll, ob unsere sittlichen Normen ins Wanken geraten sind, so sei erlaubt, ein Maß zu benutzen, das jedem seit seiner chirurgischen Schulzeit bekannt ist und sich wegen der hohen Transparenz gut ablesen läßt: *Die dem Gewissen verpflichtete Verantwortung*, so wie sie dem Chirurgen in seiner kleinen Welt innerhalb klinischer Mauern auferlegt ist und von außen leicht als immanentes Dekor unseres Berufes mißverstanden wird. Gemeint ist die *individuelle chirurgische Verantwortung*, die bei der täglichen Berufs*ausübung* ihre Prägnanz und ihr spezifisches Gewicht erhält und durch die persönliche ärztliche Bürgschaft dem Kranken gegenüber ihre stete Unmittelbarkeit gewinnt. Wir selbst denken dabei auch an die chirurgische Indikation — vor allem im Hinblick auf manche obligaten oder auch nicht voraussehbaren, aber in vielfacher Hinsicht irreversiblen Konsequenzen operativen Handelns oder Unterlassens.

Wer allein oder im Kliniksverband als selbständiger Operateur entscheiden muß, hat nicht vergessen, auf welchem Wege er seine Reife zur chirurgischen Verantwortung erwerben konnte. Von Anfang an ist der angehende Chirurg unmittelbar am Geschehen beteiligt. Was er am Operationstisch erlebt, bei der Visite sieht und bei der täglichen Klinikskonferenz erfährt, ist ein Bildungsgang, der nicht lehrreicher ergänzt werden kann als durch die Obduktion, die auch Unvollkommenheiten, Mängel und Fehler aufdeckt.

In dieser Umgebung offenbart sich dem jungen Chirurgen die Erkenntnis, daß Sorgfalt, Gewissenhaftigkeit und Verantwortungsbewußtsein für alle Beteiligten zum Prüfstein ständiger Bewährung werden. Auch der Chef ist dem nicht entzogen. Ärzte, Schwestern, Pfleger, technische Mitarbeiter und Angestellte stehen tagaus tagein Schulter an Schulter mit ihm im Operationssaal, am Bett des Verletzten, des Frischoperierten, in der Sprechstunde, bei organisatorischen Arbeiten. Täglich *mitten im Blickfeld seiner Mitarbeiter selbst handelnd* hat er den erzieherisch wichtigsten Beweis für Pflichtauffassung und Verantwortungsbewußtsein zu erbringen. Daß sich in dieses Milieu mit der ihm eigenen wechselseitigen Prüfung der Zuverlässigkeit auch menschliche Unvollkommenheiten und Mängel einschleichen können, gehört zu den Fehlern, die im eigenen Haus erkannt und eliminiert werden müssen, bevor sie zur Schuld geworden sind.

An die Verantwortung *für* den Eingriff und an die Verantwortung *vor* dem Kranken und seinen Angehörigen ist seit Jahresfrist im Zusammenhang mit der Herztransplantation wiederholt eindringlich mahnend appelliert worden. Erstaunlicherweise hat dabei die in den internistischen Kompetenzbereich fallende, später zu berührende Frage der Indikation, die mir besonders problematisch erscheint, nicht die ihr zukommende Beachtung gefunden. Die Bedenken richten sich gegen das chirurgische Wagnis und die mit ihm zusammenhängenden Maßnahmen. Wenn ich hier absehe von der Todeszeitbestimmung beim Spender und der Transplantatgewinnung, deren Erörterung für Samstag vorgesehen ist, dann lautet das Résumé der besorgten Stimmen: Wir wissen über die Immunreaktion und ihre Bekämpfung zu wenig, die Mortalität ist zu hoch, es ist zu früh.

Zu erregend ist noch der Gedanke an eine Herzübertragung von Mensch zu Mensch; zu gewaltig erscheint der Schritt von der Nierenverpflanzung zur Herztransplantation, zu groß das Wagnis des operativen Aktes und zu gering die Aussicht auf Erfolg.

Den Bedenken gegen die Einbeziehung des Herzens in die klinische Organtransplantation gebührt die Beachtung, die jede integre ärztliche Überzeugung zu beanspruchen hat, um so mehr als hier keines der vorgebrachten Argumente aller Berechtigung entbehrt. Wenn gleichwohl der Schritt getan und die Verantwortung übernommen worden ist, läßt sich schwer die Erinnerung unterdrücken, daß es der Geschichte der Chirurgie an Initiativ-Leistungen mit ähnlichen konkomittierenden Attributen nicht fehlt.

Die klinische Verwirklichung mancher — auch sehr eingreifender — chirurgischer Behandlungsverfahren wurde in Angriff genommen unter zeitgebundenen Bedingungen, deren Unvollkommenheiten und Mängel zum Teil erheblicher waren als jetzt bei Beginn der Organverpflanzungen in der Humanmedizin. Tuffier war um die Jahrhundertwende für seinen kühnen chirurgischen Angriff auf die Lungentuberkulose immunologisch, methodisch und technisch weit schlechter gerüstet als die heutige Chirurgie für die Herztransplantation. Ludwig Rehn mußte die erste Herznaht wagen unter einer geradezu diffamierenden Hypothek chirurgischer Observanz. Aus der Bauchchirurgie findet man 1882 im Zentralblatt für Chirurgie Rydigiers Mitteilung über die erste Magenresektion beim Magenulcus. Mit dem Zusatz: „hoffentlich auch die letzte“ drückte die Schriftleitung ihre Ansicht über die Vertretbarkeit dieser Maßnahme unmißverständlich aus. Man erinnere sich, daß die für die Entwicklung aller operativen Fächer entscheidende Einführung der Narkose vor über 120 Jahren auf ethische Bedenken stieß. Damals lautete die Frage: Ist es zu verantworten, einem Kranken das Bewußtsein zu nehmen? Wie lebhaft sie umstritten war, beweist der ernste Disput zwischen Magendie und Velpeau bei der Sitzung der Académie des Sciences in Paris am 1. Februar 1847. Unsere Generation hat erlebt, daß die von Brunschwig vorgeschlagene Exenteratio pelvis bei bestimmten fortgeschrittenen Carcinomen im kleinen Becken mit allen bleibenden Folgen für die Ausscheidungsfunktionen als höchst fragwürdiger chirurgischer Weg empfunden worden ist — belastet mit der Vorstellung, daß um einen aussichtslosen Versuch zuviel gewagt wird. Mit imponierenden Demonstrationen vieljähriger operativer Ergebnisse hat Brunschwig 1967 in Wien solche Zweifel überzeugend widerlegt.

Dieser historischen Initiativen gedenken wir mit Bewunderung, auch wenn Anfangserfolge wenig ermutigend waren und die Entwicklung nur zögernd oder erst nach längerer Unterbrechung ihren Ablauf nahm. Welcher Weg der Herztransplantation beschieden ist, wird durch wissenschaftliche Prüfung ermittelt werden, aber die Berechtigung, ihn zu beschreiten, ist unstreitig, auch wenn wir mit immunologischen Problemen noch zu kämpfen haben.

Unter den Einwänden gegen die Maßnahme hat der Hinweis auf die hohe Operationsmortalität und die kurze Überlebenszeit eine besonders ernste Bedeutung gewonnen. Eine chirurgische Stellungnahme ist nur denkbar unter der Voraussetzung eines aus primär internistischer Sicht indizierten letzten Rettungsversuches in einer sonst ausweglosen lebensbedrohenden Situation. Jedem Operateur sind analoge Erlebnisse aus der Allgemeinen Chirurgie ebenso bekannt wie die Konsequenz: den Mut zu einem Eingriff aufzubringen, der auch bei hohem Risiko noch operative Aussicht eröffnet und wenigstens einem Teil der Kranken noch nützen kann, selbst wenn er statistisch sehr bescheiden ist. In diese Kategorie ist vorerst die Herztransplantation beim Menschen einzuordnen und mit dem Merkmal des äußersten Behandlungsversuches streng zu unterscheiden von dem, was unter Experiment verstanden wird.

Die Wirklichkeit zwingt uns hier, die Bedeutung des Kampfes um die Erhaltung des Lebens nicht an der Zahl der Niederlagen zu messen, sondern am potentiellen Erfolg, d.h. jeder Sieg widerlegt den Gedanken an eine vorzeitige Waffenstreckung. Es ist nicht mehr als eine Erinnerung an die 20er und 30er Jahre, wenn ich hier an den Beginn der Embolektomie bei Lungenembolie denke, über die wir am Samstag sprechen wollen. Der Erfolg war allenthalben die seltene Ausnahme, aber jeder einzelne Überlebende ein Beweis für die Bedeutung des operativen Weges und ein Zeuge für die Berechtigung des Operateurs, im extremen Krankheitsbereich seinen ganzen Einsatz auch dann zu wagen, wenn die Erfolgsaussichten gering — aber doch eben nicht gleich Null sind.

Die aus unserem Fach gewählten historischen Analogien können nur Gedanken reflektieren, deren Gültigkeit für die Herztransplantation auf den chirurgisch-therapeutischen Akt beim Empfänger beschränkt ist. Wir verkennen keineswegs die über diesen Rahmen hinausgehenden Probleme und erleben den Ernst, mit dem sie diskutiert werden. *Uns* liegt daran, im eigenen Kompetenzbereich Forschung und Praxis vor einem Verstoß gegen Verantwortung und gültige chirurgische Grundsätze zu bewahren. Dieser Absicht kann auch eine von Zweifeln getragene Beurteilung des *Wertes* der Operation nur dienlich sein. Bis jetzt fehlt in der Tat ein überzeugender Leistungsbeweis. Indessen besitzen einige Anfangserfolge doch ihr Gewicht. Was bisher beim Menschen erreicht wurde, ist — wie ich meine — mehr, als im Tierversuch erzielt werden konnte. Dies wäre nicht das erste Beispiel, um zu demonstrieren, daß es chirurgische Maßnahmen gibt, die in der Humanmedizin aussichtsreicher sind, als das Experiment erwarten läßt — auch hinsichtlich der Überlebenszeit. Zwar hat bisher nur *ein* Operierter dieser Gruppe die postoperative Jahresfrist weit überschritten, indessen mindert die Singularität nicht den Erkenntniswert. Von Albert Fromme stammt der Satz: „Man muß sich an dem gelungenen Eingriff orientieren, weil er beweist, daß es geht." Dieser Beweis ist erbracht.

Der Beweis, daß es geht — und zwar ohne Verstoß gegen die Grenzen des Erlaubten — ist das *Eine*, das *Entscheidende*; etwas *anderes* ist hier der Schritt von dieser initialen Entwicklungsstufe in die routinemäßige therapeutische Praxis. Dieser von Nissen, Wachsmuth und Zenker schon skizzierte Hiatus ist außerhalb der Medizin auf viel Unverständnis gestoßen und irrig beurteilt worden. Daher hörte man seit Monaten die ungeduldige Frage: Wann werden die deutschen Chirurgen endlich Herzen transplantieren; und jetzt nach dem Beginn in München schwankt die Phantasie zwischen hoffnungsvoller Erwartung und wachsendem Zweifel.

Es ist unser Wunsch, das von der Herztransplantation entstandene Bild mit der Wirklichkeit in Einklang zu bringen. Die methodischen Voraussetzungen für eine Herzübertragung sind erst zum Teil erarbeitet. Am weitesten entwickelt ist der chirurgisch-technische Akt. Was wir wissen, reicht aus, um die Verantwortung für den Eingriff in vollem Umfang zu übernehmen. Indessen hat die Innere Medizin, in deren Händen die Entscheidung liegt, bewiesen, was sie durch konservative Therapie auch bei chronisch Schwerkranken in Endstadien noch zu leisten vermag. Ob es ihr gelingt, die Grenzen der Möglichkeiten so genau zu ermessen, daß unter Berücksichtigung *aller Risiken des Handelns und Verzichtens* von der Transplantation mehr erwartet werden darf als von der Erhaltung des erkrankten körpereigenen Organs, das ist die *Kernfrage*, ohne deren Lösung die Herzübertragung keine praktisch bedeutungsvolle Entwicklung nehmen kann. Daß in Deutschland — wie in vielen anderen Ländern — die Zurückhaltung zur Operationsanzeige dominiert, findet den vollen Respekt der Chirurgen. Es gibt auf vielen Gebieten der Medizin legitime Unterschiede in der Auffassung über die chirurgische Indikation. Von einem Zuwenig oder Zuviel operativen Handelns kann nicht gesprochen werden, solange die Meinungen über den besten Weg erheblich differieren und in Wort und Schrift — in der Literatur wie auf unseren Tagungen — der Prüfung ihrer Stichhaltigkeit unterliegen. Die Herzübertragung ist das aktuelle Beispiel. Wenn sie für unumgänglich gehalten wird, können unsere auf den Eingriff vorbereiteten Kliniken die operativen Maßnahmen und konsekutiven Aufgaben übernehmen.

Man hätte lieber gesehen, daß der Beginn der Herztransplantation von den spektakulären, mit dem therapeutischen Ernst schwer zu vereinbarenden Attributen freigeblieben wäre. Der Leistung hätte das keinen Abbruch getan. Sie darf, wenn die Geschichte der Chirurgie unserer Zeit einmal geschrieben wird, hoher Bewunderung und Anerkennung sicher sein. Dabei werden auch die kritischen Stimmen als Ausdruck der Sorge um Einhaltung unantastbarer Grenzen ihre Würdigung finden.

So sehr der jüngste Akt in der Herzchirurgie mit aller Problematik seit Jahresfrist Anlaß war zu untersuchen, ob Unerlaubtes geschehen und ärztliche Verantwortungspflicht verletzt worden ist, so ernsthaft haben die Chirurgen selbst sich dieser Frage angenommen und unterstützt durch Juristen, Theologen und Philosophen nach einer Antwort gesucht. In der besonders strittigen Frage der Todeszeitbestimmung beim Spender hat die Deutsche Gesellschaft für Chirurgie unter Führung von Linder und unter Beteiligung kompetenter Nachbardisziplinen eine Stellungnahme ausgearbeitet, deren Verständnis einen tieferen Einblick in die Substanz und das Problem erfordert, als Kritikern in Presseäußerungen gelungen ist.

Was jetzt der Prüfung bedarf, ist die Leistungsfähigkeit des Verfahrens bei besserer Kenntnis der immunologischen Bedingungen. Das Urteil wird nicht unbeeinflußt bleiben von dem Erfolg der Bemühungen um Verhütung oder rechtzeitige Bekämpfung der Krankheiten, deren terminale Manifestationen keine andere therapeutische Überlegung mehr bieten als den Gedanken an den Ersatz des ganzen Organs. In diese Gruppe gehört die Coronarinsuffizienz. Das ist der Grund für ihre Einordnung in unser Kongreßprogramm und Ausdruck meiner Vorstellung, daß die mit der Organübertragung oder mit der Implantation künstlicher Organe aufgetauchten Probleme um so glücklicher zu überwinden sind, je eher adäquate Maßnahmen geringeren Umfanges oder pharmakologische Therapie den Verzicht auf einen Transplantationsakt gestatten. Wenn nicht alles täuscht, ist diese Voraussetzung bei der Bauchspeicheldrüse schon weitgehend geschaffen, bei anderen Organen noch zu suchen.

Dies entspricht einem allgemeinchirurgischen Prinzip: den Umfang operativer Maßnahmen der Krankheit und ihren Konsequenzen anzupassen. Ein Zuwenig ist oft noch zu korrigieren, ein Zuviel häufig nicht mehr. Die Vorstellung, einen Mittelweg zu suchen, um das eine zu vermeiden, ohne das andere zu riskieren, ist dem Operateur zwar nicht fremd. Aber der Entschluß zum Ja oder Nein behält für ihn das gleiche Gewicht. Die einfache globale Formel, zu tun, was dem Kranken nützt, und zu unterlassen, was für ihn nachteiliger ist als die Krankheit, erhält für chirurgisches Entscheiden und Handeln ihr besonderes Gepräge durch die Fragen: *wann, wie und warum nicht*. Was sie ausdrücken, ist nicht identisch mit Indikation, sondern geht über diesen Begriffsinhalt hinaus. Was sie bergen, sind gerade *die* Kriterien, die durch unsere Entscheidungen die ausdrucksvollste Bestätigung individueller Verantwortung finden. Wir wissen uns mit den Chirurgen in aller Welt einig in der ständigen Sorge um die Integrität dieses Gewissensbereiches.

Unsere Zeit bietet manchen Anlaß, an die umfassendere Formulierung von Albert Einstein zu erinnern: Das Bestreben, das moralische Verantwortungsgefühl der Individuen zu wecken und zu stützen, ist wichtiger Dienst an der Gesamtheit.

Ich erteile jetzt im Rahmen der

Begrüßungsansprachen

das Wort dem Stellvertreter des bayerischen Ministerpräsidenten, Herrn Staatsminister Dr. Schedl.

Stellvertretender Ministerpräsident, Staatsminister Dr. O. Schedl-München: Herr Präsident, meine Damen und Herren! Durch Massenmedien, insbesondere durch illustrierte Zeitschriften und die Boulevardpresse, werden in letzter Zeit mehr oder weniger sensationell aufgemachte Berichte über Operationen, über Erfolge und Anstrengungen der wissenschaftlichen Medizin im allgemeinen und der Chirurgie im besonderen weitesten Bevölkerungskreisen bevorzugt dargeboten. Da sie in jeder Hinsicht subjektiv und meist emotional gefärbt sind, lösen sie häufig Reaktionen aus, die zwischen heller Begeisterung, tiefem Mißtrauen und völliger Ablehnung schwanken. Jedenfalls aber vermitteln sie kein objektives Bild der den Berichten zugrunde liegenden Tatsachen und sind deshalb geeignet, Unruhe und sogar Angst in die Bevölkerung zu tragen.

Damit ist die Chirurgie in der Öffentlichkeit nicht nur ohne ihr Zutun, sondern sogar gegen den Willen ihrer Vertreter in ein grelles, oft leider schiefes Licht gerückt. Sie hat, anstatt ruhig arbeiten und forschen zu können, nun mehr und mehr gegen unsachliche Angriffe zu kämpfen und muß ständig bemüht sein, ihr Ansehen zu wahren, das durch jene Publikationen nicht selten in Frage gestellt wird. Ich will hier nur an die unschönen, ja sittenwidrigen Begleiterscheinungen der beiden Herzübertragungen in München erinnern, wo, besonders bei der zweiten, aus purer Sensationsgier bedenkenlos in die Intimsphäre aller Beteiligten, vor allem aber der Familien von Spendern und Empfängern, eingebrochen wurde.

Nun, solche Erscheinungen sind offenbar unvermeidlich. So entschieden sie zwar abzulehnen sind, man sollte sie trotzdem nicht dramatisieren. Davon bleibt die Tatsache unberührt, daß die erwähnte Art der Nachrichtenbeschaffung und Berichterstattung, die mit dem wohlverstandenen Recht der Bevölkerung auf Information gar nichts mehr zu tun hat, abzulehnen ist; die Forderung, sie einzustellen, ist berechtigt. Diese Art der Berichterstattung ist zwar geeignet, Mißstimmung und Ärger zu erzeugen, wird aber auf die Dauer weder den Fortschritt der Chirurgie als Wissenschaft hemmen, noch das nur dem eigenen Gewissen und dem Wohl des Patienten verpflichtete Handeln des einzelnen Chirurgen negativ beeinflussen können.

Die Tagung, zu der Sie hier zusammengekommen sind, beweist sehr eindrucksvoll den hohen Stand der deutschen Chirurgie, die — ich betone das ausdrücklich — den Vergleich mit dem internationalen Standard auf keinem Gebiet zu scheuen braucht. Ein Blick in Ihr Programm läßt auch den Laien erkennen, welche Bedeutung der modernen Chirurgie und ihren Tochterfächern — ich nenne hier nur die Anaesthesie — heute zukommt.

Daß Sie die Herzchirurgie, die experimentelle und chirurgisch-klinische Forschung sowie die Rundgespräche über „Atemstillstand — Herzstillstand — Tod" als Themen vorgesehen haben, zeigt Ihren Willen, sich mit der hochaktuellen Problematik vor allem der Organtransplantationen kritisch und in aller Offenheit auseinanderzusetzen.

Fast noch mehr beeindruckt mich aber, daß Sie sich so intensiv mit der Unfallchirurgie und hier wieder mit der Chirurgie am Unfallort befassen. Dies ist besonders wichtig im Hinblick auf die enormen Zahlen der Unfalltoten und der durch Unfälle lebenslänglich mehr oder weniger stark geschädigten Menschen meist jüngerer Altersklassen. Das Problem der Unfälle, besonders solcher im Straßenverkehr, scheint mir von schlechthin überragender Bedeutung zu sein. Da es bisher offenbar nicht gelungen ist, diesen Unfällen wirksam vorzubeugen, ist nur ein perfekter Rettungsdienst zusammen mit einer hochentwickelten Unfallchirurgie in der Lage, das Maß der Schäden auf ein Minimum zu reduzieren. Hier scheint mir eine der größten Aufgaben der Chirurgie auf lange Sicht zu liegen.

Lassen Sie mich nach diesem kurzen Blick in Ihr Programm zum Schluß kommen! Als Vertreter des Bayerischen Ministerpräsidenten, Herrn Dr. h.c. Alfons Goppel, obliegt es mir, Sie namens der Bayerischen Staatsregierung in unserer schönen, wenn auch durch die bekannten Baumaßnahmen vorübergehend reichlich ungemütlich gewordenen Landeshauptstadt, in der Sie jährlich tagen, sehr herzlich willkommen zu heißen. Ich wünsche Ihren Verhandlungen einen vollen Erfolg und hoffe, daß Ihre Erwartungen in wissenschaftlicher wie in ärztlich-praktischer Hinsicht nicht enttäuscht werden. Wenn Sie daneben noch Zeit finden, an einer der nicht wenigen Münchner kulturellen Veranstaltungen teilzunehmen und vielleicht auch von den Ausflugsmöglichkeiten in das schöne Oberland Gebrauch zu machen, dann werden Sie sicher diese Tagung als das in Erinnerung behalten, was sie sein soll: Ernste Arbeit gepaart mit Entspannung und der Möglichkeit, persönliche Beziehungen neu anzuknüpfen oder bereits bestehende zu vertiefen.

Hierzu wünsche ich Ihnen gutes Gelingen.

Präsident: Ich danke Ihnen, Herr Staatsminister, verbindlich für Ihre Grüße und vor allem dafür, daß Sie sich zu einem so herzlich warmen Sprecher und Anwalt unserer Sache gemacht haben. Ich möchte nur wünschen, daß wir in Ruhe weiterarbeiten können in der wissenschaftlichen Forschung, deren es so dringend bedarf.

Darf ich jetzt Herrn Bürgermeister Dr. Steinkohl bitten!

Bürgermeister Dr. H. Steinkohl-München: Herr Präsident, Herr Staatsminister, sehr verehrte Damen und Herren! Die Deutsche Gesellschaft für Chirurgie veranstaltet zum 19. Mal in ununterbrochener Folge seit dem Jahre 1951 ihren wissenschaftlichen Jahreskongreß in München. Wenn man berücksichtigt, daß der Kongreß unter Einschluß des früheren Tagungsortes Berlin zum 86. Mal durchgeführt wird, kann man sich vorstellen, in welch festgefügter Weise die Teile A bis G (A: Festliche Eröffnung, B: Wissenschaftliches Programm, C: Rundgespräche, D: Filmstunde, E: Wissenschaftliche Ausstellung, F: Gesellschaftliche Veranstaltungen und G sogenannte Veranstaltungen außerhalb des Tagungsprogramms) abgewickelt werden. Vom Bürgermeister einer Stadt kann man wohl nicht erwarten, daß er in der Lage ist, aufzuzeigen, wie trotz aller Festlegung und aller bekannten Programmfolge im Rahmen des Wissenschaftlichen Programmes immer wieder, manchmal völlig überraschend, Meilensteine gesetzt werden. Ich weiß nicht, ob etwa in Analogie zu Johannes Hallers Buch „Die Epochen der Deutschen Geschichte“ eine Geschichte der „Epochen der Deutschen Gesellschaft für Chirurgie“ geschrieben ist.

Was den Teil F des Kongresses, Gesellschaftliche Veranstaltungen, anbelangt, so könnte ich allerdings im Sinne eines Beitrages zu dieser Geschichte eine epochale Zäsur nennen: Jenen Vorschlag, Anfang der 50er Jahre, demzufolge entgegen der jahrzehntelangen Tradition der Gesellschaftsabend am Donnerstag nicht mehr als geschlossener Herrenabend, sondern als Festabend mit Damen eingeführt wurde: Das war mehr als eine Protokolländerung, das war eine apertura a femina, vergleichbar politisch mit der apertura a sinistra in Italien oder etwa mit der in der Schweiz geplanten Einführung des Frauenstimmrechts. Warten wir ab, welche corticalen und subcorticalen Motive und Stressfaktoren einmal Soziologen, Verhaltensforscher oder gar Tiefenpsychologen als Hintergründe, Vordergründe und Urgründe dieses Beschlusses entdecken werden.

Wenn ich Sie, meine verehrten Damen und Herren, heute als Bürgermeister dieser Stadt in Vertretung des leider verhinderten Herrn Oberbürgermeisters Dr. Vogel, des Stadtrates und der Münchner Bürgerschaft begrüße, spielt sich eine weitere Zäsur in Ihrem Kongreßgeschehen ab, diesmal im Teil A, der Eröffnungsfeier. Es ist keine epochale Zäsur, ich würde sie eher eine kuriose nennen. Sie werden nämlich erstmals wohl in ihrer Geschichte von einem Bürgermeister begrüßt, der gleichzeitig Mitglied Ihrer Gesellschaft ist und der den Beruf des Chirurgen immerhin 16 Jahre lang ausgeübt hat, davon in den letzten 2 Jahren als Leitender Arzt in einem Münchner Schwerpunktkrankenhaus. Letzteres sage ich, damit Sie nicht glauben, ich sei eine Niete gewesen oder frustriert, wie man heute modern sagt, wenngleich ich selbstverständlich immer etwas darunter gelitten habe, daß mich Münchens Stadträte besonders gerne für einen guten Chirurgen und die Chirurgen für einen guten Stadtrat hielten anstatt umgekehrt. Sie denken jetzt vielleicht: Nun ganz schön, aber welche Folgerung ergibt sich daraus für die Deutsche Chirurgische Gesellschaft? Ich würde sagen: Wenn ich mein Amt als Bürgermeister, in das ich bis 1972 gewählt bin, erfolgreich ausüben sollte, dann ist immerhin der Glaube an das Leistungsspektrum der Chirurgen um eine neue Variante erweitert: Es ist der Beweis erbracht, daß ein Chirurg sogar ein brauchbarer Bürgermeister sein kann; die Bürgermeister anderer Großstädte werden es schwer haben, zu beweisen, daß sie Chirurgen sein könnten; wobei man allerdings gerechtigkeitshalber wird zugeben müssen, daß die Kritik der Pathologen präziser zu sein pflegt als die der öffentlichen Meinung.

Verehrte Damen, meine Herren! Von Shakespeare stammt das Wort: „Wer die Dinge zu nah sieht, sieht sie falsch.“ Man muß den richtigen Abstand haben, um objektiv urteilen zu können. Ist es eine Anmaßung, wenn ich die wenigen Minuten, die mir noch zur Verfügung stehen, verwende, um Ihnen — nachdem ich immerhin 18 Jahre im Krankenhaus gearbeitet habe und 16 Jahre als ehrenamtlicher Stadtrat und nunmehr als berufsmäßiger Bürgermeister aus der Sicht eines öffentlichen Krankenhausträgers die Probleme kenne — ein Wort zum Verhältnis zwischen medizinischer Wissenschaft und deren praktischem Vollzug am Krankenbett einerseits und Öffentlichkeit andererseits zu sagen; um so mehr, als dieses Thema auch schon der Herr Staatsminister Dr. Schedl angeschnitten hat.

Wenn wir ehrlich sind, müssen wir zugeben, daß man in Deutschland bis zur Stunde geneigt ist, die Öffentlichkeit weithin von der medizinischen Wissenschaft und vom Krankenbett auszuschließen. Man hat gute Gründe dafür: Es gibt die ärztliche Schweigepflicht, man hat mit der Presse und den Massenmedien möglicherweise nicht allzu gute Erfahrungen gemacht und vor allem fehlt den Leuten die nötige Sachkenntnis. Halbwissen betrachtet man zu Recht für noch gefährlicher als Nichtwissen, und — hier zeigt sich allerdings bereits der locus minoris resistentiae dieser Betrachtungsweise — man hat keine Zeit zur hinreichenden Erklärung oder gar zur Aufklärung. Der Ordinarius ist Forscher, Lehrer und Chefarzt, er ist ohnehin hoffnungslos überlastet, und auch der nicht forschende und lehrende Chirurg muß seine spärliche Freizeit benützen, um sich weiterzubilden und um sich wenigstens ein wenig zu erholen.

So sehr das alles einleuchtet, so sehr muß man sich darüber im klaren sein, daß der Verzicht auf Öffentlichkeit oder die Verweigerung von Öffentlichkeit unserem heutigen Denken widerspricht. Man hat die französische Revolution die Zeit der Aufklärung genannt; wir leben heute, ich möchte fast sagen, in einer End- oder besser Vollendungsphase der Aufklärungszeit, indem es nämlich erstmals in der Geschichte der Menschheit durch die Massenmedien möglich ist, Wissen und Aufklärung an alle Menschen zu vermitteln. Dieser Aufklärungsarbeit, dieser Wissensvermittlung sollte und dürfte sich auch die medizinische Wissenschaft nicht entziehen. Von Albert Einstein stammt das Wort: „Die Beschränkung der wissenschaftlichen Kenntnisse auf eine kleine Gruppe von Menschen schwächt den philosophischen Geist eines Volkes und führt zu dessen geistiger Verarmung.“ Ja, man kann sagen: Je mächtiger die Wissenschaft wird, je größer und tiefer ihre Erkenntnisse, um so mehr ist sie zur Demokratisierung verpflichtet. Dabei muß man sich im klaren sein, daß sich jede Demokratisierung in der ersten Phase negativ auswirkt; erst in der zweiten Phase ist eine Ethik möglich. Vielleicht darf man hier das Wort Bert Brechts zitieren: „Erst kommt das Fressen, dann die Moral.“

Lassen Sie sich also nicht entmutigen, meine Damen und Herren, wenn die Versuche, die erfreulicherweise allerorten unternommen werden, die medizinische Wissenschaft und ihre praktische Verwirklichung am Krankenbett im Hochschulstudium, in der Partnerschaft zwischen Chefärzten und Assistenten, im Umgang mit der Öffentlichkeit der Presse, des Rundfunks und des Fernsehens privilegienärmer und transparenter zu machen, nicht gleich Frucht tragen. Ich glaube daran, daß am Ende dieser in allen gesellschaftlichen Bereichen spürbaren Reformbewegungen mehr Freiheit und damit mehr Humanität steht, wenn wir nur geduldig, nüchtern und wahrhaft bleiben.

In diesem Sinne Ihnen allen, vor allem den Besuchern aus dem Ausland, deren Anwesenheit so recht die Internationalität der medizinischen Wissenschaft unterstreicht, ein herzliches Willkommen und einen erfolgreichen Verlauf Ihrer 86. Tagung!

Präsident: Ich danke Ihnen verbindlich, Herr Bürgermeister Steinkohl, für Ihre Begrüßungsworte. Es wäre fast nicht nötig gewesen, daß Sie sich fachlich legitimierten; denn Ihre Terminologie hat Sie als Kollegen verraten.

Ich danke Ihnen verbindlich auch für die Aspekte, die Sie eröffnet haben, und möchte nur wünschen, daß mit dem Mehr an Freiheit nicht ein Verlust an Verantwortung verbunden ist. Das ist wohl etwas, was wir beide gleichzeitig denken.

Darf ich jetzt Herrn Kollegen Juzbašić bitten, im Namen der ausländischen Kollegen zu sprechen.

Prof. Dr. Juzbašić:-Zagreb Herr Präsident, meine sehr verehrten Damen und Herren! Der Herr Präsident hat mich liebenswürdigerweise gebeten, der Tradition folgend im Namen der ausländischen Chirurgen an dieser Inauguralsitzung Ihrer bereits 86. Tagung das Wort zu ergreifen. Diesem Wunsche Ihres hochzuverehrenden Präsidenten komme ich mit besonderer Freude nach. Es ist für mich eine ehrenvolle Aufgabe, im Namen der ausländischen Chirurgen, deren Zahl Ihrem Kongreß immer mehr einen internationalen Charakter verleiht, diese angesehene und imponierende Versammlung deutscher Chirurgen auf das herzlichste begrüßen zu dürfen.

Es ist mir ein angenehmes Bedürfnis, Ihnen, Herr Präsident, und unseren deutschen Kollegen für die Einladung, Ihren Verhandlungen beizuwohnen und an ihnen sogar teilzunehmen, den aufrichtigsten Dank aller hier versammelten ausländischen Teilnehmer auszusprechen. Ich versichere Ihnen, daß wir uns glücklich schätzen, die hier traktierten wissenschaftlichen Berichte und Diskussionen zu hören und sicherlich viele wertvolle Anregungen nach Hause mitnehmen zu können. Wir wissen dies um so mehr zu schätzen, als wir stets das Gefühl hatten, hier willkommene Gäste zu sein und immer als gute alte Freunde aufgenommen zu werden.

Indem ich Ihnen die Dankbarkeit von uns allen, die Ihre bekannte Gastfreundschaft hier genießen dürfen, zum Ausdruck bringe, erlaube ich mir, Ihnen nun auch als Präsident der jugoslawischen Gesellschaft für Chirurgie die herzlichsten Grüße unserer Chirurgen und ihre besten Wünsche für einen vollen Erfolg dieser Tagung zu übermitteln.

Gestatten Sie mir nun, meine Damen und Herren, auch ein persönliches Wort! Es sind nun 33 Jahre her, seit ich zum ersten Male einer Tagung der Deutschen Gesellschaft für Chirurgie im Langenbeck-Virchow-Hause in Berlin beigewohnt habe. Ich muß gestehen, daß ich in meinem fachlichen Leben selten so tief beeindruckt war wie damals. Die Klassiker der deutschen Chirurgie, Bier, Enderlen, Kirschner, Lexer, Schmieden, Sauerbruch, Payr und andere sehen und reden zu hören, war für mich ein unvergeßliches Erlebnis. Seit dieser Zeit habe ich immer sehr bedauert, wenn es mir einmal unmöglich war, der einen oder anderen dieser Tagungen beizuwohnen. Bis zum Erscheinen des entsprechenden Kongreßbandes in Langenbecks Archiv stand ich unter dem Gefühl, etwas sehr Wichtiges versäumt zu haben.

Die Tagungen dieser Gesellschaft, in denen sich die bewundernswerte Arbeit der deutschen Chirurgen widerspiegelt, haben in der Zwischenzeit ihr einstiges Niveau und ihre Bedeutung wiedererlangt. Sie gehören nun zu den Großkongressen, welche wiederum die europäische Chirurgie maßgebend beeinflussen. Dafür spricht auch das diesjährige Programm, für welches ich Ihren Präsidenten besonders beglückwünschen möchte.

Solch eine Entwicklung erfüllt auch uns, die wir die hohe Ehre haben, zu den Korrespondierenden Mitgliedern Ihrer Gesellschaft zu zählen, mit Stolz und Genugtuung.

Ihnen, verehrter Herr Präsident, wünsche ich im Namen der ausländischen Teilnehmer einen vollen Erfolg Ihrer Tagung in der Hoffnung, daß sich die herzlichen Beziehungen, welche weit über die Grenzen hinaus die Chirurgen aller Länder und Nationen im Kampf gegen Krankheit und Tod fest vereinen, zum Segen der Menschheit weiterpflegen und weiterentwickeln.

Mit solchen Hoffnungen schließe ich meine Ansprache und wünsche der Deutschen Gesellschaft für Chirurgie Ruhm, Gedeihen und Ehre.

Vivat, crescat, floreat!

Präsident: Ich danke Ihnen verbindlich, Herr Kollege Juzbašić, für Ihre Grüße und ihre herzlichen Worte. Sie wissen, wie sehr wir uns unseren ausländischen Freunden und Kollegen verbunden fühlen. Ich habe Sie deshalb gebeten, in ihrem Namen zu sprechen, weil Sie so lange in Deutschland gewesen sind und sich auch bei uns habilitiert haben — bei Schmieden in Frankfurt. Haben Sie herzlichen Dank für Ihre Grüße!

Meine Damen und Herren, ich darf jetzt einige

Ehrungen

aussprechen und übermitteln. Ich bitte zunächst Herrn Logan, zu mir auf das Podium zu kommen. —

Meine Damen und Herren! Ich habe die Freude, Ihnen mitzuteilen, daß das Präsidium der Deutschen Gesellschaft für Chirurgie in der Sitzung am 28. September vorigen Jahres beschlossen hat, die Herren Björk, Stockholm, und Logan, Edinburgh, zu Korrespondierenden Mitgliedern zu ernennen. Ich darf die Urkunden verlesen:

„Die Deutsche Gesellschaft für Chirurgie ernennt Herrn Dr. med. Andrew Logan, Leiter der thoraxchirurgischen Klinik, Royal Infirmary, Edinburgh, in Würdigung seiner hervorragenden Verdienste um die Entwicklung der Chirurgie und um die Förderung der guten Beziehungen zwischen den britischen und den deutschen Chirurgen zu ihrem Korrespondierenden Mitglied.

Berlin, im September 1968

gez. Der Präsident — Der Erste Schriftführer"

Ich verlese die Urkunde für Herrn Björk, der leider nicht anwesend sein kann:

„Die Deutsche Gesellschaft für Chirurgie ernennt Herrn Professor Dr. med. Olov Viking Björk, Leiter der Abteilung für Thorax- und Herz-Gefäßchirurgie am Karolinska Sjukhuset in Stockholm, in Würdigung seiner hervorragenden Verdienste um die Entwicklung der Chirurgie und um die Förderung der guten Beziehungen zwischen den schwedischen und den deutschen Chirurgen zu ihrem Korrespondierenden Mitglied.

Berlin, im September 1968

gez. Der Präsident — Der Erste Schriftführer"

Wir werden ihm die Urkunde zuschicken.

Wir kommen jetzt zur

Verleihung des von Langenbeck-Preises

Ich bitte Herrn Kollegen Teubner aus Lübeck, zu mir zum Podium zu kommen.

Die Kommission für die Verleihung des von Langenbeck-Preises hat die Arbeit von Herrn Teubner prämiert, deren Titel Sie gleich hören werden. Es gehören der

Kommission an die Herren Lindenschmidt, Kern, Krämer, Krauss und Schwaiger. Ich gratuliere Ihnen, Herr Teubner, und darf die Urkunde verlesen:

„Die Deutsche Gesellschaft für Chirurgie verleiht ihrem Mitglied, Herrn Dr. med. Ernst Teubner, Oberarzt an der Chirurgischen Klinik der Medizinischen Akademie Lübeck, für seine wissenschaftliche Arbeit „Tierexperimentelle und klinische Untersuchungen zur Frage der Antigenität des Katgut", vorgelegt der Medizinischen Akademie zu Lübeck im Jahre 1969, den von Langenbeck-Preis 1969.

Die Arbeit hat Belege dafür erbracht, daß der Kollagenanteil des Katgut geeignet ist, eine allergische Spätreaktion hervorzurufen. Die Beachtung ihrer Folgen — Verzögerung der Wundheilung, Bildung peritonealer Adhäsionen, fibroplastischer Anastomosen, Stenosen und granulomatöser Entzündungen — ist richtungweisend für die operative Chirurgie.

München, den 9. April 1969

gez. Der Präsident — Der Erste Schriftführer"

Ich freue mich, der erste sein zu dürfen, der Sie zu dieser Ehre beglückwünscht.

Meine Damen und Herren, mit besonderer Freude unterziehe ich mich der Aufgabe, zum ersten Mal im Rahmen unseres Kongresses die

Verleihung der E. K. Frey-Medaille

vorzunehmen, und ich freue mich ganz besonders, daß E. K. Frey heute unter uns ist. Ich bitte die Herren Matis und Mörl, zu mir auf das Podium zu kommen.

Die Laureaten wurden durch das Kuratorium E. K. Frey-Preis ermittelt. Ihm gehören an: der Präsident der Deutschen Gesellschaft für Chirurgie als Vorsitzender, der Präsident der Deutschen Gesellschaft für Innere Medizin, der Präsident der Deutschen Gesellschaft für Gynäkologie und die Herren Kraut, Werle, Auhagen und Albus.

Ich möchte die Urkunden verlesen:

„Das *Kuratorium E. K. Frey-Preis* verleiht Herrn Professor Dr. med. Matis, Tübingen, die E. K. Frey-Medaille in Anerkennung seiner Forschungsarbeit auf dem Gebiet der Enzyminhibitoren.

gez. Der Vorsitzende, der Stellvertreter des Vorsitzenden"

Herr Matis, ich darf Ihnen die Medaille überreichen und beglückwünsche Sie als erster sehr herzlich zu Ihren verdienstvollen Arbeiten.

Eine zweite Medaille ist verliehen worden an Herrn Professor Okamoto aus Kobe in Japan. Ich werde Gelegenheit haben, am 2. Juli beim Ersten Thoraxchirurgischen Kongreß der Pazifik-Länder Asiens teilzunehmen und dort die Medaillenverleihung vorzunehmen. Die Urkunde hat folgenden Wortlaut:

„Das *Kuratorium E. K. Frey-Preis* verleiht Herrn Professor Dr. Okamoto, Kobe, die E. K. Frey-Medaille in Anerkennung seiner Forschungsarbeit auf dem Gebiet der Enzyminhibitoren.

Der Vorsitzende, der Stellvertreter des Vorsitzenden"

Herr Karl Mörl, ich habe die große Freude, Ihnen als erstem den

E. K. Frey-Preis

überreichen zu dürfen. Ich verlese die Urkunde:

„Das *Kuratorium E. K. Frey-Preis* verleiht Herrn Privatdozent Dr. F.K. Mörl, Hamburg, für seine Arbeit über die Klinik der Enzyminhibitoren in der Chirurgie den E. K. Frey-Preis und würdigt damit die Bedeutung dieser Studie als wesentlichen Forschungsbeitrag auf dem Gebiet der Enzyminhibitoren.

gez. Der Vorsitzende, der Stellvertreter des Vorsitzenden"

Herr Kollege Mörl, Sie sind der erste Empfänger des E. K. Frey-Preises. Ich beglückwünsche Sie herzlich zu dieser Ehre.

Meine Damen und Herren, wir machen jetzt eine Pause von 5 min.

Totenehrung

Präsident: Meine sehr verehrten Damen und meine Herren!

Was uns alljährlich in der Osterwoche zur Erörterung chirurgischer Fragen aus Theorie und Praxis zusammenführt, gehört zu den Aufgaben, die uns im gemeinsamen Kampf um Erhaltung des Lebens binden. Mit dem Respekt vor dem Tod gedenken wir der Kollegen, die ihn oft besiegt haben und heute nicht mehr unter uns sein können.

Kurz nach Vollendung des 61. Lebensjahres verschied am 19. März 1968 Dr. Karl Oskar Herrmann, Chefarzt des Städtischen Krankenhauses in Lich seit 1945.

Unerwartet erlag Dr. Leo Czembirek am 27. März 1968 im Alter von 57 Jahren einem plötzlichen Tod. Als Schüler von Finsterer pflegte er besonders die Bauchchirurgie am Rudolfiner-Krankenhaus in Wien.

Am 1. April 1968 starb Obermedizinalrat Dr. Karl Schulte im 75. Lebensjahr in Schierke im Harz. Von 1927 bis 1963 war er Chefarzt der Pfeifferschen Stiftung in Magdeburg.

Am 2. April 1968 entschlief nach Vollendung des 71. Lebensjahres Dr. Waldemar Willing nach 30jähriger chirurgischer Tätigkeit als Chefarzt des Krankenhauses Bremerhaven-Mitte.

Am 4. April 1968 verschied im 86. Lebensjahr Professor Dr. Anton Fonio, ehemals Chirurg am Rot-Kreuz-Spital in Bern und Mitglied unserer Gesellschaft seit 1913.

Am 9. April 1968 starb im 74. Lebensjahr Dr. Johann Georg Manzke nach jahrelanger Leitung der chirurgischen Abteilung des Kreiskrankenhauses Naugard in Pommern.

Im 88. Lebensjahr verließ uns am 10. April 1968 Dr. Franz Dürig nach langjähriger Tätigkeit als Chefarzt der chirurgischen Abteilung der Städtischen Krankenanstalten Wilhelmshaven.

Am 20. April 1968 verschied im 74. Lebensjahr Dr. Ernst Janssen in Reinbek, wo er 31 Jahre Chefarzt des Kreiskrankenhauses St. Adolfstift gewesen war.

Am 22. April 1968 starb Dr. Gerhard Gerbatsch im Alter von 68 Jahren in Hattingen an der Ruhr, nachdem er durch Kriegsfolgen seine Position als Chefarzt am Städtischen Krankenhaus in Lüben, Niederschlesien, verloren hatte.

Kurz nach Vollendung des 72. Lebensjahres verschied am 22. April 1968 Professor Dr. Felix Jaeger, Schüler von Els in Bonn und von Magnus, mit dem er 1936 von Bochum nach München übersiedelte. Unvergeßlich ist mir die kurze Zeit harmonischer Zusammenarbeit mit ihm in der Münchener Klinik an neurochirurgischen, angiologischen und unfallchirurgischen Aufgaben, denen er sich auch nach Übernahme der Chirurgischen Klinik des Städtischen Krankenhauses Ludwigshafen im Jahre 1943 unermüdlich widmete.

Am 7. Mai 1968 starb Professor Dr. Georg Brandt, Mainz, im 73. Lebensjahr. Seinem Lehrer Voelcker in Halle verdankte er seinen chirurgischen Weg und sein Lebensglück. Viele aus unserem Kreis hatten teil an der Freude, die Georg Brandt empfand, als er sich nach dem Kriege in Mainz dem akademischen Lehramt wieder widmen konnte. Sein wissenschaftliches Interesse erstreckte sich vorwiegend auf therapeutische Probleme bei Deformitäten, Verletzungen und Erkrankungen des Skeletsystems, denen er 2 monographische Bearbeitungen widmete. Besonderen Dank schuldet ihm die Mittelrheinische Chirurgen-Vereinigung, der er jahrelang mit großer Umsicht und glücklicher Hand als Erster Sachwalter gedient hat.

Dr. Joseph Gerhartz, ehemals mit militärischen Aufgaben in Insterburg betraut, schied am 20. Mai 1968 kurz nach Vollendung seines 85. Lebensjahres aus unserem Kreis.

Am 24. Mai 1968 starb Dr. Rudolf Hellge im 68. Lebensjahr nach unermüdlicher und erfolgreicher chirurgischer Arbeit in seiner angesehenen Privatklinik in Passau.

Am 27. Mai 1968 starb Dr. Ludwig Sträter, Düsseldorf-Oberkassel, im Alter von 85 Jahren. 40 Jahre leitete er die Orthopädische Abteilung des Martinus-Krankenhauses in Düsseldorf.

Am 8. Juni 1968 verschied Dr. Josef Kreutzberg im 73. Lebensjahr, ehemals Chefarzt am Krankenhaus Maria Hilf in Bad Neuenahr.

Einem plötzlichen Tod erlag am 11. Juni 1968 im Alter von 83 Jahren Professor Dr. Otto Butzengeiger, langjähriger und hochgeachteter Chefarzt des Krankenhauses Marienheim in Wuppertal-Elberfeld.

Kurz vor Vollendung seines 76. Lebensjahres starb am 26. Juni 1968 Dr. Erich Bosch, Facharzt für Chirurgie in Zürich und Schüler von Clairmont und Looser.

Einem tragischen Unglück erlag am 26. Juni 1968 im Alter von 58 Jahren der Chefarzt der Chirurgischen Klinik am Karl-Olga-Krankenhaus in Stuttgart Dr. Eduard Hohlweg.

Am 25. Juli 1968 starb mit 61 Jahren Obermedizinalrat Dr. Gerhard Engel, Chefarzt der Chirurgischen Abteilung und ärztlicher Direktor des Kreiskrankenhauses Altenburg/Bezirk Leipzig.

Kurz vor Vollendung des 75. Lebensjahres verschied am 8. August 1968 Professor Dr. Max Biebl in Magdeburg. Als Leiter der Chirurgischen Klinik des Städtischen Krankenhauses Altstadt gehörte er seit 1954 dem chirurgischen Lehramt der Medizinischen Akademie in Magdeburg an. Aus seinen zahlreichen Arbeiten über Pathologie und Biochemie des Verdauungstraktes entstand 1947 der Vorschlag der Dünndarminterposition nach distaler Magenresektion bei der Ulcuskrankheit, ein Weg, dessen Modifikation in der Chirurgie des Magencarcinoms praktische Bedeutung gewann.

Am 23. August 1968 starb Obermedizinalrat Dr. Alfred Hendriock. Bis zu seiner Entpflichtung wirkte er am Städtischen Krankenhaus in Seesen/Harz.

Im August 1968 verschied Professor Dr. Vittorio Pettinari, Direktor der Chirurgischen Univ.-Klinik Padua. Als Freund vieler deutscher Chirurgen war er seit 1959 Ordentliches Mitglied unserer Gesellschaft und wurde im Jahre 1963 zu unserem korrespondierenden Mitglied ernannt. Neben der Organisation der ersten Hilfe bei schweren Verkehrsunfällen und dem Studium der künstlichen Ernährung fesselten ihn vor allem die Chirurgie des Leber-Gallenwegsystems und das Problem der Organ-Implantationen und -Transplantationen.

Am 3. September 1968 verließ uns im Alter von 72 Jahren Dr. Johannes Knopp, ehemals Chefarzt des Städtischen Krankenhauses Mayen in der Eifel.

Am 6. September 1968 starb kurz vor Vollendung des 69. Lebensjahres Dr. Wilhelm Heise in Rendsburg, wo er sich eine angesehene eigene Privatklinik geschaffen hatte.

Am 17. September 1968 verschied im 62. Lebensjahr Dr. Herwarth Nasemann, Chefarzt des Evangelischen Krankenhauses in Bergisch Gladbach.

Im 81. Lebensjahr starb am 2. Oktober 1968 Dr. Peter Strater, langjähriger Chefarzt des Josefs-Hospitals in Hagen.

Am 12. Oktober 1968 entschlief 2 Tage vor Vollendung seines 89. Lebensjahres Professor Dr. Ernst Mannel, ehemals Landes-Obermedizinalrat und Direktor des Stadtkrankenhauses in Kassel und seit 1909 Mitglied unserer Gesellschaft.

Am 21. Oktober 1968 starb im 74. Lebensjahr Dr. August Hübenthal. Als Facharzt für Chirurgie und Gynäkologie war er viele Jahre verantwortlicher Leiter des Krankenhauses in Worbis, Eichsfeld.

Am 27. Oktober 1968 verschied Professor Dr. Herbert Gardemin, Direktor der Orthopädischen Univ.-Klinik Hamburg-Eppendorf. Seinen beruflichen Weg begann er an der Orthopädischen Univ.-Klinik Berlin und setzte später seine Ausbildung an der Privatklinik von Gocht fort. Schon in leitender Position in Hannover-Kleefeld erhielt er 1962 den Ruf auf den orthopädischen Lehrstuhl in Hamburg. In seiner klinischen Arbeit wie in seinem wissenschaftlichen Werk dominieren Abhandlungen über tuberkulöse Coxitis, Hüftluxation, Perthessyndrom und Coxarthrose, die auch zum Thema einer monographischen Darstellung wurden.

Durch plötzlichen Tod schied am 1. November 1968 im Alter von 54 Jahren Dr. Werner Ramisch mitten aus seinem arbeitsreichen Leben, das 18 Jahre der Leitung des St. Josefs-Hospitals in Uerdingen gewidmet war.

Am 2. November 1968 starb Dozent Dr. Ruprecht Graf — erst 46 Jahre alt — nach dreijähriger Tätigkeit als Chefarzt der chirurgischen Abteilung des Städtischen Krankenhauses Elmshorn.

Seit 1906 war Professor Dr. Heinrich Klose Mitglied unserer Gesellschaft, als er am 19. November 1968 mit 89 Jahren aus unserem Kreis schied. Von 1924 bis 1945 war er Direktor der Chirurgischen Klinik in Danzig. Als der Ausgang des Krieges seinem Wirken an der dortigen Medizinischen Akademie ein Ende gesetzt hatte, übernahm er die chirurgische Abteilung des Städtischen Krankenhauses Berlin-Friedrichshain, die er bis zum Jahre 1960 als Chefarzt und ärztlicher Direktor des Hauses leitete.

Am 27. November 1968 wurde Professor Dr. Hans Hirschberg, Facharzt für Chirurgie und Gynäkologie in Leipzig, im Alter von 77 Jahren von einem langen, schweren Leiden erlöst.

Am 21. Dezember 1968 starb Obermedizinalrat Dr. Willi Heinrich Richter im 55. Lebensjahr nach 10jähriger Tätigkeit als Chefarzt der Chirurgischen Abteilung des Kreiskrankenhauses Pinneberg.

Am 17. Januar 1969 starb im Alter von 80 Jahren Professor Dr. Adolf Hermannsdorfer, ehemals ärztlicher Direktor des St. Antonius-Krankenhauses in Berlin-Karlshorst. Er wurde bekannt durch eine gemeinsam mit seinem chirurgischen Lehrer Sauerbruch entwickelte diätetische Therapie der Tuberkulose, die im Rahmen einer Gesamtbehandlung ihre zeitgebundene Bedeutung gewann.

Mit 69 Jahren verschied am 19. Januar 1969 Dr. Konrad Müller-Werth, 4 Jahre nach seiner Entpflichtung als Chefarzt des Knappschaftskrankenhauses St. Ingbert/Saarland.

Unerwartet ereilte der Tod am 24. Januar 1969 den emeritierten Ordinarius für Orthopädie in Tübingen, Professor Dr. med. Dr. h. c. Lothar Kreuz, nachdem er seinen 80. Geburtstag noch mit *dem* Optimismus und *der* Lebensbejahung hatte feiern können, die wir an ihm stets bewunderten. Undenkbar wäre sein Weg ohne diese glücklichen Eigenschaften. 1935 Direktor der Orthopädischen Univ.-Klinik in Königsberg, 1937 Nachfolger seines Lehrers Gocht in Berlin, zwang ihn der Kriegsausbruch zu einem Neubeginn als Oberarzt der Chirurgischen Klinik in

Tübingen, wo er 1952 im Rang eines Ordinarius die Leitung einer orthopädischen Abteilung und einer von ihm gegründeten Berufsgenossenschaftlichen Klinik übernahm. Es entspricht seiner jahrzehntelangen Arbeit auf dem Gebiet der Deformitäten, der Wiederherstellung und der Eingliederung Unfallverletzter, wenn dieser Geist sich am Ende seines Lebens einer Studie zur Genetik des Schönen zuwandte mit einer Abhandlung über „Begegnungen mit Aphrodite".

Im 91. Lebensjahr entschlief am 25. Januar 1969 Professor Dr. Alfred Dönitz in Berlin, wo er sich nach seiner Ausbildung bei August Bier chirurgischen Aufgaben widmete.

Am 12. Februar 1969 starb im 58. Lebensjahr Dr. Ernst Renckhoff, Chefarzt der chirurgischen Abteilung des Krankenhauses vom Deutschen Roten Kreuz in Braunschweig.

Am 20. Februar 1969 starb Professor Dr. Hermann Schneider, Städtischer Obermedizinalrat und bis 1968 Chefarzt der Urologischen Klinik der Städtischen Krankenanstalten in Karlsruhe. Er hat wesentlichen Anteil an der Organisation und Ausstattung einer unserer modernsten Urologischen Kliniken.

An den Folgen eines Verkehrsunfalls bei einem Krankenbesuch verschied am 21. Februar 1969 Dr. Alfred Schubert, Oberarzt der Chirurgischen Abteilung der Städtischen Krankenanstalten Koblenz im Alter von 48 Jahren, und ein gleiches Unglück ereilte am 26. Februar 1969 den 1. Oberarzt der Chirurgischen Abteilung des Evangelischen Krankenhauses in Unna, Westfalen, Dr. Wladislaw-Anton Walczak im Alter von 38 Jahren.

Was hier in knappster Form von unseren verstorbenen Kollegen und Freunden gesagt werden konnte, ist zu wenig, um einer Würdigung ihrer chirurgischen Lebensarbeit zu genügen.

Es kann nur der Bescheidenheit entsprechen, an die wir durch Erkenntnis der Grenzen unseres Wissens und Könnens ein Berufsleben lang gemahnt werden.

Ich bitte Sie, sich zu Ehren der Toten von den Sitzen zu erheben. — Ich danke Ihnen.

Meine Damen und Herren! Wir kommen jetzt zur

Ersten Generalversammlung

Ich kann Ihnen zu unser aller Freude mitteilen, daß auf dem Präsidiumstisch jetzt wieder das Symbol liegt, das unsere zurückliegenden Kongresse so viele Jahre begleitet hat: der Bronzeabguß der rechten Hand von Ernst von Bergmann, die Sie vor sich projiziert sehen. Wir freuen uns, dieses Symbol jetzt wieder unter uns zu haben, das uns künftig durch unsere Kongresse begleiten wird.

Ich habe Ihnen mitzuteilen, daß für die Kassenprüfung die Herren Bross, Düsseldorf, und Stelzner, Hamburg, vom Präsidium bestimmt worden sind. Sie haben sich bereit erklärt, diese Aufgabe zu übernehmen. Der Kassenbericht wird in der zweiten Generalversammlung erstattet werden.

Ich darf dem Ersten Schriftführer das Wort zum Bericht erteilen.

Erster Schriftführer H. Bürkle de la Camp-Dottingen: Satzungsgemäß habe ich Ihnen Bericht zu erstatten über das abgelaufene Gesellschaftsjahr 1968. Bitte schenken Sie mir kurz Ihre Aufmerksamkeit.

Zunächst zur *Mitgliederbewegung:*

Am 31. Dezember 1968 hatten wir
2601 Mitglieder insgesamt. Davon
12 Ehrenmitglieder,
48 Korrespondierende Mitglieder,
10 lebenslängliche Mitglieder,
2258 ordentliche Mitglieder und
273 Mitglieder im Ausland. Außerdem
3 Korporative Mitgliedschaften (Deutsche Gesellschaft für Anaesthesie und Wiederbelebung — Deutsche Gesellschaft für Kinderchirurgie — Sektion Experimentelle Chirurgie).

Wir verloren im Jahre 1968 durch den Tod
1 Korrespondierendes Mitglied und
44 ordentliche Mitglieder.

Auf Beschluß der Aufnahmekommission, die aus den Herren Professor Block, Professor Dohrmann und mir bestand, wurden am 27. Januar 1969 aufgenommen
126 neue ordentliche Mitglieder, davon
18 aus dem Ausland, und ferner
1 Korporatives Mitglied, die „Vereinigung der Deutschen Plastischen Chirurgen“, eine Vereinigung von Fachärzten für Chirurgie, die sich ausschließlich mit der plastischen Chirurgie befassen.

Die neu aufgenommenen Mitglieder erhielten ihre Aufnahmeurkunden. Ich begrüße sie von dieser Stelle nochmals sehr herzlich. Wir hoffen auf rege und fruchtbringende Mitarbeit.

Im vergangenen Jahr habe ich hier einige Worte der Werbung für unsere Gesellschaft gesprochen, sie hatten etwas Erfolg — leider kamen viele Anmeldungen zu spät. Ich wiederhole daher, daß doch jeder am Fortschritt unserer Chirurgie interessierte Kollege, also jeder ältere Assistenzarzt, vor allem jeder Facharzt für Chirurgie, jeder Oberarzt und ganz besonders jeder Chefarzt Mitglied der Deutschen Gesellschaft für Chirurgie sein sollte. Unsere Gesellschaft vertritt und unterstützt mit ihrer Arbeit jeden deutschen Chirurgen. Diese durch das ganze Jahr hindurch laufende Arbeit kennen leider nur wenige Chirurgen. Je stärker unsere Gesellschaft ist, um so einflußreicher ist sie. Bitte helfen Sie mit. Letzter Anmeldetermin 30. November 1969, Bewerber wollen Anmeldeformulare im Kongreßbüro abholen.

Auch im vergangenen Jahr war der *Kongreßbericht* wieder im Oktober fertiggestellt. Eine so schnelle Drucklegung, für die wir dem Springer-Verlag in Heidelberg sehr dankbar sind, ist aber nur möglich, wenn alle Vortragenden und Leiter von Sitzungen und Rundgesprächen sich an die Bestimmungen über die Herausgabe des Kongreßberichtes, die ihnen mehrfach bekannt gegeben worden sind, halten und ihre Manuskripte mit Bildvorlagen sofort nach den Vorträgen abliefern. In Ausnahmefällen kann ein noch unfertiges Manuskript bis spätestens 21. April an die Berliner Geschäftsstelle gesandt werden. Später eintreffende Manuskripte können nicht mehr berücksichtigt werden.

Bitte tragen Sie sich im Kongreßbüro mit genauer Anschrift in die *Anwesenheitskartei* ein. Wir benötigen diese Angaben.

In den oberen Räumen ist auch in diesem Jahr wieder eine sehr lehrreiche *wissenschaftliche Ausstellung*. Sie verdient, besichtigt zu werden.

Für unsere ausländischen Gäste mit Damen findet heute 18 Uhr im Grand Hotel Continental wieder ein *Cocktail-Empfang* statt. Er dient dem Wiedersehen mit unseren alten Freunden und der freundschaftlichen Begegnung mit neuen Gästen unserer Gesellschaft.

Der *Festabend* mit unseren Damen findet am Donnerstag wieder in der Staatsoper statt. Er beginnt 20 Uhr mit der Aufführung von „Salome“ von Richard Strauß. Anschließend ist ein geselliges Beisammensein mit kleinem Imbiß in den weitläufigen oberen Räumen der Staatsoper. Herr Professor Maurer hat es erreicht, daß uns die Ionischen und Königssäle zur Verfügung gestellt werden — wir müssen ihm sehr dankbar dafür sein, denn wir haben jetzt sehr viel Platz, also nicht mehr die drangvolle Enge wie im vergangenen Jahr.

Der Kongreßführer, den in dankenswerter Weise Herr Demeter wieder sehr schön und übersichtlich gestaltet hat, enthält alles Wissenswerte über die Tagung und ihren Rahmen.

Erlauben Sie mir, daß ich in Ihrem Namen und im Auftrage des Präsidiums unseren und auch meinen Dank ausspreche an alle Helfer, die zum Gelingen dieses Kongresses beigetragen haben. Der Dank gilt der Berliner Geschäftsstelle, vor allem unserer stets bewährten Sekretärin Frau Susanne Wiesebaum, dem Münchener Gesellschaftsbüro, hier besonders Frau Helga Blunz, ferner allen helfenden Kräften im Kongreßbüro, im Vorführraum, in der Technik und Verwaltung des Kongreßgebäudes und besonders wieder der Stadt München, die uns heute wie stets in liebenswürdiger Weise unterstützen. Und nicht zuletzt danke ich der bewährten Stammtruppe aus der Klinik Maurer, die wie in allen früheren Jahren zusammen mit den Oberärzten Dr. Schäfer und Dr. Scherer und Herrn Professor Maurer an ihrer Spitze auch heute wieder die Hauptlast tragen. Ich danke Ihnen allen.

Präsident: Herr Bürkle de la Camp, ich danke Ihnen verbindlich für Ihren Bericht und schließe damit die erste Generalversammlung.

Wir treten damit in das Wissenschaftliche Programm ein und werden jetzt das erste Thema

I. Postoperative Wundheilungsstörungen

behandeln.

Ich bitte als ersten Redner Herrn Allgöwer.

Darf ich gleichzeitig die Rundgesprächsteilnehmer und den Leiter des Rundgesprächs bitten, jetzt hier oben Platz zu nehmen.

1. Biologische Grundlagen der Wundbehandlung

M. Allgöwer-Basel/Schweiz

Summary. Wound healing requires three basic processes — *formation of granulation tissue, wound contracture* and *epithelialization.* The cells of granulation tissue are local as well as haematogenous in origin. Whether emigrated blood cells play a major part in the formation of the final fibrous scar is still open to debate.

General factors in wound healing are: age, serumproteins, blood volume and number of erythroycytes, vitamins (C and K especially), vasodilating agents (histamin liberators, serotonin-antagonists etc.) excellerating wound healing, vasoconstricting agents inhibiting wound healing (catecholamines etc.). *Local factors: blood supply,* the *infection* and the very often forgotten architecture of the dermal bundle systems expressed by the *Langers' lines.*

In evaluating a fresh wound, four cryteria are important: *wound border* (amount of traumatisation), time (hours elapsed since wounding), *localisation* on the body (blood supply!), *associated injuries.*

As to the surgical management of wound, open treatment is recommended for all but the ideal case where the principles of Friedrich can be successfully applied. The postoperative treatment considers four things to be avoided:

Moist chamber by dressings leading to infection
Haematoma by adequate haemostasis and by suction drainage
Oedema by elevation of the injured limb
Permanent damage by early active excercise whenever possible.

Zusammenfassung. Wundheilung basiert auf drei Phänomenen: Bildung von *Granulationsgewebe, Wundkontraktur* und *Epithelialisation.* Die Zellen des jungen Granulationsgewebes sind lokalen und hämatologenen Ursprunges. Als allgemeine Faktoren der Wundheilung sind hervorzuheben: Alter, Serumproteine, Blutvolumen und Erythrocytenzahl, Vitamine C und K, vasodilatierende Faktoren als Förderer und vasokonstriktive Faktoren als Hemmer. An lokalen Faktoren sind zu erwähnen: die lokale Blutversorgung, die Infektionen sowie die Architektur der dermalen Bindegewebsbündel, ausgedrückt in den Langerschen Spaltlinien.

Bei der Beurteilung einer Wunde sind vier Kriterien zu beachten: *Wundrand* und Wundgrund, *Alter der Wunde* in Stunden, *Lokalisation* der Wunde am Körper, *Begleitverletzungen.* Für die Wundbehandlung gilt das *Motto:* Wunden im Zweifelsfalle nie schließen. Die Friedrichsche Wundexcision ist an ganz bestimmte ideale Voraussetzungen gebunden. Die Nachbehandlung chirurgisch versorgter Wunden beachtet vier Punkte:

Vermeidung einer „feuchten Kammer“ im Verband
Vermeidung von Hämatomen (genaue Hämostase, Saugdrainage)
Vermeidung von Wundödem durch Hochlagern
Vermeidung längerer Immobilisierung zur möglichst baldigen Erlangung der Restitutio ad integrum.

Reich ist das Panorama der Wunden, die das Objekt unseres täglichen Handelns darstellen. Schwer wiegt die soziale Bedeutung der vielen Verletzungen, die eine technisierte Welt mit sich bringt. Faszinierend sind die geheimnisvollen Vorgänge der Wundheilung, auch wenn wir wissen, daß als Spezies der Homo sapiens in bezug auf Regenerationsfähigkeit ein recht armer Verwandter der sogenannten primitiveren Tierrassen darstellt.

Pathophysiologie der Wundheilung umfaßt die Wiederherstellung aller Körpergewebe. Als typisches Beispiel sei die unfallbedingte sowie die therapeutisch indizierte Oberflächenwunde in das Zentrum unserer Betrachtungen gestellt.

Wundheilung bedeutet Zusammenwirken von drei Faktoren:

1. Bildung von Granulationsgewebe
2. Wundkontraktur
3. Epitheliale Bedeckung.

Wir sind es kaum mehr gewohnt, diese Vorgänge unbeeinflußt ablaufen zu sehen. Betrachten wir daher in wöchentlichen Abständen die

Ausheilung eines einfachen dorsalen Entlastungsschnittes am Unterschenkel des Menschen. Eine solche Wunde bedarf keiner plastischen Maßnahmen und zeigt trotz funktioneller Nachbehandlung des verletzten Unterschenkels sehr schön die drei Phänomene der Granulationsgewebsbildung, der Wundkontraktur und der Epithelialisierung nach 3—4 Wochen.

Wenden wir uns kurz den mikroskopischen Vorgängen zu, wie wir sie z.B. am Kaninchenohr beobachten konnten (Allgöwer, 1956).

Eine normale Capillare zeigt glatte Endothelien und kaum irgendwelche perivasculäre Zellen. Eine Capillare in Wundnähe läßt wenige Stunden nach der Verletzung Endothelschwellung und perivasculäre Zellanhäufung in einem ödematösen Fasersystem erkennen. 24 Std nach der Wundsetzung sind neben Granulocyten vor allem perivasculäre Rundzellen und gequollene Fibrocyten zu erkennen. Zelleinteilungen fehlen in den ersten 36 Std. Trotzdem nimmt die Zellzahl sehr stark zu.

In der 4tägigen Wunde finden wir sehr viele, vor allem perivasculär angeordnete Zellen. Diese Zellen teilen sich intensiv, und nach 8—10 Tagen hat sich das typische junge Granulationsgewebe gebildet. Obwohl die spätere Teilungsfähigkeit lokaler Fibrocyten und Gefäßwandzellen außer Frage steht, kann sie den perivasculären Zellreichtum 1—2 Tage nach der Wundsetzung nicht erklären, da Zellteilungsvorgänge erst zu diesem Zeitpunkt einsetzen. Eine naheliegende Hypothese nimmt daher im Blute eine Reserve teilungsfähiger Zellen an, die durch Diapedese in den perivasculären Raum gelangen, wo sie sich teilen und zu Fibroblasten, resp. Fibrocyten werden. Zusammen mit den lokalen Elementen ergeben sie das typische Granulationsgewebe. Von den zahlreichen Versuchen, die wir zur Überprüfung dieser Hypothese unternommen haben, sei diejenige mit der Leukocytenkultur kurz wiedergegeben.

Die einfache Blutentnahme erlaubt das Herstellen der sogenannten Leukocytenhaut aus dem zentrifugierten, spontan geronnenen Blut. Sie enthält alle kernhaltigen Zellelemente des Blutes und kann in vitro über etwa 2 Wochen verfolgt werden, z.B. in den klassischen Karellflaschen.

In den ersten Stunden beobachtet man bei mäßiger Zeitraffung eine aktive Auswanderung der verschiedenen Granulocyten sowie der einkernigen Elemente in das umgebende Plasma. Die individuellen Zellbewegungen sind bei Ölimmersion gut zu erkennen. Von den verschiedenen Plasmabestandteilen scheinen die Gammaglobuline besonders wichtig für die aktive Migration (Allgöwer u. Süllmann, 1950). Verfolgt man die Kultur über die etwa 12 Std dauernde Auswanderungsphase hinaus, so stellt man fest, daß die Granulocyten bald einmal absterben. Dagegen sieht man eine zunehmende Zahl von größer werdenden einkernigen Rundzellen, die sich aktiv teilen und schließlich im Plasma in lockeren bindegewebigen Verbänden seßhaft werden. Zur Zellteilung lösen sich die Zellen aus dem Verband. Die beiden Tochterzellen ordnen sich dann meist gleich wieder in das Gewebe ein, gelegentlich kehren sie aber erneut in den Zustand der mobilen Rundzellen zurück.

Gelangt eine dieser Zellpopulationen in die Phase der logarithmischen Vermehrung, so kann man die rasche Zunahme der Zelldichte in einer Wunde zwischen dem 3. und 6. Tage leicht verstehen. Es darf erwähnt werden, daß Hulliger et al. (1963) in bindegewebig umgewandelten Leukocytenkulturen größere Mengen Hydroxyprolin als Indiz für Kollagenbildung gefunden haben.

Eine eigentliche „Gewebezüchtung in vivo" ermöglicht die Milliporekammer, wie sie von Perren (1966) ausgearbeitet wurde. Nach Implantation solcher mit Leukocyten beschickter Kammern in das Abdomen lassen sich unter günstigen Verhältnissen im Inneren der Kammern primitive Bindegewebe erkennen, deren Ähnlichkeit mit den histologischen Schnitten jungen Granulationsgewebes unverkennbar ist.

Blutzufuhr zur Wunde bedeutet somit mindestens dreierlei:

1. Angebot gelöster und suspendierter Stoffe wie Eiweiße, Fette, Zucker, Sauerstoff etc.

2. Diapedese von Phagocyten zur Infektbekämpfung

3. Diapedese einkerniger Zellelemente zum Aufbau des Granulationsgewebes und der Narbe.

Um verschiedene Wundheilungsfaktoren quantitativ zu erfassen, stehen zwei Methoden im Vordergrund. Das klassische, von Carell entwickelte Vorgehen verfolgt die heilende Defektwunde mit Hilfe des Planimeters. So läßt sich z.B. auf der Innenseite des Kaninchenohrs eine Wunde von 15 mm Durchmesser mit gut durchblutetem Grund anbringen und in ihrem Heilablauf quantitativ verfolgen. Nach 1 Woche ist eine solche Wunde mit feinem Granulationsgewebe überzogen, ein zartes Epithel bedeckt sie zur Hälfte, und nach einer weiteren Woche ist sie epithelialisiert. Die zweite Methode prüft die Reißfestigkeit genähter heilender Wunden. Die rasche Zunahme der Reißfestigkeit vom 3.—12. postoperativen Tage hängt von der Zahl und Qualität der neugebildeten Kollagenfasern ab. Mit solchen und ähnlichen Methoden war es möglich, die Bedeutung einer Reihe von allgemeinen sowie lokalen Faktoren für die Wundheilung näher zu untersuchen.

Wenig geklärt ist die quantitative Verschiedenheit der *Wundheilung in den verschiedenen Lebensaltern*. Wo immer die Vascularität vermindert ist, leidet die Wundheilung. Das Kleinkind profitiert weniger von geheimnisvollen Wuchsstoffen als vielmehr von einem reichlichen Capillarnetz und vermutlich auch vom Fehlen gewisser im alternden Organismus vorhandener Hemmstoffe.

Gut bekannt ist die *Bedeutung normaler Serumeiweiße*, resp. die verzögerte Wundheilung bei Hypoproteinämie.

Anämie und insbesondere Hypovolämie kompromittieren die Wundheilung und bedingen ständige Kontrollen.

Vitamin C und Vitamin K sind Voraussetzungen für eine Faserbildung.

Vasodilatation, physikalisch (Wärme) oder pharmakologisch (Histaminfreisetzung, Serotonin-Antagonisten) ausgelöst, fördert die Wundheilung.

Vasokonstriktion, physikalischer (Kälte) oder pharmakologischer Natur (Nebennierenrinden-Hormone möglicherweise durch Erhöhung der Catecholaminwirkung, Catecholamine, Serotonin) hemmt die Wundheilung.

Lokale Faktoren von Wichtigkeit sind insbesondere die unterschiedliche *vasculäre Versorgung* einzelner Körperpartien und die *Infektion*.

Bei unseren chirurgischen Maßnahmen müssen wir um so mehr an die bestmögliche Erhaltung der Vascularität denken, als wir in ungünstigen Gebieten oder mit gefährlichen Incisionen arbeiten. Wo z.B. drei Incisionen sich treffen, soll man jeder Wundzunge eine gleiche Basis geben, indem man die Schnitte im Winkel von 120° legt (Ausnahmen sind nur in speziellen Ausbreitungsgebieten von Gefäßen gestattet). Atraumatisches Arbeiten darf kein bloßes Lippenbekenntnis sein.

Ob eine *Infektion* angeht, hängt einerseits von der Keimzahl und andererseits von der Keimbeschaffenheit ab. Besonders begünstigt wird die Infektion durch das gleichzeitige Einbringen von Fremdkörpern. Wir müssen uns erinnern, daß jede Naht einen Fremdkörper darstellt. Noch viel mehr gilt dies natürlich von den größeren Fremdkörpern wie Metallimplantaten oder gar im Falle eines komplexen pace makers.

Recht wenig bekannt als lokaler Faktor der Wundheilung sind die *Spaltlinien der Haut* (Langersche Linien). Sie sind durch das dermale Fasersystem bestimmt. Incisionen parallel zu diesen Spaltlinien klaffen kaum, solche rechtwinklig dazu recht stark. Entsprechend ist auch der funktionelle und kosmetische Aspekt der Narben. Der Mensch verhält sich in dieser Hinsicht nicht anders als unsere Laboratoriumstiere. Besonders schön lassen sich die queren Spaltlinien über den Gelenken demonstrieren. Auch am Abdomen liegen die Spaltlinien quer bis schräg.

Die *Bedeutung der Spaltlinien* ist darin zu sehen, daß sie die Verschieblichkeit der Haut beeinflussen, die senkrecht zu diesen Linien am besten ist. Incisionen in Richtung der Spaltlinien stehen daher unter relativ geringem Zug der Umgebung. Die Gefahr funktionell oder kosmetisch störender Narbenbildung ist um so geringer, je eher die Incisionen parallel zu den Spaltlinien liegen. Narben unter Zug bilden auch besonders leicht Keloide.

Granulationsgewebe und Epithel bilden die Bausteine der Wundheilung. Der Körper spart aber mit Hilfe der *Wundkontraktion* etwa 80—99 % der eigentlichen Aufbauarbeit. Die in wöchentlichen Abständen gefertigten Aufnahmen von quadratischen Defektwunden am Zwergschwein oder am Kaninchen lassen erkennen, daß die Wundkontraktion schon wenige Tage nach der Excision einsetzt und schließlich zu einer fast strichartigen Narbenbildung parallel zu den Spaltlinien der Haut führt. Dies rührt daher, daß die umgebende Haut zur Wunde herangezogen wird, wobei sie quer zu den Spaltlinien am meisten nachzugeben vermag. Eine quadratische Defektwunde von ca. 10 cm Kantenlänge ist nach ungefähr 4 Wochen mit sehr kleiner Narbenbildung geschlossen.

Wo liegt die Kraft der Wundkontraktur? Ein Schnitt nahe dem Wundrand läßt leicht erkennen, daß dieser nicht stößt, sondern daß das Granulationsgewebe zieht. Macht man eine Incision nahe am Wundrand, so „federt" das Wundzentrum nach innen, resp. der Wundrand nach außen.

Die Kraft der Wundkontraktion hängt von der Zellzahl des Granulationsgewebes und nicht von seinem Fasersystem ab. Sie ist um so wirksamer, je verschieblicher die umgebende Haut auf ihrer Unterlage ist (z.B. gut am Abdomen, schlecht über der Tibiakante).

Damit wenden wir uns einigen *Grundlagen der Wundbehandlung* zu. Vier wichtige Kriterien kennzeichnen eine Verletzungswunde:

1. Die *Beurteilung des Wundrandes* erlaubt uns, das Ausmaß der Traumatisierung festzustellen.

2. Der *Zeitpunkt der Verletzung* muß immer in Erfahrung gebracht werden. Anamnese und eigene Beurteilung sind dabei gleich wichtig.

3. Viele spätere Sorgen können dem Patienten und seinem behandelnden Arzt erspart bleiben, wenn systematisch nach *Begleitverletzungen* der Venen, Nerven und Gefäße gesucht wird.

4. Immer erinnern wir uns an die Bedeutung der *Lokalisation am Körper*.

Offene Wundbehandlung

Viel Unheil stiftet der vermeintliche Zwang zum Hautschluß. Bei einer ausgedehnten Verletzung, insbesondere an den Extremitäten werden wir den Hautverschluß nie erzwingen. Wir sollen uns damit begnügen, die gefährdeten Strukturen möglichst durch lebenden Muskel zu decken. Dadurch bleibt der Hautrand gut ernährt und zeigt reizlose Wundheilung. Die unbedeckte Muskulatur kann entweder sofort oder wenig später mit freier Haut bedeckt werden. Gefäße, Nerven und Sehnen sind immer, Knochen und Implantate wenn möglich zu decken. Gefäße und Nerven sind auch bei offenen Amputationen septischer Natur durch vitalen Muskel zu decken. *Als Motto beachten wir: Wunden im Zweifelsfall nicht schließen.*

Wundnaht

Bewußt erwähnen wir die Friedrichsche Wundexcision erst nach der offenen Wundbehandlung. Sie ergibt bei richtiger Indikation ideale Resultate.

Sie ist aber *kontraindiziert*

bei mangelnder Kontrolle des Patienten (Katastrophenmedizin!),

bei starker Verschmutzung (hier ist die sogenannte 6 Std-Grenze von Friedrich in keiner Weise zutreffend, da die frische Wunde bei massiver Beschmutzung besonders rasch besiedelt wird, weil sie noch keinerlei Schutzmechanismen aufgebaut hat),

nach 10 Std.

Die Friedrichsche Excision ist *nicht notwendig* bei glattem, gut durchblutetem Wundrand (insbesondere an Gesicht und Händen).

Ist die Indikation gestellt, so soll das traumatisierte Gewebe mit glattem Schnitt entfernt werden, insbesondere auch im Wundgrund. Die Wundumgebung soll mobilisiert werden, wobei traumatisierende Pinzetten zu vermeiden sind. Subcutannähte sind überflüssig. Sehr bewährt hat sich die einseitige intracutane Naht. Sie respektiert die Vascularität der weniger gut durchbluteten Wundlippe, indem lediglich die Dermis in geringer Tiefe gefaßt wird. Diese Nahttechnik sei für alle Extremitätenincisionen lebhaft empfohlen (Müller, Allgöwer u. Willenegger, 1963, S. 114).

Einige Fehlleistungen der chirurgischen Technik seien kurz aufgeführt, weil man sie bei den Kollegen so unangenehm empfindet, während man für die eigenen Sünden keine Augen hat. (Sich gelegentlich im Film an der Arbeit zu sehen, ist deshalb außerordentlich instruktiv und heilsam!)

Wie oft werden die Wundränder nicht umschnitten, sondern „geschnitzt“!

Die schreckliche Manie des ununterbrochenen Tupfens und Saugens gibt den Bakterien der Wundumgebung und der Luft eine maximale Chance, in großer Zahl in das wiederholt traumatisierte Gebiet zu gelangen und sich dort zu vermehren.

Was am Schluß der sogenannten Wundversorgung noch lebt, wird oft durch dickes Nahtmaterial mit satten Knoten um den Rest der Blutversorgung gebracht.

In der Nachbehandlung versorgter Wunden scheinen uns vier Grundsätze pathophysiologisch wohl begründet:

1. Vermeidung der verbandbedingten feuchten Kammer durch verbandlose Wundbehandlung. Jede Operationswunde ohne septische oder intestinale Drainagestelle kann nach 24 Std mit Vorteil verbandfrei behandelt werden. Als Beispiel sei die Hernie herausgestellt.

2. Vermeidung von Hämatomen mit der Redon-Drainage. Hämatome werden 24 Std nach ihrer Entstehung zum ausgezeichneten Wuchsmedium für Bakterien.

3. Vermeidung des Wundödems durch Hochlagern. Ödem ist die Voraussetzung für Zellschwellung und Zellteilung, deshalb führt es leicht zu späterer Fibrose in Gelenken und Muskeln.

4. Vermeidung längerer Immobilisierung. Wundheilung ist nicht Selbstzweck, sondern sie steht im Dienste der Restitutio ad integrum. Schonende chirurgische Technik ergibt rasche Wundheilung und ermöglicht so die aktive funktionelle Nachbehandlung 24 Std nach der Wundversorgung. Dies ist bei Extremitätenverletzungen in Verbindung mit Frakturen von besonderer Bedeutung. Hier liegt die dankbarste Aufgabe unserer Physiotherapeutinnen. Auch dramatische Verletzungen sollen nach diesen Grundsätzen behandelt werden. Frühe aktive Anteilnahme des Patienten am Prozesse der Wiedereingliederung ist das Ziel der Wundheilung nach kleinen wie auch größeren Verletzungen und Eingriffen. Nur dort wird dieses Ziel mit einiger Regelmäßigkeit erreicht, wo die Kunst der Wundbehandlung liebevoll gepflegt wird. Wir verstehen es nun theoretisch vielleicht etwas besser, und wir erleben es täglich praktisch, wann immer wir schneiden, präparieren und nähen: Blutversorgung ist alles.

Literatur

Allgöwer, M.: The cellular basis of wound repair. Springfield: Ch. C. Thomas 1956.
—, and L. Hulliger: Surgery 47, 603 (1960).
—, and St. Perren: Symposium „Inflammationen inom Kirurgin", p. 10. Göteborg: A. Lindgren & Söner AG 1967.
—, u. H. Süllmann: Experientia (Basel) 6, 107 (1950).
Hulliger, L., and M. Allgöwer: Experientia (Basel) 19, 240 (1963).
— — Experientia (Basel) 19, 577 (1963).
Müller, M. E., M. Allgöwer u. H. Willenegger: Technik der operativen Frakturenbehandlung. Berlin-Göttingen-Heidelberg: Springer 1963.
Perren, St.: s. Allgöwer, M., u. St. Perren (1966).
Russell, P. S., and R. E. Billingham: Some aspects of the repair process in mammals. Progress in Surgery, II. Basel-New York: S. Karger 1962.

Präsident: Ich danke vielmals, Herr Allgöwer, für diese außerordentlich eindrucksvolle Dokumentation, aber die primäre Wundheilung ist nicht völlig entthront.

2. Probleme der bakteriellen Kontamination*

F. W. Gierhake-Gießen

Summary. Now as before, the most important factor in the development of postoperative disorders of wound healing is bacterial contamination. The percentage of the disorders in which staphylococcus aureus is the causative organism is

* Die Untersuchungen wurden mit Unterstützung der Deutschen Forschungsgemeinschaft durchgeführt.

smaller than is usually assumed. In contrast to this, anaerobic microorganisms are the bacteria which can be demonstrated most frequently. The latter are usually the true causative organisms of infections which have hitherto been designated as coliform infections on account of the unpleasant odour of the pus. Determination and elimination of unrecognized deficits in the aseptic surgical technique resulted in an impressive decrease of disorders of wound healing. Hitherto the role of organism carriers amongst the personnel has been overestimated as far as staphylococcal infections are concerned. After regular disinfection of beds the hospital strains which had until that time been dominating as causative organisms of wound infections, disappeared completely and disappeared almost completely when the personnel was checked. The failure of antibiotic prophylaxis against wound infections is explained by a comparison of the antibiotic tissue concentration to the minimum inhibition concentration of the most important organisms of infections.

Zusammenfassung. Wichtigster Faktor bei der Entstehung postoperativer Störungen der Wundheilung ist nach wie vor die bakterielle Kontamination. Der Anteil von Staphylococcus aureus als Erreger dieser Störungen ist kleiner, als meist vermutet wird; zu den am häufigsten nachzuweisenden Bakterien gehören dagegen Anaerobier. Letztere sind meist die wirklichen Erreger jener Infektionen, die bisher aufgrund des üblen Geruches des Eiters als Coliinfektionen bezeichnet wurden. Aufdeckung und Beseitigung von unerkannten Lücken in der aseptischen Operationstechnik führte zur eindrucksvollen Verminderung der Wundheilungsstörungen. Die Rolle der Keimträger unter dem Personal wurde bei der Staphylokokkeninfektion bisher überschätzt. Nach regelmäßiger Bettendesinfektion verschwanden die bis dahin dominierenden Hospitalstämme als Erreger von Wundinfektionen völlig und bei der Kontrolle des Personals nahezu völlig. Das Versagen einer antibiotischen Prophylaxe gegen Wundinfektionen erklärt ein Vergleich von Antibiotica-Gewebekonzentrationen mit der minimalen Hemmkonzentration der wichtigsten Infektionserreger.

Erlauben Sie mir zunächst zu definieren, was wir unter „Wundheilungsstörung" verstehen: Gemeint sind alle Störungen, die zu einer Wiedereröffnung der Wunde führen oder eine solche notwendig machen; dabei ist es gleichgültig, ob die ganze Wunde oder nur ein Teil betroffen ist. Unsere Definition erfaßt somit Eiterungen, Serome, Hämatome, Dehiszenzen und Rupturen. Eine solche Zusammenfassung ist notwendig, da oft gar nicht sicher zu sagen ist, ob es sich schon um eine Infektion oder noch um ein Serom handelt; außerdem läßt sich für viele Störungen, die als Serom in Erscheinung treten, eine primäre bakterielle Besiedlung nachweisen.

Erfaßt man alle Formen der Wundheilungsstörung, so ist nach Hegemann mit einer Quote von 10—15% zu rechnen. Wie Sie wissen, werden meist wesentlich niedrigere Sätze genannt. Der Grund ist in der Regel, daß nur geschätzt und nicht systematisch ermittelt wurde.

Wie sehr aber Schätzungen und tatsächliche Verhältnisse voneinander abweichen können, hat Meleney gezeigt: Geschätzt hatte man an seiner Klinik höchstens 2% Wundheilungsstörungen, eine Auswertung von 9 Operationsjahrgängen ergab jedoch 15%. Seifert (1936) und Ollinger (1942) haben sich eingehend mit weiteren Mängeln auseinandergesetzt, die vielen Statistiken anhaften.

Beide Autoren zeigten, wie unterschiedlich häufig Störungen der Wundheilung bei verschiedenen Eingriffen auftreten: Die Spanne reicht von 4,5% nach Operationen von Leistenhernien über 12,8% nach Cholecystektomien, 20,3% nach Eingriffen bei Magencarcinom bis zu über 50% nach Dickdarmoperationen.

Im Vergleich zu jener Zeit, aus der diese Zahlen stammen, müssen wir heute eher mit mehr Wundheilungsstörungen als mit weniger rechnen; denn es werden mehr ältere Patienten als damals operiert, und mit zunehmendem Alter nehmen Störungen der Wundheilung stark zu. Wir fanden z. B. nach Cholecystektomien 4,9% bei den jüngeren, aber 18,2% bei den über 60 Jahre alten Operierten (Abb. 1).

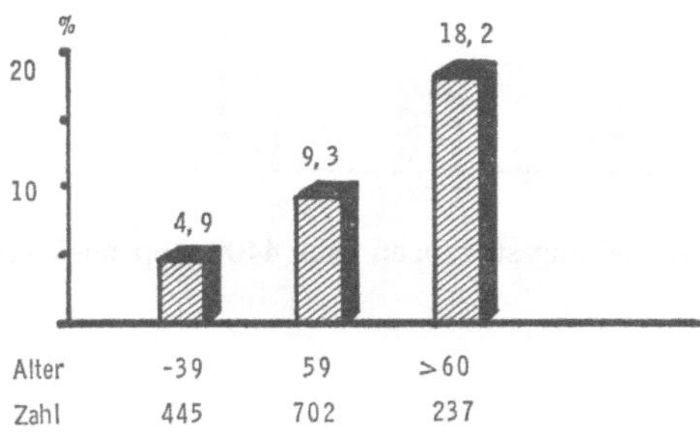

Abb. 1. Zunahme der Wundheilungsstörungen nach Cholecystektomien bei höherem Alter der Operierten (1952—1965)

Nun zum eigentlichen Thema. Hier stellt sich als erstes die Frage: Welche Bedeutung hat die bakterielle Kontamination für die Entstehung von Wundheilungsstörungen, die wir heute im Zeitalter der Asepsis noch erleben?

Wie Sie wissen, ist die Ansicht verbreitet, daß bei allen Eingriffen Infektionserreger in mehr oder weniger großer Zahl in die Wunde gelangen, daß diese Bakterien jedoch bei gewebeschonendem Operieren und gutem Allgemeinzustand in der Regel keine Infektion auslösen können.

Genau dies war auch unsere Meinung, als wir vor über 10 Jahren begannen, uns intensiv mit der gestörten Wundheilung zu befassen. Unsere Arbeiten erstreckten sich darum von Anfang an und auch noch heute nicht nur auf die Bakteriologie, sondern auch auf Statistik, Biochemie, Gerinnungsphysiologie und Immunologie. Dabei wurden allein bakteriologisch zusammen mit H. Brandis (Bonn) und K. Hoffmann (Düsseldorf) bis zu 10000 Einzelproben jährlich untersucht und zusammen mit K. Zimmermann (Gießen) die Unterlagen von rund 30000 Operierten mit den Mitteln moderner Datenverarbeitung analysiert. Inzwischen besteht für uns an folgendem kein Zweifel mehr: Es gelangen keineswegs bei allen Eingriffen pathogene Bakterien in die Wunde; zumindest nicht in nachweisbarem Maße; wo dies jedoch der Fall ist, treten Wundheilungsstörungen überdurchschnittlich häufig auf.

Nach Appendektomien fanden wir 4 % Heilungsstörungen bei chronischer Appendicitis, 11 % bei akuter und 49 % bei perforierter (Abb. 2). Diese Unterschiede lassen sich nicht erklären durch Allgemeinzustand

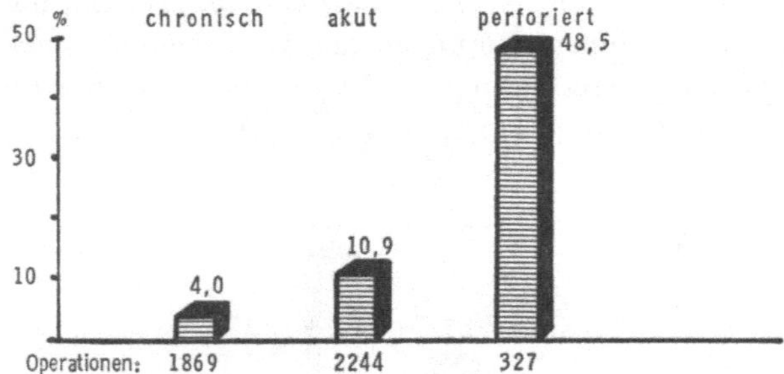

Abb. 2. Wundheilungsstörungen nach 4400 Appendektomien

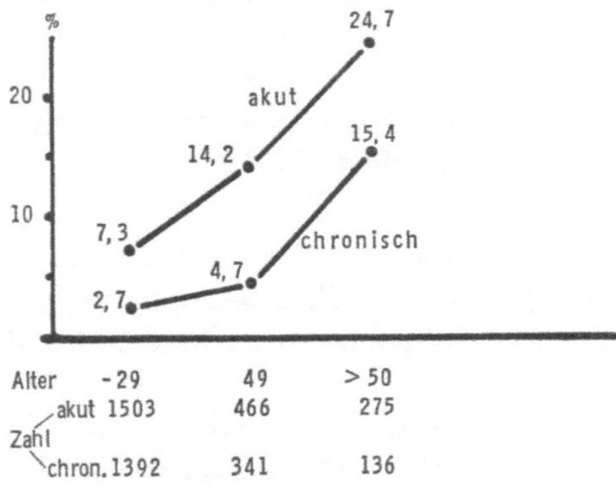

Abb. 3. Zunahme der Wundheilungsstörungen nach Appendektomien bei höherem Lebensalter

und Operationstechnik, sondern nur wenn man davon ausgeht, daß die Gefahr der Bakterieneinschleppung unterschiedlich groß war. Sie lassen sich auch nicht durch Altersunterschiede erklären; denn Wundheilungsstörungen fanden sich z. B. in allen Altersklassen bei der akuten Appendicitis signifikant häufiger als bei der chronischen (Abb. 3).

Die starke Zunahme der Störungen bei über 50jährigen Patienten fanden wir übrigens nicht bei streng aseptischen Operationen, sondern nur bei bedingt aseptischen Eingriffen. Als Ursache des steilen Anstieges muß darum die Tatsache in Betracht gezogen werden, daß jenseits von 50 Jahren die Antikörpertiter niedriger sind und darum die Abwehrmöglichkeiten gegen eine bakterielle Kontamination geringer.

Wir haben weiterhin durch Abstriche am Ende der Operation die tatsächliche bakterielle Kontamination ermittelt und mit der späteren Wundheilung verglichen (Abb.4). Für jeden Einzelfall wurde außerdem die statistische Wahrscheinlichkeit einer Wundheilungsstörung je nach Eingriff, Indikation und Alter aus dem Durchschnitt der letzten 15 Jahre ermittelt. Waren die Abstriche steril, was bei jeder zweiten Operation der Fall war, so traten Wundheilungsstörungen signifikant seltener auf, als statistisch zu erwarten war. Fanden sich dagegen pathogene Bakterien, so kam es zu signifikant mehr Wundheilungsstörungen, insbesondere bei Nachweis von Staphylococcus aureus.

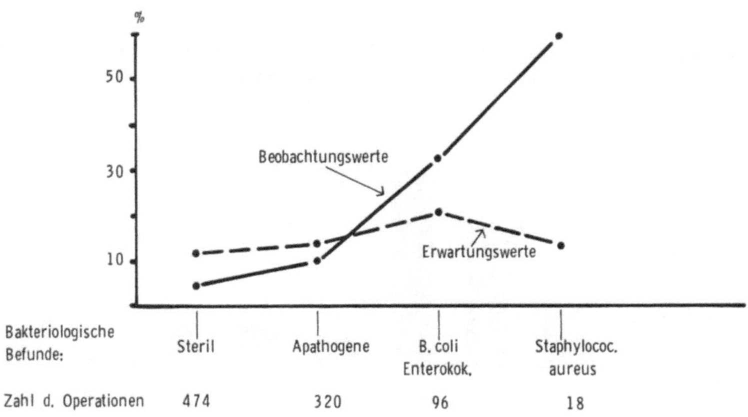

Abb.4. Bakterielle Kontamination bei Operationsende und Häufigkeit von Wundheilungsstörungen

Diese Befunde erst veranlaßten uns, in der bakteriellen Kontamination den wichtigsten Faktor für die Störung der Wundheilung zu sehen. Unsere Annahme erwies sich als richtig, nachdem wir prophylaktische Konsequenzen daraus zogen. Bevor dies jedoch möglich war, mußten die Infektionswege gesucht und zum Teil auch erst nach den tatsächlichen Erregern gefahndet werden.

Nach dem Schrifttum soll ja Staphylococcus aureus der häufigste Erreger der postoperativen Wundinfektion sein mit einem Anteil bis zu 85%; an zweiter Stelle folgen meist Colibakterien und Enterokokken.

Wir fanden Staphylococcus aureus bis 1964 nur bei rund 35% und im Durchschnitt der Jahre 1965—1968 bei knapp 20% aller Wundheilungsstörungen, ebenso oft Colibakterien, Enterokokken und Proteus zusammen. Die größte Gruppe stellten dagegen Anaerobier dar mit rund 32% (Abb.5). Die Mehrzahl dieser Wundinfektionen durch Anaerobier werden durch jene Störungen repräsentiert, die bisher, nicht zuletzt auf Grund ihres üblen Geruches, als Coliinfektionen bezeichnet wurden.

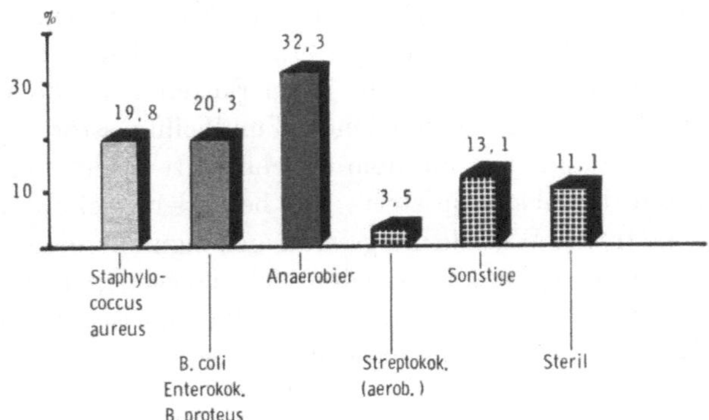

Abb. 5. Bakteriologische Befunde bei 404 Wundheilungsstörungen nach streng bzw. bedingt aseptischen Operationen

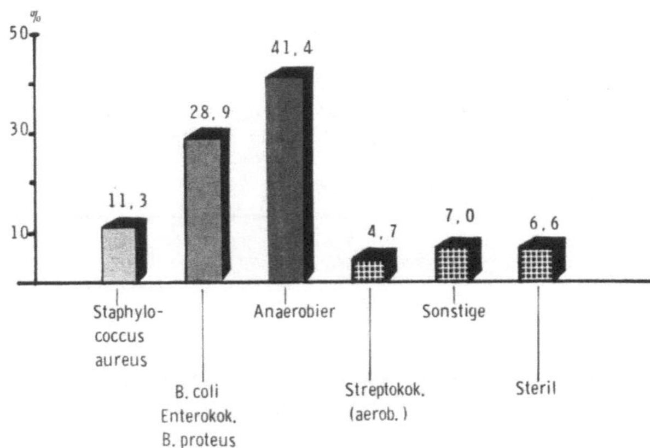

Abb. 6. Bakteriologische Befunde bei 256 Wundheilungsstörungen nach bedingt aseptischen Operationen der Jahre 1965—1968

Unsere Ergebnisse weichen somit ganz erheblich von den Angaben in der Literatur ab. Dies ist durch folgendes bedingt:

1. Wir haben bei gestörter Heilung durch Punktion Untersuchungsmaterial aus der Tiefe der Wunde gewonnen; dadurch wurden Verunreinigungen durch Bakterien von der Haut am Wundrand vermieden.

2. Wir haben außerdem grundsätzlich auf Anaerobier untersucht; unterbleibt dies, so werden nur die meist in geringer Zahl vorhandenen aeroben Begleitbakterien nachgewiesen. Diese Suche nach den tatsächlichen Erregern war Voraussetzung für eine erfolgversprechende Fahndung nach den Infektionswegen.

Bei Wundheilungsstörungen nach bedingt aseptischen Operationen dominieren als Erreger Anaerobier, Colibakterien, Enterokokken und sonstige Bewohner des Verdauungstraktes (Abb. 6). Als Infektionsweg kamen darum in erster Linie Lücken in der intraoperativen aseptischen Technik in Betracht. Es zeigte sich: Ein wesentlicher Mangel bei der bisher üblichen Technik besteht darin, daß die Wunde gegen die Bauchhöhle lediglich mit Tüchern abgedeckt wird. Beim Arbeiten am offenen Magen oder Darm ist aber eine gewisse Blutung vom Schleimhautrand, wie Sie wissen, nie ganz zu vermeiden. Mit diesem Blut gelangen Bakterien von der Schleimhaut in die Bauchhöhle. Die Abdecktücher saugen dieses bakterienhaltige Blut auf, und damit gelangen die Bakterien auch auf die Oberfläche der Wunde.

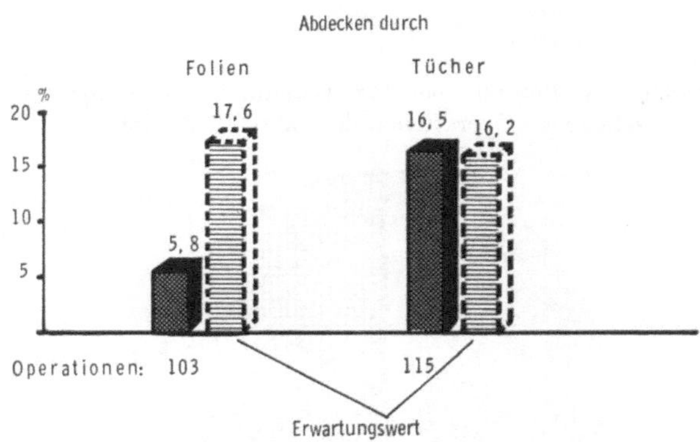

Abb. 7. Abdeckung der Wunde gegen die Bauchhöhle durch Folien führte zu einer Verminderung postoperativer Wundheilungsstörungen nach Laparotomien

Wir haben die bisherige Art der Abdeckung durch Verwendung von Kunststoffolien ergänzt und im wöchentlichen Wechsel mit der alten Methode bei allen Eingriffen erprobt, bei denen Magen, Darm oder Gallenwege eröffnet wurden. Bei Verwendung der Folien kam es zu 5,8 % Heilungsstörungen gegenüber 16,5 % in der Kontrollserie mit bisher üblicher Abdeckung. In beiden Serien war der statistische Erwartungswert mit 16 bzw. 17 % praktisch gleich hoch (Abb. 7).

Ganz andere Probleme stellen sich bei der Wundheilungsstörung nach streng aseptischen Operationen. Hier steht Staphylococcus aureus mit 34 % an der Spitze; bis 1964 waren es sogar 45 %. Anaerobier folgen an zweiter Stelle mit 16 %. Fast ausschließlich Serome lagen vor, wenn kein Bakteriennachweis gelang oder sonstige Bakterien, meist weiße Staphylokokken, gefunden wurden (Abb. 8).

Die Aufklärung der Infektionswege war bei den Staphylokokkeninfekten besonders schwierig. Vorherrschend war hier eine Ansicht, die Kikuht 1957 an dieser Stelle folgendermaßen zum Ausdruck brachte: „Die Keimträger unter dem Personal sind die primäre, nie versiegende Infektionsquelle ihrer Umgebung". Mit dieser Theorie ließ sich nicht in

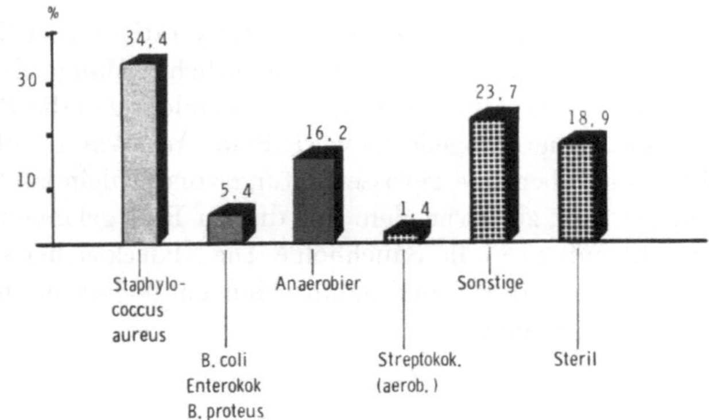

Abb. 8. Bakteriologische Befunde bei 148 Wundheilungsstörungen nach streng aseptischen Operationen der Jahre 1965—1968

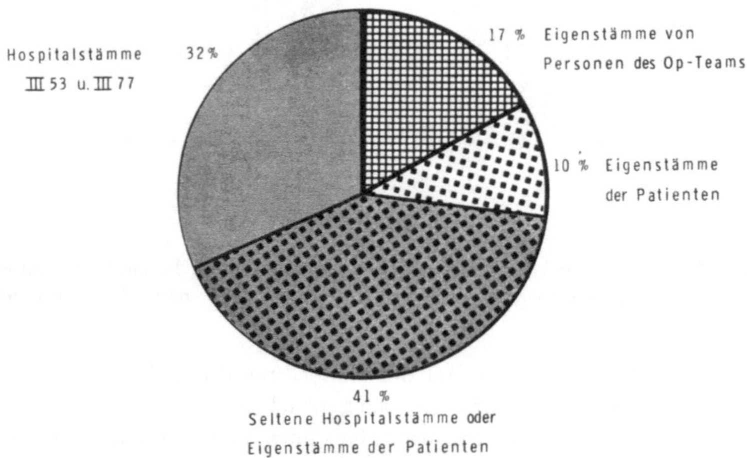

Abb. 9. Erreger der Staphylokokkenwundinfektionen

Einklang bringen, daß wir bei Untersuchungen im Operationsfeld nur äußerst selten Staphylokokken fanden, die von Keimträgern im Operationsteam stammen konnten.

Wir untersuchten darum die Epidemiologie der Staphylokokkeninfektionen mittels Phagenlysotypie.

Wir fanden, daß als Erreger von Staphylokokkenwundinfektionen (Abb. 9) an erster Stelle Keime mit den Lysisbildern III 53 und III 77 standen. Hierbei handelte es sich um Hospitalstämme, wie ich Ihnen nachher zeigen werde. Unter Ärzten und Operationspersonal fand sich kein Träger dieser Stämme. Die beiden Hospitalstämme waren aber für 32 % aller Infektionen verantwortlich. Bei 10 % der Infektionen fanden sich Stämme, die von den Patienten bereits in die Klinik mitgebracht worden waren; bei 41 % konnte es sich sowohl um seltenere Hospitalstämme als auch um Eigenstämme der Patienten handeln. 17 % der Staphylokokkeninfektionen gingen von Personen im Operationsteam aus.

Die Staphylokokken der Lysisbilder III 53 und III 77 wiesen sich u.a. durch folgende Beobachtung als Hospitalstämme aus: Die Häufigkeit ihres Nachweises bei Patienten nahm von 2,8 % bei der Aufnahme, auf 20,8 % vor der Entlassung zu. Als Quelle dieser Hospitalstaphylokokken hätten in der Tat zunächst auch die Keimträger unter dem Stationspersonal in Betracht kommen können: Denn wir fanden die Hospitalstämme III 53 und III 77 mit einem Anteil von rund 20 % nicht nur bei Untersuchungen der Betten, sondern auch bei der Kontrolle des Stationspersonals. Ein Experiment zeigte aber, daß nicht die Keimträger unter dem Personal das Kernproblem sind, sondern die ungenügende allgemeine Hygiene auf den Stationen:

Nach Einführung einer regelmäßigen Bettendesinfektion verschwanden die Hospitalstämme III 53 und III 77 als Erreger von Wundinfektionen völlig.

Die Häufigkeit ihres Nachweises bei Untersuchungen des Stationspersonals sank von ursprünglich 21 % über 4 % 1966 auf 0,6 % 1967.

Ebenfalls auf die Verbesserung der Hygiene auf den Stationen dürfte zurückzuführen sein: Staphylococcus aureus fand sich bis 1965 bei 35 % aller Wundheilungsstörungen, 1966 bei 17 % und in den beiden letzten Jahren nur bei 10 %. Die Vorbeugung gegen Staphylokokkeninfektionen bleibt aber unvollkommen, wenn sie sich nur auf die Bekämpfung des Hospitalismus erstreckt. Erfaßt werden müssen vielmehr auch jene Erreger, die von den Patienten bereits in die Klinik mitgebracht wurden oder die von Personen im Operationsteam stammten.

Wir untersuchen zur Zeit, wie auch diese Infektionen verhindert werden können. Jetzt schon aber steht fest, daß ein Schutz gegen Infektionen, die vom Operationsteam ausgehen, nicht durch Änderungen an Art und Trageweise der Gesichtsmasken möglich ist. Denn die Staphylokokken gelangen in der Regel nicht auf direktem Wege vom Nasen-Rachen-Raum in die Wunde. Sie müssen vielmehr erst auf Haut und Kleidung verschleppt werden, und nur wenn sich bei Bewegungen Textilstaub oder Hautpartikel ablösen, die mit Staphylokokken behaftet sind, können die Bakterien in die Wunde gelangen. Der Vorgang ist darum auch bei nicht verdeckten Nasenöffnungen relativ selten: Nur bei jeder 55. Operation konnten wir unmittelbar im Operationsfeld Staphylokokken nachweisen, die dem Phagentyp nach von Personen im Operationsteam stammten.

Auf eine besondere Problematik führte uns das Auftreten von Anaerobiern bei Wundheilungsstörungen nach streng aseptischen Operationen. Als Infektionsmodus kam in erster Linie eine Kontamination auf lymphogen-hämatogenem Wege vom Darm aus in Betracht.

Tatsächlich fanden wir, bevor Darm oder Magen eröffnet waren, Bakterien in jeder 3. Probe aus dem Gebiet der abführenden Lymphwege vom Colon bzw. Magen, in jeder 4. Probe von Mesenterialvenenblut und in jeder 16. Probe von intraoperativ entnommenem Armvenenblut. Prä- und postoperativ entnommene Blutproben waren dagegen negativ. Bei den nachgewiesenen Bakterien handelt es sich überwiegend um Anaerobier. Anscheinend ist also intraoperativ der Abwehrmechanismus gegen Bakterien, die aus dem Darm in die Lymphbahnen gelangen, nicht voll

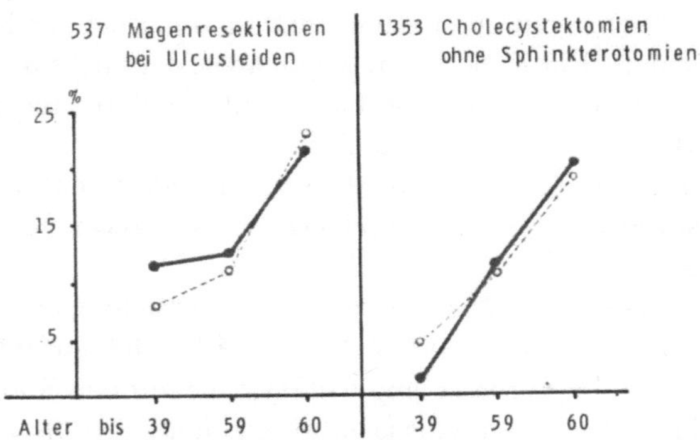

Abb. 10. Die postoperative antibiotische Prophylaxe führte zu keiner Verminderung der Wundheilungsstörungen nach Cholecystektomien und Magenresektionen. —— mit Antibiotica; ----- ohne Antibiotica

funktionsfähig. An der grundsätzlichen Möglichkeit, daß Bakterien vom Darm in die Lymphwege gelangen, kann kein Zweifel bestehen. Herbst sah bereits 1843, daß Stärkekörnchen, die wesentlich größer als Bakterien waren, aus dem Darmlumen in die Lymphspalten gelangten und im Blutkreislauf nachzuweisen waren. Diese Beobachtung wurde von zahlreichen Untersuchern in der Folge bestätigt. Prophylaktische Konsequenzen lassen sich im Augenblick zwar aus den Hinweisen auf eine lymphogen-hämatogene Kontamination noch nicht ziehen; an sie muß aber gedacht werden, wenn im Einzelfall zur Entstehung einer Wundinfektion Stellung genommen werden soll.

Abschließend noch eine Bemerkung zur postoperativen antibiotischen Prophylaxe gegen Wundinfektionen. Sie ist bekanntlich weit verbreitet, trotz der Tatsache, daß ein positiver Effekt nie bewiesen wurde und auch nicht nachweisbar ist. Eine Auswertung der Wundheilung nach Magenresektionen und nach Cholecystektomien zeigt Abb. 10. Ein Teil erhielt postoperativ Antibiotica, ein anderer Teil erhielt keine. Die Quote der Wundheilungsstörungen ist in beiden Gruppen praktisch gleich. In jedem Fall ist ein Anstieg mit dem Alter nachweisbar. Die Ursache für das offensichtliche Versagen der Antibiotica ist deren ungenügende Konzentration in der Wunde im Vergleich zur Empfindlichkeit der Erreger. Wir haben z.B. im Fettgewebe der Wunde die Tetracyclinkonzentration nach i.m. Gabe von 250 mg bestimmt und mit der minimalen Hemmkonzentration der wichtigsten Infektionserreger verglichen. Die Konzentration im Fettgewebe liegt unter 0,1 Gamma, die minimale Hemmkonzentration der Erreger aber in der Regel über 1 Gamma. Beim Ampicillin wurden zwar nach i.v. Gabe von 2,5 g relativ hohe Konzentrationen im Fettgewebe festgestellt. Ein Teil der Erreger aber, im besonderen die Anaerobier der Bakteroidesgruppe, liegt mit der minimalen Hemmkonzentration wesentlich höher und ist nicht mit Ampicillin zu erreichen.

Eine entscheidende Verminderung der Wundheilungsstörungen ist darum zur Zeit in erster Linie von einer weiteren Verbesserung der Hygiene in den Kliniken und von der Aufdeckung verborgener Lücken in der aseptischen Operationstechnik zu erwarten. Wir vermuten zwar aufgrund unserer Untersuchungen, daß auch Immunologie und Gerinnungsphysiologie in bestimmten Fällen einen Beitrag zur Verbesserung der Wundheilung leisten können. Ob diese Vermutung zutrifft, müssen die Doppeltblindversuche zeigen, die bei uns seit über 2 Jahren laufen.

Literatur

Gierhake, F. W.: Die gestörte postoperative Wundheilung. Habilitationsschrift, Gießen 1968.

—, u. H. Brandis: Klin. Wschr. **46**, 864 (1968).

Hegemann, G., H. Beck u. B. Wagner: Dtsch. med. Wschr. **86**, 593 (1961).

Herbst, G.: Das Lymphgefäßsystem und seine Verrichtung. Göttingen: Vandenhoek & Ruprecht 1844.

Hoffmann, K., u. F. W. Gierhake: Dtsch. med. Wschr. **93**, 1888 (1968).

Kikuth, W.: Langenbecks Arch. klin. Chir. **287**, 65 (1957).

Meleney, F. L.: Surg. Gynec. Obstet. **60**, 264 (1935).

Ollinger, P.: Bruns' Beitr. klin. Chir. **173**, 230 (1942).

Seifert, E.: Zbl. Chir. **1936**, 2402.

Zimmermann, K.: Die postoperativen Wundinfektionen. Inaugural-Dissertation, Gießen 1966.

Präsident: Ich danke Ihnen vielmals für dieses ausgezeichnete Referat. Wenn Sie nicht aus Gießen wären, würde ich sagen, es war hervorragend.

3. Ursachen und Behandlung der postoperativen Bauchwandruptur und der Bauchnarbenbrüche

G. Böttger-Würzburg

Summary. Postoperative rupture of the abdominal wall is defined as the asymptomatic or minimally symptomatic drawing apart of the layers of the abdominal wall without a local inflammatory reaction of the wound margins and without primary infection. Hitherto the actual histological cause has not been clarified. Questionable and definitely favourable factors are discussed by the author. Disorders of the process of wound healing form the main aspect. The frequency in our patient material consisting of 7503 cases was 1.05%. Malignant lesions were predominant and accounted for 55.7% of the cases. Hitherto the etiology of abdominal incisional hernias has also not been definitely determined. The author discusses the following factors: wound infections, a point of least resistance, the direction of the incision, antibiotic agents, increased postoperative fibrinolysis and others.

The indication for surgery — particularly in patients with large incisional hernias with a relative indication — must be made in a critical manner. As far as surgical care is concerned, autogenous tissue was found to be definitely superior to plastics. Direct approximation of the margins of the hernia was preferred in 207 cases which were operated upon by the author. Free plasties were only carried out in 6 cases. The recurrence rate was 13%.

Zusammenfassung. Die postoperative Bauchwandruptur wird definiert als das symptomlose oder symptomarme Auseinanderweichen der Bauchwandschichten ohne lokale entzündliche Reaktion der Wundränder und ohne primäre Infektion. Die eigentliche Entstehungsursache ist noch nicht geklärt. Fraglich und sicher begünstigende Faktoren werden zur Diskussion gestellt. Störungen des Wundheilungsgeschehens stehen im Vordergrund.

Die Häufigkeit beim eigenen Krankengut von 7503 Fällen betrug 1,05%. An erster Stelle stand das Malignom mit 55,7%.

Auch die Ätiologie des Bauchnarbenbruches ist noch nicht sicher bekannt. Als Faktoren diskutiert werden die Wundinfektion, ein Locus minoris resistentiae, Schnittführung, Antibiotica, eine gesteigerte postoperative Fibrinolyse u. a. Die Op.-Indikation — vor allem bei großen Narbenbrüchen mit relativer Indikation — ist kritisch zu stellen.

Bei der operativen Versorgung hat das körpereigene Gewebe vor den Kunststoffen eindeutig den Vorrang erzielt. Bei eigenen 207 operierten Fällen wurde die direkte Vereinigung der Bruchränder bevorzugt. Freie Plastiken wurden nur in 6 Fällen durchgeführt. Die Rezidivquote betrug 13%.

Im Rahmen der postoperativen Wundheilungsstörungen stellen die Bauchwanddehiszenzen und die Bauchnarbenbrüche auch heute noch ein wesentliches Problem dar. — Erstere mehr im Hinblick auf ihre Ätiologie, letztere vorwiegend hinsichtlich ihrer operativen Behandlung. Ich bitte Sie um Verständnis, daß es aus Zeitgründen nicht möglich ist, in diesem Referat alle in den letzten Jahren diskutierten Fragen zu berücksichtigen.

Zunächst zur postoperativen Bauchwandruptur, zum sogenannten Platzbauch! Wegen der oft unklaren Begriffsbestimmung erscheint die Festlegung einer Definition grundsätzlich erforderlich. Wir möchten darunter ausschließlich die Fälle verstehen, wo es zu einem symptomlosen oder symptomarmen Auseinanderweichen der Bauchwandschichten ohne primäre Infektion und ohne lokale entzündliche Reaktion der Wundränder kommt (Abb. 1). Als ein Vorstadium ist die subcutane Bauchwanddehiszenz aufzufassen. Dabei werden die Hautränder noch durch Nahtmaterial oder Wundverklebung gehalten, während die tieferen Wundschichten bereits vollständig oder teilweise auseinandergewichen sind.

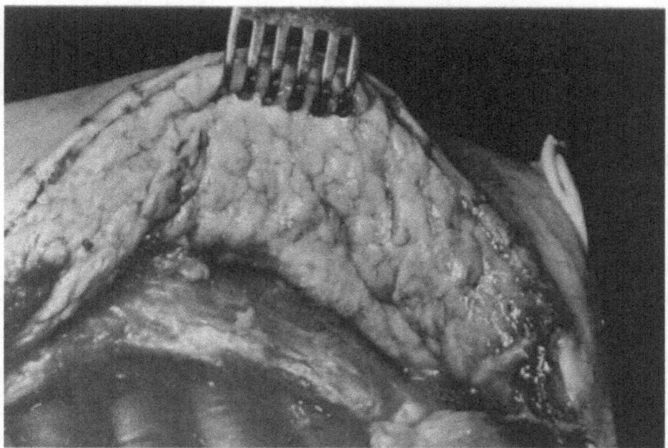

Abb. 1. Charakteristischer Zustand des Wundrandes bei postoperativer Bauchwandruptur. Fehlen von lokalen entzündlichen Veränderungen und primärer Infektion

Tabelle 1. *Häufigkeit postoperativer Bauchwanddehiszenzen. Sammelstatistik*

Autor	Zahl der Op.	% Bauchwand-dehiszenzen
Kilchherr		0,18
Kothe	9762	0,22
Hampton	30000	0,39
Wirtz	2000	0,4
Drescher	7860	0,44
Hohmann	5625	0,5
Landry u. Mitarb.	70113	0,5
Miles	35000	0,51
Block	7159	0,57
Moran	8508	0,58
Hesseltine u. Mitarb.	2500000	0,60
Schultze u. Mitarb.	5485	0.63
Weiber	6641	0,65
Gerhart < 14 Jahre	1908	0,68
Muth	4262	0,7
Schumann	8968	0,79
Smirnov	3285	0,8
Gerhart > 14 Jahre	10578	0,88
Kuhlgatz	2156	0,88
Thies u. Mitarb.	9596	1,0
Chir. Univ.-Klinik Würzburg	7503	1,05
Standeven	2039	1,4
Daly		1,5
Budich		1,75
Garbién		2
Weltschrifttum: Block	0,03–0,9%	
Axhausen	0,03–3,0%	

Die Zahlenangaben im Schrifttum über die Häufigkeit des Platzbauches weichen deutlich voneinander ab und bewegen sich zwischen 0,03 und 3%. Budich gibt einen Durchschnittswert von 1,75% und eine mittlere Letalitätsziffer von 38% an. In den letzten 10 Jahren hat sich nach Durchsicht der Literatur die Sterblichkeit auf etwa 10—20% senken lassen (Tab. 1).

Das klinische Bild der totalen Wunddehiszenz mit Netz- und Darmvorfall ist immer eindrucksvoll und die Diagnose deshalb einfach. Der subcutane Platzbauch dagegen ist bei der Inspektion nicht ohne weiteres erkennbar. Ein relativ sicheres Zeichen stellt die seröse oder hämorrhagisch-seröse Durchtränkung des Verbandes dar. Bei der Abtastung der Wunde sind die auseinandergewichenen subcutanen Bauchwandschichten palpabel. Die Ruptur tritt in der Regel nach glattem postoperativen Verlauf meistens symptomlos etwa vom 4.—12. Tag nach dem Eingriff auf. Ausgesprochene Frühdehiszenzen nach 1 Tage sind ebenso wie Spätrupturen noch nach 2 Jahren bekannt, aber eine Seltenheit. Als unmittelbare ins Auge springende Operationsfolge trifft den Operateur häufig der Vorwurf einer technischen Insuffizienz. Um so mehr belastet uns die Verpflichtung, der Ätiologie dieser unliebsamen, bedrohlichen Komplikation nachzugehen und wenn möglich, daraus therapeutische oder besser noch prophylaktische Maßnahmen abzuleiten.

Wir vertreten heute wohl gemeinsam den Standpunkt, daß es sich bei der postoperativen Bauchwandruptur um eine Störung des Wundheilungsgeschehens handelt, die in der verzögerten Bildung bzw. in dem Fehlen entzündlicher und mesenchymaler Reaktionen ihren Ausdruck findet. In der Problematik der Wundheilung sind den klassischen morphologischen Untersuchungen durch die modernen Methoden der Histochemie, der Autoradiographie und der Elektronenmikroskopie wesentliche Erkenntnisse hinzugefügt worden. Die Biochemie hat mit der Aufzeigung chemischer Vorgänge bei der Wundheilung entscheidende Fortschritte erzielt.

Sind wir nun heute in der Lage, hinsichtlich der Ätiologie der postoperativen Bauchwandruptur entscheidende Aussagen zu machen? Um es gleich vorwegzunehmen: Trotz intensiver Forschung und umfangreicher tierexperimenteller Untersuchungen ist es bisher nicht gelungen, die eigentliche Entstehungsursache des Platzbauches endgültig zu klären. Offensichtlich handelt es sich dabei um eine komplexe Kausalität, bei der eine Vielzahl mehr oder weniger begünstigender Faktoren zusammenwirken.

Aus der großen Anzahl immer wieder aufgeworfener Fragestellungen sollen die wichtigsten Faktoren zur Diskussion gestellt werden, wobei in Anlehnung an Muth zwischen „sicher und fraglich begünstigenden Faktoren" unterschieden werden soll (Tab. 2).

Postoperative Bauchwandrupturen werden vornehmlich im höheren Lebensalter beobachtet. Deutlich bevorzugt ist das 5.—6. und das 6. bis

Tabelle 2. *Ätiologie der postoperativen Bauchwandruptur (in Anlehnung an Muth)*

Sicher begünstigende Faktoren

1. Fortgeschrittenes Alter
2. Maligne Tumoren
3. Postoperative Erkrankung der Atemwege
4. Hypoproteinämie, reduzierter AZ
5. Postoperatives Erbrechen
6. Faktor XIII-Mangel
7. Primärer Fibrinmangel (Hypo- oder Afibrinogenämie)
8. Fibrinolyse
9. Lokale Freisetzung proteolytischer Fermente
10. Schnittführung

Fraglich begünstigende Faktoren

1. Nahttechnik, Nahtmaterial
2. Cortison, ACTH
3. Antibiotica, Sulfonamide
4. Phenothiazine
5. Antikoagulantien
6. Schwangerschaft
7. Lokal entzündliche Prozesse
8. Leberparenchymschäden
9. Allgemeine Faktoren (Konstitution, Geschlecht, Klima)

7. Lebensjahrzehnt. Verantwortlich gemacht werden die häufig feststellbare Dysproteinämie bei älteren Menschen (Schulze), ein Fibrinmangel in der Operationswunde (Kothe) sowie Anämie und Exsiccose.

Der maligne Tumor spielt in der Genese des Platzbauches offensichtlich eine wesentliche Rolle. Block sah in 6,1 % aller operierten Darmcarcinome eine postoperative Wunddehiszenz.

Die erhebliche Zugbeanspruchung der Operationswunde durch Hustenstöße bei postoperativen Erkrankungen der Atemwege muß als durchaus begünstigender Faktor angesehen werden. Das gleiche gilt für die Mehrbelastung der Wunde durch starkes postoperatives Erbrechen bei Ileus, Subileus oder Peritonitis im Verein mit Meteorismus und möglichem Ascites.

Besondere Bedeutung kommt den Störungen im Eiweißstoffwechsel zu. Die Hypoproteinämie, der primäre Fibrinmangel als Hypo- oder Afibrinogenämie, eine gesteigerte postoperative Fibrinolyse und die vermehrte Freisetzung proteolytischer Fermente im Wundgebiet haben für die Entstehung des Platzbauches zweifellos eine besondere Bedeutung.

In diesem Zusammenhang sei daran erinnert, daß auch bei normalen Gesamteiweißwerten ein Hypoproteinismus, d.h. eine erniedrigte Konzentration des Fascienproteins vorliegen kann, da vom Organismus lange Zeit die Konstanz des Serumproteins durch Eiweißentzug aus dem Gewebe aufrechterhalten wird. Nach neueren Untersuchungen von Thies, die teilweise auch von Cassau bestätigt werden konnten, verdient auch der Mangel an dem fibrinstabilisierenden Faktor XIII eine hervorzuhebende Beachtung.

Eine wesentliche Bedeutung kommt auch der Schnittführung zu. Besonders Kunz und Miles haben auf die Vorteile des Fascienquerschnitts hingewiesen. Der Platzbauch nach querer Laparotomie gilt als eine Seltenheit.

Fragliche begünstigende Faktoren sind auf dieser Übersicht zusammengestellt.

Eine sorgfältige Nahttechnik mit exakter Adaptation der Fascienränder und bevorzugter Anwendung nicht resorbierbaren Nahtmaterials sowie sicherem Peritonealverschluß ist Voraussetzung für eine gute Wundheilung. — Das Auftreten eines Platzbauches kann aber trotzdem nicht in jedem Fall verhindert werden.

Umstritten ist die Rolle des Cortisons, des ACTH, der Phenothiacine und der gerinnungshemmenden Pharmaka. Dem hemmenden Einfluß der Antibiotica und Sulfonamide auf die postoperativen entzündlichen Vorgänge — vor allem bei lokaler Anwendung — kommt als begünstigendem Faktor wohl eine gewisse Bedeutung zu.

Weiter diskutiert werden die Gestation, Leberparenchymschäden, lokal-entzündliche Prozesse und Allgemeinfaktoren, wie Konstitution, Geschlecht und klimatische Einflüsse usw.

In der Chirurgischen Universitätsklinik Würzburg beobachteten wir unter 7503 Laparotomien 79 = 1,05 °/₀ postoperative Bauchwandrupturen. Es handelte sich um 16 Frauen und 63 Männer. Die postoperative Manifestation der Bauchwandruptur lag in 89,9 °/₀ am 4.—13. und in 10,1 °/₀ am 14—32. Tag. Hinsichtlich der Schnittführung wurde 40mal eine obere mediane, 21mal eine untere mediane und 18mal eine pararectale Incision durchgeführt. Die höchste Frequenz lag zwischen 60 und 69 Jahren, die Letalität betrug 30,38 °/₀.

Am meisten bedroht vom Auftreten einer postoperativen Bauchwandruptur sind nach unserer Erfahrung Tumorkranke, alte Menschen und Patienten mit Eiweißmangel bzw. Störungen des Eiweißstoffwechsels. Unter unserem Patientengut trat der Platzbauch in 55,69 °/₀ nach der Operation von Malignomen auf, in 54,8 °/₀ handelte es sich um Kranke jenseits des 60. Lebensjahres. Das Gesamtserumprotein betrug durchschnittlich 5,36 g-°/₀, in 27 Fällen lag es unter 5 g-°/₀. Bei 6 zuletzt untersuchten Patienten bestand in allen Fällen ein Faktor XIII-Mangel. Bei 7,6 °/₀ der Kranken wurden höhere Dosierungen von Corticosteroiden gegeben.

Zu der umstrittenen Bedeutung der Glucocorticoide noch ein Extremfall: Eine 22jährige Italienerin mit Knollenblätterpilzvergiftung. Wegen schwerster Leberschädigung Applikation von 700 mg Cortison pro die über 7 Tage. Als Komplikation Auftreten einer Massenblutung aus 2 Duodenalulcera. Magenresektion nach Billroth II. Postoperativ schwere fibrinolytische Nachblutung. Insgesamt erhielt die Patientin 152 Blutkonserven. Es kam zu einer primären Wundheilung.

Zur Behandlung der postoperativen Bauchwandruptur. Der Platzbauch verlangt eine sofortige Versorgung. Neben den operativen Maßnahmen steht die Beseitigung des Eiweißmangels an erster Stelle. Zur Verhütung oder Eliminierung von Hyperfibrinolysen hat sich uns am besten das Trasylol und die Epsilonaminocapronsäure bewährt. Der Faktor XIII-Mangel kann durch Frischbluttransfusionen behoben werden. Ein Platzbauchrezidiv ist selten. Wir beobachteten es in 2 Fällen.

Zur Prophylaxe. Alle lokalen und allgemeinen Störungsmöglichkeiten für die Wundheilung sollten prä-, intra- und postoperativ berücksichtigt werden:

Dazu zählen vornehmlich die Hypoproteinämie, Störungen des Eiweißstoffwechsels und der Leberfunktionen sowie Kritik in der Anwendung von Antibiotica und Glucocorticoiden.

Fermentinhibitoren wie das Trasylol können empfohlen werden. Unsere zu diesem Thema schon teilweise publizierten Ergebnisse aus tierexperimentellen Untersuchungen haben wir durch weitere Versuchsreihen vervollständigt.

Die Reißfestigkeit von Laparotomiewunden nach lokaler Applikation von Trasylol-Trockensubstanz an 96 Meerschweinchen war bei 161 Einzeluntersuchungen signifikant erhöht. Wir stehen damit in Übereinstimmung mit den Untersuchungen von Benzer, Blümel u. Piza. Die im Einzelfall benötigten Trasylolmengen waren äußerst gering. Hinsichtlich der Gewebeverträglichkeit verliefen die zuletzt durchgeführten Versuchsreihen ohne Störungen.

Bei platzbauchgefährdeten Patienten — betroffen sind vor allem Tumorkranke und Patienten mit ausgeprägter Störung des Eiweißstoffwechsels — sollte nach exaktem Wundverschluß eine zusätzliche Sicherung durch extraperitoneale Bauchwandstütznähte erwogen werden.

Wir kommen zu den *Bauchnarbenbrüchen.* Hinsichtlich der Genese bestehen gewisse Parallelen zu der postoperativen Bauchwanddehiszenz. In diesem Zusammenhang sei an das entsprechende Referat von Fuchsig erinnert, das er vor 6 Jahren an dieser Stelle hielt. Die damals herausgestellten ätiologischen Faktoren können wir nachdrücklich bestätigen (Tab. 3).

1. Es handelt sich beim Bauchnarbenbruch im weitesten Sinn um die Folgen einer postoperativen Wundheilungsstörung, wobei allerdings im Gegensatz zum Platzbauch die Wundinfektion in allen ihren Formen eine bedeutende Rolle zu spielen scheint. In unserem Krankengut betrug sie 35%.

2. Der überwiegende Anteil der Hernien nimmt offensichtlich in umschriebenen Bereichen der Narbe seinen Ursprung und bahnt sich

Tabelle 3. *Ätiologie der Bauchnarbenbrüche*

1. Wundheilungsstörungen, Wundinfektion
2. Locus minoris resistentiae
3. Höheres Lebensalter
4. Schnittführung
5. Antibiotica
6. Gesteigerte postoperative Fibrinolyse
7. Mehrfach-Eingriffe
8. Konstitution, AZ (Adipositas, Kachexie)

Tabelle 4. *Intervall bis zum Auftreten des Narbenbruchs (bei 234 Patienten)*

Zeit postop.	Anzahl	%	
1.—3. Monat	90	38,5	
4.—6. Monat	27	11,5	
1/2—1 Jahr	28	11,9	81,1
1.—5. Jahr	45	19,2	
6.—59. Jahr	44	18,9	
Gesamtzahl	234	100	

schon in der ersten postoperativen Phase, wahrscheinlich schon in den ersten Tagen nach der Laparotomie an (Tab.4). Betroffen wird vorwiegend das höhere Lebensalter, bei unseren Patienten das 6. und 7. Lebensjahrzehnt.

3. Auch in unserem Krankengut ist das bevorzugte Auftreten von Narbenhernien in medianen Laparotomien deutlich erkennbar. Der Medianschnitt verursacht eine unphysiologische senkrechte Durchtrennung der Fasciengewebsfasern und der in der Linea alba verlaufenden Gefäße, woraus einmal eine schlechtere Heilungstendenz und zum anderen durch aseptische Nekrosen (Westermann) ein verzögerter Wundheilungsprozeß resultieren kann.

4. Die Antibiotica — vor allem ihre lokale Anwendung — scheinen die Bildung von Bauchnarbenbrüchen zu begünstigen. Nach Fuchsig u. Mitarb. als sicher ätiologischer Faktor gilt die gesteigerte Fibrinolyse in der unmittelbaren postoperativen Phase.

5. Nach vorausgegangenen Laparotomien sowie auch nach Rezidivherniotomien wird eine deutliche Erhöhung der Narbenbruchquote beobachtet. Die Gründe sind naheliegend: Einmal haben wir es mit einem schlecht versorgten, relativ bradytrophen Gewebe zu tun, zum anderen bedeutet im Gegensatz zu den Wundrändern beim Platzbauch die Narbe einen Endzustand, deren Heilungstendenz a priori schlecht ist.

6. Weiterhin können sowohl die Adipositas als auch die Kachexie als begünstigende Faktoren angesehen werden.

Die *Indikation* zur Narbenbruchoperation ist äußerst kritisch zu stellen. Bei den vitalen Indikationen sind wir jeder Alternative enthoben. Die lebensbedrohliche Situation bei Vorliegen eines Ileus, einer Incarceration oder der seltenen sog. Spontanruptur (Schink), die wir in unserem Patientengut zweimal beobachten konnten, verlangt selbstverständlich eine sofortige Operation. Auch der hier zu den absoluten Indikationen gezählte, ebenfalls seltene Decubitus mit drohender Evisceration und die wiederholten Einklemmungen — vor allem bei enger Bruchpforte — zwingen uns in der Regel zu einem operativen Eingriff (Tab. 5).

Tabelle 5. *Indikationen zur Narbenbruchoperation*

Vitale Indikation	*Absolute* Indikation	*Relative* Indikation
1. Incarceration	1. Rezidivierende Einklemmungen	Subjektive Beschwerden
2. Ileus	2. Decubitalulcus	
3. Spontane Ruptur	Enge Bruchpforte	

Subjektive Beschwerden, die das Gros unserer Kranken zum Arzt führen, verlangen in jedem Fall eine gründliche Voruntersuchung. Dabei müssen zwei wesentliche Fragen berücksichtigt werden:

1. Besteht ein sicherer Zusammenhang zwischen den geklagten Beschwerden und dem Narbenbruch?

2. Kommt als Ursache der Beschwerden eine andere Organerkrankung in Betracht bzw. kann die Erkrankung, die die Primäroperation erforderlich machte, ätiologisch ausgeschlossen werden?

Eine weitere wesentliche Fragestellung ergibt sich bei extrem großen, lange Jahre bestehenden Narbenbrüchen mit Verlagerung ausgedehnter Darm- und Netzanteile in den Bruchsack, wobei häufig eine exzessive sekundäre Netzhypertrophie vorliegt. Die rigorose Reposition dieses Bruchinhaltes in die relativ zu enge Bauchhöhle führt nicht selten zu bedrohlichen Kreislauf- und Herzkrisen, ja auf dieser Basis sogar zu Todesfällen.

Hier eine 63jährige Frau mit kopfgroßem Nabelbruch bei der wegen eines handtellergroßen Decubitus und Incarcerationserscheinungen eine absolute Operationsindikation bestand. Postoperativ schwere Kreislaufdepression und Herzinsuffizienz, die nur schwierig zu beheben waren (Abb. 2).

Bei sehr großen Narbenbrüchen mit relativer Indikation ist deshalb intensiver Kritik unter Umständen Zurückhaltung geboten.

Bei gegebener Operationsindikation sollte der Eingriff nur bei einwandfreien Narbenverhältnissen ausgeführt werden. Nach vorher abgelaufenen Wundinfektionen ist ein Mindestintervall von 3 Monaten

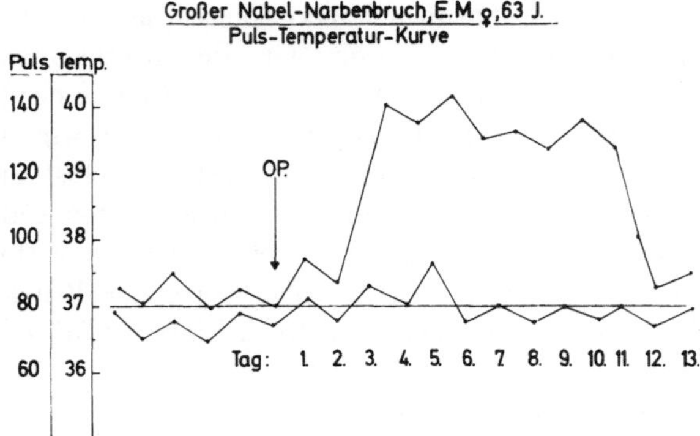

Abb. 2. Operation eines großen Narbenbruches mit Rückverlagerung umfangreichen außerhalb der Bauchhöhle gelegenen Abdominalinhaltes. Postoperativ auftretende erhebliche Herz- und Kreislaufinsuffizienz

Tabelle 6. *Operative Methoden zur Beseitigung von Bauchnarbenbrüchen (Auswahl)*

Direkter Verschluß	Doppelungs- / Gestielte / Verschiebe- → Plastik	Freie Plastik
1. Einfache Naht	1. Mayo-Plastik	1. Cutis (Rehn) (Corium)
2. U-Matratzen-Naht	2. sog. Wulstplastik (A. W. Meyer)	2. Fascie (Kirschner)
	3. Türflügelplastik (Brenner)	3. Alloplastik
Nahtmaterial	4. Plastik und Schaal	
1. Kunststoff	5. Plastik und Brücke	
2. Seide	6. Cutis-Dermis (Holzapfel)	
3. Zwirn		
4. Stahldraht	7. Fascie	

Defekt-Plastiken

Autotransplantationen	Alloplastik (nach Reitter)
1. Cutis-Corium	1. Seidennetze
2. Fascie	2. Chromcatgutnetze
	3. Metallnetze (Silber, Stahl, Tantalum, Vitalium)
	4. Celluloid
	5. Polyamidnetze (Nylon, Perlon, Supramid, Teflon, Dacron, Ivalon, Marlex)

als erforderlich zu erachten. Noch bestehende Fadenfisteln bilden eine Gegenindikation.

Der Eingriff sollte als hochaseptische Operation möglichst gewebeschonend und mit temporärer Drainage des häufig ja großen Wundgebietes ausgeführt werden.

Die Voraussetzung für den Erfolg einer Narbenbruchoperation ist die Anwendung einer geeigneten Operationsmethode mit der entsprechenden, möglichst atraumatischen Technik.

Hier eine Auswahl der gebräuchlichsten Operationsverfahren (Tab. 6).

Grundsätzlich ist zunächst festzustellen, daß in den letzten Jahren für den Verschluß der Bruchpforte das körpereigene Gewebe eindeutig vor den Kunststoffen den Vorrang erzielt hat und die autoplastischen Methoden als Verstärkungs- oder Defektplastik den alloplastischen Prothesen (Reitter) vorgezogen werden. Bei der Versorgung von kleinen oder mittelgroßen Hernien ergeben sich in der Regel keine Schwierigkeiten. Erst die weitklaffende Bruchpforte mit der dabei zu erwartenden erheblichen Zugspannung der Naht wirft ihre geläufigen Probleme auf. Die Zugbeanspruchung der direkten Verschlußnaht hat selbstverständlich ihre Grenzen, und der daraus resultierende Bauchwanddefekt bei exzessiv großen Narbenbrüchen zwingt uns zur Plastik oder Transplantation. In allen Fällen muß die Peritonealwunde sicher verschlossen werden. Nach Möglichkeit sollte man vermeiden, die Bauchhöhle überhaupt zu eröffnen. In der überwiegenden Mehrzahl der Fälle läßt sich der Bruchpfortenverschluß mit Hilfe der Mayoplastik oder der sog. Wulstplastik (A. W. Meyer) erzielen. Will man bei oft gleichzeitig vorhandenen ausgeprägten Rectusdiastasen die Transplantationsmethoden vermeiden, stehen uns in der Plastik nach Schaal für die Oberbauchmittellinie und in der Methode nach Brücke für den Unterbauch bewährte Verfahren zur Verfügung.

Die Verstärkung der Fasciennaht bzw. die Defektüberbrückung durch Kunststoffnetze ist vielfach geübt und in der Hand des Erfahrenen eine bewährte Methode. Sie sollte unseres Erachtens aber eine ultima ratio bei der Versorgung von Bauchwandbrüchen darstellen. Denn es handelt sich letzten Endes um die Implantation eines Fremdkörpers mit den bekannten Nachteilen der gehäuften Serom- und Fistelbildung und einer

Tabelle 7. *Chirurgische Universitätsklinik Würzburg. Operative Methoden bei Narbenbruchoperationen (Gesamtzahl: 236, operativ: 207, konservativ: 29)*

Op.-Verfahren	Anzahl	Rezidive
Mayo-Plastik	150	24
Wulst-Plastik	32	—
Türflügel-Plastik	19	3
Cutis-Plastik	4	1
Allo-Plastik	2	—
Gesamtzahl	207	27 = 13,0%

Mortalität 7 = 3,8%

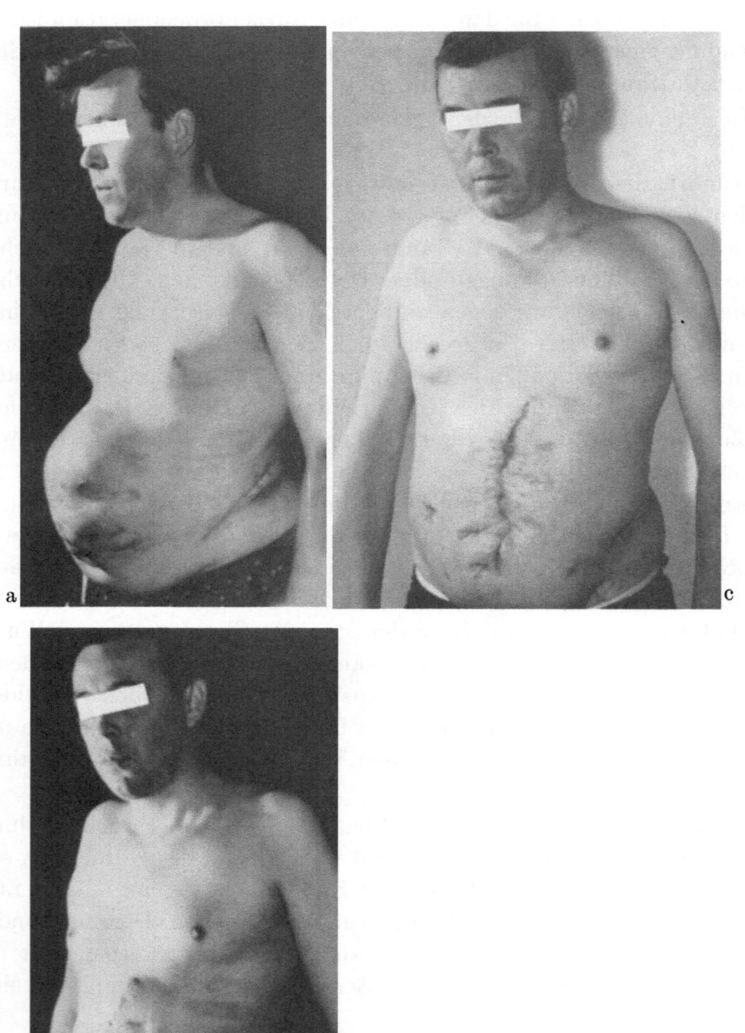

Abb. 3a—c. 26jähriger adipöser Mann. a Großer Bauchnarbenbruch nach Übernähung einer Ulcusperforation. b Präoperative Abmagerungskur. Zustand nach Versorgung durch Wulstplastik. c Zustand nach einem $^3/_4$ Jahr. Kein Rezidiv

deutlich erhöhten Infektionsquote, die oft die Entfernung des Materials erfordern.

Unter unserem Krankengut von 236 Fällen haben wir die freiplastischen Verfahren nur in einer sehr geringen Anzahl durchgeführt. Bei großen Narbenbrüchen am besten bewährt hat sich uns die Wulstplastik, die wir bei 32 Kranken anwandten (Tab. 7). Allerdings haben wir uns die Mühe gemacht, bei rezidivgefährdeten, stark adipösen Patienten vor dem Eingriff eine stationäre Abmagerungskur durchzuführen — wie auch bei diesem 26 jährigen Mann mit einem extrem großen Narbenbruch nach medianer Oberbauchlaparotomie wegen Ulcusperforation (Abb. 3). Für den Dauererfolg wesentlich erscheint uns eine gezielt und kontrolliert durchgeführte Nachbehandlung. An erster Stelle stehen eine sofort postoperativ einsetzende Atemgymnastik und Bronchitisprophylaxe. Das Tragen von Leibbinden, Stützkorsetts oder Bandagen sollte wegen der daraus resultierenden Schwächung der Bauchwandmuskulatur abgelehnt werden. Sehr viel sinnvoller ist die Empfehlung eines vorsichtigen krankengymnastischen Bauchmuskeltrainings nach einem Intervall von 10—15 Wochen. Schwere körperliche Arbeit sollte für 6—10 Monate ausgesetzt werden. Eine postoperativ häufig beobachtete schnelle Zunahme des Körpergewichts müßte vermieden bzw. entsprechend behandelt werden.

Die Rezidivzahlen bei den verschiedenen Operationsverfahren schwanken nach größeren Statistiken etwa zwischen 7 und 35%, bei unseren 207 1—18 Jahre nach der Operation nachuntersuchten Fällen sahen wir in 13,0% meist kleine Rezidivbrüche. In 26,7% handelte es sich bereits um ein erstes oder mehrfaches Rezidiv. Die Mortalität betrug 3,8%.

In der zur Verfügung stehenden Zeit war es mir nur möglich, Ihnen in einem Auszug das Wesentliche zu dem Thema der postoperativen Bauchwandruptur und der Bauchnarbenbrüche darzulegen. In dem nun folgenden Rundgespräch wird Gelegenheit sein, die eine oder andere Frage näher zu beleuchten.

Literatur

Benzer, H., G. Blümel u. E. Piza: Klin. Med. **17**, 618 (1962).
Block, W.: Langebecks Arch. klin. Chir. **289**, 42 (1958).
Böttger, G., u. C. Vorster: Chirurg **40**, 80 (1969).
Brücke, H.: Die Operationen der Hernien. In: Chirurgische Operationslehre, hrsg. von B. Breitner, Bd. III. Wien-Innsbruck: Urban & Schwarzenberg 1957.
— Chirurg **37**, 510 (1966).
Budich, H. G.: Diss. Med., Berlin 1958.
Burch, J. C., and C. F. Bradley: Amer. Surg. **125**, 768 (1959).
Cassau, D., R. Siewert u. W. Osten: Chirurg **40**, 76 (1969).
Daly, J. W., and F. Rutledge: Klin. Med. **7**, 308 (1965).
Drescher, H.: Zbl. Gynäk. **71**, 57 (1949).
Fuchsig, P.: Langenbecks Arch. klin. Chir. **304**, 275 (1963).
Garbién, A.: Ginek. pol. **10** (1931); ref. Ber. Gyn. **35**, 314 (1938).
Gerhart, A.: Langenbecks Arch. klin. Chir. **289**, 690 (1958).
Hampton, J. R.: Brit. med. J. **1963 II**, 1032.
Hohmann, H. G., u. J. Hernandez-Richter: Münch. med. Wschr. **103**, 1424 (1961).

Kilchherr, H.: Z. Chir. **244**, 399 (1935).
Kothe, W.: Langenbecks Arch. klin. Chir. **289**, 687 (1958).
Kuhlgatz, G.: Langenbecks Arch. klin. Chir. **277**, 373 (1953).
Kunz, H.: zit. nach Fuchsig.
Kyrle, P.: In G. Brandt, H. Kunz u. R. Nissen: Postoperative Zwischenfälle. Stuttgart: G. Thieme 1965.
Landry, B. B., J. Nolan u. J. E. Burns: Zentr.-Org. ges. Chir. **126**, 240 (1952).
Mayo, W. J.: Ann. Surg. **51**, 95 (1899).
Mayo, Ch. W., and M. J. Lee: Arch. Surg. **62**, 883 (1951).
Miles, R. M., J. Moore, D. Fitzgerald, and H. Gillespie: Amer. Surg. **30**, 566 (1964).
Moran, J. R.: Brit. med. J. **1963 II**, 1032.
Muth, H.: Gynäkologe **1**, 37 (1969).
Reitter, H.: Langenbecks Arch. klin. Chir. **304**, 286 (1963).
Schaal, W.: zit. nach Reitter.
Schink, W.: Zbl. Chir. **77**, 2474 (1952).
Schultze, K. W., u. K. K. Hübener: Geburtsh. u. Frauenheilk. **27**, 670 (1967).
Schumann, H. D., u. L. Nitzsche: Zbl. Chir. **89**, 625 (1964).
Smirnov, N. N.: Chirurgia **69**, 211 (1952).
Standeven, A.: Lancet **1955 I**, 533.
Thies, H. A., H. Busch, G. Koch u. R. Wendebourg: Med. Welt **6**, 320 (1967).
Weiber, A.: Acta chir. scand. **109**, 33 (1961).
Westermann, H.: Zum Problem der Bauchdeckeneiterung nach Schnitten in der Linea alba. Habil.-Schrift 1939.
Wirtz, L.: Bull. Féd. Soc. Gynéc. Obstét. franç. **63**, 47 (1953).

Präsident: Ich möchte Ihnen, Herr Böttger, vielmals für Ihre Untersuchungen, für den Überblick und die praktischen Hinweise danken.

Vielleicht sollten wir uns doch bemühen, den Terminus „Platzbauch" aus unserer klinischen Sprache zu entfernen und von der „Bauchruptur" zu sprechen.

Herr Maurer, würden Sie jetzt das

Rundgespräch

leiten!

Leiter G. Maurer-München: Meine Damen und Herren! In 3 ausgezeichneten Referaten über postoperative Wundheilungsstörungen wurde ein so vielschichtiges, komplexes Geschehen in knapper Zusammenfassung dargelegt, so daß man noch viel darüber diskutieren könnte. Wir wollen versuchen, einige offene Fragen, die zum Teil aus dem Auditorium stammen, im Rundgespräch zu beantworten.

Ich denke, ich stelle nun einige Fragen, die den *praktisch* tätigen Chirurgen besonders interessieren. Eine Frage an Herrn Allgöwer, die oft vom Patienten an uns gestellt wird:

Wann ist eine Laparotomiewunde zur Ausübung sportlicher Tätigkeit wieder belastbar:

a) nach ungestörtem Wundheilungsverlauf,
b) nach Auftreten einer Fadenfistel,
c) nach Auftreten einer Bauchwandruptur,
d) nach der Operation einer Narbenhernie?

M. Allgöwer-Basel: Ich glaube, daß die Wundheilung in den ersten 3 Wochen ihre weitaus raschesten Fortschritte macht. Generell würde ich — wenn man nicht eine Goldmedaille erwartet — sagen, daß nach 2—3 Monaten Sport wieder erlaubt ist.

Bei der Fadenfistel würde ich meinen, daß man sie möglichst erst beheben soll.

Nun zur Bauchruptur! Wenn sie erfolgreich behandelt wird, geht die Wundheilung eigentlich schneller vor sich als bei der gewöhnlichen Hernie. Es wäre keine Einschränkung zu machen, wenn die Prüfung 2 Monate nach der Operation eine feste Narbe ergäbe.

2—3 Monate sind also die Zeit, die ich vorschlage.

Leiter: Herr Gierhake, wie ist die Heilungstendenz der Sekundärnaht nach einer Bauchwandruptur?

F. W. Gierhake-Gießen: Die Tendenz zur Heilung der Sekundärnaht nach einer Wunddehiszenz ist im allgemeinen überraschend gut. Die Gründe hierfür sind noch nicht hinreichend bekannt. Wir glauben, daß die Wundheilung nach einer Bauchwandruptur gewissermaßen „auf einer erhöhten Stufe mit einem Vorsprung" einsetzt, wenn man dabei beispielsweise an bereits vorliegende Vascularisierungen denkt.

Leiter: Herr Böttger, haben die Serum-Eiweißwerte nach Ihrer Meinung eine Bedeutung für die Entstehung der Bauchwandruptur? Ich frage deswegen, um zu erfahren, ob die Eiweißwerte prognostisch einen Anhaltspunkt für die Entstehung einer Bauchwandruptur geben könnten.

G. Böttger-Würzburg: Bei unserem Krankengut hatten eigentlich sämtliche Patienten einen erniedrigten Gesamtserum-Eiweißwert, durchschnittlich bei 5,30%. Mayor hat dazu interessante Untersuchungen angestellt und gefunden, daß bei überdurchschnittlichem Gewicht eine deutliche Verzögerung der Fibroblastenbildung eintritt. Da die Fibroblasten die „biochemische Fabrik" für die Imperativsysteme darstellen, ist es durchaus verständlich, daß infolge von Hypoenergie gehäuft Bauchwandrupturen auftreten.

Leiter: Sie meinen also auch, daß wir aus einem niedrigen Serum-Eiweiß Schlüsse für die Prognose ziehen können?

G. Böttger-Würzburg: Ja!

Die Hälfte der postoperativen Wunddehiszenzen tritt schon in den ersten 8 Tagen auf, und wie wir gesehen haben, bei 90% in den ersten 2 Wochen. Wenigstens in den ersten 8 Tagen besteht sicherlich noch keine wesentliche Festigkeit durch natürliche Wundheilung. Wir können eine Fibrinverklebung feststellen; wir haben Fibroblasten, wir haben die Capillaren. Aber in den ersten Tagen dürfte diese Festigkeit der Wunde nicht so ausgeprägt sein oder lange nicht so ausgeprägt wie die Festigkeit der chirurgischen Naht. Ich könnte mir vorstellen, daß die chirurgische Technik hier doch eine sehr viel größere Bedeutung hat, als in den Referaten hervorgehoben wurde!

Wir können, wenn wir alle Fälle zusammennehmen — auch bei sorgfältiger Technik — immer wieder Platzbäuche erleben. Voraussetzung für eine glatte Heilung einer Bauchwunde ist sicher eine gute chirurgische Naht!

Leiter: Herr Allgöwer, Sie wollten dazu noch etwas sagen!

M. Allgöwer-Basel: Was ich sagen wollte, ist, daß die Wundheilung sich etwas schneller vollzieht, als Sie glauben, auch bei uns Älteren, bei Jüngeren sowieso. Wenn ich an eine Strumanaht denke, die nach 3 Tagen voll reißfest ist, so ist das wirklich eine rasche Wundheilung. 6—8 Tage nach der Operation ist eine beachtliche Reißfestigkeit bei gut vascularisiertem Wundrand vorhanden. Es ist sicher nicht nur das Nahtmaterial, das die Festigkeit der Wunde bewirkt.

Leiter: Eine Frage aus dem Auditorium darf ich noch stellen! Herr Seidel, welcher Maßnahmen bedienen Sie sich zur Verhütung von Bauchbrüchen?

W. Seidel-München: Zur Verhütung von Bauchbrüchen wurden schon viele prophylaktische Vorschläge angegeben. Man kann zunächst auf die Notwendigkeit der Verwendung von nicht resorbierbarem Material verweisen. Sicher wird das Nahtmaterial in den meisten Fällen für einen guten Verschluß ausreichen. Aber es gibt doch genügend Fälle, in denen wahrscheinlich die Nähte entfernt werden, bevor die Festigkeit der Wunde wirklich ausreicht. Das gilt natürlich insbesondere für infizierte Wunden. In diesem Zusammenhang glaube ich, daß die Verwendung von nicht resorbierbarem Nahtmaterial ganz besonders wichtig ist. Dann sind vorbeugende Maßnahmen natürlich sehr hervorzuheben, und hier vielleicht auch wieder die vorbeugende chirurgische Technik, wenn man einen Patienten mit adipöser Bauchdecke operiert. Man kann immer wieder erleben — und wir können das statistische Material zeigen —, daß adipöse Patienten besonders gefährdet sind, nicht nur hinsichtlich der Wunddehiszenz postoperativ, sondern auch hinsichtlich der späteren Narbenbrüche. Man kann bei diesen Patienten vielleicht U-Nähte oder sonst eine besonders subtile Technik anwenden. Bei U-Nähten kann man ja z.B. leicht ermessen, daß die Festigkeit des chirurgischen Verschlusses um etwa 50% höher ist als bei der Knopfnaht.

Leiter: Nachdem wir schon über das Nahtmaterial gesprochen haben, Herr Allgöwer, darf ich Sie fragen: Welchen Einfluß hat das Nahtmaterial auf die Wundheilung? Welches Nahtmaterial ist zu bevorzugen?

M. Allgöwer-Basel: Hier stehen wir vor einem technischen Dilemma. Zweifellos hat sich in den letzten Jahren herausgestellt, daß das Nahtmaterial, das die entzündlichste Reaktion hervorruft, die rascheste Heilung der Wunde bewirkt. Das ist etwas ungewohnt. Die Entzündung ist eben für die Wundheilung notwendig. Aber um ein optimales Maß zu geben: Synthetisches Nahtmaterial ziehen wir vor. Aber es ist nicht zu leugnen, daß wir bei diesem Nahtmaterial doch Spätkomplikationen sehen, die in der Größenordnung von 1—6% — Fistelbildungen usw. — liegen. Es ist recht unangenehm, wenn die Patienten nach 1 Jahr wiederkommen, weil sie immer wieder kleine Eiterungen an den Wunden aufweisen. Daher meine ich, man kann die Antwort nicht kategorisch geben. Es ist so, daß das chromierte Catgut immerhin weniger Entzündungen auslöst als gewöhnliches Catgut. Wir werden das Problem nicht mit einem Zauberwort lösen können. Es wird das Dilemma bleiben.

Leiter: Herr Seidel!

Ist eine Fadenfistel lediglich durch die Verwendung von synthetischem Nahtmaterial möglich oder ist zu ihrem Auftreten zusätzlich ein Wundinfekt erforderlich?

W. Seidel-München: Sicher ist, daß der Wundinfekt sehr dazu beihilft, eine Fadenfistel zur Ausbildung zu bringen. Aber er ist keine zwingende Notwendigkeit. Es gibt vermutlich auch allergische Phänomene gegenüber den synthetischen Geweben, und die kommen ja sehr spät zum Ausbruch. Dann gibt es durch synthetische Fasern kleine Serome, und die können sich gelegentlich durch hämatogene Keime infizieren. Es braucht also nicht unbedingt eine Infektion vorzuliegen, sie wirkt freilich begünstigend.

Leiter: Herr Böttger, noch eine Frage an Sie: Wird ein gehäuftes Auftreten von Narbenbrüchen im Gefolge von Fadenfisteln beobachtet?

G. Böttger-Würzburg: Ich glaube, wir sollten da unterscheiden zwischen den Narbenbrüchen, die nach einer Infektion auftreten, also eine fortbestehende Infektion darstellen und denen, die nach einer primären Wundheilung auftreten. Bei ersteren würden wir sagen, daß sicher eine eklatante Erhöhung der Narbenbrüche gesehen wird. Bei denen aber, die nach primärer Wundheilung auftreten, die zunächst gefahrlos verlaufen und später zu Fisteln führen, wird kein gehäuftes Auftreten von Narbenbrüchen gesehen.

Leiter: Herr Gierhake, glauben Sie, daß die Infektionsgefahr und damit die Wundheilungsstörung durch Einlage der Drainage in die Laparotomiewunde gefördert wird?

F. W. Gierhake-Gießen: Ich glaube, wir sehen heute — nicht zu meiner Überraschung — z.B. bei normalen Colektomien weniger Wundheilungsstörungen — die normalen Colektomien werden bei uns immer drainiert — als nach Magenresektionen bei Ulcusleiden. Diese erhöhte Quote bei Ulcusleiden kann leicht dadurch erklärt werden, daß die Gefahr, daß Bakterien in die Wunde geraten, natürlich bei der Magenresektion — ohne Drainage — größer ist als bei der Colektomie. Ich halte die Gefahr der Infektion durch Drainage für nicht so groß.

Leiter: Herr Seidel, gefährdet eine Drainage durch die Operationswunde — also nicht wundfern — die Laparotomiewunde in ihrer Stabilität?

W. Seidel-München: Es kann grundsätzlich 2 Möglichkeiten geben, die Stabilität zu gefährden. Die eine ist, daß die durch die Wunde hindurchgeleitete Drainage eine Öffnung in der tragenden Fascie hinterläßt, insbesondere, daß hier eine Narbenhernie später entsteht. Diese Möglichkeit besteht, aber es dürfte ihr wohl keine große Bedeutung zukommen. Man kann auch annehmen, daß z.B. einmal beim Entfernen der Drainage ein Netzstück nachschlüpft, aber die Bedeutung dieser Möglichkeit ist sehr gering.

Die zweite Möglichkeit der Beeinträchtigung der Festigkeit der Naht des Wundverschlusses sehe ich in Infektionen. Wenn ich eine Drainage anlege, z.B. um einen Absceß oder einen Tumor, den ich nicht entfernen konnte, zu drainieren, oder weil ich eine Nahtdehiszenz am Darm befürchte, dann muß ich erwarten, daß durch diese Sekrete unter Umständen verdauender Darmsaft über die Wunde läuft. Da wäre wiederum eine Störung der Wundfestigkeit durchaus anzunehmen. In all den Fällen also, in denen man solche Absonderung erwartet, sollte man doch eine wundferne Drainage anlegen.

Leiter: Herr Cassau, ist das Faktor XIII-Mangel-Syndrom als Ursache der Wundheilungsstörung diagnostisch abzuklären und therapeutisch beeinflußbar? Sie haben ja darüber veröffentlicht.

D. Cassau-Berlin: Das Faktor XIII-Syndrom oder, sagen wir ganz allgemein, Störungen im Gerinnungssystem sind sicher eine der Ursachen mit denselben Komplexen bei Wundheilungsstörungen, insbesondere bei der vollständigen Wundruptur. Das Problem ist natürlich dabei überhaupt, vorher — vorher! — gefährdete Patienten erfassen zu können. Und in dieser Richtung haben wir uns bemüht, und wir glauben, daß es möglich ist, gefährdete Patienten diagnostisch herauszustellen. Nur ist natürlich das Untersuchungsverfahren recht aufwendig und zeitraubend. Für jedermann kann es keineswegs in Frage kommen.

Es ist dann auch noch das Problem, zur Prophylaxe medikamentös vielleicht Maßnahmen zur Therapie bei der eingetretenen Wundruptur zu treffen. Wir haben uns hier der Substanz Actihämyl bedient, glauben aber noch nicht ein so großes Patientengut zu übersehen, daß wir Günstiges schon berichten können.

Leiter: Danke. Herr Lennert, sind postoperative Wundheilungsstörungen nach einer Splenektomie häufiger als nach anderen Operationen? Wodurch würden Sie eine vermehrte Häufigkeit erklären?

K. A. Lennert-Frankfurt a.M.: In der Literatur wird dies immer wieder behauptet. Bei unserem eigenen Krankengut von 136 Patienten hat sich in 16 Fällen eine Wundheilungsstörung ergeben. Darunter sind 7 Fälle mit Wundinfekt, 2 Fälle mit Fasciendehiszenz, 3 Fälle einer subcutanen Wundruptur und 4 Fälle einer totalen Wundruptur. Wir sind der Frage nachgegangen und haben die Immunglobuline untersucht und glauben, daß die signifikante Erniedrigung von IGM, das hauptsächlich in der Milz gebildet werden soll, eine Rolle bei der Wundheilungsstörung nach Splenektomie spielt. Wir fanden dabei — wir haben Patienten in verschiedenen Abständen untersucht — keine Abhängigkeit vom Zeitpunkt der Operation oder der Nachuntersuchung und fanden bei der Erniedrigung der Makroglobuline keine Abhängigkeit vom Alter. (Zuruf: Was ist IGM?) — IGM sind die Makro-Immunglobuline. Wir haben 3 große Klassen untersucht: Immunglobuline A, Immunglobuline G und Immunglobuline M. IGA und IGG waren nicht signifikant, aber die Makroglobuline waren deutlich signifikant.

Leiter: Ich glaube, wir sollten nun einmal unsere „Spezialisten" zu Wort kommen lassen, zunächst den Kinderchirurgen Herrn Hecker. Ist Ihnen eine Abhängigkeit der Wundinfektion vom Lebensalter bekannt?

W. Ch. Hecker-Heidelberg: Wir haben in Tabellen einmal gezeigt, daß das höhere Lebensalter besonders gefährdet ist. Das gleiche konnten wir bei den Kindern und Säuglingen feststellen. In einem Kollektiv von 1065 Patienten ergab sich insgesamt eine Wundinfektion bei 12%, unter den Neugeborenen bei 20,5%. Das entspricht etwa den Zahlen, die uns Herr Gierhake hinsichtlich der höheren Lebensalter gezeigt hat. In unserem Kollektiv sind die großen Operationen zusammengefaßt. Die günstigste Situation liegt bei den 11- bis 15jährigen Patienten vor, bei denen die Quote der Wundinfektion 7,3% betrug, wohlgemerkt nur bei großen Operationen.

Leiter: Würden Sie auch einen Unterschied der Letalität bei Wundinfektion zwischen Erwachsenen und Kindern anerkennen?

W. Ch. Hecker-Heidelberg: Ja, der Unterschied ist ganz beträchtlich. Wenn wir uns als erstes die Letalität bei Wundinfektion vorstellen, so haben wir bei unseren 1065 Patienten 18 Verstorbene registriert. Das ist eine Quote von 1,6%, wohlgemerkt, bei allen zusammen! Bei den Frühgeborenen und Neugeborenen zusammen liegt die Quote bei 3%, und wenn man nur die Frühgeburten allein nimmt, so ist die Letalität durch Wundinfektion bei 16%. Wenn wir nun die Letalität bei Wundinfektionen untersuchen, so haben wir insgesamt 135 Wundinfektionen gesehen, von denen 18 Patienten gestorben sind. Das sind 13%. Nehmen wir aber wiederum Frühgeborene, so ist das Risiko, durch eine Wundinfektion zu sterben, ungleich höher, und zwar liegt es bei 80%, bei den Neugeborenen insgesamt bei 15%. Das zeigt die Bedeutung der Wundinfektionen gerade bei Operationen dieser Altersgruppe.

Leiter: Das ist freilich ein ganz erheblicher Unterschied! Eine Frage an den Strahlentherapeuten! Wir werden oft von Patienten gefragt: Wann kann eine Operationswunde frühestens der Strahlenbehandlung zugeführt werden? Ich denke an das Mammacarcinom, an Hauttumoren und ähnliches.

H. W. Pabst-München (a.E.): Untersuchungen über die Strahlenwirkung auf die intakte Haut liegen ja in überaus reicher Zahl vor. Ebenso gibt es aus dem Arbeitskreis von Langendorf sehr eingehende Untersuchungen über die Überlebensrate von Versuchstieren nach Ganzkörperbestrahlung in Kombination mit artefiziellen Wunden. Wenn man aber das Schrifttum auf die Wirkung der Bestrahlung auf die lokalen Heilungsvorgänge bei artefiziellen Wunden durchsucht, findet man eigentlich verhältnismäßig wenig Material. Auf russischer Seite ist darüber gearbeitet worden, und zwar haben Moskauer Autoren die Wundheilungsvorgänge in Abhängigkeit von dem akuten Strahlensyndrom untersucht. Sinow hat z.B. bei Versuchstieren beobachtet, daß die Wundheilung unter einer therapeutischen ionisierenden Bestrahlung von 14—18 Monaten um 23—26 Tage verlängert wurde. Auf Grund dieser Ergebnisse hat man also empfohlen, daß Wunden möglichst frühzeitig, d.h. noch vor Manifestwerden einer Bestrahlungsreaktion, geschlossen sein sollten und daß man sekundäre Wundversorgung erst später nach Abklingen der Bestrahlungssymptome vornehmen soll.

Wenn man diese Ergebnisse auf die Strahlungstherapie beim Menschen überträgt, würde das bedeuten, daß man eine postoperative Nachbestrahlung z.B. beim Mammacarcinom 14 Tage nach der Operation durchführt bzw. daß man bei der Durchführung einer präoperativen Bestrahlung eine Operation nach 4—6 Wochen anschließt.

Nun kann man diese angegebenen Zeitintervalle tatsächlich als Richtschnur nehmen. Verständlicherweise besteht aber bei uns die Tendenz, möglichst frühzeitig nach einer Tumoroperation nachzubestrahlen, und es ist zu sagen, daß bereits zu einem früheren Zeitpunkt mit der Bestrahlungstherapie begonnen werden kann, ohne daß besondere Nachteile zu erwarten sind. Ich würde z.B. als frühesten Zeitpunkt des Beginns einer Nachbestrahlung den 5. bis 7. Tag post operationem annehmen. Einerseits soll sich der Patient von den Folgen der Operation erholen können, andererseits liegen bei den verschiedenen Bestrahlungstechniken auch verschiedene Voraussetzungen vor.

Zum Beispiel der Mamma-Nachbestrahlung ist zu sagen, die Patientin muß in der Lage sein, den Arm über das Schulterniveau zu heben, weil man sonst nicht in der üblichen Technik die Strahlenbehandlung durchführen kann.

Ein starres Schema ist selbstverständlich nicht aufzustellen. Der Operateur und der Bestrahler werden hier immer eng zusammenarbeiten müssen, um den optimalen Beginn der Bestrahlungstherapie festzulegen.

Leiter: Ich bin erstaunt, daß Sie es wagen, 5—6 Tage postoperativ die Strahlenbehandlung zu beginnen. Mich würde noch interessieren, wie der Kinderchirurg darüber denkt.

W. Ch. Hecker-Heidelberg: Ich persönlich bin eher erfreut darüber. Es besteht zwar die Möglichkeit der Schädigung durch Strahlen, aber wir haben dann die wirkliche Wundheilung, die ungestört abläuft. Wir haben eine maximale Chance, die Heilung doch zu erreichen. Ich wäre also sehr dabei.

H. W. Pabst-München (a.E.): Ich freue mich sehr über die Zustimmung. Aber ich möchte raten, den Begriff „Strahlenschädigung" (Dr. Hecker: Ich habe „Vorsicht" gemeint!) nicht zu verwenden. Es handelt sich normalerweise nicht um „Schädigungen" — die nicht vorkommen sollten —, sondern um Bestrahlungsnebenreaktionen.

Wir bestrahlen bei den Kindertumoren sogar am zweiten Tag nach, und ich weiß von Kinderchirurgen, daß sie zusammen mit Röntgenologen unmittelbar nach der Operation noch in der Narkose mit der Bestrahlung beginnen. Große amerikanische Statistiken leiten davon eine bessere Lebenschance ab.

Leiter: Wie ist es mit der Bestrahlung des Keloids?

H. W. Pabst-München (a.E.): Das ist ein sehr heikles Thema. Wir müssen zunächst unterscheiden zwischen dem frischen Keloid und dem alten Keloid, die sich histologisch unterscheiden. Das frische Keloid zeigt reichlich Kollagen, Mastzellen und vor allem zahlreiche Capillaren, während das alte Kaloid eine vermehrte Faserbildung zeigt, entartete Fasern, vor allem Zellarmut und Gefäßarmut. Diese Unterschiede sind nun für die Wahl der Behandlung außerordentlich bedeutungsvoll.

Hinsichtlich der Behandlung muß ich hier weiterhin unterscheiden — ich folge hier einer Einteilung von Stein —: erstens einmal das frische kleinflächige Keloid, das entstehende kleinflächige Keloid und das frische großflächige Keloid und drittens das alte kleinflächige Keloid und das alte großflächige Keloid.

Frische Keloide sprechen in ihrer Aktivität des wachsenden Gewebes auf eine Behandlung mit ionisierenden Strahlen an, und es ist in diesem Fall wichtig, möglichst frühzeitig mit einer Strahlentherapie zu beginnen. Man sollte also auch vor allen Dingen, wenn man im Zweifel ist, ob es sich um eine hypertrophische Narbe oder ein Keloid handelt, lieber frühzeitig mit einer Bestrahlung beginnen. Das Keloid kann durch eine Bestrahlung in einem großen Prozentsatz der Fälle doch zur Rückbildung gebracht werden.

Bei den frischen großflächigen Keloiden — meistens handelt es sich um Verbrennungen bei Kleinkindern — wird man also auch möglichst frühzeitig bestrahlen. Man gibt also z.B. in 8- bis 14tägigen Abständen Einzeldosen von 500 R bis zu einer Gesamtdosis von etwa 3000 R.

Nun das schwierige Kapitel der alten Keloide! Bei den alten kleinflächigen Keloiden wird man bestrahlen und sofort, d.h. noch am gleichen Tag, wenige Stunden nach der Operation, mit der Strahlentherapie beginnen. Man wird vielleicht zunächst mit einer niedrigen Dosierung anfangen, d.h. man wird 50 R geben und im Laufe der folgenden Tage auf eine Einzeldosis von 100 R steigern und man wird innerhalb von — ich würde sagen — 3 Wochen auf eine Gesamtdosis von etwa 2000 R kommen.

Bei diesem Vorgehen ist nach den vorliegenden Statistiken in einer Größenordnung zwischen 11 und 40% mit Rezidiven zu rechnen. Diese Rezidive können in gleicher Weise behandelt werden. Nach der Statistik von Bernsdörfer z.B. ist es dann so, daß nach der zweiten derartigen Therapie nur noch in 3% der Fälle weitere Rezidive auftreten.

Bei allen großflächigen Keloiden würde ich eigentlich von einer Strahlentherapie absehen. Die Dermatologen empfehlen hier im allgemeinen die Behandlung mit Ultraschall — was sich auch zweifellos bewährt hat —, eventuell unter Verwendung spezieller Medikamente. Durch Verwendung 5%iger Ion-Harnstofflösung als Kontaktmittel z.B. kann man unter Umständen eine ganz brauchbare Funktion wieder herstellen.

Ein anderer Vorschlag, der auch von dermatologischer Seite gekommen ist, geht dahin, daß man die Knötchen oder dickere Stellen in den Keloiden möglichst bis auf die Basis abtrennt und daß man dann eine Strahlentherapie anschließt.

Leiter: Noch eine Frage an den „Strahlenarzt“? — Wie stellen Sie sich zur Entzündungsbestrahlung?...

H. W. Pabst-München (a.E.): Ich würde sagen, daß die Entzündungsbestrahlung viel zu wenig angewendet wird. Über eigene Erfahrungen kann ich allerdings nicht berichten.

Leiter: Es war sehr interessant, heute von Herrn Gierhake zu hören, daß er bei 32% aller Wundheilungsstörungen Anaerobier fand. Es wird im Schrifttum berichtet, daß sich — je nach Unfallart — in Verletzungswunden zwischen 10 und 15% Clostridien, also Gasödemerreger befinden, aber trotzdem ist die ausgebrochene Gasödemerkrankung erfreulicherweise sehr selten. Ist das auf die chirurgische Wundbehandlung zurückzuführen?

F. W. Gierhake-Gießen: Die chirurgische Wundbehandlung setzt sicher das Auftreten des Gasbrandes herab. Damit allein aber ist das Problem wohl nicht zu erklären. Wenn diese 10—15% nachgewiesener Klostridien genannt werden, so ist die Zahl wahrscheinlich noch niedriger als das, was wahrscheinlich in eine Wunde hereinkommt; denn nach ziemlich übereinstimmenden Angaben von Bakteriologen findet man Clostridien nicht nur im Erdboden, sondern auch im Staub, im Straßenstaub, im Hausstaub. Insofern ist die Frage — die ich oft mit Bakteriologen diskutiert habe —, wie es kommt, daß der Gasbrand erfreulicherweise nur selten auftritt, ungelöst. Außerdem ist der Gasbranderreger bei 8—10% der Patienten im Dickdarm vorhanden. Wenn eine perforierte Appendicitis operiert wird, kommt es zur Wundinfektion und der Haupterreger ist Anaerobier, in erster Linie — Gott sei Dank — Anaerobier. Gasbrandinfektionen nach Bauchoperationen gibt es aber nur relativ wenige Fälle in der Weltliteratur!

Leiter: Herr Böttger, noch eine Frage an Sie! Führt die Traumatisierung der Wundränder durch selbsthaltende Bauchdeckenspreizer zu einer erhöhten Rate postoperativer Wundheilungsstörung?

G. Böttger-Würzburg: Ich darf dazu erwähnen, daß vor einigen Jahren Untersuchungen durchgeführt wurden, und zwar hat man 10 Tage nach dem Eingriff Gewebe entnommen und gefunden, daß etwa 1,5—2 cm vom Schnittrand entfernt histologisch erhebliche Traumatisierungen im Gewebe nachweisbar waren.

Ich glaube, daß das vor allem bei älteren Menschen eine Rolle spielt. Wir haben auch in unserem Patientengut bei alten Menschen mikroskopisch traumatische Veränderungen mit bräunlicher Verfärbung im Bereich der Haut gesehen.

Leiter: Es wird sicherlich bei der Verwendung von „Bauchdeckenspreizern“ auch die Zeitdauer eine Rolle spielen. Ein Gebrauch über 2 Std wird — ähnlich wie die Blutleere an den Gliedmaßen — von Nachteil sein.

Eine letzte Frage noch an Herrn Gierhake! Sind Sie der Meinung, daß die Einführung von Schleusen in zahlreichen Operationseinheiten zu einer Abnahme der postoperativen Wundheilungsstörung führt?

F. W. Gierhake-Gießen: Die Einführung von Schleusen führt sicherlich zu einer Abnahme der Wundinfektionen, die durch Staphylokokken, Hospitalstaphylokokken, hervorgerufen werden. Sie wird nicht zu einer Abnahme von Staphylokokkeninfektionen führen, die von den Patienten an der Haut mit in den Operationssaal getragen werden, und nicht zu einer Abnahme jener Infektionen, die vom Operationsteam ausgehen. Das ist aber der kleinere Teil der Staphylokokkeninfektionen. Aber insgesamt machen bei uns die Staphylokokkeninfektionen im Durchschnitt der letzten Jahre nur 20% der Störungen aus. In Häusern, in denen die Bauchchirurgie noch mehr dominiert, wird der Anteil noch kleiner sein.

Man wird sich also sehr schwer tun, wenn man in kurzer Zeit einen signifikanten Rückgang der Wundinfektionen allein durch Einsetzen der Schleusen nachweisen will. Vor allem kommt es darauf an, daß die Schleusen auch richtig benutzt werden.

Leiter: Der Herr Präsident winkt ab. Unsere Zeit ist abgelaufen. Ich danke Ihnen sehr, meine Damen und Herren.

Präsident: Herr Maurer, ich danke Ihnen vielmals für die Leitung des Gespräches, das sehr interessant war und manche Aspekte eröffnet hat.

Wir fahren jetzt fort mit den *Freien Vorträgen.*

Ich darf Herrn Popov bitten.

4. Heparinbehandlung im haemorrhagisch-traumatischen Schock

S. Popov, M. Dohmen* und H. Egli-Bonn (a. G.)

Summary. Of 6 patients who showed a clinically demonstrable hemorrhagic diathesis due to multiple injuries and severe hemorrhagic-traumatic shock, three were treated with antifibrinolytic agents, Cohn-fraction I and Konaktion. The other three patients were treated with Heparin (10 to 20000 U/25 hours). In addition to the customary laboratory tests the following values were determined every day:

Antithrombin, thrombokinase, formation test, factors II, V, VII, VIII and X, thromboelastogram, thrombin time-antithrombin II, platelet count, fibrinogen. In all cases it was possible to demonstrate a defibrinisation syndrome as a typical sign of disseminated intravascular coagulation (DIC). 24 hours after the administration of Heparin the coagulation values already showed a tendency to return to normal. Additional hemorrhages were not observed. The accident victims who were treated with Heparin survived. The other accident victims died on the 3rd day after the accident and/or after the surgical procedure.

Even though, considering the small number of patients, the fact of survival cannot be regarded as a criterion for the favourable action of Heparin, the effect of Heparin on the DIC can nevertheless be determined from the course of the coagulation values. Combined treatment with Heparin and antifibrinolytic agents is only indicated for confirmed secondary fibrinolysis.

Zusammenfassung. Von 6 Patienten, die mit multiplen Verletzungen und einem schweren hämorrhagisch-traumatischen Schock eine klinisch faßbare hämorrhagische Diathese aufwiesen, wurden 3 mit Antifibrinolytica, Cohn-Fraktion I und Konaktion behandelt, die übrigen 3 mit Heparin (10–20000 E/24 Std). Neben den üblichen Laboratoriumsuntersuchungen wurden folgende Werte täglich bestimmt:

Antithrombin, Thrombokinase-Bildungstest, die Faktoren II, V, VII, VIII und X, Thrombelastogramm, Thrombinzeit-Antithrombin II, Thrombocytenzahl, Fibrinogen. In allen Fällen konnte ein Defibrinierungssyndrom nachgewiesen werden als typisches Zeichen einer disseminierten intravasalen Coagulation (DIC). Schon 24 Std nach Gabe von Heparin ließen die Gerinnungswerte eine Tendenz zur Normalisierung erkennen. Eine zusätzliche Blutung wurde nicht beobachtet. Die Heparin-behandelten Unfallverletzten überlebten, die übrigen verstarben am 3. Tag nach dem Unfall und/oder nach dem chirurgischen Eingriff.

Wenn auch die Tatsache des Überlebens in Anbetracht der kleinen Zahl nicht als Kriterium für den günstigen Einfluß des Heparins zu werten ist, so läßt sich doch am Verlaufsprofil der Gerinnungswerte die Wirkung von Heparin auf die DIC ablesen. Nur bei nachgewiesener, sekundärer Fibrinolyse ist eine kombinierte Therapie mit Heparin und Antifibrinolytica indiziert.

Nicht unsere eigenen Beobachtungen, sondern das Resultat einer jahrelangen klinischen und experimentellen Forschung berechtigen uns dazu, die Gabe einer gerinnungshemmenden Substanz im haemorrhagisch-traumatischen Schock als eine Therapie zu bezeichnen. Die Unter-

* Bei mehreren Mitarbeitern ist der Vortragende mit einem * gekennzeichnet.

suchungsergebnisse von Alimov, Attar, Bergentz, Bigelow, Crowell, Gelin, Hardaway, Hirsch, Isselhard, Knisely, Lasch, Leandoer, McKay, Petrich, Remmele, Schneider, Smith, Swank, Tangon, Turpini und Zweifach verdichten sich zu einer Definition:

Der Schock ist eine inadäquate Durchblutung der Capillaren. In der Mikrozirkulation suchen wir die Ansatzpunkte für eine wirksame Behandlung. Störungen im Gerinnungssystem sind am Zustandekommen der verminderten Gewebsdurchblutung wesentlich beteiligt. Umgekehrt: Störungen der Mikrozirkulation spiegeln sich im Verlaufsprofil der Gerinnungsfaktoren wieder. Lassen Sie mich diesen Circulus vitiosus mit einigen Sätzen erläutern.

Schon wenige Minuten nach einem akuten Blutverlust ist bei Mensch und Tier eine verstärkte Gerinnungsfähigkeit des Blutes nachzuweisen. Die Hypercoagulabilität begünstigt — im Zusammenwirken mit anderen Faktoren — eine generalisierte intravasale Gerinnung in den Capillaren verschiedenster Organe. Zusammenballungen zelliger Blutbestandteile und Mikrothromben erschweren oder blockieren die capilläre Durchströmung und führen zur Acidose, zur Hypoxydose und zum Zelltod. Die Frage nach der Irreversibilität — wenn in der Klinik überhaupt gerechtfertigt — ist ein quantitatives Problem. Bei dem Vorgang der generalisierten intravasalen Gerinnung werden Gerinnungssubstanzen verbraucht. Die resultierende Verbrauchscoagulopathie ist gekennzeichnet durch ein Absinken der Blutplättchen, des Fibringehaltes im Blut und durch eine Aktivitätsabnahme verschiedener Gerinnungsfaktoren. Sie kann sich klinisch in einer haemorrhagischen Diathese manifestieren. Eine zusätzliche, sekundäre Aktivierung der Fibrinolyse gilt als Zeichen eines progressiven Schocks.

Heparin wirkt als Antithrombin und wahrscheinlich auch als Antithromboplastin. Heparin — dieser Nachweis ist erbracht — kann eine Hypercoagulabilität und damit eine intravasale Gerinnung verhindern. Die klinischen Untersuchungsergebnisse stützen sich hauptsächlich auf jene Formen des Schockes, denen der Mechanismus der Saranelli-Shwartzman-Reaktion zugrunde liegt, und weniger auf Beobachtungen im haemorrhagisch-traumatischen Schock.

Im Jahre 1967 führten wir bei 52 Patienten mit unfallbedingten multiplen Verletzungen gerinnungsphysiologische Untersuchungen durch (Abb. 1). 29 Kranke erhielten neben der üblichen Schocktherapie Heparin, 28 überlebten. Unter den übrigen 23 nicht mit Heparin behandelten Patienten befinden sich 9, denen wir zur Beseitigung einer lebensbedrohlichen Blutung Vitamin K, Antifibrinolytica oder Cohnsche Fraktionen gegeben hatten. Die geringe Zahl und die Heterogenität beider Kollektive verbieten jeden Versuch, die Wirksamkeit der Behandlung an der Letalitätsquote messen zu wollen.

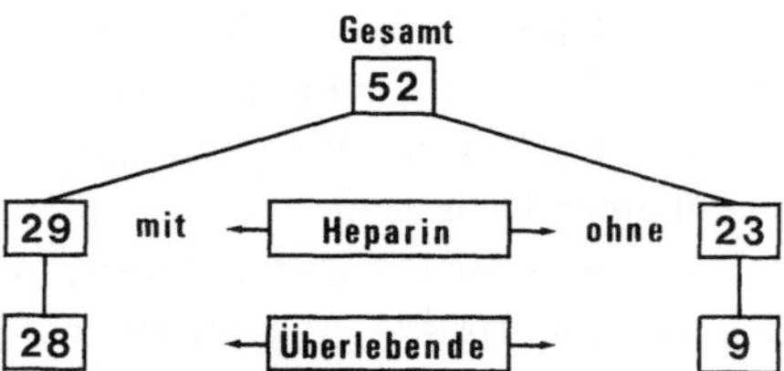

Abb. 1. Übersicht über die Zahl der im Jahre 1967 beobachteten Patienten mit einem haemorrhagisch-traumatischen Schock

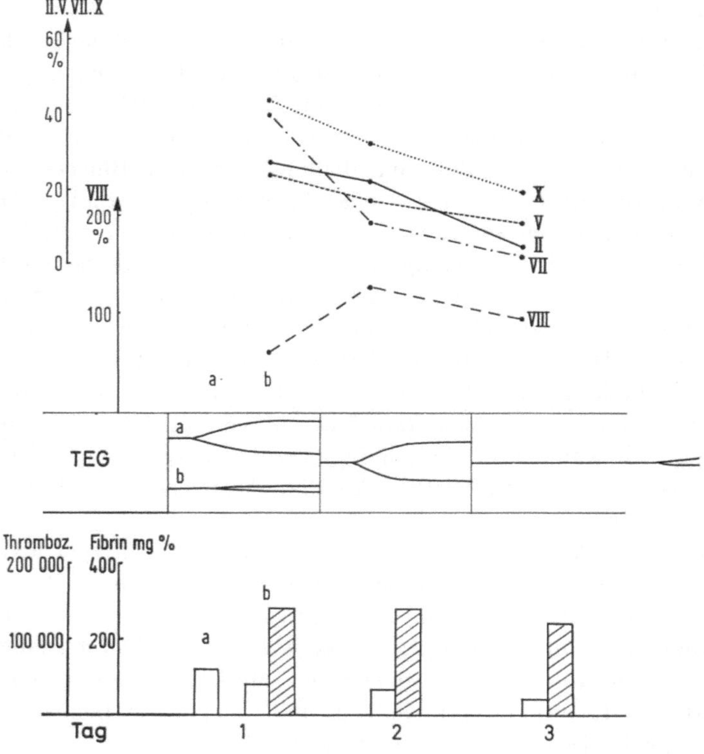

Abb. 2. Verlauf einer Verbrauchscoagulopathie bei einem Patienten nach Behandlung mit Blutkonserven und mit Fraktion I nach Cohn

Bei 6 Patienten wurde die Gerinnung täglich überprüft und alle Zeichen einer Verbrauchscoagulopathie mit haemorrhagischer Diathese gefunden, unter ihnen 3 Heparinbehandelte und 3 Nicht-Heparinbehandelte.

Als erstes zeige ich Ihnen ein Beispiel für den Ablauf einer Verbrauchscoagulopathie bei einem 29jährigen Mann, der einen Beckentrümmerbruch mit einem ausgedehnten retroperitonealen Hämatom, eine Milzruptur und einen Riß im Mesenterium erlitt. Die Milz wurde exstirpiert. In Abb. 2 ist auf der Abszisse die Zeit in Tagen und auf der Ordinate oben links die Aktivität der Faktoren II, V, VII und X in Prozent der Norm aufgetragen, aus Gründen der Übersicht hat der Faktor VIII eine eigene Skala oben rechts. Sie sehen in der Mitte eine maßstabgerechte Aufzeichnung des Thrombelastogrammes, unten die Thrombocytenzahl, dargestellt als helle Säulen und der Fibringehalt im Blut quantitativ bestimmt in mg-% nach Gram und dargestellt als schraffierte Säulen.

a) sind einzelne Werte vor der Operation,

b) die Werte 6 Std später.

Bei noch normalem Thrombelastogramm finden wir die Thrombocyten mit 52000 mäßig erniedrigt. Nach der Operation, 6 Std später, ist eine deutliche Verminderung der Thrombelastizität und ein weiteres Absinken der Blutplättchen festzustellen, die Aktivität der Faktoren II, V und VII liegt unter 40%. Beachten Sie bitte, daß der Faktor X im Vergleich zum Faktor II höher liegt. Aktivitätsanstieg des Faktors X und Verbrauch des Prothrombins sind als ein synergistischer Vorgang zu verstehen, dem — nach unseren Erfahrungen — für die Auslösung einer mikrozirkulatorischen Störung eine besondere Bedeutung zukommt. Gerinnungsfaktoren, Thrombocyten und Thrombelastogramm zeigen also nach 6 Std eine deutliche Verbrauchskoagulopathie. Beachten Sie weiter, daß der Fibringehalt im Bereich der Norm liegt und daß der Faktor VIII ansteigt. Inzwischen hatte der Patient zwei Konserven Cohnsche Fraktion und 9000 ml Blut erhalten.

Fehlendes Absinken des Fibrins und Anstieg des Faktors VIII — möglicherweise bedingt durch die Infusion von Cohnschen Fraktionen — täuschen eine Besserung vor. In den folgenden Tagen sinken die Thrombocyten und die Faktoren progressiv ab. Wegen einer Anurie wurde der Patient dialysiert. In dem letzten, unmittelbar vor dem Tode angefertigten Thrombelastogramm sind Reaktions- und Gerinnselbildungszeit nicht mehr zu messen.

Als gegenteiliges Beispiel demonstriere ich Ihnen nun den Verlauf einer Verbrauchscoagulopathie bei einem 27jährigen Mann. Die Aufnahmediagnose lautet: Schädel-Hirntrauma, Rippen-, Schlüsselbein- und Kieferfraktur, Becken- und Oberschenkelbruch, Thorax-, Herz- und Lungenkontusion, Zwerchfell- und Leberruptur. Der Zwerchfellriß wurde nach Thorakotomie am Aufnahmetag vernäht, der Leberriß am 2. Tage durch Laparotomie und bei schon begonnener Heparin-Behandlung mit 15000 E pro 24 Std subcutan.

12 Std nach der Thorakotomie — diese Werte sind mit *a* gekennzeichnet — finden wir: Eine Verminderung der Faktoren II, V und VII,

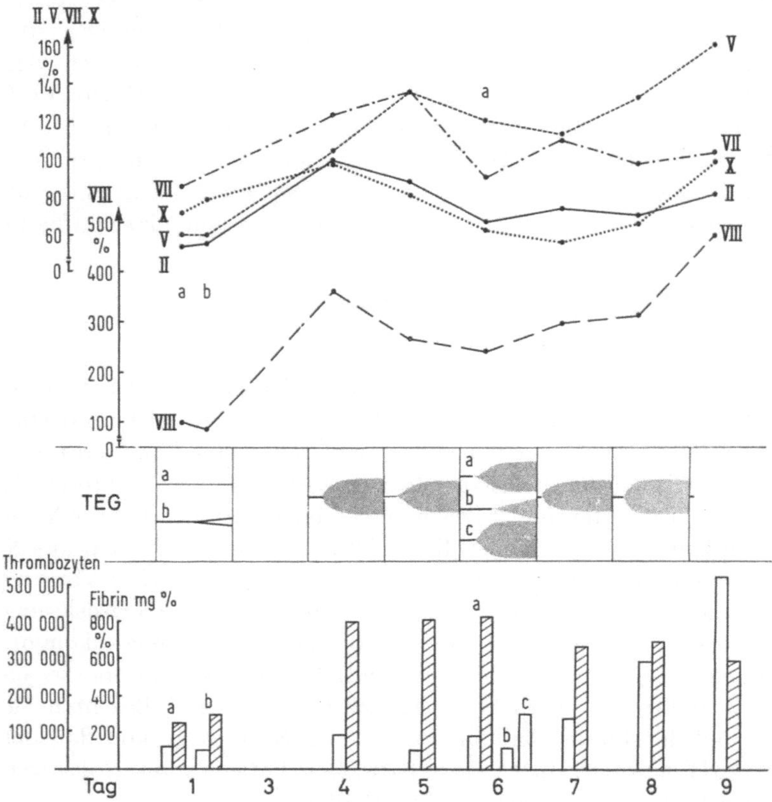

Abb. 3. Verlauf einer Verbrauchscoagulopathie bei einem mit Heparin behandelten Unfallverletzten

eine Aktivitätssteigerung des Faktors X wiederum im Vergleich zum Faktor II, eine Thrombocytenzahl von 62000, im Thrombelastogramm keine Gerinnung, Fibrin an der unteren Grenze der Norm. 16 Std nach der Thorakotomie und nach Gabe von 15000 E Heparin besteht keine wesentliche Änderung.

Die ansteigende Tendenz des Kurvenverlaufes in den folgenden 4—5 Tagen ist offenkundig. Sie sehen die Zäsur am 6. Tag. Das Harnstoff-kreatinin war erhöht, die Gefahr einer intravasalen Gerinnung und Störung der Mikrozirkulation veranlaßte uns zu einer Steigerung der Heparindosierung auf 10000 E pro 6 Std durch Tropfinfusion zusätzlich zu den 15000 E subcutan verabreichten bei mehrmaliger Kontrolle der Gerinnungsverhältnisse. Der Anstieg der Werte ging mit einer Besserung der übrigen Laboratoriumsbefunde und des klinischen Bildes einher, der Patient überlebte.

Schlußfolgerung

Aus den Untersuchungen von Attar wissen wir, daß sich eine Verbrauchscoagulopathie beim haemorrhagisch-traumatischen Schock auch ohne Heparinbehandlung zurückbilden kann. Unsere Beobachtungen an 6 Patienten sind lediglich als Hinweise zu werten. Der Beweis für die Wirksamkeit dieser Substanz läßt sich nur anhand großer Vergleichskollektive erbringen. Die Heparinbehandlung sollte so früh wie möglich beginnen. Die Dosierung richtet sich nach dem Verhalten der Gerinnungsfaktoren, der Thrombocyten und des Fibrinogens. Nur bei nachgewiesener sekundärer Fibrinolyse ist eine kombinierte Therapie mit Heparin und Antifibrinolytica indiziert.

Herr Präsident! Wir danken Ihnen für die Annahme des Vortrages. Als Sie das Programm des heutigen Tages zusammenstellten, dachten Sie an die enge Beziehung zwischen Blutgerinnung und Wundheilung. Sie veranlassen uns damit zu der abschließenden Empfehlung, daß man bei der Gabe von Heparin im haemorrhagisch-traumatischen Schock auch die Möglichkeit einer gestörten Wundheilung ins Auge fassen sollte.

Literatur

Alimov, T. U.: Khirurgiya (Mosk.) **2**, 77 (1968).

Attar, S., W. H. Kirby, Jr., C. Masaitis, A. R. Mansberger, Jr., and R. A. Cowly: Ann. Surg. **164**, 34 (1966).

Attar, M. A., J. McLaughlin, A. R. Mansberger, Jr., and R. A. Cowley: Surg. Forum **18**, 8 (1966).

Bergentz, S. E.: Langenbecks Arch. klin. Chir. **319**, 926 (1967).

— L. Leandoer, and J. M. Nilsson: Acta chir. scand. **134**, 511 (1968).

—, and J. M. Nilsson: Acta chir. scand. **122**, 21 (1961).

Bigelow, W. G., R. O. Heimberger, and R. C. Harrison: Arch. Surg. **59**, 667 (1949).

Crowell, J. W., and W. L. Read: Amer. J. Physiol. **182**, 565 (1955).

Gelin, L. E.: Bibl. haemat. (Basel) **16**, 67 (1963).

Gram, L.: J. biol. Chem. **49**, 274 (1921).

Hardaway, R. M.: Ann. Surg. **155**, 325 (1962).

— W. H. Brune, E. F. Geever, J. W. Burns, and H. P. Mock: Ann. Surg. **155**, 241 (1962).

—, and J. W. Burns: Ann. Surg. **157**, 305 (1963).

—, and D. C. Drake: Ann. Surg. **157**, 39 (1963).

Hirsch, H. H., S. Seidl u. Lj. Vojović: Z. prakt. Anaesth. **2**, 263 (1967).

Hirsch, H., R. L. Swank, M. Breuer, and W. Hissen: Amer. J. Physiol. **206**, 811 (1964).

Isselhard, W., R. L. Swank, H. Merguet u. H. Riethmüller: Pflügers Arch. ges. Physiol. **278**, 111 (1963).

Knisely, M. H., T. S. Eliot, and E. H. Block: Arch. Surg. **51**, 220 (1945).

Lasch, H. G., K. Mechelke, E. Nusser u. F. Daoud: Klin. Wschr. **39**, 1137 (1961).

— — — u. H. H. Sessner: Z. ges. exp. Med. **129**, 484 (1958).

Leandoer, L.: Acta chir. scand. **134**, 511 (1968).

McKay, D. G., and C. Müller-Berghaus: Amer. J. Cardiol. **20**, 392 (1967).

Petrich, I.: Inaug.-Diss., Heidelberg 1966.

Remmele, W., u. D. Harms: Klin. Wschr. **46**, 352 (1968).

Schneider, M.: Bibl. haemat. (Basel) **16**, 10 (1963).
Smith, J. J., R. A. Grace, and C. V. Hussley: Amer. J. Physiol. **193**, 593 (1958).
Swank, R. L.: Amer. J. Physiol. **202**, 261 (1962).
— W. H. Isselhard, W. Hissen, and H. Merguet: Circulat. Res. **14**, 97 (1964).
Tagnon, H. J., S. M. Levenson, C. S. Davidson, and F. H. L. Taylor: Amer. J. med. Sci. **211**, 88 (1946).
Turpini, R., and M. Stefanini: J. clin. Invest. **38**, 53 (1959).
Zweifach, B. W.: Brit. J. Anaesth. **30**, 466 (1958).

Präsident: Herr Kollege Popov, ich kann Ihnen sagen, daß wir begreiflicherweise wegen der Nachbarschaft zu Herrn Kollegen Lasch, der nebendran in der Medizinischen Klinik arbeitet, enge Beziehungen zu dieser Therapie gewonnen haben. Es geht uns so wie Ihnen: Wir können noch nicht über große Serien berichten. Aber wichtig scheint mir Ihre Bemerkung zu sein, daß man Heparin i.v. durch Dauer-Tropfinfusion geben soll, damit dauernd ein Heparinspiegel aufrechterhalten wird.

5. Der Ertrinkungsunfall

D. Balser (a. G.)-München

Summary. Knowledge of the pathophysiological bases of drowning is the prerequisite for correctly applied first aid. The entry of water into the respiratory tract most of all differentiates drowning from pure suffocation. Selective therapeutic measures are required on account of the entry of fresh water into the circulation as well as on account of foam formation in the alveoli and small bronchi which prevents gas exchange. Spontaneous pneumothorax is a frequent complication after survival of a drowing accident. Thus clinical observation for several days is always indicated.

Zusammenfassung. Die Kenntnis der pathophysiologischen Grundlagen des Ertrinkungsunfalls ist Voraussetzung für eine richtig angewandte Erste Hilfe. Vor allem das Eindringen von Wasser in die Luftwege unterscheidet das Ertrinken vom reinen Ersticken. Durch den Übertritt von Süßwasser in die Blutbahn sowie durch die den Gasaustausch verhindernde Schaumbildung in den Alveolen und kleinen Bronchien sind gezielte therapeutische Maßnahmen erforderlich. Eine häufige Komplikation nach Überleben eines Ertrinkungsunfalles ist der Spontanpneumothorax. Mehrtägige klinische Beobachtung ist daher immer angezeigt.

Jährlich finden etwa 140000 Menschen auf der ganzen Welt den Ertrinkungstod. In Deutschland beläuft sich die Zahl auf durchschnittlich 1500, in den USA auf 7000. Der tödliche Ertrinkungsunfall ist relativ selten. Bei Kindern und Jugendlichen steht er jedoch mit 17,4% bereits an zweiter Stelle nach den Verkehrsunfällen mit fast 50%. Bei den reinen Unglücksfällen sind besonders Kinder unter 14 Jahren mit über 40% betroffen.

Wenigstens zu zwei Drittel sind die Unglücksfälle auf die Mißachtung elementarer Vorsichtsmaßregeln zurückzuführen. Die Anwendung moderner Wiederbelebungsmaßnahmen durch geschulte Kräfte hat zur Folge, daß heute ein höherer Prozentsatz von Fast-Ertrunkenen noch lebend die Klinik erreicht. Erste Hilfe jedoch setzt nicht nur eine richtige Technik, sondern vor allem eine exakte Kenntnis der pathophysiologischen Grundlagen voraus. Ertrinken ist nicht einfaches „Ersticken unter Wasser". Neben der Drosselung der Luftzufuhr spielt vor allem das Eindringen von Flüssigkeit in die Lungenalveolen eine bedeutende Rolle. In Tierversuchen, bei welchen eine experimentelle Submersion in radioaktiv markiertem Wasser vorgenommen wurde, konnte gezeigt werden, daß in 1—2 min über 50% des aspirierten Wassers, das heißt mehrere Liter, in die Blutbahn übergetreten sind. Hypotones Süßwasser bewirkt zunächst neben der akuten Vermehrung des Kreislaufvolumens eine Hämolyse mit Verdünnung der Plasmakonzentration sowie des Serumelektrolytgehaltes. Durch die Hyperkaliämie kommt es bei gleichzeitig bestehender Hypoxämie zum Herzkammerflimmern, in den meisten Fällen letztliche Todesursache. Bei Aspiration von Salzwasser dagegen werden durch die hypertone Flüssigkeit in den Alveolen Wasser und Eiweißbestandteile aus den Lungencapillaren abgezogen, während Natrium und Chlorid in die Blutbahn diffundieren. Zusammen mit der Restluft bilden Wasser und Eiweiß einen häufig mit Blut vermischten, charakteristischen Schaum, welcher auch nach der Bergung den Gasaustausch oft unmöglich macht. Noch Stunden nach der Rettung eines Fast-Ertrunkenen kann durch plötzliche „Überschwemmung" der Lunge ein Lungenödem zum akuten Tod führen. Der gesamte Prozeß des Ertrinkens verläuft klinisch in mehreren Stadien: Bei noch erhaltenem Bewußtsein wehrt sich der Mensch zunächst gegen das Ertrinken. Das in den Mund eingedrungene Wasser wird in großen Mengen verschluckt. In einigen Fällen führt die Aspiration kleiner Wassermengen zu einem Stimmritzenkrampf, der ein weiteres Eindringen von Flüssigkeit in die Luftwege verhindert. Hier bei diesem „trockenen Ertrinken" in etwa 10% der Fälle tritt eine vollständige Atemlähmung ein, bevor Wasser in die Lungen gelangen kann. Nur hier kann im weiteren Verlauf von einem Ersticken unter Wasser die Rede sein. Erst bei völligem Verlust des Bewußtseins sinkt der Mensch endgültig unter. Große Flüssigkeitsmengen werden jetzt nicht mehr verschluckt, sondern eingeatmet. Durch den Reiz in den tieferen Luftwegen kommt es zu massiven Schleimabsonderungen, die zusammen mit der noch verbleibenden Luft und mit Wasser zur Schaumbildung führen. Der Gasaustausch sistiert jetzt völlig, die Lunge ist maximal überbläht. Infolge der starken CO_2-Anreicherung kommt es nochmals zu einer terminalen Reizung des Atemzentrums mit konvulsionsartigen Muskel- und Atembewegungen, welchen unmittelbar der Tod durch Herzstillstand oder Kammerflimmern folgt. Diese Stadien werden unter normalen Bedingungen in einem Zeitraum von 4—5 min durchlaufen. Erste Maßnahmen unmittelbar nach dem Unfall, die vor allem dem Rettungsdienst und dem Laienhelfer bekannt sein müssen, welche aber auch der zufällig einmal anwesende Arzt beherrschen muß, beschränken sich auf die Erhaltung einer noch vorhandenen Vita minima. Es ist völlig nutzlos, zunächst zu versuchen, durch irgendwelche Handgriffe aspiriertes Wasser zu entleeren. Süßwasser ist innerhalb kürzester Zeit über die Alveolen in die Blutbahn übergetreten, Salzwasser haftet infolge der großen Adhäsionskraft derart in den Alveolen und Bronchien, daß es durch rein mechanische Maßnahmen nicht daraus zu entfernen ist. Lediglich die oberen Luftwege müssen von Wasser, Schleim und Erbrochenem freigemacht werden. Da genaue Angaben über die Dauer des Ertrinkungsvorganges im Notfall selten zu erhalten sind, ist unmittelbar mit der Atemspende zu beginnen. Die rein manuellen Beatmungsmethoden gewährleisten weder im Experiment noch in der Praxis eine ausreichende Luftzufuhr. Die einzige effektive Methode ist die Mund-zu-Mund-Beatmung oder die sofortige Intubation mit reiner Sauerstoffüberdruckbeatmung, auch zur Prophylaxe des Lungenödems. Die Herz-Kreislauffunktion bleibt nach Sistieren der Atmung nur bis zu einem kritischen Punkt aufrechterhalten. Die Zeit ist also bei den Maßnahmen der Ersten Hilfe von entscheidender Bedeutung. Beim Herzstillstand muß neben der Atemspende sofort die externe Herzmassage durchgeführt werden, beim Herzkammerflimmern, wenn möglich die Defibrillation. In der Klinik wird frühzeitig ein Tracheostoma angelegt. Neben einer gezielten Überdruckbeatmung ist hier eine laufende sorgfältige Bronchialtoilette möglich. Bei gleichzeitiger Gabe von höchsten Antibioticadosen wird so die Ausbildung einer massiven Aspirationspneumonie verhindert. Die immer bestehende Acidose wird durch Gabe von Natriumbicarbonat oder Trispuffer ausgeglichen. Bei drohendem Nierenversagen infolge einer akuten Tubulusnekrose ist die extrakorporale Dialyse nicht zu umgehen. Häufig kommt es nach Überleben des Unfalls erst nach Stunden zur Ausbildung einer lebensbedrohlichen Situation, weshalb jeder dem Ertrinkungstod Entkommene unabhängig vom subjektiven Wohlbefinden mehrere Tage in klinischer Beobachtung gehalten werden soll. Eine nicht ganz seltene Komplikation ist der Spontanpneumothorax. Ein Beispiel dazu in den nächsten Abbildungen: Ein 23jähriger Nichtschwimmer, von Kameraden in ein Schwimmbecken gestoßen, vom Bademeister gerettet und bis zum Eintreffen des Notarztes mit Atemspende am Leben erhalten. Nach Übernahme in die Klinik zunächst normaler Röntgenbefund nach einem $^1/_2$ Tag Ausbildung eines Spontanpneumothorax, Thoraxdrainage, im weiteren Verlauf folgenlose Abheilung.

Präsident: Sehr wichtig ist der Hinweis, daß Süßwasser in den Alveolen sehr rasch verschwindet, daß man aber das Salzwasser ohnehin nicht entfernen kann und aus diesem Grund keine Zeit verlieren soll, in solchen extremen Fällen mit der sofortigen Atemspende zu beginnen. Das ist es, worauf es zunächst ankommt.

6. Der Elektrounfall

R. F. Lick-München

Summary. With the increasing use of electricity in industrial plants and in households electrical accidents are observed more frequently. A number of technical factors of the electric circuit causing the accident (amperage, voltage, frequency, resistance, flow time, current density, path of current) determine the result of the accident. The most frequent cause of acute death is cardiac-respiratory arrest. Furthermore, additional injuries (tissue destruction, neurological damage etc.) determine the course of the illness. Only selective use of resuscitation measures can enhance the survival chances of accident victims.

Zusammenfassung. Mit zunehmender Verwendung des elektrischen Stromes in den Betrieben und den Haushalten werden Elektrounfälle häufiger beobachtet. Eine Reihe von technischen Faktoren des Unfallstromkreises (Stromstärke, Spannung, Frequenz, Widerstände, Durchströmungszeit, Stromdichte, Stromweg) bestimmt die Unfallfolgen. Der Atem-Herzstillstand stellte die häufigste akute Todesursache dar. Weiterhin bestimmen die zusätzlichen Verletzungen (Gewebszerstörungen, neurologische Schäden usw.) den Krankheitsverlauf. Nur die zielgerechte Anwendung der Wiederbelebungsmaßnahmen kann die Überlebensaussichten der Verletzten bessern.

Der Elektrounfall stellt eine selbständige Unfallart dar. 1879 wurde in Frankreich über den ersten tödlichen Elektrounfall berichtet. In der Bundesrepublik ereignen sich jährlich etwa 450 tödliche Elektrounfälle. Vollständige Zahlenangaben über die tatsächliche Häufigkeit elektrischer Unfälle, vor allem aus den Haushalten und anderen nicht versicherten Tätigkeiten liegen nicht vor.

Ein Elektrounfall kommt zustande, wenn der menschliche Körper (gewissermaßen als Schaltelement) den Stromkreis zwischen zwei unter Spannung stehenden Teilen schließt. Häufig kommen Elektrounfälle durch „Körperschluß" zustande. Körperschluß ist eine durch einen Fehler entstandene leitende Verbindung zwischen nicht zum Betriebsstromkreis gehörenden leitfähigen Teilen und betriebsmäßig unter Spannung stehenden Teilen elektrischer Betriebsmittel.

Die große Variationsbreite der Verletzungsfolgen bei elektrischen Unfällen wird durch eine Reihe von Faktoren bestimmt (Abb. 1). Aus zahlreichen experimentellen und klinischen Daten wurde es möglich, verschiedene *Stromstärke*bereiche, in welchen unterschiedliche Auswirkungen auf den Organismus zu erwarten sind, aufzustellen. Bei Wechselstrom tritt das tödliche Herzkammerflimmern vornehmlich bei Stromstärken von 80—100 mA (Stromstärkenbereich III nach Koeppen) ein. *Spannungen* bis 65 V können im allgemeinen als ungefährlich angesehen werden. Die allgemeine Erfahrung lehrt, daß bei Niederspannungsunfällen (bis 1000 V) mehr die spezifisch „elektrischen" und bei Hochspannungsunfällen (über 1000 V) mehr die „thermischen" Wirkungen des elektrischen Stromes im Vordergrund stehen. Bezüglich der *Frequenz* sprechen manche Erfahrungen dafür, daß die im Haushalt verwendete Wechselspannung (220 V, 50 Hz) 4- bis 5mal gefährlicher als Gleichspannung ist. Die Gefährlichkeit des elektrischen Stromes nimmt mit steigender Frequenz ab. Höchstfrequenzströme (300000 Hz) werden als Diathermieströme in der Medizin vielfach verwendet. Der den Körper durchströmende Unfallstrom wird bezüglich seiner Stärke entscheidend von den Körperwiderständen (Haut- und Körperinnenwiderstand usw.) bestimmt. Schon bei Spannungen von 100 V kann der Widerstand der Haut (0,2—1000 kΩ) „durchschlagen" werden, und bei Spannungen über

Unfallfolgen abhängig von: → Stromstärke in Ampere
→ Spannung in Volt
→ Frequenz in Hertz
→ Körperwiderstand in Ohm
→ Übergangswiderstand in Ohm
→ Stromdauer in Sekunden
→ Stromdichte in Ampere/cm²
→ Stromweg im Körper

Abb. 1 Elektrounfall

500 V ist der Hautwiderstand völlig wirkungslos. In diesen Spannungsbereichen fällt nur noch der Körperinnenwiderstand ins Gewicht, für welchen Werte von 500—1000 Ω gemessen werden. Bei elektrischen Unfällen müssen auch die *Übergangswiderstände*, d. h. die Leitfähigkeit aller Gegebenheiten (Gerätegehäuse, Fußboden, Schuhbelag usw.), welche in den Unfallstromkreis mit einbezogen werden, berücksichtigt werden. Bei elektrischen Unfällen bestimmt auch die *Stromdauer* die Unfallfolgen. Bei Niederspannungsunfällen beträgt die Einwirkungsdauer meist mehrere Sekunden bis Minuten, weil der Verunglückte infolge von Muskelkrämpfen am Strom „klebt". Demgegenüber beträgt die Stromeinwirkungsdauer bei Hochspannungsunfällen wegen der effektiv werdenden Ausschaltautomatik höchstens 1—2 sec. Zahlreiche analytische Studien über Elektrounfälle weisen auf die Bedeutung des *Stromweges*, meist die kürzeste Verbindung zwischen den Kontaktstellen, für die Verletzungen und die Überlebenschancen hin. Reine Querströmungen (Arm-Arm) sind weniger gefährlich als Längsdurchströmungen (Arm-Bein). Es können immer aber auch nicht unmittelbar im Stromweg liegende Organe (z. B. Gehirn) über parallel verlaufende Stromschleifen mit einbezogen werden. Entscheidend für das Ausmaß der Verletzungen an den Kontaktstellen und in den durchströmten Organen ist weiterhin die Stromdichte (Stromstärke/cm^2). Bei punktförmigem (kleinflächigem)

Kontakt resultieren als Folge der großen Stromdichte tiefe Gewebszerstörungen (Strommarken). Bei Ganzkörperdurchströmungen entfallen infolge der starken Verteilung im Körperquerschnitt vom Gesamtstrom nur 3—10% auf das Herz.

Aus den genannten physikalischen Gegebenheiten läßt sich errechnen, daß bei *Niederspannungsunfällen* größenordnungsgemäß soviel Milliampere den Körper durchfließen, wie Spannung angelegt wurde. Gefährlich sind bei Niederspannungsunfällen besonders die elektrischen Wirkungen auf das Herz. *Hochspannungsunfälle* entstehen häufig dadurch, daß in der Nähe von Hochspannungsanlagen der isolierende

Unfallfolgen: → Kreislaufstillstand
→ Atemstillstand
→ Bewußtlosigkeit
→ Lokale Gewebszerstörung
→ Neurologische Schäden
→ Verletzungen innerer Organe

Abb. 2. Elektrounfall

Widerstand der Luft durchschlagen wird. Die hohen Temperaturen im Lichtbogenkern (bis 20000°C) erklären die schweren Lichtbogenverletzungen. Größenordnungsgemäß wird der Körper von so viel Ampere Stromstärke durchflossen, wie kV-Spannung beteiligt waren.

Die unterschiedlichen physikalischen und biologischen Gegebenheiten bestimmen die starken Variationen der Verletzungen bei Elektrounfällen (Abb. 2). Die weitaus häufigste akute Todesursache bei Elektrounfällen stellt der *Kreislaufstillstand* durch Herzkammerflimmern dar. Der elektrische Strom hat im wesentlichen zwei Angriffspunkte am Myokard: 1. Durch Verkürzung der Erregungsdauer (und damit der Refraktärzeit) wird erst eine hochfrequente Erregungsfolge (etwa wie beim Kammerflimmern) möglich. 2. Unter der elektrischen Durchströmung kann das nicht erregungsbildende Arbeitsmyokard die Eigenschaften eines schrittmacherbildenden Gewebes annehmen. Ein primärer *Atemstillstand* (mit zunächst noch erhaltener Herzaktion) resultiert bei direkter Stromdurchflutung des Gehirns. Sekundär führen Verkrampfung der Atemmuskulatur oder Herzstillstand zum Ausfall der Atmung. Häufig werden bei Elektrounfällen *Bewußtlosigkeiten* unterschiedlicher Dauer beobachtet. Typische lokale Gewebszerstörungen bei Niederspannungsunfällen sind die Strommarken. Bei Hochspannungsunfällen, vor allem bei Lichtbogenverletzungen sind ausgedehnte oberflächliche Verbrennungen mit großen tiefreichenden Defekten, welche Muskulatur und Knochen mit einbeziehen und die großen Körperhöhlen eröffnen. Charakteristisch für elektrische Wunden ist, daß sie einen protrahierten Heilverlauf zeigen und daß noch nach Wochen devitalisierte Gewebe sequestrieren. Vordringliche Maßnahme der Ersten Hilfe bei Elektrounfällen ist die *Unterbrechung des Kontaktes* mit dem elektrischen Strom (Abb. 3). Dabei erfordert die Befreiung vielfach ein rasches Erfassen der technischen Seite der Unfallsituation, damit Retter und Helfer sich nicht selbst in lebensbedrohende Gefahr begeben. Bei klinischem Tod des Verunglückten

Erstbehandlung: → Unterbrechung des Stromkreises
→ Atemspende
→ Herzmassage
→ Pharmakotherapie
→ Defibrillation
→ Schockbehandlung
→ Wundbehandlung

Abb. 3. Elektrounfall

müssen unverzüglich die *Atemspende* und die externe *Herzmassage* angewendet werden. Ebenso muß bei Herzkammerflimmern die gezielte Pharmakotherapie (10%iges Kaliumchlorid, Sympathicomimetica, β-Receptorenblocker) sowie die elektrische *Defibrillation* möglichst früh einsetzen. Das Ausmaß der Verbrennungen bestimmt die *Schockbehandlung*. Erfahrungsgemäß gehört die Behandlung *elektrischer Verletzungen* zu den schwierigsten Aufgaben der Wiederherstellungschirurgie.

Unter Fachleuten ist man sich einig, daß der Atem-Kreislaufstillstand bei Elektrounfällen vielfach — werden doch meistens junge, gesunde Menschen betroffen — reversibel ist, wenn unverzüglich eine gezielte Erstbehandlung durchgeführt wird. Das letzte Bild zeigt aus USA ein entsprechendes Schicksal. Hochspannungsunfall (4700 V) im Juli 1967. Eine lebensrettende Atemspende wurde von einem jungen Arbeitskollegen durchgeführt.

Präsident: Damit ist das Vormittagsprogramm abgewickelt, so daß wir pünktlich um 13 Uhr schließen können. Wir finden uns pünktlich um 14 Uhr wieder hier ein.

(Unterbrechung der Sitzung: 13 Uhr)

Mittwoch, den 9. April 1969

Nachmittagssitzung von 14.00 bis 16.30 Uhr

Präsident: Ich eröffne die Nachmittagssitzung mit dem Thema

II. Lymphödem

und darf Herrn Kaindl das Wort erteilen.

7. Pathophysiologie der Lymphgefäße

F. Kaindl (a. E.)-Wien/Österreich

Summary. After a short survey of the physiology of normal lymphatic circulation the author discusses the development of lymphedema due to mechanical and dynamic insufficiency in the sense of "low and high lymph flow failures" and he then subdivides lymphedema into primary-idiopathic and secondary consecutive forms. In order to differentiate these forms the author uses various examination techniques such as lymphangiography, histological examination of lymphvessels removed at biopsy, histochemical methods and indirect lymphography by means of radioactive isotopes and he also demonstrates their value.

Zusammenfassung. Nach einem kurzen Überblick über die Physiologie der normalen Lymphzirkulation wird die Entstehung des Lymphödems bei mechanischer und dynamischer Insuffizienz im Sinne der „low and high lymph flow failures" diskutiert und die Lymphödeme in primär-idiopathische und sekundär-konsekutive Formen unterteilt. Zur Differenzierung dieser Formen werden verschiedene Untersuchungstechniken wie Lymphangiographie, histologische Untersuchung bioptisch entnommener Lymphgefäße, histochemische Methoden und die indirekte Lymphographie mittels radioaktiver Isotopen herangezogen und deren Wertigkeit aufgezeigt.

Durch kontinuierliche Ultrafiltration aus den arteriellen Capillaren, deren Blutdruck den kolloid-osmotischen Druck der Plasmaproteine übertrifft, verlassen bei Gesunden täglich 20 l Plasmaflüssigkeit, 50 bis 100 % der gesamten zirkulierenden Plasmaeiweißmasse, sowie kristalloide Substanzen die Blutbahn, treten in das Interstitium über und bringen Eisen, Lactoflavin und viele andere lebenswichtige Substanzen an die Zelle heran. 16—18 l Plasmaflüssigkeit werden von den venösen Capillaren rückresorbiert, 2—4 l Plasmaflüssigkeit, die überwiegende Anzahl der ausgetretenen Eiweißmoleküle, darüberhinaus aber auch nekrobiotische Stoffwechselschlacken, Abraumzellen bei Entzündung und Nekrose sowie Eiweißmoleküle, die aktive Zellen synthetisieren, werden über das Lymphsystem transportiert.

Alles gehorcht dem Starlingschen Equilibrium, dessen Störung infolge Steigerung des Capillarfiltrationsdruckes bei Behinderung der venösen Rezirkulation bzw. Senkung des kolloidosmotischen Plasmadruckes durch Plasmaphorese bzw. Erhöhung der Blutcapillarpermeabilität bei erhöhter Filtrationsrate oder infolge Muskelarbeit so lange kompensiert werden kann, bis die Kapazität des Lymphgefäßsystems ausgelastet ist. Dann aber entsteht das Ödem; wodurch eigentlich? Die Antwort hierauf basiert auf den elektronenoptischen Ergebnissen von Casley-Smith, die für die Lymphcapillaren eine im Gegensatz zu den Blutcapillaren schlecht entwickelte Basismembran sowie das Fehlen der Zonulae adhaerentes und occludentes nachweisen konnten. Hierdurch ist eine besonders hohe Durchlässigkeit der Lymphcapillaren gegeben. Die sog. lymphatische „Kraftpumpenfunktion" gestaltet sich nun wie folgt: H_2O und Eiweiß verlassen durch erhöhte Capillarfiltration die Blutbahn; aktive Gewebszellen, die große Moleküle freisetzen, veranlassen eine Flüssigkeitsansammlung im interstitiellen Gewebe. Dieses schwillt an und drückt auf die Lymphcapillaren, so daß deren Endothelzellen auseinanderweichen und die interendothelialen Verbindungen so geöffnet werden, daß auch größere Moleküle durchtreten können; diese wieder halten diese Eintrittspforten weiter offen. Wenn die Kapazitätsgrenze der Lymphcapillaren erreicht ist, steigt — da nichts mehr in diese eindringen kann — der lokale Gewebsdruck an und z. B. durch eine Muskelkontraktion wird die Lymphcapillare komprimiert, die interendothelialen Poren, die sog. „Einlaßklappen", geschlossen und der Inhalt nach zentral durch die erste Klappe, die sog. „outlet valve", gepreßt. Die distal der Klappen kollabierte Lymphcapillare wird nun wieder nach dem geschilderten Mechanismus aufgefüllt usw. Dadurch, daß H_2O entlang des Transportweges aus den Lymphgefäßen austritt, wird die Lymphe konzentriert.

Sind die Klappen organisch oder funktionell lädiert, so kann die Lymphe ebensowenig gefördert werden wie bei kompletter Immobilisierung der Extremität mit Wegfall jeder Muskelkonzentration nach Art einer akinetischen Insuffizienz.

Das Zustandekommen eines Lymphödems kann nur grundsätzlich auf eine mechanische oder aber eine dynamische Insuffizienz der Lymphzirkulation zurückgeführt werden.

Die mechanische Insuffizienz, die sog. „low lymph flow failure" — organisch oder funktionell bedingt — basiert auf einer Bindegewebsläsion mit Turgor- und Elastizitätsverlust, vermehrter mesenchymaler Faserbildung mit Fibrose, Hyalinose und Sklerose sowie dadurch bedingter Störung der Formierung der Lymphe. Das Capillarfiltrat und die Gewebsflüssigkeit stagnieren und können auch deshalb nicht in die Lymphcapillaren eindringen, weil die den Lymphstrom antreibenden Druckstöße pulsierender Arterien und sich kontrahierender Muskeln nur von einer intakten Bindegewebsgrundsubstanz übertragen werden. Darüber hinaus ist die lymphatische Kraftpumpenfunktion durch Öffnen interendothelialer Poren infolge funktioneller Alteration, Paralyse bzw. Lymphgefäßspasmen mit Steigerung der Permeabilität gestört. Es entsteht ein Ödem mit einem Eiweißgehalt von 1—5 g/100 ml und somit einem kolloid-osmotischen Druck von 15—25 cm H_2O.

Die dynamische Insuffizienz hingegen wird durch die Kapazität des Lymphgefäßsystems bestimmt, die auf dem effektiven Querschnitt und der Dehnbarkeit der Lymphgefäße sowie der Viscosität der Lymphe beruht, als „high lymph flow failure“ bezeichnet wird und kaum mehr als 0,1 g Eiweiß/100 g Flüssigkeit enthält.

Hier ist auch die Funktion der Lymphknoten zu erwähnen, die — ihrer Angioarchitektonik entsprechend — die jeweils anfallende Flüssigkeitsmenge in das venöse bzw. lymphatische System so verteilen, wie dortselbst gerade die anatomischen und funktionellen Bedingungen sind. So wird es verständlich, daß bei einem lymphogen zu transportierenden Übervolumen ein Teil im Lymphknoten über lymphovenöse Anastomosen abfließt, so daß die Flüssigkeitsmenge in den nach zentripetalleitenden Lymphbahnen niedriger ist als in den zum Lymphknoten zuleitenden afferenten Lymphkollektoren. Andererseits kann bei lokaler Venendrucksteigerung ein Teil des Plasmawassers aus den Venen in die zentripetal vom Lymphknoten ableitenden Bahnen übertreten, so daß das Flüssigkeitsvolumen in diesen dasjenige in den zum Lymphknoten zuleitenden Bahnen übertrifft. Es entspricht dies einem Sicherheitsventilmechanismus, der auch in der Peripherie bei Steigerung der Capillarfiltrationsrate infolge Anstieg des Venendruckes oder Abfall des kolloid-osmotischen Plasmadruckes wirksam wird und so lange das gestörte Starlingsche Equilibrium kompensiert, bis die Lymphgefäßkapazität überschritten und dadurch das Lymphödem manifest wird.

In Kenntnis dieser patho-physiologischen Gegebenheiten lassen sich die Lymphödeme in verschiedene Formen unterteilen.

Zu ihrer Differenzierung werden folgende Untersuchungstechniken herangezogen; zunächst die *Lymphographie.*

Subcutane Deponierung von Patentblau V, Präparation der durch die Haut hindurchschimmernden Kollektoren 1. Ordnung und intravasale Injektion röntgendichter Kontrastmittel gestatten eine ausgezeichnete visuelle Beurteilung der oberflächlichen Lymphbahnen des gesamten ebenso wie der subfascialen Sammelrohre proximaler Bereiche der Extremitäten. Während zur Darstellung der Bahnen in Armen und Beinen die rasch eliminierbaren wäßrigen Kontrastmittel völlig ausreichen, sind zur Sichtbarmachung der Lymphknoten sowie der pelvinen und paraaortalen Bahnen und Schaltstücke einschließlich des D. thoracicus ölige Kontrastmittel erforderlich. Mittels dieser Technik können strömungsdynamisch bedingte Lymphödeme z. B. infolge Insuffizienz der sonst so zahlreichen den Lymphstrom von präfascial nach subfascial ausrichtenden Klappen, durch Traumen mit Zerreißung von Bahnen und Ausbildung von Extravasaten bzw. falschen Lymphcysten, primär kongenitale oder sekundäre Varicenbildung, durch abnorme Wanddurchlässigkeit, durch Lymphstromblockade prä- oder subfascial gelegener Sammelrohre, Schaltstücke oder im Knotenbereich mit Behinderung des Lymphabtransportes bzw. Verlötung und Obliteration cutaner und subcutaner Lymphspalten und -capillaren mit Behinderung der Lymphdrainage durch rezidivierendes Erysipel sowie durch vieles andere mehr erkannt und auseinandergehalten werden. Allen diesen sekundären Lymphangiopathien stehen jene primären Lymphödeme infolge obliterierender Gefäßprozesse gegenüber, deren Ätiologie bis heute noch keineswegs völlig aufgedeckt ist und die mit der vasographischen Technik allein nicht abzuklären sind. Derartige Fälle wurden von Kinmonth — unserer Meinung nach nicht sehr glücklich — als Aplasie der Lymphbahnen bezeichnet, da man darunter doch nur ein angeborenes Fehlen ausgedehnter Bahnabschnitte in umschriebenen Bereichen verstehen kann, die die langsame Ausbildung des zunächst einseitigen und erst später beidseitigen Ödems nicht verständlich erscheinen lassen. Hier zeigt sich, daß sich die subcutan deponierte Farbe als Ausdruck des Verschlusses des präfascialen Kollektorsystems diffus bzw. netzförmig über ein großes Hautareal ausbreitet und Sammelrohre überhaupt nicht anzufärben sind. Radiographisch ist bei etwa ein Fünftel dieser Patienten noch die eine oder andere präfasciale Bahn anfärbbar und aufzufüllen, stets aber ist die Anzahl der Bahnen ganz beträchtlich rarefiziert und der Klappenapparat zerstört; nähere ätiologische Rückschlüsse sind aber nicht möglich.

Abgesehen von den nur einen Bruchteil aller Fälle ausmachenden kongenitalen Mißbildungen — sei es familiärer Natur wie bei der Milroy-disease bzw. dem Nonne-Meige-Syndrom — oder durch Fehlanlage, Geburtstraumen und kongenitale Strukturen — erscheint demnach durch die Lymphangiographie allein eine nähere Spezifizierung des bestehenden Lymphödems nicht möglich. Hier hilft zunächst die *feingewebliche Untersuchung* bioptisch resezierter Lymphbahnen und bei Fehlen solcher die von Haut und Subcutis weiter.

Lymphangitis und Perilymphangitis sind unschwer zu definieren; wesentlich diffiziler ist die Differenzierung der obliterativen Lymphangiopathien. Grundsätzlich konnten wir bisher 4 verschiedene Typen derartiger Lymphgefäßerkrankungen unterscheiden. Es ist allerdings nicht sicher, ob die feingeweblich different sich darstellenden Formen nicht zum Teil zeitlich umschriebenen Krankheitsstadien entsprechen, die fließend ineinander übergehen oder definitiv ausmünden können.

Die *Endolymphangitis proliferans* betrifft vorwiegend die kleinen und kleinsten Lymphgefäße, bei denen es — möglicherweise ausgelöst durch lokale multifaktorielle und wahrscheinlich unspezifische Endothelreize — zur Schwellung und Proliferation der Endothelzellen kommt, die bisweilen epitheloidzellartigen Charakter annehmen können. Hierdurch entsteht ein „Endothelpfropf", der weit in das Gefäß hineinreicht, die lichte Weite beträchtlich einengt bzw. das Lumen völlig ausfüllt. Die Vasa vasorum der Gefäßwand erscheinen typischerweise — vielleicht als frustraner Kompensationsversuch — deutlich dilatiert.

In etwas größeren Lymphgefäßen werden dagegen Veränderungen angetroffen, die als *Thrombangitis productiva* angesprochen werden können. Das Lumen ist von einem organisierten Lymphthrombus teilweise oder komplett verschlossen. Dieser Thrombus kann bindegewebig organisiert und durch einsprossende Blutcapillaren rekanalisiert werden. Es ist denkbar, daß die beiden beschriebenen, bioptisch-histologisch unterscheidbaren Prozesse durch klinisch nicht erfaßbare, schleichend symptomenarm ablaufende, unspezifische entzündliche Erkrankungen verursacht sind. Beide Krankheitsbilder können in die sog. *Lymphangiopathia fibrosa* ausmünden, bei der das ganze Lymphgefäß in einen bindegewebigen Strang umgewandelt erscheint und nur mehr vereinzelt atrophische Muskelfasern nachweisbar sind. Bisweilen ist ein enges, schlitzförmiges zentrales Lumen noch vorhanden. Das Gefäß kann oft nur mehr durch eine Färbung zum Nachweis elastischer Faserelemente als solches erkannt werden.

Im Gegensatz dazu handelt es sich bei den nachfolgend zu beschreibenden Lymphgefäßveränderungen um rein degenerative Prozesse, bei denen weder histologisch Entzündungszeichen noch anamnestisch irgendwelche Vorerkrankungen zu erheben sind. Es ist dies die sog. *Lymphangiopathia obliterans*, die wir bereits vor 8 Jahren als eigenes Krankheitsbild beschrieben haben und die fast ausschließlich das weibliche Geschlecht im 2. bis 4. Lebensjahrzehnt befällt. Die Krankheit verläuft progredient, beginnt zunächst asymmetrisch mit Ödembildung an nur einem Bein im Knöchelbereich und zeigt im Vollbild nahezu symmetrische Schwellungen beider unterer Extremitäten bis knapp unterhalb der Knieregion. Diese Ödemform scheint dem von Kinmonth klinisch beschriebenen Lymphoedema praecox weitgehend zu entsprechen. Histologisch zeigt sich ein fast uniformes Bild: Das Bindegewebe der Gefäßwand — beginnend an der Intima und den Klappen — erscheint homogenisiert und kernarm. Durch Verbreiterung und Quellung der Intima wird das Lumen eingeengt. Die Muscularis wird atrophisch, die elastischen Fasern werden dünn. Das gesamte Gefäß erscheint hyalin degeneriert und erinnert histologisch an die fibrinoide bzw. hyaline Degeneration in Arterien.

Die auf die beschriebene Weise klassifizierbaren Lymphgefäßerkrankungen lassen das Bestehen eines Ödems erklärlich erscheinen, wenngleich man sowohl mit der genannten lymphangiographischen Technik wie auch histologisch nur die präfascialen Lymphwege erfassen kann. Diese Einschränkung ist natürlich nur relativ und nicht grundsätzlich. Ohne weiteres ist es möglich, auch die tiefen Lymphbahnen angiographisch, bioptisch und histologisch zu untersuchen, nur müßten die Kollektoren durch einen entsprechend größeren chirurgischen Eingriff aufgesucht und dargestellt werden. Dies kann aber dann nicht mehr als diagnostisches Routineverfahren bezeichnet werden.

Es ist daher leicht verständlich, daß Versuche unternommen wurden, wenigstens indirekt nähere Aufschlüsse über diese tiefen, subfascialen Lymphbahnen zu erhalten. Besonders geeignet erschien es, hierzu radioaktive Stoffe zu verwenden und so den lymphogenen Antransport zumindest qualitativ zu beurteilen. Da die Untersuchung praktisch gefahrlos und für den Patienten kaum belastend ist, ist ihre routinemäßige Anwendung zur Vervollständigung der diagnostischen Aussagekraft bei Lymphödemen unklarer Genese durchaus indiziert. Verwendet werden 20—40 Mikrocurie Au 198 in 2 Sitzungen mit einem Zeitintervall von 3—4 Tagen. Der Abtransport des subcutan bzw. intramuskulär gesetzten Au 198-Depots wird in inguine szintigraphisch erfaßt.

Bei Obliteration präfascialer Lymphbahnen wird nach subcutaner Deponierung von Au 198 szintigraphisch keine Aktivität in inguine nachgewiesen. Bei lange bestehendem, weit fortgeschrittenem höhergradigem Lymphödem mit deutlicher Fibrosierung zeigt das Fehlen einer nachweisbaren Aktivität in inguine nach subcutaner bzw. intramuskulärer Injektion von Au 198 die Undurchgängigkeit sowohl der prä- wie auch der subfascialen Kollektoren an.

Undurchgängige tiefe Bahnen bei normalem oberflächlichem Lymphstrom wurden bei Lymphödemen niemals gefunden. Diesen Befund haben wir in Übereinstimmung mit Lofferer u. Mostbeck bisher nur bei Patienten mit postphlebothrombotischem Syndrom gesehen.

Es gibt demnach die *Szintigraphie* einen zumindest qualitativ durchaus brauchbaren Einblick in die Anatomie und Funktion der subfascialen Lymphbahnen und unterstützt die lymphographischen und histologischen Ergebnisse bezüglich der subfascialen Lymphströmungsverhältnisse.

Besonders interessant — allerdings noch ganz im Fluß befindlich und in der Deutung zum Teil noch sehr problematisch — ist die *histochemische Analyse* bioptisch entnommener Lymphgefäße. Gerade hierdurch erhoffen wir uns neue und nähere Erkenntnisse und Einblicke in die Ätiologie bzw. Pathogenese der nach wie vor im Dunkeln liegenden obliterierenden Lymphgefäßerkrankungen. In der Wand der Lymphgefäße ist — ähnlich wie in der Venenwand — reichlich Glykogen deponiert; seine Quantität nimmt bei Gesunden vielleicht von der Intima gegen die Adventitia zu etwas ab. Dies kann an der Intensitätsänderung der PAS (Perjodsäureoxydation Schiff)-Färbung nachgewiesen werden. Wir haben PAS der Bestschen Carminfärbung vorgezogen, da die erstere eine bessere Differenzierung gegenüber intramural deponierten Epithelmucinen erlaubt. Ein Vergleich von normalen und obliterierten Lymphgefäßen ergab, daß die Aktivität bei letzteren weitgehend schwächer ist und die einzelnen Gefäßwandschichten nahezu nicht voneinander abgrenzbar sind.

Die Aktivität der ATP wurde nach der Technik von Wachsstern u. Meisel bestimmt und war bei normalen wesentlich intensiver als bei obliterierenden Lymphangiopathien. Auffallend war außerdem, daß die ATP-Aktivität in Infiltraten, die für die Obliteration ätiologisch sicher unwesentlich sind, besonders ausgeprägt war.

Als weitere Untersuchung wurde die DPNH-Darstellung (Diphosphorpyridinnucleotid) nach Nachlas, Walker u. Seligman durchgeführt. Diese wird bekanntlich in Gefäßwandabschnitten mit besonders intensivem Stoffwechsel vermehrt angetroffen. Die Wand normaler Lymphgefäße erwies sich hier gleichsinnig mit der normaler Blutgefäße, d. h. daß in den Intima-Entothelnahen Abschnitten besonders starke Aktivität nachweisbar war. Bei den obliterierenden Lymphangiographien hingegen waren alle Gefäßwandschichten von annähernd gleicher, jedoch deutlich geringerer Aktivität. Inwieweit diesem Befund pathophysiologische Bedeutung zukommt, ist vorerst noch unklar; die unmittelbare Ursache hierfür dürfte aber doch in der Degeneration der Gefäßwand gelegen sein: In noch nicht so fortgeschrittenen Stadien wird es durch die Verteilung der Aktivität deutlich, daß auch die mächtige, zur Lumenverödung führende Intimoproliferation keineswegs mit einer nennenswerten lokalen Stoffwechselsteigerung einhergeht. Hier ergeben sich wesentliche Unterschiede zu den obliterierenden Angiopathien aus dem Formenkreis der Bürger-Winiwarterschen Erkrankung, deren durch Stripping gewonnene Intimacylinder besonders hohe DPNH-Aktivitäten als Zeichen stark angefachten lokalen Stoffwechsels erkennen lassen.

Wenn wir die Ergebnisse zusammenfassen, so läßt sich feststellen, daß unser Wissen um die Physiologie und auch die Pathologie der Lymphgefäße seit ihrer erstmaligen intravitalen Darstellung am Menschen vor rund 15 Jahren eine beträchtliche Bereicherung erfahren hat, daß aber gerade auf dem Sektor Ätiologie und Therapie noch viel Ruhm zu ernten ist.

Literatur

Borodin, Y. I., u. G. V. Tomchik: Byull eksp. Biol. Med. 60, 50 (1965).

Cashley-Smith, J. R.: Quart. J. exp. Physiol. 40, 365 (1964).

— Ann. N. Y. Acad. Sci. 116, 803 (1964).

Földi, M.: Diseases of lymphatics and lymphcirculation. Budapest: Akadémiai Kiadó 1969.

Kaindl, F., and E. Mannheimer: Histology and histochemistry of lymphangiopathies. 17. Int. Kongr. of Cardiovasc. Surg., London 1968.
— — u. L. Pfleger: Nosologia der Lymphgefäßerkrankungen. 6. Int. Ang. Kongr., Barcelona, Sept. 1967.
— — — u. B. Thurnher: Zbl. Phlebol. **6**, 305 (1967).
— — — — Lymphangiographie und Lymphadenographie d. Extremit. Stuttgart: G. Thieme 1960.
— — — — Radiol. Austriaca **XI**, 143 (1961).
Kinmonth, J. B.: Clin. Sci. **11**, 13 (1952).
— G. W. Taylor, G. D. Tracy, and J. D. Marsh: Brit. J. Surg. **45**, 1 (1957).
Koranyi, S.: Z. klin. Med. **33**, 1 (1897).
Landis, E. M., and J. R. Pappenheimer: Circulation (Handbook of Physiology, Section 2), Vol. II. Washington: Hamilton Ed. 1963.
Lofferer, O., u. A. Mostbeck: Das Lymphgefäßsystem beim postthromb. Syndrom. Bern: Huber 1968.
McMaster, P. D.: Harvey Lect. **37**, 227 (1941).
Mayerson, H. S.: Circulation (Handbook of Physiology, Section 2), Vol. II. Washington: Hamilton Ed. 1963.
Pfleger, L.: Arch. klin. exp. Derm. **221**, 4 (1964).
Rusznyak, I., M. Földi, and G. Szabo: Lymphatics and lymphcirculation. London: Pergamon 1960.
Wallace, S., L. Jackson, and R. R. Greening: Amer. J. Roentgenol. **88**, 97 (1962).
Zum Winkel, K., u. H. Müller: Radiologe **5**, 381 (1965).

Präsident: Ich danke Ihnen, Herr Kaindl, für diese Darstellung der Physiologie und der Pathologie mit den funktionellen und pathofunktionellen Auswirkungen und besonders auch für die Betonung der Grenzen der lymphangiographischen Darstellung und ihrer Ergebnisse.

8. Die konservative Therapie des Lymphödems

F. L. Ruëff*, H. M. Becker (a.G.) und H. Pelzl (a.G.)-München

Summary. In patients with lymphedema of known etiology treatment must take into consideration the basic pathological condition. In all cases in which specific treatment is not possible, wrapping of the affected extremity according to the method of van der Molen with Esmarch bandages, under anaesthesia, has been found very valuable. Subsequent to this, continuous compression by measured special stockings with an elastic effect in two directions must be carried out. With this method we were able to achieve circumference decreases of up to 10 cm.

Zusammenfassung. Beim Lymphödem bekannter Genese muß die Therapie das Grundleiden berücksichtigen. In allen Fällen, bei denen eine kausale Therapie nicht in Frage kommt, hat sich uns das Auswickeln der betroffenen Extremität nach dem Vorschlag von van der Molen in Narkose gut bewährt. Anschließend muß eine Dauerkompression durch angemessene Spezialstrümpfe mit Zugwirkung in zwei Richtungen durchgeführt werden. Wir konnten mit dieser Methode Umfangminderungen bis zu 10 cm erreichen.

Über Definition und Einteilung der Lymphödeme bestehen je nach Blickrichtung der Autoren sehr unterschiedliche Auffassungen. Trotzdem kann man für die Praxis zwei Hauptgruppen herausarbeiten: Einerseits Lymphödeme mehr oder weniger unklarer Genese, andererseits solche mit eindeutig bekannter Ursache.

Vor Beginn einer konservativen Behandlung sollte immer versucht werden, die Ursache des Lymphödems nachzuweisen. Wenn möglich ist dann zunächst das Grundleiden anzugehen: Bei Infektionen ist eine antibiotische Behandlung erforderlich, bei einer Filariose Hetrazan, bei einem Tumorgeschehen eine spezielle Geschwulsttherapie, bei einem Herzleiden eine kardiale, einem Nierenleiden eine nephrologische Behandlung.

In vielen Fällen aber sind die Ursachen entweder nicht klar zu erfassen oder nicht therapeutisch angehbar. Dann ist die Indikation zur symptomatischen Therapie gegeben.

Je frühzeitiger mit einer Behandlung begonnen wird, desto günstiger sind die Aussichten, denn jede lange bestehende Lymphströmungsinsuffizienz führt zu einem eiweißreichen Ödem, das im Laufe der Zeit organisiert und schließlich zu derbem Bindegewebe umgewandelt wird. Bei den noch „weichen Lymphödemen“ läßt sich durch Beseitigung der vorhandenen Ödembarriere bzw. durch Dekompression der noch vorhandenen Lymphbahnen sehr oft eine wesentliche Besserung erzielen. Es sind jedoch auch beim derben Ödem die Aussichten einer konservativen Therapie keineswegs so ungünstig, daß der Versuch einer Behandlung nicht gerechtfertigt wäre. Durch eine Lymphographie läßt sich über die Behandlungsaussichten nahezu nie eine bedeutsame Aussage gewinnen, denn durch den starken Überdruck, mit dem das Kontrastmittel injiziert werden muß, kommen auch sonst völlig komprimierte und funktionslose Lymphbahnen zur Darstellung. Darüber hinaus ist die Lymphographie beim Lymphödem oft technisch schwierig — auch ist die Infektionsgefahr gegenüber der Norm erhöht.

Der konservativen Therapie bieten sich verschiedene Möglichkeiten. Am wirkungsvollsten ist eine kombinierte Behandlung.

1. Statische Maßnahmen

Die einfachste Maßnahme ist die nächtliche Hochlagerung einer ödematösen Extremität. Voraussetzung jeder Lagerungsbehandlung ist eine normale arterielle Durchblutung, die eventuell durch Arteriographie nachgewiesen sein muß. Zur Hochlagerung der Beine sollte das Fußende des Bettes oder der Bettrahmen angehoben werden — das Einlegen von Keilpolstern ist unzweckmäßig —, beim Armödem ist die Lagerung auf Kissen oder seitlicher Schiene erforderlich. Vielfach hält die so durch nächtliche Lagerung gewonnene Erleichterung wenigstens für die ersten Stunden des nächsten Tages an. Etwas wirkungsvoller ist eine etwa 10tägige Dauerhochlagerung, verbunden mit Bewegungsübungen. Nach unserer Erfahrung aber hat die alleinige Lagerungsbehandlung einen nur geringen Dauerwert.

2. Medikamentöse Behandlung

Das gleiche gilt für die medikamentöse Behandlung. Sie stützt sich vor allem auf längerdauernde entwässernde Maßnahmen, ergänzt durch salzarme Diät. Diese Aufstellung (Tab. 1) von Scheurlen zeigt die wichtigsten Diuretica und ihre Dosierung. Aber auch Panthesin-Hydergin, Vaskulat und ähnliche Präparate sind nützlich.

Von sehr umstrittenem Wert sind beim Lymphödem Anticoagulantien, Hyaluronidase, Corticoide und auch Roßkastanienpräparate.

3. Physikalische Maßnahmen

An physikalischen Maßnahmen kommen in Frage: täglich mehrmalige Streichmassagen von peripher nach central, Bewegungsübungen, Schwimmen, Wechselbäder, Salzbäder, Wirbelstrombäder, Diathermie, Jontophorese. Vor allen forcierten Maßnahmen ist jedoch zu warnen, denn sie können eine Verschlimmerung des Ödems provozieren. Auf jeden Fall aber sollten längerdauernde Ruhigstellungen vermieden werden, weil dabei die Muskelpresse auf die Lymphbahnen entfällt.

4. Komprimierende Maßnahmen

Zweifellos am wirksamsten sind beim Lymphödem komprimierende Maßnahmen, entweder

a) durch Dauerkompression mit Gummistrümpfen bzw. elastischen Binden, oder

b) durch Ödembeseitigung mit rhythmisch-mechanischen Kompressionsmanschetten, wie sie in den USA und der Schweiz entwickelt wurden — nach unserer Auffassung aber noch viel besser durch die Auswicklung nach van der Molen (Abb. 1).

An der Chirurgischen Universitätsklinik München werden Lymphödeme seit Jahren mangels einfacher und wirklich befriedigender operativer Verfahren durch Auswicklung in Kombination mit anderen Maßnahmen behandelt. Die erste Veröffentlichung darüber erfolgte 1963. Wir gehen folgendermaßen vor:

A. Zunächst erfolgt meist ambulant eine genaue Untersuchung zur Klärung der Ödemursache, zum Nachweis einer ungestörten arteriellen Versorgung, ferner zum Ausschluß einer venösen Stauung, eines Tumorrezidivs oder von Metastasen.

Tabelle 1. *Diuretisch wirksame Substanzen (nach Scheurlen). (Diese Auswahl bedeutet keine Wertung von hier nicht genannten Medikamenten.) [aus Scheurlen, P. G., Monatskurse ärztliche Fortbildung, 18, 132–134 (1968)]*

		durchschnittliche Dosierung
I. Carboanhydrasehemmer		
Acetacolamid	Diamox (Lederle)	1×250 mg
II. Benzothiadiazinderivate u. Analoge		
1. Hydrochlorothiacid	Esidrix (CIBA)	1–3×25 mg
2. Cyclopenthiacid	Navidrex (CIBA)	$^1/_2$–1×0,5 mg
3. Hydroflumethiacid	Rodiuran (Boehringer)	2–4×25 mg
4. Thiabutacid	Saltucin (Boehringer)	1–3×5 mg
5. Quinethazon	Aquamox (Lederle)	1–3×50 mg
6. Chlorthalidon	Hygroton (Geigy)	1–2×100 mg; später 25–50 mg
7. Furosemid	Lasix (Hoechst)	1–5×40 mg bzw. 1–2×20 mg i.v.
8. Mefrusid	Baycaron (Bayer)	1–4×25 mg
III. Etacrynsäure	Hydromedin (Sharp & Dohme)	1–4×50 mg
IV. Aldosteronantagonisten		
Spironolactone	Aldactone 50 (Boehringer) Aldactone 25 (= Aldactone A)	100–300 mg, dann Reduktion
V. Sonstige		
Quecksilberdiuretica (Salyrgan, Katonil), Purinderivate (Cordalin, Deriphyllin), osmotisch wirkende Diuretica (Osmofundin, 10%, 20%).		

B. Gegebenenfalls wird dann eine kausale Therapie eingeleitet.

C. Ist diese nicht möglich oder nicht wirksam, führen wir die symptomatische Behandlung durch.

a) Vor Behandlungsbeginn sind in festgelegter Höhe exakte Umfangmessungen erforderlich. Wir verwenden als Fixpunkte den inneren Kniegelenkspalt am Bein, die Olecranonspitze am Arm.

b) Dann werden die Kranken etwa 3 Wochen ambulant mit Lasix-Hydergin oder Depot-Vasculat vorbehandelt.

c) Schließlich erfolgt stationäre Aufnahme. In Vollnarkose wird ein desinfizierter, aber wegen der Gefahr der Brüchigkeit nicht sterilisierter, größerlumiger, möglichst weicher Gummischlauch von den Zehengrundgelenken oder den Fingergrundgelenken nach proximal bis zum Ansatz der Extremität gewickelt. Der Operateur benötigt einen Helfer, der den noch nicht verbrauchten Schlauch führt. Die Wicklungen müssen mit ziemlicher Gewalt vorgenommen werden. Es sollen möglichst keine größeren Spalte zwischen den Touren bestehen bleiben. Das Wickeln soll langsam erfolgen, damit das Ödem nach central ausweichen kann. Oft

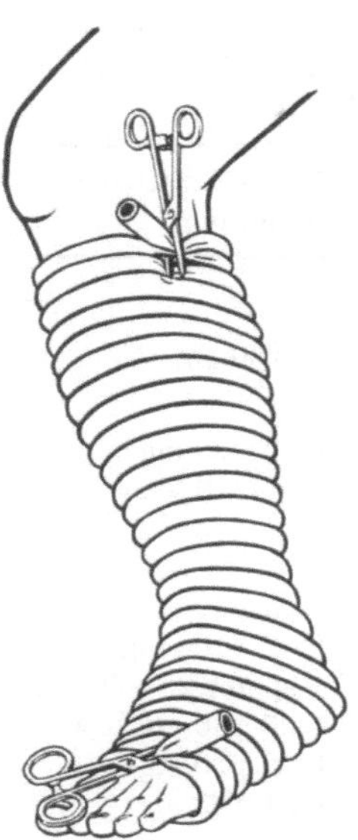

Abb. 1

Abb. 1. Auswicklung nach van der Molen

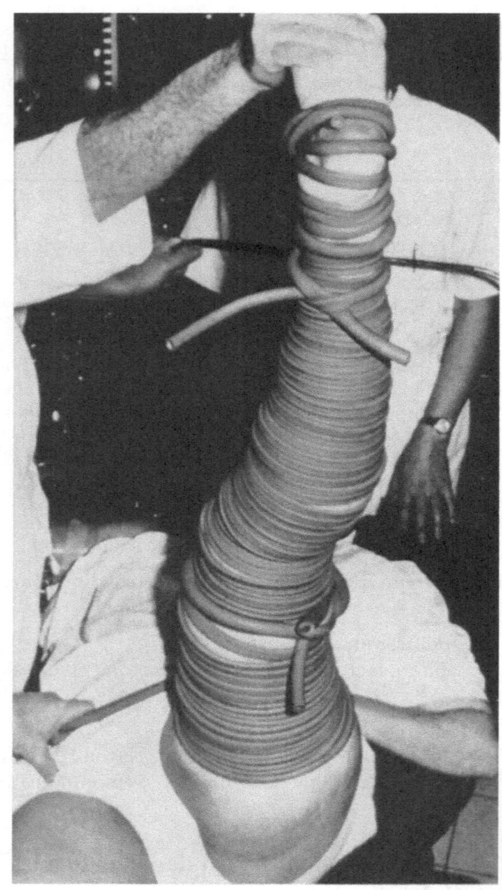

Abb. 2. Auswicklung (in Narkose) Bein

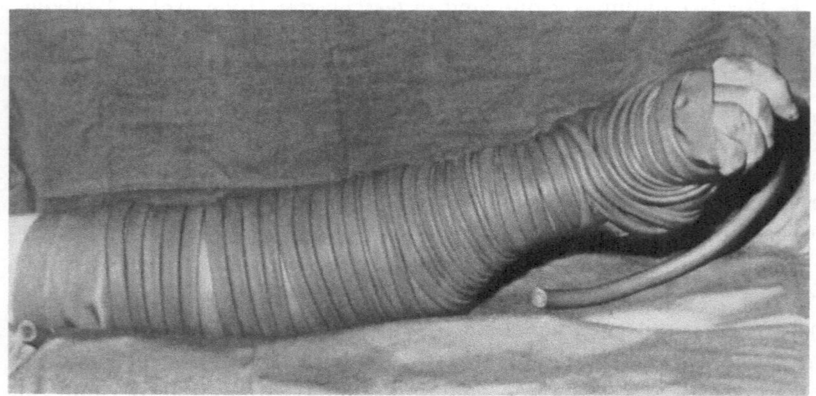

Abb. 3. Auswicklung (in Narkose) Arm

kommt es im oberen Abschnitt der Extremität zu einer derart erheblichen Ödemansammlung, daß man ein Platzen der Haut befürchtet, was wir allerdings noch nie beobachten mußten (Abb. 2 und 3).

d) Nach Beendigung dieser Prozedur müssen die Umfangmaße in festgelegter Höhe erneut bestimmt werden — nach ihnen sind dann die Gummistrümpfe anzufertigen.

e) Wenigstens für die nächsten 24 Std — wenn möglich länger — ist anschließend eine Hochlagerung der betroffenen Extremität erforderlich.

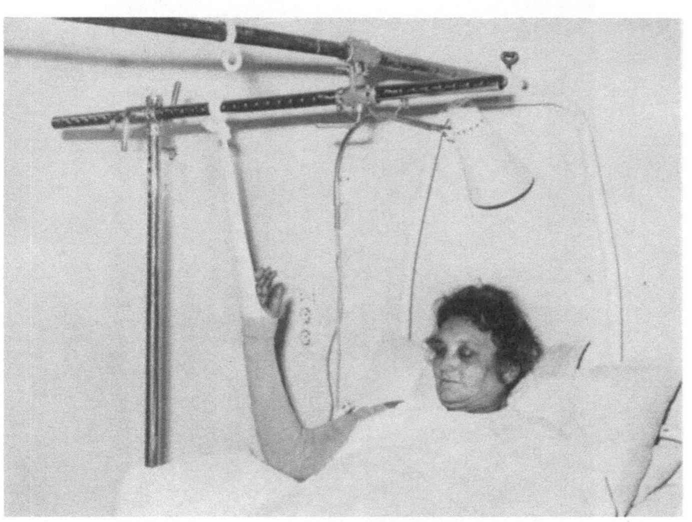

Abb. 4. Armaufhängung nach der Auswicklung

Die Beine werden mit elastischen Binden gewickelt und auf einer Braunschen Schiene gelagert. Arme werden ganz mit Mastix bestrichen, mit einem Tubeganzstrumpf überzogen und an einer Vorrichtung aufgehängt (Abb. 4).

Regelmäßig führen wir jetzt eine entwässernde medikamentöse Behandlung durch. In fast allen Fällen klagen die Kranken in den ersten Tagen nach der Auswicklung über stärkere Schmerzen, was die Verabreichung von Schmerzmitteln nötig macht. Die Schmerzen verschwinden aber immer nach wenigen Tagen. Diese Hochlagerung im Anschluß an die Auswicklung bringt immer noch eine weitere Umfangabnahme um 1—2 cm.

Wiederholte, mit nur geringer Gewalt ohne Narkose ausgeführte Wicklungen ergeben nach unseren Erfahrungen keinen entsprechenden Effekt.

f) Als Dauertherapie nach der Krankenhausbehandlung ist zumindest für die nächsten Monate das Tragen eines Gummistrumpfes erforderlich. Am Arm müssen diese Strümpfe von den Fingergrundgelenken bis über die Schulter reichen (Abb. 5), sie müssen also eine Schulterklappe haben, am Bein von den Zehengrundgelenken bis zur Leistenbeuge bzw. in Trochanterhöhe. Sie müssen mit einer eigenen Halterung befestigt werden. Nachts sind die Strümpfe abzulegen, die betroffene Extremität soll

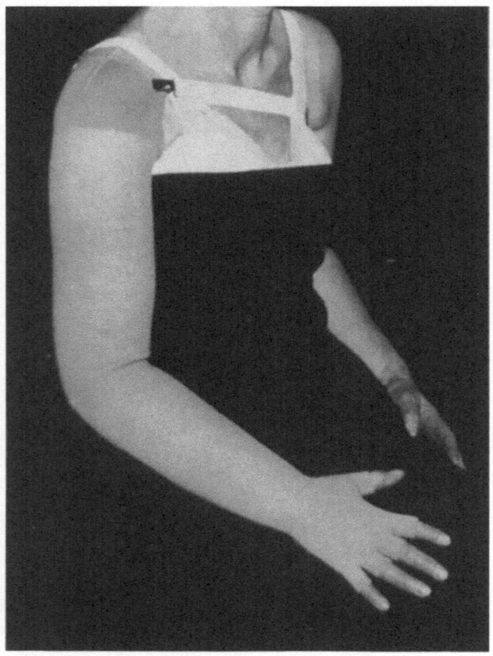

Abb. 5. Gummistrumpf für den Arm von den Fingergrundgelenken bis zur Schulter mit Halterung

dann möglichst hoch gelagert werden. Abends und morgens sollen kurze Streichmassagen vorgenommen werden. Außerdem empfehlen wir häufigeres Schwimmen.

Geeignete Strümpfe werden von verschiedenen Firmen hergestellt — ihre Qualität ist unterschiedlich. Wir in München verwenden Juzo-Strümpfe von einer Firma in Aichach (Trilastik Kompressionsklasse 5 mit Zwei-Zug-Wirkung), die eine Kompression von 100—90 mm/Hg ausüben — der Druck nimmt von peripher nach zentral stufenlos ab.

g) Die Kranken müssen sich monatlich etwa 1 mal zur Maßkontrolle wieder vorstellen. Eventuell ist eine Strumpferneuerung zu veranlassen.

Tabelle 2. *Ergebnisse bei der konservativen Behandlung von 20 Lymphödemen am Arm. Umfangmaße in cm vor und nach Auswicklung sowie nach Gummistrumpfbehandlung*

Fall		Diagnose	Oberarm			Unterarm			Handgelenk			Mittelhand		
			vor Auswicklung	nach Auswicklung	nach Gummistrumpf	vor Auswicklung	nach Auswicklung	nach Gummistrumpf	vor Auswicklung	nach Auswicklung	nach Gummistrumpf	vor Auswicklung	nach Auswicklung	nach Gummistrumpf
1	U.L.	Lymphödem nach Mammaamputation	46	41	39	42	32	34	23	20	19,5	25	21	21
2	H.A.	Lymphödem nach Mammaamputation	32	30	30	27	22,5	23	18	15,5	15,5	20,5	17,5	17
3	W.P.	Lymphödem nach Mammaamputation	44	42	38	35,5	32,5	32,5	19,5	17,5	17	21	19	20
4	S.I.	Lymphödem nach Mammaamputation	30	27,5	27,5	27,5	25	23,5	17	14,5	15,5	20,5	17,5	18,5
5	E.L.	Lymphödem nach Mammaamputation	31,5	30	29	25,5	23	22,5	16	14,5	14	20	18	18
6	S.M.	Lymphödem nach Mammaamputation	37	34	33	28	24	23	17	15	14,5	21	18	17
7	P.M.	Lymphödem nach Mammaamputation	40	35	34	33	26,5	26	20	17	16	23	19	17
8	A.A.	Lymphödem nach Mammaamputation	37,5	35	34	35,5	32	31	18	15	15	20	18	17
9	S.M.	Lymphödem nach Mammaamputation	35	30	30	28,5	25	24	18	15	15	20,5	20	20
10	P.M.	Lymphödem nach Mammaamputation	30	25	24	26	23	22	17	15	15	19	17	17
11	B.K.	Lymphödem nach Mammaamputation	37	33	32	27,5	22	22	17	15,5	15	20	19	19
12	Z.A.	Lymphödem nach Mammaamputation	32	28	27	27	23	22	16	14	14	19	18	17
13	F.E.	Lymphödem nach Mammaamputation	34	30	29	26	23	22	21	20	20	19	18	18
14	B.M.	Lymphödem nach Mammaamputation	42	36	34	33	26	24	22	20	20	20	18	18
15	M.A.	Lymphödem nach Mammaamputation	41	34	33	35	28	27	21	19	18	20	17	17
16	S.E.	Lymphödem nach Mammaamputation	29,5	26	25	28	26	25	17	16	16	18,5	17	16
17	S.M.	Lymphödem nach Mammaamputation	37	34	33	28,5	27	26	18	17	16	20,5	19	18
18	P.O.	Lymphödem nach Mammaamputation	35	33	31	29	27	26	19	17	17	21	20	20
19	S.A.	Lymphödem nach Mammaamputation	39	37		33	31		19	18		20	19	
20	G.N.	Lymphödem nach Mammaamputation	30	27,5	27	28	26	25	17	17	17	19	18	18

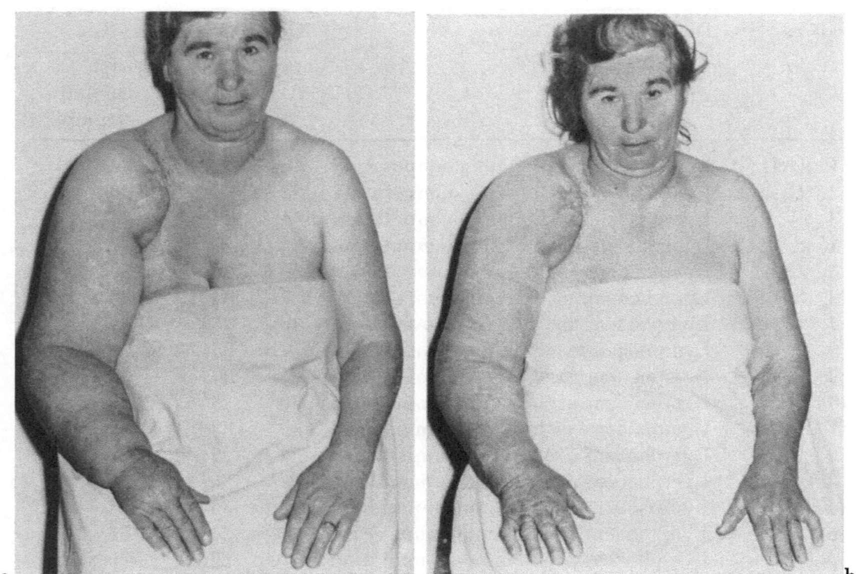

a b

Abb. 6a und b. Fall I. a Vor der Auswicklung, b nach der Auswicklung

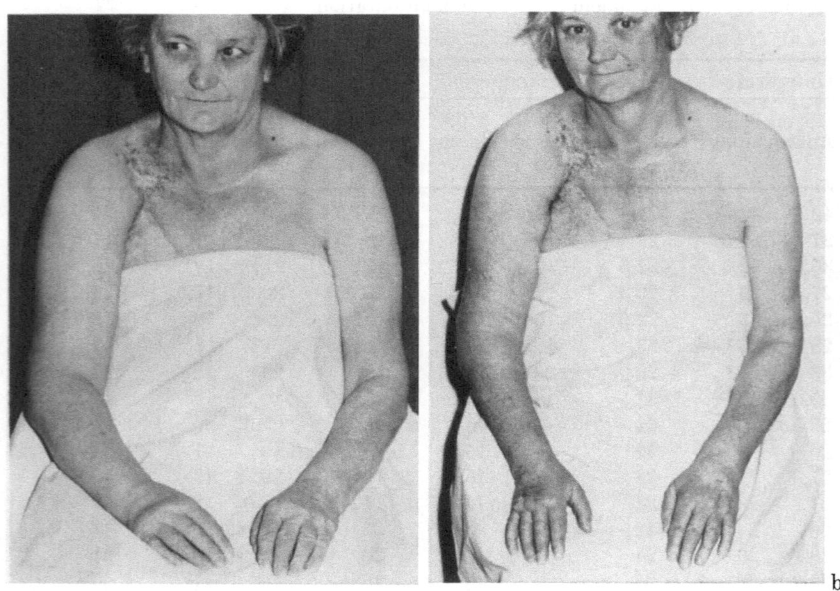

a b

Abb. 7a und b. Fall II. a Vor der Auswicklung, b nach der Auswicklung

In einer Reihe von Fällen konnten wir nach einigen Monaten die Gummistrümpfe weglassen, ohne daß es zu Rezidiven kam.

Trotz der etwas aufwendigen und zeitraubenden Behandlung fühlten sich alle unsere Kranken durch die erzielte Umfangverminderung an den betroffenen Extremitäten erleichtert, hielten also alle die durchgeführten Maßnahmen für gerechtfertigt.

Hier zum Abschluß eine Zusammenstellung von 20 Fällen mit Armlymphödemen aus dem Jahr 1968 — meist handelte es sich um Zustand nach Mammaamputation und Tumornachbestrahlung wegen eines Carcinoms (Tab. 2). Es zeigt sich, daß je nach Chronizität und Ausmaß des Ödems eine Umfangverminderung von durchschnittlich 5 cm, in einigen Fällen bis zu 10 cm erreicht werden konnte.

Hier noch einige Fälle, die den deutlich sichtbaren Erfolg beweisen (Abb. 6a und b, 7a und b).

Präsident: Ich glaube, Herr Ruëff, die Auswicklungsmethode ist das einzige Verfahren, das überhaupt zu einem brauchbaren Ergebnis führt, wenn man von konservativen Methoden etwas erwarten will. Es kommt darauf an, die Schläuche mit großer Kraft anzuziehen. Das muß betont werden. Deshalb geht das nur in Narkose. Nun bitte ich Herrn Fontaine.

9. Die operative Therapie des Lymphödems

R. Fontaine* und J.-L. Fontaine (a. E.)-Straßburg/Frankreich
(unter Mitwirkung von J. Tongio, G. Foucher und P. Fresnel)

Summary. Even the present time surgical treatment of lymphedema does not produce entirely satisfactory results. The older methods such als lymphangioplasties and myolymphangioplasties have failed completely. The following remained: the *condoleonic operation* which has been *extended according to Sistrunk.* It may be adequate for cases of medium severity but it is inadequate for cases with very pronounced elephantiasis.

In such cases one can consider: the *superficial total lymphangiectomy* according to Servelle. It consists of excision, as complete as possible, of the adematose subcutaneous cellular tissue together with the underlying fascia. Servelle has used this operation in more than 400 cases with good long-term results. *Charles' operation* which is widely used in England, differs from the surgical procedure according to Servelle only in so far as the total skin is removed at the same time and replaced by a graft. After this operation necrosis of the graft and verucous changes are not infrequent and they have an unpleasant cosmetic effect. Thus, at the present time, the best solution of this therapeutic problem appears to be *lymphvessel transplantation by means of a shaved skin flap according to the technique of the Englishman Thompson.* This technique is described and assessed in detail. In contrast to this, *lymphatic-venous anastomosis according to Nielubowicz,* which is theoretically very interesting, was found of little use in actual practice. Late control of 28 cases which were operated according to various methods confirm the previously mentioned final conclusions.

Zusammenfassung. Durch die operative Behandlung des Lymphödems erzielt man auch heute noch nicht durchwegs zufriedenstellende Ergebnisse. Die älteren

Methoden, wie die Lymphangioplastiken und die Myolymphangioplastiken haben so ziemlich ganz versagt. Übrig bleiben: die nach *Sistrunk erweiterte Kondoleonische Operation.* Sie kann für mittelschwere Formen genügen, reicht aber bei sehr stark ausgeprägter Elephantiasis nicht aus.

In Frage kommen dann: die *oberflächliche totale Lymphangiektomie* nach Servelle. Sie besteht in einer möglichst vollständigen Excision des ödematösen Unterhautzellgewebes zusammen mit der darunterliegenden Fascie. Servelle hat diese Operation in mehr als 400 Fällen mit guten Spätergebnissen ausgeführt. Die in England viel geübte *Charles Operation* unterscheidet sich von dem Servelleschen Eingriff nur dadurch, daß gleichzeitig die ganze Haut mitentfernt und durch eine Transplantation ersetzt wird. Nekrosen des Transplantates und veriköse Entartungen sind nach dieser Operation nicht selten und wirken unschön. *Die Lymphgefäßtransplantation mittels eines abrasierten Hautlappens nach der Technik des Engländers Thompson,* die eingehend beschrieben und bewertet wird, erscheint deshalb den Referenten als die augenblicklich beste Lösung des therapeutischen Problems. Dagegen hat sich die *lympho-venöse Anastomose nach Nielubowicz,* theoretisch sehr interessant, praktisch nur wenig bewährt. Die Spätkontrolle von 28 nach verschiedenen Methoden operierten eigenen Fällen bestätigt die oben erwähnten Schlußfolgerungen.

Einleitung

Die Einladung an der heurigen Tagung der Deutschen Gesellschaft für Chirurgie, das Referat über die „Operative Therapie des Lymphödems“ zu halten, gereicht mir zu einer sehr großen Ehre, für die ich, vor allem dem Vorstand der Gesellschaft und seinem Präsidenten, Herrn Professor Vossschulte, meinen innigsten Dank aussprechen möchte. In Hinsicht dieses Referates haben meine Mitarbeiter unsere eigenen Fälle erneut nachuntersucht und unsere Dokumente kritisch bewertet. Ich danke ihnen für ihre Mithilfe und enge Zusammenarbeit.

Sehr lange zögernd, auf unsicherer pathogenetischer Basis beruhend, hat die operative Therapie des Lymphödems jahrzehntelang so ziemlich völlig versagt. Heute, dank der modernen diagnostischen Hilfsmittel, der Lymphographie im besonderen, steht sie auf einem festeren Boden. Und doch können auch jetzt noch ihre Spätergebnisse nicht als durchwegs zufriedenstellend angesehen werden, wenigstens was die schwersten Fälle betrifft, vor allem diejenigen, welche in ästhetischer Sicht mit Recht den Namen „Elephantiasis“ verdienen: Leider verstehen wir es nämlich auch heute noch nicht, regelmäßig mit Sicherheit den zugrunde liegenden Pathomechanismus zu unterbrechen, was nicht selten, früher oder später, zu unangenehmen Enttäuschungen führt. Man erwarte also von uns nicht mehr, als ganz objektiv die augenblickliche Bilanz zu ziehen.

Kommt nach Versagen der konservativen Therapie der chirurgische Eingriff in Frage, dann muß zunächst eine möglichst gründliche Erforschung der unterliegenden Noxe vorgenommen werden. Dazu dienen hauptsächlich: *die Farbstoffmethode und die Lymphographie.*

Dazu einige Worte:

Nachdem es 1937 McMaster zum ersten Male gelang, die Hautlymphbahnen am lebenden Menschen durch Mischung von Patentblau in Lockescher Lösung anzufärben, hat sich diese Methode verbreitet. Nach Teneffs und Stoppanis Versuchen am Hunde aus dem Jahre 1934 hat sich dagegen die *Lymphographie* erst nach den grundlegenden Arbeiten der Kinmonthschen Schule (1952) eingebürgert. Ihr verdanken wir die moderne Lymphographie, für deren Verbreitung sich im deutschen Sprachraum u. a. Kaindl, in Belgien Colette, in Frankreich neben Arnulf, Picard und Arvay besonders Servelle verdient gemacht haben. Nach dem

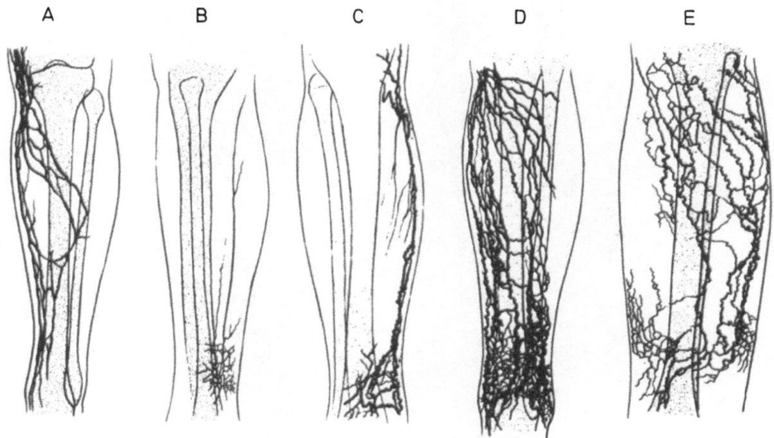

Abb. 1 A—E. Schematische Darstellung von 5 Lymphogrammen der unteren Extremität. A normales Glied, B, C und D stammen von Patienten mit primärem Lymphödem. B Hypoplasie ohne Verschluß, C Hypoplasie mit Verschluß, D primäre Hyperplasie. E sekundäres Lymphödem [aus N. Thompson: The Surg. Clinics of North America **47**, 477 (1967), Abb. 15]

erschöpfenden Referat von Herrn Professor Kaindl erübrigt es sich, hier weiter darauf einzugehen. In Verbindung mit der Farbstoffmethode hat die röntgenologische Erforschung der Lymphbahnen eine genauere Einteilung des Lymphödems in *primäre* und *sekundäre* Formen erlaubt, für die wir auf die Arbeiten von Kinmonth und von Kaindl verweisen.

Dank der Lymphographie (s. Abb. 1—3) können wir jetzt in jedem Einzelfalle feststellen, ob bei einem offensichtlich primären Lymphödem periphere Lymphbahnen entweder ganz fehlen (kongenitale Aplasie) oder nur spärlich ausgebildet sind (Hypoplasie) oder im Gegenteil sogar hyperplastisch erscheinen. In letzteren Fällen kann es nach Kinmonth und Servelle durch eine Klappeninsuffizienz nicht nur zu einer Lymphstase, sondern sogar zu einer richtigen Varicenbildung kommen.

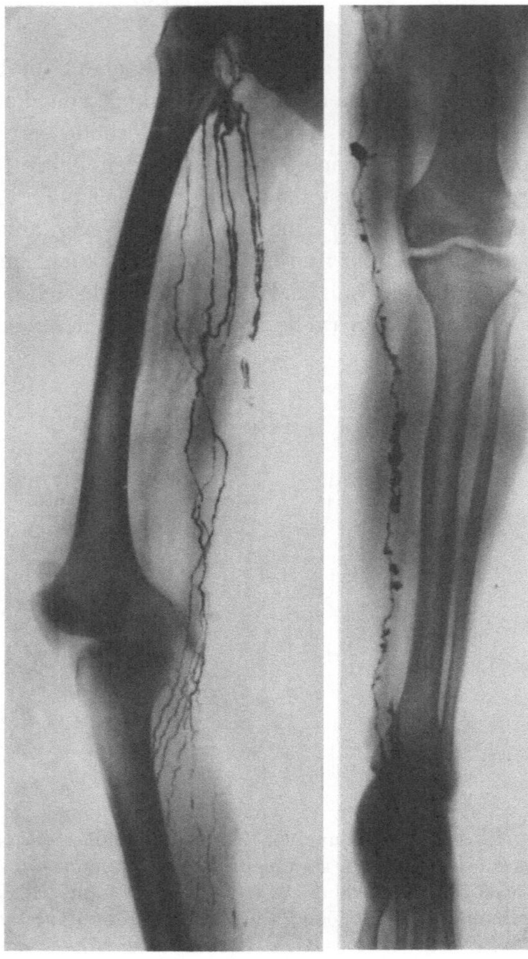

a b

Abb. 2. a Beispiel eines primären Lymphödems mit Hyperplasie. b Sekundäres Lymphödem mit Varicenbildung

Durch höher im Bauch- oder Brustraum liegende Hindernisse in der Lymphzirkulation bedingte Chylusrückflüsse nach der Peripherie können ebenfalls so erfaßt werden. Da sie leicht zu oft sehr lästigen Chylusfisteln neigen, ist ihre richtige und möglichst frühzeitige Erkenntnis von großem praktischem Wert.

Beim *sekundären Lymphödem*, wobei neben den parasitären Varietäten die durch Carcinom bedingten die häufigsten sind (am oberen Glied nach Amputatio mammae, am unteren nach Uterus evtl. Rectumcarcinomen), zeigt die Lymphographie meistens stark erweiterte, geschlängelte periphere Lymphbahnen, bis es in den entsprechenden regionalen Drüsen zu einem mehr oder weniger ausgeprägten Halt kommt. Eine kollaterale Lymphzirkulation kann sich unter solchen Bedingungen entwickeln.

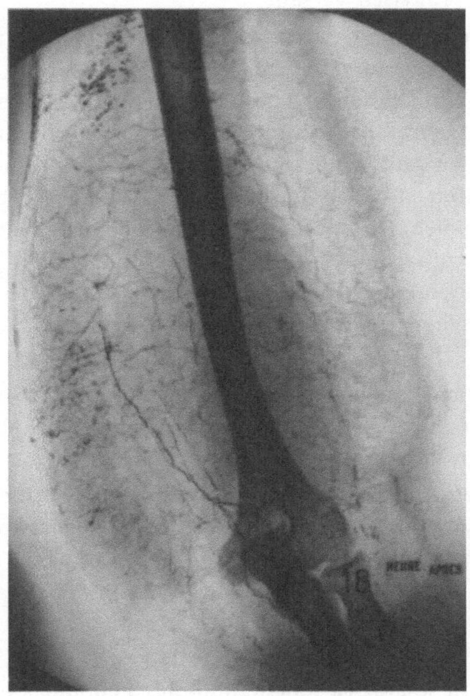

Abb. 3. Lymphödem 10 Jahre nach Amputatio mammae mit nachfolgender Bestrahlung. Man beachte auf der inneren Seite den schönen „dermal backflow"

Kommt es aber bei einem Lymphödem, ob primären oder sekundären Ursprunges, zu einer Lymphstase, so resultiert daraus leicht, wie es mit Recht Servelle betont, eine Klappeninsuffizienz der Lymphgefäße, die den Abfluß der Lymphe noch erschwert, so daß sich einerseits die peripheren Lymphbahnen nur nach Hochlagerung des entsprechenden Gliedes entleeren (Servelle) und es andererseits zu einer „retrograden Lymphspaltenfüllung" („dermal backflow" nach Kinmonth) kommt.

Betonen muß man auch, daß bei Lymphödemen infektiöser Natur oder bei solchen, die sich, obwohl anderer Ätiologie, durch rezidivierende infektiöse Schübe auszeichnen, das Ödem mit der Zeit immer fibröser wird, d.h. sich in ein Fibrödem verwandelt (Martorell). In solchen Fällen breitet sich in Folge der Transsudation der Lymphe aus den Gefäßen in das benachbarte Gewebe das eingespritzte Patentblau nur lokal aus.

Es ist dann meistens schwierig, nach Kinmonths Technik ein kleines Lymphgefäß am Fußrücken zu isolieren und zu katheterisieren: Gelingt es dennoch, so zeigt die Lymphographie im allgemeinen nur sehr spärliche Lymphgefäße. Das heißt, daß leider oft unter solchen Bedingungen die Lymphographie praktisch versagt.

Mit Hilfe der Lymphographie hat man auch die in therapeutischer Sicht wichtige Frage angeschnitten, ob es eigentlich Verbindungen zwischen den oberflächlichen und tiefen Lymphbahnen und Anastomosen zwischen Lymphbahnen und Venen gibt. Verbindungen zwischen den oberflächlichen und tiefen Lymphbahnen verneinte Sappey aufgrund seiner altbekannten, mit der Quecksilbertechnik ausgeführten, rein anatomischen Untersuchungen. Neuerlich wurden jedoch normale Anastomosen zwischen prä- und subfascialen Lymphgefäßen wenigstens am Oberschenkel lymphographisch u.a. von Malek u. Mitarb. nachgewiesen. Unter pathologischen Bedingungen werden solche auch von Thompson angenommen.

Dasselbe scheint auch für die direkten lympho-venösen Anastomosen zu gelten. Nur in der Pathologie sind solche anscheinend mit Sicherheit nachgewiesen worden.

Wie dem auch sei, wir werden in der Folge noch mehrere Male besonders auf die lympho-lymphösen Anastomosen zurückkommen müssen, um zu untersuchen, ob man von solchen Verbindungen, ob präformiert oder neugebildet, vom therapeutischen Standpunkt etwas Nützliches erwarten kann.

Die operative Behandlung des Lymphödems

Die operative Behandlung des Lymphödems bezweckt entweder

die rein subcutane Drainage der stagnierenden Lymphe vom Kranken ins Gesunde

oder die Eröffnung neuer Abführwege durch die Schaffung, evtl. die Vermehrung von Verbindungen zwischen prä- und subfascialen Lymphbahnen,

oder auch sie begnügt sich mit der Excision des befallenen Unterhautzellgewebes und der unterliegenden, verdickten Fascie. Diese Excision wird oft mit dem Versuch, neue Lymphanastomosen zu bilden, verbunden. Dabei sind viele früher einmal angeratene Methoden heute in Vergessenheit geraten.

Das gilt auch für die heute noch oft zitierte Methode nach Carnochan, der 1851 angeblich einen Fall von Lymphödem erfolgreich mit der Unterbindung der A. femoralis behandelt hatte. Nicht besser steht es mit der auf S. Handley (1910) zurückgehenden *Lymphangioplastik*.

Für seine Lymphangioplastik benützte Handley mehrere Seidenfäden, die er subcutan in ganzer Ausdehnung des ödematösen Gliedes bis unter die normale Brust bzw. Bauchhaut führte.

Von verschiedener Seite wurden hernach die Seidenfäden durch andere Drainagemittel ersetzt, so 1918 von Walther durch Gummiröhren und von Lexer (1919) durch Fascienstreifen.

Mit Ausnahme von vorübergehenden Besserungen scheinen mit der Lymphangioplastik nach Handley langdauernde Heilungen nur ausnahmsweise erzielt worden zu sein. Die nur allzu häufigen Mißerfolge dieser Methode erklärt Servelle durch die Lymphstase und Lymphgewebsinfiltration, die in Folge der daraus entstehenden Klappeninsuffizienz durch eine Drainage nicht wirkungsvoll behoben werden kann. Und doch hat Hogeman mit Hilfe von Polyäthylendrains 1955 in 14 Fällen einen neuen Versuch mit der Lymphangioplastik gemacht. Spätergebnisse liegen jedoch nicht vor. Einige so schon vor 1939 operierte Fälle haben uns keinen guten Eindruck hinterlassen.

Nahe verwandt mit der Lymphangioplastik nach Handley ist die erstmals von Gillies u. Fraser 1935 angegebene *Muskellappenplastik*, bei welcher ein Muskellappen aus dem Gesunden die Verbindung mit den ödematösen Unterhautzellgeweben herzustellen versucht. Sie ist nur äußerst selten ausgeführt worden.

Derselbe Gedanke unterliegt der 1952 von Treves vorgeschlagenen „*Myolymphangioplastik*". Dadurch, daß er den musculus teres major an den unteren Rand des musculus pectoralis major annäht, hofft dieser Autor, prophylaktisch der postoperativen Armschwellung nach Mammaamputation vorzubeugen. Ob dies auch wirklich der Fall ist, scheint unseres Wissens nach bis jetzt nicht bewiesen zu sein.

Schließlich haben 1967 Goldsmith, De los Santos u. E. J. Beattle nach ausgiebigen experimentellen Versuchen am Hunde eine *Omentumplastik* vorgeschlagen und sie bis jetzt 7 mal am Menschen mit ermutigenden Ergebnissen ausgeführt.

Wenn man von diesen meist älteren Eingriffen absieht, die heute mehr oder weniger nur ein historisches Interesse verdienen, so bleiben schließlich nur 5 Operationsmethoden übrig.

1. Die Operation nach Kondoleon mit ihrer Erweiterung nach Sistrunk.
2. Die totale oberflächliche Lymphangiektomie (Servelle).
3. Die sog. „Charles-Operation".
4. Die Lymphgefäßtransplantation mittels eines abrasierten Hautlappens (lymphatic transposition using „shaved" subcutaneous skin flaps) nach Thompson.
5. Der lymphatico-venöse Shunt nach Nielubowicz.

1. Die Operation nach Kondoleon mit der Variation nach Sistrunk. Der Versuch, das Lymphödem durch neue Verbindungen zwischen den prä- und subfascialen Lymphfasern zu heilen, war schon vor Kondoleon gemacht worden. In diesem Sinne benützte Lang (1911) gestielte Fascienstreifen, die er an den unterliegenden Muskeln befestigte und sogar durch kleine Bohrlöcher in den Knochen versenkte. Kondoleon jedoch war es, welcher der Aponeurektomie seinen Namen hinterließ. Für eine Elephantiasis am Unterschenkel führte er zwei Längsschnitte, einen an der Außen-, den anderen an der Innenseite in ganzer Länge aus. Für ein Lymphödem des ganzen Beines vier Schnitte, zwei am Ober- und zwei am Unterschenkel. Die Haut wurde zurückpräpariert und die Aponeurose in totaler Schnittlänge und in einer Breite von 3—4 Fingern entfernt. In Frühfällen konnten mittels dieser Technik, die sich in Europa wie auch in den U.S.A. rasch eingebürgert hatte, nennenswerte Erfolge erzielt werden. Bei weit ausgeprägter Elephantiasis waren jedoch die Ergebnisse recht bescheiden. 1918 erweiterte daher Sistrunk die Originalmethode nach Kondoleon dahin, daß er die Aponeurektomie noch mehr ausdehnte und dazu gleichzeitig von der überliegenden Haut breite Streifen mitentfernte, wie es lange vor ihm schon Dieffenbach und Mikulicz getan hatten. Die Ergebnisse haben sich dadurch wesentlich gebessert, und so erzielten 1935 mit der Sistrunkschen Technik Ghormley u. Overton unter 64 Patienten 42% zufriedenstellende Ergebnisse und zählten nur 12,5% völlige Mißerfolge. Auf unsere eigenen Ergebnisse kommen wir weiter unten zurück. Für uns kommt heute die Kondoleon-Sistrunksche Methode hauptsächlich nur für mittelmäßig schwere Lymphödeme in Frage, während sie bei stark ausgeprägter Elephantiasis versagt.

Das Narbengewebe, das bald nach der Wundheilung die Originalfascie ersetzt, verhindert nämlich eine dauernde Oberfläche-Tiefe-Lymphdrainage, die ja, wie bereits gesehen, von vorneherein schon sehr armselig ist.

2. Die oberflächliche totale Lymphangiektomie [lymphangiectomie superficielle totale (Servelle)] (s. Abb. 4 und 5). Nachdem 1930 Auchincloss die Exstirpation der Fascien zusammen mit der Excision des ödematösen Unterhautzellgewebes für die Behandlung des parasitären Lymphödems angegeben hatte, und 6 Jahre später Homans (1936) dieselbe Operation auch für die anderen Formen des Lymphödems empfohlen hatte, wurde die totale Lymphangiektomie superficialis besonders von Servelle weiter ausgebaut und in die Behandlung eingeführt.

Nach Servelle wird die Operation in mindestens zwei, oft aber noch mehr Sitzungen vorgenommen. Wenn in zwei, dann einmal auf der Außen-, das andere Mal auf der Innenseite. Blutleere ist angebracht. Der Schnitt geht jedesmal von der Leistengegend aus und führt bis zur Spitze

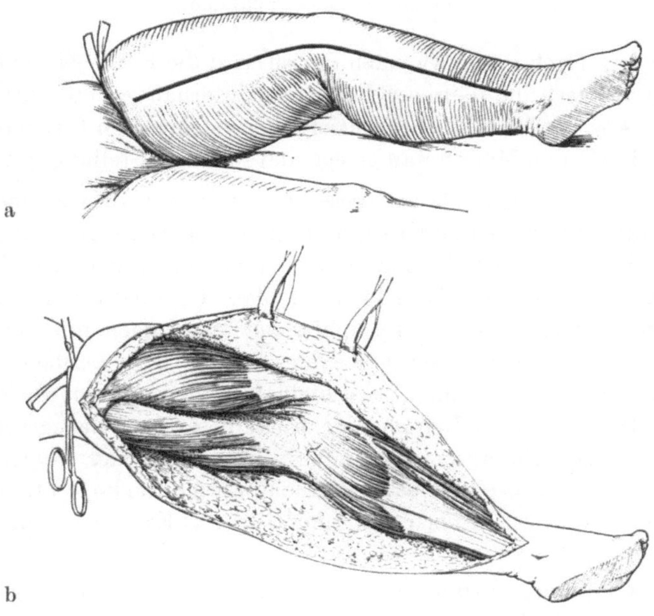

Abb. 4. a Einschnitt auf der inneren Seite der unteren Extremität (erster Teil der Operation). Einige Monate später ähnlicher Einschnitt auf der Außenseite. b Zustand nach Excision des gesamten Unterhautzellgewebes zusammen mit der darunterliegenden Fascie

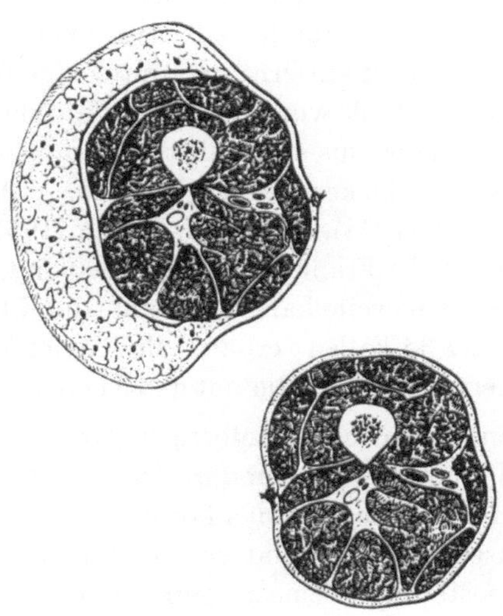

Abb. 5. Schematische Darstellung der oberflächlichen Lymphangiektomie nach Servelle. Oben links: Zustand des Gliedes nach der ersten Operation. Unten rechts: nach der zweiten Operation

Abb. 4 und 5. Totale oberflächliche Lymphangiektomie nach Servelle (aus Servelle: Encyclopédie Médico Chirurgicale, Paris, Abb. 3 u. 4)

der Malleolen. Nach vorne wie nach hinten wird die Haut bis zur Mittellinie freipräpariert und dann sorgfältig das Unterhautgewebe zusammen mit der Fascie entfernt. Nach Excision allen ödematösen Gewebes wird die Haut direkt den Muskeln aufgelegt und in dieser Stellung genäht.

Neuerdings gibt Servelle an, diese Operation seit 1944 an mehr als 400 Patienten ausgeführt zu haben und mit seinen Spätergebnissen nach bis zu 23 Jahren recht zufrieden zu sein. Den Vorteil der superfiziellen Lymphangiektomie sieht Servelle darin, daß die dilatierten klappeninsuffizienten oberflächlichen Lymphbahnen zusammen mit dem ödematös-fibrösen Gewebe entfernt werden und so die Oberfläche-Tiefe-Lymphdrainage, von vornherein zweifelhafter Wirkung, an Bedeutung verliert. Als Nachteil der Lymphangiektomie betrachten dagegen andere Autoren, so z.B. Thompson, die Gefahr einer mehr oder weniger ausgedehnten Hautnekrose, die manchmal langwierige Nachoperationen benötigt. Auch vom ästhetischen Standpunkt ist das Ergebnis nicht immer kritiklos.

Aufgrund unserer Erfahrungen an 6 Patienten betrachten wir persönlich dennoch die Lymphangiektomie nach Servelle als der Kondoleon-Sistrunkschen Methode weit überlegen. Aber wir glauben, daß auch sie nicht die endgültige Lösung des gestellten Problems darstellt.

3. Einen Schritt weiter geht die in der englischen Literatur nach *Charles benannte Methode.* Sie unterscheidet sich von der Lymphangiektomie nach Servelle nur dadurch, daß zusammen mit dem subcutanen Zellgewebe die ganze Haut entfernt und durch eine freie Transplantation ersetzt wird. Diese Technik wurde 1912 von Charles in die Behandlung des parasitären Lymphödems eingeführt. Mit einigen Variationen ist sie von Mowlen (1948), Blocker (1949), McIndoe (1950), Farina (1951), Watson (1953), Pratt (1953), Gibson u. Tough (1954) und Taylor (1965) übernommen worden. In Frankreich wurde sie von C. Dufourmental und Mouly empfohlen. Unzweifelhaft erscheint die Charles-Operation als die radikalste. Unter 35 Fällen verdankt ihr Taylor 72 $^0/_0$ Erfolge. Jedoch hat sie auch sichere Nachteile, die unterstrichen werden müssen.

Ein Mißlingen der primären sofortigen Hautübertragung kann hernach lästige und langwierige sekundäre Hautplastiken benötigen. Dann ist auch nach erfolgter Heilung das kosmetische Resultat nicht immer, wie man es wünschen würde, und erscheint manchmal direkt grotesk, besonders wenn postoperativ eine ausgeprägte Hyperkeratose, manchmal sogar mit papillomatösen Auswüchsen, im Gebiete der transplantierten Haut besonders unschön wirkt. Solche Spätkomplikationen sind leider nicht selten. Auf Grund von 6 so behandelten Fällen glauben wir deshalb, daß die Charles-Methode der zuvor beschriebenen Lymphangiektomie den Vorrang lassen muß.

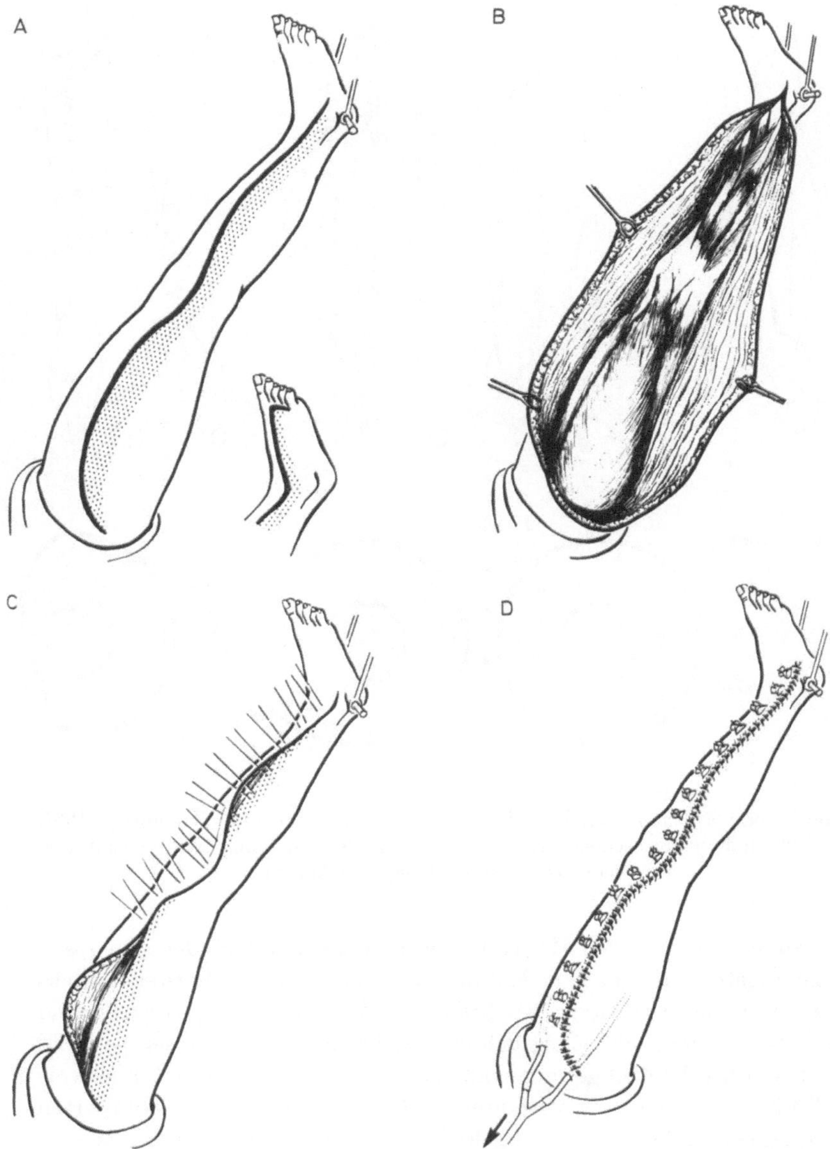

Abb. 6 und 7 stammen aus Thompsons Arbeit (1967) und zeigen die Technik der Lymphgefäßtransplantation mittels eines abrasierten Hautlappens nach Thompson. Abb. 6 A–D entspricht Thompsons Abb. 18 (1967) und illustriert die Technik für das untere Glied

4. Die Lymphgefäßtransplantation mittels eines abrasierten Hautlappens nach Thompson (s. Abb. 6 und 7). Die ungenügenden Ergebnisse

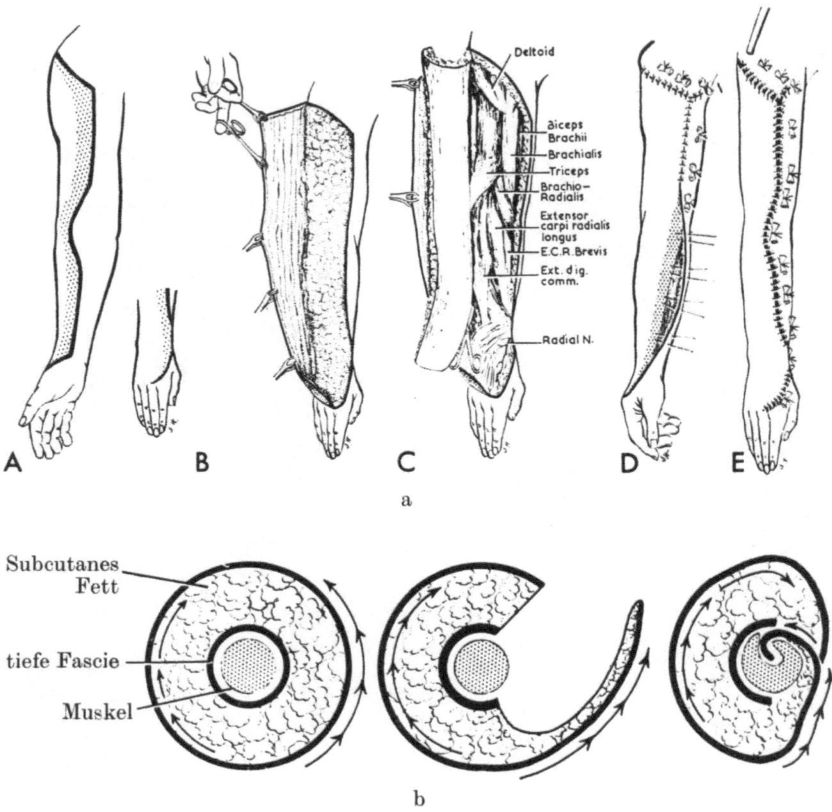

Abb. 7 zeigt a Thompsons Technik für die obere Extremität (Thompson, 1967, Abb. 9) und b die schematische Darstellung der Lymphgefäßtransplantation nach Thompson (Thompsons Abb. 6)

der zuvor besprochenen Heilverfahren haben den Engländer Thompson dazu angetrieben, eine neue Methode auszuarbeiten. Sie bezweckt einerseits, wie die zwei zuvor beschriebenen Methoden nach Servelle und Charles, eine möglichst ausgedehnte Resektion des ödematösen pathologischen Unterhautzellgewebes mit gleichzeitiger Aponeurektomie, vervollständigt aber dieses Verfahren, indem sie einen zuvor abrasierten Hautlappen in die tiefe Muskelschicht versenkt, in der Hoffnung, so eine Verbindung zwischen prä- und subfascialer Lymphzirkulation zu schaffen. Dazu verfährt Thompson für das Lymphödem der unteren Extremität wie folgt: Nach einer kurzen Vorbereitung (Hochlagerung, Kompressionsverband, Tetracyclin als prophylaktisches Antibioticum) wird das kranke Glied, mittels eines durch das Fersenbein gezogenen Kirschnerdrahtes, hochgestellt. Es wird in Blutleere operiert. Zunächst wird durch einen

Längsschnitt auf der lateralen Seite an der Grenze des vorderen mit den zwei hinteren Drittel eingegangen. Ist die Elephantiasis auf den Unterschenkel beschränkt, dann endet der laterale Längsschnitt 15 cm oberhalb des Knies. Ist auch der Oberschenkel befallen, wird der Schnitt bis an die Wurzel des Gliedes weitergeführt. Normalerweise überschreitet der Schnitt nach unten den Malleolus externus nicht, kann aber im Notfalle bis auf den Fußrücken weitergeführt werden.

Sofort hernach wird am hinteren Rande des Schnittes, seiner ganzen Länge entsprechend, ein 5—6 cm breiter Epidermisstreifen weggenommen, wozu Thompson ein Spezialplastikmesser, Kinmonth aber das Padgettsche Dermatom benützt. Der abpräparierte Epidermisstreifen wird in physiologischer Kochsalzlösung konserviert, da er evtl. im Falle einer postoperativen Hautnekrose sekundär als freies Transplantat dienen kann.

Auf der abrasierten Haut stehengebliebene Epidermisinseln müssen sorgfältigst entfernt werden.

Ist dies getan, wird die tiefe Fascie freigelegt und in einer Ausdehnung von ungefähr der Hälfte des Gliedumfanges herausgeschnitten: Vorderer und hinterer Hautlappen werden teilweise entfettet, so daß auf der Innenseite der Cutis schließlich nur eine approximativ 1—2,5 cm dicke Fettschicht zurückbleibt. Sie soll die Blutzirkulation der Hautlappen sichern, weshalb sie auch als Gefäßträger an Dicke zunehmen soll, je mehr man sich der Basis der abpräparierten Hautlappen nähert.

Nun wird zwischen den tieferen Muskeln ein Bett gebildet, in das der abrasierte Hautlappen eingelegt werden kann; am Oberschenkel, im allgemeinen zwischen dem Musculus rectus femoris und vastus lateralis, am Bein zwischen dem tibiales anterior und dem extensor digitorum longus in der Nähe der Vasa tibiales. In der Höhe des Knies wird der Hautlappen dagegen an die Gelenkkapsel befestigt.

Zuvor wird die Blutleere aufgehoben. Nach vollendeter Hämostase wird der abrasierte Teil des hinteren Hautlappens, wie gesagt, in das vorbereitete Muskelbett gelagert und der vordere Hautlappen darübergeklappt. Beide werden dann durch transfixierende, über kleine Tupfer geknüpfte Matrazennähte vereinigt. Nach Redondrainage wird schließlich der vordere Hautlappen an dem hinteren an der Grenze der abrasierten Zone angenäht. Während 2 Wochen wird ein Kompressionsverband angelegt.

Varianten. In leichteren oder mittelschweren Fällen genügt oft die eben beschriebene Operation auf der lateralen Seite. Ist das nicht der Fall, besonders bei stark ausgeprägter Elephantiasis, kann 2—3 Monate später die gleiche Operation an der Innenseite wiederholt werden. Der abrasierte Hautlappen wird dann an die Gefäßscheide, dem Musculus sartorius entlang, angenäht.

Im Gegensatz zu Thompson zieht es Kinmonth vor, an der Innenseite zu beginnen. Auch operiert er nie gleichzeitig den Ober- und Unterschenkel, sondern fängt immer mit letzterem an.

Nach Thompson und Kinmonth muß auch für die Wahl der einzubettenden Hautlappen die Richtung der oberflächlichen Lymphzirkulation, wie sie aus der präoperativen Lymphographie erhellt, in Betracht gezogen werden. Besteht ein typischer Hautrückfluß, wie es beim sekundären Lymphödem so häufig ist, dann soll manchmal nicht der hintere, sondern der vordere Hautlappen tiefgelagert werden.

Für die Behandlung des Lymphödems der oberen Extremität kann die Thompsonsche Operation ebenfalls dienen. Thompson führt sie dann in zwei Sitzungen in einem Abstand von 2—3 Monaten aus. Er operiert zunächst auf der äußeren und erst später auf der inneren Seite.

Die Ergebnisse der Thompsonschen Technik scheinen im allgemeinen sehr zufriedenstellend. Seiner im April 1967 erschienenen Arbeit nach hatte er damals wegen schwerem „obstruktivem" *sekundärem Lymphödem* 4 Fälle so operiert. Die Schwellung war einmal die Folge einer radikalen Vulvektomie mit Ausräumung der Leistendrüsen, einmal trat sie nach einer Radiumbestrahlung für Carcinoma colli ein, einmal war sie die Folge einer Beckenquetschung. Im letzten Falle handelte es sich um einen Patienten, der wegen Hodenkrebs tief bestrahlt worden war. In diesen 4 Fällen war der Erfolg „gut".

Wegen *primärem Lymphödem* der unteren Extremität hat Thompson zwischen 1959 und 1965 21 Kranke mit 22 befallenen Gliedern operiert und sie nach 1—7 Jahren nachuntersucht.

5mal genügte ein einseitiger Eingriff.
14mal ging Thompson in der beschriebenen Weise zweiseitig vor.
Ein dritter Eingriff war 3mal nötig.
10mal wurde das Resultat als „gut" betrachtet,
10mal als „zufriedenstellend,
2mal als „schlecht".

Von den Spätergebnissen der Thompsonschen Operation für Armschwellung nach Amputatio mammae werden wir weiter unten berichten. Wie bereits gesagt, hat sich die Kinmonthsche Schule zu der Methode Thompsons bekannt. Das erhellt aus einer in Druck befindlichen Arbeit von Edwards, Negus und Kinmonth, von welcher die Autoren uns in freundlicher Weise eine Abschrift zur Verfügung gestellt haben. Eine Gruppe von 51 Patienten mit 74 Eingriffen für Lymphödem der unteren Extremitäten war von ihnen nachkontrolliert worden.

Die leichteren Fälle ihrer 51 Patienten hatten Kinmonth und seine Mitarbeiter nach Sistrunk operiert. Den Methoden nach Charles und Thompson wurden dagegen die schwereren anvertraut.

Was die Schwellung betrifft, ergaben prozentual die zwei letzteren Techniken gleichgute Ergebnisse. In Anbetracht dessen, daß weniger von ihr verlangt worden war, waren auch die Folgen der Sistrunkschen Operation nicht wesentlich schlechter, und doch mußten von den primär nach dieser Methode behandelten Fälle einige später nach Thompson nachoperiert werden.

Zu einer richtigen Bewertung müssen jedoch auch die Frequenz und der Schweregrad der postoperativen Komplikationen in Betracht gezogen werden. Unter ihnen ist die häufigste die *Hautlappennekrose*. Kinmonth und seine Mitarbeiter beobachteten sie nach der Charles-Operation in

36 % ihrer Fälle,
10 % ihrer Sistrunk-Gruppe, aber nur in
4 % wenn nach Thompson vorgegangen worden war.

In 32 % benötigte die postoperative Hautlappennekrose einen erneuten Eingriff.

Kinmonth u. Mitarb. betonen auch, daß der Spitalaufenthalt bedeutend länger ist, wenn man nach Charles, als wenn man nach Thompson operiert.

Unter den Spätkomplikationen stehen die rezidivierenden, infektiösen erysipelartigen Schübe im Vordergrund. Mit beiden Techniken sind sie ebenso häufig. Auf Grund ihrer Nachuntersuchungen scheinen Edwards, Negus und Kinmonth zu folgenden Schlüssen gekommen zu sein:

Was das Ödem selbst betrifft, erzielt man dieselben Ergebnisse mit der Charlesschen und mit der Thompsonschen Technik. Ihre Ergebnisse waren in der Hälfte ihrer Fälle „gut".

Die Mißerfolge der Charlesgruppe waren hauptsächlich durch postoperative Verdickungen und verruköse Auswüchse im Bereiche der transplantierten Haut oder durch allzuhäufige infektiöse Schübe bedingt.

In 23 % der Thompsongruppe kam es zu Mißerfolgen. Darunter erklären sich viele durch die Nachlässigkeit der Patienten, die es nach der Operation unterließen, Kompressionsverbände zu tragen. Dadurch wurde in 10 % der Fälle sekundär die Operation auf der lateralen Seite unabwendbar. Wie bereits gesagt, geht nämlich die Kinmonthsche Schule im Gegensatz zu Thompson zuerst auf der medialen Seite ein.

Schließlich, wenn auch vom funktionellen Standpunkt aus beide Methoden als gleichwertig erscheinen, muß hervorgehoben werden, daß in kosmetischer Sicht die Methode nach Thompson die nach Charles übertrifft. Auf Grund seiner Ergebnisse spricht sich also Kinmonth unzweifelhaft zugunsten der Thompsonschen Technik aus, von der wir bis jetzt keine eigenen Erfahrungen besitzen.

Enttäuscht durch eine Reihe unserer persönlichen Spätresultate in der Lymphödembehandlung, die denen von Thompson veröffentlichten nicht gleichzukommen schienen, hielten wir, in Hinsicht dieses Referates, eine Reise nach London für unumgänglich, und so hat mein Mitarbeiter Dr. Jean Louis Fontaine drei Tage zum Teil in der Abteilung von Professor Kinmonth, zum Teil in der von Professor Thompson verbracht. Beiden Kollegen möchte ich an dieser Stelle für den liebenswürdigen Empfang danken, den sie meinem Sohne bereitet haben. Aus den höchst wertvollen Erklärungen, die er in London erhalten hat, geht im Vergleich zu unseren eigenen Ergebnissen unzweifelhaft hervor, daß die Thompsonsche Methode einen großen Fortschritt bedeutet und daß man sich heute zu ihr bekennen muß. Das rechtfertigt den Platz, den wir ihr reserviert haben.

Für die chirurgische Behandlung des Lymphödems sieht die englische Schule als absolute Indikationen an:

schwere funktionelle Störungen, häufige rezidivierende Lymphangitisanfälle und maligne Entartungen.

Unter den Relativen steht die Ästhetische an erster Stelle.

Was die technische Ausführung der Thompson-Operation betrifft, sind wir bereits auf die von Kinmonth eingeführten Varianten eingegangen. Auch in den Indikationsstellungen bestehen zwischen beiden Autoren geringe Unterschiede. So verhält sich Kinmonth dem sekundären Lymphödem gegenüber reservierter als Thompson.

Letzterer glaubt dagegen nicht, daß die radiologisch feststellbare Hypo- oder im Gegenteil Hyperplasie der Lymphbahnen histologisch verschiedenen spezifischen Formen entspricht.

Der Hauptunterschied zwischen Kinmonth und Thompson besteht aber in der Auffassung über die Wirkungsweise der Lymphgefäßtransplantation mittels eines abrasierten Hautlappens. Thompson sieht ihren Zweck in der Ausbildung neuer lympho-lymphöser oder lympho-venöser Anastomosen.

Solche haben Kinmonth u. Mitarb. nur in einem Fall feststellen können. Wie es aber ein ausgezeichneter Film der Kinmonthschen Schule beweist, bewirkt der an die tiefen Muskeln befestigte Hautlappen eine richtige, die Lymphzirkulation fördernde Massage.

Wie dem auch sei, Kinmonth ist mit Thompson darin einig, daß die Lymphbahnentransplantation nach Thompson die beste augenblickliche Lösung des therapeutischen Problems darstellt, und was der eine von uns in London gesehen hat, hat ihn davon überzeugt.

Jedoch haben kürzlich Nielubowicz und seine Mitarbeiter einen ganz anderen Weg beschritten und eine neue Methode ausgearbeitet.

5. Der lympho-venöse Shunt (s. Abb. 8). Nachdem 1964 Howard, Danese und Laine experimentell die aktive Verbindung einer Vene mit der benachbarten Lymphdrüse gelungen ist, hat 1966 auf dem Amsterdamer Kongreß der Europäischen Gesellschaft für kardiovasculäre Chirurgie Nielubowicz dasselbe Problem weitgehend aufgegriffen. Anhand von 50 Versuchen am Hunde zeigte er, daß die Implantation von mesenterialen oder perihepatischen Lymphdrüsen in die vena cava inferior zu funktionell tüchtigen Anastomosen führen kann.

Am Menschen geht Nielubowicz für das Lymphödem des unteren Gliedes folgendermaßen vor: nach vorhergehender Erforschung der

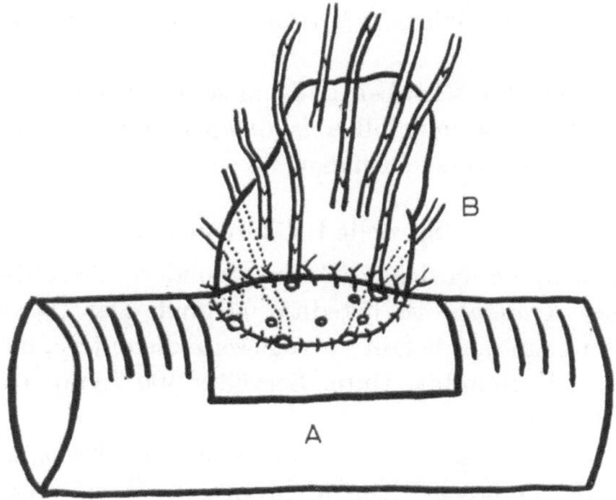

Abb. 8. Der lympho-venöse Shunt nach Nielubowicz [nach J. Nielubowicz u. W. Olsewski: Minerva cardioangiol. **15**, 254—256 (1967), Abb. 1]

Lymphbahnen mit der colorimetrischen Methode führt er einen kleinen Einschnitt in der Leistengegend in Höhe der Einmündung der vena saphena interna in die vena femoralis aus. Eine der benachbarten Lymphdrüsen wird isoliert und in frontaler Richtung durchschnitten, wonach sie latero-lateral mit der vena femoralis (evtl. mit der vena saphena interna oder der vena iliaca externa) vereinigt wird. Dieser sehr einfache Eingriff soll die Lymphe in die Venen umleiten.

Bis zum 1. September 1967 haben Nielubowicz und seine Mitarbeiter diese Operation 31 mal am Menschen für Lymphödem ausgeführt.

Darunter handelte es sich 17 mal um primäre Formen; 12 mal um sekundäre Formen; 2 mal um ein postphlebitisches Ödem.

6—12 Monate nach der Operation schwankt die Abnahme der Schwellung für 14 primäre Lymphödeme zwischen 0 und 4,5 cm (Mittelwert 1 cm).

Für sekundäre Lymphödeme waren die Ergebnisse besser. 10 kontrollierte Fälle ergaben eine Ödemreduktion zwischen 0 und 9 cm (Mittelwert 3,8 cm). In 2 Fällen hatte sich der Eingriff auf eine Ausräumung der

Leistendrüsen beschränkt. In 2 anderen Fällen hatte es sich um ein postthrombotisches Ödem gehandelt. In diesen 4 Fällen nahm postoperativ die Schwellung zu.

Die Methode nach Nielubowicz ist auch von anderen Autoren, besonders in England, versucht worden. Calderon u. Mitarb. und ebenso Calnan u. Mitarb. scheinen mit den von ihnen erzielten Ergebnissen nicht recht zufrieden zu sein: Der Methode werfen sie im besonderen vor, daß sich die neugebildeten Anastomosen bald verschließen.

Auch Kinmonth, der einige Male diesen Eingriff ausgeführt hat, scheint ihn, einer persönlichen Mitteilung nach, wieder aufgegeben zu haben.

Erwähnen möchten wir aber, daß, im selben Sinne wie Nielubowicz, Allen und Taylor experimentell *freie Lymphknotentransplantationen* anscheinend mit Erfolg versucht haben.

Spezielle Indikationen

Einige Spezialfälle verdienen es, kurz gesondert betrachtet zu werden: die *Milroysche Krankheit* ist hereditär bedingt. Das Ödem tritt gleich nach der Geburt auf und befällt vorzugsweise die untere, manchmal aber auch die obere Extremität. Unter Servelles 400 Lymphödemfällen gehören 11 in diese Kategorie.

Eng verwandt mit ihr ist das *Trophödem nach Meige*, das sich kaum von dem von Nonne beschriebenem chronischen Ödem unterscheidet. Es befällt hauptsächlich junge weibliche Personen. Ein familiärer Charakter ist häufig offensichtlich.

Das jugendliche Trophödem ist auch oft mit einem Turnerschen Syndrom verschwistert. Lohnt es sich, von der Frühform eine spätere abzutrennen, wie manche Autoren es tun? Darüber kann man zweifeln. Jedenfalls gelten für alle obengenannten Varianten die beschriebenen therapeutischen Maßregeln.

Chylusrückflüsse, die, wie bereits gesagt, leicht zu Chylusfisteln führen, sind die Folge von Hindernissen im Bereiche der Bauchlymphbahnen oder sogar des Ductus thoracicus. Kinmonth hat 13 solcher Fälle operiert, Servelle 24 unter mehr als 400 Lymphödemen. Anhand von 2 Fällen hat Martorell kürzlich dieser Varität eine lesenswerte Arbeit gewidmet.

Unsere eigene Erfahrung beruht ebenfalls auf 2 solchen Patienten. Nach Servelle geziemt es sich unter diesen Bedingungen, die periphere Lymphangiektomie durch die retroperitoneale Resektion der peri-iliacalen und peri-aortalen, respektive pericavalen Lymphbahnen zu vervollständigen, die man durch Verabreichung einer Fettmahlzeit einige Stunden vor der Operation sichtbar machen kann.

Unter den sekundären Lymphödemen verdienen zwei eine besondere Beachtung:

Von den *parasitären filariösen* liegen eigene Erfahrungen nicht vor. Ihre chirurgische Behandlung deckt sich mit der der anderen Formen.

Es erübrigt sich deshalb, darauf näher einzugehen. Dieselben Regeln gelten auch für die durch maligne Tumoren bedingten Lymphödeme. Unter ihnen nimmt, ihrer Frequenz wegen, die *Armschwellung nach Amputatio mammae* eine Sonderstellung ein. Seit Handley weiß man, daß dabei die Lymphstase die wesentlichste Rolle spielt. Nach Patentblau-Einspritzung stellt man deshalb einen ausgeprägten „dermal backflow" fest, den die Lymphographie bestätigt. Wenn jedoch die Mammaamputation ein chronisches Ödem zur Folge hat, dann kommt nicht nur die Radikalität der Lymphdrüsenausräumung in Frage, sondern auch eine ungenügende postoperative Lymphgefäßregeneration und manchmal auch kongenitale Mißbildungen. Im Gegensatz zu Veal und Ducuing messen dagegen die meisten Autoren einer gleichzeitigen Unterbindung der Vena axillaris keine verschlimmernde Bedeutung zu.

Für die Behandlung des chronischen Armödems nach Amputation der Brustdrüse sind sämtliche für das Lymphödem der unteren Extremität angegebenen Operationsmethoden, oft mit sehr bescheidenen Spätergebnissen, angewandt worden. Thompson hat seine Technik seit Oktober 1961 an 18 solcher Patienten jedesmal in zwei Sitzungen (s.o.) ausgeführt.

Nach Abzug von 2 Kranken, die rasch nach dem Eingriff einem Carcinomrezidiv erlagen, ergaben die 16 restlichen bei der Kontrolluntersuchung nach 1—6 Jahren: 12 gute Resultate (75 %), 3 (19 %) zufriedenstellende und 1 Mißerfolg.

Das chronisch ausgeprägte *postthrombotische Ödem*, in dessen Pathogenese einigen Autoren nach (Homans, Leriche) die Lymphgefäße eine sichere Rolle spielen, kann ebenfalls, wenn es schwere funktionelle Störungen bewirkt, operativ wie ein Lymphödem angegangen werden.

Nun ein Wort über die *maligne Entartung des Lymphödems*. Obwohl nicht gerade häufig, ist sie wohlbekannt. 1966 sammelte Sakulsky 83 Fälle von Lymphangiosarkomen, die sich auf dem Boden eines Lymphödems gebildet hatten, die allermeisten nach einer Brustdrüsenamputation mit nachfolgender Armschwellung.

Schon 1962 hatte übrigens Schirger unter solchen Bedingungen in einer Serie von 894 Patienten welche die Brustdrüsenamputation mindestens 5 Jahre überlebt hatten, 0,45 % Lymphangiosarkome als Spätkomplikation festgestellt.

In seiner Statistik von über 400 Lymphödemen zählt Servelle 3 maligne Entartungen. Einmal handelte es sich um eine carcinomatöse Entartung eines trophischen Geschwüres nach einer Kondoleonoperation.

Ein anderer Patient war wegen Lymphödem des unteren Gliedes mit Röntgenstrahlen behandelt worden.

Bei der dritten Patientin war wegen Lymphödem des oberen Gliedes eine Veno- und eine Lymphographie vorgenommen worden. Der kleine Einschnitt am Handrücken wurde bald der Sitz einer malignen Degeneration. Trotz sofortiger Operation starben diese drei Patienten innerhalb von 3 Monaten. Der schlechten Prognose des Lymphangiosarkoms als Komplikation eines Lymphödems Rechnung tragend, spricht Martorell in seinem Handbuch von einem „tumorigenen Lymphödem". Persönlich haben wir mehrere Male nach der Operation eine angiokeratöse Entartung der präparierten oder transplantierten Hautlappen erlebt. Sie war stets gutartiger Natur. Am ausgeprägtesten war sie im Falle eines 6jährigen Mädchens, bei dem es nach einer Lymphangiektomie zu multiplen Chylusfisteln und gleichzeitig zu einem Ausbruch unzählbarer kleiner, aber gutartiger Angiokeratome den ganzen Narben entlang kam.

Wir sind jetzt am Ende unserer Betrachtungen angelangt. Bevor wir jedoch zu unseren Schlußfolgerungen kommen, möchten wir noch kurz unsere eigene Statistik resumieren.

Eigene Statistik

Unsere eigene Erfahrung ist gering, und unsere Ergebnisse sind sehr bescheiden. Dem Beispiel von Kinmonth und Thompson folgend werden wir sie als „gut", „zufriedenstellend" oder „schlecht" bewerten.

Wir haben 28 Patienten an zusammen 30 Gliedern (27mal die untere Extremität, 3mal die obere) operiert.

a) Bei 13 Patienten (15 Glieder, 27 Operationen) wurde die Kondoleon-Sistrunktechnik angewandt. 6mal kam es zu einer Hautnekrose, die in einem Falle schließlich zu einer Amputation führte.

Nachkontrolliert wurden, nach mehr als 1 Jahr bis zu 20 Jahren:

9 Patienten mit 10 operierten Gliedern:

1 Patient ist erst weniger als 6 Monate operiert,

3 Patienten kamen nicht zur Kontrolle zurück.

Unter den 9 nachuntersuchten Patienten zählen wir 4 gute Resultate:

1 nach 1 Jahr,

1 bilateraler Fall nach 6 Jahren (auf beiden Seiten gut),

1 Fall nach 19 Jahren, jedoch mit einem mäßigen residuellen Ödem,

1 Fall nach 20 Jahren gut, trotz einiger postoperativer Lymphangitisschübe.

3 zufriedenstellende Ergebnisse, darunter 1 bilateraler Fall nach 4 Jahren, 1 nach 1 Jahr, 1 nach 10 Jahren.

2 schlechte Ergebnisse, darunter der Patient, bei dem es zu einer Amputation kam, und 1 bilateraler Fall nach 10 Jahren nachuntersucht.

b) *6 Patienten mit 6 Gliedern wurden nach der Servelleschen Methode behandelt (9 Operationen).*

Wir bedauerten 2mal eine postoperative Hautnekrose. 1 Patient wurde nicht nachkontrolliert. 1 ist weniger als 6 Monate operiert. Augenblicklich ist das Resultat gut. 4 wurden nach mehr als 1 Jahr bis zu 9 Jahren nachuntersucht, darunter 1 „gutes" Ergebnis nach 9 Jahren, 1 zufriedenstellendes (1 Jahr) und 2 schlechte Ergebnisse (1 und 5 Jahre).

c) *Nach Charles* wurden 6 einseitige Lymphödeme (12 Operationen) behandelt. Nachuntersuchung nach 1—9 Jahren „gut", 3 (2 nach einem, 1 nach 2 Jahren) „zufriedenstellend", 1 nach 5 Jahren, jedoch mit Angiokeratose der transplantatierten Haut und noch bestehenden kleinen Lymphfisteln, „schlecht" 2 nach 7 und 9 Jahren.

d) *3 Lymphödeme der oberen Extremität wurden von uns nach Sistrunk operiert.*

1mal handelte es sich um eine Schwellung nach einer Brustdrüsenamputation; 1mal um ein primäres Lymphödem; das 3. Mal entwickelte sich das Lymphödem auf dem Boden eines Lymphangioms; 1 Ergebnis kann nach einem Jahr als „gut" bezeichnet werden, 2 als „zufriedenstellend" nach 1 und 2 Jahren.

Schlußfolgerungen

Wir kommen zu folgenden Schlußfolgerungen:

Die chirurgische Behandlung kommt nur für sehr schlimme Lymphödeme und vor allem für solche, die dem makroskopischen Begriff der Elephantiasis entsprechen, in Frage.

Sie ist angezeigt, wenn schwere funktionelle Störungen vorliegen, oder nach oft rezidivierenden lymphangitischen Komplikationen.

Der kosmetische Standpunkt muß ebenfalls in Betracht gezogen werden.

Eine Heilung im strengsten Sinne des Wortes kann chirurgisch kaum erreicht werden. Große höchst wertvolle Besserungen müssen uns im besten Falle genügen. Aber auch sie belohnen nicht regelmäßig unsere Bemühungen, und noch setzt uns die chirurgische Behandlung des Lymphödems unangenehmen Enttäuschungen aus, sei es, daß nach einem vorübergehenden Verschwinden das Ödem rezidiviert, sei es, daß das ästhetische Ergebnis nicht befriedigt oder daß im Bereiche der Hautlappen sekundäre Degenerationen auftreten, die manchmal maligner Natur sind.

Von den vielen versuchten operativen Methoden haben die Lymphangio- und Lymphangiomyoplastiken fast völlig versagt. Die von Sistrunk erweiterte Kondoleontechnik eignet sich, auch heute noch, für die gutartigen Formen.

In schweren Fällen kommen in Frage die

Lymphangiektomie superficialis totalis nach Servelle,
die Charles-Operation und die
Methode nach Thompson.

Durch die Excision des Unterhautzellgewebes mit gleichzeitiger Aponeurektomie, die allen drei gemeinsam ist, kann jede dieser Methoden das Ödem beherrschen. Nur die Thompsonsche Operation scheint dazu auch eine Drainage der Lymphe von der Oberfläche bis in die Tiefe zu sichern. Darin liegt ihr Vorteil. Der Charles-Operation muß man dagegen zur Last legen, daß sie mehr als die anderen Eingriffe zu sekundären Hautlappenentartungen neigt.

Aus diesem Grunde bleiben schließlich als Methoden der Wahl nur die totale Lymphangiektomie nach Servelle und die Lymphbahnentransposition mittels eines abrasierten Hautlappens nach Thompson übrig. Persönlich, aber bis jetzt ohne eigene Erfahrung, neigen wir dazu, der letzteren den Vorzug zu geben. Was dagegen den lympho-venösen Shunt nach Nielubowicz betrifft, theoretisch und auch experimentell höchst interessant, muß der praktische Wert dieses Eingriffes bis jetzt bei weitem als nicht bewiesen betrachtet werden.

Schlußwort

Zum Schluß meines Vortrages möchte ich mich nochmals für Ihre Einladung zum deutschen Chirurgenkongreß bedanken.

In wenigen Monaten trete ich in den Ruhestand. Es war deshalb für mich ein richtiges, freudiges und lehrreiches Erlebnis, nochmals aktiv am deutschen Chirurgenkongreß teilnehmen zu können.

Ich war wahrscheinlich der erste alliierte Chirurg, der nach 1945 die wissenschaftlichen Beziehungen zu den deutschen Kollegen wieder aufgenommen hat. Es war hier in München anläßlich der Bayerischen Chirurgentage. 1 Jahr später wohnte ich zusammen mit Sir Gordon Taylor als Vertreter der Besatzungsbehörden dem deutschen Kongreß bei, der damals in Frankfurt tagte. Später bin ich oft nach München gekommen, und deshalb ist es auch für mich eine solche Genugtuung, zu sehen, daß sich die deutsch-französischen chirurgischen Beziehungen immer enger gestalten. Ich wünsche innigst, daß das auch in Zukunft so bleiben wird.

Am Ende meiner Laufbahn möge es mir daher erlaubt sein, den heutigen deutschen wie auch französischen Chirurgen Glück und Gelingen zu wünschen und eine immer engere Zusammenarbeit. Mögen die jüngeren Chirurgengenerationen sich immer der großen Ahnen beider Länder erinnern. Sie haben Vorbildliches geleistet. Ihr Andenken muß geehrt werden. Hat doch Goethe mit Recht gesagt: „Was du ererbt von deinen Vätern hast, erwirb es, um es zu besitzen.“

Sich ihrer erinnern, heißt nicht rückständig zu sein. Ihr leuchtendes Beispiel ist der Ansporn zu neuen Fortschritten.

Der Deutschen Gesellschaft für Chirurgie wünsche ich, daß Sie ihre glänzende Laufbahn mit gleichem Erfolg noch lange weiterführt.

Literatur

Allen, E. V., N. W. Barker, and E. A. Hines, Jr.: Peripheral vascular diseases. Kapitel lymphoedema, pp. 680—702. Philadelphia: Saunders 1946.

Allen, P. J., and G. W. Taylor: Surgical research Society in Brit. J. Surgery **55**, 385 (1968).

Arnulf, G.: Lyon Chir. **53**, 722—774 (1957).

Arvay, N., et J. D. Picard: La lymphographie. Etude radiologique et clinique des voies lymphatiques. Paris: Masson 1963.

Auchincloss, H.: J. Publ. Hlth et Trop. Med. (Porto Rico) **6**, 149 (1930).

Babb, R. R., J. A. Spitell, Jr., W. J. Martin, and A. Schirger: J. Amer. med. Ass. **195**, 871 (1966).

Blocker, T. G., Jr.: Plast. reconstr. Surg. **4**, 407 (1949).

Calderon, G., B. Roberts, and R. L. Johnson: Surgery **61**, 122 (1967).

Calnan, J. S., N. D. Reis, and J. Pflug: Brit. J. plast. Surg. **20**, 134 (1967), and Surgical Res. Soc. in Brit. Surg. **55**, 385 (1968).

Carnochan, J. M.: N. Y. J. Med. **9**, 162 (1852).

Colette, J. M.: Système lymphatique, tome II, pp. 869—925. Paris: Doin 1966 (in englisch).

Dieffenbach: zit. bei Keyser (1927).

Ducuing, J., A. Tailhefer et F. Baclesse: Le traitement du cancer du sein. Rapport au 51e Congrès Français de Chir. Paris **1948**, p. 1—156, Volume des Rapports. Paris: Verlag, 12 rue de Seine 1948.

Dufourmental, Cl., et R. Mouly: Elephantiasis des membres inférieurs. Collection Flammarion, Band Chirurgie Plastique, pp. 491—492. Paris: Flammarion.

Edwards, J. M., D. Negus, and J. B. Kinmounth: J. cardiovasc. Surg. (Torino) (im Druck).

Farina, R.: Plast. reconstr. Surg. **8**, 430 (1951).

Ghormley, R. K., and E. M. Overton: Surg. Gynec. Obstet. **61**, 83 (1935).

Gibson, T., and J. S. Tough: Brit. J. plast. Surg. **7**, 195 (1954).

Gillies, H., and F. R. Fraser: The treatment of lymphoedema by plastic operation. A preliminary report. Brit. med. J. **1935 I**, 96.

Goldsmith, H. S., R. de los Santos et E. J. Beattle, Jr.: Ann. Surg. **166**, 573—583 (1967).

Halsted, W. S.: Swelling of the arm after operations for cancer of the breast. Bull. Johns Hopk. Hosp. **32**, 309 (1921).

Handley, W. S.: Lancet **1908 I**, 783.

— Brit. med. J. **1910 I**, 853.

Hogeman, K. E.: Acta chir. scand. **110**, 154—156 (1955).

Homans, J.: Amer. J. Surg. **38**, 316 (1937).

— Arch. Surg. **40**, 232 (1940).

Howard, J. M., Danese Callisto, and J. B. Laine: J. cardiovasc. Surg. (Torino) **5**, 694—697 (1964).

Indoe, Mc A.: Proc. roy. Soc. Med. **43**, 1043 (1950).

Jantet, G. A., G. W. Taylor, and J. R. Kinmonth: J. cardiovasc. Surg. (Torino) **2**, 27 (1961).

Kaindl, Fr., E. Mannheimer, L. Pfleger-Schwarz u. B. Thurnler: Lymphographie und Lymphadenographie der Extremitäten. Stuttgart: G. Thieme **1960**.
Keyser: Dtsch. Z. Chir. **203—204**, 356—375 (1927).
Kinmonth, J. B.: J. cardiovasc. Surg. (Torino) **5**, 680—685 (1964).
— The primary lymphedemas and chylous Reflux. In: Progress in lymphology. Proceedings Symposium on lymphology, pp. 11—15. Stuttgart: G. Thieme 1967.
— Brit. J. Surg. **54**, 890 (1967).
Kondoleon, E.: Münch. med. Wschr. **59**, 2726 (1912).
— Zbl. Chir. **39**, 920 (1912).
— Zbl. Chir. **39**, 1022—1025 (1912).
Lanz: Zbl. Chir. **38**, 153—155 (1911).
Leriche, R.: Progr. méd. (Paris) **83**, 27—31 (1955).
Lexer, E.: Münch. med. Wschr. **66, 1274** (1919).
Lisfranc: zit. bei Keyser. Dtsch. Z. Chir. **203**, 356 (1927).
Malek, P., A. Belan, and V. L. Kogandile: J. cardiovasc. Surg. (Torino) **5**, 686—690 (1964).
Martorell, F.: Angiologia enfermedades vascularis. Chapitre linfedema y fibredema, pp. 401—435. Barcelone: Salval 1967.
— Gaz. méd. Fr. **75**, 6273—6276 (1968).
Mige, H.: Presse méd. 14 décembre 341—343 (1898).
Mekulicz, V.: zit. bei Keyser (1927).
Miowlen, R.: Amer. J. Surg. **95**, 216 (1958).
Nielubowicz, J., and W. Olzewski: Congrès XV Congrès International of the European Soc. Card. Vasc. Society, Amsterdam Juni 1967, Specialnumber v. Abstracts Forum, p. 425.
— — Minerva cardioangiol. **15**, 254—256 (1967).
— — Brit. J. Surg. **55**, 449—451 (1968).
— — et J. Sokolowski: J. cardiovasc. Surg. (Torino) **9**, 262—267 (1968).
Nielubowicz, J., and W. Olzewski: Brit. J. Surg. **55**, 440—442 (1968).
Picard, J. D., Cl. Polonowski, J. P. Gallet et R. Laplane: Phlébologie **21**, 343—349 (1968).
Pratt, G. H.: J. Amer. med. Ass. **151**, 888 (1953).
Sakulsky, S. B.: Minn. Med. **49**, 311 (1966).
Sappey, P. C.: Anatomie, physiologie, pathologie des vaisseaux lymphatiques considérés chez l'homme et les vertébrés. Paris: Delahaye 1874.
Schirger, A.: Med. Clin. N. Amer. **46**, 1045 (1962).
Servelle, M.: J. cardiovasc. Surg. (Torino) **1**, 260—266 (1960).
— Rev. Méd. (Paris) **1961**, 547—550.
— Arch. Mal. Cœur **1**, 1—39 (1963).
— Acta chir. belg. **63**, 678—686 (1964).
— Vie méd. **48**, 1547—1559 (1967).
— Gaz. méd. Fr. **75**, 6253—6270 (1968).
— Gaz. méd. Fr. **75**, 6279—6296 (1968).
— J. Soulie, D. Duruas, J. Dupuy et J. J. Poncet: Chylopéritoine et éléphantiasis bilatéral. Sem. Hôp. (Paris) **44**, 1216—1223 (1968).
— Chirurgie des lymphatiques. Encyclopédie Méd. Chir. n° 43225, 1—8.
Sistrunk, W. E.: Ann. Surg. **85**, 183 (1927).
— J. Amer. med. Ass. **71**, 800 (1918).
Taylor, G. W.: Proc. roy. Soc. Med. **58**, 1024 (1965).
Teneff, S., e E. Stoppani: Radiol. med. (Torino) **21**, 235 (1934).
— J. Radiol. Électrol. **20**, 74 (1936).

Thompson, N.: Brit. med. J. **1962**, 1566.
— III. International Congress Plast. Surg. 1964, p. 849.
— Surg. Clin. N. Amer. **47**, 445—503 (1967).
Treves, N.: Surg. Gynec. Obstet. **94**, 65—69 (1952).
Veal, J. R.: J. Amer. med. Ass. **108**, 1236 (1937).
— Surg. Gynec. Obstet. **67**, 752 (1938).
Walther, C.: Bull. Acad. Méd. (Paris) **79**, 195 (1918).
Watson, J.: Brit. J. Surg. **41**, 31 (1953).
Wertheimer, P.: J. Chir. (Paris) **39**, 650—660 (1932).

Präsident: Haben Sie sehr herzlichen Dank, Herr Kollege Fontaine, für Ihr ausgezeichnetes Referat und für Ihr Schlußwort, das wir mit aller Herzlichkeit an die französischen Studenten erwidern möchten. Sie haben in großartiger Weise mit der Kritikfähigkeit des erfahrenen Chirurgen herausgestellt, was heute operativ beim Lymphödem zu erreichen ist. Es war ausgezeichnet! Wir hoffen, daß wir, wenn Sie im Ruhestand sind, aus Ihrer Erfahrung immer wieder hören dürfen. Deshalb haben wir Sie auch so gern eingeladen.

10. Die radikale Resektion beim chronischen Lymphödem

Indikation, Technik und Ergebnisse

H. Pierer (a. G.)-Graz/Österreich

Summary. In patients with chronic lymphedema resection methods are always indicated if the thickened subcutaneous tissue shows connective tissue induration and the edema character has been lost. Retransplantation of skin as a full thickness flap results in skin coverage which can be normally stressed and which does not restrict excision. After a brief description of the surgical technique the author discusses the personal results with follow-up examinations of up to 13 years. The magnitude of the surgical procedure is justified by the early and late results which are obtained.

Zusammenfassung. Resektionsverfahren sind beim chronischen Lymphödem immer dann indiziert, wenn die verdickte Subcutis bindegewebig induriert und der Ödemcharakter verloren gegangen ist. Die Retransplantation der Haut als Vollhautlappen ergibt eine normal belastbare Hautbedeckung und setzt der Excision keine Grenzen. Nach kurzer Beschreibung der operativen Technik werden die eigenen Ergebnisse mit Nachkontrollen bis zu 13 Jahren besprochen. Die Größe des Eingriffs wird durch die erzielten Früh- und Spätresultate gerechtfertigt.

Die gekürzte Zeit erlaubt nur eine schlagwortartige Behandlung des angemeldeten Themas und eine vor allem auf Bilder gestützte Dokumentation.

Die Indikation für eine radikale Resektion beim chronischen Lymphödem ist gegeben, wenn die gestaute Lymphe bindegewebig induriert und die verdickte Subcutis sklerosiert ist; sobald also klinisch — nach langem Bestand und häufigen Erysipelschüben — die Schwellungen ihren Ödemcharakter verloren haben und trotz Hochlagerung und elastischer Kompression nicht mehr reversibel sind. Es fehlt dann die Voraussetzung für alle drainierenden Operationsverfahren wie nach Kondoleon, Handley, Lexer u. Draudt, Hogeman, Gillies u. Fraser, Thompson. Postthrombotische Elephantiasis mit Verschluß der tiefen Venen oder das Klippel-Trenaunay-Weber-Syndrom sind auszuschließen.

Operative Technik. Die einzelnen Resektionsmethoden unterscheiden sich nach dem Ausmaß der Excision und der Art, wie das Problem der Hautbedeckung gelöst wird. Verfahren mit gestielten Hautlappen (De Gaetano, Homans, Watson, Servelle) erfordern mehrere Operationen und sind belastet mit Rezidivschwellungen in der nicht entfernten Subcutis. Die Verwendung von Spalthautlappen (Blocker, Poth, Farina, Gibson u.a.) setzt der Excision zwar keine Grenzen, hinterläßt jedoch vermehrt keloidartige Narben und nicht selten Ulcerationen mit Lymphfluß sowie papillomatöse Wucherungen. Die Vorzüge dieser beiden operativen Möglichkeiten — radikale Excision und normal belastbare Haut — sind zu vereinen durch Retransplantation der ganzen Haut als Vollhautlappen.

Das Aufhängen des Beines an einem Calcaneusnagel erlaubt allseitigen Zugang und erleichtert die Blutstillung nach Lösen der Esmarchbinde (Abb. 1). Die Haut wird mit der Subcutis in einem Stück von den Zehen bis zum Knie entfernt und die schwartig verdickte Fascie abpräpariert. Nach keilförmiger Excision an beiden Seiten des Oberschenkels werden die beiden großen Lappen so weit von der Subcutis befreit, daß im Bereich des Knies nur gestielte Vollhautlappen bleiben. Die zu Vollhautlappen präparierte Haut des Unterschenkels und Vorfußes wird in einem Stück eingenäht. Bereitet jedoch die Blutstillung Schwierigkeiten, so ist es ratsam, die Transplantation um 1—2 Tage zu verschieben.

Ergebnisse und später aufgetretene Veränderungen sind der Tabelle zu entnehmen. Insgesamt wurden 25 chronische Lymphödeme radikal operiert. Alle primären Resultate waren in funktioneller und ästhetischer Hinsicht sehr befriedigend. Nur an einem vollkommen verwahrlosten Bein ist nach 5 Jahren eine nässende Rhagade aufgetreten. Hypertrophe Narben und Schwellungen an Zehen und am Oberschenkel waren jedoch relativ häufig zu beobachten. Diesen Veränderungen und dem Auftreten von Papillomen kann prophylaktisch nicht begegnet werden. Dagegen sind Rezidivschwellungen im Bereich der transplantierten Haut durch sorgsame Entfernung des ganzen Fett- und lockeren Bindegewebes zu verhindern. Erysipelschübe waren nur bei einem Viertel aller Operierten wieder aufgetreten. Alle Patienten waren auch mit dem Spätergebnis zufrieden.

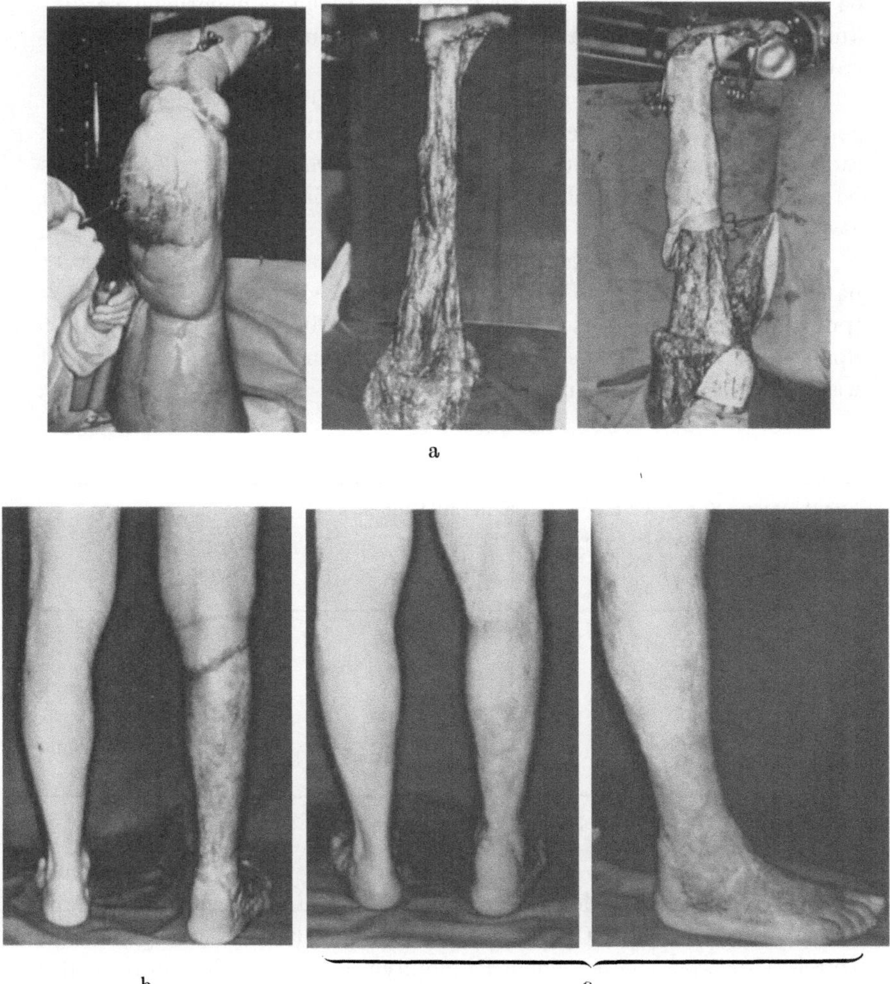

a

b c

Abb. 1. a Das an einem Fersenbeinnagel aufgehängte Bein ist von allen Seiten zugänglich. Nach der radikalen Exstirpation mit Bildung von zwei gestielten Hautlappen am Oberschenkel wird die Blutstillung durch die Elevation des Beines wesentlich erleichtert. Distal vom Kniegelenk wird die Haut als freies Vollhauttransplantat eingenäht. b u. c Der Zustand dieses Beines 6 Monate und 7 Jahre nach der radikalen Resektion stellt das optimale Operationsergebnis dar

In der folgenden Dia-Serie werden die Früh- und Spätresultate von 7 operierten sklerosierten Lymphödemen wiedergegeben:

1. 20 Jahre bestehende mächtige Elephantiasis beider Beine und Labien bei einer 37jährigen Frau. Der Unterschenkelumlauf betrug

64 und 72 cm. 2 Jahre nach der Operation ist keine neuerliche Verdikkung der Unterschenkel aufgetreten, doch finden sich am Vorfuß hypertrophe Narben.

2. Bei dieser 40jährigen Frau war eine vor 10 Jahren andernorts vorgenommene Kondoleonsche Operation erfolglos gewesen. Durch die radikale Operation konnte die behindernde Deformierung des Beines beseitigt werden. Ein $^1/_2$ Jahr danach sind die Narben zart, jedoch noch etwas gerötet.

3. Bei diesem 37jährigen Mann sind die ersten Schwellungen kurz nach der Geburt aufgetreten. Die Operation liegt nun 13 Jahre zurück (publiziert: Langenbecks Arch. klin. Chir. **290**, 483, 1959). Der mit Spalthaut gedeckte Penis ist funktionell unbehindert, am Vorfuß sind warzige Veränderungen entstanden.

Tabelle. *Radikaloperationen bei Elephantiasis*

Lokalisation	Zahl	Prim. Resultat funkt.-aesth. günstig		Komplikationen 3–10 a postop.					
				Ulcer. Ly.-fl.	Hypertr. Narben	Pap.	Rez. Schw.	And. Schw.	Erysipel
Unt. Extrem.	16	16	16	1	12	4	1	7	5
Obere Extr.	2	2	2		1			1	1
Penis	3	3	3				1		
Scrotum	2	2	2						
Labien	2	2	2				1	1	
Gesamt	25	25	25	1	13	4	3	9	6

4. Schwellungen an den Zehen und Papillomrasen am Vorfuß bestanden 5 Jahre nach der Operation beider Beine dieser 35jährigen Frau. Durch Abschälen wie bei einem Rhinophym konnte wieder ein normaler Zustand hergestellt werden.

5. Trotz vorwiegend stehender Beschäftigung des jetzt 45jährigen Mannes traten an dem operierten Bein keine späteren Veränderungen auf und muß das erzielte Ergebnis (Abb. 1b nach einem $^1/_2$ Jahr, Abb. 1c nach 7 Jahren) als optimal bezeichnet werden.

6. In gleicher Weise kann die Resektion auch am Arm ausgeführt werden. Hier ein sekundäres Lymphödem nach Mammaamputation und der Zustand nach 10 Jahren. Es besteht keine Rezidivschwellung.

7. Dieses bedauernswerte Mädchen von 22 Jahren verlor den linken Arm und das linke Bein nach mißlungenen Behandlungsversuchen eines Lymphödems. Die noch erhaltene Hand war gebrauchsunfähig, die Haut anaesthetisch, die deformierten Finger unbeweglich, schmerzhaft

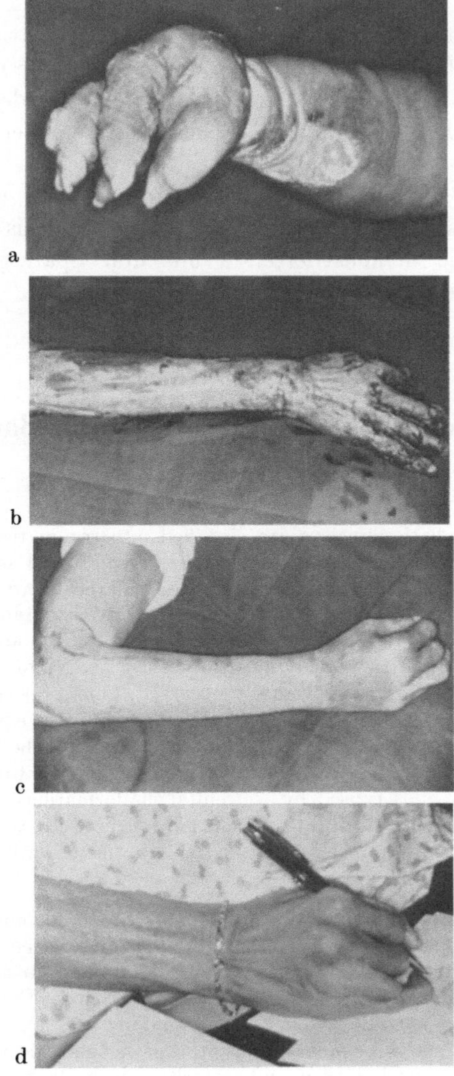

Abb. 2. a Vollkommen gebrauchsunfähige Hand eines 22jährigen Mädchens nach mißlungenen Behandlungsversuchen des chronischen Lymphödems. b Die Haut mit der ganzen Subcutis und einem Großteil der Fascie ist entfernt, bevor die Retransplantation der unveränderten Haut erfolgte. c u. d Nach gleichem Vorgehen an der Volarseite der Hand und Finger sind weder nach 1 Jahr (c) noch 10 Jahre (d) später Rezidivschwellungen wieder aufgetreten

und mit nässenden Wucherungen nach vorausgegangenen Incisionen bedeckt (Abb. 2a). Trotz ausgedehnter Exstirpation (Abb. 2b) traten die Schwellungen an der belassenen Volarseite der Hand wieder auf und zwangen uns, auch diese unter sorgfältigster Präparation der Fingernerven und Gefäße zu operieren. Aus diesem Zustand 1 und 11 Jahre danach (Abb. 2c und d) ist zu ersehen, daß ein Wiederauftreten von Schwellungen verhindert und wesentliche Funktionen der Hand erhalten werden konnten.

Die Größe des Eingriffs und die Transplantation der großen Vollhautlappen mögen dieses Operationsverfahren heroisch und riskant erscheinen lassen. Durch die demonstrierten Früh- und Spätergebnisse dürfte jedoch die Berechtigung erwiesen sein.

Literatur kann beim Verfasser eingesehen werden.

11. Chylöse Ergüsse in der Brust- und Bauchhöhle

H. R. Schoen-Gießen

Summary. Lymphatic effusions are classified into traumatic, spontaneous or "idiopathic". Definite differentiation from other types of fluid accumulations can only be achieved with the aid of laboratory, chemical and microscopical methods. In appr. $^1/_3$ to $^1/_2$ of all cases it is possible to demonstrate that trauma is responsible for the chylothorax. 0.018 to 0.5$^0/_0$ of intrathoracic procedures are associated with iatrogenic injuries to the thoracic lymphatic vessels. Congenital chylothorax and isolated chylopericardium are very rarely observed. Conservative treatment consists in decompression aspiration, special diet (MCT) and negative pressure drainage. If this fails, surgical ligation of the thoracic duct proximal to the fistula is the best method. Spontaneous lymphatic ascites is caused by malignant tumors and hepatic cirrhosis, in children it is caused by congenital malformations of the lymphatic vascular system. Hitherto surgical treatment did not produce satisfactory results; on account of this symptomatic conservative treatment with aspirations and special diet (MCT) is to be preferred.

Zusammenfassung. Man unterscheidet traumatisch, spontan oder „idiopathisch" entstandene chylöse Ergüsse. Die sichere Abgrenzung gegen anders geartete Flüssigkeitsansammlungen gelingt nur mit Hilfe laborchemischer und mikroskopischer Methoden. In etwa $^1/_3$—$^1/_2$ aller Fälle läßt sich der Chylothorax auf ein Trauma zurückführen. Intrathorakale Eingriffe sind in 0,018—0,5$^0/_0$ mit iatrogenen Verletzungen des Brustlymphganges belastet. Der kongenitale Chylothorax und das isolierte Chyloperikard werden äußerst selten beobachtet. Die konservative Therapie besteht in Entlastungspunktionen, Spezialdiät (MCT) und Saugdrainage. Bei ihrem Versagen ist die operative Unterbindung des D. thorac. proximal der Fistel das beste Verfahren. Der spontane Chylascites wird durch bösartige Tumoren und Lebercirrhose, bei Kindern durch angeborene Fehlbildungen des Lymphgefäßsystems verursacht. Die operative Behandlung brachte bisher keine befriedigenden Ergebnisse; daher ist die symptomatische konservative Therapie mit Punktionen und Spezialdiät (MCT) vorzuziehen.

Die chylösen Ergüsse in der Brust- und Bauchhöhle sind immer die Folge einer Störung des Chylusflusses im Bereich des Ductus thoracicus oder der abdominalen Lymphgefäße. Man unterscheidet traumatisch oder spontan entstandene Ansammlungen von Chylus, und zwar:

nach traumatischer Eröffnung eines chylusführenden Gefäßes,
bei Abflußbehinderung infolge Kompression oder Obstruktion eines Lymphgefäßes,
infolge Transsudation von Chylus durch eine geschädigte Gefäßwand und
bei angeborenen Veränderungen des Lymphgefäßsystems.

Findet sich keine Ursache für das Austreten von Chylus, spricht man von einem „idiopathischen" Erguß.

Klinisch und röntgenologisch sind chylöse Ergüsse meist nicht von anders gearteten Flüssigkeitsansammlungen zu unterscheiden; bei zufälliger Entdeckung anläßlich einer Operation oder Endoskopie ist daher die Verwechslung mit Eiter naheliegend. Erst mit Hilfe laborchemischer und mikroskopischer Methoden gelingt die zuverlässige Differentialdiagnose gegenüber pseudochylösen, chyliformen und eitrigen Ergüssen. Chylus enthält mehr Fett und nur halb soviel (3 %) Protein wie das Blutserum, reichlich Lymphocyten und feinste Fetttröpfchen (Chylomikronen). Die mit einem chronischen Chylusverlust stets einhergehende hochgradige Verarmung des Organismus an Eiweiß, Fett und Elektrolyten führt zwangsläufig zum Tode des Patienten, falls es nicht gelingt, die Fistel zu verschließen (Tab. 1).

Ca. $^1/_3$ bis $^1/_2$ der 1000 bisher mitgeteilten Fälle von *Chylothorax* ließ sich ursächlich auf ein *direktes oder indirektes Trauma* zurückführen. Die inoperative iatrogene Verletzung des Ductus thoracicus, die am häufigsten bei kardiovasculären Eingriffen und Lungenresektionen sowie Operationen am Oesophagus und Brustsympathicus erfolgt, ist trotz der Zunahme intrathorakaler Operationen mit einer Häufigkeit von 0,018 bis 0,5 % eine seltene Komplikation geblieben. In Gießen beobachteten wir bei 6080 intrathorakalen Eingriffen 9 Fälle (= 0,15 %) iatrogener Verletzungen, die innerhalb von 6—30 Tagen konservativ zur Ausheilung kamen (Tab. 2 u. 3).

Zu den kardiovasculären Operationen, in deren Verlauf der Brustlymphgang leicht beschädigt wird, gehören in erster Linie Eingriffe mit Mobilisierung der linken A. subclavia — wie die Blalock-Taussig-Operation — und Interventionen im Bereich des Aortenbogens. Neuerdings sind auch nach Kanülierung des cervicalen Ductus thoracicus zur Lymphdrainage und nach Anlage cervicaler lympho-venöser Anastomosen beim Pfortaderhochdruck mehrere Fälle von Chylothorax mitgeteilt worden. Enthält der Ductus thoracicus infolge präoperativer Nahrungskarenz wenig Chylus, entgeht die intraoperative Verletzung dieses kleinkalibrigen Gebildes leicht der Aufmerksamkeit des Operateurs. Post-

Tabelle 1. *Wichtigste Merkmale fetthaltiger Ergüsse*[a]

Chylöser Erguß:

Aussehen:	milchartig, weißliche Fettschicht
pH > *7,0* (7,36–7,42) spez. Gewicht: *1008–1014* (1024–1028)	
Rivalta-Probe:	+
Gesamt-Eiweiß:	*etwa 3,2 g/100 ml* (6,5–8,0 g/100 ml)
Gesamt-Lipide:	*500–3000 und mehr mg/100 ml* (500–800 mg/100 ml)
Fibrinogen:	*0,1 g/100 ml* (0,2–0,5 g/100 ml)
Mikroskopisch:	reichlich feinsttropfiges Fett, Lymphocyten +++
Vorkommen:	nach direktem oder indirektem Trauma des Lymphgefäßsystems, spontan, „idiopathisch"

Pseudochylöser Erguß:

Aussehen:	milchartig
hoher Gehalt an unverestertem Cholesterin (40–70 mg/100 ml)	
Vorkommen:	bei chron. Lungen-Pleura-Herzbeutel-Erkrankungen (sog. Cholesterin-Pleuritis bzw. -perikarditis), infolge kleiner Hämorrhagien und Leukodiapedesen

Chyliformer Erguß:

Aussehen:	milchartig bis weißlich trübe
Gesamt-Eiweiß:	< *3,0 g/100 ml* (6,5–8,0 g/100 ml)
Gesamt-Lipide:	< *500 mg/100 ml* (500–800 mg/100 ml)
Mikroskopisch:	reichlich Zellen und Zelldetritus, großtropfiges Fett, Sudanpositiv. Erguß wird durch Ausschütteln mit Natronlauge klar, mit Äther nicht
Vorkommen:	bei fortwährendem Zerfall fettig-degenerierter Zellen in chron. Pleuraexsudaten. Klinisch bedeutungslos

[a] In Klammern: Normalwerte im Blutserum.

Tabelle 2. *Chylothorax infolge intraoperativer Verletzung des Ductus thoracicus (101 von 300 Fällen nach E. Kuntz 1966)*

Art des Eingriffes	Anzahl
Cardiovasculäre Eingriffe	33
Pneumonektomie	11
Lobektomie, Segmentresektion	15
Pneumolyse	9
Oesophagus-Operationen	8
Thorakale Sympathektomie	8
Thorakoskopie (mit u. ohne Kaustik)	7
Aortographie	4
Halsdrüsen-Operationen	3[a]
Dekortikation	1
Herzkatheterismus	1
Billroth II-Operation	1[a]
	101

[a] Davon je einmal beiderseitiger Chylothorax.

Tabelle 3. *Häufigkeit der intraoperativen Verletzungen des Ductus thoracicus*

Gesamtzahl	Art des Eingriffes	Verletzungen	$^0/_0$	Autor	Jahr
3355	Intra-	5	0,15	Strahberger u. Mitarb.	1958
2000	thorakale	3	0,15	Krüger u. Mitarb.	1964
11000	Operationen	2	0,018	Roy u. Mitarb.	1967
6080		9	0,15	Chir. Univ.-Klinik Gießen	1969
2660	Cardiovasc.	13	0,50	Maloney u. Mitarb.	1956
2468	Operationen	6	0,24	Bower	1964
6100		2	0,033	Roy u. Mitarb.	1967
2951		8	0,27	Satter	1968
12832	Lumbale Aortogr.	2	0,015	McAfee	1957

operativ oder nach schwerem Thoraxtrauma wird die geringe Chylusmenge in dem abdrainierten blutigen Erguß zunächst nicht wahrgenommen. Kleine Chylusfisteln haben sich bei Beendigung der Nahrungskarenz häufig schon spontan verschlossen, so daß nur große Fisteln zu diesem Zeitpunkt durch Absonderung von Chylus in Erscheinung treten. Das symptomfreie Intervall zwischen Verletzung und Chylusaustritt bei Nahrungsaufnahme ist für den traumatischen Chylothorax charakteristisch.

Zu den direkten Traumen sind ferner Hieb-, Stich-, Schußverletzungen und Rupturen des Ductus thoracicus bei Wirbel- und Rippenbrüchen zu rechnen; zu den indirekten: Schäden durch Hyperextension der HWS und BWS (z. B. perinatal), Husten, Pressen oder Quetschung des Brustkorbes und Bauches sowie Arrosionen der Lymphgefäßwand durch spezifische oder unspezifische Entzündungen und gut- oder bösartige Geschwülste.

Das Auftreten eines *spontanen Chylothorax* beruht auf den drei Faktoren, Chylostase, Wandschädigung des D. thoracicus und unzureichende Kollateralenbildung; $^2/_3$ dieser Fälle verursachen bösartige Geschwülste, die restlichen werden durch Chylostase infolge gutartiger Tumoren, Verschluß einer V. subclavia, Parasiten sowie angeborene Veränderungen des Lymphgefäßsystems hervorgerufen.

Jusbašić hat als äußerst seltene Ursache eines spontanen Chylothorax mit Chylascites bei einem 20 Monate alten Mädchen einen Thymus anularis gefunden, nach dessen Resektion es zum Versiegen der Ergüsse kam. Auf Grund dieser Erfahrung rät er bei spontanem Chylothorax im Kindesalter zur probatorischen Mediastinotomie.

Vom *kongenitalen Chylothorax* beim Säugling sind in den letzten 50 Jahren nur 38 Fälle mitgeteilt worden (Tischer); 4 mal wurde eine Aplasie des D. thoracicus autoptisch nachgewiesen.

Jeder Chylothorax sollte zunächst konservativ mit Entlastungspunktionen und Nahrungskarenz, bei mehrtägigem Bestehen mit Spezialdiät (MCT) und einer geschlossenen Dauersaugdrainage behandelt werden. Mit den letztgenannten Methoden erreicht man bei 50—70% der Kranken ein endgültiges Versiegen des Ergusses. Bei spontanem Chylothorax ist gleichzeitig eine kausale Therapie des Grundleidens erforderlich.

Führen konservative Maßnahmen nach 3—5 Wochen nicht zum Erfolg, darf man den Entschluß zur operativen Ligatur des D. thoracicus proximal der Fistel nicht länger hinausschieben. Das Versagen der Saugbehandlung beobachtet man bei ausgedehnten Defekten im Brustlymphgang, Infektionen der Pleurahöhle oder wenn die lymphogene Verklebung der Fistel infolge Fibrinogenmangel oder unzureichender Ausdehnung der Lunge verhindert wird.

Da der Ductus thoracicus in Höhe des 5. BWK hinter der Aorta von der rechten in die linke Brusthöhle zieht, läßt sich bei unilateralem Chylothorax der Sitz der Fistel ziemlich sicher diagnostizieren. Dementsprechend ist bei einseitigem Vorkommen ipsilateral, bei doppelseitigem Erguß oder ungenauer Lokalisierung der Fistel immer von rechts im 5. oder 6. ICR zu thorakotomieren. Bei Wahl dieses Zuganges läßt sich der Gang unmittelbar nach seinem Austritt aus dem Hiatus aorticus leicht auffinden und unterbinden. Die präoperative Lymphangiographie vermag in Zweifelsfällen zur Ortung der Fistel beizutragen. Durch Anfärbung des Kontrastmittels (Lipiodol UF®) oder präoperative Verabreichung gefärbter Sahne kann sich der Operateur die Identifizierung des D. thoracicus erleichtern. Er darf jedoch nicht damit rechnen, nur einen solitären Lymphgang zu finden; denn Variationen bezüglich der Einmündung und Verzweigung des cranialen D. thoracicus und Duplikaturen oberhalb des 8. BWK sind häufig (in etwa 40%). Sie erhöhen einerseits zwar das Risiko der Verletzbarkeit, ermöglichen andererseits aber durch Erweiterung präformierter Anastomosen und lymphovenöser Shunts die Ligatur an jeder Stelle des cervicalen oder thorakalen Brustlymphganges ohne postoperative Lymphstauungen.

Der Allgemeinzustand des Patienten ist letztlich ausschlaggebend für den Zeitpunkt der operativen Unterbindung. Beim Säugling sollte diese, hier immer von rechts her vorzunehmende Operation schon nach 1 Woche vergeblicher Saugdrainage erfolgen. Frühzeitige Rethorakotomie und Unterbindung sind auch beim Chylothorax nach Pneumonektomie aus den oben genannten Gründen anzuraten. Bei der intraoperativ gesetzten und erkannten Verletzung des D. thoracicus ist die unverzügliche Ligatur das sicherste Verfahren zur Verhinderung eines postoperativen Chylothorax; im Vergleich zu diesem einfachen Vorgehen brachten die atraumatische Naht des Ganges oder seine Implantation in eine großkalibrige Vene keine nennenswerten Vorteile.

Während in 1—5% der Fälle der chylöse Erguß in Pleurahöhle und Herzbeutel gleichzeitig auftritt, gehört das *isolierte Chyloperikard* zu den größten Seltenheiten; die schnelle Beseitigung des Ergusses ist wegen der drohenden Herztamponade angezeigt und besteht in supradiaphragmaler Unterbindung des D. thoracicus von rechts her und pleuraperikardialer Fensterung. Bei 5 der 7 seit 1954 beschriebenen Fälle konnte mit diesem Vorgehen Heilung erzielt werden (Hudspeth).

Analog zum Chylothorax unterscheidet man auch beim *Chylascites* traumatisch oder spontan entstandene Ergüsse. Neben Verletzungen und Veränderungen der abdominalen Lymphgefäße kann auch jede der obengenannten Läsionen des Ductus thoracicus zum Chylascites führen, wenn Chylus im mediastinalen Bindegewebe in die Bauchhöhle sickert. Gleichzeitiges Vorkommen von Chylus in beiden Körperhöhlen wird bei 1—10% der Patienten beobachtet.

Der *spontane Chylascites* des Erwachsenen ist zu 36—78% durch einen bösartigen, meist intra- oder retroperitoneal gelegenen Tumor bedingt (Bourdon). In 10% der Fälle ist eine Lebercirrhose die Ursache, wesentlich seltener die unter dem Begriff exsudative Enteropathie zusammengefaßten Krankheitsbilder (z. B. die intestinale Lymphangiektasie [Waldmann]) oder der Morbus Whipple, bei welchem in $^1/_4$ bis $^1/_3$ der über 100 mitgeteilten Fälle ein Chylascites nachgewiesen wurde (Schmitt u. Mitarb.). Unter dem Bild des akuten Abdomens kann nach plötzlicher Torsion der Radix mesenterii, bei Malignomen der Bauchhöhle oder postprandialen, neuralreflektorisch bedingten Lymphangiospasmen oder -paralysen (Alther) ein chylöser Ascites auftreten. Oft findet der Chirurg bei der Laparotomie allerdings nur eine chylusdurchtränkte Mesenterialwurzel (Földi).

Bei Säuglingen und Kleinkindern sind häufig angeborene Fehlbildungen wie Aplasie, Stenose oder Ektasie des Ductus thoracicus und seiner Zuflüsse oder seine fehlende Verbindung mit den intestinalen Lymphbahnen Ursache eines Chylascites. Da eine befriedigende operative Korrektur dieser Anomalien bisher nicht gelungen ist, bleibt die langfristige Prognose schlecht.

Die chirurgische Behandlung des Ascites chylosus ist undankbar. Sie besteht im operativen Verschluß traumatisch entstandener Fisteln, Anlegen von cervicalen oder abdominalen lymphovenösen Anastomosen oder Shunt-Operationen[1].

Die Rekonstruktion rupturierter oder obliterierter Lymphgefäße oder ihr Ersatz durch Bypass-Operationen wurden verschiedentlich versucht, waren aber an den kleinkalibrigen, dünnwandigen Gefäßen begreiflicherweise nur selten erfolgreich (Poley u. Mitarb.).

---

[1] Operation nach Talma (1898), peritoneo-venöser Shunt nach Ruotte (1907), Fensterdrainage nach Kalb (1916).

Wesentlich aussichtsreicher ist die konservative Therapie, deren Mittelpunkt eine Diät aus mittelkettigen Triglyceriden (medium chain triglyceride = MCT) bildet, die direkt in das Pfortaderblut resorbiert werden und durch eine Einschränkung der Chylusproduktion den Chylusverlust nachhaltig vermindern. Für die symptomatische Behandlung aller Chylusergüsse in der Brust- und Bauchhöhle, die chirurgisch nicht zu beseitigen sind, bietet diese Spezialität — in Kombination mit sachgemäßer Substitution des Eiweiß-, Elektrolyt- und Flüssigkeitsverlustes und Entlastungspunktionen — die sicherste Gewähr auf langfristige Besserung.

Literatur[2]

Alther, E.: Das System des Ductus thoracicus und die Erkrankungen der regionalen Gefäße. Basel: Schwabe 1960.

Bourdon, B., V. Bismuth, and J. P. Desprez-Curley: In: A. Rüttimann (Hrsg.): Progress in Lymphology. Stuttgart: G. Thieme 1967.

Falor, W. H.: In: A. Rüttimann (Hrsg.): Progress in Lymphology. Stuttgart: G. Thieme 1967.

Földi, M.: In: H. Bartelheimer u. N. Heisig (Hrsg.): Aktuelle Gastroenterologie. Stuttgart: G. Thieme 1968.

Gruwez, J. A., C. Dive, A. Baert, A. Lacquet u. J. Vandenbroucke: In: H. Bartelheimer u. N. Heisig (Hrsg.): Aktuelle Gastroenterologie. Stuttgart: G. Thieme 1968.

Hudspeth, A. S., and H. S. Miller: J. thorac. cardiovasc. Surg. **51**, 528 (1966).

Juzbašić, D., u. M. Pasini: Dtsch. med. Wschr. **90**, 23, 1050 (1965).

Kuntz, E.: Beitr. Klin. Tuberk. **133**, 98 (1966).

McCarthy, H. H., and C. A. Organ: Arch. Surg. **77**, 421 (1958).

Poley, J. R., P. Lesch, W. H. Hitzig u. A. Prader: Helv. paediat. Acta **22**, 81 (1967).

Ritter, K.: Münch. med. Wschr. **110**, 42, 2445 (1968).

Roy, P. H., D. T. Carr, and W. S. Payne: Proc. Mayo Clin. **42**, 457 (1967).

Schmitt, W., H. Becker, D. Platt u. G. Beneke: Med. Welt **47**, 2571 (1966).

Schoen, H. R.: Thoraxchirurgie **16**, 444 (1968).

Tauber, K.: In: E. Derra (Hrsg.): Handbuch der Thoraxchirurgie III/2. Berlin-Göttingen-Heidelberg: Springer 1958.

Tischer, W.: Z. Kinderchir. **5**, 43 (1967).

Präsident: Wir kommen jetzt zur Diskussion. Als erster hat sich Herr Schlicht gemeldet.

Aussprache

L. Schlicht-Mannheim: *Diskussionsbemerkung zum konservativen Vorgehen bei Lymphödem und zur Lymphographie*

Bei Elephantiasis des gesamten Beines möchte ich den konservativen Weg des Auswickelns befürworten. Auf folgendes Problem ist dabei zu achten: Der harte Gummistrumpf, welcher anschließend Tag für Tag getragen werden muß, kann dem Patienten schließlich derart lästig werden, daß er darauf verzichtet und die Schwellung hinnimmt.

---

[2] Ausführliche Literaturangaben bei Kuntz, Ritter, Schoen.

Bei dieser 19jährigen sehen Sie den Verlauf über 9 Jahre (Bild[1]). Nach dem Auswickeln 1960 zusammen mit Pohlmeyer in der Klinik von Professor Zenker, normale Kontur des zuvor koloßhaft aufgetriebenen Beines [Münch. med. Wschr. **36**, 105 (1963)]. Jetzt der alte Zustand, da nach einigen Jahren Verzicht auf den Gummistrumpf. Folgerung: Man soll diese Patienten routinemäßig einbestellen, um eine gewisse Führung zu geben und Rezidive alsbald auszuwickeln.

Hätte man die Subcutis am Unterschenkel entfernen sollen? Es wäre damals die Methode der streifenförmigen Entnahme der Haut mit nachfolgender Transplantation auf die freiliegende Muskulatur in Betracht gekommen. Auch nachträglich würden wir uns nicht dazu entschließen; das abnorme Beingewicht wäre hierdurch nur wenig verringert gewesen, eine sehr ungünstige Beinkontur (Bild[1]) wäre verblieben, da die transplantierte Haut die atrophische Wadenmuskulatur manschettiert; ein Schaumgummiersatz der Wade kann dadurch kosmetisch erforderlich sein.

So ist die Methode von Thompson kosmetisch eine große Hilfe, wenn bei parasitärem Lymphödem oder in extremen Fällen operativ vorgegangen wird.

Beim Armödem mußten wir in Erfahrung bringen, daß ein mit voller Kraft ausgeübtes Wickeln die Gefahr der Nervenschädigung ergibt. Es kann auf das Wickeln jedoch verzichtet werden, da ein straffer elastischer Strumpf ausreicht, wenn er in monatlichem Abstand durch einen jeweils engeren ersetzt wird (Bild[1]).

Zur Lymphographie; man sollte sie vor der Behandlung eines Lymphödems durchführen, um das Ausmaß der Lymphbahnstörungen zu erfassen und daran die Korrekturaussichten abzuwägen. Bei Lymphödem nur eines Beines ist die beiderseitige Lymphographie zu empfehlen, um stumme Störungen auszuschließen; es sei bei einer Patientin mit einseitigem Lymphödem demonstriert.

Die gestörte Seite zeigt eine komplexe Stauungsursache mit Verschluß der Lymphbahnen in der Leiste und reduzierten distalen Gefäßen (Bild[1]). Beim anscheinend ungestörten Bein finden sich nun desgleichen die Bahnen erheblich verringert und gestaut; weiterhin ein Extravasat am Oberschenkel, da Drüsenfibrosen oberhalb der Leiste während der Kontrastinjektion den Abfluß hinderten (Bild[1]; Lymphogramme durch Professor von Keiser, Röntgeninstitut des Klinikum Mannheim). Folgerung: Ein fehlendes Ödem heißt noch nicht — intakte Lymphbahn.

Präsident: Wir wenden das Auswicklungsverfahren regelmäßig an. Nach unserer Erfahrung gibt es eine Nervenschädigung am Arm nicht. Wir wickeln mit großer Kraft am narkotisierten Patienten und lassen die Binde 15—20 min liegen. Der Erfolg tritt meistens prompt ein. Mindestens am nächsten Tag sind die Weichteile geschmeidig geworden. Die Maßnahme muß unter Umständen wiederholt werden. Jetzt hat sich zur Diskussion noch Herr Kundert gemeldet.

J. G. Kundert (a. G.) *und E. Willich*-St. Gallen/Schweiz: *Diskussionsbemerkung zum idiopathischen Chylothorax im Säuglingsalter*

Ich möchte mich vorerst dafür bedanken, daß Sie mir Gelegenheit geben, die Aspekte des Chylothorax aus der Sicht des Kinderchirurgen kurz zu beleuchten.

Wir konnten aus der Literatur 56 Fälle von idiopathischem Chylothorax im Säuglingsalter sammeln. Von ihnen sind 7 mit kontinuierlicher Saugdrainage behandelt worden. Auf Grund der Erfahrungen an 2 Säuglingen (den einen Fall verdanken wir der Universitätskinderklinik Münster) sehen wir in der Saugdrainage folgende Vorteile:

[1] Hier nicht wiedergegeben.

1. Durch das rasche Verkleben der Pleurablätter betrug die Dauer der Entleerungsbehandlung bei unseren Patienten nur 13 bzw. 15 Tage, während Punktionen oft monatelang fortgesetzt werden müssen.

2. Durch die Abkürzung der Behandlung ist der Fett- und Eiweißverlust gering. Das schlechte Gedeihen dieser Säuglinge wird vermieden.

3. Aus dem selben Grund ist der Salz- und Wasserhaushalt leicht im Gleichgewicht zu halten.

4. Die sonst immer wieder beschriebenen Rezidive sind nach Saugdrainage bisher nicht beobachtet worden.

5. Ein großer Eingriff im Säuglingsalter, wie er für die Ductusligatur nötig ist, wird vermieden.

6. Die Saugdrainage könnte auch Säuglingen mit doppelseitigem Chyluserguß eine Überlebensaussicht bieten.

Anhand des einen der beiden beobachteten Fälle hat Willich auf das paradoxe Verhalten der chylösen Pleuraergüsse aufmerksam gemacht. Dieses äußert sich in den folgenden Aspekten:

1. Die parietale Ergußverschattung ist apikalwärts verbreitert trotz aufrechter Position, caudalwärts trotz Kopftieflage als Ausdruck der retropleuralen Lage eines Ergußanteils.

2. Der Sinus phrenico-costalis ist trotz des Mantelergusses frei.

3. Bei ein- oder doppelseitiger massiver Ergußverschattung finden wir Aufhellungssäume im lateralen Anteil der Unterfelder.

4. Das dorsale Mediastinum ist mit typischen, lagebedingten Formveränderungen des Ergusses bevorzugt beteiligt.

5. Die Interlobien sind nicht obligat verschattet.

Das Schlußbild 6 Wochen nach Beendigung der Saugdrainage zeigt eine noch leicht verdickte Pleura mit Mediastinalverbreiterung nach rechts. Beide Lungen sind voll entfaltet.

R. Fontaine-Straßburg: Ich möchte mich für die vielen Bilder bedanken, die uns der Kollege gezeigt hat, und ihm sagen, daß seine Methode sicher gut ist.

(Herr Kaindl, Herr Ruëff, Herr Pierer und Herr Schoen verzichten auf ein Schlußwort.)

Präsident: Dann darf ich dieses Thema abschließen und Herrn Kollegen Rehbein bitten, jetzt die Leitung der weiteren Sitzung über *Kinderchirurgie* zu übernehmen.

III. Kinderchirurgie

Verhandlungsleiter: Prof. Dr. F. Rehbein-Bremen

Leiter: Ich eröffne die Sitzung für Kinderchirurgie und möchte zunächst dem Herrn Präsidenten sehr herzlich dafür danken, daß wir zur Diskussion kinderchirurgischer Probleme den großen Saal bekommen haben; es geht um die Fragen der Gastrostomie, der Enterostomie und des Anus praeter im Säuglings- und Kindesalter. Also Erörterungen, die auch sehr stark den Allgemeinchirurgen angehen und sich deshalb besonders eignen, hier breit diskutiert zu werden. Über die Indikation und die Technik ist die Diskussion lange hin und her gegangen. Sie hat vielleicht jetzt einen vorläufigen Endpunkt erreicht. Sie ist aber noch nicht zum Abschluß gekommen. Ich bitte nun Herrn von Ekesparre (Hamburg) um sein Referat.

12. Indikationen der Gastrostomie und Enterostomie beim Kinde

W. v. EKESPARRE-Hamburg

Summary. During the last few years gastric and intestinal fistulas have been increasingly used with good success during surgical procedures on the gastro-intestinal system, particularly in newborns and infants. On the other hand, as an additional procedure, they constitute a certain source of danger with additional potential complications, most of all in prematures. — Gastrostomy serves for the protection of the surgical field proximal or distal to the stomach, it also serves for decompression and improved evacuation of the gastro-intestinal tract in patients with ileus, as a feeding fistula, and, finally, for dilating the esophagus with bougies. Basically it may be of value for all malformations of the gastro-intestinal tract. The indications for enterostomy are more limited. Whereas the lateral fistula of the intestinal wall with the aid of probes serves for decompression and splinting in patients with distal intestinal occlusions and meconium ileus, terminal ileostomies should only be used for a short time in emergency situations.

Zusammenfassung. In den letzten Jahren sind die Magen- und Darmfisteln bei operativen Eingriffen am Verdauungskanal vor allem des Neugeborenen und Säuglings in steigendem Maße mit gutem Erfolg angewandt worden. Andererseits sind sie als ein weiterer Eingriff, vor allem beim Frühgeborenen, eine gewisse Gefahrenquelle mit zusätzlichen Komplikationsmöglichkeiten. — Die Gastrostomie dient dem Schutz eines Operationsgebietes oral oder aboral des Magens, der Entlastung und besseren Entleerung des Magen-Darm-Kanals bei Ileussituationen, als Ernährungsfistel und schließlich zur Bougierung des Oesophagus. Sie kann im Grunde bei allen Fehlbildungen des Verdauungstraktes von Nutzen sein. Das Indikationsgebiet der Enterostomie ist begrenzter. Während die seitliche wandständige Darmfistel mit Hilfe von Sonden bei hohen und tiefen Darmverschlüssen und beim Meconiumileus der Dekompression und Schienung dient, sollte das endständige Ileostoma nur in Notsituationen kurzfristig angelegt werden.

Über den Indikationsbereich der Gastrostomie und Enterostomie beim Kinde bestehen noch recht unterschiedliche Meinungen. In den letzten Jahren sind diese Fisteln bei operativen Eingriffen am Verdauungskanal vor allem des Neugeborenen und Säuglings in steigendem Maße mit gutem Erfolg angewandt worden. Andererseits sind sie als ein weiterer Eingriff, vor allem beim Frühgeborenen, eine gewisse Gefahrenquelle mit zusätzlichen Komplikationsmöglichkeiten. Es ist meine Aufgabe, Ihnen aufgrund der bisherigen Erfahrungen den Anwendungsbereich dieser Fisteln darzulegen.

Die Gastrostomie bietet zweifellos viele Vorteile (Tab. 1). Sie dient dem Schutz eines Operationsgebietes oral oder aboral des Magens, der Entlastung und besseren Entleerung des Magen-Darmkanals bei Ileus-Situationen, als Ernährungsfistel und schließlich zur Bougierung des Oesophagus.

Tabelle 1. *Anwendungsbereich der Magenfistel*

Schutz eines Operationsgebietes
Entlastung bei Ileus
Ernährungsfistel
Oesophagusbougierung

Tabelle 2. *Indikationen der Gastrostomie*

oral des Magens	*aboral des Magens*
Oesophagusatresie	Pylorusatresie
angeborene Oesophagusstenose	Pankreas anulare
erworbene Oesophagusstenose	Duodenalatresie
Oesophagusvaricen	biliodigestive Anastomosen
-duplikaturen	Eingriffe am Pankreas
Kardiospasmus	Gastrochisis
	Ileus

Die Magenfistel kann im Grunde bei allen Fehlbildungen des Verdauungstraktes von Nutzen sein: oral des Magens vor allem bei der Oesophagusatresie und -stenose, aboral des Magens bei operativen Eingriffen im Bereich des Pylorus, des Duodenums, des Pankreas, der Gallenwege sowie schließlich beim mechanischen und paralytischen Ileus (Tab. 2).

Zunächst einige Worte zur Indikation der Magenfistel bei der Oesophagusatresie:

Bei der Oesophagusatresie scheuen wir uns, routinemäßig eine Gastrostomie anzulegen, weil sie uns nicht immer notwendig erscheint und auch nicht ganz frei von Komplikationen ist. Beim frühzeitig eingewiesenen, ausgetragenen Neugeborenen, ohne erheblichen Blähbauch, schwere Pneumonie oder weitere schwerwiegende Fehlbildungen kann die sofortige Thorakotomie ohne Magenfistel vorgenommen werden. Von 13 Neugeborenen mit der üblichen Oesophagusatresie Typ III b nach Vogt, die wir in dieser Weise in den vergangenen 15 Monaten operierten, leben 9. Gestorben sind nur untergewichtige Frühgeborene oder Kinder mit weiteren Fehlbildungen. Das bedeutet in dieser Serie eine 100%ige Überlebensrate der unkomplizierten Fälle.

Wir unterscheiden bei der Oesophagusatresie relative und absolute Indikationen zur Gastrostomie (Tab. 3).

Bei den relativen Indikationen entscheiden wir von Fall zu Fall, ob primär eine Gastrostomie oder Thorakotomie vorgenommen werden soll.

Unser Ziel ist es, untergewichtige Frühgeborene und Kinder mit zusätzlichen Komplikationen der Oesophagusatresie über die ersten Tage und Wochen hinwegzuretten, bis sie nicht nur die Thorakotomie

Tabelle 3. *Indikationen der Gastrostomie bei Oesophagusatresie*

relativ	*absolut*
untergewichtige Frühgeborene	Typ II
Blähbauch mit Atemstörungen	Typ IIIb: zu großer Segmentabstand
schwere Pneumonie	weitere Fehlbildungen des Magen-Darmkanals
H-Typ	Rekanalisierung

mit End-zu-End-Anastomose, sondern auch deren mögliche Komplikationen überstehen können.

Durch stufenweises Vorgehen konnte Koop bei solchen Kindern die Überlebensrate von 38 auf 92% steigern. Es wird nur die oesophagotracheale Fistel durchtrennt, eine Gastrostomie angelegt und der Oesophagusblindsack regelmäßig abgesaugt. Die End-zu-End-Anastomose des Oesophagus wird erst vorgenommen, wenn das Kind kräftig genug ist.

Absolut notwendig wird eine Gastrostomie dann, wenn keine oesophago-tracheale Fistel gefunden wird, wenn der Abstand der Oesophagussegmente zu groß ist, bei zusätzlichen Eingriffen am Magen-Darmkanal oder wenn postoperativ eine Rekanalisierung der oesophagotrachealen Fistel auftritt.

Einige Beispiele mögen das bisher Gesagte erläutern:

Wird ein Kind spät, d. h. nicht Stunden, sondern erst einige Tage nach der Geburt zur Operation eingeliefert und ist der Magen-Darmkanal stark gebläht, so legen wir zunächst eine Magenfistel an. Die Luft entleert sich danach rasch, und ein Reflux von Mageninhalt durch die oesophago-tracheale Fistel ist nicht mehr möglich.

Bei schwerer Pneumonie und bei Aspiration von Kontrastmittel in den Bronchialbaum, wie es heute nicht mehr geschehen dürfte, ist es ebenfalls besser, zunächst eine Magenfistel anzulegen und die Thorakotomie einige Tage zu verschieben.

Bei einem Neugeborenen mit einer Oesophagusatresie war der postoperative Verlauf nach der üblichen Thorakotomie zunächst normal. Es fiel nur auf, daß der Bauch im Laufe der Zeit immer stärker gebläht war. Schließlich stellten sich Dyspnoe und Cyanose ein. Nach Anlegen einer Magenfistel bildeten sich Blähbauch und Atemnot rasch zurück. Eine Kontrastdarstellung des Oesophagus ergab nun eine zusätzliche, schräg verlaufende oesophago-tracheale Fistel oberhalb der Anastomose. Bei diesem Kinde lag also der sehr seltene Typ III c der Oesophagusatresie vor (Abb. 1).

Wie eine isolierte oesophago-tracheale Fistel ohne Atresie, die sog. H-Fistel, haben wir diese zusätzliche Fistel vom Halse her durchtrennt. Seither hat sich das Kind normal weiterentwickelt.

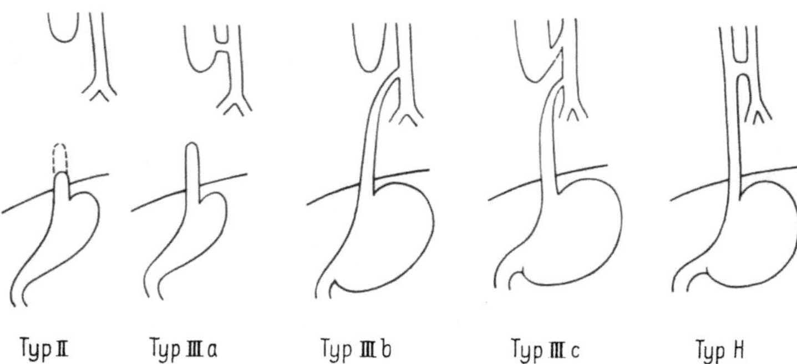

Abb. 1. Typen der Oesophagusatresie nach Vogt

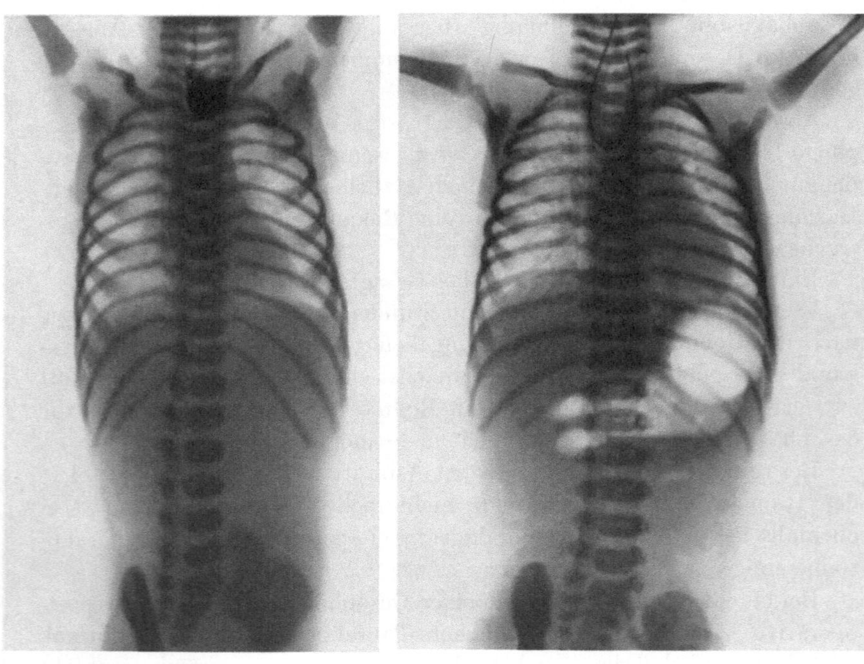

Abb. 2. Oesophagusatresie Typ II. Kontrastgefüllter oberer Blindsack, luftleeres Abdomen

Abb. 3. Oesophagusatresie und Duodenalstenose

Ist das Abdomen luftleer (Abb. 2), so handelt es sich um den Typ II der Oesophagusatresie, bei dem eine oesophago-tracheale Fistel fehlt. Immerhin findet sich diese Atresieform in etwa 10% der Fälle. Bei diesen Kindern muß man immer eine Magenfistel anlegen. Von ihr aus kann dann mit Kontrastmittel der distale Oesophagus und damit der Abstand der beiden Oesophagussegmente dargestellt werden. Erscheint eine primäre Anastomose ausgeschlossen, so kann man unter günstigen Umständen den oberen Blindsack durch monatelange Bougierung so weit verlängern, daß schließlich doch noch eine Anastomose möglich wird.

Zeigt sich beim Typ III b, daß der Abstand der Segmente zu groß ist, so wird nur die oesophago-tracheale Fistel beseitigt und eine Magenfistel angelegt. Auch hier kann nach Bougierung eine Anastomose gelingen.

Finden sich neben der Oesophagusatresie weitere Fehlbildungen des Magen-Darmkanals — z. B. eine Duodenalstenose (Abb. 3) —, so ist zum Schutz der Oesophagusanastomose und des Operationsgebietes aboral des Magens das Anlegen einer Magenfistel absolut notwendig.

Auch eine postoperative Rekanalisierung, die wir bisher 4mal erlebt haben, gibt sich entweder durch einen rasch zunehmenden Blähbauch oder durch eine plötzlich auftretende Pneumonie zu erkennen. Gewöhnlich bildet sich die Fistel in Höhe der Anastomose im Bereich des dünnwandigen unteren Oesophagussegmentes. Hier ist, so meine ich, eine Magenfistel ebenfalls absolut notwendig, evtl. sogar eine Tracheotomie, bis die Pneumonie abgeklungen ist. Erst dann sollte man durch Rethorakotomie die Fistel beseitigen.

Bei den angeborenen Oesophagusstenosen versuchen wir zunächst immer, durch eine Bougierung ohne Ende zum Ziel zu kommen. Vor allem gilt dies für die langstreckigen Stenosen, denn auf operativem Wege käme hier nur eine ausgedehnte Oesophagusresektion, evtl. sogar eine Coloninterposition in Frage. Zur Verhütung der Gefahren der blinden Bougierung hat sich uns die orale Bougierung mit Leitfaden durch eine Magenfistel nach Rehbein sehr bewährt. Leichtere membranartige Stenosen lassen sich in verhältnismäßig kurzer Zeit aufbougieren. Sind die Stenosen jedoch hochgradig, so ziehen wir die Operation jahrelangen Bougierungen vor, zumal im Stenosenbereich Knorpeleinlagerungen, dystope Magenschleimhaut- oder Pankreasgewebsinseln vorgefunden werden können.

Alle erworbenen Oesophagusstenosen bougieren wir entweder blind, oder wenn sie hochgradig sind, ohne Ende mit Hilfe einer Magenfistel. Dieses gilt für die postoperative Nahtstenose nach Oesophagusatresieoperation ebenso wie für die glücklicherweise immer seltener gewordenen Verätzungen der Speiseröhre.

Die Narbenstenose infolge Refluxoesophagitis bei der Hiatushernie ist die gefürchtetste und schwerwiegendste Komplikation (Abb. 4). Unter 95 Hiatushernien, die wir operiert haben, erlebten wir 18 mal eine Oesophagusstenose. Um die oft monatelange, die Kinder quälende

Bougierung der Stenose zu vermeiden, haben wir seit 5 Jahren nach abdominaler Beseitigung der Hiatushernie eine extramuköse Längsoesophagotomie im Stenosenbereich vorgenommen. Bis auf eine Ausnahme ließ sich die Oesophagusstenose auf diese Weise beseitigen.

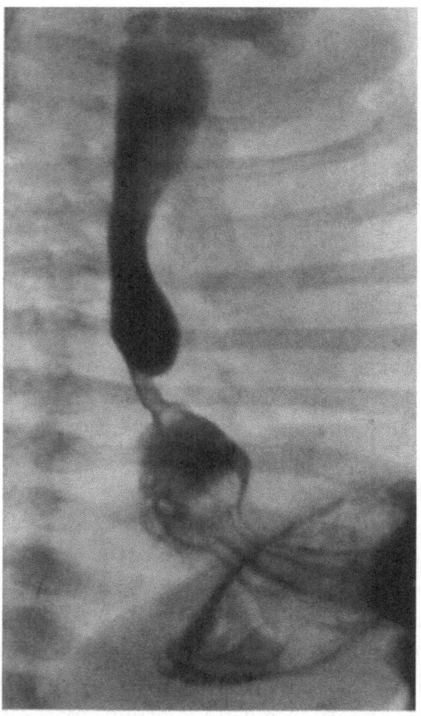

Abb. 4. Oesophagusstenose. Narbenstenose infolge Refluxoesophagitis bei Hiatushernie

Bei operativen Eingriffen dicht aboral des Magens, vor allem im Duodenalbereich, hat es sich als vorteilhaft erwiesen, zur Schienung einer Anastomose und zur frühzeitigen Ernährung des Kindes eine Sonde bis in das Jejunum einzulegen. Durch eine zweite Sonde wird außerdem der Magen abgesaugt und leer gehalten. Werden beide Sonden aus der Nase herausgeleitet, wie wir es früher getan haben, so kann das Kind nur durch den Mund atmen. Durch Eintrocknung des Speichels kann die Atmung beeinträchtigt werden. Die Absaugung des Magens ist nicht immer optimal, weil der Dicke des Absaugschlauches wegen der Kleinheit der Nasenöffnung Grenzen gesetzt sind. Außerdem legt sich das untere Ende der Magensonde beim Absaugen leicht gegen die Magenwand, so daß die Sonde nicht mehr durchgängig ist. Man ist dann gezwungen, die Sondenlage zu ändern, was wiederum die Gefahr mit sich bringt, daß die dünnere, sehr flexible Ernährungssonde aus dem Duodenum in den Magen zurückgleitet.

Aus den genannten Gründen ist es vorteilhaft, z. B. bei der Pylorusatresie, Duodenalatresie, Pankreas anulare und bei der Choledochuscyste, zum Abschluß des operativen Eingriffs eine Magenfistel anzulegen und aus ihr Absaugschlauch und Ernährungssonde getrennt herauszuleiten.

Das Indikationsgebiet der Enterostomie ist wesentlich begrenzter als das der Gastrostomie. Während die seitliche, wandständige Darmfistel vor allem in der Neugeborenenchirurgie sehr nützlich sein kann, sollte das endständige Ileostoma nur in Notsituationen kurzfristig angelegt werden. Das Prinzip der Dekompression und Schienung kann man wie bei den hohen so auch bei tieferen Darmverschlüssen und beim Meconiumileus verwenden.

Bei der Jejunum- und Ileumatresie haben wir bisher den blindsackförmig erweiterten Darmschenkel oral der Atresie entfernt, weil seine Belassung zu Schwierigkeiten im Anastomosenbereich wie Abknickungen und Einengungen geführt hat, so daß Relaparotomien erforderlich wurden.

Rehbein hat nun eine Methode entwickelt, die es erlaubt, den erweiterten Dünndarmschenkel ganz oder wenigstens teilweise zu belassen. Dicht oberhalb der Anastomose wird ein Doppelschlauchsystem in den Darm eingesetzt (Abb. 5a). Die dicke Sonde entlastet die Anastomose, weil die Darmsekrete und Luft ungehindert ablaufen können. Sie werden durch die dünne Sonde, die die Anastomose offen hält, reinjiziert.

Dieses Verfahren hat sich uns auch ganz besonders beim Meconiumileus bewährt (Abb. 5b). Der am stärksten dilatierte Anteil des Dünndarms, der das zähe Meconium enthält, wird reseziert, die Meconiumpartikel aus dem kontrahierten Endileum so gut es geht entfernt und dann der Doppelschlauch dicht oberhalb der Anastomose eingelegt und aus der Laparotomiewunde herausgeleitet. Danach spülen wir den Darm sowohl von der Fistel als auch von rectal her mit Mucolyticum „Lappe“ und Pankreonlösung bei zusätzlicher peroraler Gabe dieser Medikamente. Auf diese Weise versuchen wir, gleichzeitig von 3 Stellen aus der noch verbliebenen zähen Meconiummassen so rasch wie möglich Herr zu werden. Im allgemeinen entleeren die Kinder schon 2 Tage nach der Operation spontan Meconium.

Ist eine Ileocoecalresektion, z. B. wegen einer Invagination notwendig und findet sich keine Peritonitis, so sind wir bisher immer ohne Darmfistel ausgekommen.

Sind jedoch die Darmschlingen infolge eines Volvulus stark geschädigt, oder liegt eine Peritonitis vor, z. B. infolge einer Ileumperforation bei Ileitis oder einer Coecumperforation, so kann es vorteilhaft sein, zum

Schutze der besonders gefährdeten Darmnähte eine entlastende Ileostomie für einige Tage anzulegen.

Der endgültige Ileumafter sollte beim Kind, wenn irgend möglich, ganz vermieden werden. Wir legen deshalb bei der fortgeschrittenen und fulminanten Form der Colitis ulcerosa und bei der Polyposis coli familiaris

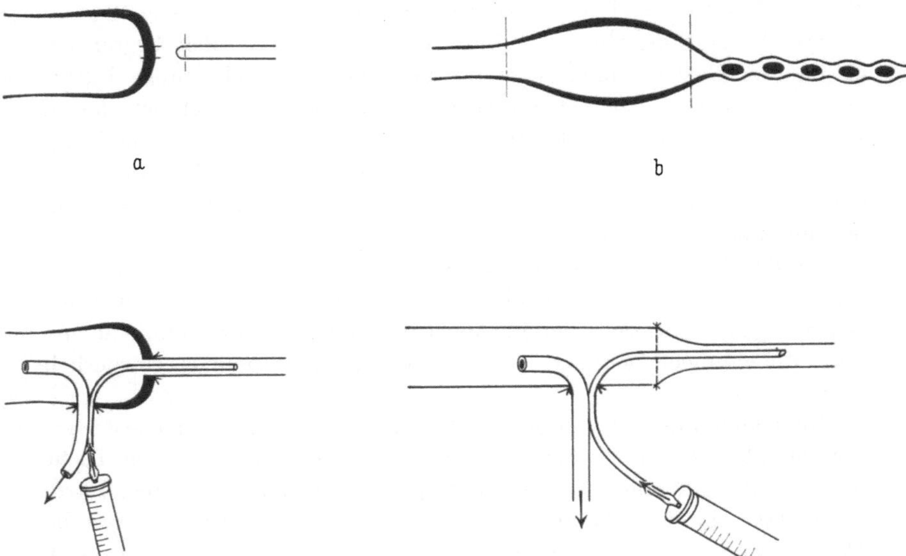

Abb. 5a und b. Doppelschlauchsystem nach Rehbein. a Bei Dünndarmatresie; b bei Meconiumileus

nach Colektomie und Aushülsung der Rectumschleimhaut eine Ileoanostomie an. 6 Kinder mit einer Colitis ulcerosa und 1 Mädchen mit einer Polyposis coli familiaris haben wir auf diese Weise operiert. Bei 5 Kindern konnte eine endgültige Heilung erzielt, die Kontinenz praktisch erhalten und somit der Ileumafter vermieden werden.

Ich darf alle, die sich mit dem Problem der operativen Behandlung der Colitis ulcerosa beschäftigen, bitten, alles zu tun, um den Kindern den verstümmelnden Ileumafter zu ersparen. Wir müssen noch weiter langfristige Erfahrungen mit der Durchzugplastik nach Ravitch sammeln. Größere Statistiken aus mehreren Kliniken werden über ihren Wert entscheiden.

Nicht alle Indikationen der Gastrostomie und Enterostomie konnte ich besprechen, aber die wichtigsten Gesichtspunkte erörtern.

Es gilt, so meine ich, auch hier das Prinzip: So sicher wie möglich vorzugehen und nicht mehr als nötig zu tun.

13. Der Anus praeternaturalis beim Kind

Indikation, Technik, Komplikationen

K. Devens* und H. J. Pompino (a.G.)-München

Summary. The indications for performing a colostomy during infancy and childhood are discussed. The large majority of the cases are children with anorectal abnormalities or Hirschsprungs' disease. In the latter condition the time at which the colostomy is constructed and the location are of special significance. The most serious complications of 90 personal cases were: prolapse, retraction or stenosis at the colostomy opening. The surgical method according to Nixon obviously produces superior results.

Zusammenfassung. Die Indikationen für den Anus praeternaturalis beim Kind werden aufgezeigt; in der großen Mehrzahl der Fälle handelt es sich um Kinder mit anorectalen Anomalien oder Hirschsprungscher Erkrankung. Bei letztgenannten Fällen sind der Zeitpunkt der Anlage und die Lokalisation des A. pr. von besonderer Bedeutung. Die schwerwiegendste Komplikation unter 90 eigenen Fällen waren: Prolaps, Retraktion oder Stenose am Stoma. Das Operationsverfahren nach Nixon erbringt offenbar bessere Ergebnisse.

Im Behandlungsplan des Ileus im Kindesalter ist der Anus praeternaturalis (A. pr.) ein entscheidender, oftmals lebensrettender Eingriff; er ist meist für einen vorübergehenden Zeitraum gedacht, bis das Kind günstigere Voraussetzungen für die Radikaloperation bietet. Hinsichtlich der Wahl des operativen Vorgehens haben sich in den letzten Jahren Erkenntnisse durchgesetzt, die es zu beachten gilt, wenn man vor schwerwiegenden Komplikationen und Enttäuschungen bewahrt bleiben will. Die Mortalität nach A. pr. beim Neugeborenen und Säugling schwankt etwa zwischen 28 und 70%, wobei, wie in unserem Krankengut, das Grundleiden und begleitende Mißbildungen, besonders solche des Herzens, eine erhebliche Rolle spielen.

Indikationen (Tab. 1)

1. Anorectale Anomalien

Bei Atresia ani, ohne Fistel zum Damm oder zum Scheidenvorhof, wird man das Rectum von perineal her mobilisieren und eine Analplastik vornehmen, wenn der rectale Blindsack bis zu 1,5 cm vom perinealen Hautniveau entfernt liegt. Ist der Abstand größer — das gilt besonders für die Fälle mit zusätzlicher Rectourethralfistel — oder die Fistel nach außen ist ungenügend erweiterungsfähig, so legen wir einen A. pr. im linken Quercolon an. Diesen Weg gehen wir auch bei unreifen Neugeborenen, die für eine primäre Korrektur der Atresie nicht geeignet erscheinen. Wählt man den Sigmaafter, so muß dieser beim späteren Radikaleingriff mit entfernt werden. Soll er belassen werden, so kann es

Tabelle 1. *Indikationen zum Anlegen eines Anus praeternaturalis beim Kind*

1. Anorectale Anomalie (Atresie, Stenose)
2. Colonatresie
3. Kongenitales Megacolon (Morbus Hirschsprung)
4. Idiopathisches Megacolon (Spätfälle)
5. Iatrogene Perforation
6. Nekrotisierende Enterocolitis
7. Anomalie der distalen Harnwege (Rectourethrale, rectovaginale Fistel)
8. Komplikationen nach Operation wegen anorectaler Anomalie (Anastomoseninsuffizienz, Striktur)
9. Komplikationen nach Operation wegen kongenitalem Megacolon (Anastomoseninsuffizienz, Striktur)

bei ungenügender Länge des abführenden Darmschenkels zu Schwierigkeiten kommen. Aber auch die Ernährung dieses Dickdarmabschnittes ist nach der notwendigen Mobilisation evtl. gefährdet. Für die spätere Funktion des Enddarmes ist es offenbar auch nicht unbedeutend, das Rectum für die Korrekturoperation verwendet zu haben. Nach Durchzug von Sigma oder Colon descendens sind die Spätergebnisse angeblich nicht so günstig.

2. Colonatresie

Die Atresie des Sigmas oder höhergelegenen Colons ist außerordentlich selten. Ein A. pr. kommt eigentlich nur dann in Frage, wenn die Ausdehnung der Atresie eine End-zu-End-Anastomose nicht zuläßt. Bei diesen Kindern wird ein endständiger, einläufiger Anus den definitiven Zustand herstellen.

3. Megacolon congenitum (Morbus Hirschsprung)

Der Hirschsprung-Ileus beim Neugeborenen wird heute zwar besser erkannt und früher einer speziellen Behandlung zugeführt, stellt aber immer noch ein besonders schwieriges Therapieproblem mit großem Operationsrisiko dar. Nach kurzfristigem konservativem Behandlungsversuch sollte man mit der operativen Belastung nicht zögern, insbesondere dann, wenn eine komplizierende Enterocolitis besteht. Wir sind in früherer Zeit mit dieser Maßnahme leider manchmal zu spät gekommen. Seit wir die Indikation früher stellen, sind die Ergebnisse besser geworden; das entspricht auch den Erfahrungen anderer Autoren. Wir glauben nicht, daß man durch den schon in der Neugeborenenperiode durchgeführten Radikaleingriff, gleich welche Methode man bevorzugt, bessere Ergebnisse erreicht, und meinen, daß der doppelläufige A. pr. für diese Fälle zunächst die bessere Maßnahme ist.

Lokalisation des Anus praeter beim Morbus Hirschsprung. Hier herrschte lange Zeit die Auffassung vor, daß immer, gleich wo die Aganglionie lokalisiert oder wie ausgedehnt sie ist, der künstliche After im Quercolon anzulegen sei. Man sah darin vor allem eine Art Sicherheitsventil, mit besseren Heilungsaussichten für die später distal des Kunstafters gelegene Anastomose. Entscheidende Nachteile dieses Vorgehens sind aber folgende:

1. Die Ausschaltung eines langen Colonabschnittes bei dem in der Regel kurzen „engen Segment“ im Sigma, d. h. es wird zu viel Dickdarm außer Funktion gesetzt.

2. Besteht ein langes aganglionäres Segment, so ist der Transversumafter bei der späteren Mobilisation, anläßlich der Radikaloperation im Wege; kann man zur subtotalen Colektomie gezwungen werden. Hier kommt primär evtl. ein Ileumafter in Betracht.

3. Wird beim Neugeborenen ein A. pr. im Quercolon angelegt, so bleibt der ausgeschaltete Darmschenkel mit seinem Mesocolon im Wachstum zurück. Kommt das Kind dann nach etwa 6 Monaten zur Radikaloperation, so wird man bei der Laparotomie distal ein in Kaliber und Länge hypotrophisches Colon vorfinden.

Grundsätzlich muß bei Hirschsprungscher Krankheit der A. pr. möglichst weit distal im normalen, d. h. ganglienzellhaltigen Colon angelegt werden. Das läßt sich in zuverlässiger Weise nur während der Operation, auf Grund histologischer Befunde von Gefrierschnitten feststellen. Legt man den A. pr. zu weit caudal, d. h. bereits in funktionsuntüchtigem oder gar aganglionärem Darm an, so sind ernste Störungen die Folge.

Bei kurzem engem Segment im distalen Sigma ist es zwar technisch schwieriger, den After im prästenotisch dilatierten Darm anzulegen, dafür erbringt diese Lokalisation aber einen bedeutenden Sicherheitsfaktor: ein funktionierender Sigmaafter beweist, daß der oral des A. pr. gelegene Darm voll funktionstüchtig ist. Befindet sich dagegen der Anus im Quercolon, so kann man nach der Radikaloperation, auch wenn Röntgenuntersuchungen des abführenden Schenkels gute Funktion zeigten, Enttäuschungen im Sinne einer persistierenden Obstipation erleben; erst jetzt stellt sich dann heraus, daß ein Teil des für den Radikaleingriff verwandten Colonabschnittes doch funktionell minderwertig ist; über solche Erfahrungen ist berichtet worden.

4. Idiopathisches Megacolon

Beim idiopathischen Megacolon besteht kaum die Indikation zum A. pr., sofern die Kinder rechtzeitig in unsere Behandlung kommen. Bei Spätfällen kann man jedoch gezwungen sein, vorübergehend einen Anus anzulegen, um nach erfolgter Tonisierung des Darmes die Resektion durchzuführen.

5. *Iatrogene Colonperforation — spontane Colonperforation*

Darmspülungen, das Hantieren mit dem Darmrohr durch Unerfahrene, ja sogar rectale Messungen führen beim Säugling immer wieder einmal zur Perforation des Rectosigmoids mit allen bedrohlichen Folgen. Zur Versorgung dieser Fälle wird die Vorlagerung des betroffenen Darmteiles — ein A. pr. — empfohlen. Wir haben bei Kindern, die in besonders schlechtem Zustand in die Klinik kamen, die Perforationsstelle lediglich zur wandständigen Fistel umgewandelt und hatten damit Erfolg. Bei lokalisiertem Prozeß kamen wir aber auch schon mit Übernähung und Drainage zum Ziel. Ähnliche Richtlinien gelten für die spontanen Perforationen des Colons.

6. *Die nekrotisierende Enterocolitis*

Die nekrotisierende Enterocolitis des Neugeborenen und Säuglings ist ein besonders schweres Krankheitsbild wie Therapieproblem. Die geringe Zahl bisher publizierter Fälle und die eigenen Erfahrungen lassen ein Schema der operativen Behandlung mit der Indikationsstellung zum A. pr. nicht zu. Diese Krankheit ist mit hoher Letalität behaftet, gleich welcher Behandlung sie zugeführt wird. Sie befällt vornehmlich Frühgeburten und ist klinisch charakterisiert durch die Zeichen der akuten Obstruktion. Nicht selten kommt es zur spontanen Darmperforation. Von der nekrotisierenden Enterocolitis ist nicht nur das Colon, sondern in etwa der gleichen Zahl der Fälle auch das Ileum betroffen. Besteht eine Perforation, so muß nach Laparotomie entschieden werden, ob nur eine wandständige Fistelung der Perforation, Vorlagerung und A. pr. oder andere Maßnahmen angezeigt sind.

7. *Anomalien der distalen Harnwege (Fistelrezidive) sowie Komplikationen nach Eingreifen wegen Analatresie oder Hirschsprungscher Krankheit*

Die Indikation zum A. pr. ist schließlich dann gegeben, wenn nach Operation einer Atresie oder eines Megacolons Komplikationen eintreten. Hier sind zu nennen: das Rezidiv der rectourethralen oder rectovaginalen Fistel, die Nahtinsuffizienz am Anus oder an der Anastomose — wie auch besonders gelagerte Fälle von narbigen Strikturen.

Technik

Das operative Vorgehen muß insbesondere beim Neugeborenen von großer Sorgfalt geleitet sein. Ein erstes technisches Problem tritt schon dann auf, wenn insbesondere bei einer Frühgeburt der Ileus seit mehreren Tagen bestand. Nach Laparotomie findet sich ein auf das mehrfache dilatiertes Colon mit papierdünner Wand. Bereits beim Fassen mit der

Pinzette kommt es zu Einrissen der Serosa oder zu subserösen Defekten der Mucosa. Man erleichtert sich daher das weitere Vorgehen wesentlich, wenn man den Darm zunächst durch Punktion und Aspiration entlastet.

Das Maydlsche Verfahren ist für das Neugeborene offenbar wenig geeignet, da über relativ hohe Komplikationsraten berichtet wird; das sahen wir auch an unserem Krankengut. Es ist nicht nur unnötig, sondern

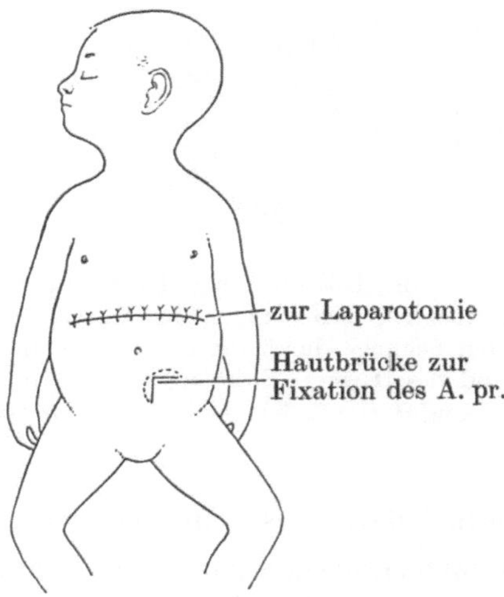

Abb. 1. Operationstechnik nach H. H. Nixon [aus Nixon, H. H.: Z. Kinderchirurg. 1, 98 (1966)]

offenbar auch von Nachteil, wenn die vorzulagernden Darmschenkel mit Serosanähten aneinander fixiert und durch circuläre Nahtreihen in den Schichten der Bauchdecken fixiert werden. An den Nahtstellen kann es, da ja die Darmwand besonders dünn ist, zu lokalen, infektiös-entzündlichen Reaktionen kommen, die ein kollaterales Ödem, aber auch narbige Strikturen begünstigen.

In letzter Zeit hat sich das Verfahren von Nixon (Abb. 1 und 2) offenbar bewährt.

Die Komplikationsrate war nach diesem Vorgehen ganz entscheidend geringer als bei den Kindern, die nach der Maydlschen Methode oder ähnlichen Verfahren operiert wurden.

Der abführende Schenkel muß von Meconium oder Stuhl entleert werden. Tut man das nicht, so hat dieser Darmabschnitt eine starke frustrane Peristaltik, die sich auch dem zuführenden Schenkel mitteilt; eine gesteigerte Entleerung und Flüssigkeitsverluste sind die Folge.

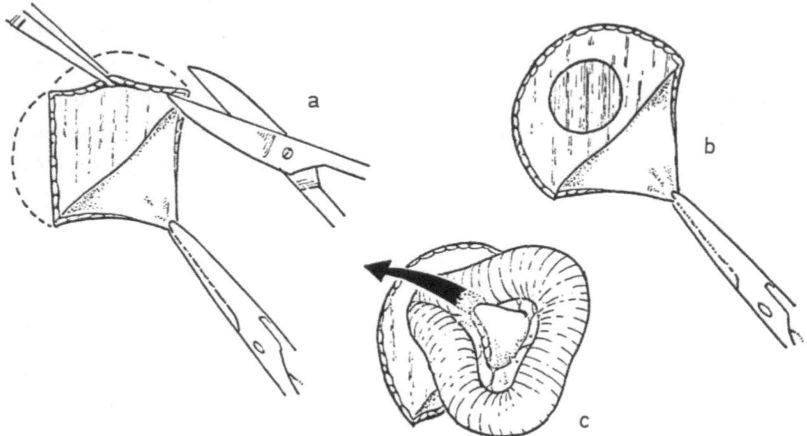

Abb. 2. a V-förmige Hautincision; b Kreisförmige Excision aus vorderer und hinterer Rectusscheide mit querer Durchtrennung des betreffenden Rectusmuskels. Fixation der vorgelagerten Schlinge durch die dargestellte Hautbrücke; c Nach Eröffnung der Vorderwand des Darmes: Zirkuläre Mucosa-Hauteinzelknopfnahtreihe [aus Nixon, H. H.: Z. Kinderchirurg. **1**, 98 (1966)]

Komplikationen nach Anlage eines Anus praeternaturalis (Tab. 2)

Die Ziffern zur Komplikationsrate nach A. pr. schwanken zwischen etwa 20 und 60%. Bei unserem Krankengut verliefen 40% der Fälle (von insgesamt 90 Fällen) in irgendeiner Form kompliziert. Allein 14mal handelte es sich um eine funktionell oder organisch bedingte Passagestörung am Anus. 51 von 90 Fällen aus der Zeit von 1948 bis 1968 kamen ad exitum. Das entspricht einer Gesamtmortalität von rund 56%. Hierbei muß man aber berücksichtigen, daß Indikationsstellung, Technik und postoperative Pflege in den letzten Jahren zu einer erheblichen Verbesserung der Resultate führten, und ferner, daß bei einem Großteil dieser Kinder schwere begleitende Mißbildungen vorhanden waren.

Tabelle 2. *Komplikationen nach Anlegen eines Anus praeternaturalis beim Kind*

1. Exkoriation der umgebenden Haut
2. Prolaps des Anus praeter
3. Wunddehiszenz am Anus praeter (Platzbauch)
4. Retraktion des Anus
5. Stenose am Ostium des zuführenden Schenkels
6. Nichtfunktionierender Anus (besonders nach vorheriger Bariumgabe)
7. Blutung
8. Diarrhoe (Enterocolitis, „Pseudodyspepsie“)
9. Letaler Ausgang

Die Auswertung dieser 51 Todesfälle ergab in 10 Fällen den Anus als alleinige Todesursache; wobei dies allerdings nur in 6 Fällen durch Obduktion bestätigt wurde. Die Letalität dieses Eingriffes war also bei unserem Krankengut in dem angegebenen Zeitraum mit rund 11% sehr hoch.

Außer dem bereits Gesagten sind folgende Faktoren für eine Senkung der Komplikationsrate sicherlich entscheidend:

1. Der intestinale Verschluß des Neugeborenen muß möglichst früh erkannt und das Kind so schnell wie möglich dem erfahrenen Chirurgen gebracht werden.

2. Nach rechtzeitiger Indikationsstellung muß die Anlage des A. pr. mit optimaler Sorgfalt erfolgen. Die Operation sollte nicht einem für diesen Fall wenig geübten Operateur überlassen werden, weil es sich ja „nur um einen Anus praeter" handelt.

3. Besonders in der frühen postoperativen Phase muß auf die exakte Substitution von Flüssigkeit, Elektrolyten evtl. Blut oder Eiweiß geachtet werden.

4. Schließlich erfordert die postoperative Pflege eines A. pr. beim Kleinkind besondere Sorgfalt, da die Vernachlässigung der Hautpflege eine erhebliche Rolle spielt bei der Entstehung einer narbigen Striktur am Stoma.

Beseitigung des Anus praeter

Zur Beseitigung eines A. pr. bevorzugen wir die Resektion. Der extraperitoneale Verschluß hat sich uns nicht bewährt. Die „Spornquetsche" ist für das Kind, insbesondere den Säugling, wenig geeignet: wir sahen ganz erhebliche peritoneale Reaktionen nach Anlegen der Klemme. Beim Kleinkind sind die zuführenden Darmschenkel relativ kurz; es besteht, insbesondere auch wegen der speziellen Gewebeverhältnisse, die Gefahr der Perforation.

Nach operativer Korrektur einer Enddarmatresie oder eines angeborenen Megacolons darf mit der Beseitigung eines A. pr. nicht zu lange gewartet werden. An dem noch ausgeschalteten Dickdarm droht die Gefahr einer Striktur, entweder im Bereich des neugeschaffenen Anus *naturalis* oder an der Anastomose. Länger als 14 Tage sollte man den Anus *praeternaturalis* daher nur aus zwingenden Gründen belassen; beispielsweise dann, wenn man während der Radikaloperation Zweifel an der Sicherheit der Anastomose hatte.

Leiter: Nun bitte ich Herrn Hartl, mit dem Rundgespräch zu beginnen.

Rundgespräch

Kurzbericht

Leiter: H. Hartl-Linz/Österreich. Teilnehmer: K. Devens-München, W. v. Ekesparre-Hamburg, N. Genton (a. E.)-Lausanne, W. Hasse-Berlin, W. Ch. Hecker-Heidelberg, Th. Hockerts-Würzburg, I. Joppich-Heidelberg, G. von der Oelsnitz (a. E.)-Bremen.

Im nun folgenden *Rundtischgespräch* betont der Leiter, H. Hartl (Linz), daß jedes Anlegen einer Gastrostomie und Enterostomie den Kinderchirurgen vor große Probleme stelle, weil es sich doch meistens um Neugeborene oder Frühgeborene oder sonstige Risikofälle handle. Nach der Aufforderung, die Diskussion in der zur Verfügung stehenden Zeit in Schwung zu bringen, die Diskussionsbeiträge so kurz wie möglich zu halten, prägnant und exakt zu formulieren, nimmt Hockerts (Würzburg) zu den physiologischen und pathophysiologischen Gegebenheiten einer Gastrostomie Stellung: Er betont, daß sie vorwiegend als Ernährungshilfe durchgeführt würde, während die Entlastungsprobleme in den Hintergrund treten.

Es ist praktisch nur für kurze Zeit möglich, parenteral eine optimale, calorische Ernährung neben dem Ersatz von Flüssigkeit und Elektrolyten beim Säugling durchzuführen, denn der limitierende Faktor bei der Ernährung sind die Kohlenhydrate; Eiweiß- und Fettversorgung stehen zu der durch Kohlenhydrate etwa im Verhältnis von 1:6. All diese Probleme können durch die Gastrostomie gelöst werden, da eine optimale Ernährung möglich wird. Der Calorienbedarf des Säuglings, von 100 Calorien pro kg Körpergewicht und Stunde kann ohne Mühe gegeben werden.

In der Wechselrede betont Herr Hecker (Heidelberg), daß er im Gegensatz zu Herrn von Ekesparre die Gastrostomie bei der Oesophagusatresie nicht in ausgewählten Fällen, sondern grundsätzlich durchführe. Er begründet dies damit, daß eine Anastomose, durch die ein Schläuchlein geschickt wird, nachweislich leichter insuffizient wird als ohne Drain.

Gleichzeitig weist Hecker darauf hin, daß er beim Neugeborenen bei allen Ileusformen, die im oberen Darmabschnitt liegen, eine Gastrostomie anlege und nicht nur aus Ernährungs-, sondern aus Entlastungsgründen. Die Gastrostomie hat aber auch ihre Indikation später, bei größeren Kindern, wo durch Ileus, Malignom oder anderem der Magen dauernd leergehalten werden muß. Die Gastrostomie ist für das Kind in einer solchen Situation viel angenehmer als die ständige Sonde durch den Magen.

Herr Devens widerspricht Herrn Hecker und stellt zur Frage, wieso eine Sonde, vorausgesetzt daß es eine dünne Sonde ist und das Lumen der Anastomose nicht verschließt, zu einer vermehrten Gefahr dieser Anastomose beitragen solle. Er bringt eine Reihe von Beispielen, bei denen in der Kinderchirurgie usuell Anastomosen intubiert werden. Er habe durch die Intubation einer Anastomose noch nie gesehen, daß dadurch allein eine Insuffizienz der neuen Verbindung herbeigeführt worden sei.

Hecker antwortete direkt, daß zu diesem Problem experimentelle Beiträge vorliegen; es stehe fest, daß eine Sonde, auch wenn sie noch so weich sei, sicher in irgendeiner Form die Anastomose beeinträchtige.

Herr von Ekesparre hat in den letzten Jahren eine Insuffizienz nicht mehr erlebt und glaubt, daß die Ursache der Anastomoseninsuffizienz bei der Oesophagusatresie doch viel eher der manchmal große Abstand der einzelnen Fragmente als die Sonde sei. Er betont, daß eine Magenfistel — vor allem beim Frühgeborenen — nicht frei von Komplikationen ist und daß auch die Komplikationsrate steigt, wenn man gezwungen ist, aus irgendwelchen Gründen die Fistel längere Zeit zu belassen. Als Komplikationen werden Spontanperforation, Erweiterung der Fistel ohne späteren spontanen Fistelverschluß und Flüssigkeitsverlust genannt.

Demgegenüber betont Hecker, daß seine Erfahrungen günstiger sind; von 224 Patienten mit Gastrostomie habe er nur einmal eine schwere Wundinfektion gesehen und dreimal eine Verlegung des Pylorus. Somit eine Komplikationsrate von 1,5 % ohne Todesfall. Er weist darauf hin, daß in dieser Statistik genausoviel Frühgeborene wie andere Kinder sind.

Genton (Lausanne) ist der Ansicht, daß eine Gastrostomie bei der Oesophagusatresie — wenn es sich nicht um ein Frühgeborenes handelt und das Kind sonst in gutem Zustand ist — nicht notwendig erscheint. Er habe 3 Fälle beobachtet, in denen es zu schweren Komplikationen durch die Gastrostomie gekommen sei.

Der Leiter, H. Hartl, muß die Diskussion über die Gastrostomie abbrechen, stellt fest, daß auf seiner Abteilung bei der Oesophagusatresie prinzipiell eine Gastrostomie gemacht würde, und leitet auf das Problem der Enterostomie über.

Über die pathophysiologischen Veränderungen berichtet wiederum Herr Hockerts (Würzburg) und betont, daß der Flüssigkeitsverlust hier im Vordergrund stehe und genau die Flüssigkeit ausbilanziert und restituiert werden müßte. Bei der Dünndarmfistel kommt es öfter zu einer vermehrten Flüssigkeitsabgabe, die immer mit einem Verlust an Elektrolyten kombiniert sei. Dabei interessiere am meisten Natrium und Kalium, denn sehr leicht komme es beim Gesamtverlust von Kalium zu Störungen der Darmmotilität und somit zum Ileus. Durch das EKG könne der Kaliumverlust festgestellt werden. In diesen Fällen müsse Kalium sofort substituiert werden, selbst wenn der Kaliumspiegel dem Laboratoriumsbefund nach normal sei. Es werden je nach Körpergewicht 1—3 mg gegeben. Nach diesen Ausführungen fragt H. Hartl die Runde, ob wir denn überhaupt noch die Enterostomie brauchen oder durch eine Schienungs- und Absaugungsdrainage ersetzen können.

Von der Oelsnitz (Bremen) betont, daß die Enterostomie grundsätzlich schon noch nötig sei, und zwar vor allem zur Herausleitung des Doppelschlauchsystems nach Rehbein, über das bereits Herr Ekesparre referierte. Es wird hinzugefügt, daß der Vorteil des Doppelschlauchs darin bestehe, daß nach dem Entfernen des Systems die Enterostomie spontan zugeht.

Devens fragt nach der Indikation der Ileostomie beim paralytischen Ileus und bei größeren Kindern. Er könne sich erinnern, daß diese Maßnahme sich als sehr segensreich erwiesen habe. Von den Rundtischteilnehmern wird bestätigt, daß beim paralytischen Ileus manchmal die Enterostomie viel gutes leisten könne. Auf die weitere Frage von H. Hartl, ob es denn praktisch möglich sei, die Enterostomie beim Kind durch das Einführen einer Miller-Abbot-Sonde zu ersetzen, wird geantwortet, daß dies im Kindesalter kaum beobachtet worden wäre, die Sonden — wenn nicht gleichzeitig laparotomiert werde — im Magen liegen bleiben und es nicht gelinge, sie richtig zu postieren.

Demgegenüber betont Ekesparre, daß er keine Ileostomie anlege und lieber laparotomiere und den Darm dekomprimiere.

H. Hartl führt dann auf die letzte Fragestellung, die Colostomie über, zu der Hockerts betont, daß es keine pathophysiologischen Besonderheiten gebe. Hier gelingt es immer leicht, sich mit Flüssigkeit und Elektrolyten einzupendeln.

Herr Joppich (Heidelberg) stellt fest, daß die Letalität des Anus praeter an sich gering sei. Von 102 Fällen 1 Todesfall. Alle anderen Todesfälle seien auf die Grundkrankheit oder andere Erkrankungen zurückzuführen. Es wunderte ihn also, daß aus der Literatur — entgegen dem eigenen Material — eine meist viel höhere Mortalität angegeben werde.

Herr Devens glaubt, daß die höchste Komplikationsrate bei den Fällen zwischen 1948 und 1958 lag: Da waren die Abteilungen noch nicht gut eingerichtet und die Erfahrung der Kinderchirurgen war kleiner. Die hohe Komplikationsrate sei aber vor allem darauf zurückzuführen, daß dem Eingriff zu wenig Wert beigemessen wurde. Der zweite Grund sei, daß die Indikationsstellung zum Anus praeter im eigenen Krankengut wahrscheinlich zu spät vorgenommen wurde. Von den mitgeteilten Komplikationsfällen sind viele Neugeborene.

Herr Hasse (Berlin) betont, daß Komplikationen allgemein viel häufiger seien und daß er wirklich 7 Todesfälle beobachtet habe, einmal als unmittelbare Todesursache der Colostomie und sechsmal als Folge des Grundleidens. Als Komplikationen wird die Dehiszenz der Haut angegeben, die Stenose des Anus praeter, der Prolaps und die Blutung.

Genton ist erstaunt, daß überhaupt so häufig Colostomien angelegt werden. Er selbst brauche die Colostomie nur mehr selten, weil er in letzter Zeit immer mehr zur primären Operation übergehe. Auch v. d.

Oelsnitz betont, daß die Colostomie seltener werde. Bei 220 Fällen von Morbus Hirschsprung wurden nur 31 Colostomien angelegt, und bei 314 Anal- und Rectumatresien war nur 73mal ein Anus praeter notwendig. Es sei aber der Grundsatz, das Abdomen primär weit aufzumachen, damit die richtige Schlinge erwischt werde und der Darm ausgestreift werden könne. Der Anus praeter werde in die Laparotomiewunde eingenäht, während er früher an einer anderen Stelle herausgeleitet worden sei. H. Hasse führt aus, daß er bei der Rectumatresie und beim Megacolon primär einen Anus praeter anlege und später die Radikaloperation durchführe. Eine andere Indikation sei der endständige Anus praeter, der aber nur bei Kindern, wo es bei Analatresie zu einem späteren Durchzug nicht kommen könnte, weil eine komplette Inkontinenz vorliege, angezeigt erscheint. Auf die Frage von H. Hartl, wie groß denn die Gefahr einer Wundinfektion sei, wenn der Anus praeter in die Wunde eingenäht werde und bei der Resektion eines Megacolons durch eben diese, einen Anus praeter tragende Narbe wiederum in den Bauch eingegangen werden müsse, antwortete Herr Devens, daß diese Gefahr nicht groß sei. Allerdings müsse der Darm vorher entleert werden. Unter den inzwischen beobachteten 640 Fällen ist keine einzige Wundinfektion gesehen worden.

Herr Hasse betont, daß die Frage der Eröffnung des Anus praeter sehr wesentlich sei: beim Neugeborenen wird er punktförmig auf dem Operationstisch eröffnet, nach 24 Std dann die Vorderwand durchschnitten. Bei älteren Kindern kann mit der punktförmigen Eröffnung 24 Std gewartet werden. Wundinfektionen sah Hasse bei 37 Kindern 7mal. Joppich gab an, daß er bei der Methode nach Nixon nur einmal eine Wundinfektion gesehen habe, während sie früher häufiger gewesen sei. Darauf gibt H. Hartl zu bedenken, daß breitbasig der Lappen nach Nixon gebildet wird, weil sonst die Gefahr besteht, daß die Spitze nekrotisch würde. Er habe dies zweimal beobachtet, einmal auch Herr Hecker. Hier fügt Herr Devens ein, daß Nixon selbst zwischen der Hautbrücke und dem Darmschenkel noch einen Tulle-Gras-Streifen einlegt, damit im Notfall noch etwas vorhanden sei, was die Retraktion des Anus verhindere.

Bei der anschließenden Diskussion, ob der Anus praeter meist extra- oder intraperitoneal verschlossen werde, sind die Meinungen geteilt.

Hecker weist darauf hin, daß sich die Zahl der Wundinfektionen verringert habe, nachdem grundsätzlich eine präoperative Prophylaxe mit Antibiotica durchgeführt würde.

Abschließend und zusammenfassend stellt der Leiter H. Hartl (Linz) fest, daß somit eine Gastrostomie eine ganz wesentliche Hilfe bedeutet und in letzter Zeit ihr Anwendungsbereich sich vergrößert. Sie leistet sicherlich mehr Gutes, als sie Nachteile hat. Eine endständige Enterostomie dagegen sei kaum mehr notwendig. Sie wird immer seltener indiziert sein. Auch die laterale Enterostomie könne durch ein Schienungsdrain, wie es Rehbein angegeben hat, ersetzt werden. Es muß aber festgestellt werden, daß auch die Colostomie in Zukunft wahrscheinlich seltener werden wird, weil durch die Zunahme der Erfahrung, durch die Verfeinerung der Technik und die Vertiefung der Kenntnisse in der Neugeborenenchirurgie jetzt viele Fälle primär operiert werden können, bei denen früher zunächst eine Colostomie angelegt und mit der Korrekturoperation oft Monate zugewartet wurde.

Leiter: Damit sind wir am Ende der kinderchirurgischen Sitzung angekommen. Ich möchte den beiden Referenten und den Teilnehmern des Rundgesprächs ebenso wie dem Leiter, Herrn Hartl, für das lebendige und sicher für alle recht aufschlußreiche Gespräch herzlich danken.

Sondersitzungen

Mittwoch, den 9. April 1969

Sondersitzung von 14.00 bis 16.30 Uhr

Herzchirurgie

Verhandlungsleiter: Prof. Dr. W. Klinner-München.

Leiter: Im Auftrag unseres Herrn Präsidenten eröffne ich die heutige Sondersitzung über Herzchirurgie. Wenn man das Thema

Coronarinsuffizienz

liest oder hört, dann möchte man meinen: Was hat die Coronarinsuffizienz in der Chirurgie zu suchen. Die chirurgische Behandlung der Coronarerkrankungen scheint sich jedoch zum jüngsten und vielleicht auch noch recht umfangreichen Zweig der Herzchirurgie auszuwachsen.

Wir sind in der glücklichen Lage, heute viel Zeit für Diskussion zur Verfügung zu haben. Sie werden gleich Kärtchen ausgeteilt bekommen, ich möchte Sie bitten, möglichst bald Ihre Diskussionsbemerkungen bereitzulegen.

Wenn über Herzchirurgie gesprochen wird, haben selbstverständlich die Cardiologen den Vortritt. Ich darf Herrn Rudolph bitten, mit seinem Vortrag zu beginnen.

14. Diagnostische Maßnahmen bei coronaren Herzerkrankungen*

W. Rudolph (a. G.)-München

Summary. After a brief description of diagnostic routine measures the author mainly refers to the importance of coronary arteriography for the assessment of

* Mit Unterstützung der Deutschen Forschungsgemeinschaft.

coronary cardiac diseases. The accuracy of this technique — demonstrated with a film — is good, since it permits visualisation of vessels up to a magnitude of 0.1 to 0.2 mm.

In addition to coronary arteriography preoperative determination of ventricular function with the aid of left ventricolography as well as enddiastolic left ventricular-pressure, minute volume and certain metabolic parameters of the myocardium at rest and during stress are of decisive importance. The author discusses the indication for reconstructive surgical procedures on the coronary arteries and revascularisation procedures.

Zusammenfassung. Nach einer Schilderung diagnostischer Routinemaßnahmen wird in erster Linie auf die Bedeutung der Coronararteriographie für die Beurteilung der coronaren Herzerkrankungen eingegangen. Die Leistungsfähigkeit dieser Technik — an Hand eines Filmes demonstriert — ist gut, da sie eine Darstellung von Gefäßen bis zu einer Größenordnung von 0,1—0,2 mm erlaubt.

Neben der Coronararteriographie sind die präoperative Erfassung der Ventrikelfunktion mit Hilfe der Linksventrikolographie sowie von enddiastolischem linken Ventrikeldruck, Minutenvolumen und bestimmten Myokardstoffwechselgrößen in Ruhe und während Belastung von entscheidender Bedeutung. Die Indikationen für rekonstruktive Coronaroperationen und Revascularisationsmaßnahmen werden diskutiert.

Die Diagnose einer coronaren Herzerkrankung stützt sich in erster Linie auf eine sorgfältig erhobene Anamnese sowie auf das Ruhe- und gegebenenfalls Belastungselektrokardiogramm. Physikalischen, röntgenologischen und Labor-Befunden kommt nur in bestimmten Stadien des Krankheitsgeschehens eine Bedeutung zu. Wenn sich jedoch mit diesen Mitteln die Diagnose nicht sichern läßt oder wenn bestimmte therapeutische Fragestellungen zu beantworten sind, gelangen weitere Maßnahmen wie Coronararteriographie, Kontrastmitteldarstellung des linken Ventrikels und Messungen von enddiastolischem Druck, Minutenvolumen und Myokardstoffwechselgrößen in Ruhe und unter Belastung zur Anwendung.

Die wichtigsten Erscheinungsformen der coronaren Herzerkrankung sind Angina pectoris und Herzinfarkt. Es sei aber daran erinnert, daß sich eine coronare Herzerkrankung auch als Rhythmusstörung, als akute Herzinsuffizienz, als chronische Herzinsuffizienz und schließlich auch als oft nur zufällig entdecktes Ventrikelaneurysma manifestieren kann.

Hauptsymptom des Herzinfarktes ist der Schmerz. Er liegt gewöhnlich substernal und hält meistens längere Zeit an. Man muß aber auch daran denken, daß er ohne Symptome oder in atypischer Weise, z.B. als Synkope, Übelkeit mit Erbrechen oder als Rhythmusstörung verlaufen kann.

Bei den physikalischen Untersuchungen muß besonders auf das Vorhandensein eines 3. Herztones, eines Vorhoftones, einer paradoxen Spaltung des 2. Herztones und auf abnorme Ventrikelpulsationen geachtet werden.

Von den keineswegs spezifischen Laboruntersuchungen sind in erster Linie die Bestimmung der Serumaktivitäten der Glutamat-Oxalacetat-Transaminase, der Lactatdehydrogenase und der Kreatinphosphokinase zu nennen.

Im Elektrokardiogramm lassen sich die typischen Zeichen der Myokardnekrose, Myokardläsion und Myokardischämie als QRS-, ST- und T-Veränderungen nachweisen.

Spezielle Untersuchungsverfahren werden im akuten Stadium in der Regel nicht durchgeführt. Nach ca. 8 Wochen können diese jedoch angezeigt sein, wenn der Kranke weiter über Beschwerden klagt oder es sich um relativ junge Patienten handelt.

Die Diagnose einer Angina pectoris beruht ganz wesentlich auf den Angaben des Patienten bezüglich Schmerzcharakter, Lokalisation des Schmerzes, Schmerzdauer, Auslösbarkeit des Schmerzes durch verschiedene Provokationsmittel und Ansprechung des Schmerzes auf Nitroglycerin. Mit dieser gezielten Anamnese läßt sich in einem großen Prozentsatz die Diagnose einer Angina pectoris wahrscheinlich machen oder ausschließen.

Das Ruhe-Elektrokardiogramm ist in etwa 70% der Kranken ohne vorausgegangenen Herzinfarkt nicht verändert. Dagegen kann mit Hilfe des Belastungs-Elektrokardiogrammes eine coronare Herzerkrankung häufig sicher nachgewiesen werden. Als Kriterium gilt nach Robb u. Marks [11] nur die horizontale oder descendierende Form der ST-Senkung.

In der Literatur wird über eine nicht unbedeutende Anzahl falsch positiver und falsch negativer Ergebnisse berichtet. Die falsch positiven Befunde werden sicherlich seltener, wenn nur horizontale und descendierende ST-Senkungen als Ausdruck einer Coronarinsuffizienz betrachtet werden. Der Anteil der falsch negativen Befunde wird sich reduzieren, wenn nicht nur der 2-Stufen-Test nach Master [7] oder eine Kniebeugenbelastung Anwendung findet, sondern eine zunehmende Belastung mit dem Fahrradergometer bis zur Leistungsgrenze.

Selbst wenn es mit Hilfe der bis jetzt genannten Methoden gelingt, eine coronare Herzerkrankung nachzuweisen, erlauben diese Maßnahmen keinen sicheren Einblick in Lokalisation, Größe und Ausmaß vorhandener coronarsklerotischer Prozesse und lassen auch keine Aussagen darüber zu, inwieweit Kollateralen und Anastomosen vorhanden sind. Diese Fragen können neben der Sicherung der Diagnose nur durch eine Coronararteriographie beantwortet werden.

Die Indikation zur Durchführung dieser Untersuchung ist deshalb nicht nur aus differentialdiagnostischen Fragestellungen heraus gegeben, sondern auch bei all den Kranken, unabhängig, ob ein Herzinfarkt vorausgegangen ist oder nicht, bei denen ein chirurgisches Vorgehen erwogen wird, weil mit internistischen Mitteln keine Schmerzfreiheit zu erlangen ist oder wenn besondere prognostische oder therapeutische Probleme zur Diskussion stehen.

Als Gegenindikationen werden im allgemeinen nur der frische Herzinfarkt aufgefaßt, da eine Beurteilung von Kollateralen und Anastomosen erst nach 6—8 Wochen möglich ist, sowie eine schwere Herzinsuffizienz, schwere Rhythmusstörungen, eine schwere Hypertonie und ein schwerer Diabetes mellitus, da sich hier keine wesentlichen therapeutischen Konsequenzen mehr ergeben.

Wir selbst verwenden nach vielen Jahren Erfahrung mit der Paulinschen Technik, d.h. der Kontrastmittelfüllung der Aortenwurzel mit Hilfe eines speziell geformten Katheters seit Ende 1965 nur noch die selektive Methode nach Sones durch, da sie nach unserer Auffassung wesentlich sicherere Aussagen erlaubt [10,13,15]. Komplikationen sind äußerst selten. Ventrikelflimmern wird in weniger als 0,5‰ angegeben und läßt sich mit Defibrillierung und Herzmassage innerhalb weniger Sekunden beheben.

Die Leistungsfähigkeit der selektiven Coronararteriographie ist groß, wie in Abb. 1a—d gezeigt werden soll. Neben den Hauptstämmen lassen sich auch Äste wie Sinusknotenarterie und AV-Knotenarterie gut darstellen. Im Prinzip sind Gefäße bis zu einer Größenordnung von 0,1 bis 0,2 mm angiographisch nachweisbar. Stenosierende Prozesse, auch solche, die das Lumen nur um etwa 25% einengen, sowie Verschlüsse, Kollateralen und Anastomosen müssen gut erkennbar sein.

Die genaue Analyse des Coronargefäßsystems versetzt uns somit in die Lage, unzureichend mit Blut versorgte Myokardbezirke zu erkennen. Das ist Voraussetzung für eine chirurgische Therapie.

Daneben ist die Beurteilung der Ventrikelfunktion mit Hilfe der Linksventrikulographie von entscheidender Bedeutung. Der normale Kontraktionsablauf, auch Synergie genannt, kann als gleichmäßige, fast konzentrische Einwärtsbewegung der Ventrikelmuskulatur während der Systole beschrieben werden. Bei Patienten mit coronarer Herzerkrankung lassen sich nicht selten lokale Dysfunktionen des linken Ventrikels nachweisen. Bei einem abnormen Kontraktionsablauf, der auch als Asynergie bezeichnet wird, können bestimmte Typen abgegrenzt werden [5]. Als Akinese wird bezeichnet, wenn eine völlige Unbeweglichkeit eines Teiles der Ventrikelmuskulatur vorliegt, als Dyskinese, wenn eine paradoxe systolische Auswärtsbewegung auftritt, als Asynerese, wenn eine verminderte Bewegung beobachtet wird, und als Asynchronie, wenn ein veränderter zeitlicher Ablauf der Kontraktion erfolgt. Derartige Anteile des linken Ventrikels können sowohl von normaler als auch von reduzierter Wandstärke sein (Abb. 2a—d).

Die Erkennung lokaler Veränderungen des linken Ventrikels ist selbstverständlich von größter Wichtigkeit, da es nicht sinnvoll erscheint,

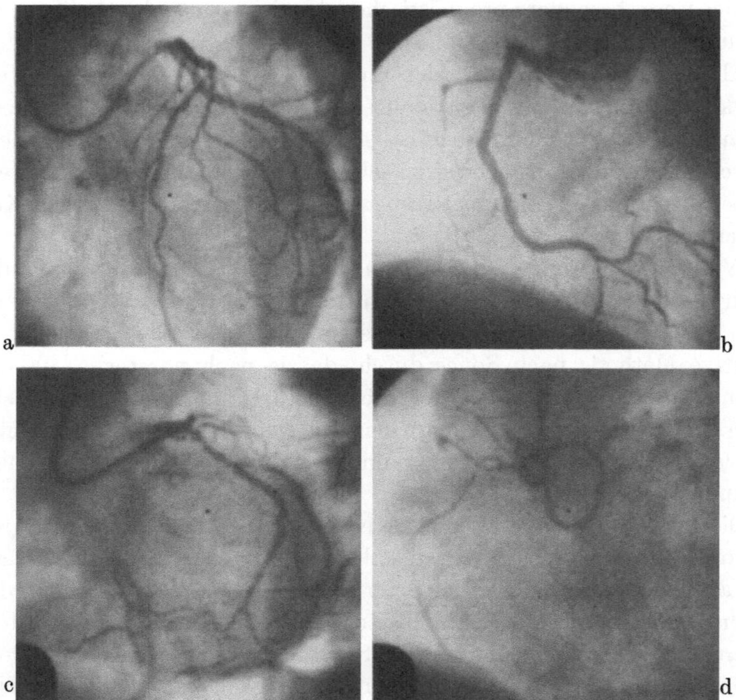

Abb. 1a—d. Linke und rechte Coronararterie in schräg linker Projektion. a und b Von geringen Wandunregelmäßigkeiten abgesehen normales Coronararteriogramm. c und d Verschluß des Ramus descendens und Ramus diagonalis der linken Coronararterie. Hochgradige Stenose des vom Ramus circumflexus ausgehenden Ramus marginalis und des Hauptstammes der rechten Coronararterie. Retrograde Auffüllung von Ramus descendens anterior und rechter Coronararterie

in einem Narbengebiet den Versuch einer Revascularisation zu unternehmen.

Mit der Ventrikulographie lassen sich außerdem auch enddiastolisches und endsystolisches Volumen entweder direkt berechnen oder doch wenigstens abschätzen.

Der Bestimmung des enddiastolischen linken Ventrikeldruckes in Ruhe und nach körperlicher Belastung oder wie wir es bevorzugen, nach Frequenzerhöhung durch Elektrostimulation scheint ebenfalls eine Bedeutung für die präoperative Beurteilung von Patienten mit coronarer Herzerkrankung zuzukommen (Abb.3). In Ruhe kann der enddiastolische linke Ventrikeldruck bei diesen Patienten normal, aber auch deutlich erhöht sein. Nach Belastung kommt es in der Regel zu einem Druckanstieg, insbesondere, wenn durch diese Maßnahme gleichzeitig eine Angina pectoris ausgelöst wird. Diese Drucksteigerung läßt sich sowohl

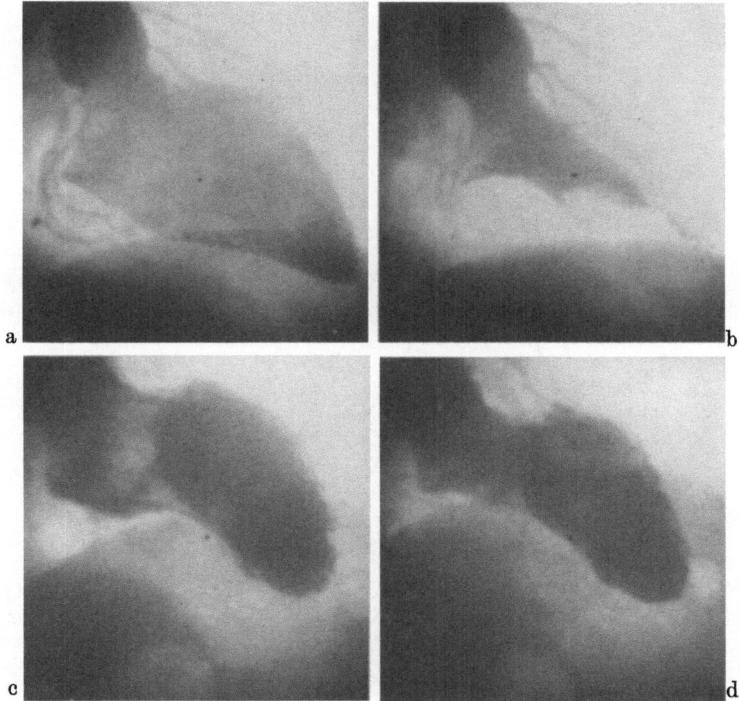

Abb. 2a—d. Kontrastmitteldarstellung des linken Ventrikels. a und b Diastole und Systole, normaler Kontraktionsablauf. c und d Diastole und Systole, hochgradige Dysfunktion des linken Ventrikels im Bereich der Herzspitze und der Vorderwand

als Linksherzinsuffizienz, aber auch als veränderte Compliance infolge von Hypertrophie und Fibrose deuten [8,9,16]. Die Sones-Effler-Gruppe legt auf einen weitgehend normalen enddiastolischen linken Ventrikeldruck bei der Auswahl der Patienten für Revascularisationsoperationen einen großen Wert [3].

Minuten- und Schlagvolumen liegen bei der coronaren Herzerkrankung häufig noch im Normbereich, sie werden aber auch deutlich vermindert gefunden. Bei den meisten Untersuchungen kommt es nach Belastung nicht zu dem gleichen Anstieg wie bei Normalpersonen, was als verminderte Linksventrikelfunktion gedeutet werden kann, insbesondere, wenn durch die Maßnahme eine Belastungsangina erzeugt wird [8,9,16]. Bei der Auswahl von Patienten für Revascularisationsmaßnahmen sollte jedenfalls darauf geachtet werden, daß das Minutenvolumen in Ruhe nicht zu stark gegenüber dem Normalwert eingeschränkt ist und daß eine gewisse Steigerungsfähigkeit besteht.

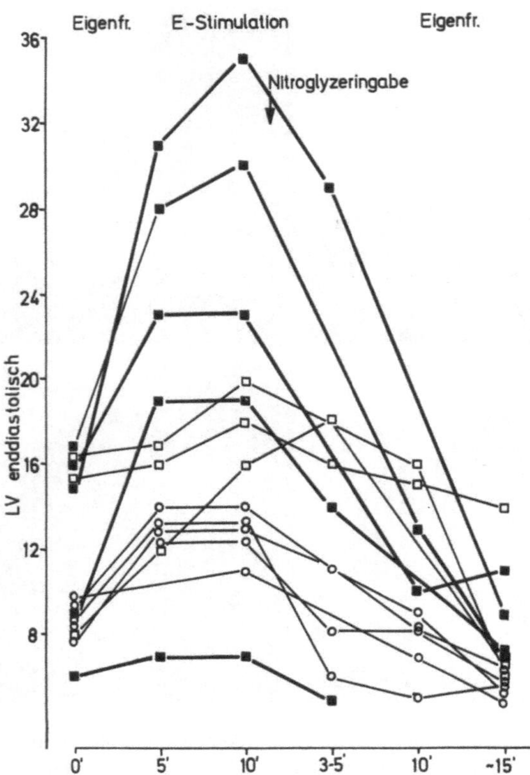

Abb. 3. Verhalten von enddiastolischem Druck in Ruhe, nach Elektrostimulation und nach zusätzlicher Nitroglycerinverabreichung. ▪ Patienten mit coronarer Herzerkrankung und auslösbarer Angina pectoris. ▫ Patienten mit coronarer Herzerkrankung. ∘ Patienten ohne coronare Herzerkrankung. Bei den meisten Patienten mit Angina pectoris findet sich ein deutlicher enddiastolischer Druckanstieg während Elektrostimulation mit anschließendem starken Abfall nach Nitroglycerinverabreichung

Der Nachweis, daß ein Myokardbezirk nicht ausreichend mit Sauerstoff versorgt wird, läßt sich einwandfrei durch die Stoffwechseluntersuchungen erbringen, insbesondere durch die Messung der myokardialen Lactatbilanz nach Belastung, Elektrostimulation oder sonstige Maßnahmen, die den O_2-Verbrauch erhöhen. Während das Herz bei ausreichender Sauerstoffversorgung Lactat extrahiert, gibt es bei Sauerstoffmangel Lactat ab [1] (Abb. 4). Diese Untersuchungen sind sehr wichtig, da damit das Vorhandensein noch lebenden, aber mit O_2 nicht ausreichend versorgten Herzmuskelgewebes nachgewiesen werden kann. Die Blutabnahme an verschiedenen Stellen des Coronarsinus ermöglicht bis zu einem gewissen Grade auch die Lokalisation ischämischer Myokard-

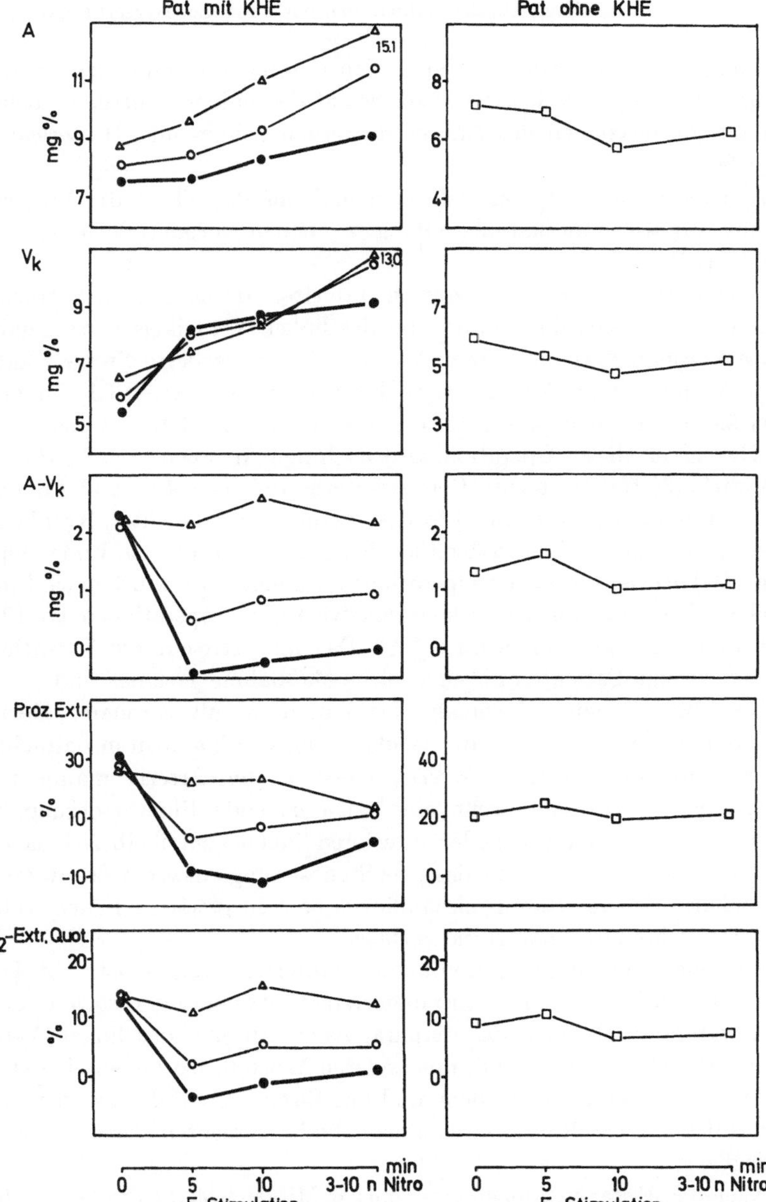

Abb. 4. Verhalten des myokardialen Lactatstoffwechsels bei Patienten mit und ohne coronare Herzerkrankung. ▵ Patienten mit coronarer Herzerkrankung. • Patienten mit coronarer Herzerkrankung und auslösbarer Angina pectoris. ○ Mittelwert aus beiden genannten Gruppen. □ Patienten ohne coronare Herzerkrankung. Im Gegensatz zu Patienten ohne coronare Herzerkrankung kommt es bei Patienten mit Angina pectoris zu einer Lactatabgabe des Herzens, die besonders an der arterio-coronarvenösen Differenz, der prozentualen Extraktion und dem Sauerstoffextraktionsquotienten dieses Substrates zu sehen ist

bezirke. Wenn der Katheter weit in den Coronarsinus eingeführt wird, erfaßt man hauptsächlich die Vorderwand des linken Ventrikels, beim weiteren Zurückziehen des Katheters werden Seiten- und Hinterwand mit erfaßt.

Alle die genannten diagnostischen Maßnahmen bilden die Voraussetzung für eine Indikationsstellung zu einem coronar-chirurgischen Eingriff [12].

Rekonstruktive Coronaroperationen dürften am ehesten in Betracht kommen, wenn eine die Hinterwand des linken Ventrikels versorgende rechte Coronararterie in ihrem Anfangsteil eine isolierte Stenose aufweist. Auch die linke Coronararterie dürfte allerdings wesentlich seltener unter ähnlichen Bedingungen für diese Maßnahme in Betracht kommen. Die Häufigkeit dieser Operation wird nach den Angaben von Diethrich u. Mitarb. [2] für die rechte Coronararterie auf etwa 4% und für die linke Coronararterie auf etwa 1% des gesamten untersuchten Krankengutes eingeschätzt. Auch in der Cleveland-Klinik, in der bis Ende 1967 etwa 1500 Revascularisationsoperationen durchgeführt wurden, sind im gleichen Zeitraum nur 201 rekonstruktive Coronaroperationen an 197 Patienten vorgenommen worden [14]. Das unterstreicht die Tatsache, daß nur wenige Patienten für eine solche Maßnahme geeignet sind.

Die überwältigende Mehrzahl der Patienten mit coronarer Herzerkrankung kommt somit für Revascularisationsmaßnahmen in Betracht.

Die Implantation einer Arterie, meistens der Arteria mammaria interna, ist zu erwägen, wenn eine unzureichende Blutversorgung in einem posterioren, lateralen oder anterioren linken Ventrikelbezirk nachgewiesen werden kann, wenn also eine Stenosierung entweder des Ramus descendens oder des Ramus circumflexus oder in gewissen Fällen wohl auch der rechten Coronararterie vorliegt.

Für eine Doppelimplantation kommen die Patienten in Betracht, bei denen der Nachweis einer verminderten Blutversorgung sowohl des antero-lateralen als auch des diaphragmalen Anteiles des linken Ventrikels erbracht werden kann, mit anderen Worten, bei denen eine Obstruktion des Ramus descendens und des Ramus circumflexus oder des Ramus descendens, Ramus circumflexus und der rechten Coronararterie vorliegt.

Nach den Untersuchungen von Sones u. Mitarb. soll die Stenose hochgradig (etwa 90%) sein und sich Kollateralen oder Anastomosen nachweisen lassen. In diesen Fällen ist in einem hohen Prozentsatz damit zu rechnen, daß die implantierte Arterie offen bleibt [4].

Außerdem soll das Linksventrikulogramm einen weitgehend normalen Bewegungsablauf aufweisen und die Ventrikelwand von etwa normaler Dicke sein, der enddiastolische Druck sich möglichst im Normbereich bewegen und auch bei Belastung oder Elektrostimulation nicht zu hoch ansteigen, das Minutenvolumen in Ruhe nicht zu stark vermindert sein und nach Belastung eine Steigerungsfähigkeit aufweisen und schließlich der für die Implantation ausersehene Myokardbereich nach Belastung oder Elektrostimulation eine Lactatproduktion ergeben.

Bei Beachtung dieser Kriterien ist, soweit bisher aus der Literatur beurteilbar [6], mit einem guten Operationsresultat zu rechnen.

Literatur

1. Cohen, L. S., W. C. Elliott, M. D. Klein, and R. Gorlin: Amer. J. Cardiol. **17**, 153 (1966).
2. Diethrich, E. B., J. E. Liddicoat, S. A. Kinard, H. E. Garrett, J. M. Lewis, and M. E. DeBakey: Circulation **35, 36**, Suppl. I, 155 (1967).
3. Favaloro, R. G., D. B. Effler, L. K. Groves, D. J. Fergusson, and J. S. Lozada: Circulation **37**, 549 (1968).
4. Fergusson, D. J., E. K. Shirey, W. C. Sheldon, D. B. Effler, and F. M. Sones, Jr.: Circulation **37, 38**, Suppl. II, 24 (1968).
5. Herman, M. V., R. A. Heinle, M. D. Klein, and R. Gorlin: New Engl. J. Med. **227**, 222 (1967).
6. Kemp, G. L., and M. H. Ellestad: Vasc. Disease **5**, 96 (1968).
7. Master, A. M., and E. T. Oppenheimer: Amer. J. med. Sci. **177**, 223 (1929).
8. McCallister, B. D., T. Yipintsoi, F. J. Hallermann, R. B. Wallace, and R. L. Frye: Circulation **37**, 922 (1968).
9. Parker, J. O., S. DiGiorgi, and R. O. West: Amer. J. Cardiol. **17**, 470 (1966).
10. Paulin, S.: Acta radiol. (Stockh.) Suppl. 233 (1964).
11. Robb, G. P., and H. H. Marks: Amer. J. Cardiol. **13**, 603 (1964).
12. Rudolph, W., O. Abel, G. Dietze u. E. Brand: Allg. Therapeutik **8**, 382 (1968).
13. — G. Dietze, E. Brand u. M. Wicklmayr: Verh. dtsch. Ges. inn. Med. **74**, 672 (1968).
14. Sheldon, W. C., F. M. Sones, Jr., E. K. Shirey, D. J. G. Fergusson, R. Favaloro, and D. B. Effler: Circulation **37, 38**, Suppl. VI, 179 (1968).
15. Sones, F. M., and E. K. Shirey: Mod. Conc. cardiov. Dis. **31**, 735 (1962).
16. Wiener, L., E. M. Dwyer, Jr., and J. W. Cox: Circulation **38**, 240 (1968).

Leiter: Diese angiographischen Untersuchungen sind unbedingte Voraussetzung für die Therapie, bei der im wesentlichen 2 Verfahren zur Anwendung kommen.

15. Chirurgische Maßnahmen bei Coronarinsuffizienzen

Å. Senning-Zürich/Schweiz

Summary. Direct surgical procedures — and endarterectomy with dilatation plasty or bypass-operations — are carried out on the right coronary artery while the heart is beating. On the left coronary artery they are carried out with the aid of the heart-lung machine with ventricular fibrilation. A sternotomy is performed on the right, a total thoracotomy on the left.

2 of 13 patients who were operated on the right suffered recurrences, none of these had died. In contrast to this 5 of 13 patients who were operated on the left coronary artery died. One patient was reoperated on account of recurrent stenosis.

Seven are clinically in good condition. Three surgical procedures in which both coronary arteries were simultaneously treated had a fatal outcome. Thus the indication for surgery may be widely defined in patients with stenosis of the right coronary artery which cause stenosing pains in the chest.

Zusammenfassung. Direkte chirurgische Eingriffe — Endarterektomie mit Erweiterungsplastik oder Bypass-Operation — werden an der rechten Coronararterie bei schlagendem Herzen ausgeführt, an der linken Coronararterie mit Hilfe der Herz-Lungenmaschine und bei Kammerflimmern. Rechts wird eine Sternotomie, links eine totale Thorakotomie vorgenommen.

Von 13 rechts Operierten erlitten 2 Rezidive; keiner davon ist gestorben. Von 13 an der linken Coronararterie Operierten sind dagegen 5 gestorben. Ein Patient wurde wegen Restenosierung reoperiert. 7 sind klinisch gut. 3 Operationen an beiden Coronararterien gleichzeitig endeten letal. Die Indikation zur Operation kann also bei Stenosen der rechten Coronararterie als Ursache pectanginöser Schmerzen weit gestellt werden.

Die direkte chirurgische Behandlung der Coronarsklerose setzt genaue Kenntnisse lokaler Erscheinungen dieser progressiven, gelegentlich in Schüben verlaufenden Krankheit voraus. Die Indikation zur Operation ist schwierig, da man im Einzelfall den Spontanverlauf nicht kennt und andererseits der Einfluß der Operation auf das Fortschreiten der Krankheit nicht vorausgesagt werden kann. Ich werde mich im folgenden auf die direkte chirurgische Behandlung bei Coronarsklerose beschränken. Über die Möglichkeit direkter chirurgischer Behandlung entscheidet vor allem eine gute Angiographie der Coronargefäße, daneben müssen klinische Befunde, subjektive Symptome und EKG-Veränderungen richtig bewertet werden.

Operationen sind an den ersten 6—8 cm der rechten Coronararterie verhältnismäßig einfach und können am schlagenden Herzen ausgeführt werden. Eingriffe an der linken Coronararterie sind dagegen technisch bedeutend schwieriger. Die septalen Arterien, welche vom Ramus descendens versorgt werden, müssen während einer Operation in Normothermie durchblutet werden, um Kammerflimmern zu vermeiden. Außerdem ist eine präzise Naht der linksseitigen Coronargefäße am schlagenden Herzen nicht möglich. Beides führt dazu, daß für Eingriffe an den linken Coronararterien die extrakorporale Zirkulation mit Hypothermie notwendig ist.

Dem Verteilungstyp der Arterienversorgung des Herzens kommt größte Bedeutung zu. Nach den Untersuchungen von Sones [7], die sich auf 10000 Cinéangiographien stützen, besteht in 60% der Fälle eine Rechtscoronarverteilung. Direkte Eingriffe an der rechten Coronararterie sind indiziert bei Angina pectoris, falls ein Rechtsverteilungstyp vorliegt und lokalisierte Stenosen oder Verschlüsse der rechten Coronararterie gefunden werden. Dies gilt auch, wenn die rechtsseitigen Stenosen mit linksseitigen kombiniert sind, vor allem, wenn das Versorgungsgebiet der linksseitigen Gefäße retrograd durch intercoronäre Anastomosen von rechts her gefüllt wird. Stenosen an der linken Coronararterie werden bei nicht operablen Coronarsklerosen rechts und lokalisierten Veränderungen in den ersten 4 cm des linken circumflexen oder descendierenden Astes oder am Hauptstamm durchgeführt.

Chirurgische Technik

Der Zugang zur rechten Coronararterie erfolgt entweder durch eine doppelseitige quere Thorakotomie oder durch Längsspaltung des Sternums. Der Patient wird heparinisiert und für die Verwendung der Herz-Lungen-Maschine kanüliert, letztere wird jedoch nicht angeschlossen. Nach Freipräparierung der Coronararterie wird diese über der Stenose sowie 3—4 cm distal und proximal davon längs incidiert (Abb. 1). Die eröffnete Gefäßstelle wird durch einen temporären inneren Shunt mit einem feinen Plastikkatheter überbrückt. Die Endarterektomie wird möglichst sparsam ausgeführt, und die abgeschnittenen Intimaränder sowohl im Hauptgefäß wie auch um Gefäßabgänge herum werden distal und proximal mit Einzelknopfnähten an die Wand fixiert. Der Gefäßverschluß erfolgt durch Einnähen eines Venenwandstückes aus der Saphena magna vom medialen Malleolarbereich, welches mit fortlaufendem 7-0 Nylon eingenäht wird. Kurz vor der Vollendung der Naht wird die Plastikkanüle durchtrennt und herausgezogen. Diese Methode der Erweiterungsplastik eignet sich besonders gut für die rechte Coronararterie. Unsere längste so durchgeführte Plastik mißt 6 cm.

Endarterektomie mit direkter Naht ohne Erweiterung haben wir an den Coronargefäßen seit 1960 nicht mehr ausgeführt.

Bei längeren Stenosen scheinen Bypass-Eingriffe einfacher (Abb. 2). Mit einem Stück der Vena saphena magna kann eine Stenose durch End-zu-Seit-Naht proximal und distal überbrückt werden (Effler [1].) Eine weitere Möglichkeit ist der Bypass von der Aorta ascendens zur Arteria coronaria dextra distal der Stenose. Auch Anastomosen zwischen Arteria mammaria und einer Coronararterie sind möglich, wie Murray 1951 [4] experimentell bewies.

Der Zugang zur linken Coronararterie wird durch eine totale linksseitige Thorakotomie gewählt, nötigenfalls unter Querdurchtrennung des Sternums. Mit extrakorporaler Zirkulation und Hypothermie kann die Coronardurchblutung 30—45 min unterbrochen werden. Nach Defibrillation wird der Links-Herz-Bypass noch einige Zeit zur Unterstützung des Herzens gebraucht, so lange, bis die Kontraktionen wieder kräftig geworden sind und die Normothermie wiederhergestellt ist.

Wie Abb. 3 illustriert, kommen eine Endarterektomie und Erweiterungsplastik des Gefäßes oder ein Bypass von der Aorta oder Mammaria interna in Frage. Bei ausgedehnten Veränderungen links scheint mir ein

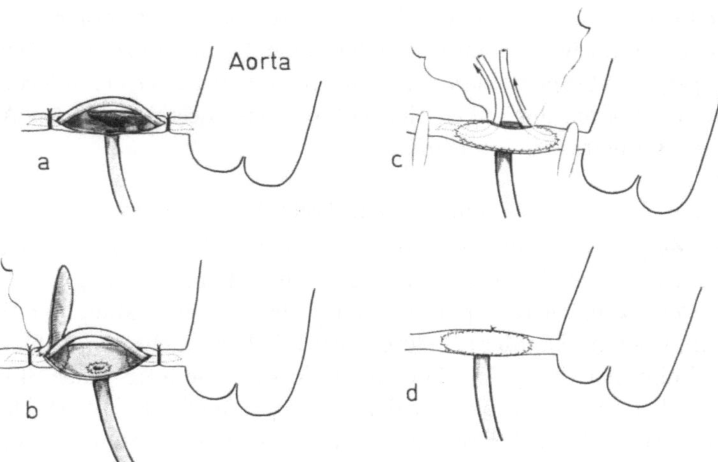

Abb. 1a—d. Endarterektomie und Erweiterungsplastik der rechten Coronararterie. a Die eröffnete Arterie wird mit einem Plastikkatheter überbrückt; b nach Endarterektomie und Fixation der proximalen und distalen Intimaränder wird ein Stück Venenwand zur Erweiterung eingenäht; c der durchschnittene Plastikkatheter wird entfernt; d abgeschlossene Erweiterungsplastik

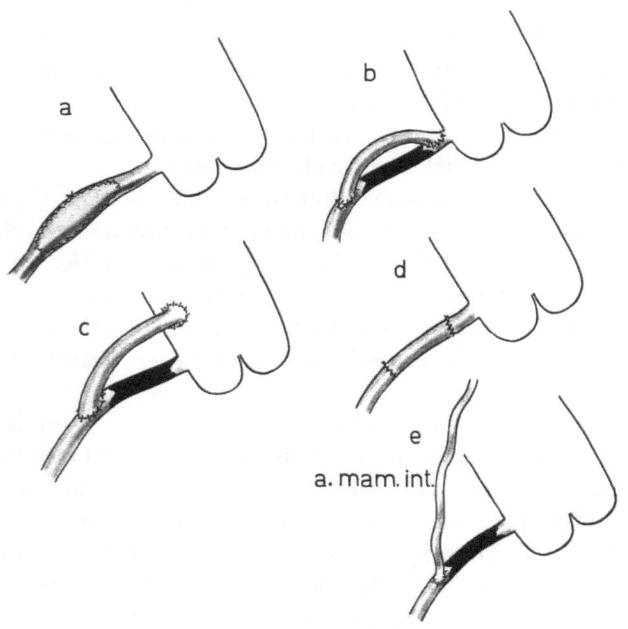

Abb. 2a—e. Direkte chirurgische Eingriffe an der rechten Coronararterie. a Erweiterungsplastik; b Coronar-Bypass; c Aorto-coronarer Bypass; d Resektion; e Anastomose zwischen A. mammaria interna und A. coron. dextra

Bypass mit einem Stück der Vena saphena magna am besten, der von der proximalen Aorta ascendens hinter der Arteria pulmonalis durch bis zum poststenotischen Gefäßabschnitt führt.

Experimentell haben wir auch Anastomosen zwischen der Arteria mammaria interna und einer Vena coronaria ausgeführt. Nach Ligatur

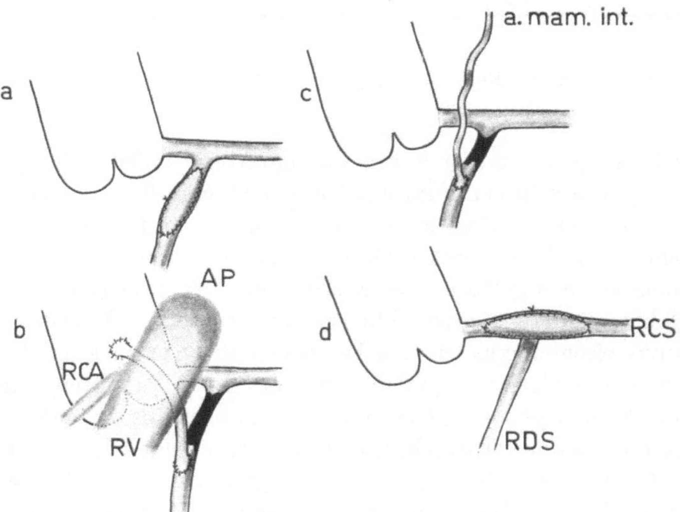

Abb. 3a—d. Direkte chirurgische Eingriffe an der linken Coronararterie. a Erweiterungsplastik; b Aorto-coronarer Bypass; c Anastomose zwischen A. mammaria interna und A. coronaria sinistra; d Erweiterungsplastik des Hauptstammes

der entsprechenden Coronararterie erfolgt eine retrograde Perfusion des Myokards über die Coronarvene. Eine Sauerstoffaufnahme durch das perfundierte Gewebe ist nachweisbar. Klinisch haben wir diese Methode noch nicht verwendet.

Material und Resultate

Seit 1962 haben wir in Zürich 29 direkte coronarchirurgische Eingriffe durchgeführt, 13 an der rechten, 13 an der linken Coronararterie und 3 gleichzeitig an zwei Coronargefäßen. Von den 11 endarterektomierten Patienten mit Erweiterungsplastik an der rechten Coronararterie (Tab. 1) ist keiner gestorben. Ein Patient erlitt ein Rezidiv und wurde reoperiert. 10 Patienten sind subjektiv deutlich gebessert. Die Nachkontrolle erstreckt sich über einen Monat bis $6^1/_2$ Jahre. Bei 2 Patienten wurde eine Bypass-Operation mit der Vena saphena von der Aorta in die Arteria coronaria dextra distal der Stenose gemacht; einer von ihnen hat erneut anginöse Beschwerden, und angiographisch wurde ein Verschluß des Venen-Bypasses nachgewiesen.

Tabelle 1. *A. coronaria dx*

	Anzahl	klinisch gut	Rezidiv	gestorben
Endarterektomie + Erweiterungsplastik	11	10	1[a]	—
Bypass	2	1	1	—
	13	11	2	—

[a] 1 Pat. reop. wegen Restenosierung.

Die 13 Eingriffe an der linken Coronararterie teilen sich in 7 Endarterektomien mit Erweiterungsplastik und 6 Venen-Bypass-Operationen von der Aorta in den Ramus descendens anterior auf (Tab. 2). Von den 4 Patienten mit Endarterektomie und Erweiterungsplastik des Ramus descendens ist einer gestorben, einer erlitt eine Restenosierung und wurde mit Erfolg reoperiert, zwei sind klinisch beschwerdefrei. Drei Operationen am Ramus circumflexus führten bei zwei Patienten zu klinisch gutem Resultat, eine endete mit letalem Ausgang. Bei 6 Patienten wurde ein Stück der Vena saphena magna in die Aorta ascendens eingenäht, hinter der Arteria pulmonalis durchgeführt und distal der Stenose mit dem Ramus descendens verbunden. In 3 Fällen sind gute klinische Resultate erreicht worden, 3 endeten letal. Zweimal war wahrscheinlich ein frischer postoperativer Infarkt die Todesursache, einmal eine schwere cerebrale Arteriosklerose.

Gesamthaft sind von 13 Patienten, die an der linken Coronararterie operiert wurden, nur 7 klinisch gut, ein Patient erlitt erneut Stenose und 5 sind gestorben.

Bei 3 Patienten wurden gleichzeitig zwei Arterien operativ angegangen. In allen Fällen trat wahrscheinlich intraoperativ ein frischer Infarkt auf und alle drei sind gestorben.

Die direkte chirurgische Intervention bei Coronarsklerose wird kaum mehr als temporäre, wenn auch gelegentlich spektakuläre Erfolge aufzeigen können, solange das progressive Grundleiden der Arteriosklerose nicht behandelt werden kann. In unseren Händen wiesen vor allem Eingriffe an der rechten Coronararterie gute Erfolge auf, die Indikation kann hier bei kurzen Stenosen weit gestellt werden.

Eingriffe an der linken Coronararterie oder an zwei Gefäßen gleichzeitig waren hingegen mit einer hohen Mortalität belastet. Über die beste anzuwendende Technik ist das letzte Wort noch nicht gesprochen:

a) Die Endarterektomie und Direktnaht des Gefäßes scheint nach eigenen experimentellen Erfahrungen und klinischen Arbeiten von Longmire und Cannon oft zu einer primären Thrombose des Hauptgefäßes und vor allem der aus ihm abgehenden Äste zu führen oder wird von

Tabelle 2. *A. coronaria sin.*

	Anzahl	klinisch gut	Rezidiv	gestorben
Endarterektomie + Erweiterungsplastik				
R. desc.	4	2	1[a]	1
R. circ.	3	2	—	1
Bypass				
Aorta — R. desc.	6	3	—	3
	13	7	1	5

[a] 1 Pat. reop. wegen Restenosierung.

Tabelle 3. *Eingriffe an zwei Coronararterien*

	Anzahl	klinisch gut	Rezidiv	gestorben
R. desc. sin. + R. circ. sin.	2	—	—	2
A. cor. dx. + A. cor. sin.	1	—	—	1
	3	—	—	3

einer langsamen Resklerosierung gefolgt, die wieder zum vollständigen Verschluß führt.

b) Aufgrund dieser Erfahrung haben wir uns daher schon in den 50iger Jahren zur Durchführung einer sehr zurückhaltenden Endarterektomie und Gefäßerweiterung durch Venenwand entschlossen. Dieses Vorgehen führte zu bedeutend besseren Langzeitresultaten.

c) Bypass-Methoden scheinen gewisse Vorteile zu haben, sie sind technisch einfacher durchführbar und die myokardiale Hypoxiezeit wird stark verkürzt. Die direkte Überbrückung eines Abschnittes einer Coronararterie durch ein Venenstück hat allerdings den Nachteil, daß zwei Nahtreihen am dünnen Gefäß durchgeführt werden müssen. Bei langen Stenosen des linken Gefäßes, vor allem des Ramus descendens, scheint mir die Bypass-Methode mit autologer Vene von der Aorta ascendens am besten zu sein. Dadurch wird auch eine retrograde Perfusion aller offenstehenden septalen Kollateralen erreicht.

d) Die vor allem von Effler und seinen Mitarbeitern bevorzugte Resektion der stenosierten Arterie mit Ersatzbrücken durch ein autologes Venenstück scheint mir nur an der rechten Coronararterie möglich und hat den Nachteil, daß evtl. offenstehende Seitenäste geopfert werden müssen.

e) Eine Anastomose des Coronargefäßes mit der Arteria mammaria interna nach Murray et al. [3] scheint gewisse Vorteile zu haben. Sie wurde von Longmire [2] klinisch jedoch ohne größeren Erfolg versucht.

f) Ob die Kombination eines direkten coronarchirurgischen Eingriffes z.B. an der rechten Arterie mit der indirekten Revascularisation nach Vineberg links die Prognose verbessert, kann heute noch nicht beurteilt werden.

Unsere Erfahrung in der direkten Coronarchirurgie ist noch sehr begrenzt. Im großen Material von Effler u. Mitarb. in Cleveland, das etwa 250 rechtsseitige Operationen umfaßt, sind jedoch die 30% von später Restenosierung der rechten Coronararterie bemerkenswert. Teilweise dürften sie auf die Verwendung von Perikard zur Erweiterungsplastik des Coronargefäßes zurückzuführen sein, welches nach unserer Auffassung nicht das beste Material darstellt. Die seltenen Restenosierungen in unseren Händen waren eher auf technische Unzulänglichkeiten als auf die Verwendung von Venenwand zurückzuführen.

Um die Veränderungen an den Coronararterien zu erkennen, ist bei Patienten mit durchgemachtem Infarkt oder Angina pectoris eine viel großzügigere Anwendung der Coronarangiographie unbedingt notwendig, um vermehrt Patienten direkt chirurgischen Coronareingriffen zuzuführen. Die Kombination der direkten Intervention mit intensiver medizinischer Behandlung scheint eine vielversprechende Entwicklung vor sich zu haben.

Literatur

1. Effler, D.: Wissenschaftl. Ausstellung, Am. Coll. Surg., Oct. 1968.
2. Longmire, W. P.: J. cardiovasc. Surg. **9**, 526 (1968).
3. Murray, G.: Canad. med. Ass. J. **71**, 594 (1954).
4. Senning, Å.: Acta chir. scand. **118**, 81 (1959).
5. — J. thorac. cardiovasc. Surg. **41**, 542 (1961).
6. — Dtsch. med. Wschr. **91**, 641 (1966).
7. Sones, M.: Persönliche Mitteilung (1968).

Leiter: Sicher ist die Anwendungsbreite der rekonstruktiven Methode nicht so groß. Die Coronarchirurgie hat ihre eigentliche Bedeutung durch die Möglichkeit der Revascularisierung des Myokards gewonnen.

16. Revascularisierung des Myokards

A. Piwnica-Paris/Frankreich

Summary. Is there any room for revascularisation operation between heart transplantation and direct coronary surgery? Direct coronary surgery is certainly the best answer to coronary atherosclerosis but the problems of small vessels surgery are far from being solved. The diversity of the revascularisation procedure witness their relative inefficacity. The contribution of Effler and Mason Sones was to show by coronarography the results of the Vineberg procedure. Every patient with Angina pectoris should be studied by coronarography either by the Sones or by the Ecoiffier Technic. From this study, it can be chosen between direct surgery or

Vineberg procedure. A double mammary internal implant through vertical sternotomy seems to be the present best technic. The complications of this operation are regular complications of cardiac surgery and the greatest risk is myocardial infarct. The results must be studied not only by disappearance of clinical signs but also by post operative coronarography.

Zusammenfassung. Gibt es zwischen den direkten Eingriffen an den Coronararterien und der Herztransplantation auch Raum für Revascularisierungsmethoden? Die beste Behandlung der Coronarsklerose ist zweifellos ein direkter Eingriff an den Arterien selbst, jedoch sind die hierbei auftretenden Probleme wegen der Kleinheit der Gefäße noch weit davon entfernt gelöst zu sein. Der weite Umfang der bisher angegebenen Revascularisierungsmethoden zeigt auch ihre verhältnismäßige Unwirksamkeit. Effler und Mason Sones haben jedoch mit Hilfe der Coronarangiographie gute Ergebnisse des Vineberg-Verfahrens nachgewiesen. Daher sollte bei jedem Patienten mit Angina pectoris eine Coronarangiographie entweder nach der Technik von Sones oder von Ecoiffier vorgenommen werden. Aufgrund der Ergebnisse kann man dann zwischen einem direkten Verfahren an den Coronararterien oder der Vineberg-Methode wählen. Zur Zeit scheint eine Doppelimplantation beider Arteriea mammariae durch eine Längssternotomie die beste Technik zu sein. Die bei diesem Eingriff auftretenden Komplikationen entsprechen denen der allgemeinen Herzchirurgie. Das größte Risiko bedeutet zweifellos ein Myokardinfarkt. Die Ergebnisse dürfen nicht nur nach dem Verschwinden der Symptome gewertet werden; vielmehr ist eine Bestätigung durch eine postoperative Coronarangiographie notwendig.

Gibt es zwischen den direkten Eingriffen an den Coronararterien und der Herztransplantation Platz für Revascularisierungsoperationen?

Die direkte Coronarchirurgie liefert die besten Resultate in den Fällen, bei denen die Läsion ostiumnahe gelegen ist. Sie gibt gleichfalls gute Resultate, wenn das initiale Segment der rechten oder linken Coronararterie angegriffen ist, z.B. bei einem voluminösen Aneurysma der rechten Coronararterie (Abb.1).

Außer bei diesen Sonderformen sind direkte Eingriffe meistens nicht möglich.

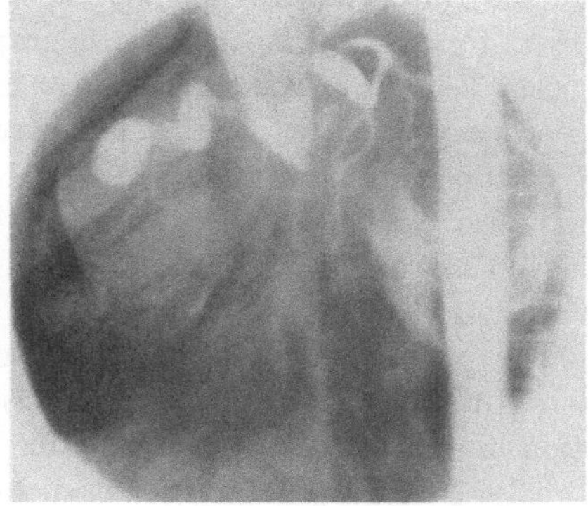

Abb. 1

Tabelle 1. *Besserung des Kreislaufs*

Indirekte Techniken
1. Operation von Beck I: Talc, Phenol.
2. Operation von Beck II: Sinus coronarius. Art. s.
3. Bilaterale Ligatur der Interna Thoracica Arteria
4. Anastomose: Lungen Arterie — linker Herzvorhof
5. Operation von Vineberg

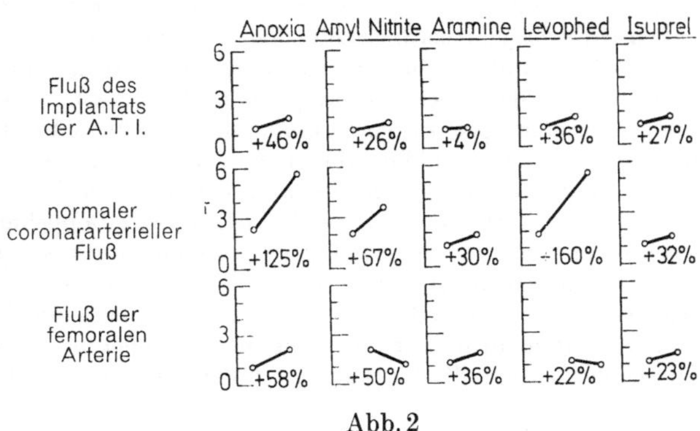

Abb. 2

Welches Vertrauen kann man den verschiedenen Revascularisierungsmaßnahmen des Myokards entgegenbringen? (Tab. 1). Nachdem bisher die verschiedensten Verfahren relativ unwirksam waren, hat die Vineberg-Technik unter der Empfehlung von Effler ihre Wirksamkeit bewiesen. Trotzdem werden diese Beweise lange nicht von allen Cardiologen und auch nicht von allen cardiovasculären Chirurgen angenommen. Es gibt jedoch zahlreiche Hinweise für die Brauchbarkeit der Vinebergschen Methode: histologische, radiologische und auch wie in Abb. 2 dargestellt, physiologische.

Voraussetzung für die Durchführung der Methode ist in jedem Fall die prä- und auch die postoperative Cinéangiokardiographie. Sie erlaubt, die geeignete chirurgische Technik zu wählen, d. h. je nachdem das direkte Vorgehen an den Coronarien selbst, Revascularisierungsmaßnahmen oder letzten Endes die Herztransplantation.

Wir haben bisher zwei Techniken der Coronarangiographie angewendet, nämlich die von Mason Sones oder die von Ecoiffier-Nordenström (Tab. 2). Tab. 2 zeigt die Vor- und Nachteile jeder Technik. Eventuell ist es möglich, von der Ecoiffier-Technik zu der Sones-Technik überzugehen. Nur mit Hilfe der Coronarangiographie ist es möglich, zu einer klaren Indikation hinsichtlich der Vornahme der Vineberg-Operation zu kommen (Tab. 3). Folgende Voraussetzungen müssen dabei gegeben sein:

Tabelle 2

Typ	M. Sones	J. Ecoiffier
Anaesthesie	lokale	allgemeine
Zugangswege	Chirurgische	Transcutane
allgemeine	linke Selektive	Allgemeine
Technik	rechte Selektive	Bilaterale Gleichzeitige
Methode der	EKG	EKG
Kontrolle	Blutdruck	Blutdruck
Radiographie	Normale	Einspritzung durch Monitoring
Eintragung	Cineradiographie	Seriographie

Vor- und Nachteile	M. Sones	J. Ecoiffier
Herzgefahr	+	—
technische Einfachheit	—	+
Schnelligkeit der Ausführung	—	+
physiologische Zustände	—	+
Qualität der Ikonographie	+	+++
Schlußfolgerung	<=	

1. Existenz einer ventrikulären Ischämiezone,
2. Stenose der Coronargefäße,
3. Intaktes, d.h. noch nicht infarziertes Myokard.

Über die Technik der Vineberg-Operation ist wenig zu sagen. Es ist eine langwierige, umständliche, minuziöse Intervention, vor allem nimmt das Freipräparieren des Gefäßstils sehr viel Zeit in Anspruch.

Die Resultate der Vineberg-Sewell-Operation sind in 30% der Fälle ausgezeichnet, d.h. der Patient leidet überhaupt nicht mehr unter einer Angina pectoris. Bei weiteren 30% tritt die Angina pectoris nur noch wenig in Erscheinung. Bei 15% ergibt sich ein wenig besserer Befund als vor der Operation, während bei 25% das Ergebnis als unbefriedigend bezeichnet werden muß.

Die Komplikationen des Eingriffs sind dieselben wie bei der Herz- und Thoraxchirurgie im allgemeinen, nämlich Septicämie, Niereninsuffizienz, Postkardiotomie-Syndrom, Herzinsuffizienz, Arrhythmien und thorakale Hämorrhagien.

Tabelle 3

Anatomische Formen der coronarischen Atherosklerose

30% Vordere laterale Ischämie der linken Herzkammer
20% Hintere laterale Ischämie
50% Kombinierte Läsionen

Anatomische Formen der coronarischen Atherosklerose

50% kombinierte Läsionen

Dreifache Verletzung:
vordere interventrikuläre Arterie
circumflexe Arterie
rechte Herzkranzarterie

Vierfache Verletzung:
linke Herzkranzarterie
vordere interventrikuläre Arterie
circumflexe Arterie
rechte Herzkranzarterie

Anatomische Formen der coronarischen Atherosklerose

30% vordere laterale Ischämie
vordere interventrikuläre Arterie
linke circumflexe Arterie

Anatomische Formen der coronarischen Atherosklerose

20% hintere laterale Ischämie
rechte Herzkranzarterie 60%
linke circumflexe Arterie

Die vorwiegendste Komplikation ist die coronare Läsion selbst mit einem dadurch bedingten Herzinfarkt. In 10% der Fälle muß man hiermit rechnen. Als weitere Schwierigkeit ergibt sich, daß der Erfolg der Operation nicht vor 6 Wochen eintritt.

Die Mortalität für ein unilaterales Implantat ist etwa 6%, für ein bilaterales Implantat 10%.

Für eine objektive Einschätzung des Ergebnisses muß man zwischen den klinischen Resultaten und den angiographischen Kontrollen korrelieren. Hieraus ergeben sich dann die Gegenindikationen für die Vineberg-Operation: nämlich ein ungenügender Grad von Coronarveränderungen oder aber ein allzu diffuses Narbengewebe (Tab. 4). Wenn kein Myokard mehr vorhanden ist, bleibt auch kein Platz für das Implantat.

Abschließend ist zu sagen, daß es verschiedene Revascularisierungs-Operationen gibt. Wir haben nur die Vineberg-Operation angewendet. Es ist aber möglich, auch andere Arterien in das Herz einzupflanzen. Über die Zukunft der Operation ist noch nichts bekannt. Hier sind weitere Untersuchungen an Patienten mit Angina pectoris vor und nach der Operation, vor allem mit Hilfe der Coronarangiographie erforderlich.

Tabelle 4

Postoperative arteriographische Kriterien

Einspritzung der Arteria thoracica interna

permeables Gefäß

Verbindung mit den kolateralen Arterien

„Myocardial Blush"

Anfüllung der Venen

Korrelationen zwischen den klinischen Resultaten und den arteriographischen Kontrollen

Permeables Implantat + coronarische Anfüllung.

46%	ausgezeichnete
32%	gute
23%	mittelmäßige
10%	unbefriedigende

Permeables Implantat

25%	ausgezeichnete
30%	gute
20%	mittelmäßige
25%	unbefriedigende

Thrombose des Implantats

90%	schlechte Resultate

Damit wird es dann vielleicht möglich sein, auch noch die Entwicklung der Coronarsklerose besser verstehen zu können.

Leiter: Ich muß sagen, der Chirurg ist bei dieser Methode eigentlich in einer schlechten Ausgangsposition. Er ist schlechter dran, als wenn er eine Endarterektomie machen würde. Es ist ein großer Eingriff am Herzen, von dem ein Ergebnis bestenfalls nach 3 Monaten zu erwarten ist.

17. Die intravitale Coronarographie unter chirurgischen Aspekten

A. Düx (a.G.)-Bonn

Summary. Visualisation of the coronary arteries with a contrast medium is necessary for surgical procedures aiming at improving myocardial profusion. According to our coronariographic finding in more than 150 patients with coronary artery disease, an incomplete or complete, circumscribed coronary artery occlusion which is located near the aorta is to be expected in almost 10% of the cases. This coronary artery occlusion can be eliminated by a direct reconstructive procedure, for example endarterectomy and vein patch. This is also valid for thrombotic coronary artery occlusion due to trauma. After blunt thoracic trauma one should take this into consideration more frequently. In patients with generalized coronary sclerosis, however, only conservative or indirect surgical measures (e.g. Vineberg's implantation of the internal mammary artery and its modification) can be considered. On the basis of our vasographic control examinations after long-term oral treatment with specific coronary drugs one must also expect the development of a pharmacologically induced collateral circulation in human beings. The potential extracardiac collateral anastomoses to the coronary arteries must be preserved during thoracic procedures.

Zusammenfassung. Operative Eingriffe zur Verbesserung der myokardialen Durchblutung setzen eine Kontrastmitteldarstellung der Coronararterien voraus. Nach unseren coronarographischen Befunden bei über 150 coronarkranken Patienten ist in nahezu 10% ein umschriebener, aortennahe gelegener inkompletter oder kompletter Coronararterienverschluß zu erwarten, der durch einen direkten rekonstruktiven Eingriff, z.B. Endarterektomie und Venenpatch, beseitigt werden kann. Dasselbe gilt auch für den traumatisch bedingten thrombotischen Coronararterienverschluß, an den öfters nach einem stumpfen Thoraxtrauma gedacht werden soll. Bei der generalisierten Coronarsklerose kommen dagegen nur konservative oder indirekte operative Maßnahmen (z.B. die Vinebergsche Mammaria interna-Implantation und ihre Modifikationen) in Frage. Aufgrund unserer vasographischen Kontrolluntersuchungen nach peroraler Langzeitbehandlung mit coronarspezifischen Mitteln muß auch beim Menschen mit der Entwicklung eines pharmakologisch induzierten Kollateralkreislaufes gerechnet werden. Die potentiellen extrakardialen Kollateralverbindungen zu den Coronararterien müssen bei thorakalen Eingriffen geschont werden.

Vasculär bedingte myokardiale Durchblutungsstörungen können durch die intravitale Coronarographie weiter abgeklärt werden. In der präoperativen Diagnostik können dabei Ursprungs- und Verlaufsanomalien der Coronararterien, a.v. Fisteln und Aneurysmen festgestellt sowie degenerative und traumatisch bedingte okkludierende Gefäßprozesse lokalisiert und ihre funktionellen Auswirkungen auf die Coronarzirkulation abgeschätzt werden. Bei der Coronarsklerose kann aufgrund des coronargraphischen Befundes entschieden werden, ob eine konservative oder operative Therapie angewandt werden soll. Dabei leitet sich ebenfalls die Art des chirurgischen Eingriffes im wesentlichen aus dem coronarographischen Befund ab.

Während die meisten Autoren die *selektive* (Ricketts u. Abrams; Sones u. Shirey; Viamonte u. Stevens; Weidner u. Mitarb.; Lehman u. Mitarb.; Gensini; Zimmerman; Judkins u.a.) oder *semiselektive* (Hettler) *Coronarographie* bevorzugen, konnten wir durch die *Übersichtscoronarographie*, d.h. durch die Kontrastmittelinjektion in den Bulbus aortae über den Paulinschen Doppelringkatheter während einer pharmakologisch induzierten Coronardilatation (z.B. Persantin®, Intensain®, Ildamen®) und Reduzierung der Herzfrequenz, z.B. durch einen β-Receptorenblocker, diagnostisch verwertbare Coronarogramme erhalten (Düx).

In Zusammenarbeit mit der kardiologischen Abteilung (Leiter: Prof. Dr. A. Schaede) der Medizinischen Universitätsklinik Bonn (Direktor: Prof. Dr. A. Heymer) wurden über 150 Coronarographien bei Patienten mit klinischen Hinweisen auf eine coronare Herzerkrankung mit oder ohne Infarkt komplikationslos durchgeführt. Von 123 ausgewerteten Fällen mit klinischen Zeichen einer vasculär bedingten myokardialen Durchblutungsstörung zeigten 91 (73,9%) im Coronarogramm stenosierende Veränderungen der extramuralen Coronararterien (Meyer u. Mitarb.). Dabei waren Lokalisation, Form und Ausmaß der degenerativen Gefäßprozesse sehr unterschiedlich. In Übereinstimmung mit pathologisch-anatomischen Untersuchungen (Büchner u. Mitarb.; Müller-Mohnssen; Goder; Strasser; Schoenmackers u.a.) konnten auch wir eine bevorzugte Lokalisation der coronarsklerotischen Gefäßprozesse im Ramus descendens anterior der linken Coronararterie feststellen. Auf die mögliche Diskrepanz zwischen dem klinischen und coronarographischen Befund bei der Coronarsklerose wurde wiederholt hingewiesen (Meckstroth u. Mitarb.; Forsberg u. Mitarb.; Paulin; Schaede u. Mitarb.; Düx; Kasparian u. Lehman; Sones u.a.). Bei der gleichen klinischen Symptomatologie können nämlich alle Formen der degenerativen Gefäßprozesse vorkommen.

Ein *direkter rekonstruktiver Eingriff* an den Coronararterien kommt nur bei einer umschriebenen hochgradigen Stenose oder einem umschriebenen Verschluß im proximalen Gefäßabschnitt in Frage (Longmire u. Mitarb.; Gottesman; Bailey u. Mitarb.; Crafoord; Senning; Warren; Hallén u. Mitarb.; Sabiston; Effler u. Mitarb.; Dilley u. Mitarb.; Favaloro u. Mitarb. u.a.). Nach unseren coronarographischen Befunden wäre dies in weniger als 10% der Patienten mit Coronarsklerose möglich gewesen, wie an mehreren Beispielen gezeigt werden konnte.

Bei einem 57jährigen Patienten war 7 Wochen nach einem Vorderwandinfarkt und durchgeführter Fibrinolyse ein ostiumnaher Verschluß des Ramus descendens anterior sinister von 0,5 cm Länge aufgrund der retrograden Kontrastmittelfüllung der peripheren Gefäß-Strecke über Kollateralgefäße festzustellen. Dieses Beispiel wäre erstens wegen der ostiumnahen Lage des Verschlusses, zweitens wegen der Kürze der Verschluß-Strecke und drittens wegen des noch weitgehend erhaltenen Kalibers der peripheren Gefäßabschnitte infolge einer funktionell ausreichenden Kollateralzirkulation für eine Endarterektomie geeignet gewesen.

Anders liegen jedoch die Verhältnisse, wenn bei einem umschriebenen Verschluß, z.B. der rechten Coronararterie, die periphere Gefäßstrecke infolge eines reduzierten Strom-Zeitvolumens bei funktionell nicht ausreichender Kollateralzirkulation dünnkalibrig geworden ist, wie es bei einem Patienten 6 Wochen nach einem Vorderwandinfarkt demonstriert werden konnte. In dieser Situation wird ein direkter rekonstruktiver Eingriff selbst bei Verwendung eines Venenpatch schwierig oder sogar unmöglich sein, insbesondere wenn die betreffende Coronararterie aufgrund des Versorgungstyps bereits primär ein relativ dünnes Kaliber aufweist.

Eine Indikation zur Desobliteration besteht des weiteren bei Patienten mit umschriebener hochgradiger Stenosierung einer Hauptarterie, insbesondere wenn diese Arterie infolge Verschlusses einer anderen Hauptarterie bereits in die Kollateralzirkulation eingeschaltet ist (Abb. 1), wie

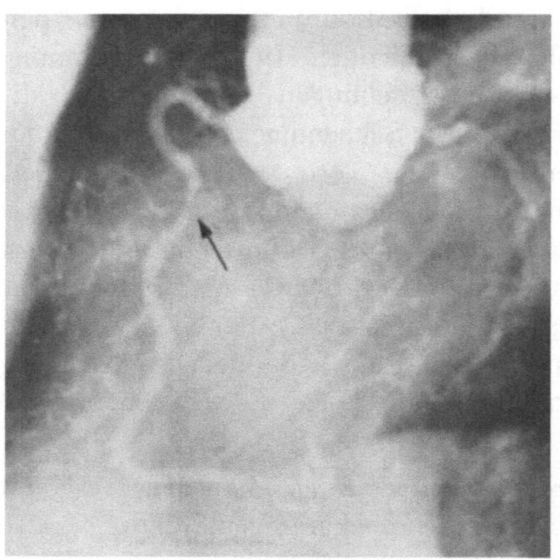

Abb. 1. 46 Jahre, männlich, linksseitliches Übersichtscoronarogramm 2 Jahre nach einem Vorderwandinfarkt: Proximaler umschriebener Verschluß des Ramus descendens anterior sinister mit entwickeltem Kollateralkreislauf, vorwiegend von der rechten Coronararterie ausgehend. Umschriebene ovaläre Stenose der adaptativ erweiterten rechten Coronararterie (←), die durch Endarterektomie und Venenpatch (Prof. Senning, Zürich) beseitigt wurde

es durch Coronarogramm von zwei Patienten mit überstandenem Vorderwandinfarkt nach Verschluß des Ramus descendens anterior sinister veranschaulicht werden konnte. In dem ersten Fall bestand ein umschriebener und in dem anderen Fall (Abb. 1) eine mehr längliche hochgradige Stenose in der kompensatorisch erweiterten rechten Coronararterie. Im Beispiel der Abb. 1 wurde die Stenose von Herrn Prof. Senning (Zürich) durch Endarterektomie und Venenpatch mit Erfolg beseitigt. Ein plötzlicher Verschluß der rechten Coronararterie im Bereich der Stenose würde bei beiden Patienten wegen der unmittelbaren Unterbrechung der Kollateralzirkulation eine akute Coronarinsuffizienz und wahrscheinlich den Herztod zur Folge gehabt haben, wie es bei einem anderen 48jährigen Patienten mit schweren myokardialen Durchblutungsstörungen der Fall war, wie durch vergleichende intravitale und postmortale Coronarogramme bewiesen werden konnte. Bei diesem Patienten bestand zu Lebzeiten einmal ein umschriebener ostiumnaher Verschluß des Ramus descendens anterior sinister, der durch einen funktionell wirksamen Kollateralkreislauf weitgehend kompensiert wurde. Daneben waren noch zwei zirkuläre Stenosen im Ramus circumflexus der linken Coronararterie nachweisbar, an deren Stelle $1^1/_2$ Jahre nach dem intravitalen Coronarogramm ein kompletter Verschluß mit Hinterwandinfarkt und Herztod eingetreten war, was durch die postmortale Coronarographie belegt werden konnte.

Anhand dieses Beispiels und anderer postmortaler Kinecoronarogramme bei Infarktherzen (Düx) ergibt sich, daß bei der Coronarsklerose die Zahl und Weite der Kollateralgefäße noch kein unmittelbares Maß für die hämodynamische Wirksamkeit eines coronaren Kollateralkreislaufes darstellen. Vielmehr ist für die Funktionstüchtigkeit eines Kollateralkreislaufes immer die morphologische Situation der großen vorgeschalteten Äste zu berücksichtigen.

Wenn auch im allgemeinen bei der Coronarsklerose wegen der meist multilokulären Gefäßprozesse die Indikation zu einem direkten rekonstruktiven Eingriff relativ selten zu stellen ist, dürfte dies jedoch bei den *traumatisch bedingten Coronararterien-Veränderungen* anders sein. Bei einem stumpfen Thoraxtrauma kann es nämlich außer einer umschriebenen Herzmuskelschädigung (Commotio oder Contusio cordis) auch zu einem Intimaeinriß mit intramuraler Blutung und konsekutivem thrombotischen Gefäßverschluß kommen, der zur akuten myokardialen Minderdurchblutung oder sogar zum Herzinfarkt führt (Levy). Dabei sind degenerativ oder entzündlich vorgeschädigte Coronararterien eher sekundären traumatischen Wandveränderungen ausgesetzt als ein intaktes Coronargefäß, wie postmortale Untersuchungen gezeigt haben (Meesen; Tillmann). Daneben spielen Art und Schwere des Thoraxtraumas eine Rolle.

Bei einem 29jährigen Patienten mit zunehmenden pektanginösen Beschwerden im Anschluß an ein stumpfes Thoraxtrauma (Autounfall) konnten wir $1^1/_2$ Jahre später im Coronarogramm neben einem aortennahen Verschluß des Ramus descendens anterior sinister einen Verschuß der rechten Coronararterie distal des adaptativ erweiterten rechten Kantenastes feststellen (vgl. Abb. 40a u. b, in Düx: Koronarographie, 1967). $1^1/_2$ Jahre nach peroraler Langzeitbehandlung mit coronarerweiternden Mitteln zeigte das Kontrollcoronarogramm eine partielle Rekanalisierung der rechten Coronararterie, was zusätzlich auf die thrombotische Genese des traumatischen Coronararterienverschlusses hinweist. Bei diesem Patienten hätte man durch eine unmittelbar nach dem Unfall durchgeführte Desobliteration der rechten Coronararterie bzw. Entfernung des noch nicht organisierten Thrombus eine sofortige Verbesserung der myokardialen Durchblutung erreichen können. Bei der zunehmenden Unfallstatistik wird man heute öfters als allgemein angenommen mit einer Herzmuskel- und/oder Coronararterienschädigung bzw. mit einem operablen Coronararterienverschluß zu rechnen haben. Deshalb sollte vor allem jeder jüngere Unfallverletzte bei Verdacht auf vasculär bedingte, plötzlich aufgetretene myokardiale Durchblutungsstörungen frühzeitig coronarographiert werden und in Abhängigkeit vom coronarographischen Befund einer geeigneten Therapie zugeführt werden.

Bei der *generalisierten Coronarsklerose* mit diffusen stenosierenden oder okkludierenden Gefäßprozessen kommen therapeutisch entweder nur *konservative Maßnahmen* oder die verschiedenen *indirekten Operationsmethoden* zur Revascularisierung des Myokards, d. h. in der Hauptsache eine modifizierte Vinebergsche Mammaria interna-Implantation oder neuerdings auch die Sinus caroticus-Stimulation in Frage. Durch postoperative Kontrollcoronarogramme konnte Sones bei den von Effler operierten Patienten eine deutliche Zunahme leistungsfähiger intercoronarer Kollateralgefäße bei allgemeiner klinischer Besserung des Krankheitsbildes nachweisen (Effler u. Mitarb.; Favaloro u. Mitarb.). Nach einer neueren amerikanischen Sammelstatistik von May war bei 2255 coronarkranken Patienten mit einfacher Mammaria interna-Implantation in 78% und bei 987 Patienten mit intramyokardialer Implantation mehrerer Arterien in 63% eine signifikante klinische Besserung registrierbar. Ebenfalls konnten Kemp bei 72 Patienten, sowie Diethrich u. Mitarb. bei 170 Patienten belegen, daß die chirurgische Revascularisierung des Myokards bessere klinische Ergebnisse aufweise als eine konservative Therapie mit coronarerweiternden Medikamenten oder andere Maßnahmen, die ein coronares Gefäßtraining vorsehen. Ob diese Feststellung uneingeschränkte Gültigkeit hat, soll anhand von Kontrollcoronarogrammen bei 2 Patienten nach konservativer Langzeitbehandlung mit coronarspezifischen Mitteln zur Diskussion gestellt werden.

Bei dem ersten 51jährigen Patienten (Abb. 2) war bei der Erstuntersuchung (Abb. 2a) ein kompletter ostiumnaher Verschluß der rechten Coronararterie und eine diffuse Stenosierung des Ramus descendens anterior sinister bei nur geringgradig entwickelten Kollateralgefäßen nachweisbar. Im Anschluß an eine 6monatige perorale Langzeitbehandlung mit Intensain® (3mal 2 Kapseln täglich) zeigte das Kontrollcoronarogramm (Abb. 2b), daß im Vergleich zu der Erstuntersuchung (Abb. 2a) bereits während der frühen arteriellen Phase eine größere Zahl weitlumiger Kollateralgefäße auf der Herzoberfläche zur Darstellung kommen.

Bei einem anderen 57jährigen Patienten war im Ausgangscoronarogramm 7 Wochen nach einem Vorderwandinfarkt eine diffuse Stenosierung des Ramus descendens anterior sinister jedoch ohne Kollateralgefäße faßbar. 3 Jahre nach peroraler Langzeitbehandlung mit Persantin® ($2^3/_4$ Jahre) und Intensain® (3 Monate) konnten dagegen im Kontrollcoronarogramm zahlreiche, relativ dicklumige und gestreckt auf der Oberfläche des linken Ventrikels verlaufende Kollateralgefäße dargestellt werden. Der Zustand der großen extramuralen Coronararterien war jedoch trotz des relativ langen Zeitintervalles unverändert geblieben (stationäres Stadium der Coronarsklerose).

Diese angiomorphologischen Befunde erheben die Frage, ob beim Menschen neben dem Hypoxiereiz nicht auch ein coronarspezifisches

Pharmakon bei der Entwicklung eines hämodynamisch wirksamen Kollateralkreislaufes eine Rolle spielen kann (Düx u. Schaede), wie es beim Tier seit Jahren bekannt ist (Jackson; Lumb u. Mitarb.; Vineberg u. Mitarb.; Meesmann u. Mitarb.; Neuhaus u. Mitarb.; Fan u. Mitarb.; Zeitler u. Mitarb.; Schmidt u. Schmier u.a.). Sicherlich wird man ihnen

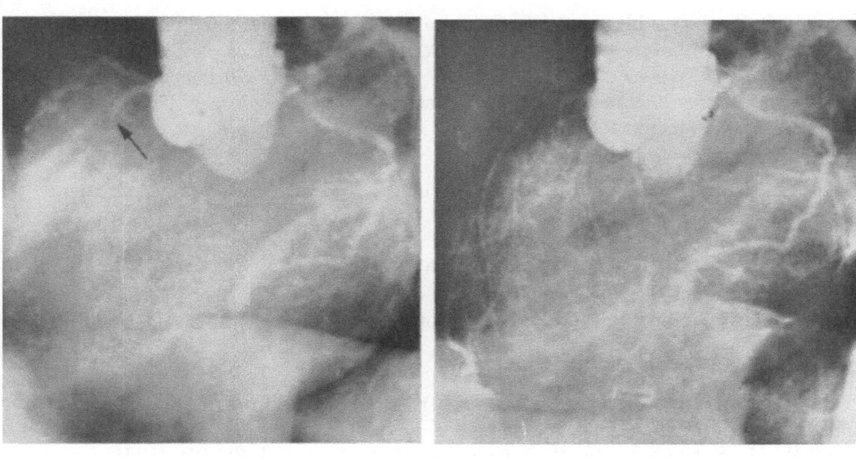

a b

Abb. 2a u. b. 51 Jahre, männlich; myokardiale Durchblutungsstörung infolge Coronarsklerose. Coronarographie vor und 6 Monate nach peroraler Langzeitbehandlung mit Intensain (3mal 2 Kapseln pro die). a Ausgangscoronarogramm: ostiumnaher Verschluß der rechten Coronararterie (←) bei diffuser Stenosierung des Ramus descendens anterior sinister. Nur wenige und dünnlumige Kollateralgefäße nachweisbar. b Kontrollcoronarogramm nach 6monatiger Behandlung mit Intensain: Zunahme von Zahl und Kaliber der Kollateralgefäße mit früherer Kontrastmittelfüllung gegenüber Abb. 2a (vasculäre Widerstandsherabsetzung). Unveränderter Befund an den extramuralen Coronararterien

aufgrund unserer vergleichenden Untersuchungen eine gewisse Schrittmacherfunktion nicht absprechen können. Ob jedoch derartige pharmakologisch induzierte Kollateralkreisläufe weniger leistungsfähig sind als die nach einer chirurgischen Revascularisierung des Myokards, müßte anhand größerer Vergleichsuntersuchungen geprüft werden.

Bei der Entstehung eines Kollateralkreislaufes dürfen aber nicht nur die intercoronaren Gefäßverbindungen allein betrachtet werden, sondern es müssen auch die *potentiellen extrakardialen Kollateralbahnen* berücksichtigt werden, an die vor allem bei thorakalen Eingriffen gedacht werden muß und die besonders bei älteren Patienten geschont werden sollen. In der Hauptsache handelt es sich hierbei um Anastomosen zwischen Vorhofästen und den extrakardialen Arterien der Aorta und der Arteria pulmonalis sowie um Mediastinal- und Bronchialarterien sowie die Arteria mammaria interna, wie wir intravital sowohl bei der Übersichtscoronarographie als auch bei der selektiven Bronchialarteriographie nachweisen konnten.

Literatur

Bailey, C. P., S. G. Ablaza, and W. M. Lemmon: Circulation **20**, 665 (1959).

Björck, G., W. Oberbeck u. C. Grönvall: Cardiologia (Basel) **25**, 232 (1954).

Büchner, F., A. Weber u. B. Haager: Koronarinfarkt und Koronarinsuffizienz in vergleichender elektrokardiographischer und morphologischer Untersuchung. Leipzig: G. Thieme 1935.

Crafoord, C.: Surgery **49**, 215 (1961).

Diethrich, E. B., J. E. Liddicoat, S. A. Kinard, and M. E. DeBakey: J. thorac. cardiovasc. Surg. **57**, 115 (1969).

Dilley, R. B., J. A. Cannon, A. A. Kattus, R. N. MacAlpin, and W. P. Longmire: J. thorac. cardiovasc. Surg. **50**, 511 (1965).

Düx, A.: Röntgen-Bl. **19**, 1 (1966).

— Koronarographie: Methodik, Indikation u. Ergebnisse. Stuttgart: G. Thieme 1967.

—, u. A. Schaede: Dtsch. med. Wschr. **94**, 1349 (1969).

Effler, D. B., L. K. Groves, F. M. Sones, Jr., and E. K. Shirey: J. thorac. cardiovasc. Surg. **47**, 98 (1964).

Fan, W. M., S. Ragheb, and R. J. Hoeschen: Canad. med. J. **90**, 970 (1964).

Favaloro, R. G., W. C. Sheldon, D. B. Effler, and L. K. Groves: Total replacement of severe segmental coronary occlusion by saphenous vein autograft. Vortr. 10. Intern. Congr. on Diseases of the Chest. Washington 1968.

Forsberg, S. A., S. Paulin, E. Varnauskas u. L. Werkö: Acta med. scand. **173**, 269 (1963).

Gensini, G. G.: Coronary angiography. In: Modern trends in diseases of coronary arteries and ischemic heart disease. Hrsg. von C. K. Friedberg u. E. Donoso. New York-London: Grune & Stratton 1964.

Goder, G.: Z. Kreisl.-Forsch. **49**, 105 (1960).

Gottesman, L.: Amer. J. Cardiol. **2**, 315 (1958).

Hallèn, A., L. Björk, and V. O. Björk: J. thorac. Surg. **45**, 216 (1963).

Hettler, M. G.: Fortschr. Röntgenstr. **103**, 249 (1965).

Jackson, N. J.: Brit. med. J. **1961 I**, 1685.

Judkins, M. P.: Radiology **89**, 815 (1967).

Kasparian, H., u. J. St. Lehman: Radiol. clin. N. Amer. **5**, 453 (1967).

Kemp, G. L.: Vortr. 41. Tgg. Amer. Heart Association, Bal Harbour 1968. Ref. Medical Tribune. Jan. 1969.

Lehman, J. S., P. Novack, H. Kasparian, W. Likoff, and H. J. Perlmutter: Radiology **83**, 846 (1964).

Levy, H.: Arch. intern. Med. **84**, 261 (1949).

Longmire, W. P., J. A. Cannon, and A. A. Kattus: New Engl. J. Med. **259**, 993 (1958).

Lumb, G., H. P. Singletary, and L. B. Hardy: Angiology **13**, 463 (1962).

Master, A. M.: Amer. Heart. J. **33**, 135 (1947).

May, A. M.: Operations for coronary heart disease 1965—1968. Vortr. 10. Intern. Congr. on Diaeases of the Chest. Washington 1968.

Meckstroth, C. V., K. P. Klassen, W. Molnar, and J. Ryan: J. thorac. Surg. **43**, 493 (1962).
Meesen, H.: Z. Path. **54**, 307 (1940).
Meesmann, W., G. Busch, W. Braasch u. G. W. Bachmann: Med. Welt **1964 I**, 1106.
Meyer, W., A. Düx, A. Schaede u. P. Thurn: Dtsch. med. Wschr. **94**, 756 (1969).
Müller-Mohnssen, H.: Fortschr. Röntgenstr. **86**, 539 (1957a).
— Beitr. path. Anat. **117**, 283 (1957b).
Neth, R., u. G. Schwarting: Med. Klin. **54**, 505 (1959).
Neuhaus, G., M. Nasseri, E. Fiedler u. I. Seki: Z. ges. exp. Med. **137**, 574 (1963).
Paulin, S.: Acta radiol. (Stockh.) Suppl. 233 (1964).
Perlmutter, H. I.: Radiology **83**, 846 (1964).
Ricketts, H. J., and H. L. Abrams: J. Amer. med. Ass. **181**, 620 (1962).
Sabiston, D. C., Jr.: Direct surgical management of congenital and acquired lesions of the coronary circulation. In: Modern trends in diseases of coronary arteries and ischemic heart disease. Hrsg. von C. K. Friedberg u. E. Donoso. New York-London: Grune & Stratton 1964.
Schaede, A., M. Hasper u. A. Düx: Z. Kreisl.-Forsch. **53**, 1209 (1964).
Schettler, G.: Med. Welt **1964 II**, 1785.
Schmidt, H. D., u. J. Schmier: Arzneimittel-Forsch. **16**, 1058 (1966); **17**, 861 (1967).
Schoenmackers, J.: Koronararterien, Herzinfarkt. In: Das Herz des Menschen. Hrsg. von W. Bargmann u. W. Doerr, Bd. II. Stuttgart: G. Thieme 1963.
— Die Blutversorgung des Herzmuskels und ihre Störungen. In: Lehrbuch der speziellen Pathologischen Anatomie, Bd. I. Hrsg. v. Kaufmann-Staemmler. Berlin: W. de Gruyter & Co. 1967.
Senning, Å.: J. thorac. Surg. **41**, 542 (1961).
— Dtsch. med. Wschr. **91**, 641 (1966).
Sones, F. M.: Selective cine coronary arteriography in the selection of patients for coronary endarterectomy. Vortr. 4. Symposium cineradiographicum. Nizza 1967.
Sones, F. M., Jr.: Medical treatment of coronary artery disease. Vortr. 10. Intern. Congr. on Diseases of the Chest. Washington 1968.
—, and E. K. Shirey: Med. conc. cardiovasc. Dis. **31**, 735 (1962).
Strasser, H.: Schweiz. med. Wschr. **93**, 329 (1963).
Thurn, P., u. A. Düx: Röntgen-Bl. **16**, 97 (1963).
Viamonte, M., Jr., and R. C. Stevens: Amer. J. Roentgenol. **94**, 30 (1965).
Vineberg, A. M.: Revascularization of the entire heart. Vortr. 10. Intern. Congr. on Diseases of the Chest. Washington 1968.
— R. S. Chari, R. Pifarre, and C. Mercier: Canad. med. Ass. J. **87**, 336 (1962).
Warren, R.: J. cardiovasc. Surg. **3**, 281 (1962).
Weidner, W., R. MacAlpin, W. Hanafee, and A. Kattus: Radiology **85**, 652 (1965).
White, N. K., and J. E. Edwards: Arch. Path. **45**, 766 (1948).
Zeitler, E., M. Halmagyi, G. Richter u. W. Wernitsch: Beiheft Fortschr. Röntgenstr. Teil A., Dtsch. Röntgenkongress, Berlin 1966. Stuttgart: G. Thieme 1966.
Zimmermann, H. A.: Improvements in the technique of cinecoronary arteriography with particular attention to coronary circulation. Vortr. 4. Symposium cineradiographicum. Nizza 1967.

Leiter: Nun zur Ergänzung des Referates von Herrn Piwnica, Herr Hegemann. Die Erlanger Klinik hat sich ja besonders mit der Revascularisierung des Myokards befaßt.

18. Die Revascularisation des Myokards bei coronarer Herzkrankheit

G. Hegemann*, K. Bachmann (a.G.) und H. Dittrich (a.G.)-Erlangen

Summary. The effectiveness of the revascularisation of the myocardium by implantation of the A. mammaria may be demonstrated by selective angiography, measurement of the blood flow, determination of the arterio-venous lactate, and the corrosion model.

Report on 25 Vineberg's operations. Indication and results.

Zusammenfassung. Die Wirksamkeit einer Revascularisierung des Myokards durch Implantation der A. mammaria kann durch gezielte Angiographie, Messung des Blutstroms, Bestimmung von arterio-venösem Lactat und Korrosionsmodell nachgewiesen werden.

Bericht über 25 Vineberg-Operationen. Indikation und Ergebnisse.

Die Wirksamkeit der Myokardrevascularisation durch Implantation extrakardialer Arterien konnte in neuerer Zeit vielfach bewiesen werden, z. B. durch die selektive Angiographie am Menschen und durch Kunstharzausgußpräparate: In der Abb. 1 ein von uns 14 Monate vorher operierter Patient mit Darstellung der Mammaria, unten mit deutlicher Füllung intramuraler coronarer Anastomosen über die Mammaria und mit Anfärbung der parenchymatösen Phase. An einem schönen Ausgußpräparat meines Mitarbeiters Dittrich von einem Hundeherzen, 2 Jahre nach Coronarligatur und Vineberg-OP, sehen Sie eine komplette Füllung des Versorgungsgebietes des unterbundenen Ramus descendens der linken Coronarie über die A. mammaria; rechts sehr schön die nach Descendensligatur erfolgten starken Collateralbildungen zwischen linkem Ramus circumflexus und rechter A. coronaria von hinten gesehen.

Weitere Beweise für die Wirksamkeit der Vineberg-OP wurden geliefert durch direkte und indirekte Blutflußmengen. Die durchschnittlichen Durchflußgrößen der implantierten Arterie von 30—50 ml pro min und 100 g Herzmuskel entsprechen etwa dem Durchfluß einer einzelnen Coronararterie. Injektionen von Krypton — 85 oder Xenon — 123 in die Mammaria zeigten eine normale myokardiale Clearance, die einer Herzmuskeldurchblutung von 105 ml pro min entsprechen. Arterio-venöse Lactat-Untersuchungen (Implantatarterie — Sinus coronarius) bewiesen nach erfolgreicher Revascularisation ein normales Verhalten des myokardialen Stoffwechsels. Nach Implantation wird die Milchsäure wieder regelrecht metabolisiert, während sie sich bei Myokard-Ischämie als Endprodukt der cytoplasmatischen Glykolyse anhäuft.

Die Voraussetzung für eine erfolgreiche Revascularisation durch Arterien-Einpflanzung ist eine coronare Mangeldurchblutung mit

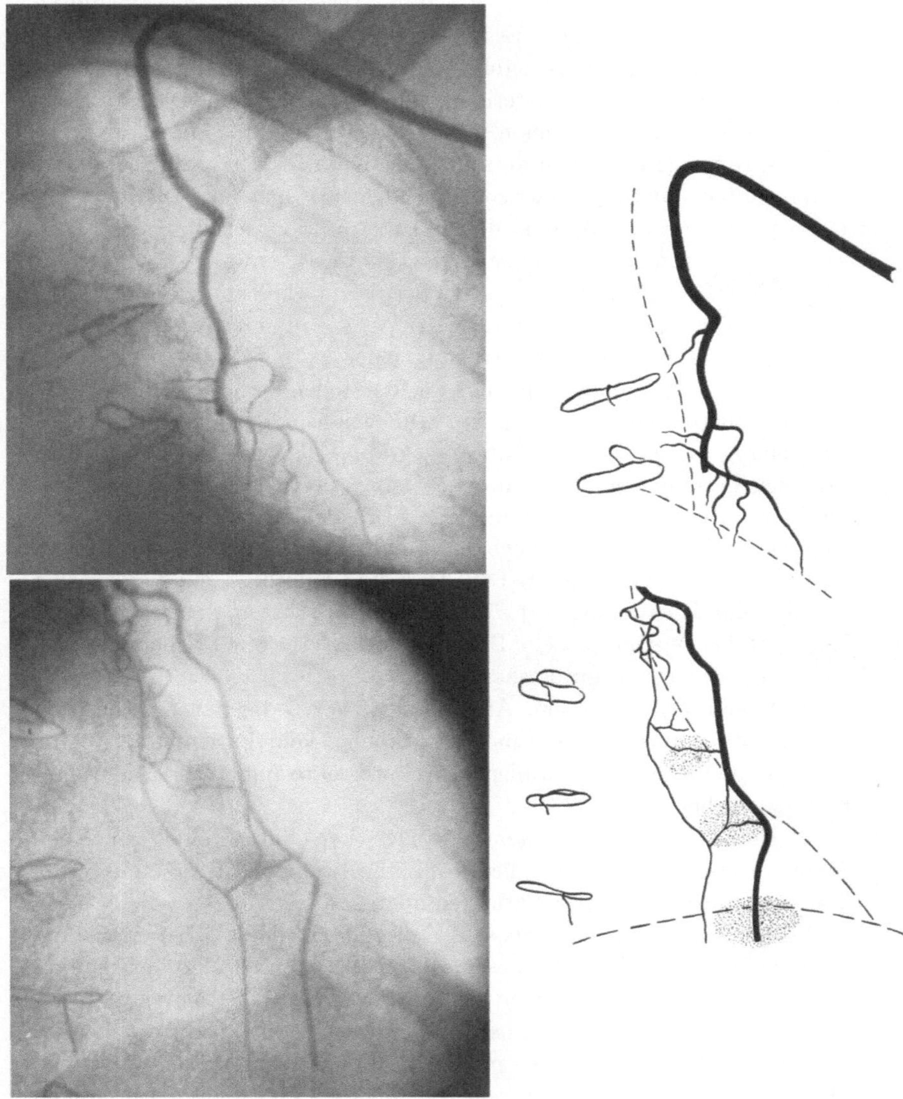

Abb. 1. 14 Monate vorher operierter Patient: Oben mit Kontrastfüllung der Arteria mammaria, unten mit Füllung intramuraler coronarer Anastomosen über die Mammaria und mit Anfärbung der parenchymatösen Phase

Ischämie der Herzmuskulatur. Die Ischämie darf in dem zur Revascularisation vorgesehenen Bezirk noch nicht zu einer disseminierten Myokardfibrose geführt haben. Narben lassen sich nicht revascularisieren. Die

Implantationsarterie gewinnt direkten Anschluß an das vielfältige Gefäßnetz des Herzmuskels. Es besteht eine bemerkenswerte Korrelation zwischen dem Grad der Durchblutungsverminderung und dem Anschluß der offenen Implantationsarterie an die Myokardgefäße. Dieses Phänomen, aus Tierversuchen schon länger bekannt, konnte die Cleveländer Arbeitsgruppe (Effler, Sones) nun auch bei 127 angiographisch nachuntersuchten Patienten beweisen. Bei über 90%iger Stenosierung eines Coronararterienastes (Ramus descendens anterior der linken Coronararterie) kam es in 85% zu einem angiographisch nachweisbaren Anschluß an das Gefäßnetz des Myokards. Bei geringerer Einengung dieses Gefäßastes unter 90% blieb die implantierte Arterie mammaria in 84% zwar offen, aber ohne starke Stenosierung einer Coronararterie ließen sich myokardiale Anastomosen nur in 11% darstellen.

Unbedingte Voraussetzung zur Operationsindikation und Erfolgsbeurteilung ist die Coronar-Cinéangiographie. Sie soll Auskunft geben über den Verteilungstyp der Coronararterien, den Grad der Stenosierung, die Herzwanddicke, Konfiguration und Kontraktionsablauf des linken Ventrikels. Über die schwielige Umwandlung gibt auch zusätzlich die gleichzeitige intraventrikuläre Druckmessung Aufschluß (enddiastolischer Druck). Zur Klassifikation des Krankengutes stützen wir uns in erster Linie auf das angiographische Bild. In Modifizierung der Schemata nach De Bakey, Sones u.a. unterscheiden wir:

1. Lokalisierte Stenosen. Aus dieser Gruppe, die nur bei 5% vorkommt, stand uns bei 150 Cinéangiographien kein Patient mit Angina pectoris zur Verfügung. Nur hier wäre eine direkte angioplastische Operation diskutabel.

2. Diffuse „einfache" Stenosen oder Verschlüsse eines einzelnen Coronararterienastes. Aus dieser prognostisch besonders günstigen Gruppe konnten wir nur 2 Patienten operieren.

3. Diffuse „Zweifach"-Stenosen. Hier operierten wir 5 Patienten.

4. Diffuse „Dreifach"-Stenosen, die immer klinisch eine ausgeprägte Coronarinsuffizienz bieten, hier operierten wir bei 10 Patienten.

5. Diffuse „Vierfach"-Stenosen bilden infolge der schweren, alle Äste befallenden Coronarsklerose prognostisch die ungünstigste Gruppe. 11 Patienten kamen zur Operation. Davon 8 mit über drittgradigen Stenosen in 4 Ästen; wegen diffuser Myokardfibrosen und Aneurysmabildung mußten 2 intraoperativ abgebrochen werden und 2 verstarben an Herzinsuffizienz postoperativ.

Neben der Lokalisation ist auch der Grad der Stenosierung festzuhalten: Wir unterscheiden ganz genau Grad I—IV je nach Schwere der Verlegung des Gefäßlumens (s. Abb. 2).

Operationstechnik bei Mammariaimplantation: Mediane Sternotomie. Durchtrennung der A. mammaria interna möglichst weit caudal am

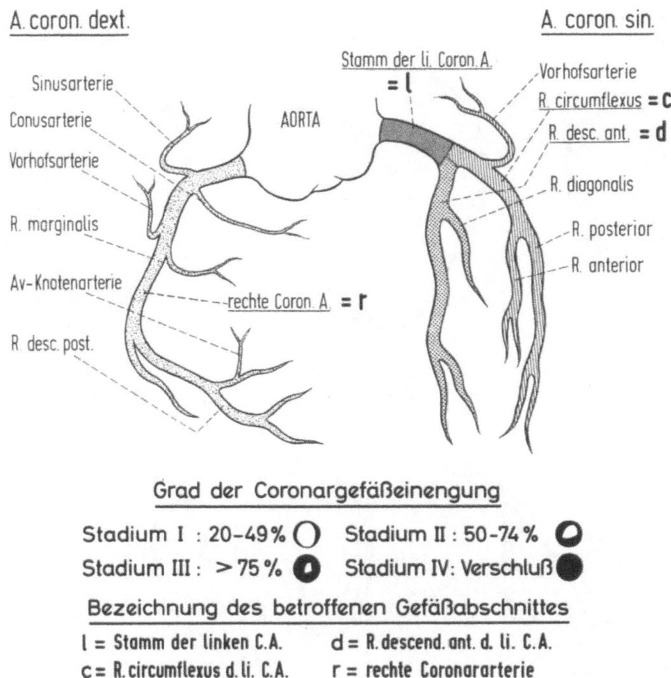

Abb. 2. Schematische Einteilung des Grades der Gefäßeinengung (oberer Abschnitt) und Bezeichnung der Gefäßabschnitte (unterer Abschnitt) zur Typisierung eines vorliegenden Gefäßschadens

Zwerchfell. Isolierung der Arterie und Vene als geschlossenes Gefäßfettbündel nach dem Vorschlag von Sewell und Präparation in kranialer Richtung bis zum zweiten ICR. Verhütung von Austrocknung und Spasmus durch Anfeuchten des Gefäßbündels mit Papaverinchloridlösung 1:10. Abpräparieren des perivasculären Fettes von dem Arterien- und Venenstrang in den distalen 8 cm. Einziehen des Mammariastranges möglichst tief in die Herzwand, ohne sie zu perforieren. Nach Spalten des Epikards mit dem Skalpell Präparation eines 6—8 cm langen Myokardtunnels mit einem spatelförmigen Longmire-Dissektor. Daran wird ein 17 Ch. Katheter gefestigt, durch den Tunnel gezogen und nun die Arterie mittels Ödmannführungsdraht im Schutz des Kathetertrichters durch den Muskeltunnel geführt (s. Abb. 3).

In einem OP-Photo sehen Sie 2 eingepflanzte Mammariaarterien. Es scheint gleichgültig zu sein, ob die Nebenäste des implantierten Gefäßes abgebunden oder offen spritzen. Wir haben alle Gefäßöffnungen in der Regel mit feinen Kunststoffäden verschlossen. Die idealen Stellen zur Implantation sind in dieser Abbildung angegeben. Ein einziges

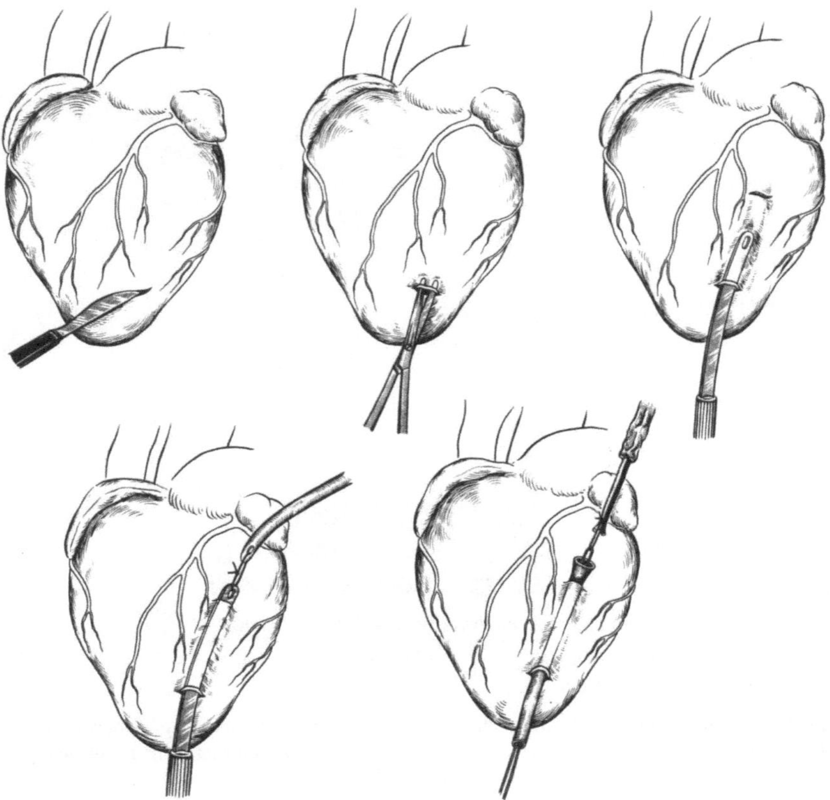

Abb. 3. Technik zur Einpflanzung des Mammaria-Gefäßbündels: Oberflächlicher Einschnitt, stumpfes Spreizen mit Schere, stumpfes Bohren des Kanals mit flachem Spatel, Durchziehen eines Katheters, Einziehen des Gefäßbündels im Schutz des Kathetertrichters

Implantat soll möglichst in dem antero-lateralen Bereich der Spitze des linken Ventrikels in der Mitte zwischen dem Versorgungsbereich des Ramus descendens anterior, des linken Ramus circumflexus und der septumversorgenden Arteria circumflexa dextra liegen. Bei 2 Implantaten legt man die rechte Mammaria anterior-lateral und die linke postero-lateral. In den Conus pulmonalis pflanzen wir heute niemals mehr ein Gefäß ein, hier besteht immer erhöhte Perforationsgefahr, hier gibt es keinen Herzinfarkt.

Seit November 1967 operierten wir 25 Patienten mit Coronarinsuffizienz. Bei 2 Patienten mußte die Operation wegen der Schwere der narbigen Myokardveränderungen und wegen eines zusätzlichen, größeren Herzwandaneurysmas abgebrochen werden. Bei 20 Patienten wurde die linke Arteria mammaria, bei 2 Patienten die rechte und linke und bei 1 Patient die Arteria gastroepiploica und eine Netzarterie in das Myokard eingepflanzt.

Wir verloren 3 Patienten postoperativ: Ein um 25% übergewichtiger 66jähriger Mann verstarb am 12. postoperativen Tag an einer massiven Lungenembolie. Die beiden anderen verloren wir an Herzinsuffizienz infolge des schweren, coronarsklerotischen Grundleidens bei Stenosen und Verschlüssen aller 4 Kranzgefäßäste. Das operative Risiko wird durch die Ausdehnung, aber auch durch die Schwere der coronaren Stenosierung und Ausmaß der myokardialen Ausfälle (Fibrosen, Aneurysmen) bestimmt. Wir haben unsere Patienten nach der Ausdehnung der Coronarstenosen und nach den Schweregraden der Gefäßlumenverlegung genau unterteilt und in Gruppen geordnet. So erhält man ein gutes Bild zur Einschätzung des Operationsrisikos: Diffuse Dreifach-Stenosen oder -Verschlüsse haben ein erhöhtes operatives Risiko, das Sewell sogar mit 83% angibt, während bei den ersten beiden Gruppen eine postoperative Sterblichkeit nur von 2—3% zu erwarten ist. Bei diffusen Vierfach-Stenosen und -Verschlüssen dürfte nur in streng ausgewählten Fällen noch eine Revascularisation indiziert sein. Von unseren 8 in dieser Gruppe vorgesehenen Operationen (starke Vierfach-Stenosen) waren nur 4 erfolgreich. Davon mußte 1 Patient intraoperativ einen Schrittmacher bekommen und hatte während der Operation 2mal und postoperativ noch 1mal einen Herzstillstand.

Die wichtigsten Indikationen zur Vinebergschen Operation scheinen heute gegeben:

1. Bei schwerer Angina pectoris über 1 Jahr mit Stenosierung eines oder zweier Coronararterienäste über 90% des Lumens.

2. 6—9 Monate nach einem Myokardinfarkt mit fortbestehender Angina pectoris.

Eingeschränkte Indikationen mit erhöhtem operativem Risiko liegen vor bei Stenosierung von 3 Coronararterienästen über 90%, bei zusätzlichem Herzwandaneurysma, das höchstens bis 8 cm^2 Ausdehnung einer Vineberg-OP erlaubt; bei Erhöhung des enddiastolischen Druckes (aber nicht über 15 mm Hg). Die Altersgrenze sollte 65 Jahre, eine Übergewichtigkeit 20% nicht übersteigen. Kontraindikationen zur Vinebergschen OP sind ein frischer Myokardinfarkt, eine inkurable Zweitkrankheit, z. B. Krebs, 2 Verschlüsse von Coronararterienästen bei diffuser drittgradiger Coronarsklerose und bei myokardialer Insuffizienz mit schweren Rhythmus- und Leitungsstörungen. Weitere Kontraindikationen: Großes Herzwandaneurysma mit Kontraktionsunvermögen des linken Ventrikels, enddiastolischer linksventrikulärer Druck über 15 mm Hg, Herzklappenfehler, Insuffizienzen und Stenosen und Lebensalter über 65 Jahre.

Von unseren 20 überlebenden Patienten sind 18 völlig beschwerdefrei, 2 haben anginöse Beschwerden bei stärkerer Belastung. 9 Kontrollangiographien 6—12 Monate nach der Revascularisation zeigten bei allen 9 Patienten das Implantationsgefäß offen und bei 8 Patienten bot sich ein deutliches Netz von Coronar-Kollateralen, die sich über die Arteria mammaria füllen. Zum Schluß ein kurzer Filmstreifen, auf dem Sie sehr schön die Füllung kardialer Gefäße über die Arteria mammaria sehen.

19. Chirurgische Aspekte der Coronarinsuffizienz bei angeborenen Coronaranomalien

W. Ringler* und W. Bircks-Düsseldorf

Summary. According to surgical aspects two types of coronary insufficiency, which must be basically differentiated, are described in relation to congenital cardiovascular malformations. Anomalies of the coronary arteries may produce decreased myocardial perfusion or failure to consider them during cardiac surgery may produce iatrogenic coronary insufficiency. The problems which result from this are discussed on the basis of three cases with abnormal origin of the left coronary artery from the pulmonary artery, a fistula of the right coronary artery to the left ventricle and an aneurysm of the descending branch of the left coronary artery and an accessory coronary artery.

Zusammenfassung. Es werden nach chirurgischen Aspekten zwei prinzipiell zu unterscheidende Formen der Coronarinsuffizienz im Zusammenhang mit angeborenen kardiovasculären Mißbildungen beschrieben. Coronaranomalien können selbst zur myokardialen Minderdurchblutung oder durch Nichtbeachtung bei herzchirurgischen Eingriffen zur iatrogenen Coronarinsuffizienz führen. Die daraus sich ergebende Problematik wird anhand von 3 Fällen des Fehlursprungs der linken Herzkranzarterie aus der Arteria pulmonalis, einer Fistel der rechten Coronararterie zum linken Ventrikel, eines Aneurysmas des Ramus descendens der linken Kranzarterie und einer akzessorischen Coronararterie besprochen.

Das Problem der Coronarinsuffizienz im Zusammenhang mit angeborenen kardiovasculären Mißbildungen begegnet uns in prinzipiell 2 Formen. Einmal können abnorme Coronararterienverläufe die Korrektur von Vitien entweder erschweren oder unmöglich machen, zudem kann ihre Nichtbeachtung zur iatrogenen Coronarinsuffizienz führen. Zum zweiten sind Coronaranomalien selbst Anlaß myokardialer Minderdurchblutung.

Zur ersten Gruppe möchten wir 2 Beispiele nennen. Am bekanntesten ist die Erschwerung der Korrektur Fallotscher Tetralogien durch große Coronararterienäste, die quer über die Ausflußbahn des rechten Ventrikels laufen [14]. Im Fall der Notwendigkeit einer Abflußtrakterweiterung ist dann hier eine Längsincision nicht möglich, so daß wir uns hier mit einer dosierten Infundibulumresektion begnügen mußten. Auch bei Korrekturen ohne Ventrikulotomie kann ein nicht erkannter anomaler Coronararterienverlauf zum fatalen Ausgang führen. Bei einer komplexen Mißbildung, bei der unte randerem ein Mitralklappenersatz notwendig war, entsprang eine dritte Coronararterie, die dem Ramus circumflexus sinister entsprach, aus dem rechtscoronartragenden Sinus und verlief dorsal abnorm tief um die Aortenwurzel. Eine Klappenfixationsnaht faßte die Adventitia und Media des Gefäßes, ohne die Intima zu verletzen. Hierdurch wurde das Gefäß so stark verzogen, daß es ohne thrombotische Verlegung zu einem tödlichen Herzhinterwandinfarkt kam.

Die häufigste angeborene Krankheitseinheit mit Coronarinsuffizienz ist der Ursprung der linken Herzkranzarterie aus dem Stamm der Arteria pulmonalis [2]. Ihr Vorkommen unter den angeborenen kardiovasculären Fehlern wird auf 0,5$^0/_0$ geschätzt [18]. Solange das Neugeborene den physiologischen pulmonalen Hochdruck hat, wird die fehlentspringende Arterie orthograd venös perfundiert, wodurch eine Myokardischämie verhütet wird. Am Ende des ersten Trimenons verschlechtert sich die Perfusion mit dem sinkenden Pulmonalisdruck. Es tritt das Bild einer zunehmenden Durchblutungsstörung im Versorgungsgebiet der linken Coronararterie auf. Das entsprechende klinische Syndrom wurde 1933 von Bland, White u. Garland [8] beschrieben. Bei ungünstigem Verlauf kommt es zum tödlichen Linksversagen mit oder ohne Myokardinfarkt und Aneurysmabildung. Bilden sich aber ausreichend Anastomosen von der regelrecht entspringenden rechten zur linken Kranzarterie aus, so wird die Blutversorgung der linken Kammermuskulatur wieder besser. Damit ist eine Umkehrung des Blutstromes im Stamm der fehlentspringenden Arterie verbunden, die nunmehr in die Pulmonalarterie drainiert [1,4,7,9,12,13,16,21,28,29,30,31]. Funktionell sind damit die Bedingungen einer arterio-venösen Fistel gegeben, wodurch es zu einer entsprechenden Weitstellung und Schlängelung der zuführenden Arterie und zur Ausbildung eines systolisch-diastolischen Geräusches kommt. Unter diesen Bedingungen kann der Patient das Erwachsenenalter relativ symptomarm erreichen. Zwangsläufig führt aber die Ausgleichsversorgung zu einer shunt-bedingten Volumenbelastung des linken Ventrikels. Die Ausbildung von Kollateralen kann ein solches Ausmaß annehmen, daß jetzt die Perfusion des Myokard durch ein Anzapfsyndrom [3] gefährdet ist. Diese aufgezeigten hämodynamischen Vorstellungen gelten in gradueller Abstufung für alle anderen Coronarfisteln.

Für die operative Behandlung zogen G. Biörk u. Crafoord als erste 1947 [5] eine erfolgreiche Konsequenz. Sie unterbanden die arterio-venöse Kommunikation eines aberrierenden Coronararterienastes mit der

Pulmonalis. Die pulmonalisnahe Ligatur der fehldrainierenden linken Kranzarterie wurde erstmals von Mustard 1956 [26] und von Jenke 1957 [17] angewandt. Da diese Maßnahmen nur in Stadien sinnvoll sind, in denen eine Stromumkehr im Gefäß vorliegt, drängte sich für die Fälle ohne ausreichende Kollateralbildung der Gedanke auf, die linke Coronararterie mit dem großen Kreislauf zu verbinden. Erste Versuche von Mustard 1960 [27] verliefen unglücklich. In den letzten Jahren wurde in dem Bestreben nach anatomischer Korrektur zur Herstellung einer zweicoronaren Herzmuskelversorgung wiederholt für die Anastomosierung mit der Aorta oder der linken Arteria subclavia plädiert [10,24].

Wir hatten Gelegenheit, 3 Patientinnen im Alter von 11—24 Jahren mit Fehlursprung der linken Herzkranzarterie aus der Arteria pulmonalis zu operieren. In allen Fällen konnte präoperativ die retrograde Durchblutung des Kranzarterienstammes coronarographisch nachgewiesen werden. Über das dilatierte Coronargefäßsystem färbt das Kontrastmittel die Pulmonalarterie an. Zur Demonstration des kontraktionsschwachen Ventrikels kann das Kontrastmittel in die linke Kammer injiziert werden. Die Größe des Links-Rechts-Shunts betrug in unseren Fällen bis zu 36%.

Bei allen 3 Kranken führten wir mit Erfolg die Ligatur durch. Beim 1. Fall, einer 24jährigen Patientin [15], faßten wir die Alternative einer Anastomosierung zur Aorta gar nicht ins Auge. Die beiden anderen Eingriffe unternahmen wir unter der Vorstellung, uns vom Befund leiten zu lassen, da retrospektiv betrachtet bei dem ersten 1964 operierten Fall technisch eine Anastomosierungsoperation unter Zwischenschaltung einer auto- oder alloplastischen Prothese möglich gewesen wäre (Abb. 1). Der Stamm der linken Kranzarterie hatte hier einen Außendurchmesser von 8 mm. Allerdings war die Distanz zwischen Ostium und Teilung in Ramus descendens und circumflexus nur etwa 3 mm lang. Bei den beiden anderen Patienten, die 11 und 12 Jahre alt waren, war die Dilatation der linken Kranzarterie im Stammbereich nicht hochgradig. Der weit hinten gelegene Ursprung aus dem Sinus Valsalva hätte jeweils zur Vermeidung von Knickbildungen eine Mobilisation des Gefäßes einschließlich seiner Verzweigungen in die Hauptäste erfordert, wobei uns zudem die Durchblutung des obersten septalen Astes des Ramus descendens gefährdet erschien. In allen 3 Fällen war die Wand des pulmonalisnahen Coronarsegmentes auffallend dünn und durchscheinend, was Folge der geringen Druckbelastung sein dürfte. Da bei allen Patienten der Druck bei probatorischer Abklemmung in Ostiumnähe peripher anstieg und elektrokardiographische Ischämiezeichen und ungünstige Auswirkungen auf Herz und Kreislauf ausblieben, entschlossen wir uns dann doch jedesmal zur Ligatur. Bei der von uns beobachteten topographischen Situation erschien die wünschenswerte anatomische Korrektur zu risikoreich. Darüber hinaus geben wir zu, daß wir bezüglich der möglichen Spätkomplikationen der indirekten Anastomosenoperation nicht ohne Bedenken sind.

Überraschenderweise sahen wir postoperativ die auch von anderen Autoren [19, 21, 22, 33, 34] beschriebenen diskreten elektrographischen

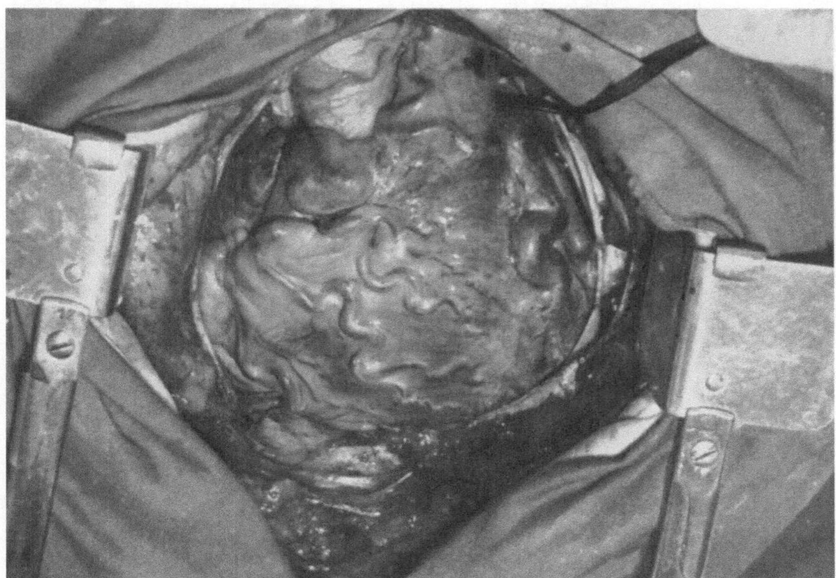

Abb. 1. Fehlursprung der linken Herzkranzarterie aus der Arteria pulmonalis (Situsphoto, Fall H. H., 24 Jahre, weiblich). Man erkennt den Verlauf der dilatierten rechten Coronararterie mit zahlreichen Kollateralen zur linken Kranzarterie, deren Stamm ligiert ist

Zeichen einer bis zu 18 Tagen anhaltenden Myokardhypoxie. Es ist zu diskutieren, ob der plötzliche Druckanstieg in einem Teil des Coronargefäßsystems nach Art des beschriebenen Gartenschlauchphänomens [20] sich so stark positiv inotrop und auch frequenzsteigernd auswirkte, daß vorübergehend die Verbesserung der Myokardperfusion für den derart ausgelösten erhöhten Bedarf nicht voll ausreichte. Wir können uns auch vorstellen, daß die durch verminderte Druckbelastung verursachte Hypoplasie der Arteriolenmuskulatur über eine präcapillare Drucksteigerung zu einem passageren Myokardödem führt.

Wie bei der peripheren arterio-venösen Fistel konnte bei coronarographischer Spätkontrolle eine erhebliche Kaliberreduktion der dilatierten Coronararterien beobachtet werden.

Auch bei Einmündung einer Coronararterienfistel in den linken Ventrikel kommt es diastolisch zu einem Abstrom von Coronararterienblut durch die Fistelmündung, womit Bedingungen gegeben sind, die zur Minderdurchblutung des Myokards führen, wie wir bei einem 11jährigen Mädchen beobachten konnten (Abb. 2). Der breite Abgang der rechten Coronararterie teilt sich auf in die normal weite, regelrecht verlaufende Arterie und den aneurysmatisch erweiterten, die Fistel speisenden Ast. Die Fistelöffnung lag unmittelbar unterhalb der Commissur zwischen rechts- und linkscoronarer Aortenklappe. Sie wurde über eine Aortotomie vernäht. Das Kind verstarb 3 Monate nach dem Eingriff an einer Staphylokokkensepsis.

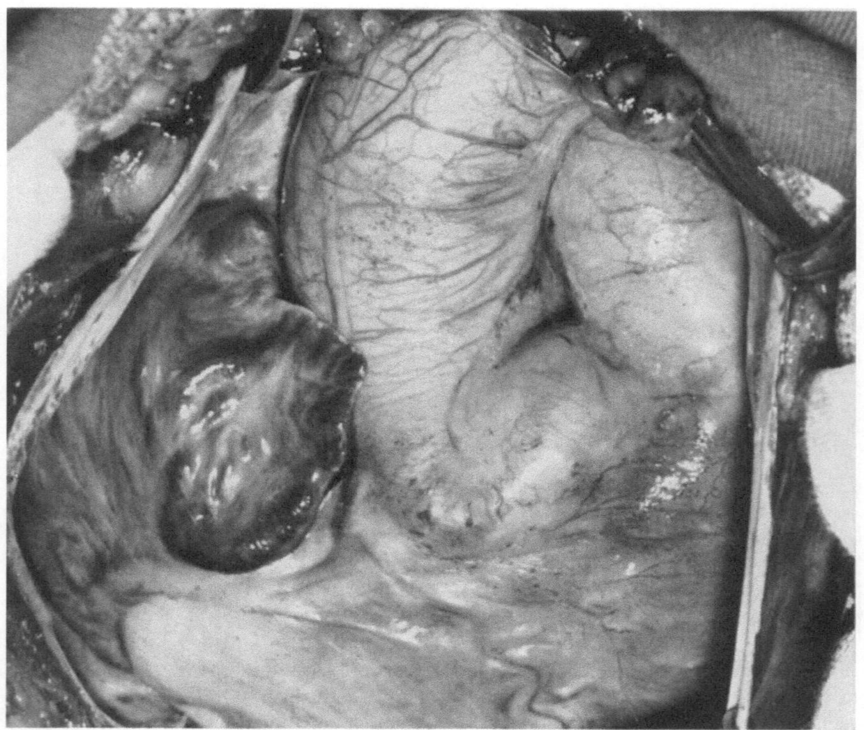

Abb. 2. Fistel der rechten Coronararterie in den linken Ventrikel (Situsphoto, Fall R. R., 11 Jahre, weiblich). Man erkennt den breiten Abgang der normal weit nach rechts weiterverlaufenden rechten Herzkranzarterie und den aneurysmatisch erweiterten nach links abgehenden Ast, der zur Fistel führt

Zu dem hinsichtlich Indikation und Operationstechnik noch nicht generell gelösten Kapitel der Coronaraneurysmen [6, 11, 14, 23, 25, 32]

fehlen uns persönliche Erfahrungen. Das nächste Bild (Abb. 3) zeigt Ihnen einen pulsierenden Tumor im Bereich des mittleren Drittels des Ramus descendens der linken Coronararterie, der als Zufallsbefund **1963** anläßlich der Operation einer Pulmonalstenose entdeckt wurde und den

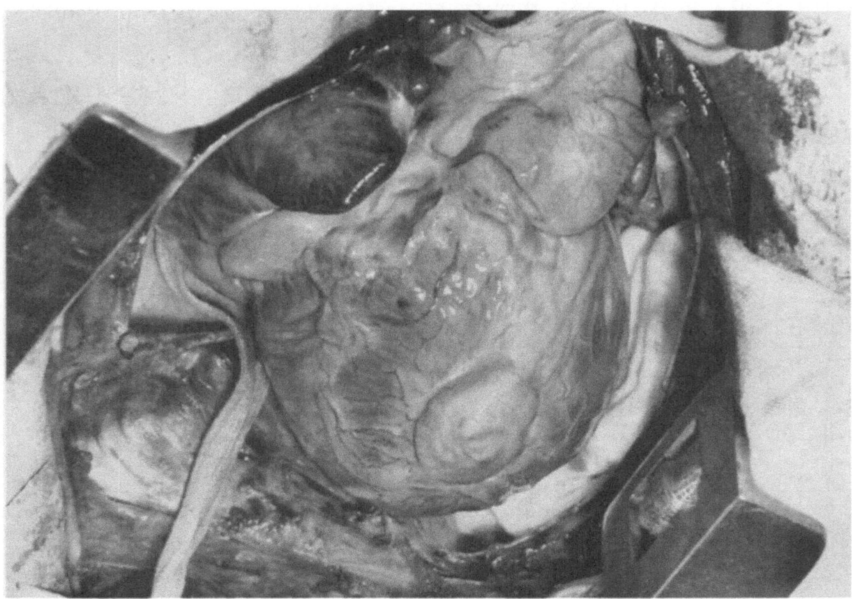

Abb. 3. Pulsierender „Tumor" im Bereich des Ramus descendens der linken Coronararterie (Situsphoto, Fall F. K., 13 Jahre, männlich)

Eindruck eines Aneurysmas vermittelte. Eine Verbindung zu den Herzhöhlen konnte ausgeschlossen werden. Die Längsraffung der ventralen Wand des Aneurysmas mit Verstärkung durch Aufsteppen eines Perikardläppchens wurde ohne Folgeerscheinungen vertragen. Wir würden heute das Aneurysma explorativ eröffnen und uns dann vom Befund zu rationelleren Maßnahmen leiten lassen.

Literatur

1. Abbot, M. E.: Congenital cardiac disease in modern medicine. Vol. 4, p. 794. 3. ed., ed. W. Osler and T. McCrae. Philadelphia: Lea and Febiger 1927.
2. Abrikossoff, A.: Virchows Arch. path. Anat. **203**, 413 (1911).
3. Baue, A. E., S. Baum, W. S. Blakemore, and H. F. Zinsser: Circulation **36**, 878 (1967).
4. Beuren, A. J., u. A. E. Hoffmeister: Z. Kreisl.-Forsch. **52**, 1088 (1963).
5. Biörk, G., and C. Crafoord: Thorax **2**, 65 (1947).
6. Björk, V. O., and L. Björck: J. thorac. cardiovasc. Surg. **54**, 50 (1967).

7. Blalock, A.: zit. nach Sabiston, D. C., Jr., and S. K. Orme: J. cardiovasc. Surg. **9**, 543 (1969).
8. Bland, E. F., P. D. White, and J. Garland: Amer. Heart J. **8**, 787 (1933).
9. Brooks, H. St. John: J. Anat. Physiol. **20**, 26 (1885).
10. Cooley, D. A., G. L. Hallman, and R. D. Bloodwell: J. thorac. cardiovasc. Surg. **52**, 798 (1966).
11. Daoud, A. S., D. Pankin, H. Tulgan, and R. A. Florentin: Amer. J. Cardiol. **11**, 228 (1963).
12. Edwards, J. E.: Circulation **17**, 1001 (1958).
13. Effler, D. B., W. C. Sheldon, J. J. Turner, and K. L. Groves: Surgery **61**, 41 (1967).
14. Hallman, G. L., D. A. Cooley, and D. B. Singer: Surgery **59**, 133 (1966).
15. Hauch, H. J., M. Nitschke u. W. Bircks: Zbl. Chir. **90**, 558 (1965).
16. Heberer, G., G. Rau u. H. H. Löhr: Aorta und große Gefäße. Kapitel IX. S. 578 ff. Berlin-Heidelberg-New York: Springer 1966.
17. Jenke, A. (1957): zit. nach Keith, J. D.: Brit. Heart. J. **21**, 149 (1959).
18. Keith, J. D.: Brit. Heart J. **21**, 149 (1959).
19. Lee, G. B., F. L. Gobel, C. W. Lillehei, W. S. Neff and R. S. Eliot: Circulation **37**, 244 (1968).
20. Lochner, W.: persönliche Mitteilung.
21. Losekoot, G., E. J. Renaud, N. G. Meyne, and R. Th. van Dam: Brit. Heart J. **28**, 646 (1966).
22. Massih, N. A., J. Lawler, and M. Vermillion: New Engl. J. Med. **269**, 483 (1963).
23. Meyer, M. H., H. E. Stephenson, Th. E. Keats, and J. M. Martt: Amer. Heart J. **74**, 603 (1967).
24. Meyer, B. W., G. Stefanik, Q. R. Stiles, G. G. Lindesmith, and J. G. Jones: J. thorac. cardiovasc. Surg. **56**, 104 (1968).
25. Munkner, T. M., O. Petersen, and J. Vesterdal: Acta radiol. (Stockh.) **50**, 333 (1958).
26. Mustard, W. T. (1956): zit. nach Keith, J. D. Brit. Heart J. **21**, 149 (1959).
27. — Anomalies of the coronary artery. In: Pediatric surgery, vol. 1, p. 434. Chicago: Year book medical publishers Inc. 1962.
28. Nadas, A. S., R. Gamboa, and P. G. Hugenholtz: Circulation **28**, 167 (1964).
29. Sabiston, D. C., Jr., W. L. Floyd, and H. D. McIntosh: Arch. Surg. **97**, 963 (1968).
30. — C. A. Neill, and H. B. Taussig: Circulation **22**, 591 (1960).
31. —, and S. K. Orme: J. cardiovasc. Surg. **9**, 543 (1968).
32. Sherkat, A., D. Kavanagh-Gray, and J. Edworthy: Radiology **89**, 24 (1967).
33. Wilder, R. J., and A. Perlman: Amer. J. Roentgenol. **91**, 511 (1964).
34. Wesselhoeft, H., J. S. Fawcett, and A. L. Johnson: Circulation **38**, 403 (1968).

20. Untersuchungen zur Durchblutung des Herzbeutels

C. v. HALLER-Frankfurt a. M.

Summary. The external pericardium has its own blood supply which is related to these vasa venarum. These vessels are capable of hypertrohpy and they have a few interesting cross points, that is the decussation of the large cardiac veins or at the reflection fold from the pericardium to the epicardium.

Zusammenfassung. Der äußere Herzbeutel hat seine eigene Blutversorgung, die dem Vasa venarum verwandt ist. Diese Gefäße sind zur Hypertrophie fähig und haben einige interessante Schnittpunkte, nämlich an den Kreuzungsstellen der großen Herzvenen oder an der Umschlagfalte von Perikard zu Epikard.

Der Weg der operativen Vascularisation des Myokards führt durch das Perikard. Es ist deshalb wichtig, die Durchblutung dieses serösen Beutels bereits im Experiment zu kennen. Der Herzbeutel besteht aus Perikard und Epikard. Perikard hat eine eigene Blutversorgung, während das Epikard vom Herzmuskel her mitdurchblutet wird, da es mit ihm fest verbunden ist.

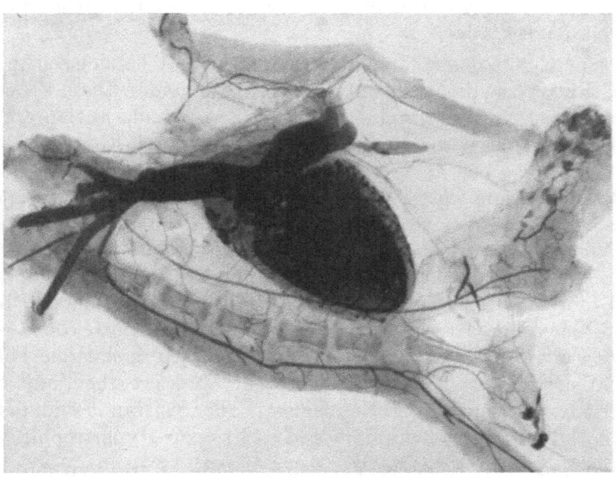

Abb. 1. Ein Rö-Herz-Thoraxsitus soll stellvertretend für die Farbbilder die Untersuchungsmethode demonstrieren

Bild 1[1]. Legt man beim Kaninchen den Abgang der Mammaria interna dextra frei und injiziert von hier aus caudalwärts ein viscöses Kontrastmittel, etwa Mikropaque, so sieht man deutlich, daß viele feine Blutbahnen das Perikard versorgen. Das Perikard ist auf unserem Farbfoto so dünn wie eine Plastikhaut, so daß sich die Ausdehnung nur durch die Blutbahnen markiert. Man sieht außerdem feine Arterienäste zur Wand der unteren Hohlvene ziehen. Sie haben hier die gleiche Herkunft wie die Perikardgefäße (Abb. 1).

Es erheben sich nun sogleich mancherlei Fragen, etwa: Wie ist das fettreiche Perikard durchblutet, kann man Mesenterialfett hierher implantieren? Gibt es Brücken vom Peri- zum Epikard und kann man diese Verbindungen für die Leitung von Gefäßbahnen nützen? Ist nicht die Umschlagfalte von Peri- zum Epikard eine natürliche Brücke? Die Fragen und Problemstellungen wollen nicht enden. Wie ist die Vascularisation an den Eintrittsstellen der großen Gefäße, besonders der Venen in den äußeren Herzbeutel und in das Herz selbst? Gibt es Anomalien, die dem kranken Herzen nützen und die sich als Vorbild für eine Operation anbieten? Wie ist die Vascularisation dieses Gebietes innerhalb der Tierreihen vergleichend ana-

[1] Die beschriebenen Bilder 1—6 können vom Vortragenden angefordert werden.

tomisch gesehen? Können die feinen Venenwandarterien, die Vasa venarum, hypertrophieren?

Bild 2. Hier wurde das Herz mit seinen umgebenden Gefäßen als Gesamtheit mit Kontrastmittel gefüllt. Ein Katheter wurde in die Aorta thoracalis eingebunden, Blut wurde entnommen und danach unter mäßigem Druck mit Kontrastmittel gefüllt. Man erkennt die Vasa venarum der oberen Hohlvene, die sich bis zum Sulcus coronarius ziehen und somit bis dahin auswirken. Zarte Fettgewebe scheinen hier funktionelle Bedeutung zu haben.

Bild 3. Hier ist der Punkt präpariert und photographiert, an dem die Thoraxinnenwandvene sich mit den Lungenvenen kreuzt. Es ist ein Punkt, an dem die Vasa venarum und die Vasa pericardii ein kleines Knäuel bilden. Über den Zweck scheint nichts bekannt. Weitere experimentelle Studien scheinen nötig, etwa Implantationen an dieser Stelle.

Bild 4 ist eine Ergänzung zu dem vorherigen. Es zeigt bei demselben Präparat eine größere Coronarvene, die in die untere Hohlvene mündet. Diese Vene hat keine Gefäßwandarterien. Der Herzbeutel ist fettreich, die Vascularisation erkennt man deshalb nicht ohne weiteres, wir müssen versuchen, sie durch Röntgenphotographie zu finden.

Um die Vasa venarum weiter zu charakterisieren, wird *Bild 5* gezeigt. Als Versuchstier wurde hier die Ratte gewählt, um zu erfahren, ob auch bei diesem kleinen Versuchstier Venenwandarterien vorhanden sind. Sie sind an der unteren Hohlvene reichlich dargestellt. Sie bilden zugleich ein Netzwerk für die Durchblutung des vorderen und hinteren Mediastinums. Also auch dieses kleine Tier hat bereits die merkwürdigen Venenwandarterien. Von ihnen steht im Lehrbuch von Rost-Naegeli 1935, daß ihre Funktion unbekannt ist. Sie untersuchten damals die Lebervenen. Seit damals hat sich bisher auf diesem Gebiet wenig Neues ergeben, immerhin kann man demonstrieren, daß sie mit den Herzbeutelgefäßen verwandt sind, daß sie auch bei kleinen Versuchstieren nachzuweisen und daß sie zur Hypertrophie fähig sind.

Bild 6 zeigt aus einer anderen Versuchsreihe die stark hypertrophierenden Venenwandarterien. Die Leberarterie war 10 Tage vorher unterbunden und durchtrennt worden.

Zum Abschluß zwei Röntgenbilder des Herz-Thoraxsitus von Kaninchen zur Demonstration unseres Untersuchungsweges. Es zeigt die Präparate, die in Bild 2 und 3 vorher zu sehen waren. Im Röntgenbild ergeben sich neue Gesichtspunkte, so daß wir glauben, daß Farbphotographie und Röntgenbild sich in diesen Fällen ergänzen müssen.

21. Die postmortale Stereo-Angiographie zur Dokumentation des Coronarsystems

G. Friehs* und G. Klepp-Graz/Österreich (a. G.)

Summary. The assessment and documentation of experimental findings after surgical procedures on the coronary arteries necessitate a readily reproducible technique of angiography. Stereo-angiography with Bismuth contrast medium has been tested and advanced on 40 dog heart preparations. The author describes the preparation, the manufacture of the contrast medium as well as the technique of careful injection. He also describes the subsequent radiological technique. The most emphasis was placed on exclusively arterial filling, up to the arteriols. Only this technique permits control of the success of experimental surgical procedures on the myocardium in three planes.

Zusammenfassung. Die Beurteilung und Dokumentation experimenteller Befunde nach Eingriffen an den Coronararterien setzt eine leicht reproduzierbare Angiographietechnik voraus. An 40 Hunde-Herzpräparaten ist die Stereoangiographie mittels Wismutkontrast erprobt und ausgebaut worden. Die Präparation, die Herstellung des Kontrastmittels sowie die Technik einer schonenden Injektion sind ebenso wie die weitere Röntgenaufnahmetechnik beschrieben. Der größte Wert wurde auf eine ausschließlich arterielle Füllung, bis zu den Arteriolen hin, gelegt. Diese Technik erst erlaubt es, dreidimensional den Erfolg experimenteller Operationen am Myokard zu überprüfen.

Durch die erfolgreichen Bemühungen der Arbeitsgruppen um Vineberg, Sewell u. Effler sowie Gorlin u. Taylor bedingt, ist das Interesse an den Revascularisationsoperationen am Myokard auch an anderen chirurgischen Zentren geweckt worden.

Die Voraussetzungen einer sinnvollen Planung derartiger Operationen liegen in erster Linie bei der Anfertigung und beim Studium technisch gut gelungener Angiogramme des Coronarsystems. Zur Dokumentation des Operationserfolges am Menschen dienen dann die entsprechenden Kontrollangiogramme nach Ablauf von meist rund 1 Jahr. Für das Studium der speziellen morphologischen Eigenheiten des Coronarsystems des Hundes genügt aber fast immer die postmortale Darstellung mittels eines guten röntgenkontrastgebenden Mediums. Auf der Suche nach geeigneten Verfahren sind wir auf die grundlegenden Arbeiten von Fulton gestoßen, die wir in vielen Belangen auf die Bedürfnisse der experimentellen Chirurgie abgestimmt haben. Im folgenden sei nun unsere Technik einer postmortalen Stereoangiographie der Coronararterien dargestellt.

Unsere Erfahrungen sammelten wir an 40 Bastardhundeherzen. Vor der Tötung erhielten die Tiere im Mittel 12,5 mg/kg KpGw Na-Thiopenthal schnell i.v. appliziert. Dann ist die linke Thoraxhälfte zügig eröffnet worden. Das Herz haben wir innerhalb 1 min, ohne vorerst das Perikard zu eröffnen, von seinen Gefäßverbindungen gelöst. Das schlagende Herz kam dann in Gefäße mit Ringer-Lactatlösung von 6° C Temperatur. Auf diese Weise erreichten wir eine gute Spülung der Gefäße und Herzinnenräume und gleichzeitig ein hypothermes Überleben des Organes.

Als nächstes sind alle Perikardanteile und die Gefäßstutzen reseziert worden. Sichtbare extrakardial-kardiale Anastomosengefäße soll man nach Tunlichkeit ligieren. Wir legten bei der Präparation verschwielter Präparate den größten Wert auf eine Darstellung der Ventrikelgefäße und nahmen manchmal eine schlechte Sichtbarmachung von Vorhofästen in Kauf, da ja für die beschriebene Problemstellung in erster Linie die Strombahn des Ventrikelmyokards interessant war. Nachdem die

Aorta möglichst nahe am Anulus fibrosus reseziert worden war, legten wir rund um das Ostium der rechten und linken Kranzarterie je eine zirkuläre Naht mit 0000 atraumatischem Material. Die Kanülen bestanden aus an der Spitze mittels Hitze aufgekrempelten Plastiknadeln (Braunüle, Fa. Braun, Melsungen). Die Kanülen waren mit Ringer-Lösung gefüllt und gut entlüftet. Bis zur Angiographie verblieb nun das Präparat in gekühltem Zustand.

Das Injektionssystem zur Füllung mit dem Kontrastmittel haben wir nach Fulton modifiziert; wir verwendeten vor allem, wo es ging, Plastik-Einmalgeräte. Im wesentlichen besteht dieses System aus zwei Vorratsgefäßen für das Kontrastmittel, zwei Druckluftflaschen, die als Windkessel fungieren und zwei Blutdruckapparaten, die mit dem Windkessel verbunden sind. Das ganze System steht in einem Wasserbad mit einer Temperatur von mindestens 37° C.

Das Kontrastmittel bestand aus 20% Wismut-Oxychlorid, 9% Gelatine, 0,5% NaCl, 1 Tropfen „Tween 80“, einigen Kristallen Thymol, aufgefüllt auf 50 ml Wasser. Dieser Wismutkontrast hatte den großen Vorteil, daß die Partikelgröße, die letzten Endes in den Arteriolen zustandekam, rund 10 μ nicht unterschritt. Dadurch kam ausschließlich eine Füllung des arteriellen Systems bis zur Größenordnung der Arteriolen zur Darstellung. In diesem Gefäßbereich kommen ja bekanntlich die interessierenden Anastomosenbildungen zur Ansicht.

Nach Anschluß des Injektionsapparates und Eintauchen aller Leitungen in mindestens 37°iges Wasser, kann die Injektion des Kontrastmittels beginnen. Es erfolgt unter einem Maximaldruck von 100 mm Hg zuerst die Füllung der linken, dann der rechten Coronaria. Dann wird der Druck vorübergehend im einen System und schließlich im anderen gesenkt, so daß durch die Differenzdruckbildung eine Darstellung intercoronarer Anastomosen erfolgen kann. Weiße prall gefüllte subepikardiale Gefäße und das kräftige Austreten von Kontrastmittel aus undichten Stellen am Schnittrand der Vorhöfe oder an den Gefäßstümpfen zeigten uns das Ende der Injektion an. Während der beschriebenen Maßnahmen kam es stets zum langsamen, kraftlosen Schlagen der Ventrikel. Flimmern trat wider Erwarten nie auf.

Nach der Kontrastfüllung kamen die Herzen in kalte 10% Formalinlösung, was zuerst zur kältebedingten Erstarrung der Gelatine, später zur Fixierung des Präparates führte. Bis zur Weiterverwendung oder Sektion blieben die Herzen somit konserviert.

Für die Röntgen-Photographie kamen die Präparate in ein Kunststoffgefäß, das mit $^1/_3$ 0,9% NaCl-Lösung und mit $^2/_3$ Ringer-Lösung gefüllt war. Stets trachteten wir, die Herzen frei von Luftblasen und gut untergetaucht zu halten. Während der Röntgen-Aufnahmen waren Röhre, Gefäße und Präparat sowie der Film streng fixiert. Um den Stereoeffekt zu erzielen, haben wir hintereinander 2 Aufnahmen, die gegeneinander um 6,5 cm verschoben worden waren, geschossen. Nach längeren Versuchen hat sich uns der Kodirex-Film besser als der Kodak-Angiographie-Film bewährt (Fa. Kodak, Wien). Mit dem Format 18×24 haben wir das Auslangen gefunden. Den Strahlengang und die Projektion haben wir so gewählt, daß eine möglichst genaue antero-posteriore Durchleuchtung der Herzen entstand. Auf die topographische Lage haben wir keine Rücksicht genommen. Am schwersten sind Angaben über die beste Belichtungs- und Entwicklungstechnik zu machen, da eine Vielzahl von Röntgengeräten zu berücksichtigen wäre. Ein schrittweises Erproben wird im Einzelfall nicht zu umgehen sein.

Die Röntgenfilme sind dann an einem der üblichen Schaukästen, rundherum gut abgeblendet, mit einer Stereobrille betrachtet worden. Dabei sei bemerkt, daß es anfänglich einiger Übung bedarf, bis man zuerst die richtige Distanz zum Röntgenbild findet und weiters durch Kippen der Brille zu einer achsengerechten Einstellung kommt. Die häufig verwendeten Ameroid-Konstriktoren an den Coronarästen stellen dabei dank ihres Metallringes einen guten „Zielpunkt" dar. Nicht vergessen sei, auf den leicht vergrößernden Effekt aller Stereobrillen hinzuweisen.

Durch die Formalinfixierung kommt eine ausgezeichnete Betrachtung mit gutem Überblick oft deshalb nicht zustande, weil als Folge der Schrumpfung es zu erheblichen Überschneidungen der Gefäße kommen kann. Handelt es sich dann um ein kleines Hundeherz, dann empfiehlt es sich, eine Sektion durchzuführen, bei der alle unwichtigen Myokardanteile geopfert werden und damit bei neuerlicher Photographie und Betrachtung die Orientierung wiedergegeben ist.

Literatur

Fergusson, D. J., E. K. Shirey, W. C. Sheldon, D. B. Effler, and F. M. Sones, Jr.: Circulation, Suppl. II 37/38, II-24 (1968).

Fulton, W. F. M.: The coronary arteries. Springfield, Ill.: Ch. C. Thomas 1965.

Sewell, W. H., F. M. Sones, Jr., R. G. Fish, J. T. Joyner, and D. B. Effler: J. thorac. cardiovasc. Surg. **49**, 317 (1965).

Taylor, W. T., and R. Gorlin: New Engl. J. Med. **285**, 283 (1966).

Vineberg, A. M., and J. Walker: Dis. Chest **45**, 190 (1964).

22. Eigene Erfahrungen in der Behandlung von Herzrhythmusstörungen mit besonderer Berücksichtigung des Morgagni-Adams-Stokes-Syndroms mittels Schrittmachern

W. Bross*, T. Bross (a.G.), R. Kołtowski (a.G.), A. Kustrzycki (a.G.) und B. Olejak (a.G.)-Wrocław/Polen

Summary. The authors report on the treatment of 1375 patients who suffered from cardiac arrhythmias, some in connection with surgical procedures. The utilization of various types of pacemakers is presented in detail and the possibilities of electrotherapy with use of cardioversion are discussed. Drug treatment is a valuable supplementation to electrotherapy. E. g., with the use of Alupent — C. H. Boehringer Sohn, Ingelheim — it was even possible in several cases to forego implantation of a pacemaker. The authors attribute special significance to the comprehensive treatment of the basic pathological condition which has produced the cardiac arrhythmia.

Zusammenfassung. Es wird über die Behandlung von 1357 Patienten berichtet, die an Herz-Rhythmusstörungen litten, teilweise im Zusammenhang mit operativen Eingriffen. Der Einsatz verschiedener Typen von Schrittmachern wird ausführlich dargestellt und die Möglichkeiten der Elektrotheraphie mit der Anwendung der Kardioversion abgehandelt. Die medikamentöse Behandlung stellt eine wertvolle Unterstützung der Elektrotherapie dar. So konnte z.B. unter der Applikation von Alupent (C. H. Boehringer Sohn, Ingelheim) in mehreren Fällen sogar auf die Implantation eines Schrittmachers verzichtet werden. Besondere Bedeutung messen die Autoren der umfassenden Behandlung des Grundleidens bei, das zur Herz-Rhythmusstörung geführt hat.

In der vorliegenden Arbeit möchten wir über eigene Beobachtungen in der Behandlung von Herzrhythmusstörungen in der II. Chirurgischen Klinik der Medizinischen Akademie in Wrocław berichten (Tabelle).

I. Rhythmusstörungen, die nicht unmittelbar mit einem chirurgischen Eingriff in Zusammenhang stehen

1. Bei Patienten mit labilem vegetativem Nervensystem werden vor Operationen häufig Herzrhythmusstörungen in Form von Tachykardien und Extrasystolen — vor allem als Folge eines erhöhten Sympathicotonus — beobachtet. Zu ihrer Behandlung eignen sich besonders Tranquilizer; wir verabreichen mit gutem Erfolg in solchen Fällen Valium „Roche“, 5—10 mg 3 × täglich und am Abend vor der Operation zusätzlich nochmals 10 mg. In dieser Gruppe befanden sich 404 Kranke (s. Tabelle).

2. Patienten mit Rhythmusstörungen bei gleichzeitigem Vorliegen von Herzfehlern und Myokardschäden stellen in unserem Krankengut die größte Gruppe dar, und zwar 588 Fälle (s. Tabelle). Bei der Behandlung müssen wir zwischen prä-, intra- und postoperativen Maßnahmen unterscheiden. Die präoperativen Maßnahmen gehen darauf hinaus, Herz und Kreislauf des Patienten in einen den Umständen entsprechend möglichst guten Zustand zu bringen. In zweiter Linie muß der Patient für die intraoperative Kardioversion vorbereitet werden. Zur Verbesserung der Herzleistung eignen sich Digitalis-Glykoside; wir bevorzugen das Digoxin Lanicor (C. F. Boehringer & Soehne, Mannheim), das als Glykosid der Mitte streubar ist und per os gut resorbiert und vertragen wird; die Dosierung bis zur Vollsättigung wird individuell angepaßt. Zusätzliche Applikation von Aldactone (C. F. Boehringer & Soehne, Mannheim) begünstigt — besonders bei Kaliummangel und pathologischer Wasserretention — die Rekompensation. Zur Vorbereitung einer Kardioversion ist die Prämedikation mit Chinidin besonders wichtig. Vor einigen Jahren berichteten wir (Bross, Koczorowski, Kustrzycki) über einen Fall, bei dem während einer Commissurotomie Kammerflimmern entstand und durch 24 min dauernde Herzmassage nicht behoben werden konnte. Bei diesem Fall bestand vor der Operation ein Vorhofflimmern. Nach erfolgreicher Defibrillation (220 Volt Wechselstrom) wurde nicht nur das Kammerflimmern, sondern auch das Vorhofflimmern beseitigt und

Tabelle. *Zusammenstellung des Krankengutes von 1357 Kranken mit Herzrhythmusstörungen, die in den Jahren 1958—1968 in der II. Chirurgischen Klinik (Direktor: Professor Dr. W. Bross) der Medizinischen Akademie in Wrocław beobachtet und behandelt wurden*

	Mitralfehler	Fallotsche Tetralogie	Vorhofseptumdefekt	Kammerseptumdefekt	Andere Herzfehler	Total
Nervös bedingte Herzrhythmusstörungen	260	32	27	21	64	404
Absolute Arrhythmie	540	2	4	—	42	588
mit MAS	—	—	—	—	38	38
Totaler AV-Block ohne MAS	—	—	5	—	4	9
Vorhofflimmern und -flattern	21	2	1	—	16	40
Kammerflimmern	43	82	77	49	14	265
Postoperativer AV-Block	—	4	5	4	—	13
Total	864	122	119	74	178	1357

somit eine erfolgreiche Kardioversion durchgeführt, mehrere Jahre bevor die Kardioversion zur klinischen Praxis ausgereift ist.

Die Wiederherstellung eines normalen Sinusrhythmus wird durch die erfolgreiche operative Korrektur des Herzfehlers und auch durch die konsequente medikamentöse Weiterbehandlung mit Digoxin und Chinidin bestimmt. Ödeme erfordern manchmal zusätzliche Verabreichung eines Diureticums (Lasix „Hoechst"). Gegen Infektionen wurden prophylaktisch Antibiotica (Ampicillin—Binotal „Bayer"); bei rheumatischen Schüben Elestol „Bayer" appliziert.

3. Bei totalem AV-Block mit Morgagni-Adams-Stokes-Syndrom (MAS), versuchen wir zunächst die konservative Therapie mit Alupent (C. H. Boehringer Sohn, Ingelheim) in Dauer-Tropfinfusion. Bei 5 Patienten gelang es auf diese Weise, normale Herzaktion wieder herzustellen. Das sicherste Verfahren und die günstigsten Voraussetzungen für die Behandlung der Herzinsuffizienz stellt die Anlage eines externen Schrittmachers dar, kombiniert mit einer gleichzeitigen Behandlung einer vorliegenden Grundkrankheit (Arteriosklerose, Rheumatismus). Wir behandelten 17 Fälle mit AV-Block, davon waren 10 auf arteriosklerotischer Basis, 6 auf rheumatischer und 1 Fall durch ein Thoraxtrauma bedingt. Die Implantation wird in Lokalanaesthesie unter prophylaktischer Tropfinfusion von Alupent — zur Vorbeugung eines MAS-Syndroms während der Operation — durchgeführt; die Alupent-Medikation wird

anschließend oral weitergeführt und wenn notwendig, durch Digitalis-Glykoside (Lanicor) ergänzt. Bei Rechtsinsuffizienz mit — trotz Implantation eines Schrittmachers — bestehenden großen Ödemen haben wir Saluretica (Lasix) angewandt.

Bei Patienten, deren AV-Block erst kurze Zeit bestanden hat, wird zuerst die Behandlung des Grundleidens eingeleitet. War das Leiden Folge einer Arteriosklerose, wurden die Patienten mit „EPL Substanzen" (Lipostabil und Lipogeron „Nattermann") behandelt; bei rheumatischer Genese mit Salicilaten, Corticoiden und Depot-Penicillin. In 4 Fällen von totalem AV-Block konnten wir auf diese Weise die Wiederherstellung eines normalen Sinusrhythmus erreichen, so daß die Schrittmacherbehandlung nur temporär benötigt wurde. Bei den übrigen Fällen — darunter waren solche, die auf die oben beschriebene Behandlung nicht ausreichend ansprachen oder der AV-Block schon mehrere Jahre bestand — wurde die Implantation eines permanenten Schrittmachers durchgeführt.

In der letzten Zeit wurden von uns bei der Implantation von Schrittmachern nur intrakardiale Elektroden benutzt.

Im folgenden möchten wir über unsere Erfahrungen an weiteren 16 Patienten der ersten Serie — mit inneren Schrittmachern — berichten, bei denen wir das Schrittmacher-Modell EM-139 angewendet haben; die Funktionsdauer der Schrittmacher lag zwischen 12 und 20 Monaten. In 6 Fällen mußte die Batterie ausgewechselt werden oder ein anderer Schrittmacher eingepflanzt werden. Unser ältester Patient war 68 Jahre alt, die jüngste Patientin 18 Jahre. Der erste und älteste Patient trägt seinen Schrittmacher — ein Chardack-Modell — nun seit 5 Jahren.

Von den oben erwähnten 16 Patienten ist nur eine 62jährige Kranke gestorben. Der Schrittmacher EM-139 ist durch Platzen der Batterie funktionsunfähig geworden. Auf die gleiche Weise ist bei einer anderen 52jährigen Patientin nach 13 Monaten die Funktion des Schrittmachers ausgefallen; zwischenzeitlich ist es glücklicherweise bei dieser Patientin zur Wiederherstellung eines Sinusrhythmus gekommen. Die übrigen 15 Patienten stehen weiterhin in ambulanter Beobachtung; 2 davon bedürfen nicht mehr der Elektro-Stimulation, da sich der normale Sinusrhythmus wieder eingestellt hat. Bei diesen 2 Patienten wurde die Batterie entfernt. Das Befinden der Patienten ist gut, zwei arbeiten als Beamte, die jüngste Patientin geht zur Schule. Das MAS-Syndrom ist bei keinem Patienten wieder aufgetreten.

II. Herzrhythmusstörungen — im Zusammenhang mit operativen Eingriffen

1. Bei operativen Eingriffen am Herzen kommt es manchmal unvorhergesehen zu Komplikationen durch Vorhofflimmern. Die Ursache

liegt meistens in Entgleisungen des Säure-Basenhaushaltes. Besonders häufig beobachtet man sie bei Anwendung von Hypothermie. Vorhofflimmern tritt in diesen Fällen früher auf als das Kammerflimmern. Laufende Kontrolle des Säure-Basenhaushaltes und der Plasmaelektrolyte ermöglichen eine zielgerichtete Therapie. Am häufigsten kommt es zu metabolischer Acidose, die eine Korrektur mit $NaHCO_3$ erfordert. Mit Wiederansteigen der Körpertemperatur nimmt die Tendenz zum Vorhofflimmern ab. In manchen Fällen muß nach vollendeter Korrektur des Herzfehlers die Kardioversion angewandt werden.

2. Das Kammerflimmern im Laufe der Operationen am Herzen stellt eine lebensbedrohende Komplikation dar. In besonderen Fällen kann es aber auch angestrebt werden zwecks Erzielung günstiger Voraussetzungen für die operative Korrektur von Herzfehlern. Als unvorhergesehene Komplikation kann es bei jedem chirurgischen Eingriff vorkommen.

Bei Eingriffen mit extrakorporalem Kreislauf wird Kammerflimmern bewußt durch elektrische Impulse (4—6 Volt, mit einer Frequenz von 150—200/min) mittels eines Fibrillators erzeugt. Solches Vorgehen erleichtert erfahrungsgemäß die Korrektur von Herzfehlern. Während der ganzen Operationszeit verabfolgen wir $^1/_4$stündlich 10—20 ml $NaHCO_3$ i.v. oder als Beigabe in die Herz-Lungen-Maschine. Nach gezielter pharmakologischer Vorbereitung wurde die Defibrillation in den meisten Fällen erfolgreich durchgeführt. Bei erneutem Wiederauftreten von Herzflimmern empfiehlt es sich, Adrenalin oder Alupent intrakardial zu verabreichen.

3. Ein AV-Block nach der Operation stellt ein Problem eigener Art dar; er tritt auf als Komplikation nach Verschluß eines Ventrikel- oder Vorhofseptumdefektes. Die Anlage eines äußeren Schrittmachers ist in solchen Fällen unbedingt angezeigt; zusätzlich verabreichen wir Alupent. In 5 Fällen von postoperativem AV-Block war diese Behandlungsmethode erfolgreich. Bei zweifelhaften Fällen mit intermittierendem AV-Block haben wir die Schrittmacherelektroden an das Myokard prophylaktisch angelegt.

Entfernt wurden die Elektroden erst nach Normalisierung des Herzrhythmus. Bei Persistieren des AV-Blocks muß ein permanenter Schrittmacher angelegt werden.

In der vorliegenden Arbeit konnten die Probleme der Herzrhythmusstörungen nicht erschöpfend abgehandelt werden. Wir wollten lediglich die Aufmerksamkeit darauf lenken, daß eine adäquate Kombination chirurgischer und medikamentöser Maßnahmen lebensrettend ist.

Leiter: Wir kommen nun zur Diskussion.

Aussprache

H. Thun-Bonn: Eine Frage zur Indikation des operativen Eingriffs: Herr Rudolph, Sie haben den enddiastolischen Druck im linken Ventrikel herausgestellt, während Herr Hegemann eine Erhöhung des enddiastolischen Druckes als eine Kontraindikation zu einem chirurgischen Eingriff ansieht. Das ist eigentlich nicht konsequent, denn die Erhöhung des enddiastolischen Druckes ist doch ein Parameter der Herzmuskelinsuffizienz. Gerade wenn er normal wäre, sollte man vielleicht chirurgisch nichts unternehmen.

Jetzt zu Herrn Senning: Eine Frage zur Chirurgie. Sie haben die Diskrepanz zwischen den guten Erfolgen mit der Coronarchirurgie rechts und schlechten Erfolgen links herausgestellt. Wie erklären Sie sich das? Ist vielleicht die Erklärung darin zu suchen, daß obstruktive Veränderungen an der rechten Coronararterie funktionell unbedeutend sind? Haben Sie alle Ihre Fälle postoperativ coronarangiographiert? Und noch eine weitere Frage. Spielen die Verkalkungen der Coronararterie eine Rolle

a) für Ihre operative Indikation,

b) für die Methode des operativen Vorgehens?

Die letzte Frage habe ich an Herrn Piwnica zu seiner Statistik zu stellen. Sie sprechen von „ehrlicher Statistik“. Ich möchte die absoluten Zahlen Ihrer vielseitigen Operationen wissen, nicht nur die Prozentsatzzahlen. Sie nannten 30%. Welche absoluten Zahlen liegen dem zugrunde?

Leiter: Ich darf die einzelnen Herren bitten, auf die Fragen einzugehen.

W. Rudolph (a. G.)-München: Zur Frage der Operationsindikation speziell zu Revascularisierungsmaßnahmen ist zu sagen, daß man eine endgültige Antwort darauf wohl noch nicht geben kann. Auf die Messung des enddiastolischen Druckes legen wir sehr großen Wert. Wenn ein hoher enddiastolischer Ventrikeldruck vorliegt, ist erfahrungsgemäß mit einer hohen Mortalität zu rechnen. Inwieweit ein erhöhter enddiastolischer Druck als Ausdruck einer Herzinsuffizienz oder einer veränderten Compliance aufzufassen ist, läßt sich oft nicht exakt entscheiden. Wenn eine veränderte Compliance vorliegt, dürfte das in diesem Zusammenhang nicht sehr bedeutungsvoll sein. Liegt jedoch eine Herzinsuffizienz vor, dann ist auch mit einer Mammaria interna-Implantation nichts Entscheidendes mehr zu erreichen. Gorlin — und wir können das bestätigen — hat außerdem in einer Serie von Coronarkranken mit relativ hohem enddiastolischen Druck häufig Ventrikelaneurysmen gefunden. Liegt ein großes Narbengebiet vor, dann ist eine Revascularisierungsmaßnahme selbstverständlich sinnlos. Dieses Narbengebiet kann die gleiche Dicke wie die übrige Ventrikelwand aufweisen und auch noch von Muskulatur durchsetzt sein.

Bei erhöhtem enddiastolischen Druck muß man in der präoperativen Beurteilung deshalb sehr vorsichtig sein. Wir würden jedoch glauben, daß man sich nicht auf eine bestimmte Drucksteigerung als oberste Grenze festlegen kann. Wenn mit der Ventrikulographie eine gute Ventrikelfunktion nachweisbar ist, würden wir einen höheren enddiastolischen Druck eher akzeptieren. Auf jeden Fall sollte diesem Beachtung geschenkt werden, da man dann nicht Gefahr läuft, Kranke zu operieren, die eigentlich nicht mehr operabel sind.

Nun zur Angiocardiographie: Es ist richtig, daß eine mit dieser Technik vorgenommene Bewegungsanalyse nur bestimmte Anteile des linken Ventrikels erfaßt. Im 1. schrägen Durchmesser läßt sich die Vorder- und Hinterwand des linken Ventrikels recht gut beurteilen, weniger gut dagegen der laterale und septale Bereich. Aus Untersuchungen der Gorlinschen Arbeitsgruppe ergibt sich jedoch, daß bei dieser Lagerung wenig Aneurysmen übersehen werden. Insgesamt betrachtet halten wir die Kontrastmitteldarstellung des linken Ventrikels für ebenso wichtig wie die Coronararteriographie selbst.

Mit der Elektrokymographie haben wir persönlich keine Erfahrung.

Å. Senning-Zürich/Schweiz: Erstens zur Frage, warum die Resultate links schlechter sind. Die Operationen an der linken Coronararterie sind aus anatomischen Gründen technisch schwieriger. Man benötigt dazu eine Periode von Anoxie während der Operation. Man kann diese Stenose nicht durch eine Plastikkanüle überbrücken, wie wir es rechts tun können. Wenn die Patienten die Operation überlebt haben, sind die Resultate nicht schlechter. Wir hatten bei den 13 operierten Kranken 1 Rezidiv.

Sie haben ferner gefragt, ob wir die Patienten in der postoperativen Phase coronarangiographiert haben. Alle Patienten, die nachher anginöse Schmerzen hatten, wurden coronarangiographiert. Dann wurden 6 von 11 ohne Schmerzen nochmals coronarangiographiert.

Daß die Verkalkungen eine Rolle spielen, ist immer der Fall. Es ist technisch viel schwieriger an einem Gefäß zu operieren, an dem sich ausgedehnte Verkalkungen finden. Ich denke an einen 18jährigen jungen Mann, der eine vollständig verschlossene rechte Coronararterie hatte, dazu eine Substenose am Ramus circumflexus links und dazu noch eine 3—4 cm lange und 8 mm dicke Verkalkung distal. Diese haben wir weggenommen und die Incision mit einem Patch verschlossen. Es ist gut gegangen. Technisch ist es jedoch viel schwieriger.

K. Walter-Hannover: Es wurde zur Prüfung eines Erfolgs der Revascularisierungsmaßnahmen davon gesprochen, daß man mit Hilfe der Cinéangiographie festgestellt habe, daß die implantierte A. mammaria offen geblieben sei und daß die Angina pectoris subjektiv zurückgegangen sei. Ich finde das ist ein schlechter Maßstab, denn ausschlaggebend für die Effektivität dieser operativen Maßnahmen ist doch wohl, ob das Herz bei Belastung auch eine bessere Blutversorgung bekommen hat. Mit anderen Worten: Es kommt darauf an, nachzuweisen, daß es sich bei diesen neu geschaffenen Gefäßen der Mammaria um funktionelle Kapazitätsgefäße handelt.

Eine zweite Bemerkung zu dem Vortrag von Herrn Hegemann. Er sagte, es spiele keine Rolle, ob beim implantierten Gefäß die Kollateralen unterbunden worden seien oder nicht. Hierzu gibt es Untersuchungen von einem Herrn Smith aus Amerika, die günstigere Ergebnisse zeigen, wenn eine offene Verbindung zu den Sinusoiden besteht.

G. Hegemann-Erlangen: Warum die A. mammaria Anschluß an das Herz bekommt, weiß man nicht. Die einen sagen, es seien die Sinusoide, die anderen, es liege an der phänomenalen Fähigkeit des Herzmuskels zur Kollateralisierung. Wenn Sie diese Operation machen, werden Sie feststellen, daß die Nebengefäße schon spritzen. Wenn Sie diese nicht unterbinden, hören sie in 5 min zu spritzen auf, drehen sich auf und sind dann fast wie abgebunden. Dann spielt es nach meiner Überzeugung keine Rolle, ob sie wirklich abgebunden sind oder nicht. Es sind auch keine Beobachtungen am Menschen bekannt, die das Gegenteil beweisen. Man muß bei den Operationen überhaupt Tierexperimente und Eingriffe am Menschen auseinander halten. Die freie Transplantation des Fettlappens, die Herr Vineberg empfohlen hat oder noch macht, führt beim Menschen nicht zu einer vermehrten Kollateralisierung des Herzmuskels. Die wichtigste Frage scheint mir die der Überlebenszeit zu sein und wie ich die Patienten gegen einen neuen Infarkt schützen kann. Die Akten hierüber sind sicher noch nicht geschlossen. Die Untersuchungen von Kümmerle über Langzeitfälle, die vor 10 Jahren operiert wurden, scheinen aber doch zu beweisen, daß die Überlebenszeit besser ist als bei den Kranken, die primär gute Ergebnisse bei der Vinebergschen Operation haben.

Leiter: Darf ich eine Frage rein technischer Natur stellen: Ich habe bemerkt, daß die Bilder so gezeichnet waren, daß die Tunnelierung von basal nach kranial zu erfolgte. Ist bei diesem Vorgehen nicht die Gefahr gegeben, daß man distal ein größeres Gefäß abschert? Effler geht ja eher von kranial nach basal zu. Man kommt dabei doch leichter an den größeren Gefäßen vorbei.

G. Hegemann-Erlangen: Ich bin Rechtshänder, und so ist es sehr viel leichter.

Leiter: Ich glaube, wir müssen mit der Diskussion aufhören, vor allem deswegen, weil wir noch einen besonders interessanten Vortrag angekündigt haben. Wir bedauern es sehr, daß Denton Cooley nicht persönlich kommen konnte, aber wir freuen uns, einen seiner Mitarbeiter, Herrn Messmer, begrüßen zu können, der über die Herztransplantation als Behandlungsmöglichkeit der schweren Coronarinsuffizienz berichten möchte.

Freie Vorträge

23. Die Herztransplantation als Behandlungsmöglichkeit der schweren Coronarinsuffizienz*

D. A. Cooley, B. J. Messmer (a.G.)*, G. L. Hallman (a.G.), R. D. Bloodwell (a.G.), J. J. Nora (a.G.) und R. D. Leachman (a.G.)-Houston/Texas

Summary. Cardiac transplantation provides a new method for the treatment of advanced cardiac disease. Since May 1968 17 cardiac transplantations in 16 patients have been performed, using allografts, at the Texas Heart Institute. In 12 cases the operation was indicated on account of heart failure due to diffuse coronary sclerosis, resistant to therapy. At the present time, 2 of these patients, 5 and 9 months after the operation, are still alive. Rejection and infection were the main causes of the 3 early and 7 late fatalities. During the same period of time 35 patients with severe heart failure could not receive a transplant since a donor was not available. 50% of these did not survive a waiting time of 1 month and only 14% lived longer than 6 months. A comparison of the patients who had received transplants and the potential recipients who did not undergo surgery shows that hitherto the patients who had received transplants had, on the average, survived for a longer period of time. Nevertheless, at the present time world-wide clinical use of this method appears to be premature. However, in special cases cardiac transplantation is justified as a palliative treatment possibility for severe coronary insufficiency.

Zusammenfassung. Die Herztransplantation eröffnet einen neuen Weg in der Behandlung fortgeschrittener Herzkrankheiten. Seit Mai 1968 wurden am Texas Heart Institut unter Verwendung von Allografts 17 Herztransplantationen bei 16 Patienten durchgeführt. In 12 Fällen bildete eine therapieresistente Myokardinsuffizienz auf der Basis einer diffusen Coronarsklerose die Indikation. Zur Zeit leben noch 2 dieser 12 Patienten 5 und 9 Monate nach der Operation. Abstoßung und Infekte bildeten die Hauptursachen der 3 Früh- und 7 Spättodesfälle. In der

* Diese Arbeit wurde teilweise unterstützt durch die Holderbank-Stiftung, Schweiz.

gleichen Zeitspanne konnten 35 Patienten mit schwerer Coronarinsuffizienz zufolge Spendermangels nicht transplantiert werden. Von diesen haben 50% eine 1 monatige Wartezeit nicht überlebt, und nur 14% lebten mehr als 6 Monate. Eine Gegenüberstellung der transplantierten Patienten und der nicht operierten potentiellen Empfänger zeigt, daß bisher die transplantierten Patienten im Durchschnitt länger gelebt haben. Trotzdem erscheint eine weltweite klinische Anwendung der Methode zum jetzigen Zeitpunkt noch verfrüht. In speziellen Fällen ist die Herztransplantation als palliative Behandlungsmöglichkeit der schweren Coronarinsuffizienz jedoch gerechtfertigt.

Dank des enormen Fortschrittes in der Herzchirurgie können viele angeborene Vitien und erworbene Herzklappenveränderungen erfolgreich korrigiert oder gebessert werden. Demgegenüber stellt die chirurgische Behandlung der Coronarinsuffizienz erhebliche Probleme. Zwar stehen uns zur Revascularisation des Myokards verschiedene direkte und indirekte Methoden zur Verfügung, doch bleibt deren Anwendungsmöglichkeit eingeschränkt.

1966 starben in den Vereinigten Staaten von Nordamerika 573191 Personen an den Folgen von Coronargefäßerkrankungen. Rund 160000 oder 28% waren im Alter zwischen 20 und 64 Jahren. Die Bestrebungen, einem Teil dieser Patienten mittels einer Herztransplantation zu helfen, sind nicht neu. In jahrelanger experimenteller Vorarbeit haben Shumway [11], Lower [6], Kantrowitz [5], Webb [14] u.a. die technischen Grundlagen geschaffen, welche es Barnard [1] am 3. Dezember 1967 erlaubten, die erste Herzallotransplantation beim Menschen durchzuführen. Seither wurden über 120 Herztransplantationen als letzter Versuch zur Rettung von Patienten im Endstadium einer kongenitalen oder erworbenen Herzkrankheit vorgenommen.

Klinisches Material. Unter Verwendung von Allografts wurden in der Zeitspanne zwischen dem 1. Mai 1968 und dem 1. März 1969 am Texas Heart Institut in Houston 16 Herztransplantationen bei 15 Patienten ausgeführt. Zusätzlich wurde bei einem 2 Monate alten Kind eine Herz-Lungentransplantation „en bloc“ wegen totalem AV-commune und schwerer pulmonaler Hypertonie vorgenommen [2]. 13 Patienten waren männlichen, 3 weiblichen Geschlechts. Ihr Alter schwankte zwischen 2 Monaten und 62 Jahren mit einem Durchschnittsalter von 46 Jahren.

Sämtliche Patienten befanden sich im Endstadium einer meist Jahre dauernden Herzkrankheit. Je einmal bildete ein schweres rheumatisches Mehrklappenvitium, eine Endokardfibroelastose, eine idiopathische Myokardiopathie sowie ein inoperables kongenitales Vitium die Indikation zur Transplantation. Bei einem Patienten ergab sich die Indikation zufolge einer irreversiblen Abstoßungskrise $6^1/_2$ Monate nach der ersten Transplantation. In 12 Fällen, d. h. bei $^2/_3$ aller Patienten, bildete eine generalisierte Myokardinsuffizienz auf der Basis einer diffusen Coronarsklerose die Indikation. Alle Patienten dieser letzten Gruppe waren nach mehrmaligen Herzinfarkten invalid und medikamentös nicht mehr zu bessern. Die präoperative Coronarangiographie zeigte in

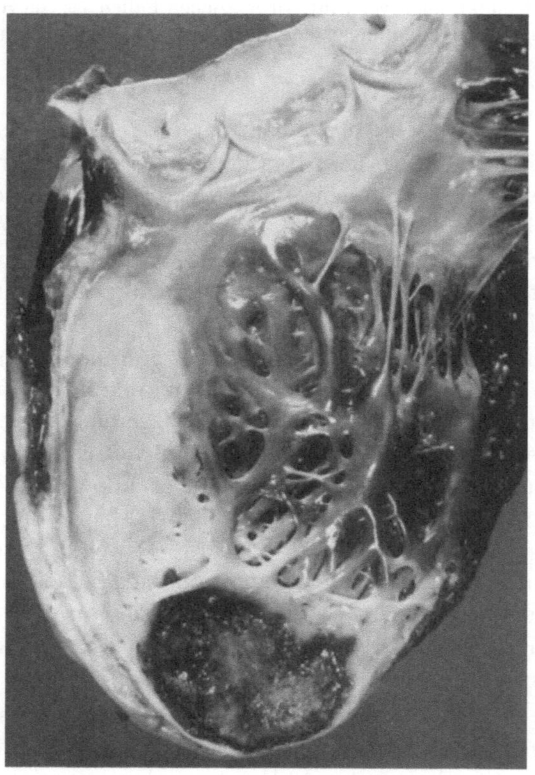

Abb. 1. Excidiertes Herz eines 46jährigen Patienten mit schwerer, therapieresistenter Myokardinsuffizienz bei ausgedehnter Coronarsklerose. Diffuse Myokardfibrose mit Einbeziehung eines großen Teils des Septums. Spitzenaneurysma mit Wandthrombose

jedem Fall eine ausgeprägte Sklerose aller Coronargefäße mit teilweisen Totalverschlüssen. Pathologisch-anatomisch fand sich entsprechend eine ausgedehnte Myokardfibrose mit größeren und kleineren, das Septum oft mit einbeziehenden Infarktherden. In 50% der Fälle war zudem ein ventrikuläres Aneurysma vorhanden (Abb. 1). Generell wurden bei der Empfängerauswahl die folgenden Kriterien beachtet: Die Patienten waren nicht älter als 65 Jahre und befanden sich in einem medikamentös nicht mehr beeinflußbaren Endstadium ihrer Krankheit. Generalisierte

Krankheiten oder Malignome bildeten eine absolute, floride Infekte eine zeitliche Kontraindikation zur Transplantation.

Die Spender rekrutierten sich ausschließlich aus Patienten im Alter zwischen 15 und 50 Jahren. Schwere Schädeltraumen, intrakranielle Blutungen und Hirntumoren waren die Ursache des klinisch und elektroencephalographisch bestätigten Hirntodes. Bei sämtlichen Spendern mußte die Atmung über längere Zeit mechanisch unterhalten und die Zirkulation medikamentös gestützt werden. Älter als 50 Jahre sollte unseres Erachtens ein Spender nicht sein. Bestehen Zweifel an der Qualität des zu verwendenden Herzens, so ist eine vorherige Abklärung mittels eines Coronarangiogramms indiziert. Infekte und Malignome, mit Ausnahme der primären Hirntumoren, schließen die Möglichkeit einer Organverwendung aus. Selbstverständlich erfolgten sämtliche Organentnahmen mit dem Einverständnis der nächsten Angehörigen.

Histokompatibilität. Präoperativ wurden im eigenen und retrospektiv in Zusammenarbeit mit Terasakis Labor Histokompatibilitätsstudien durchgeführt. Spender und Empfänger waren in allen Fällen aufgrund des AB0-Blutgruppensystems und des Lymphocytenkreuztestes zum Ausschluß präformierter Antikörper verträglich. Unter Anwendung der von Terasaki [13] aufgestellten Skala ergab die Gewebetypisierung einmal einen C+, je 4mal einen C und C− sowie 3mal einen D match.

Operative Technik. Der Zeitpunkt der Operation wird weitgehend durch den Zustand des Spenders bestimmt. In der Regel wird vorerst das Spenderherz inspiziert und erst dann die Operation beim Empfänger begonnen. Nach Freilegen des Herzens durch eine mediane Sternotomie werden beide Hohlvenen nahe am atrio-cavalen Übergang kanüliert. Der By-pass erfolgt in Normothermie mit Hämodilution. In der Zwischenzeit werden beim heparinisierten Spender sämtliche Gefäße angeschlungen. Die Excision der Herzen erfolgt simultan. Beim Empfänger werden Aorta und A. pulmonalis quer abgesetzt und das Herz unter Durchtrennung der rechten und linken Vorhofwand sowie des Vorhofseptums ausgelöst. Beim Spenderherzen werden alle Gefäße möglichst distal durchtrennt. Unter sorgfältiger Schonung des Sinusknotens und der atrio-ventrikulären Überleitungsbahnen [7] wird beim Spenderherzen die obere Hohlvene ligiert und der rechte Vorhof durch eine Incision von der V. cava inferior zum rechten Herzohr eröffnet (Abb. 2). Der linke Vorhof wird durch einen alle Lungenvenen verbindenden Kreuzschnitt eröffnet. Das Einnähen des Allografts erfolgt mit fortlaufenden Tycronnähten in der Reihenfolge: linker Vorhof, rechter Vorhof, A. pulmonalis und Aorta (Abb. 3 und 4). Da bei simultaner Arbeitsweise die Zeit des anoxisch induzierten Herzstillstandes auf ein Minimum beschränkt bleibt, wurde in keinem Fall eine Kühlung oder Perfusion des Transplantats vorgenommen. Nach Aspiration der Luft wird die Coronardurch-

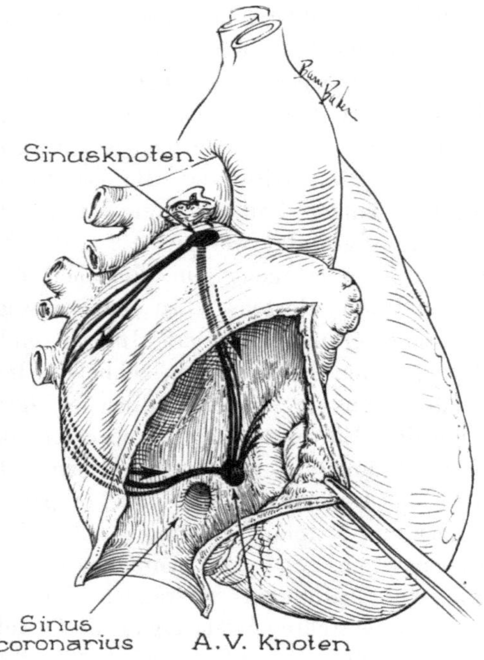

Abb. 2. Ligatur der V. cava superior und Eröffnung des rechten Vorhofs unter Schonung des Sinusknotens und der atrio-ventrikulären Überleitungsbahnen

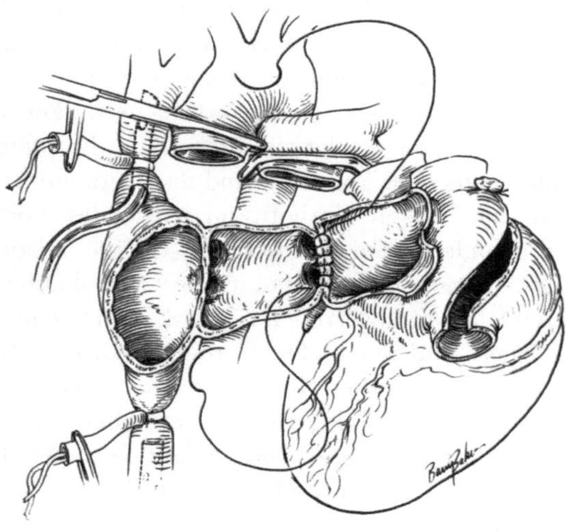

Abb. 3. Anastomosierung des linken Vorhofs, welcher durch einen die Lungenvenen verbindenden Kreuzschnitt eröffnet wurde. Die Naht wird an der lateralen Wand begonnen und endet am Septum

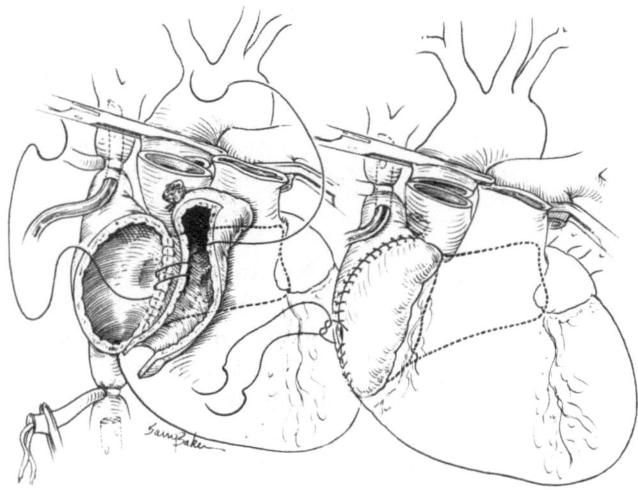

Abb. 4. Anastomose des rechten Vorhofs. Diese Naht wird am Septum begonnen und endigt an der lateralen Zirkumferenz

blutung durch Öffnen der Aortenklemme wieder hergestellt. In allen Fällen übernahm das eingepflanzte Herz seine Funktion spontan oder nach einmaliger Defibrillation. Die By-pass-Zeit betrug durchschnittlich 44 min.

Im Anschluß an die Operation werden die Patienten in einen isolierten Überwachungsraum gebracht, wo EKG, Pulsfrequenz, arterieller und zentralvenöser Druck laufend kontrolliert werden. Während der ersten 6—8 Std werden die Patienten beatmet und dann extubiert. Keiner der Fälle benötigte eine längere Beatmung oder eine Tracheotomie.

Immunosuppression. Abgesehen von kleineren Modifikationen bedienten wir uns des von Starzl [12] für die Nierentransplantation vorgeschlagenen Schemas der Immunosuppression. *Corticosteroide* werden am Operationstag und am 1. postoperativen Tag in der Dosierung von 4 mg/kg Körpergewicht (KG) Hydrocortison und 1 mg/kg KG Prednisolon 6stündlich verabreicht. Vom 2. postoperativen Tag an erhält der Patient nur noch Prednisolon, das innerhalb eines Monats stufenweise bis zu einer Unterhaltungsdosis von 20—30 mg täglich abgebaut wird. Treten Zeichen einer Abstoßungskrise auf, so wird nebst höheren Prednisolondosen wiederum Hydrocortison gegeben.

Azathioprin (Imuran) erhalten die Patienten bereits einige Stunden vor der Transplantation in einer Einzeldosis von 4 mg/kg KG. Am 1. und 2. postoperativen Tag beträgt die Dosis 3 mg/kg KG und wird dann auf 2 mg/kg KG reduziert. Die Unterhaltungsdosis schwankt zwischen 25 und 100 mg täglich und wird von der Leukocytenzahl abhängig gemacht.

Tabelle. *Funktionsstudien der transplantierten Herzen*

Patient	Zeit postop. Wochen	Frequenz		C.O.		C.I.		S.I.		PA	PCW	RVED
		R.	B.	R.	B.	R.	B.	R.	B.			
F. L.	9	93	109	4,6	8,1	2,7	4,7	0,028	0,043	35/15	$\overline{14}$	5
D. G.	6	96	102	3,5	5,3	2,0	3,1	0,021	0,030	20/10	$\overline{4}$	4
J. H.	11	114	138	3,0	5,2	1,6	2,7	0,014	0,019	35/15	$\overline{13}$	10
E. F.	20	104	108	5,1	7,2	2,9	4,2	0,028	0,039	27/9	$\overline{5}$	4
B. L.	13	102	120	5,9	10,6	2,9	5,2	0,028	0,043	19/7	—	6

Antilymphocytenglobulin (ALG) wird während der ersten 14 Tage täglich, später 1—3 mal wöchentlich i.v. verabreicht. Die Dosierung hängt vom cytotoxischen Titer sowie von der Clearance radioaktiv markierter Dosen ab.

Resultate

Mit Ausnahme zweier Fälle fühlten sich die Patienten bereits kurze Zeit nach der Operation wesentlich besser und konnten innerhalb der 1. Woche voll mobilisiert werden. 3 Patienten haben das Spital über längere Zeit verlassen; zwei wurden voll arbeitsfähig, der dritte sollte die Arbeit in Kürze aufnehmen können.

Postoperativ hatten alle Patienten einen normalen Sinusrhythmus mit den dazwischenliegenden P-Wellen des ursprünglichen Herzens. Bei 5 Patienten konnte die Funktion des Allografts mittels Rechtsherzkatheterismus nachkontrolliert werden. Die Resultate sind in der Tabelle zusammengestellt. Cardiac Output und Cardiac Index sind in Ruhe eher niedrig und nehmen bei Belastung nicht in dem Umfang zu wie beim normalen Herzen. Als Ausdruck der Denervation ist die Ruheschlagfrequenz des transplantierten Herzens höher und steigt bei Belastung langsamer und weniger stark an als normal. Die Regulation von Frequenz und Schlagvolumen wird beim transplantierten Herzen wahrscheinlich größtenteils humoral geregelt und erfolgt daher verspätet [4].

Von den 12 bis zum 1. März 1969 wegen schwerster Coronarsklerose transplantierten Patienten leben zur Zeit noch 2, 9 und 5 Monate nach der Operation. Beide befinden sich in gutem

Zustand. 3 Patienten starben innerhalb des 1. Monats nach der Operation. In einem Fall war eine schwere doppelseitige Bronchopneumonie, in einem weiteren ein Leber- und Nierenversagen die Todesursache. Bei beiden Patienten funktionierte das Transplantat einwandfrei. Der 3. Patient, ein D-match, kam zufolge einer akuten Abstoßungskrise nach 3 Tagen ad exitum. Weitere 7 Patienten starben zwischen $1\,^1/_2$ und knapp 6 Monaten postoperativ. 3mal bildete ein schwerer Allgemeininfekt begünstigt durch die Immunosuppression und 4mal eine therapieresistente Abstoßungskrise die primäre Todesursache (Abb. 5).

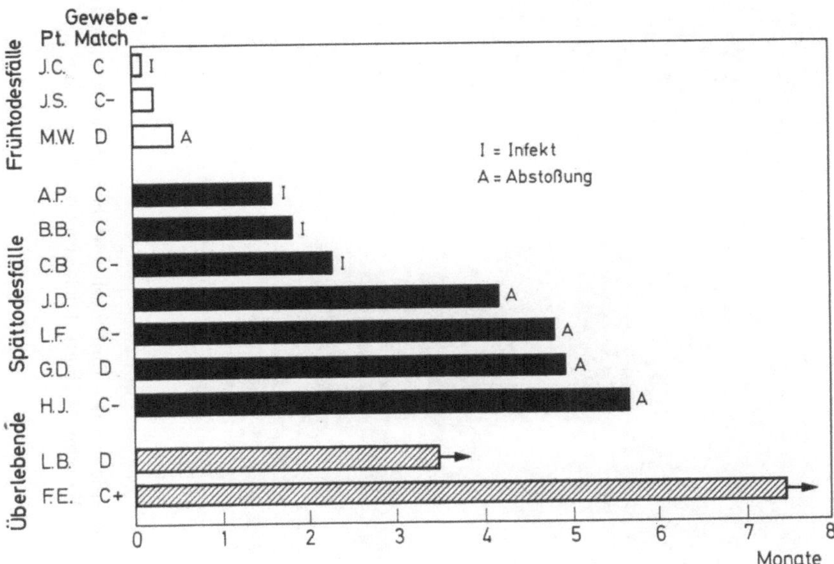

Abb. 5. Postoperative Überlebenszeiten und Todesursachen der 12 transplantierten Patienten

Pathologisch-anatomisch zeigten alle abgestoßenen Allografts ein ödematös verdicktes, hyperämisches Myokard. Ausgedehnte subendokardiale Blutungsherde konnten in allen Fällen festgestellt werden. Eine Lockerung der syncytialen Struktur als Folge eines interstitiellen Ödems waren typische Befunde sowohl bei der akuten als auch bei der chronischen Abstoßung (Abb. 6). Bei der chronischen Abstoßung konnten zusätzlich degenerative Veränderungen der mittleren und kleinen Coronargefäße im Sinne von Intimaverdickungen und entsprechender Gefäßeinengung gefunden werden.

Die bisherige Erfahrung zeigt, daß die chirurgische Technik der Herztransplantation weitgehend gelöst ist. Abstoßung und Infektion bilden

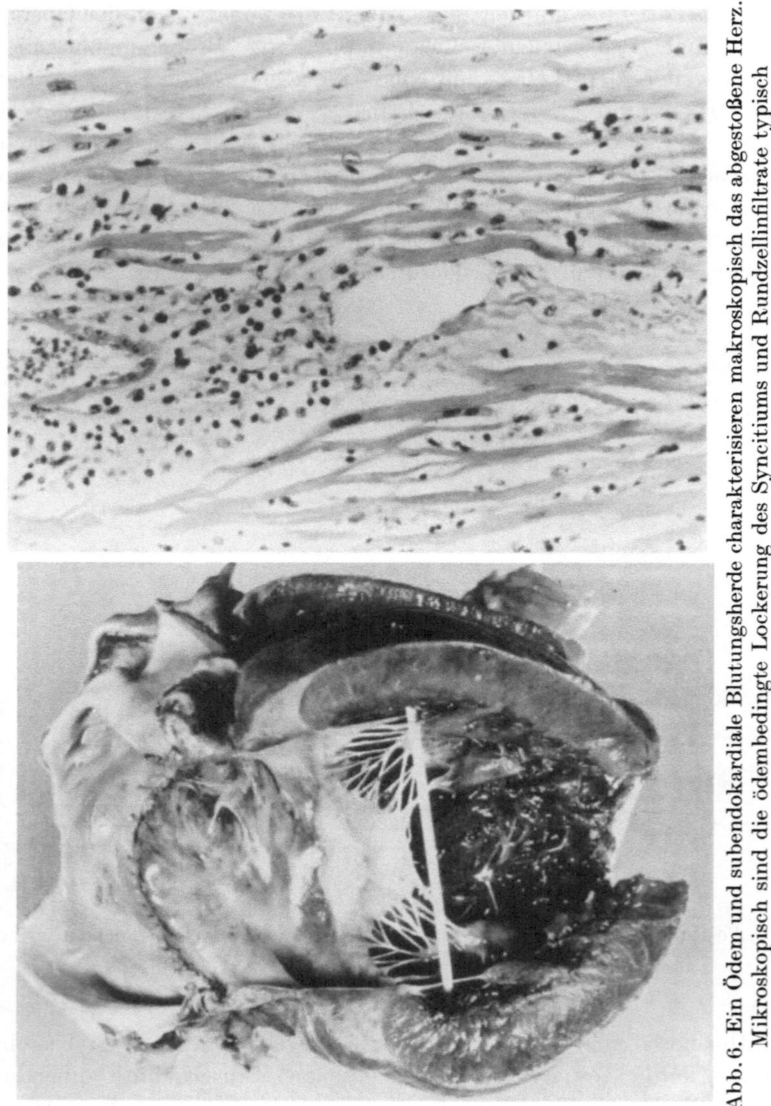

Abb. 6. Ein Ödem und subendokardiale Blutungsherde charakterisieren makroskopisch das abgestoßene Herz. Mikroskopisch sind die ödembedingte Lockerung des Syncitiums und Rundzellinfiltrate typisch

die Hauptprobleme. Unser besonderes Interesse galt daher der Früherfassung der Abstoßungskrise. Diese beginnt in der Regel mit Müdigkeit, Übelkeit, Fieber und verminderter Belastungstoleranz. Gleichzeitig können als objektive Parameter der kardialen Dysfunktion eine Tachykardie, ein Blutdruckabfall mit Verringerung der Blutdruckamplitude sowie eine Abnahme des Minutenvolumens festgestellt werden. Als Ausdruck der generellen Herzinsuffizienz kommt es zur Hepatomegalie und

Ödemen. Im EKG sind eine konstante Abnahme des QRS-Komplexes im Sinne einer low voltage und eine zunehmende Depression des ST-Segments typisch. Im Thoraxröntgenbild nimmt der Herzschatten zufolge einer Schwellung und Dilatation des Herzens sowie eines Perikardergusses zu. Während der ersten 4—6 Wochen nach der Operation kann die Bestimmung der LDH-Isoenzyme zur Früherfassung einer Abstoßungskrise von großem Nutzen sein. Dabei ist ein Überwiegen der LDH-1 über LDH-2 typisch.

Die Bekämpfung der Abstoßungskrise beginnt bei der Auswahl des Empfängers aufgrund der Histokompatibilität gegenüber dem Spender. Ein optimaler Gewebematch bildet die Grundlage für gute Spätresultate. Die Therapie der Abstoßungsreaktion besteht in einer massiven Erhöhung der immunosuppressiven Medikation. Absolute Bettruhe sowie eine Einschränkung der Salz- und Flüssigkeitszufuhr sind streng indiziert. In schweren Fällen muß der kardiale Output mit Isoproterenol unterhalten werden.

Schwere, therapieresistente Infekte stellen die gefährlichste Nebenwirkung der Immunosuppression dar und bildeten die Todesursache bei 4 von 10 verstorbenen Patienten der hier besprochenen Gruppe. Bei den Erregern handelte es sich durchwegs um primär harmlose, endogene Keime. Als Folge der Corticosteroidbehandlung konnte in den meisten Fällen ein Steroiddiabetes, eine Atrophie der Skeletmuskulatur und eine mehr oder minder ausgeprägte Osteoporose gefunden werden. ALG fördert Virusinfekte und dürfte für die massive Ausbreitung von Herpes simplex Infektionen, wie wir sie bei 2 Patienten gesehen haben, mitverantwortlich sein. Die Möglichkeit, daß ALG einer Tumorentwicklung oder Tumordissemination Vorschub leisten kann, ist ebenfalls nicht zu unterschätzen.

Betrachtet man die bisherigen Ergebnisse, so drängt sich die Frage auf: Ist beim heutigen Wissen um die immunologischen Probleme die Herztransplantation als Palliativmaßnahme bei Patienten mit schwerer, keiner konservativen Therapie mehr zugänglichen Coronarinsuffizienz gerechtfertigt?

In der Zeitspanne zwischen 1. März 1968 und 1. März 1969 standen weitere 35 Patienten mit schwerster Coronarinsuffizienz auf der Warteliste. Aus Mangel an geeigneten Spendern konnte eine Transplantation noch nicht ausgeführt werden. Wie Abb. 7 zeigt, haben 17 oder rund 50% davon eine 1monatige Wartezeit nicht überlebt. 6 weitere Patienten starben zwischen $1^1/_2$ und 4 Monaten. Um die Überlebenszeiten der potentiellen Empfänger mit derjenigen der transplantierten Patienten vergleichen zu können, wurde bei den letzteren die Wartezeit vom Moment des Entschlusses bis zur Operation zugerechnet. Damit wird die Zeit Null für beide Gruppen gleich. Unter diesem Gesichtspunkt sind

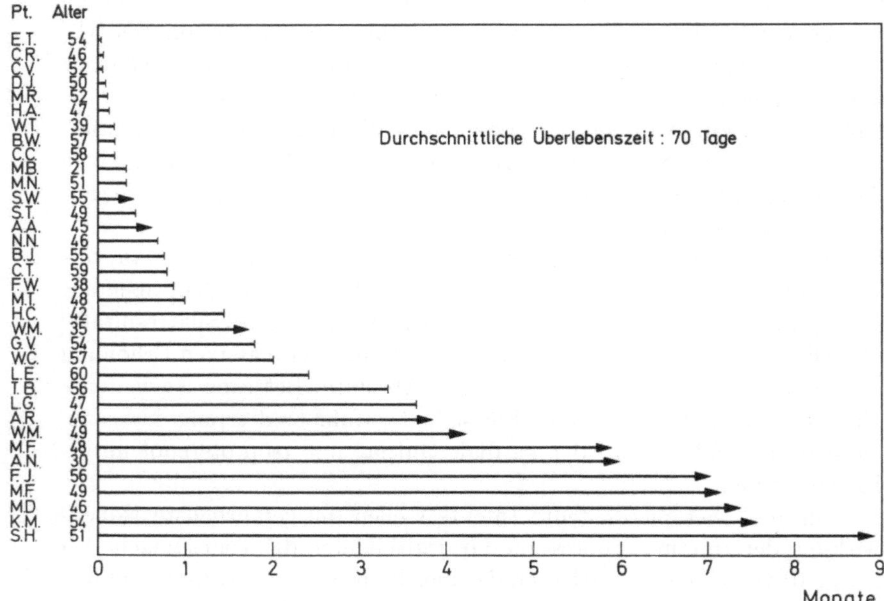

Abb. 7. Überlebenszeiten von 35 vorgesehenen, nicht transplantierten Patienten mit schwerer Coronarsklerose (bis 1. März 1969)

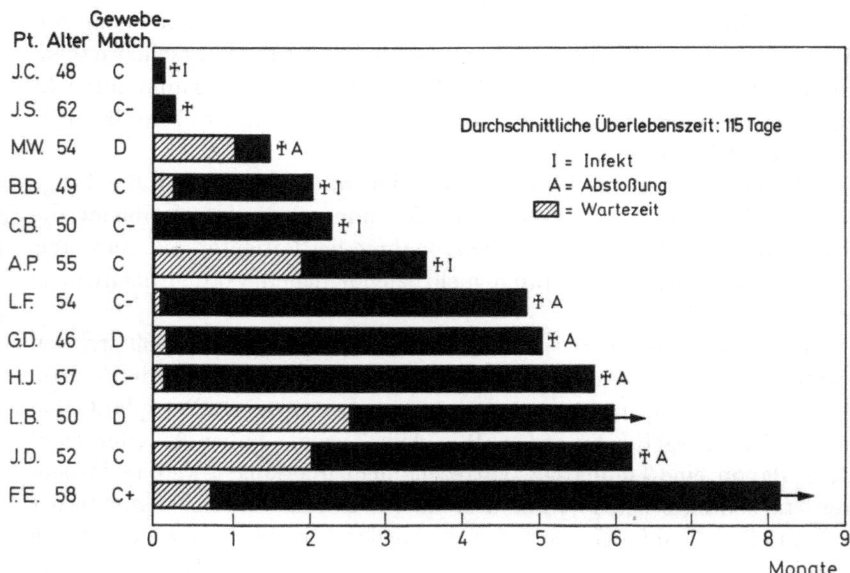

Abb. 8. Überlebenszeiten mit Einberechnung der präoperativen Wartezeit von 12 wegen Coronarsklerose transplantierten Patienten

nur 2 (17%) der transplantierten Patienten innerhalb des 1. Monats gestorben gegenüber 17 (48%) der nicht transplantierten Patienten. 7 (48%) der transplantierten und 12 (34%) der nicht operierten Fälle überlebten 3 Monate. Bis zum 1. März 1969 erreichten 2 (25%) der transplantierten gegenüber 5 (14%) der nicht transplantierten Patienten eine 6monatige Überlebenszeit (Abb. 8). Im Durchschnitt überlebten bis zu diesem Zeitpunkt die transplantierten Patienten mit 115 Tagen deutlich länger als die nichttransplantierten potentiellen Empfänger mit 70 Tagen [8].

Ein schwerwiegendes Problem bildet der akute Spendermangel. In den seltensten Fällen dürfte ein Spender vorhanden sein, wenn ein potentieller Empfänger stirbt. Dies gilt insbesondere für jene Patienten, bei welchen das Herz im Anschluß an eine Herzoperation seine Funktion nicht mehr übernimmt. Diese Situation ergab sich vor kurzem nach der Excision eines ausgedehnten Herzwandaneurysmas bei einem 47jährigen Patienten mit langjähriger Anamnese. Da kein Spenderherz für eine Allotransplantation zur Verfügung stand, wurde erstmals das von Liotta [3] entwickelte künstliche Herz zur Überbrückung der Zeitspanne zwischen dem Versagen des Patientenherzens und der Transplantation eines Allografts verwendet. Diese Prothese besteht aus zwei separaten Kammern, welche aus Dacron und Siliconkautschuk gefertigt sind. Diese werden wie ein Allograft intraperikardial an Stelle des excidierten Patientenherzens eingenäht. Ein trichterförmiger Aufsatz bildet die Verbindung zum linken bzw. rechten Vorhof. Die Verbindung zur Aorta und A. pulmonalis wird über einen Dacrongraft hergestellt. Im Inneren der Kammern trennt ein Dacrondiaphragma den hämodynamisch aktiven Anteil vom pneumatischen System. Einfluß und Ausfluß werden durch je zwei Wadaklappen gesteuert (Abb. 9). Der Antrieb erfolgt von außen über eine elektronisch gesteuerte Sog-Druckpumpe, welche mittels Siliconschläuchen mit den intraperikardial gelegenen Kammern verbunden ist. Beide Kammern, das pneumatische System und die Elektronik arbeiteten einwandfrei über 63 Std. Bereits kurze Zeit nach der Operation war der Patient ansprechbar. Eine während des prolongierten By-pass aufgetretene Hämolyse ging signifikant zurück, doch resultierte daraus ein Nierenschaden. Nach 63 Std wurde das künstliche Herz durch einen Allograft ersetzt. Leider kam der Patient $1^1/_2$ Tage nach dieser 2. Operation zufolge einer respiratorischen Insuffizienz bei ausgedehnter Bronchopneumonie ad exitum.

Ziel jeder medizinischen Therapie soll nicht allein die Verlängerung, sondern vor allem die Verbesserung des Zustandes eines Patienten sein. 9 von 12 wegen Coronarinsuffizienz transplantierter Patienten, welche länger als 1 Monat nach der Operation lebten, erfreuten sich über längere Zeit einer besseren Gesundheit als Jahre zuvor. Jene Patienten, welche das Spital verlassen und arbeiten konnten, beweisen zudem, daß ein normales Leben mit einem transplantierten Herzen durchaus möglich ist.

Aufgrund der bisherigen Erfahrung glauben wir die Herztransplantation als palliative Behandlungsmöglichkeit der schweren, keiner konservativen Therapie zugänglichen Coronarinsuffizienz akzeptieren

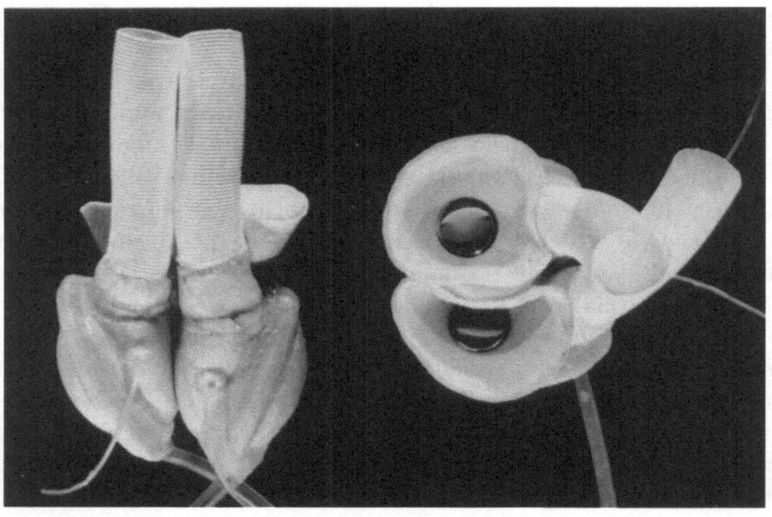

Abb. 9. Orthotope Herzprothese bestehend aus zwei Kammern aus Dacron in Siliconkautschuk. Die trichterförmigen Ansätze sind für die Vorhöfe, die Dacrongrafts für Aorta bzw. A. pulmonalis. Der Klappenmechanismus wird von 4 Wadaklappen gebildet. Siliconschläuche bilden die Verbindung zum pneumatischen Antriebssystem

zu dürfen. Eine weitverbreitete klinische Anwendung der Methode scheint aber noch verfrüht. Wichtig ist zur Zeit, daß anhand ausgewählter Fälle weitere Erfahrung gesammelt wird. Sicherere Testmethoden zur Bestimmung der Gewebekompatibilität und ein besseres Verständnis der immunologischen Probleme müssen zur Verbesserung der bisherigen Resultate angestrebt werden. Das künstliche Herz wird die Allotransplantation in nächster Zukunft noch kaum ersetzen. Es kann aber helfen, die Zeitspanne vom Moment des totalen Versagens eines schwer geschädigten Herzens bis zum Eintreffen eines geeigneten Spenders zu überbrücken.

Literatur

1. Barnard, C. N.: S. Afr. med. J. **41**, 1271 (1967).
2. Cooley, D. A., R. D. Bloodwell, G. L. Hallman, J. J. Nora, G. M. Harrison, and R. D. Leachman: Ann. thorac. Surg. **8**, 30 (1969).
3. — D. Liotta, G. L. Hallman, R. D. Bloodwell, R. D. Leachman, and J. D. Milam: Trans. Am. Soc. Artif. Int. Organs **15**, 252 (1969).

4. Hallman, G. L., L. L. Leatherman, R. D. Leachman, D. G. Rochelle, D. L. Bricker, R. D. Bloodwell, and D. A. Cooley,: Function of the transplanted heart. J. Thorac. Cardiovasc. Surg. (im Druck).
5. Kondo, Y., F. Grädel, and A. Kantrowitz: Circulation **31/32** (Suppl. 1), 181 (1965).
6. Lower, R. R., E. Dong, Jr., and N. E. Shumway: Surgery **58**, 110 (1965).
7. Merideth, J., and J. L. Titus: Circulation **37**, 566 (1968).
8. Messmer, B. J., J. J. Nora, R. D. Leachman, and D. A. Cooley: Lancet **I**, 954 (1969).
9. Milam, J. D., R. D. Bloodwell, J. J. Nora, F. H. Shipkey, Jr., G. L. Hallman, and D. A. Cooley: Circulation (im Druck).
10. Nora, J. J., D. A. Cooley, D. J. Fernbach, D. G. Rochelle, J. D. Milam, J. R. Montgomery, R. D. Leachman, W. T. Butler, R. D. Rossen, R. D. Bloodwell, G. L. Hallman, and J. J. Trentin: New Engl. J. Med. **280**, 1079 (1969).
11. Shumway, N. E., W. W. Angell, and R. D. Wuerflein: Transplantation **5** (Suppl.), 900 (1967).
12. Starzl, T. E., T. L. Marchioro, D. E. Hutchison, K. A. Porter, G. J. Cerilli, and L. Brettschneider: Transplantation **5**, 1100 (1967).
13. Terasaki, P. I., D. L. Vredevoe, and M. R. Mickey: Transplantation **5** (Suppl.), 1057 (1967).
14. Webb, W. R., H. S. Howard, and W. A. Neeley: J. thorac. Surg. **37**, 361 (1959).

Leiter: Vielen Dank, Herr Messmer, für die sehr interessanten Ausführungen. Eine Diskussion nach diesem Vortrag ist nicht vorgesehen, ich muß auch sagen, daß es hier wohl an Stelle einer Diskussion nur zu einer Fragestunde kommen würde. Herr Brendel hat sich jedoch gemeldet, um etwas zu sagen.

W. Brendel-München: Ich möchte doch bei aller Bewunderung vor der chirurgischen Leistung Cooleys und der Leistung des künstlichen Herzens den vielleicht etwas negativen Aspekt der Sammelstatistik, die Herr Messmer hier vorgetragen hat, wieder zurückdrehen, aus der hervorgeht, daß die Transplantierten 115 und die Nichttransplantierten 75 Tage überlebt haben. Mir scheint, daß die immunsuppressive Therapie in den Fällen von Cooley doch nicht optimal war. Wenn wir die Fälle betrachten, die bisher mit unserem in München entwickelten Antilymphocytenglobulin behandelt wurden, sieht das Bild sehr viel günstiger aus. Von 9 nach unserem Schema behandelten Patienten leben noch 7 4 bis 8 Monate, davon Blaiberg 14 Monate. Die Todesursache der Verstorbenen war in einem Falle eine nach 8 Monaten aufgetretene Hirnembolie, ausgehend von einer Thrombophlebitis, im anderen Fall eine multiple Sepsis, ausgehend von einer Thrombophlebitis nach Venaesectio. Von den langfristig Überlebenden ist Ihnen allen der Zustand von Blaiberg bekannt; Smith, der zweite langfristig überlebende in Kapstadt spielt schon wieder Tennis, er war früher Tennischampion von Südafrika. Ein über 8 Monate Lebender in Sao Paulo ist wieder voll berufstätig. Der wesentliche Unterschied unseres Therapieschemas gegenüber den Fällen von Cooley ist einmal, daß wir ein hochtitriges Antilymphocytenglobulin in hohen Dosen i.v. vom ersten Tag der Transplantation an verabreichen und zweitens fast immer nur Antilymphocytenglobulin verwendet haben, das mit Lymphocyten aus dem Ductus thoracicus hergestellt wurde. Auch bei den noch nicht so lange überlebenden Fällen ist bisher unter der Therapie mit Antilymphocytenglobulin noch keine Abstoßungskrise aufgetreten. — Es sind dies nur 9 Fälle, verglichen mit den 16 Fällen von Cooley, ich glaube aber, daß die Daten dieser 9 Fälle doch schon statistisches Gewicht haben und generell ermutigender stimmen.

Leiter: Wir kommen damit zum Ende der heutigen Nachmittagssitzung. Ich möchte den Herren Referenten für Ihre Vorträge danken, Ihnen aber für die Aufmerksamkeit, und schließe die Sitzung.

Mittwoch, den 9. April 1969

Sondersitzung von 14.00 bis 16.30 Uhr

Chirurgie am Unfallort

Verhandlungsleiter: Priv.-Doz. Dr. E. Gögler-Heidelberg

24. Chirurgische Erstversorgung am Unfallort

Indikation, Organisation, Ausbildung, Fehler und Gefahren

E. Friedhoff-Köln

Summary. Surgical treatment at the very location of an accident presents a small, yet important sector of a modern casualty service. *The indications* for the employment of a surgeon are life-endangering conditions. The *measures* used are: 1. respiratory resuscitation, 2. cardiac resuscitation, 3. circulatory resuscitation. The *organization* should be adapted to local conditions and will require the active cooperation of all concerned. The initiative for such a reorganization of casualty services cannot be supplied by the medical profession, especially surgeons and anesthetists, only. It will have to emanate largely from Federal Authorities, from State (Land) Governments, from the communes, and, last but not least, from first-aid organizations. Instruction of laymen and doctors will have to be carried out with due regard being paid to the latest improvements of resuscitation technique, so that *mistakes* and *dangers* may be avoided.

Zusammenfassung. Die Chirurgie am Unfallort ist ein kleiner, aber wichtiger Teil einer modernen zeitgemäßen Unfallrettungsorganisation. *Die Indikation* zum Einsatz des Chirurgen sind lebensbedrohliche Zustände aller Art. Die *Maßnahmen* sind: 1. Respiratorische Reanimation, 2. kardiale Reanimation, 3. zirkulatorische Reanimation. Die *Organisation* ist den örtlichen Verhältnissen anzupassen und bedarf einer positiven Zusammenarbeit aller Beteiligten. Die Initiative zur Reorganisation des Unfallrettungsdienstes kann nicht nur von uns Ärzten, insbesondere Chirurgen und Anaesthesisten, ausgehen. Sie muß vorrangig ein Anliegen des Bundes, der Länder und Gemeinden, nicht zuletzt der Rettungsorganisationen sein. Die *Ausbildung* der Laien und Ärzte muß unter Berücksichtigung neuer Erkenntnisse in der Reanimation erfolgen, nur dann sind *Fehler* und *Gefahren* zu vermeiden.

Die weltweite Diskussion über die Notwendigkeit, Möglichkeit und Grenzen ärztlicher Erstversorgung am Unfallort basiert einmal auf der veränderten Unfallsituation in der heutigen Industriegesellschaft und zum anderen auf dem Fortschritt der Reanimation.

Der Kieler Chirurg Friedrich von Esmarch, seinerzeit „Rebell gegen den Unfall" genannt, sah sich gegen Ende des vorigen Jahrhunderts während der ersten großen Industrialisierung vor ähnliche Probleme gestellt, als die Zahl der verletzten und toten Arbeiter mangels Sicherheits- und Schutzvorrichtungen am Arbeitsplatz und unzureichender Erst- und Endversorgung rapide anstieg. Nicht zuletzt verdanken wir es seiner Initiative, daß die Invalidität und Letalität durch Betriebsunfälle innerhalb von 20 Jahren um etwa die Hälfte gesenkt werden konnte.

Mit zunehmender Motorisierung folgte ein steiler Anstieg der Verkehrsunfälle, mit denen die nächste Chirurgengeneration konfrontiert wurde.

Vor 30 Jahren auf der 62. Tagung unserer Gesellschaft forderte Martin Kirschner: Der Arzt soll zum Verletzten kommen und nicht der Verletzte zum Arzt. Seine Feststellung, daß ein langer Transport an die richtige Stelle besser ist als ein kurzer an die falsche, hat unter der Entwicklung der Medizin in den letzten 30 Jahren größeres Gewicht bekommen.

15 Jahre später auf der 71. Tagung führte uns K. H. Bauer die drückende Last der Verkehrsopfer vor Augen. 1953 waren es allein in Westdeutschland 300000 Verletzte und 11000 Tote. Im letzten Jahr waren es über 17000 Tote.

Unter dem Eindruck dieser Zahlen und Tatsachen ist der Chirurg berufen, sich mit den vielschichtigen Problemen des Unfallrettungsdienstes innerhalb und besonders außerhalb des Krankenhauses intensiv zu befassen. Nur dann kann er unter Berücksichtigung seiner Möglichkeiten *indirekt* oder *direkt* am Unfallort wirksam werden.

Indirekt hat er die Möglichkeit, die wichtige und unerläßliche Laienhilfe zu fördern. Vielerorts sind bereits durch Kurse in Erster Hilfe und Wiederbelebung an den Schulen beachtliche Erfolge erzielt worden. Endlich werden die Grundkenntnisse der Versorgung Unfallverletzter von jedem Führerscheinanwärter verlangt. Die Bundeswehr sorgt für eine angemessene Ausbildung in Erster Hilfe bei jedem Wehrpflichtigen. Wenn auch an vielen Universitäten die unterschiedlichen Wege zur Ausbildung der Vorkliniker und Kliniker beschritten werden, so ist trotz zahlreicher Argumente und Resolutionen eine entsprechende Pflichtvorlesung und eine Berücksichtigung in der Examensordnung bis heute noch nicht vorgeschrieben. Ungleich erfolgreicher sind die Bemühungen des Chirurgen, wenn er den Fortschritt in der kardio-pulmonalen Reanimation gemeinsam mit Anaesthesisten und Internisten allen Ärzten seines Krankenhauseinzugsbereiches, in den Schulen der medizinischen Hilfsberufe den Schwestern, Pflegern, medizinisch-technischen Assistentinnen, Heilgymnastinnen, insbesondere aber den Notfallsanitätern, hier natürlich im Einvernehmen mit den zuständigen Rettungsorganisationen, weiter vermittelt.

Von ausschlaggebender Bedeutung ist die Lösung der organisatorischen Probleme. Wie schwierig sie auch immer sein mögen, ohne die Bereitschaft des Chirurgen, sich auch für den Verletzten am Unfallort und auf dem Transport zu seinem Krankenhaus mitverantwortlich zu fühlen, werden alle Bemühungen unvollständig bleiben. So unterschiedlich die Situation in Stadt und Land auch immer ist, die Einbeziehung des Krankenhauses in das Nachrichtensystem muß einer Lösung zugeführt werden. Viele Beispiele zeigen, daß es möglich ist. Auch die

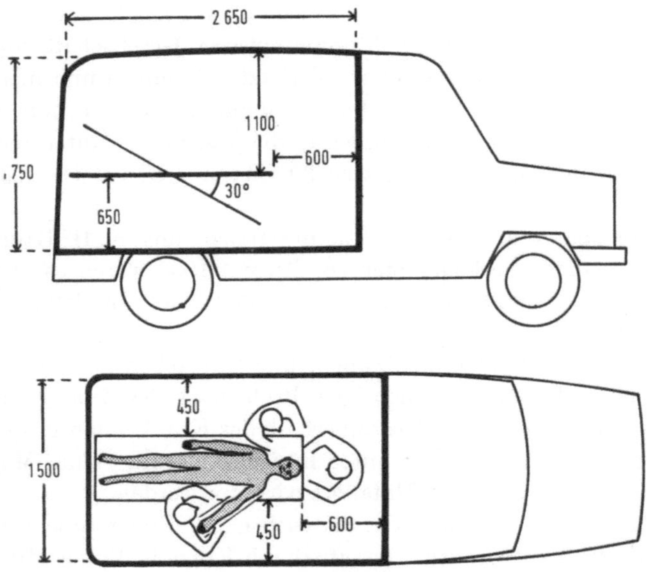

Abb. 1. Mindestmaße der Rettungswagen

Erkenntnis, daß der Wert der Unfallhilfsstellen mehr in der Meldefunktion liegt und diese in absehbarer Zeit in Tag und Nacht einsatzbereite Geräte umgewandelt bzw. ergänzt werden können, ist zu begrüßen.

Die bereits 1957 bahnbrechende Forderung von K. H. Bauer der Erstversorgung Schwerverletzter am Unfallort und ihre Überwachung auf dem Transport führte schließlich zu einer grundlegenden Änderung der sog. Krankenkraftwagen (Abb. 1). Seit 1967 kennen wir nach der DIN 75080 den Krankentransportwagen, kurz KTW und den Rettungswagen, kurz RTW genannt. Dieser kommt in räumlicher Aufteilung und Innenausstattung dem heute bereits in vielen Städten erfolgreich eingesetzten NAW gleich und wird im In- und Ausland für die Versorgung aller Notfälle anerkannt. Herr Ungeheuer wird noch näher darauf eingehen.

In enger Zusammenarbeit mit den Kommunalverwaltungen, den Trägern des Krankentransportes und des Unfallrettungsdienstes, den Organisationen der öffentlichen Sicherheit und der Ärzteschaft muß es unser erklärtes Ziel sein, den Krankentransport und Unfallrettungsdienst den Krankenhäusern anzugliedern. Das schließt eine zusätzliche lokalbedingte Dezentralisation nicht aus.

Direkte Aufgabe des Chirurgen

Tabelle 1. *Ärztliche Einsatzleitung*

1. Einsatz mit oder ohne Arzt	3. Transportfähigkeit
2. Erstbefunderhebung	4. Transportendstation

Je nach Inhalt der Unfallmeldung hat er zu entscheiden, ob der Rettungswagen mit oder ohne Arzt ausrückt. Die Erfahrung hat gezeigt, daß mit steigender Zahl gemeinsamer Einsätze, d. h. Ärzte und Notfallsanitäter, das Können und die Leistungsfähigkeit des Hilfspersonals wesentlich verbessert wird und der Arzt seltener und gezielter am Unfallort und auf dem Transport eingreift.

Feststellung des Todes am Unfallort

Wir gehen heute davon aus, daß etwa 12% der Verletzten auf dem Transport sterben. Der Tod am Unfallort und auf dem Transport wird zwar amtlich in aller Regel im Krankenhaus durch einen Arzt festgestellt; dem geht aber immer die Entscheidung eines — wenn auch mehr oder weniger geschulten — Laien voraus. Dreimal wurde ich bei Verletzten im schwersten Schock und bei Starkstromunfall aufgefordert, den eingetretenen Tod zu bestätigen. Sofort eingeleitete Reanimationsmaßnahmen retteten diesen Menschen das Leben. Die Zahl derer, die einer Fehlbeurteilung durch Laien zum Opfer fallen, ist nicht bekannt. Sie ist sicher größer, als wir annehmen.

Beurteilung der Art und Schwere der Verletzungen unter Berücksichtigung der apparativen und personellen Leistungsfähigkeit der örtlichen Klinik

Hier gilt der Satz von Kirschner: Besser ein längerer Transport an die richtige Stelle, als ein kurzer an die falsche. Dies um so mehr, wenn wir die segensreiche Entwicklung der Zentren mit kostspieligen Einrichtungen und Spezialisten verfolgen. Auf Einzelheiten dieses Problemes einzugehen, das im besonderen Maße die ärztliche Verantwortung anspricht, würde zu weit führen.

Gerade aus der Sicht des allgemeinen mittleren und kleinen Krankenhauses gewinnt dieser Punkt besondere Bedeutung. Immer wieder werden ohne jede Vorankündigung schwerste Schädel-Hirnverletzungen, ausgedehnte Verbrennungen, Wirbelsäulenverletzungen mit Lähmungen, Gefäßzerreissungen ohne jede Schocktherapie oder Prophylaxe am Unfallort oder auf dem Transport aus kleinen Krankentransportwagen und sog. Unfallwagen auf PKW-Fahrgestell ausgeladen. Unzureichende Erstversorgung und Transporttrauma führen zwangsweise zu einer Verschlechterung des bedrohlichen Zustandes, der nun im Krankenhaus einen weit größeren Aufwand erfordert, um Lebensgefahr zu bannen. Dann steht man vor der Frage, ob nicht ein Weitertransport in ein entsprechendes Zentrum oder Großklinikum oder Schwerpunktkrankenhaus, wie Sie es auch immer nennen mögen, bessere Überlebenschancen bietet. Es ist einfach ausgeschlossen, daß heute jedes Krankenhaus einen Serienangiographen, ein klinisches Großlabor, das gesamte Rüstzeug der Gefäßchirurgie sowie Beatmungsstation und andere aufwendige Einrichtungen für spezielle Zwecke bereithält. Das entbindet den Chirurgen nicht, die manchmal lebensrettende Entlastungstrepanation und andere dringliche Eingriffe nach wie vor zu beherrschen.

Tabelle 2. *Indikationen für den ärztlichen Einsatz*

1. Schwere Schädel-Hirnverletzungen	5. Schwere kombinierte Verletzungen
2. Schwere Thoraxverletzungen	6. Schwere Verbrennungen, Verschüttete, Eingeklemmte
3. Schwere Bauchverletzungen	
4. Schwere Gliedmaßenverletzungen	7. Atemstillstand — Kreislaufstillstand

Einsatz bei schweren Schädel-Hirnverletzungen

Nach K. H. Bauer haben 53% der durch einen Betriebsunfall und über 70% durch einen Verkehrsunfall Getöteten eine Schädel-Hirnverletzung. Die sofort einsetzende Bewußtlosigkeit birgt durch die Atemfunktionsstörung unmittelbare Lebensgefahr in sich. Dem gut ausgebildeten Laien kommt in den ersten entscheidenden Minuten eine lebensrettende Aufgabe zu. Er sollte in der Lage sein, die Ursache der Atemstörung zu erkennen und zu beseitigen sowie die Tiefe der Bewußtlosigkeit zu beurteilen. Ferner sollte er wissen, daß der Verletzte bei flacher Atmung auf Anrufen, bei mittlerer Bewußtlosigkeit auf Schmerzreize reagiert und daß bei tiefer Bewußtlosigkeit die Schutzreflexe erloschen sind. Die Übergänge der einzelnen Stadien sind gerade am Unfallort und auf dem Transport fließend, daher der Grundsatz: Ein Bewußtloser ist so lange nicht transportfähig, bis die respiratorische Funktion auf dem Transport sichergestellt ist.

Die Maßnahmen des Arztes im Rettungswagen sind klar. Durch die Intubation wird jedes periphere Atemhindernis, sei es das Zurücksinken der Zunge oder Aspiration von Fremdkörpern, verhindert. Auch die zentrale Atemstörung, die nicht selten als Folge einer mechanischen Schädigung der Medulla, einer Hypoxie und Kohlensäurevergiftung bei Thoraxverletzungen oder einer Ischämie des Atemzentrums bei schwerer Kreislaufkomplikation zu beobachten ist, läßt sich optimal durch Intubation und künstliche Beatmung mit Sauerstoff und gleichzeitiger Kreislauftherapie beherrschen. Bei Tonussteigerung der Muskulatur sind die Verletzten nicht selten sehr unruhig, sie liegen in Streckkrämpfen. Dadurch kommt es zur Verminderung der Atemexcursionen von Brustwand und Zwerchfell oder aber zur beschleunigten oder vertieften Atmung mit allen Nachteilen der Hyperventilation. Der Blutdruck steigt und somit auch der intrakranielle Druck und die Blutungsgefahr. In solchen Fällen ist eine vegetative Dämpfung oder eine Kurznarkose erforderlich. Und dann die wichtige Frage: Wohin mit einer schweren Schädel-Hirnverletzung? Nur der Arzt kann am Unfallort oder auf dem Transport entscheiden, ob ins nächste Krankenhaus oder Zentrum.

Sie wird beantwortet in dem 1967 erschienenen Buch von Tönnis, Frowein, Loew, Grote, Hemmer, Klug u. Finkemeyer: „Organisation der Behandlung schwerer Schädel-Hirnverletzungen". Überzeugende Zahlen und Argumente unterstreichen den Wert des organisierten ärztlichen Einsatzes am Unfallort.

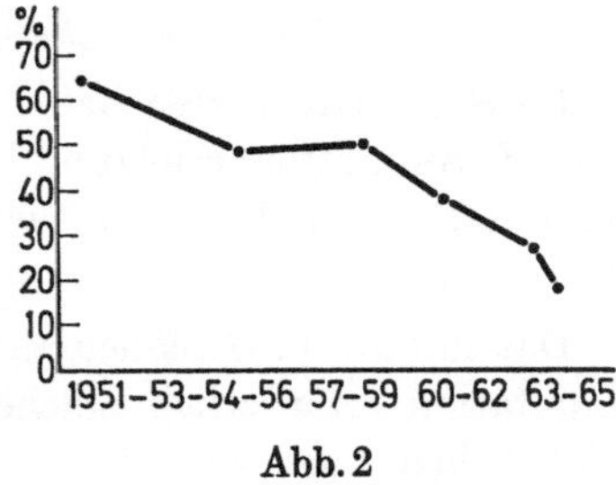

Abb. 2

Die Linie (Abb. 2) zeigt den Rückgang der verspätet erkannten Hämatome von früher 65% auf jetzt ca. 18% aufgrund einer ärztlichen Auswahl von Verletzten, die mit einem Rettungswagen vom Unfallort oder von benachbarten Krankenhäusern in ein entsprechendes Zentrum transportiert wurden, wobei die frühzeitige Anwendung der Echo- und Angiographie gleichbedeutend ist. Daß solch ein Zentrum, gleich in welcher Form, in einen Klinikbereich mit allen Fachrichtungen — sei es nun Kreiskrankenhaus oder Großklinikum — gehört, bedarf keiner Diskussion.

Einsatz bei schweren Thoraxverletzungen

Hochgradige Einschränkung der Atemfunktion und ausgeprägte Schockzeichen kennzeichnen das Bild des Verletzten am Unfallort. Der Laie sieht oder vermutet die Lebensgefahr und hat sich bereits bewährt, wenn er weiteren Schaden beim Verletzten vermeidet.

Auch der Arzt ist oft nicht in der Lage, sofort die einzelnen Verletzungen der Thoraxorgane genau zu erkennen. Wohl aber kann und muß er den offenen Pneumothorax sofort schließen, den Spannungspneumothorax punktieren und gegebenenfalls kontinuierlich auf dem Transport absaugen, die paradoxe Atmung beim Brustwandflackern beseitigen. Die Atemwege sind stets freizumachen. Bei perforierenden oder Pfählungsverletzungen machen die motorische Unruhe bedingt durch hochgradige Atemnot und Schmerzen eine tiefe Dämpfung, noch besser Vollnarkose und Relaxation, Intubation, künstliche Beatmung und Infusion vor und während des Transportes erforderlich.

Einsatz bei schweren Bauchverletzungen

Sowohl bei offener als auch geschlossener Bauchverletzung sind die Blutung und Perforation die häufigste Ursache eines Schockzustandes. Weder Laie noch Arzt sind in der Regel in der Lage, am Unfallort aufgrund der Unfallsituation und Rekonstruktion des Unfallherganges über eine Vermutungsdiagnose einer intraabdominellen Verletzung herauszukommen. Dagegen sind das Ausmaß und die Entwicklung des Schocks sehr wohl zu erkennen und erfordern eine maßvolle Infusionstherapie, Schocklagerung und einen raschen, zugleich schonenden Transport.

Einsatz bei schweren Gliedmaßenverletzungen

Im Gegensatz zu den Bauchverletzungen ist das Ausmaß und die Art einer Extremitätenverletzung bereits am Unfallort offensichtlich. Schienung und Verband dürften für einen gut ausgebildeten Laien kein Problem sein.

Das durch ein Schienenfahrzeug gequetschte Glied kann eine Notamputation erforderlich machen, allein um den Verletzten aus seiner gefährlichen Lage zu befreien und durch Notversorgung der Stumpfwunde und Schockbehandlung das Leben zu retten. Gleichermaßen stellt sich bei den Extremitätenverletzungen das Problem der Schmerz- und Blutstillung.

Die Zunahme isolierter und kombinierter Gefäßverletzungen sowie der Fortschritt in der kardio-vasculären Chirurgie zwingen uns, die Erstmaßnahmen am Unfallort und auf dem Transport zu überprüfen. Bei akuten Schlagaderverletzungen ist und bleibt die digitale Kompression am Ort der Wahl für Laie und Arzt der Griff, um den Verblutungstod zu verhindern. Dann sollte dem sterilen elastischen Druckverband über der Blutungsquelle gegenüber dem Abbinden am einknochigen Gliedabschnitt der Vorzug gegeben werden, um eine nervale Druckschädigung zu vermeiden und die Gefahr des Tourniquet-Schocks zu verringern. Der Arzt hüte sich, in einem unübersichtlichen Gebiet eine quetschende Klemme oder grobe Naht anzulegen, weil hierdurch eine spätere direkte Gefäßnaht meist unmöglich gemacht wird und die Gefahr von Nervenverletzungen besteht.

Die Zweistundengrenze einer Blutleere hat nach neueren Erkenntnissen aus der Herz- und Gefäßchirurgie keine Gültigkeit mehr. Sie kann ohne Bedenken auf die doppelte Zeit ausgedehnt werden. Dagegen ist vor einer intermittierenden Freigabe des Blutstromes dringend zu warnen.

Kombinierte Verletzungen

Jeder Laie und auch gut ausgebildete Notfallsanitäter sind bei Mehrfachverletzungen und besonders bei verschütteten oder eingeklemmten Schwerverletzten überfordert. Hier besteht eine absolute Indikation ärztlichen Einsatzes am Unfallort und auf dem Transport. Intubation, Infusion und Narkose sind neben der laufenden Überwachung von Atmung und Kreislauf sowie der Auswahl der Transportendstation die Hauptaufgaben. Die Berichte aus Köln, Heidelberg, Mainz, Frankfurt und München bestätigen unsere positiven Erfahrungen mit der Narkose am Unfallort, die wir bereits 1957 gemacht haben.

Eine Indikation kann bestehen:

Tabelle 3

1. Bei Schädel-Hirnverletzungen mit erheblicher motorischer Unruhe und Hyperventilation.
2. Bei bewußtseinsklaren Mehrfachverletzten insbesondere mit multiplen Frakturen.
3. Bei eingeklemmten und verschütteten Verletzten, die ohne Ausschaltung von Schmerz und Bewußtsein oft nicht befreit werden können.

Einsatz bei akutem Kreislaufstillstand

Die Bedeutung der kardio-pulmonalen Reanimation bei akutem Kreislaufstillstand infolge Erkrankung des Myokards, der Herzklappen, bei Medikamentenzwischenfällen und Elektrolytstoffwechselstörungen wird von interner Seite immer mehr unterstrichen und als wahrscheinlich aussichtsreichster Weg, die Mortalität des Herzinfarktes zu senken, angesehen. Wir stehen vor gleichen Problemen, und zwar beim Herz- bzw. Kreislaufstillstand infolge Elektrounfall, Blitzschlag, Ertrinken, Thoraxtrauma. Ursache ist meistens eine Herzrhythmusstörung: das Kammerflimmern.

Der im gefährdeten Arbeits- und Lebensbereich geschulte Laie sollte den Kreislaufstillstand anhand des Unfallherganges, der Bewußtlosigkeit, des Atemstillstandes, der Pulslosigkeit, der Pupillenstarre erkennen und sofort mit entsprechenden Maßnahmen wie extrathorakaler Herzmassage und Atemspende einen minimalen Kreislauf herstellen können. Der Arzt am Unfallort sollte mit einem batteriebetriebenen EKG-Sichtgerät, z.B.

dem Visicard, die Funktionsstörung des Herzens differenzieren, mit Hilfe des Defibrillators und einer intrakardialen Alupent- und Adrenalin-Injektion die Situation vorläufig beherrschen können.

Hierzu ein aktueller Hinweis: Die Berufsgenossenschaft der Feinmechanik und Elektrotechnik hat in dankenswerter Weise dem Fortschritt Rechnung tragend im soeben erschienenen Defibrillationsverzeichnis die unter ärztlicher Leitung stehenden und mit einem Defibrillator ausgestatteten Rettungswagen aufgeführt und damit die Überlebenschancen der Blitzschlag- und Elektro-Unfallverletzten wesentlich verbessert.

Die Chirurgie am Unfallort ist ein kleiner, aber wichtiger Teil einer modernen zeitgemäßen Unfallrettungsorganisation.

Die *Indikation* zum Einsatz des Chirurgen sind lebensbedrohliche Zustände aller Art.

Die *Maßnahmen* sind:

1. Respiratorische Reanimation,
2. Kardiale Reanimation,
3. Zirkulatorische Reanimation.

Die *Organisation* ist den örtlichen Verhältnissen anzupassen und bedarf einer positiven Zusammenarbeit aller Beteiligten. Die Initiative zur Reorganisation des Unfallrettungsdienstes kann nicht nur von uns Ärzten, insbesondere Chirurgen und Anaesthesisten, ausgehen. Sie muß vorrangig ein Anliegen des Bundes, der Länder und Gemeinden, nicht zuletzt der Rettungsorganisation sein.

Die *Ausbildung* der Laien und Ärzte muß unter Berücksichtigung neuer Erkenntnisse in der Reanimation erfolgen, nur dann sind *Fehler* und *Gefahren* zu vermeiden.

Die heutige Unfallsituation verlangt den Einsatz des Chirurgen am Unfallort und auf dem Transport, denn jährlich ereignen sich über 1 Million Unfälle am Arbeitsplatz, im Straßenverkehr, im Haushalt und bei Spiel und Sport. Über 40000 Menschen verlieren hierbei ihr Leben. Nach internationalen Statistiken und Untersuchungen könnte der Eintritt des Todes bei 15—20%, das sind in der Bundesrepublik allein 6000—8000 Menschen, durch sachgemäßes Handeln des Ersthelfers vermieden werden. K. H. Bauer, V. Hoffmann, Gögler, Frey, Contzen, Lick, Engelhardt — um nur einige aus unserem Lande zu nennen — lassen keinen Zweifel darüber, daß durch organisierten ärztlichen Einsatz am Unfallort die Zahl der Toten noch wesentlich verringert werden kann.

Leiter: Herr Friedhoff, Sie haben uns die Thesen gesetzt und begründet. Herr Herzog wird uns mit der Bestandsaufnahme nun ein Bild und eine Kritik der Wirklichkeit entwerfen.

25. Chirurgie am Unfallort in der Bundesrepublik Deutschland

Bestandsaufnahme

K. HERZOG-Krefeld-Bockum

Summary. The results of extensive investigations are reported, special stress being laid on quantitative aspects that so far have been neglected in the road casualty services. The following points have been discussed: classification of traffic casualties according to (biological) degrees of severity, the extents to which the different regions of the body are concerned, the diagnostic grouping of the more common injuries; so far as medical officers are concerned: the participation of students in first-aid training, the training and equipping of medical officers, the incidence of their fortuitous presence at accidents; so far as ambulance personnel are concerned: training, available skills, and the number of personnel per vehicle; so far as laymen are concerned: possible legal requirements about teaching of applicants for driving licences. Further research has been carried out into problems of first-aid points, accident black spots, the topographic distribution of surgical departments of hospitals in the Federal Republic and their pin-pointing by means of "Medicomobile" vehicles; distances of transport, the time casualties had to remain at the site of accident; communication systems have been dealt with in great detail. The views of 50 surgical specialists have been given about various problems of road traffic casualty organizations. Some of these differed considerably from the accepted opinions. Finally, it has been proposed on the basis of the results of the investigations to differentiate two types of first-aid measures, according to the severity of injuries, i.e., first aid rendered by the casualties themselves and first aid rendered by others to the casualties.

Zusammenfassung. Unter besonderer Betonung der im Verkehrsrettungswesen vernachlässigten quantitativen Gesichtspunkte wird über die Ergebnisse breit angelegter Untersuchungen berichtet, wobei zur Sprache kommen: die Einteilung der Verkehrsverletzten nach biologischen Schweregraden, der Anteil der Körperregionen an der Zahl der Verletzungen, die Zusammenfassung der häufigeren Verletzungen in Gruppendiagnosen; bezüglich der Ärzte die Beteiligung der Studenten an der Erste-Hilfe-Ausbildung, die Ausbildung und Ausrüstung der Ärzte, vor allem die Häufigkeit ihres zufälligen Vorbeikommens an Unfallstellen; beim Krankenwagenpersonal wurden Ausbildung, Können und zahlenmäßige Besetzung der Fahrzeuge besprochen, bei den Laien die in die Pflichtausbildung der Führerscheinbewerber gesetzten Erwartungen. Weitere Untersuchungen bezogen sich auf die Unfallhilfsstellen, die Unfallschwerpunkte, die topographische Verteilung der chirurgischen Kliniken in der Bundesrepublik und ihre leichte Auffindbarkeit mittels der Medicomobilkarten; auf Länge der Transportstrecken, Verweildauer der Verletzten am Unfallort; eingehend wurde das Nachrichtenwesen abgehandelt. Schließlich wurden die Auffassungen von 50 chirurgischen Chefärzten über Fragen des Verkehrsrettungswesens bekanntgegeben, die z.T. wesentlich von den üblichen Meinungen abwichen. Endlich wurde aufgrund der Untersuchungsergebnisse der Vorschlag gemacht, aufbauend auf der unterschiedlichen Verletzungsschwere zwei Formen der Durchführung des Rettungsvorganges zu unterscheiden, die Selbsthilfe- und die Fremdhilferettung.

Aufgabenstellung

Meine Aufgabe besteht in der *Bestandsaufnahme aller Faktoren* im weitesten Sinne, die in einem System der Verkehrsunfallhilfe verwendet werden können, ferner in der *Formulierung von Vorschlägen für ein funktionierendes System der Ersten Hilfe* aus diesen Teilen. Ich stütze mich im wesentlichen auf eigene seit 1963 unternommene Untersuchungen sowie solche meiner Mitarbeiter.

Manche *Fehlleistung* in der Entwicklung des Verkehrsrettungswesens erklärt sich *aus dem Mangel an Grundlagenkenntnissen* sowie aus der ganz ungewöhnlichen *quantitativen Fehleinschätzung* wichtiger Faktoren auf diesem Gebiet. Ich werde daher in meinem Referat immer wieder auf die quantitativen Daten zu sprechen kommen und beginne mit der Angabe einiger Werte, ohne deren Kenntnis eine Diskussion auf diesem Gebiete nicht möglich ist.

Statistik

Von den zur Zeit in der Bundesrepublik lebenden etwa 60 Millionen Menschen sterben jährlich rd. 690000, eine Zahl, die der Einwohnerzahl Düsseldorfs entspricht. Von diesen büßen etwa 34000 ihr Leben durch Unfälle ein, und zwar 16800 = 2,4% durch Verkehrsunfälle. Die 9900 Toten, die durch Hausunfälle zu beklagen sind, sterben nicht etwa — wie man vermuten könnte — durch die Einwirkung von Elektrizität, sondern durch *Sturz*. Gegenüber diesen Ziffern erscheint die Zahl von 4500 bei der betrieblichen Arbeit zu Tode gekommenen verhältnismäßig niedrig.

Die *Zahl der Verkehrsverletzten* wird zur Zeit mit etwa 450000 angegeben. Durch Umfrage bei Versicherungen stellte ich fest, daß die *Zahl der Wintersportverletzten 240000 beträgt.* Da sich nun die Zahl von 450000 auf die 12 Monate des Jahres verteilt, die der Wintersportverletzten auf die 4 Monate der Saison, ergibt sich ein Verletztenverhältnis von 37500 zu 60000 je Monat. Beim Wintersport sind also die Verletztenzahlen in der Zeiteinheit höher als im Verkehr. Die Zahl der 450000 Verkehrsverletzten gewinnt aber noch eine besondere Bedeutung, wenn sie auf die 250000 qkm Grundfläche der Bundesrepublik bezogen wird. Dann entfällt je Halbjahr auf einen Quadratkilometer ein einziger Verletzter bei einer milliardenfachen Kollisionsmöglichkeit der Fahrzeuge. Man muß sich fragen, welche Reserven für die Senkung der Verletztenzahl überhaupt noch vorhanden sind.

Schweregrade der Verletzungen

Da in der Presse nur über die mit großen Menschen- und Materialverlusten einhergehenden Verkehrsunfälle berichtet wird, ist in der Öffentlichkeit die Meinung entstanden, daß Verkehrsunfallverletzung gleich schwere Verletzung zu setzen ist. Dieser falsche Eindruck wird in der statistischen Literatur dadurch aufrechterhalten, daß das Bundesamt für Statistik jeden Verletzten als Schwerverletzten registriert, der stationär aufgenommen wird, und sei es nur für einen einzigen Tag. Auf diese Weise entstehen zu hohe Schwerverletztenzahlen. Die typische Verkehrsunfallverletzung ist die leichte bis höchstens mittelschwere, wie aus folgenden Untersuchungen hervorgeht.

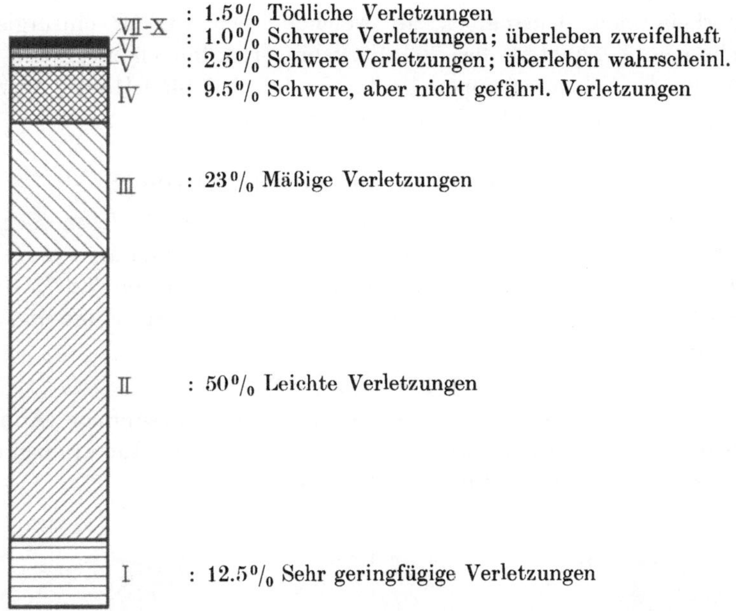

Abb. 1. Einteilung der Verkehrsverletzungen in 10 Schwerestufen nach dem Vorschlag der NACA (National Advisory Commitee for Aeronautics). Stufen I–VI für Überlebende, VII–X Getötete. Prozentzahlen nach dem Material von G. Büttner 1958

Die NACA, eine amerikanische Gesellschaft, die sich mit dem Studium der durch Flugzeugunfälle entstandenen Verletzungen befaßt, teilt die *Verletzungen in 10 Schwerestufen* ein, in 1–6 für die Überlebenden und 7–10 für die Getöteten (Abb. 1). Büttner hat 1958 die bei 500 Verkehrsunfällen in und um Köln verletzten 848 Menschen untersucht und sie in folgende Schwerestufen eingereiht: In Stufe 1 gehören mit 12,5% die Bagatellverletzungen, in Stufe 2 die leichten Verletzungen wie Commotiones ohne Bewußtseinsverlust, die meisten Prellungen, ferner Platz- und Schnittwunden. Sie umfaßt mit 50% die Hälfte aller Verletzten! Zu den 23% der Gruppe 3 gehören Hirnerschütterungen mit Bewußtseinsverlust bis zu 5 min, ausgedehnte Prellungen, größere Wunden, geschlossene, einfache Extremitätenfrakturen ohne Dislokation. Diese Gruppen 1—3 umfassen also nicht weniger als 85,5% der Verkehrsverletzungen, und wenn man von den restlichen 14,5% noch die 1,5% der tödlichen Verletzungen abzieht, so bleiben an schweren Verletzungen noch 13% übrig, von denen die der Gruppe 4 angehörenden 9,5% zwar schwer, aber nicht gefährlich sind.

Ich habe im November/Dezember 1968 in einem Versuch in einem rd. 3200 qkm großen Gebiet am linken Niederrhein einschließlich des rechtsrheinischen Düsseldorf, an welchem sich rd. 50 chirurgische Abteilungen beteiligten, bei 700 Verkehrsverletzten einen Anteil von 83,6% an der Schweregruppen 1—3 gefunden, bei 1459 Haus-, Arbeits- und Sportverletzten sogar einen solchen von 94,6%.

Anteil der Körpergegenden an den Verletzungen

Was die *Verteilung der Verletzungen auf die verschiedenen Körpergegenden* angeht, so entfielen in einer eigenen Versuchsserie mit fast 4200 Verletzungen 39% auf den Kopf, darunter waren 7,6% Hirnerschütterungen, dann folgten mit fast $^1/_3$ aller Fälle die Beine und mit $^1/_5$ die Arme.

Gruppendiagnosen

Faßt man die *Einzelverletzungen zu Großgruppen* zusammen (Abb. 2), so entfällt fast die Hälfte auf Prellungen (einige wenige Luxationen eingeschlossen) und weitere 40% auf Wunden.

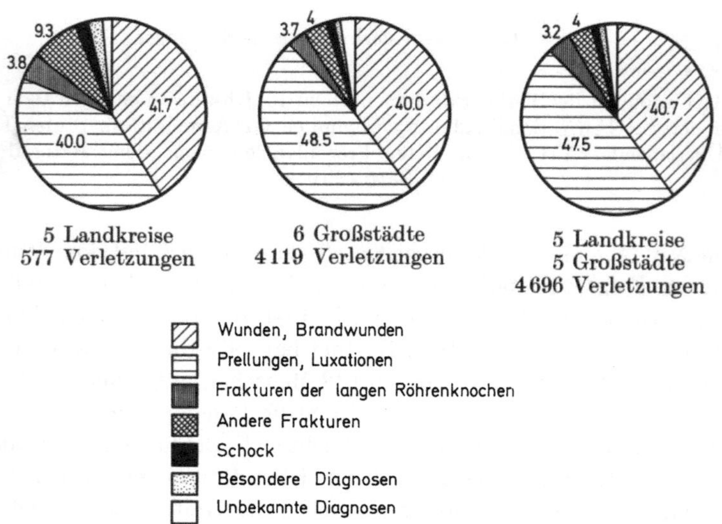

Abb. 2. Zusammenfassung einer eigenen Reihe von 4696 Verkehrsverletzten in Großgruppen

Diese Zahlen sind für den Aufbau eines Rettungswesens von größter Bedeutung.

Die am Rettungswesen beteiligten Personen

Ärzte

Wir wenden uns jetzt den am Rettungswesen beteiligten Personengruppen zu und beginnen mit den Ärzten.

Bei einer vor 2 Jahren an die deutschen Universitäten gerichteten Anfrage über die *Beteiligung der Studenten* einschließlich der Mediziner, die ja heute zu einem beträchtlichen Prozentsatz motorisiert sind, *an der Ersten Hilfe*, ergab sich, daß es nur rd. 1 pro Mille waren, obwohl an fast allen Universitäten Kurse über Erste Hilfe mit Übungen geboten wurden.

Auf unseren Versuchsfahrten im Jahre 1963 begegneten wir 29 Ärzten, von denen 16 in Erster Hilfe ausgebildet worden waren. Die Ausrüstung ihrer Fahrzeuge mit Erste-Hilfe-Geräten war nicht überzeugend. Nur 22 hatten Verbandstextilien mit, 11 Schienen, und an qualifizierten Hilfsgeräten war nur einmal ein Orotubus und in 2 Wagen ein Blutersatzmittel vorhanden.

Einige Monate später richtete ich an 1000 in ländlichen Gebieten von Nordrhein-Westfalen niedergelassene *praktische Ärzte eine Anfrage zum Generalthema Erste Hilfe*, die von 351 beantwortet wurde. Von ihnen getrauten sich nur 76% eine Dauer-Tropfinfusion anzulegen, 59% beherrschten die Mund-zu-Mund-Beatmung, 42% das Absaugen aus den Luftwegen. Nach Bekanntgabe meiner damaligen Versuchsergebnisse hat zwar eine breite und intensive Schulung der Ärzte durch die ärztlichen Organisationen eingesetzt, und die oben genannten Ergebnisse würden bei einer späteren Befragung wesentlich besser ausgefallen sein. Da man jedoch nur dasjenige sicher beherrscht, was man *gelernt hat und dauernd übt*, ist mit einem *Nachlassen der Routinekenntnisse* zu rechnen. Wie selten der Arzt zur Ersten Hilfe-Leistung kommt, zeigte sich kürzlich bei einer Befragung von 59 Ärzten (1968): 27 hatten kein einziges Mal, 5 bzw. 7 je ein- bis zweimal Erste Hilfe geleistet und nur 2 mehr als einmal im Monat. In diesem Zusammenhang sollten wir die Überlegung anstellen, daß, falls sämtliche 450000 Verkehrsverletzte eines Jahres durch die Hände der 50000 niedergelassenen Ärzte gingen, jeder von ihnen nur etwa alle 2 Monate einen Verkehrsverletzten zu sehen bekäme, die Bagatell- und Leichtverletzten eingeschlossen. Diese Zahl sollte man sich vor Augen halten, wenn man sich Gedanken über den Effekt der Ausbildung der Ärzte in Verkehrsunfallhilfe macht.

Der durch Zufall am Unfallort vorbeikommende Arzt

In diesen Zusammenhang gehören Angaben über das *zufällige Vorbeikommen von Ärzten an Unfallstellen mit Verletzten.* Ich verfüge über

3 Versuchsreihen. In der ersten — kleineren — ergab der rechnerische Durchschnitt des zeitlichen Abstandes, an dem Ärzte unsere Kontrollposten passierten, den Wert von 2 Std/20 min, eine für biologische Zwecke völlig indiskutable Zeit. In einer anderen Reihe von 1179 Verkehrsunfällen mit Personenschäden kamen nur *4mal Ärzte* (= 0,3%)

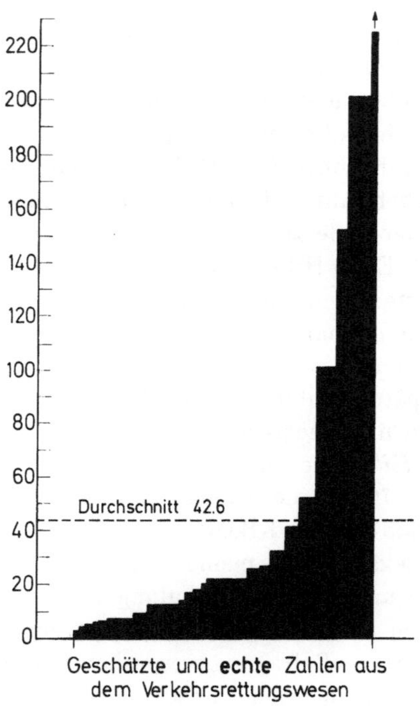

Abb. 3. Zahl der täglichen Verkehrsunfälle am Verkehrsunfallschwerpunkt Nr. 1 in Düsseldorf (700000 Einwohner), geschätzt von 59 Ärzten. Echter Wert 0,6 pro Tag, geschätzt im Durchschnitt 42,6 mit Streuungen von 1—300

vorbei, und bei unserem kürzlichen Versuch am Niederrhein kam in einem Gebiet von 3200 qkm an 700 Unfallstellen mit Verletzten *nicht ein einziger Arzt* vorbei. Einmal handelte ein Arzt, der selbst in einen Unfall verwickelt gewesen war. *Mit dem durch Zufall vorbeikommenden Arzt kann also nicht gerechnet werden.*

Bei der genannten Serie von 1179 Fällen wurden 73mal (6,2%) Ärzte an die Unfallstelle gerufen, deren Aufgaben jedoch — mit ganz wenigen Ausnahmen — auch von Laien hätten verrichtet werden können. Nicht ganz selten wurde der Arzt *lediglich zum Ausfüllen des Totenscheines* herbeigerufen. Die Schwerverletzten waren — mit einer einzigen Ausnahme — bereits *vor dem Erscheinen des Arztes abtransportiert worden.*

Quantitative Vorstellungen von Ärzten über Daten aus dem Rettungswesen. Um uns ein Bild über die Vorstellungen der Ärzte über quantitative Verhältnisse im Verkehrsrettungswesen zu machen, stellten wir einer 59köpfigen Gruppe 14 diesbezügliche Fragen. Die Zahl der täglich am Unfallschwerpunkt Nr. 1 einer $^3/_4$-Millionenstadt wie Düsseldorf vorkommenden Verkehrsunfälle wurde im Durchschnitt mit 42,6 geschätzt (Abb. 3), mit einer Streuungsbreite zwischen 2 und 300. Die wirkliche Zahl lautet 18, aber je Monat, täglich also 0,6. Die richtige Zahl wurde also fast um das 80fache überschätzt. In einem zweiten Beispiel wurde das zufällige Vorbeikommen von Ärzten am Unfallort durchschnittlich in 11 $^0/_0$ der Fälle angenommen (Streuung zwischen 0,5 und 78 $^0/_0$). Die wahren Werte wurden soeben oben angegeben.

Personal der Krankenfahrzeuge

Von den 26 Krankenfahrern, die bei von uns 26mal gestellten künstlichen Unfällen an die Unfallstelle kamen, gaben 12 an, *nicht einmal in Erster Hilfe ausgebildet zu sein.* Erschwerend kam hinzu, daß nur in 4 Krankenwagen ein Beifahrer mitkam. Die Verletzten sehen sich also in einer großen Zahl der Fälle *unausgebildeten Laien als Unfallhelfern gegenüber.* Auch später stellten wir fest, daß in manchen Bezirken die Krankenfahrzeuge *grundsätzlich nur mit einem Fahrer an die Unfallstelle fahren.* Hier liegen schwere Versäumnisse der für den Krankenwageneinsatz Verantwortlichen vor. Wer an eine Unfallstelle keine ausgebildeten Mannschaften schickt, obwohl doch klar ist, daß dort Hilfebedürftige warten, handelt kriminell. *Jeder an eine Unfallstelle geschickte Berufshelfer muß mit nachtwandlerischer Sicherheit die Rettungstechniken bei Herz- und Atemstillstand, zur Abwendung von Erstickungsgefahr und gegen arterielle Blutungen beherrschen.*

Da im allgemeinen die Mitglieder der Krankenwagenbesatzung die *ersten berufsmäßigen Helfer* sind, mit denen die Verletzten in Kontakt kommen, ist deren *Ausbildung besonders zu vertiefen.* Ob der Vorschlag, durch Schaffung des *Berufsbildes eines Transportsanitäters* diese unerfreulichen Verhältnisse zu bessern, Erfolg haben wird, erscheint zweifelhaft. Denn wer die Intelligenz besitzt, die Ausbildung und das Examen als Transportsanitäter durchzustehen, dürfte kaum den Beruf eines Transportsanitäters ergreifen.

Laien

Auch *gebildete Laien*, auch solche, die einen mehrjährigen Biologieunterricht genossen haben, stehen Problemen biologischer Art, wie sie im Erste-Hilfe-Unterricht auftauchen, recht hilflos gegenüber, wie mir in vielen Gesprächen versichert wurde. Das Gebotene wird zwar als interessant bezeichnet, aber man vergäße es leicht, weil man kaum je in die Lage käme, Erste Hilfe zu leisten. Nach den Mitteilungen der Hilfsorganisationen ist auch die Zahl der sich an *Wiederholungskursen Beteiligenden* sehr gering. Ich habe 2mal bei Gruppen von in Erster Hilfe Ausgebildeten schriftliche Befragungen einfachsten Niveaus über das Lehrgebiet der Ersten Hilfe durchgeführt. Das *Ergebnis war nicht ermutigend*, und ich möchte in Rücksicht auf diese Helfer auf kasuistische Angaben verzichten. Der *freiwillige Drang* zur Erste-Hilfe-Ausbildung ist nicht groß. Ich erinnere an die geringe Teilnahme der Studenten. Und wenn auch die Hilfsorganisationen jedes Jahr von hunderttausenden Teilnehmern an Erste-Hilfe-Kursen berichten, so ist doch ein wesentlicher Teil der Teilnehmer von Betrieben, Behörden usw. in die Kurse *delegiert*. Dabei steht und fällt die Wahrscheinlichkeit, bei Vorliegen einer der lebensbedrohlichen Unfallfolgen wie Herz- oder Atemstillstand, Erstickungsgefahr bei Bewußtlosigkeit oder große Blutungen nach außen zu überleben, darin, daß ein möglichst großer Teil der Bevölkerung diese Rettungstechniken beherrscht. Denn die außerordentlich knappe Zeit von 2, 3, 4 min, die bis zum Beginn der Rettungsmaßnahmen verstreichen darf, wenn auf ein Überleben gehofft werden soll, reicht nicht aus, einen Helfer *herbeizurufen*. Hilfe kann nur durch einen zur Zeit des Unfalles *bereits Anwesenden*, etwa der Wageninsassen, oder *innerhalb weniger Minuten vorbeikommenden Helfer* geschehen. Aus diesem Grunde und weil eine Ausbildungszeit von 3mal 2 Std zumutbar ist, sollte man auch der *in Aussicht genommenen Pflichtausbildung der Führerscheinbewerber in Erster Hilfe zustimmen*, sollte man freilich wieder folgende quantitative Überlegung anstellen: Wenn von den 15 Millionen Führerscheininhabern jene 12 Millionen, die das Fahren wirklich praktizieren, bei sämtlichen 450000 Verkehrsverletzten die Erste Hilfe ausüben würden — was den echten Zahlen nicht im entferntesten entspricht —, so käme im Jahr nur jeder 30. in die Lage, zu helfen, oder anders gesagt, alle 30 Jahre käme jeder Fahrer einmal zum Zuge. Man soll sich also von der erhofften Senkung der Zahlen jener Verletzten, die am Unfallort oder auf dem Transport zur Klinik wegen des Mangels an gekonnter Erster Hilfe noch sterben, *nicht zuviel versprechen*. Die beste Aussicht, die Erste Hilfe unter die breite Bevölkerung zu bringen, besteht darin, *sie zum regelrechten Schulfach* zu machen und später *im Fernsehen immer wieder kurz die Rettungstechniken zu zeigen*.

Von den ortsgebundenen Einrichtungen für das Verkehrsrettungswesen, den chirurgischen Kliniken und den Unfallhilfsstellen, will ich nur die letzteren besprechen und mich aus Zeitgründen bei den Kliniken auf die Wiedergabe der Meinungen von 50 Chirurgen zur Ersten Hilfe beschränken, die mit ihren Mitarbeitern am „Niederrheinversuch" beteiligt waren.

Unfallhilfsstellen

Die ganzen unnötigen Spannungen, die durch das Einführen des *Unfallhilfsstellensystems* entstanden sind, hätten vermieden werden können, wenn Behörden und Hilfsorganisationen imstande gewesen wären, den einfachen Gedankengang nachzuvollziehen, daß eine Unfallhilfsstelle gar nicht zur Wirkung kommen kann, weil *man am Unfallort nicht weiß, wo sie sich befindet*! Obwohl inzwischen der Verantwortliche einer Organisation, die 50000 Unfallhilfsstellen einrichten wollte, zugegeben hat, daß ein solches System mit *Freiwilligen* nicht zu praktizieren sei, gibt es Behörden, die noch in jüngster Zeit in der Presse verkündet haben, das Unfallhilfsstellensystem weiter auszubauen. Ich kann dies nur noch als eine Schutzbehauptung auffassen, die die eine Partei aufrechterhält, weil sie das Angebotene nicht liefern konnte, und die andere, weil sie das Nichtfunktionieren nicht zugeben will. Da ich in Sachen Unfallhilfsstellen immer wieder angegriffen worden bin, möchte ich kurz auf Untersuchungsbefunde eingehen, und zwar solche, die nicht von mir, sondern von meinem jungen Mitarbeiter Schmiedeskamp erhoben und von mir auf einer Kontrollfahrt stichprobenweise bestätigt wurden. Schmiedeskamp sollte seine Untersuchungen in einem 2500 qkm großen Gebiet durchführen, in welchem sich nach Behauptung des zuständigen Landesverbandsarztes 1200 Unfallhilfs- und 1000 Unfallmeldestellen befinden sollten, wohingegen es nach der Meinung der Landesgeschäftsstelle dieser Organisation nur 1000 bzw. 800 sein sollten. Eine *Liste mit den Anschriften existierte nicht*, und ich habe schließlich nach 116 aufgefundenen Unfallhilfsstellen den Versuch abbrechen lassen, weil sich nach einer Zwischenauswertung die alten Mängel ergaben und wir weder Zeit noch Geld noch Kraft in die weitere Untersuchung stecken wollten. Von den 116 Unfallhilfsstellen befanden sich 115 innerhalb von Ortschaften, in denen ja wohl die Ärzte für die Unfallversorgung zuständig sind. In 11 Unfallhilfsstellen war überhaupt niemand anwesend, in weiteren 3 wäre auch das Warten auf die Rückkehr der Verwalter vergeblich gewesen, denn sie waren seit 3—5 Jahren beerdigt. Nur in 53% war der Verwalter anwesend, nur 27% verfügten über ein Telefon und nur 17% waren mit der Normalausstattung versehen. Daß auch kaum ein Bedarf nach Erster Hilfe in diesen Stellen besteht, geht daraus hervor, daß 34% noch nie, weitere 15% in den beiden letzten Jahren nicht beansprucht worden waren, und es wäre interessant zu wissen, um welche Hilfeleistungen es sich handelt, wenn diese Stellen zum Zuge kommen. Weiteres möchte ich nicht zum Kapitel „Unfallhilfsstellen" sagen, da es sich nur um ein Aneinanderreihen negativer Befunde handeln würde.

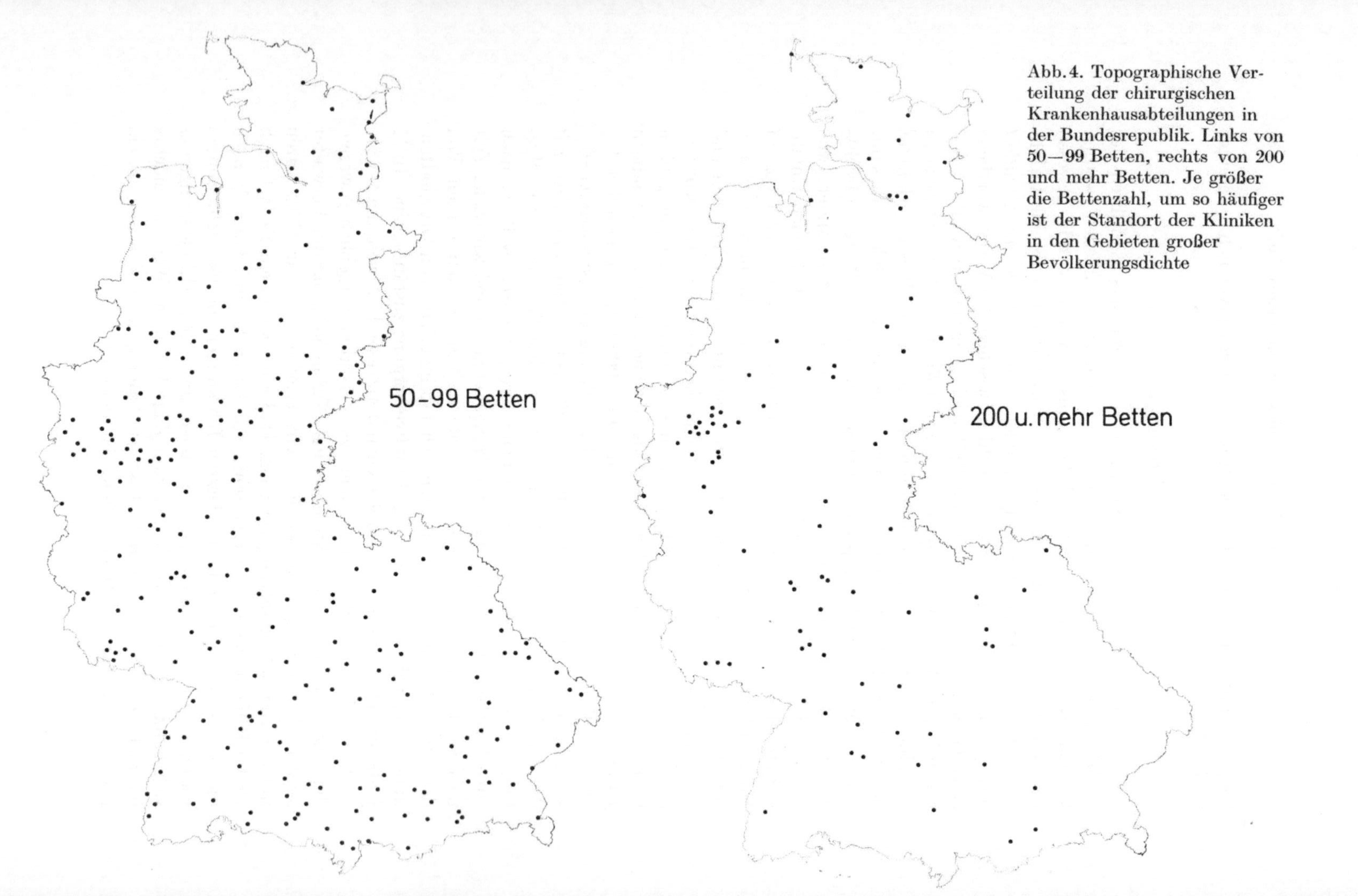

Abb. 4. Topographische Verteilung der chirurgischen Krankenhausabteilungen in der Bundesrepublik. Links von **50—99** Betten, rechts von 200 und mehr Betten. Je größer die Bettenzahl, um so häufiger ist der Standort der Kliniken in den Gebieten großer Bevölkerungsdichte

Topographische Verteilung der chirurgischen Kliniken in der Bundesrepublik

Die Fragwürdigkeit der Einrichtung von Unfallhilfsstellen wird noch größer, wenn man sich *ein Bild über die Verteilung der chirurgischen Kliniken in der Bundesrepublik*, also der eigentlichen Unfallhilfsstellen, macht. Vor einigen Jahren habe ich Untersuchungen über die räumliche Verteilung der Kliniken nach ihren Bettenzahlen angestellt. Dabei ergab sich, daß die kleineren Kliniken mit 50—99 Betten ziemlich *regelmäßig* über das Bundesgebiet verteilt sind (Abb. 4). Ähnliches gilt für die nächstgrößere Gruppe der Kliniken mit 100—149 Betten. Aber bei den nächsten Stufen von 150—199 und über 200 Betten ergibt sich ein Zusammenfallen der Standorte dieser größeren Kliniken mit besonderen unregelmäßig angeordneten Ballungsräumen der Bevölkerung. Projiziert man diese

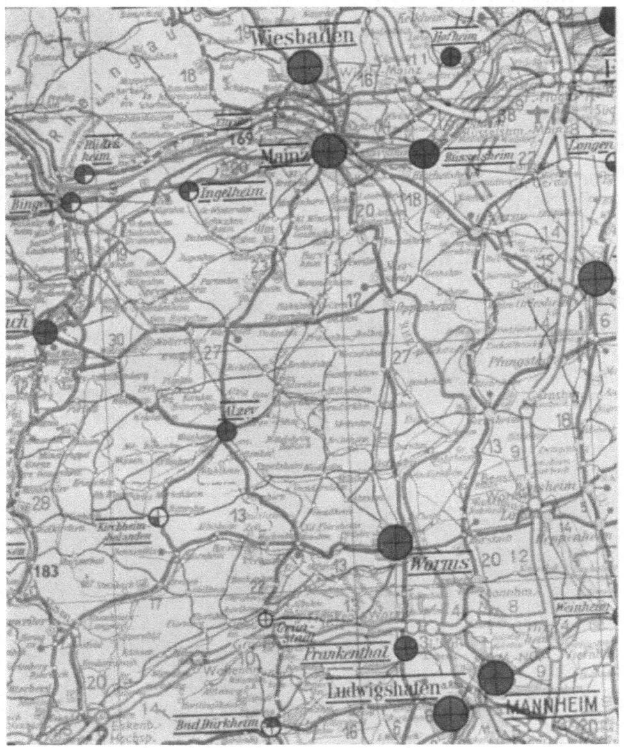

Abb. 5. Ausschnitt aus der Medicomobilkarte von Kt. Herzog. Die Standorte der chirurgischen Abteilungen mit wenigstens 3 Ärzten sind durch Kreisscheiben, deren Radius sich mit der Bettenzahl vergrößert, gekennzeichnet. Die 4 Quadranten beziehen sich auf wichtige Teilgebiete der Akuthilfe. Bei positivem Ausfall sind sie im Original rot markiert

Standorte in eine normale Straßenkarte vom Maßstab 1:500000 und markiert man sie durch Kreise, so entsteht die Medicomobilkarte (Abb. 5), aus der man dann anschaulich erkennen kann, in welcher Weise die chirurgischen Abteilungen verschiedener Größenklassen gestreut sind. Näheres hierüber wird noch beim Kapitel „Nachrichtenmittel" gesagt werden.

Für Nordrhein-Westfalen und Bayern habe ich die *räumlichen Abstände der Klinik-Standorte* noch näher untersucht. Zieht man in Nordrhein-Westfalen um die Mittelpunkte der Standorte dieser chirurgischen Kliniken mit wenigstens 3 Ärzten einen Kreis von 8 km, so bedecken die entstehenden Kreisscheiben mehr als $^3/_4$ der Grundfläche des Landes. Das bedeutet praktisch, daß die Luftlinienentfernung von jeder denkbaren Unfallstelle bis zur nächsten chirurgischen Abteilung nicht weiter, aber meistens mehr oder weniger kürzer als 8 km ist. Für Bayern ergibt sich ein ähnliches Bild bei der Wahl eines Kreisradius von etwas mehr, nämlich von 12 km.

Länge der Transportstrecken der Verletzten

In 2 großen Versuchsreihen haben wir die Länge der *Transportstrecken* der Verletzten zwischen Unfallstelle und Klinik näher untersucht (Abb. 6). Bei 587 Unfällen verschiedener Ursachen, die in den Groß-

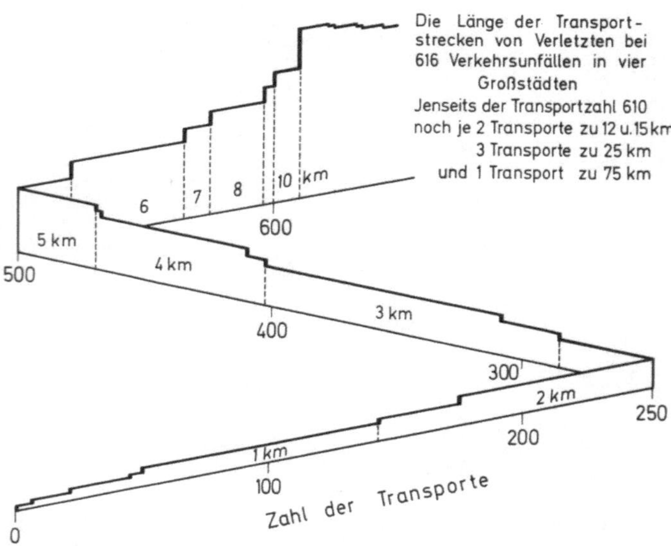

Abb. 6. Die Länge der Transportstrecken von Verkehrsverletzten zwischen Unfallstelle und Klinik. 616 Verkehrsunfälle in 4 Großstädten. Man beachte die große Zahl kurzer Beförderungsstrecken

städten und auf dem flachen Lande geschahen, betrug bei 388 die Transportstrecke nicht mehr als 5 km. In einer weiteren Reihe von 616 Verkehrsunfällen in 4 Großstädten war bei 515 Verletzten die Fahrstrecke bereits bei höchstens 5 km beendet. Bei den Transporten auf dem flachen Lande war der prozentuale Anteil der über 5 km hinausgehenden Transportstrecken wesentlich höher als in der Stadt (72 von 162 Fällen), und besonders eindrucksvoll ist hier der *hohe Anteil der PKW-Transporte von Verletzten.*

Verweildauer der Verletzten an der Unfallstelle

In einer gewissen Beziehung zum Transportweg steht die *Verweildauer* der Verletzten an der Unfallstelle, wobei sich verständlicherweise wieder deutliche Unterschiede zwischen Stadt und Land ergeben. Während von 478 in Großstädten registrierten Unfällen 43% der Verletzten schon nach 10 min abtransportiert waren und weitere 13,3% nach 15 min, betrugen die entsprechenden Sätze in ländlichen Gegenden nur 24,2 bzw. 18,8 = insgesamt 43%, und während nach 35 min in der Stadt nur ganz vereinzelte Verletzte noch nicht geborgen waren, war doch deren Zahl absolut und prozentmäßig auf dem Lande wesentlich höher.

Einer der Gründe für die lange Verweildauer der außerhalb der Großstädte Verunglückten ist die lange Anfahrtzeit der Krankentransportwagen in diesen Gebieten. Nach unseren Untersuchungen über die Verteilung der Krankenwageneinsatzstellen gibt es Landkreise von 300 bis 400—500 qkm Grundfläche, bei denen nur 2 Einsatzstellen vorhanden sind und die Gesamtzahl der zur Verfügung stehenden Transporteinheiten nur 2 oder 3 Fahrzeuge beträgt. Häufig ist gerade in diesen Gegenden das Fahrzeug auch nur mit dem Fahrer besetzt.

Verletztentransport mit dem PKW

Die Erfahrungen mit langer Wartezeit auf den Krankenwagen mögen insbesondere bei der ländlichen Bevölkerung mit ein Grund sein, daß dort der *Anteil des PKWs am Verletztentransport* größer ist als in der Großstadt. Untersuchungen über das zum Verletztentransport benutzte Fahrzeug ergaben in einer Reihe von 632 Verletzten mit Verletzungen verschiedenen Ursprungs einen Anteil des Krankenwagentransports von *weniger als 50%*. Nach Verletzungsarten gegliedert, wurden jedoch die Verkehrsverletzten in einem *höheren* Prozentsatz als etwa Arbeits- und Hausverletzte mit einem Krankenfahrzeug weggebracht. In einer zweiten Reihe von 1150 ausschließlichen Verkehrsunfällen mit Personenschäden ließen sich immerhin *über 36% mit dem PKW ins Krankenhaus fahren,* wobei zwischen Großstadt- und Landunfällen der bezeichnende Unterschied von 35 zu 46 Transportprozenten besteht. Aus diesen Daten geht hervor, daß der *PKW-Transport Verunfallter in breitem Maße ausgeübt wird.*

In diesem Zusammenhang ist es interessant festzustellen, wie viele Verletzte *trotz der im Krankenwagen gegebenen Liegemöglichkeiten sitzend abtransportiert werden. Es sind 30,4%*. Wenn in einem so hohen Maße im Krankenwagen sitzend transportiert wird, kann ein PKW-Transport im Sitzen *kein grundsätzlicher Verstoß gegen die Regel sein, geeignete Art und Lokalisation der Verletzung vorausgesetzt.*

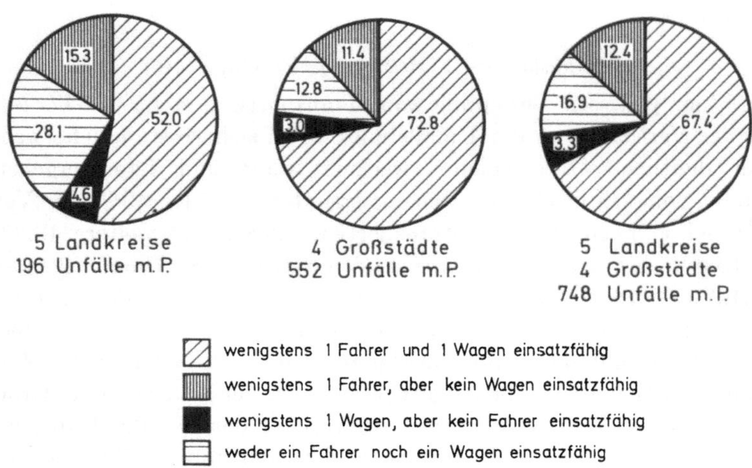

Abb. 7. Fahrfähigkeit von Fahrer und Fahrzeug nach einem Unfall

Der *Entschluß zum Verletztentransport im PKW* hängt auch davon ab, wie häufig nach einer Karambolage wenigstens noch ein Fahrer der an der Karambolage beteiligten Wagen fahrtüchtig und wenigstens noch ein Wagen fahrfähig ist. Wir ließen in einer *Serie von 748 Unfällen mit Personenschäden* diese Frage durch die Verkehrspolizei beantworten, und wir kamen zu dem Ergebnis, daß diese Voraussetzung bei Unfällen innerhalb der Großstädte in fast 73%, außerhalb der Großstädte in immer noch 52% der Fälle gegeben ist (Abb. 7). Dieser hohe Anteil noch fahrfähiger Wagen und fahrtüchtiger Fahrer, zusammen mit den langen Wartezeiten auf den Krankenwagen in ländlichen Gebieten dürften zwei wesentliche Gründe für die Häufigkeit des Transportes von Verletzten im PKW und den Verzicht auf ein Spezialfahrzeug sein.

Spezial-Krankenfahrzeuge

Über die Krankenfahrzeuge nur wenige Worte. Zur Zeit unserer ersten Versuchsfahrten im Jahre 1963 kamen *nur bückhohe Krankenwagen* an die Unfallstellen. Inzwischen hat die Industrie brauchbare Spezialfahrzeuge hergestellt. Es sollte sich einbürgern, daß grundsätzlich an eine Unfallstelle nur noch Krankenfahrzeuge vom Typ des Rettungswagens beordert werden (Abb. 8). Darunter ist ein Fahrzeug mit *stehhoher Krankenkabine* zu verstehen, das mit leistungsfähigen Reanimations- und Operationsgeräten ausgerüstet ist und in der Mitte einen verstellbaren Auflagetisch für den Verletzten besitzt, der auch als Operationstisch benutzt werden kann. Entscheidend für seine Einsatzfähigkeit ist die *Besetzung mit 2 Mann*, die in *chirurgischen Kliniken als Operationsgehilfen ausgebildet* sind. Als Kommunikationsmittel sollte in

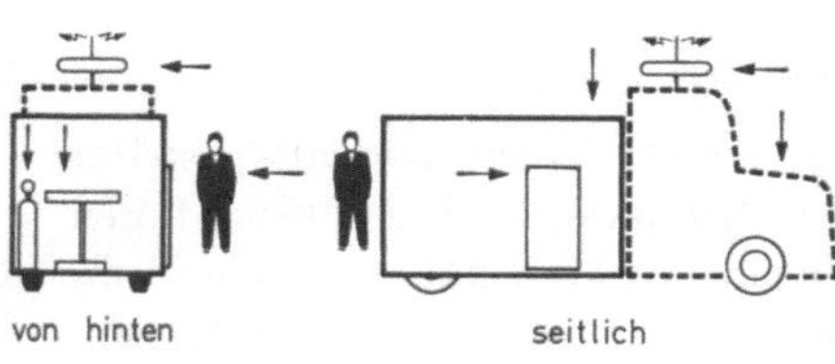

Transportergröße: Bedingt Verkehrsschlüpfrigkeit
Vorderradantrieb: Bedingt tiefe Schwerpunktlage
Seitliche Schiebetür: Bedingt Verringerung des Platzbedarfes
Sprechfunkanlage: Bedingt beste Kommunikationsmöglichkeit
Verstellbarer Op-Tisch: Bedingt günstige Arbeitshöhe f. Helfer u. tiefe Schwerpunktlage beim Transport
Fahrer u. Beifahrer ausgebildet als Narkositeur bzw. Assistent: Sind die Voraussetzung für den erfolgversprechenden Einsatz d. RTW
Reanimations- und Operationsgeräte: Bedingen bekämpfen lebensbedrohlicher Unfallfolgen

Abb. 8. Wichtige Eigenschaften für Rettungswagen

jedem Fall *Sprechfunk* vorhanden sein. Zumindest für den Großstadtverkehr eignen sich Rettungswagen, deren Größe sich im Rahmen der Abmessungen von Transportern hält; sie sollten *Vorderradantrieb* haben, um der Krankenkabine eine niedrige Schwerpunktlage zu geben, die *Seitentür soll seitlich verschiebbar*, also nicht in einem Scharnier drehbar sein, um möglichst wenig sperrig zu wirken. Die Fahrzeugindustrie hat eine ganze Anzahl solcher brauchbaren Typen entwickelt. Aber wie steht es mit dem Verkauf des Rettungswagens?

Das *Transportvolumen von Verletzten zu Kranken* verhält sich etwa wie 1:4, und in dieser Größenordnung müßte der Wagenpark nach Rettungswagen mit stehhoher Kabine und Krankentransportwagen mit bückhoher Kabine zusammengesetzt sein. Meine an die drei wesentlichen Hersteller von Krankenwagen vor einigen Monaten gerichteten Fragen nach dem Verkaufsverhältnis zwischen Rettungs- und Krankentransportwagen ergaben die Zahlenverhältnisse 1:8, 1:20 und sogar 1:50. Diese Feststellung, daß der Stand der Technik nicht genutzt wird, ergab sich bei weiteren Untersuchungen über das Verhältnis dieser beiden Wagentypen in verschiedenen Ländern. In einem Bundesland, in welchem einer Rettungsorganisation der gesamte Krankentransport übertragen ist, mit Ausnahme der Großstädte, bestand am 1.1.1968 ein *Verhältnis von etwa 1:35 zuungunsten der Rettungswagen*. Weiter sei nochmals wiederholt, daß eine große Zahl dieser Wagen ausschließlich mit dem Fahrer besetzt ist.

Wir brauchen uns nicht zu wundern, wenn unter solchen Umständen immer noch eine hohe Zahl von auf dem Krankentransport sterbender Verletzten zu beklagen ist, wenn sich niemand während des Transportes um einen Bewußtlosen kümmert, weil ein Beifahrer aus wirtschaftlichen Gründen nicht vorhanden ist.

Im übrigen halte ich es für unumgänglich notwendig, daß bei der Entscheidung über die Auswahl der Wagentypen *Chirurgen und Anaesthesisten* maßgeblich beteiligt sein müssen, denn die Rettungswagen, die an den Unfallort eilen, sind der verlängerte Arm der Kliniken.

Hubschrauber

Da wir über den Hubschrauber als Verletztentransportmittel später noch Ausführlicheres von den Herren Kirchhoff und Ahnefeld hören werden, will ich hier nur das Ergebnis einer an 79 Kliniken, welche Hubschrauberlandeplätze haben sollen, gerichteten Anfrage bekanntgeben. Von 50 Kliniken, die geantwortet haben, hatten 4 keinen Landeplatz. Von den restlichen 46 Kliniken wurde nur bei 10 der Landeplatz zum direkten Anflug von der Unfallstelle benutzt, und zwar für 133 Verletzte. Zieht man hierzu 36 in München rechts der Isar und 63 in Sanderbusch gelandete ab, so bleiben für die restlichen 8 nur 34 Direktanflüge. Hierbei ist Hamburg nicht berücksichtigt. 66mal wurden Verletzte sekundär verlegt. Wenn auch diese Statistik angesichts der Dunkelziffern nicht vollständig ist, so geht aus ihr doch der außerordentlich seltene Gebrauch des Hubschraubers als primäres Transportmittel hervor. Die Mehrzahl der Hubschrauberlandeplätze wurde nicht benutzt.

Unfallschwerpunkte

Es ist die Frage aufgeworfen worden, ob man durch die Postierung von Notarztwagen, also von mit Chirurgen besetzten Rettungswagen, in die Gegend von sog. Unfallschwerpunkten den *Verletzten rascher Hilfe bringen* könne. Ich habe das Vorhandensein von Unfallschwerpunkten in 5 Landkreisen und den Großstädten Frankfurt, Hamburg, Kassel, Karlsruhe und Hannover untersucht und gefunden, daß höchstens in Hamburg und in Frankfurt Verkehrsballungsbezirke vorhanden sind, in denen der Einsatz solcher Wagen mit hochqualifizierter Besatzung vertretbar wäre. Die Ansichten über diesen Punkt sind ja nicht einheitlich. Zukschwerdt lehnt für Hamburg das Mitfahren von Ärzten an die Unfallstelle ab, weil dort die *topographische Verteilung* von chirurgischen Kliniken und Krankenwageneinsatzstellen so *günstig* sei, daß für den Verletzten nichts gewonnen wäre, wenn an der Unfallstelle mit der Versorgung begonnen würde. In anderen Städten, z. B. in Karlsruhe, sind diese topographischen Verhältnisse nicht so günstig. Hier liegen die 3 Krankenhäuser auf einer etwa von Nordwest nach Südost verlaufenden Linie, und die Krankenwagen sind an einer einzigen Krankenwageneinsatzstelle konzentriert, so daß bei jedem Kranken- oder Verletztentransport ein erheblicher, *zeitfordernder An- und Abmarsch* der Wagen notwendig ist, ein Nachteil, der sich zu den Hauptverkehrszeiten noch verstärkt. In ländlichen Gebieten sind die Verhältnisse noch ungünstiger.

Im übrigen werden jedoch die *Zahlen der Unfälle mit Personenschäden je Flächeneinheit gewaltig überschätzt.* Im 450 qkm großen Landkreis Dachau erfolgten im Untersuchungsmonat 33 Verkehrsunfälle mit Personenschäden. Dabei gab es 2 Phasen von je 4 Tagen, an denen kein derartiger Unfall geschah. Im übrigen nimmt es nicht wunder, daß die Unfallstellen täglich wechseln, so daß es gänzlich unvorhersehbar ist, wo man etwa einen Rettungswagen postieren sollte. Zieht man überdies von der Gesamtzahl der Unfälle noch diejenigen ab, die im eigentlichen Stadtbezirk Dachau geschahen, so bleiben nur noch ganz vereinzelt Unfallstellen übrig, und auch auf der 20 km langen Autobahnstrecke, die den Landkreis durchzieht, geschahen im Untersuchungsmonat nur 3 Unfälle mit Personenschäden.

Nachrichtenwesen

Schon bei unseren ersten Versuchsfahrten im Jahre 1963 wurde uns die überragende Bedeutung des Nachrichtenwesens für den glatten Ablauf einer Unfallrettung klar. *Als ideale Nachrichtenmittel sind solche zu bezeichnen, mit deren Hilfe von Bord des Autos aus unmittelbar Verbindung zu Helfern genommen werden kann.* Ein solches *technisches Nachrichtenmittel* ist der *Sprechfunk.* Seiner allgemeinen Einführung stehen jedoch unüberwindliche technische und im übrigen auch wirtschaftliche Schwierigkeiten gegenüber. So wird heute Sprechfunk im Rettungswesen fast ausschließlich von der Polizei, in nicht unbeträchtlichem Maße jedoch auch von Funktaxis angewendet.

Ein *graphisches Nachrichtenmittel* steht in den *Medicomobilkarten* zur Verfügung. Auf diese Straßenkarten vom Maßstab 1:525000 sind die Standorte der chirurgischen Krankenhausabteilungen mit einer besonderen Graphik eingezeichnet, die sofort die Bettenzahl und die Art wichtiger Einsatzmöglichkeiten im Verkehrsrettungswesen erkennen läßt. In einem Krankenhausverzeichnis sind Mitteilungen über Ärzte- und Bettenzahl, darüber hinaus auch die Telefonnummern enthalten, so daß auf der Fahrt zur Klinik der Verletzte fernmündlich angemeldet werden kann (siehe Abb. 5).

Für die Nachrichtengebung bei Verkehrsunfällen sind in den *Unfallhilfs- und Unfallmeldestellen* besondere Einrichtungen für die Hilferufe geschaffen worden. Es hat sich jedoch herausgestellt, daß am häufigsten von den Kraftfahrern zur Kontaktnahme mit hilfefähigen Stellen der *normale Fernsprecher*, und zwar der *nächstgelegene* benutzt wird. So wunderte es uns gar nicht, daß in einer Reihe von 872 Verkehrsunfällen mit Personenschäden in mehr als der Hälfte der Fälle, nämlich 496 mal, der Hilferuf von dem *in einem Privathaus installierten Telefon* ausging. Im großen Abstand von 79 bzw. 67 Fällen erfolgten Anrufe aus Gasthäusern und Tankstellen, und bemerkenswert ist, daß von den *spezifischen Unfallhilfs- und Unfallmeldestellen nicht ein einziger Anruf kam.* Zur Zeit steht zur Diskussion, ein besonderes Meldesystem für die Unfallmeldung durch das Aufstellen von 20000 besonderen Meldesäulen bzw. Fernsprechern zu errichten. Ich fürchte, daß dieses System genauso wenig zum Tragen kommt wie die Unfallhilfsstellen, weil in ihm der gleiche Denkfehler enthalten ist. Außerdem wird dabei nicht die Verhaltensweise der Kraftfahrer berücksichtigt, worauf jedoch hier nicht näher eingegangen werden kann. Die funktionell beste und wirtschaftlichste Lösung liegt meines Erachtens darin, in jeder kleinen Ortschaft eine *öffentliche Fernsprechzelle aufzustellen.* Diese hat einen *größeren Gebrauchswert* als eine nur für das Unfallnachrichtenwesen erstellte technische Einheit.

Anhaltezeichen für Helfer

Von nicht zu unterschätzender Wichtigkeit ist die *Einführung eines Anhaltezeichens* für das Rettungswesen. Um ein Krankenfahrzeug herbeizurufen, muß ja ein *Fernsprecher aufgesucht werden* und dies kann sehr viel Zeit in Anspruch nehmen, da zumindest unsere männlichen Helfer

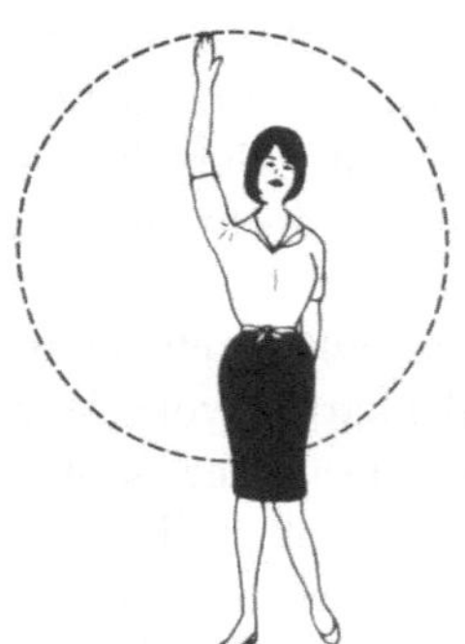

Abb. 9. Unter gesetzlichen Schutz zu stellendes Anhaltezeichen für das Gebiet des Verkehrsrettungswesens: Kreisen des im Ellenbogengelenk gestreckten rechten Armes im Schultergelenk

bei unseren Fahrversuchen nicht per Anhalter von motorisierten vorbeikommenden Fahrzeugen mitgenommen wurden, abgesehen davon, daß das verboten ist. Unsere Helfer brauchten also eine unverhältnismäßig lange Zeit, bis sie zu Fuß ein Telefon gefunden hatten (Abb. 9). *Ich erneuere daher meinen schon vor Jahren gemachten Vorschlag, ein einfaches Anhaltezeichen einzuführen, etwa das Kreisen des gestreckten rechten Armes im Schultergelenk, das nur im Bereich des Unfallrettungswesens verwendet werden darf und unter gesetzlichen Schutz gestellt werden muß.*

Organisation des Krankenfahrzeugeinsatzwesens

Die an 130 Kreisärzte, das ist etwa ein Viertel aller Kreisärzte in der Bundesrepublik, gerichtete Anfrage über die Organisation, Beaufsichtigung und Fahrzeugausstattung des Unfallrettungswesens hat eine so große Streuung der Befunde ergeben, daß ich hierüber nur ganz kursorisch berichten kann und das Material für eine Sonderdarstellung verwenden werde.

Der Aufbau des Rettungswesens ist *behindert durch eine übertrieben föderative Organisation* — zuerst nach Ländern, dort nach Großstädten und nach Landkreisen, und innerhalb dieser topographischen Bezirke durch die zahlreichen Organisationen, die am Rettungswesen beteiligt sind, nämlich Feuerwehr, Deutsches bzw. Bayerisches Rotes Kreuz, Johanniter, Malteser, Arbeiter-Samariterbund, kreiseigene Organisationen, Industriewerke und Privatunternehmen. Mit dem *Überschreiten einer Kreisgrenze kann die diensttuende Hilfsorganisation wechseln* und kein Kraftfahrer weiß, wer dort mit welchen Mitteln ihm hilft. Man sollte auf eine *Vereinheitlichung des Rettungswesens* zukommen, ohne daß das etwa zu bedeuten hat, daß Gruppen grundsätzlich ausscheiden sollten. Man sollte jedoch vielleicht aus dem gesamten Rettungsgebiet bestimmten Gruppen Sonderaufgaben erteilen. Zur Zeit liegen die Dinge so, daß etwa in Nordrhein-Westfalen, wo das Rettungswesen zumindest in den Großstädten der Feuerwehr übertragen ist, dort auch noch jede Hilfsorganisation für sich ein System aufgebaut hat, ohne damit zum Zuge zu kommen, weil ihre *Mitglieder nur außerhalb der Arbeitszeit zur Verfügung stehen können.* So wird beispielsweise ein großer Teil des Wagenparks dieser Organisationen nicht in der wünschenswerten Weise ausgenutzt.

Da die Hilfsorganisationen in Form eingetragener Vereine organisiert sind, deren Vorsitzender fast immer *kein Arzt* ist, da ein großer Teil auch *keiner amtsärztlichen Aufsicht* untersteht, wird die Wahl des Types der anzuschaffenden Spezialfahrzeuge und ihre numerische, wesentlich von wirtschaftlichen Gesichtspunkten geleitete Besetzung der Fahrzeuge von *Laien* vorgenommen, ein Zustand, der angesichts der heutigen Bedeutung des Rettungswesens *kaum tragbar* erscheint.

In einem letzten Kapitel der Bestandsaufnahme sollen die

Meinungen von etwa 50 Chefchirurgen

die sich am „Niederrheinversuch“ beteiligten, zu wichtigen Einzelfragen der Verkehrsunfälle zusammengestellt werden.

1. Die *Chirurgen* müssen an der *Typenauswahl der im Einzugsbereich ihrer Kliniken* anzuschaffenden Krankenfahrzeuge unter allen Umständen maßgeblich beteiligt sein.

2. Nur ein einziger der 50 Chirurgen legte Wert auf einen *Notarztwagen* für seine Klinik.

3. Die Chefärzte sind bereit, in Operationssälen und Ambulanzen ihrer Kliniken Fahrer und Beifahrer zu *Sanitätsgehilfen auszubilden.*

4. Sie billigen — mit einer Teilausnahme — den mit Laien besetzten *Unfallhilfsstellen keinen Wert* zu.

5. Als *Regelfall* einen *Arzt vor dem Abtransport an die Unfallstelle zu rufen, lehnen sie ab.*

6. Sie halten den *raschen Transport des Verletzten in eine Klinik* für das *Zweckmäßigste*, was für den Verletzten getan werden kann.

7. Unter Umständen kann sich die Therapie am Unfallort auf das Bedecken von Wunden beschränken; Frakturen an den unteren Gliedmaßen sollen mit *aufblasbaren Schienen* versehen werden. *Frakturen an Armen in Bindenschlinge* oder durch Einstecken des Armes in die Knopfleiste der Jacke ruhiggestellt werden. Von *„Therapie unter freiem Himmel“* (Infusionen o.ä.) *wird nicht viel gehalten.*

8. Auch Schockierte sollen *unverzüglich abtransportiert* werden, um nicht wertvolle Zeit zu verlieren, es sei denn, es stehe von Anfang an an der Unfallstelle ein Arzt zum Anlegen einer Infusion zur Verfügung. *Auch kleine Krankenhäuser sollten einen Schock versorgen können.*

9. Der Gebrauch von *Medicomobilkarten* wird *empfohlen und ihre allgemeine Verbreitung gewünscht, besonders unter den Ärzten.*

10. Bei Mangel an ärztlichem Personal für einen Eingriff in kleinen Kliniken soll ein Verletzter besser *in eine andere Klinik verlegt* werden, als daß von dort Personal geliehen wird.

11. Die *Erste Hilfe von Laien*, besonders der den Hilfsorganisationen angehörigen, *soll sich auf Verkehrsunfälle beschränken* und nicht ungebührlich ausufern.

Bei objektiver Würdigung dieser vorgetragenen Tatbestände und vieler anderer nicht erwähnter, komme ich zu folgendem

Vorschlag für den Aufbau eines Rettungssystems (Abb. 10)

Es gibt *zwei Gruppen von Hilfebedürftigen:* die *leichter Verletzten*, die schon heute — wie unsere Untersuchungen gezeigt haben — sich *weitgehend in Form der Selbsthilfe einschließlich der Nichtbenutzung von*

Krankenfahrzeugen helfen lassen, auf der anderen Seite die Gruppe der *schwerer Verletzten,* die von der Verletzungsart, der Lokalisation der Verletzung und vom Allgemeinzustand her *unter allen Umständen auf Fremdhilfe angewiesen* sind und bei denen der Transport in einem Spezialfahrzeug zu *verlangen* ist. *Hierzu gehören auch Verletzte, die sich nicht zur Selbsthilfe entschließen können.* Als Fahrzeuge werden benutzt: von der ersten Gruppe der PKW oder andere Nicht-Krankenfahrzeuge oder aber

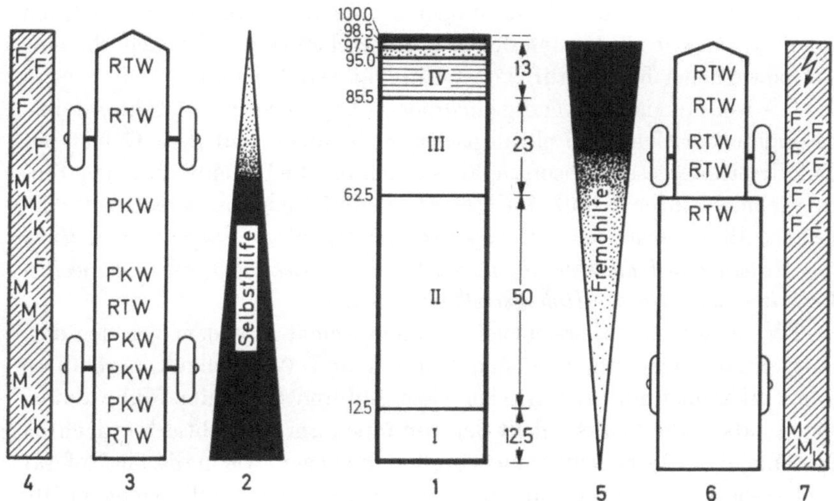

Abb. 10. Die beiden großen Gruppen Selbsthilfe und Fremdhilfe eines Unfallrettungssystems, ausgehend von der Verletzungsschwere. 1. Der Anteil der Schweregruppen (NACA) an der Gesamtzahl der Verluste. Links davon Daten für Selbsthilfe, rechts für Fremdhilfe. Selbsthilfe nimmt nach den höheren (2), Fremdhilfe nach den niedrigeren (5) Schwerestufen ab. 3. und 6. Bevorzugte Transportmittel bei Selbsthilfe (3), vorwiegend, aber nicht ausschließlich PKW, in manchen Fällen auch RTW (Rettungswagen); bei Fremdhilfe praktisch immer RTW. 4. und 7. Nachrichtenmittel: Bei Selbsthilfe vorwiegend *MMK* (Medicomobilkarte), bei Fremdhilfe Fernsprecher (*F*) oder Funk (Blitzzeichen), selten *MMK*

auch der Rettungswagen, von der zweiten Gruppe *grundsätzlich in Zukunft der stehhohe Rettungswagen,* besetzt mit Fahrer und Beifahrer, denen in Kliniken und Ambulanzen eine gehobene Ausbildung als Sanitätsgehilfen zuteil geworden ist; der Wagen ist ausgestattet mit *Sprechfunk,* so daß er durch *Herbeiruf eines Arztes zum Notarztwagen wird,* wobei dem Arzt der eine Helfer als Narkotiseur, der andere als Assistent dient. Als Nachrichtenmittel dient der *ersten Gruppe in weitem Maße die Medicomobilkarte,* die jedes weitere mechanische Nachrichtenmittel überflüssig macht. In der zweiten Gruppe erfolgt die Kommunikation entweder durch Sprechfunk oder durch Herbeirufen in Stufen — d.h. durch einen Helfer mit Anhaltezeichen, Mitgenommenwerden zum Telefon, Hilferuf durch Telefon. Dabei besteht Klarheit, daß der Einsatz einer so aufwendigen Einheit wie des Rettungswagens in $80^0/_0$ der Fälle über das Ziel hinausschießt. *Es geschieht dies um den Preis des Vorbereitetseins für alle denkbaren Fälle an der Unfallstelle, weil die von dort kommenden, meist von Laien stammenden Nachrichten nicht ausreichend zuverlässig sind.*

Bei *Vorliegen örtlicher Besonderheiten* kann dieses einfache übersichtliche System ergänzt werden durch Einschaltung von Hubschraubern oder in Gegenden weiter Entfernungen zwischen 2 Krankenhäusern durch *mobile praktische Ärzte* nach der Art von Birkenbach in Lebach, die eine Art beweglicher hochqualifizierter Unfallhilfsstellen sind.

Des weiteren ist notwendig ein *größeres Engagement der Chirurgen*, insbesondere der Chefärzte chirurgischer Abteilungen auf dem Gebiet des Unfallrettungswesens, insofern, als sie sich für die Durchbildung des Einzugsgebietes ihrer Klinik im Rettungs- und Sicherheitswesen interessieren sollten, ferner die *Intensivierung der Forschung durch Bereitstellung von Mitteln und Unterstützung durch diejenigen Behörden, die in der weiten Verkehrslandschaft die Hoheitsrechte besitzen.*

Dieses einfache, übersichtliche System weicht in vielem von den derzeitigen Systemen ab, in denen Wunsch und Wirklichkeit deshalb so wenig übereinstimmen, weil sich viele Autoren nicht der Mühe unterzogen haben, die Wirksamkeit der von ihnen am Schreibtisch erdachten Systeme in der Wirklichkeit zu erproben. Es liegen, wie in diesem Referat nachgewiesen ist, nunmehr so zahlreiche experimentell nachgeprüfte Befunde vor, daß es gilt, Abschied zu nehmen von illusionären Vorstellungen, die vielen heute noch als Säulen des Unfallrettungswesens gelten, wie der zufällig am Unfallort vorbeikommende Arzt (den es praktisch kaum gibt), wie das grundsätzliche Verlangen nach Erster Hilfe (die nur in weniger als der Hälfte der Fälle gegeben wird), wie die Überschätzung des Könnens der Laienhelfer (von denen doch ein Arzt allen Ernstes schreibt, sie seien z.B. bei Schockierten durch telefonische Durchgabe des von ihnen aufgenommenen Befundes in der Lage, dem Arzt die Daten für seine fernmündliche Therapieanweisung zu liefern!!), wie von der Wirksamkeit der Unfallhilfs- und -meldestellen (die trotz gutachterlicher Warnung eingerichtet und sich als ein völliger Versager erwiesen haben) u. a. m.; und es bahnt sich in Gestalt eines 20000 Meldesäulen umfassendes, speziell für Unfallmeldungen gedachtes Nachrichtensystem ein neuer Fehlschlag üblicher Größenordnung an.

Wenn einige glauben, tadeln zu müssen, ich propagiere die Selbsthilfe, anstatt für den Fachtransport einzutreten, so antworte ich hierauf, daß ich durch meine Untersuchungen 1. lediglich die bereits seit Jahren bestehende, in diesem großen Umfang nicht bekannte Selbsthilfe *festgestellt* habe, gegen die in vielen Fällen *nichts einzuwenden* ist, und 2. daß ein lückenlos zuverlässiger Fachtransport im mit zwei qualifizierten Helfern besetzten Rettungswagen in der Bundesrepublik *noch in weiter Ferne liegt.*

Wir sollten die in den letzten Jahren in den Vordergrund geschobene Frage: „Was kann alles an der Unfallstelle gemacht werden?“ ablösen durch diese: „*Was hindert mich im Einzelfall daran, den Verletzten so rasch wie möglich in eine chirurgische Klinik zu bringen?*“

Vom *Wertvollsten*, was wir im Bereich des Rettungswesens besitzen, nämlich einen großen Kranz chirurgischer Kliniken an einem engmaschigen guten Straßensystem ist *nirgendwo in der Öffentlichkeit die Rede.* Mit diesem System ist jede Unfallstelle verbunden, und indem wir es bewußter, als dies jetzt geschieht, benutzen, bringen wir den Verletzten in den Genuß des alten Erfahrungssatzes, daß *der Erstversorgende zugleich der letztversorgende Arzt sein soll.*

Schließlich sollte die Organisation des Rettungswesens *vereinheitlicht* und unter *ärztliche Aufsicht* gestellt werden, an der Chirurgen und Anaesthesisten entscheidend zu beteiligen sind.

Aber auch bei *optimaler Entwicklung des Verkehrsrettungswesens* werden wir uns darüber klar sein müssen, weiterhin mit einer großen Zahl von Unfällen rechnen zu müssen, weil eine fehlerhafte Verhaltensweise des Menschen ein *integrierender Bestandteil seiner selbst und daher unausrottbar ist.*

Leiter: Der Herr Präsident unserer Gesellschaft hat mit Bedacht durch Herrn Herzog einen sehr harten Kritiker bestellt. Herr Arnaud, aus Marseille, hat die weite Reise hierher nicht gescheut, um uns über die französischen Maßnahmen zu informieren.

Der Vortrag

F. J. Lewis-Washington: **26. Das Rettungswesen in den USA (Entwicklung von Normen zur Erstversorgung)**

ist ausgefallen.

27. Chirurgische Erstversorgung in Frankreich

Nachrichtensystem, Ausrüstung, Hubschrauber

M. Arnaud-Marseille/Frankreich

Summary. Doctors in France hardly ever render first aid at the location of an accident. Nevertheless, a doctor may be called to the site in special cases at the request of a First Aid Service. Usually, the doctors give their instructions over the radiotelephone. Hospitals and hospital ambulances are increasingly being equipped with radio-telephone.

The obligatory measures at the site of an accident are artificial respiration, proper positioning, first-aid dressings, and careful transportation. Tracheotomy, pleural aspirations, or intravenous infusions (blood or plasma expanders) are, in the opinion of French doctors, hardly ever necessary. The short distances from hospital to hospital (approx. 50 km) guarantee that even casualties who are in a critical condition are going to be admitted to a clinical resuscitation centre well in time, provided transportation has been carried out correctly.

Zusammenfassung. Die Erstversorgung am Unfallort wird in Frankreich kaum von einem Arzt durchgeführt, jedoch kann auf Anforderung der Sanitätsgruppe in besonderen Fällen ein Arzt gerufen werden. Meistens geben die Ärzte ihre Anweisungen über Sprechfunk. Krankenhäuser und Krankenkraftwagen sind in immer größerem Maße mit Sprechfunk ausgerüstet.

Die notwendigen Maßnahmen am Unfallort umfassen künstliche Beatmung, Lagerung, Notverbände und vorsichtigen Transport. Tracheotomie, Pleurapunktion oder i.v. Infusionen (Blut- oder Plasmaexpander) sind nach Meinung der französischen Ärzte selten erforderlich. Die kurzen Abstände von Krankenhaus zu Krankenhaus, ungefähr 50 km, garantieren bei korrekt durchgeführtem Transport, auch bei Verletzten in kritischem Zustand, die rechtzeitige Einlieferung in ein klinisches Reanimationszentrum.

Es ehrt mich sehr, Ihnen den Standpunkt meiner französischen Kollegen über die Erstversorgung bei Schwerverletzten darzulegen. Ich möchte betonen, daß die meisten französischen Chirurgen davon überzeugt sind, daß es unnötig ist, am Unfallort selbst eine chirurgische Tätigkeit durchzuführen. Für uns ist die Ersthilfe am Unfallort hauptsächlich eine allgemeine Sanitätshandlung, allerdings von höchster Qualität, wo es besonders auf die Aufrechterhaltung der Atmung und die Feststellung innerer Verletzungen sowie Verhütung von Verschlimmerung, ankommt.

Über die ärztlichen Richtlinien und die praktische Organisation gebe ich Ihnen einen kurzen Überblick:

1. Ärztliche Richtlinien (von den meisten Ärzten und von den zuständigen Behörden anerkannt): Mehrfachverletzte sollen als Soforthilfe, und bevor man sie bewegt, eine Unterstützung der Atmung, gegebenenfalls Mund-zu-Mund- oder Mund-zu-Nase-Beatmung bekommen, große äußere Blutungen sind sofort durch manuellen Druck auf die Wunde zu stillen.

Die Öffentlichkeit wird von uns über solche Erstmaßnahmen unterrichtet. Wir streben eine breite Aufklärung an.

2. Außerdem ist die Öffentlichkeit daran gewöhnt, bei Unfällen sofort die Landespolizei oder die spezielle Straßenpolizei zu alarmieren. Das Netz der Streckentelefone wird in Frankreich immer dichter. Der Alarmruf läuft bei der zuständigen „Dienststelle für erste Straßenhilfe" auf und wird von dort sofort an die motorisierte Polizei, an das Orts-Hilfe-Kommando zur Mobilisierung des Rettungswagens und an einige motorisierte Ärzte weitergeleitet.

3. Die Erstversorgung am Unfallort wird meistens von spezialisierten Sanitätskommandos durchgeführt. Diese Kommandos werden aber selten von einem Arzt begleitet. Die Sanitäter dieser Kommandos werden mehr und mehr mit Wiederbelebung durch künstliche Beatmung, mit den Regeln der Bergung der Verletzten, der vorschriftsmäßigen Lagerung, dem Anlegen von Verbänden und der Handhabung von Spezialgeräten für den Abtransport vertraut gemacht. Zunehmend wird während der Ersten-Hilfe-Leistung Funkverbindung mit dem nächsten Kreiskrankenhaus und dem zuständigen Chirurgen aufgenommen.

4. Seit 1960 wurden Versuche der Fernsehübermittlung zwischen Unfallort und Krankenhaus mit Erfolg durchgeführt (Arnaud, Academie de Medicine, Januar 1962). Eine Verallgemeinerung dieses Verfahrens ist aber zu teuer.

In letzter Zeit wurde die telemetrische Übertragung von Atmung und Blutdruck-Parametern, EKG und Sphygmometrie erprobt (Lareng). Für die Praxis und den Erfolg der Erstversorgung sind diese Methoden ohne Bedeutung.

5. *Ausrüstung. Notfallwagen* mit freier Stehhöhe ersetzen nach und nach die älteren Krankenkraftwagen, die für die Erstversorgung zu klein und unbequem sind. Die Ausrüstung mit Spezialgeräten hängt von lokalen Besonderheiten ab: Ebene, Gebirge, Schluchten, Wassergebiete. Für Schwerstverletzte, bei denen die Reanimation ärztlich bereits eingeleitet ist und die weiter als 50 km zu transportieren sind, wenn bei Verbrennungen, Thorax- und Schädel-Hirnverletzungen Spezialbehandlung in einem Zentrum erforderlich ist, und in schwer zugänglichem Gelände und bei verstopften Straßen werden *Hubschrauber* eingesetzt. 3 Typen stehen dafür zur Verfügung: Die *Alouette II* des Zivilschutzes kann nur einen in Flugrichtung liegenden Verletzten transportieren. Die *Alouette III* der Gendarmerie und der Luftwaffe ermöglicht den Transport von 2 Verletzten, quer zur Flugrichtung liegend. Bei diesen beiden Typen kann man nicht von schonlichem Transport reden. Wir bevorzugen daher die Typen *Frelon* und *Super Frelon*, die ein fliegendes Mini-Nothospital darstellen und den Liegendtransport von 1—4 Schwerverletzten unter Aufsicht mehrerer Ärzte mit Atmungsgeräten, EKG, Defibrillator und Schrittmacher ermöglichen (Cara, Jolis).

Solange wir noch nicht genau wissen, wie sich der Hubschraubertransport auf Schwerverletzte auswirkt und welche Folgen er für sie haben kann, bleibt der Hubschraubereinsatz zur Erstversorgung und zum Transport Straßenverkehrsverletzter eine Seltenheit.

6. Das Sanitätspersonal, die offizielle Bezeichnung lautet Kommandopersonal, wird mehr und mehr für die Erstversorgung am Unfallort ausgebildet. Träger des Sanitätspersonals sind einmal die speziellen Ortshilfe-Kommandos, daneben Feuerwehr und Hilfsorganisationen wie das

Rote Kreuz, die in den Bezirksplan für Straßenhilfe mit Zuteilung von Einsatzzonen eingegliedert werden, sofern der Ausbildungsstand ausreichend ist und die Ausrüstung den durch das Gesetz vorgeschriebenen Normen entspricht.

Leiter: Herr Arnaud, wir sehen, Sie haben in Frankreich die gleichen Probleme der Ausrüstung, der Fahrzeuge, der Organisation und der Nachrichtenmittel, aber auch die gleichen Probleme der Versorgung, weil nicht alle Ärzte einsehen, daß der Arzt am Unfallort notwendig ist und oft über das Leben entscheidet.

28. Ausrüstung zur chirurgischen Erstversorgung

Unfallkoffer, Rettungswagen

E. Ungeheuer-Frankfurt a. M.

Summary. The attainment of optimal surgical emergency treatment at the location of an accident and during transportation of the casualty will largely depend upon the equipment, the instruments, and the drugs that are at hand. Several official agencies have been trying for several years to plan and assemble a minimum scale of accoutrement, needed for an *emergency bag* and for an *accident ambulance.* Surgical emergency treatment at the site of an accident and during the transportation of the casualty is optimal only if a uniform emergency bag, equipped in accordance with DIN recommendations, is available. Provided sufficient personnel and finance are to be had, the equipment of the normal, DIN standardized accident ambulance may usefully be expanded. The accident ambulance organization has now been developed further in accordance with the current concept of the necessity for a doctor experienced in casualty work to be brought to the patient with disordered vital functions. The personnel of the accident ambulance consists of two specially trained accident ambulance men and one doctor. This accident ambulance, sometimes also called emergency doctor ambulance, should be stationed at the surgical department of a hospital, so that its personnel may be used either for the accident ambulance or in the casualty reception ward. The number of deaths at the location of an accident and during removal to hospital will certainly be reduced if a standardized emergency bag were supplied, which should also be carried in police cars, cars of First Aid organizations, and by all doctors, and if the number of ambulance cars that carry a doctor were increased.

Zusammenfassung. Eine optimale chirurgische Erstversorgung am Unfallort und auf dem Transport ist in hohem Grade abhängig von den zur Verfügung stehenden Geräten, Instrumenten und Medikamenten. Seit vielen Jahren bemühen sich die verschiedensten Gremien, eine Mindestausrüstung auszuarbeiten und zusammenzustellen, die einmal in einem sog. *Unfallkoffer* und zum anderen in einem *Rettungswagen* enthalten sein soll. Die chirurgische Erstversorgung am Unfallort und auf dem Transport ist sicher nur dann optimal, wenn ein einheitlicher nach einer DIN-Vorschrift ausgestatteter Notfallkoffer vorhanden ist. Bei entsprechenden personellen und finanziellen Möglichkeiten ist es zweckmäßig, den normalen nach DIN genormten Rettungswagen (RTW) zu erweitern. Nach den neuzeitlichen Forderungen, einen in der Notfallmedizin bewanderten Arzt zu den in ihren vitalen Funktionen gestörten Patienten heranzubringen, wurde das Rettungswagensystem weiter entwickelt und ausgebaut. Die Besatzung dieser Wagen besteht aus zwei speziell ausgebildeten Notfallsanitätern und einem Arzt. Dieser Rettungswagen, mancherorts auch Notarztwagen genannt, sollte an einer chirurgischen Klinik, wo das Personal entweder in der Unfallambulanz oder auf der Wachstation mit eingesetzt werden kann, stationiert werden. Mit Hilfe eines genormten Notfallkoffers, der in den Fahrzeugen von Polizei, Hilfsorganisationen und auch Ärzten nicht fehlen sollte, und bei vermehrtem Einsatz des mit einem Arzt besetzten Rettungswagens wird es möglich sein, die Zahl der am Unfallort und auf dem Transport sterbenden Verletzten wesentlich zu verringern.

Eine optimale chirurgische Erstversorgung am Unfallort und auf dem Transport ist in hohem Grade abhängig von den zur Verfügung stehenden Geräten, Instrumenten und Medikamenten. Seit etwa 10 Jahren bemühen sich die verschiedensten Gremien — an der Spitze Chirurgen und Anaesthesisten, aber auch Polizei, Politiker und Organisationen —, eine Mindestausrüstung auszuarbeiten und zusammenzustellen, die einmal in einem sog. *Unfallkoffer*, besser *Notfallkoffer*, und zum anderen in einem *Rettungswagen* (RTW) enthalten sein soll.

Schon im Februar 1963 hatte der Ausschuß für Verkehrsmedizin der Bundesärztekammer vier Typen von ärztlichen Unfallkoffern — einen davon hatte ich in Zusammenarbeit mit Herrn Contzen entwickelt — zu beurteilen. Wenn auch der Ausschuß keinen von den damals vorgestellten Unfallkoffern besonders hervorhob, so wurde doch an der von uns vorgeschlagenen Grundkonzeption festgehalten; an ihr hat sich auch späterhin nichts geändert. Über die Notwendigkeit bestimmter Geräte, Instrumente und Medikamente war man sich schon damals einig und empfahl, sie möglichst einheitlich für die verschiedenen Modelle anzuschaffen und außerdem sollten sie in dem Unfallkoffer an der gleichen Stelle untergebracht werden, um sie rasch und leichter aufzufinden.

Trotz dieser recht klaren und eindeutigen Empfehlungen und Erklärungen finden wir jedoch bis heute keine einheitliche Ausrüstung und Bezeichnung.

Für das Land Hessen hatte daher 1966 der Landesgesundheitsrat nach eingehenden Beratungen mit Sachverständigen auf den Gebieten der Chirurgie, der Anaesthesie, der Polizei und des Rettungsdienstes eine absolut notwendige Grundausstattung für einen einheitlichen *Notfallkoffer* erarbeiten lassen. Für Hessen war vorgesehen, und dies wird überall angestrebt, daß nicht nur Ärzte, sondern vor allem der Notfallrettungsdienst und die Polizei einen einheitlichen Koffer mit einer Mindestausrüstung erhalten sollen.

Da als eine der vordringlichsten Maßnahmen am Unfallort die *Freimachung und Freihaltung der Atemwege* anzusprechen ist, muß ein Notfallkoffer eine *funktionstüchtige Absaugpumpe* mit der zur Absaugung notwendigen Einrichtung enthalten. Diese Absaugpumpe muß entweder mit dem Fuß oder mit dem Knie bedient werden können, damit die Hände für andere Aufgaben frei sind. Die häufig empfohlenen Handabsaugpumpen eignen sich wegen der geringen Sogkraft nach unseren früheren Untersuchungen nicht.

Zur *Freihaltung der Atemwege* sind besonders der Guedel- und der Safartubus wie auch der Nasopharyngialtubus nach Wendl geeignet.

Mit diesen Tuben ist gleichzeitig auch die *zweite Hauptmaßnahme* am Unfallort möglich, nämlich bei ungenügender Eigenatmung oder gar bei Atemstillstand eine optimale *Atemspende* vorzunehmen. Die Beatmung geht dann von Mund zu Tubus oder sie wird mit einem *Atembeutel* durchgeführt. Hieraus läßt sich ohne Zwang ableiten, daß der Atembeutel gleichfalls zur Grundausstattung des Notfallkoffers gehört. Es gibt heute keine Diskussion mehr darüber, daß der Atembeutel bei der Atemspende allen anderen direkten Methoden, wie die der Mund-zu-Mund- oder Mund-zu-Nase-Beatmung, überlegen ist.

Neben der Sicherstellung einer genügenden Atmung hat gleichzeitig die *dritte lebensrettende Maßnahme* am Unfallort zu erfolgen, nämlich die *Bekämpfung und Behandlung des Schocks*. Hierbei spielen insbesondere die Verabreichung von i. v. Infusionen, in Form von sog. *colloidalen Blutersatzlösungen*, eine überragende Rolle. Es ist daher unerläßlich, daß in einem Notfallkoffer genügende Mengen eines colloidalen Volumenersatzmittels vorhanden sind. Es empfiehlt sich, davon mindestens 2mal 500 ml Plastikflaschen mit sterilem Infusionsbesteck und Flügelkanülen mitzuführen. Da die Schockpatienten sehr rasch unterkühlen, darf die Isolationsdecke nicht fehlen. Diese verhütet durch ihre Spiegelwirkung infolge der Silberbeschichtung auf ihrer Innenseite ein Absinken der Körpertemperatur bei dem Unfallverletzten.

Es bedarf in diesem Kreise keiner besonderen Erklärung, daß in einem Notfallkoffer ein sog. *Notbesteck* enthalten sein muß. Mit diesem *Minimalinstrumentarium* läßt sich sowohl eine Venae-Sectio als auch eine Nottracheotomie bzw. Koniotomie ausführen. Die Gefäßklemmen ermöglichen eine direkte Blutstillung bei der Verletzung größerer Gefäße. Ohne den Wert der Abschnürbinden dadurch unterstreichen zu wollen, ist auch eine Neoprenabschnürbinde in dem Hessischen Notfallkoffer enthalten. Außerdem findet man eine Reihe anderer Verbandsmittel, Medikamente und die sog. Plastikkammerschienen. Die Grundausstattung eines solchen Notfallkoffers, wie er in Hessen, insbesondere von der Frankfurter Rettungswache und einigen Polizeifahrzeugen benutzt wird, ist hier tabellarisch wiedergegeben (Abb. 1). Etwa 1000 dieser Notfallkoffer wurden bisher an Polizei, Hilfsorganisationen und Ärzte von der Herstellerfirma verkauft.

Wir kommen nun zur zweiten mir gestellten Aufgabe, zur Besprechung der *Aufmachung und Ausrüstung von Rettungswagen*, die bei der chirurgischen Erstversorgung eingesetzt werden sollen. Hier sind wir in vieler Hinsicht schon etwas weiter als bei dem Notfallkoffer. Es gibt klare Begriffe und Vorstellungen, ja es besteht sogar seit einiger Zeit eine DIN-Vorschrift, aber es wäre sicher weit gefehlt, wollten wir von einer einheitlichen Anerkennung dieser Normen durch Ärzte und Organisationen sprechen. Lassen Sie mich kurz einige allgemein anerkannte Bezeichnungen zur Begriffsbestimmung erwähnen. So dient der *Krankentransportwagen* (KTW) allgemein zur Beförderung von *Nicht*notfallpatienten. Unter Notfallpatienten sind alle jene Kranken einzuordnen,

Minimalausstattung des Notfallkoffers
1. Ambu-Minipumpe mit drei Absaugkathetern
2. Beatmungsbeutel
3. Guedel-Tubus Nr. 2, 3 und 4
4. Safartubus
5. Wendl-Nasopharyngealtubus
6. 2x500 ml kolloidaler Blutersatzlösung
7. Chirurgisches Notbesteck
8. verschiedene Verbandsmaterialen
9. Kammerschiene

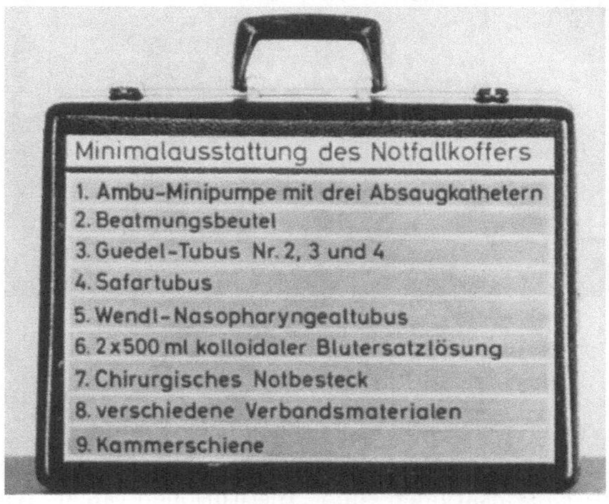

Abb. 1

bei denen, gleichgültig aus welcher Ursache heraus, die *vitalen Funktionen* gestört sind. Daraus ergibt sich zwangsläufig, daß nicht nur Unfallverletzte, sondern auch Patienten mit plötzlich aufgetretenen lebensbedrohenden Erkrankungen in diese Gruppe gehören. Für diese ist der Einsatz des sog. *Rettungswagens* (RTW) vorgesehen. Er soll besonders dann in Aktion treten, wenn aufgrund des eingegangenen Notrufes die Wiederherstellung oder Aufrechterhaltung der Transportfähigkeit vor und während der Beförderung notwendig werden könnte. Im Blatt 2 der DIN 75080 sind Mindestmaße und Mindestausstattung der Rettungswagen genau festgelegt. Es würde zu weit führen, hier Einzelheiten anzugeben. Von besonderer Wichtigkeit jedoch ist eine durchgehende Stehhöhe von mindestens 1,90 m und ein genügender Raum in dem Fahrzeug, um von allen Seiten an den Patienten herantreten zu können. Des weiteren ist vor allem zu fordern, daß die Krankentrage mindestens auf eine Arbeitshöhe von 65 cm vom Boden aus angehoben werden kann; ferner muß außerdem eine Vorrichtung vorhanden sein, durch die die Trage, am besten auf elektromechanischem Wege, in jede beliebige Höhe und in jeden beliebigen Neigungswinkel bei stabiler Lagerung des Patienten einzustellen ist. Eine Selbstverständlichkeit ist eine ausgezeichnete Beleuchtung und gute Beheizung des Innenraumes. Das in jedem Wagen mitgeführte Brett dient für Wirbelsäulenverletzte, besonders auch als Unterlage für die Herzmassage.

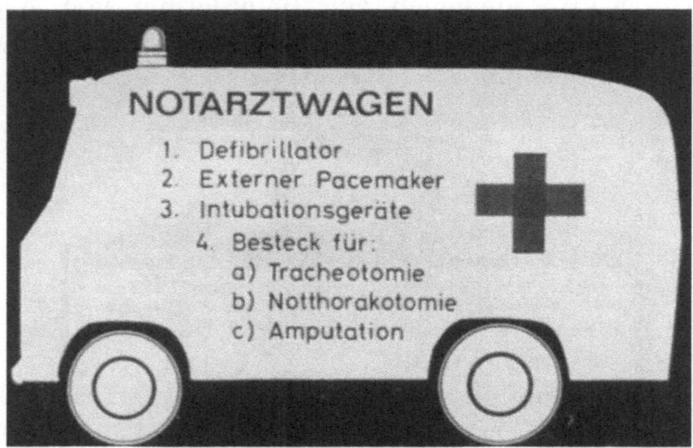

Abb. 2

Wird nun dieser Rettungswagen nach der genannten DIN-Vorschrift noch reichhaltiger ausgestattet, als es diese empfiehlt, dann wird er von verschiedenen Organisationen und Institutionen auch *Notarztwagen* (NAW) genannt (Abb. 2). Nach den neuzeitlichen Forderungen — einen in der Notfallmedizin bewanderten Arzt zu den in ihren vitalen Funktionen gestörten Patienten heranzubringen — wurde das Rettungswagensystem weiter entwickelt und ausgebaut. Die Besatzung dieser Wagen besteht hierbei aus zwei speziell ausgebildeten Sanitätern, die man einheitlich „Notfall-Sanitäter" nennen sollte, und einem Arzt. Im Hinblick auf Ausstattung und Aufbau hat sich der Wagen auf dem Mercedes-Chassis L 408 gut bewährt. Besonders wichtig ist die Tatsache, daß in einem derart erweiterten Rettungswagen der Arzt praktisch sämtliche Möglichkeiten hat, alle Maßnahmen zu ergreifen, um eine Störung vitaler Funktionen zu beseitigen oder aufzuhalten. So ist es u. a. selbstverständlich möglich, nach Intubation eine optimale Absaugung vorzunehmen. Geräte für eine Schnelldiagnostik bei gestörter Herzfunktion, wie das Elektrokardioskop, stehen zur Verfügung. Sowohl ein externer Defibrillator als auch ein externer Schrittmacher können unverzüglich angelegt werden. Nottracheotomie und Thorakotomie lassen sich erforderlichenfalls vornehmen. Ein Narkosegerät mit allem Zubehör steht zur Verfügung und sollte in keinem Notarztwagen fehlen.

Bei allen elektrisch betriebenen Geräten, insbesondere auch beim Defibrillator muß auf eine Stromnetzunabhängigkeit geachtet werden. Sämtliche Geräte im Rettungswagen oder im Notarztwagen müssen transportabel sein, um auch außerhalb des Wagens eine entsprechende ärztliche Hilfeleistung vornehmen zu können.

In dem Bestreben, die Erste-Hilfe-Leistung weiter zu verbessern, wurde in Frankfurt a. M. von der sehr rührigen Branddirektion und dem Medizinaldirektor der Polizeiärztlichen Abteilung, Herrn Dr. Kunz, im Juli 1966 der erste moderne Rettungswagen im Sinne eines Notarztwagens in Dienst gestellt. Mittlerweile sind über das Stadtgebiet, an zwei chirurgischen Kliniken und an das Unfall-Krankenhaus gekoppelt, insgesamt drei solcher Fahrzeuge verteilt. Der Anschaffungspreis beträgt pro Wagen ca. DM 90000,—, wobei zusätzliche Kosten durch die Unterbringung von Schrittmacher, Defibrillator, Narkosegerät etc. entstehen.

Abschließend sei hervorgehoben, daß zur chirurgischen Erstversorgung am Unfallort und auf dem Transport ein einheitlicher nach einer DIN-Vorschrift ausgestatteter Notfallkoffer, eine unabdingbare Voraussetzung darstellt. Sind die personellen und finanziellen Möglichkeiten gegeben, so ist es zweckmäßig, den normalen nach DIN genormten Rettungswagen (RTW) zu erweitern. Die beiden Notfall-Sanitäter und der mitfahrende Arzt sind in der Unfallambulanz oder auf der Wachstation einer chirurgischen Klinik zu stationieren. Mit Hilfe des Notfallkoffers und mit vermehrtem Einsatz des mit einem Arzt besetzten Rettungswagens wird es möglich sein, die Zahl der am Unfallort und auf dem Transport sterbenden Verletzten wesentlich zu verringern.

Leiter: Der genormte Notfallkoffer und die Einführung des Rettungswagens nach DIN-Norm sind wichtige Schritte auf dem Wege der Verbesserung des Notfalldienstes.

Ich benütze die Gelegenheit, meinen verehrten Lehrer K. H. Bauer unter uns zu begrüßen. Er hat seit 1954 die Forderung chirurgischer Erstversorgung am Unfallort sowohl an die zuständigen Behörden wie auch unter die Chirurgen gebracht und hat seit 1957 als erster damit angefangen. Ich stünde nicht hier ohne sein Leitbild.

Ich bitte nun Herrn Kirchhoff zu seinem grundsätzlichen Referat über den Hubschraubereinsatz am Unfallort. Herr Kirchhoff ist Abteilungsleiter für experimentelle Flugphysiologie am Flugmedizinischen Institut der Luftwaffe Fürstenfeldbruck.

29. Hubschrauber am Unfallort

Indikationen, Kontraindikationen, Organisation, Finanzierung

H. W. Kirchhoff (a. E.)-Fürstenfeldbruck

Summary. Helicopters are used for primary transport in the German Federal Republic for special cases only. This may be the retrieval of sick or injured persons under certain extreme conditions, e.g., when rescue anchors and rescue baskets may be needed. Generally, helicopters are used for secondary transport, i.e., for transfer after treatment to special departments or hospitals.

A sensible and special employment of helicopters demands certain conditions that are discussed in detail. Contraindications to transport by helicopter are discussed, too. It is hoped that technical advances will in future diminish these contraindications.

Zusammenfassung. In der Bundesrepublik wird der Hubschrauber nur in besonderen Fällen für den Primärtransport herangezogen. In Frage kommen hierbei die Rettung von Kranken oder Verletzten unter bestimmten extremen Bedingungen, dabei besteht die Möglichkeit, die Bergung mittels Rettungsanker bzw. Rettungskorb durchzuführen. Im allgemeinen wird der Hubschrauber für den Sekundärtransport benutzt, d.h. zur Überführung nach erfolgter Behandlung in entsprechende Spezialkliniken.

Für einen sinnvollen und speziellen Einsatz des Hubschraubers sind jedoch Voraussetzungen notwendig, die im einzelnen erörtert werden. Auch die Gegenindikationen des Hubschraubertransportes werden besprochen, wobei die fortschreitende technische Entwicklung es erwarten läßt, daß diese in weiterer Zukunft eingeschränkt werden können.

Das mir gestellte Thema wirft eine Reihe von Fragen auf, deren Beantwortung bis heute als nicht gelöst bezeichnet werden muß. Es erscheint daher notwendig, den Einsatz des Hubschraubers im militärischen Bereich von dem des zivilen zu trennen.

In der militärischen Fliegerei ist das Problem eines Transportdienstes mit Hilfe von Großraumtransportflugzeugen und Hubschraubern weitgehend gelöst. So wurden allein im Koreakrieg innerhalb von 2 Jahren über 2000 Patienten durch Hubschrauber evakuiert. Auf den Kriegsschauplätzen in Vietnam ist es tatsächlich gelungen, den verwundeten Soldaten in kürzester Zeit bis zum nächsten Feldlazarett bzw. in entsprechende Speziallazarette zu überführen, die Sterblichkeitsquote der mittels Hubschrauber transportierten Verwundeten konnte auf 1 bis $2\,^{0}/_{0}$ verringert werden.

Die Vorteile, die der Lufttransport für Verletzte, Verwundete und Kranke bietet, lassen sich wie folgt zusammenfassen:

Der Lufttransport ist unter bestimmten Voraussetzungen die schnellste und schonendste Transportart. Es können durch seinen Einsatz Verletzte und Kranke schnell ärztlicher Behandlung und Versorgung zugeführt werden, Menschenleben durch den Zeitgewinn in größerer Zahl gerettet werden, Wundinfektionen sind infolge der schnelleren Zuführung in geeignete Behandlungsstätten weniger häufig. Besonders segensreich hat sich sein Einsatz in Gebieten erwiesen, von denen aus ein Transport mit herkömmlichen Mitteln kaum oder nur unter erheblichen Schwierigkeiten und Zeitaufwand erfolgen kann.

Aus diesem Grunde wurde in der Bundeswehr nach ausländischem Vorbild und den Erfahrungen des letzten Krieges ein Such- und Rettungsdienst eingerichtet, der eine lose Zusammenfügung von besonderen Einheiten der Marine-, Luftwaffe- und Heeresflieger darstellt. Die Aufgabe dieses SAR-(Search and Rescue) Dienstes ist die Einsatzunterstützung für fliegende Verbände der Bundeswehr und die Durchführung von Rettungsaktionen bei Behebung von Notständen im militärischen wie zivilen Bereich.

Dieser Such- und Rettungsdienst hat sich bei verschiedenen Anlässen hervorragend bewährt, Beispiele hierfür sind die Lawinenkatastrophe auf der Zugspitze, die Flutkatastrophe in Hamburg, die Übernahme von Bergsteigern oder in Seenot befindlichen Personen, selbst unter extremen Bedingungen, dabei besteht die Möglichkeit, einen Verletzten mit Hilfe eines Rettungsbootes, Rettungsankers bzw. Rettungskorbes mit Winden in einen Hubschrauber zu bringen und abzufliegen. Weiterhin gelingt es, mit Hilfe des Hubschraubers Ärzte zur Unfallstelle, Polizeibeamte zur Sicherung des Unfallortes abzusetzen sowie lebenswichtige Medikamente, Blutkonserven, Sauerstoffgeräte usw. zu transportieren.

Die Organisation eines derartigen Such- und Rettungsdienstes ist jedoch außerordentlich aufwendig.

So befindet sich bei der Inspektion Kampfverbände im Luftwaffenamt die administrative Zentralstelle sowohl für den militärischen wie auch für den nationalen Such- und Rettungsdienst. Die Hubschrauber-Rettungsstaffeln sind in einem Hubschrauber-Transportgeschwader zusammengefaßt, mit den Leitstellen in Ramstein, Hannover-Langenhagen und Glücksburg. Sie sind ständig besetzt und haben die Aufgabe, eingehende Notmeldungen auszuwerten, entsprechende Maßnahmen einzuleiten bzw. zu koordinieren. Ein SAR-Kommando ist bei ständiger Alarmbereitschaft auf jedem Fliegerhorst der Bundesrepublik stationiert, so daß fast jeder Unfallort spätestens innerhalb $^1/_2$ Std erreicht werden kann. Die Finanzierung des Einsatzes von Sanitätshubschraubern ist außerordentlich hoch. Neben den Anschaffungskosten beträgt die Flugstunde je nach Flugzeugmuster 500—2000,— DM. Dazu kommt die lange Ausbildungszeit des Flugzeugführers, die ca. 300 Std umfaßt und etwa 2 Jahre dauert.

Außer der erheblichen fliegerischen Erfahrung muß der Flugzeugführer über eine genügende Wendigkeit verfügen, um mit den zusätzlichen Schwierigkeiten in seinem Dienst fertig zu werden. Zur personellen Ausrüstung des Sanitätshubschraubers gehört ferner ein sog. Luftrettungsmeister, ein voll ausgebildeter Sanitätsdienstgrad mit langjähriger Ausbildung und Praxis, der mit dem Be- und Entladen, Krankentragen, Arbeit mit der Rettungs-Seilwinde, dem Rettungskorb usw. vertraut sein muß. Er hat neben einem Überlebenslehrgang einen Blutersatz- und Schockbekämpfungslehrgang zu absolvieren und ist in der Lage, während des Fluges Bluttransfusionen, künstliche Beatmung und Schockbekämpfung durchzuführen. An Flugzeugtypen steht der Bundeswehr neben der Sikorsky H 34, Vertol 21, die Bell UH 1 D zur Verfügung, diese Flugzeuge sind in der Lage, mehrere Patienten gleichzeitig zu befördern, außerdem sind in ihnen chirurgische Eingriffe, Schockbekämpfung und Tracheotomie ohne weiteres möglich.

Der große organisatorische und finanzielle Aufwand bedingt, daß im zivilen Bereich — von einigen Versuchen abgesehen — der Hubschrauber nur in relativ wenigen Fällen für den *Primärtransport*, d.h. im akuten Einsatz zur Erstversorgung benützt wird.

Hinzu kommt, daß der Einsatz des Hubschraubers nicht immer möglich ist, witterungsbedingte Einflüsse, Böen über 10 Knoten, stürmisches Wetter können seinen Einsatz in Frage stellen. Der Hubschrauber kann nicht bei Bodennebel starten und landen, der Instrumentenflug kann bei Nacht nur von Flugplatz zu Flugplatz durchgeführt werden, Vibrationen und Lärmbelastung können auf den Patienten ungünstig einwirken.

Wenn auch für den Einsatz des Hubschraubers die medizinischen Gegenindikationen weitgehend eingeengt werden, sollte der Hubschraubertransport möglichst in ärztlicher Begleitung nur dann vorgenommen werden, wenn eine notwendige Schockbekämpfung begonnen bzw. fortgesetzt werden kann. Die Atemwege sollten frei, eine sichere Lungenbelüftung, Anlegen von Magensonden, Schienen von Brüchen möglich sein. Die Möglichkeit der Verabfolgung von Transfusionen oder kleineren chirurgischen Eingriffen sollte bestehen und ist in den modernen Typen auch durchführbar.

Der Transport von Apoplektikern, Patienten mit subduralen Hämatomen und Impressionen des Schädeldaches hat sich nicht bewährt.

In der Bundesrepublik ist die Domäne des Hubschraubereinsatzes im zivilen Bereich der *Sekundärtransport*. Hierunter werden Einsätze verstanden, die einen in einer klinischen Einrichtung bereits versorgten bzw. anbehandelten Patienten betreffen. Der Sekundärtransport wird vor allem bei der Überführung von Rückenmarksverletzungen, für den Transport von Schwerverletzten mit urologischen Erkrankungen, elektrischen Verletzungen, Verbrennungen und Verbrühungen zumeist nach der chirurgischen Erstversorgung an kleineren Krankenhäusern in die entsprechenden Spezialkliniken angewandt. Hierfür ist jedoch eine Reihe von Voraussetzungen notwendig. Es müssen im Bereich von Krankenhäusern und Spezialkliniken Landeplätze für Hubschrauber angelegt werden, die gar nicht zu großen Raum beanspruchen; ein Windsack, Markierungskugeln, das Abfeuern von Rauchkerzen bei Annäherung des Flugzeuges zur sicheren Bestimmung der Windrichtung am Boden oder Leuchtsignale sind weitere Bedingungen, die relativ schnell erfüllt werden können und beim Bau neuer Krankenhäuser auch mehr und mehr Berücksichtigung finden. Die Sicherung des Start- und Landeplatzes, der reibungslose Ablauf der Ausladung des Patienten nach der Landung sind die wichtigsten Aufgaben des aufnehmenden Krankenhauses. Neben den Medico-mobil-Karten liegen Verzeichnisse mit Hubschrauber-Landeplätzen der in Frage kommenden Krankenhäuser vor, als vorbildlich ist hier der Atlas der Hubschrauber-Landeplätze in Schleswig-Holstein zu nennen.

Trotz dieser Einschränkungen sollte durch Schaffung eines überregionalen Meldesystems, die organisatorische Zusammenfassung der verschiedenen Hilfsorganisationen, der Bereitstellung größerer finanzieller Mittel alles versucht werden, um den Einsatz von Hubschraubern auch für den Primärtransport durch Hilfsorganisationen oder Krankenhäuser vor allem in Ballungsgebieten und bei besonderen Anlässen (z.B. starker Reiseverkehr) wirkungsvoller zu gestalten, da dieser sicherlich in vielen Fällen eine wichtige Ergänzung bereits bestehender Einrichtungen darstellt, insbesondere dann, wenn dadurch die Transportzeit entscheidend verkürzt und eine schonende, schnelle Verlegung mit sofortiger Intensivtherapie angezeigt ist.

Literatur

Ahnefeld, F. W.: Persönliche Mitteilung.
Forner, V.: Dtsch. Ärztebl. — Ärtzl. Mitt. **66**, 342, 427 (1969).
Herzog, K.: Therapiewoche **44**, 1973 (1968).
Kirchhoff, H. W.: Hippokrates **38**, 764 (1967).
Knauff, M.: Med. Klin. **61**, 833 (1968).
Lauschner, E. A.: Wehrdienst und Gesundheit **1**, 87 (1961).
Mitteilungsblatt für Notfallmedizin. Notfallhilfe und Transportmedizin **6**, 3 (1968).
Pfeiffer, W.: Ärztl. Prax. **17**, 2201 (1965).
Potten, W.: Merkblatt für die Bearbeitung von Verwundeten — Sammeltransporte auf dem Luftwege. Flugmed. Institut d. Luftwaffe Fürstenfeldbruck.
Scholler, K. L., u. S. Weller: Dtsch. med. Wschr. **90**, 344 (1965).
Schweinhagen, S.: Truppenpraxis **8**, 607 (1968).
Schiechel, F. A.: Wehrmed. Mschr. **11**, 286 (1967).

30. Das Frankfurter Modell chirurgischer Erstversorgung am Unfallort

H. Contzen* und Th. Kunz (a.G.)-Frankfurt a. M.

Summary. The Frankfurt Model Scheme for Surgical Emergency Treatment at the site of accident has achieved that each point in the town is reached within ten minutes by an accident ambulance car staffed by a medical officer. This needed the establishment of a central station with three accident ambulance cars at its command. The ambulances are strategically placed at and staffed by a large hospital each. The cars are thus decentralized and sited optimally from a route point of view. The results obtained by the use of one of the accident ambulance cars (NAW 2) within this organization are described, and the expenditure of time and finance are outlined.

Zusammenfassung. Mit dem Frankfurter Modell chirurgischer Erstversorgung am Unfallort ist die Forderung, innerhalb von 10 min jeden Einsatzort im Stadtbereich mit einem ärztlich besetzten Rettungswagen erreichen zu können, verwirklicht worden. Voraussetzung dafür war die Einrichtung einer zentralen Einsatzleitung für drei Rettungswagen, die dezentralisiert und verkehrstechnisch günstig jeweils an einem großen Krankenhaus stationiert worden sind und von diesem ärztlich besetzt werden. Die mit dieser Organisationsform erzielten Ergebnisse eines dieser Rettungswagen (NAW 2) werden geschildert, die damit verbundenen zeitlichen und finanziellen Aufwendungen angegeben.

Die Organisation des ärztlichen Rettungsdienstes in Frankfurt a. M. basiert auf der Forderung, jeden Einsatzort im Stadtgebiet innerhalb von 10 min mit einem Rettungswagen erreichen zu können. Dafür waren drei Rettungswagen erforderlich, die dezentralisiert und verkehrstechnisch günstig jeweils an einem großen Krankenhaus stationiert, für einen bestimmten Einsatzbereich zuständig sind.

Diese Rettungswagen entsprechen der DIN-Norm 75080 und werden im Gegensatz zu den nichtärztlich besetzten Rettungswagen (RTW) als Notarztwagen (NAW) bezeichnet. Sie unterstehen der Städtischen Branddirektion, die für die Unterhaltung, Wartung und ständige Einsatzbereitschaft der Fahrzeuge verantwortlich ist und die auch die nichtärztliche Besatzung des Rettungswagen stellt. Als Notfallsanitäter (Krankentransportsanitäter) stehen für jeden Wagen immer zwei hauptberufliche Feuerwehrbeamte mit entsprechender Ausbildung und Erfahrungen in allen vorkommenden Bergungs-, Sicherungs- und Rettungsarbeiten zur Verfügung, die absolut orts- und straßenkundig sind und die vor allem durch Schulung und tägliche Mitarbeit im Operationssaal und auf der Wachstation mit allen Maßnahmen zur Abwendung und Behebung lebensbedrohender Zustände vertraut sind. Der jeden Einsatz mitfahrende Arzt wird von der Klinik gestellt, an der der Rettungswagen stationiert ist. In der Chirurgischen Universitätsklinik Frankfurt a. M. ist dafür während der Arbeitszeit der Stationsarzt der Poliklinik, außerhalb der Arbeitszeit und am Wochenende ein durch Dienstplan bestimmter Arzt einer freiwilligen Dienstgruppe zuständig. In jedem Fall handelt es sich um erfahrene Assistenzärzte mit mehrjähriger Ausbildung in der Chirurgie oder Anaesthesiologie.

Der stets einsatzbereite Rettungswagen unserer Klinik (NAW 2) enthält außer Bergegerät sämtliche Einrichtungen zur Intubation, Absaugung, Beatmung, Infusion, für Noteingriffe wie Tracheotomie, Thorakotomie und Notamputation sowie ein Elektrokardioskop, einen externen Defibrillator bzw. einen externen Herzschrittmacher. Der Alarm wird direkt, synchron bei Arzt und Notfallsanitätern, von der zentralen Einsatzleitung der Krankentransportleitstelle nach einem von Ärzten zusammengestellten Einsatzkatalog ausgelöst; die detaillierte Einsatzanweisung erfolgt nach der Ausrückemeldung über Funk.

Mit dieser Organisationsform konnten wir mit unserem Rettungswagen in der Zeit vom 8.7.1967–25.3.1969 bei insgesamt 1000 Einsätzen im Durchschnitt 96 sec nach der Alarmierung ausrücken, den im Durchschnitt 5,6 km entfernten Einsatzort nach durchschnittlich 8 min erreichen. Dabei wurden 8,4$^0/_0$ Fehleinsätze verzeichnet; bei 21,3$^0/_0$ war der Einsatz eines Rettungswagens nach rein medizinischen Gesichtspunkten nicht erforderlich. 70,5$^0/_0$ der Einsätze wurden bei Tag, 29,5$^0/_0$ bei Nacht gefahren. Die Dauer eines Einsatzes betrug im Durchschnitt 26,5 min. Bei durchschnittlich 1,8 Einsätzen pro 24 Std entstand also für den diensttuenden Arzt im Mittel ein täglicher Gesamtzeitaufwand von 47,7 min.

Weitere Ergebnisse

1. Wi-5223 (NAW 2) — 1000 Einsätze

1095 Verletzte und Getötete	
Infusion	243 = 22,2$^0/_0$
Intubation	96 = 8,8$^0/_0$
Herzmassage	74 = 6,8$^0/_0$
davon mit endgültiger Wiederbelebung	28 = 37,8$^0/_0$

2. Wi-5223 (NAW 2) — 1000 Einsätze

1095 Verletzte und Getötete	
Perakute Lebensgefahr	= 167
davon gerettet	99 = 59,3$^0/_0$
gestorben	68 = 40,7$^0/_0$

3. Wi-5223 (NAW 2) — 1000 Einsätze

Mit Getöteten	= 13,9$^0/_0$
Mit Schwerverletzten	= 21,4$^0/_0$
Mit Mittelschwerverletzten	= 32,9$^0/_0$
Mit Leichtverletzten	= 31,8$^0/_0$

Alle drei ärztlich besetzten Rettungswagen (Frankfurter Notarztwagensystem) haben seit dem 8.6.1966 2317 Einsätze gefahren und dabei 2328 Personen erste ärztliche Hilfe geleistet.

Der in Frankfurt a. M. eingeführte Rettungswagen kostet einschließlich aller ärztlichen und technischen Hilfsmittel (Berge-, Schweiß- und Funkgeräte) insgesamt *85.300,– DM*.

Bezogen auf das Kalenderjahr müssen als Unterhaltungskosten für jeden Rettungswagen einschließlich Gehalt der Notfallsanitäter *104.000,– DM* angesetzt werden. Bei der Gehaltsberechnung der Notfallsanitäter ist deren tägliche Arbeitsleistung in der Klinik nicht in Abzug gebracht. Der ärztliche Einsatz erfolgt in Frankfurt a. M. ohne monetäre Entschädigung. Für den Einsatz genießen die Ärzte vollen berufsgenossenschaftlichen Schutz, von der Stadt Frankfurt a. M. wurde zusätzlich eine private Unfallversicherung abgeschlossen. Die Notfallsanitäter sind Beamte auf Lebenszeit.

Leiter: Wir sehen, in der Großstadt läßt sich das Problem durch dezentralisiert stationierte Rettungswagen und durch Koordinierung des kommunalen Rettungsdienstes mit den Kliniken gut lösen.

31. Das Kölner Modell chirurgischer Erstversorgung am Unfallort

G. H. ENGELHARDT* (a. G.) und H. J. HERNÁNDEZ-RICHTER-Köln

Summary. The efficacy of organized medical help at the location of an accident will largely depend upon sensible siting of the accident ambulances and of the emergency medical officer, upon the speed with which he can be called, and the appropriateness of the indication for calling the doctor. Both the doctor and the auxiliary personnel need proper training and refresher courses. 5,344 journeys were undertaken in Cologne during five years. This corresponds to an annual rate of 125 incidents per 100,000 inhabitants. In 43% of incidents the presence of a doctor was not really necessary; this may well be a price that will have to be paid. 3,410 patients were treated at the site of accident and during transport to hospital. About half were slightly wounded, a quarter medium-severe to severe. 40% of the patients treated needed infusions; 13% had to be intubated at the site of accident. Judging by our incident reports the number of patients that died in transit was 1%, greatly below the figure given in the literature.

Zusammenfassung. Die Effektivität organisierter ärztlicher Hilfe am Unfallort ist weitgehend abhängig von einer sinnvollen Stationierung der Rettungswagen und des Notarztes sowie von seiner schnellen Alarmierung und der richtigen Indikationsstellung zum Arzteinsatz. Arzt und Hilfspersonal müssen eine qualifizierte Aus- und Weiterbildung erhalten. In Köln wurden in 5 Jahren 5344 Einsatzfahrten durchgeführt. Das entspricht einer jährlichen Einsatzquote von 125 je 100000 Einwohner. Der Anteil sinnloser Arzteinsätze von 43% muß nach wie vor in Kauf genommen werden. 3410 Patienten wurden an der Unfallstelle und auf dem Transport behandelt. Etwa die Hälfte von ihnen war leicht verletzt, je ein Viertel mittelschwer bis schwer. 40% aller behandelten Patienten benötigten Infusionen, etwa 13% mußten bereits an der Unfallstelle intubiert werden. Aufgrund unserer Arzteinsätze lag die Anzahl der auf dem Transport verstorbenen Patienten mit etwa 1% weit unter den im Schrifttum angegebenen Zahlen.

In Köln wurde 1957 auf Initiative von V. Hoffmann und E. Friedhoff mit Unterstützung der Fordwerke, des Nordrhein-Westfälischen Verkehrsministeriums und des Verkehrswissenschaftlichen Instituts der Universität der erste Notfall-Arztwagen gebaut. Bei den seither benutzten

Fahrzeugtypen handelt es sich ohne Ausnahme um Sonderbauten auf LKW-Gestellen:

1957:	Ford V 8	100 PS		1	außer Betrieb
1964:	Ford Trader	100 PS	9,0 t	1	in Reserve
1968:	Büssing OM 44	92 PS	7,5 t	3	in Betrieb
1969:	Büssing OM 44	92 PS	7,5 t	2	in Betrieb
	Büssing OM 45	106 PS	6,0 t	3	in Betrieb

Nach Erprobung an der I. Chirurgischen Universitätsklinik wurde das Fahrzeug 1960 von der Stadt Köln übernommen und der II. Chirurgischen Universitätsklinik in den Städt. Krankenanstalten Köln-Merheim angegliedert.

Die *Besatzung* der Wagen besteht aus 2 Beamten der Städt. Berufsfeuerwehr und bei Einsatz mit Arzt außerdem aus einem chirurgisch und anaesthesiologisch ausgebildeten Assistenten der Klinik. Der Arzt ist als Angestellter der Stadt Köln während seines Einsatzes gegen Berufsunfähigkeit und Tod entsprechend dem vollbeamteten höheren Dienst (Oberregierungsrat) versichert.

Die *Ausbildung* der Feuerwehrbeamten erfolgt durch erfahrene Ärzte der Klinik, die regelmäßig auf den einzelnen Wachen Unterricht in Erster Hilfe sowie im Umgang mit den Einrichtungen der Rettungswagen erteilen. Außerdem sind stets 2 Feuerwehrmänner für 8 Wochen in der Ambulanz und im Operationssaal unserer Klinik tätig.

Während bisher je ein Wagen rechts- und linksrheinisch stationiert war und jederzeit mit Arzt ausrücken konnte, begann im vergangenen Jahr eine Umorganisation des Rettungswesens, welche jetzt abgeschlossen ist. Es kam darauf an, durch dichte *Stationierung* der Fahrzeuge kurze Anfahrtswege zu den Unfallstellen zu gewährleisten. Jede der 8 Feuerwachen (FW) des Stadtgebietes besitzt einen Rettungswagen vom Typ Büssing OM, der nach Aufbau und Ausrüstung für eine ärztliche Erstversorgung geeignet ist. Nur auf einer, im linksrheinischen Stadtzentrum verkehrsgünstig gelegenen Wache steht ein Arzt in ständiger Bereitschaft. In unserer rechtsrheinisch-stadtrandnah gelegenen Klinik befindet sich ein Funkdienstwagen (FDW) der Feuerwehr, der auf Anforderung den Arzt von der Klinik zum Unfallort bringt, wo ihn ein Rettungswagen erwartet. Zum Einsatzgebiet gehören der Stadtkreis und die unmittelbar angrenzenden Bundesautobahnen (Abb. 1).

Die *Alarmierung* (Abb. 2) erfolgt in der Regel durch medizinische Laien. Sie geht über das öffentliche Telefonnetz entweder direkt oder über eine Dienststelle der Polizei an die Feuerwehrzentrale, welche den Einsatz des Arztes auslöst, indem sie den Alarm je nach Lage der Unfallstelle entweder an die Klinik oder an die mit Arzt besetzte Feuerwache weiterleitet. Erkennt die Besatzung eines Rettungswagens die Not-

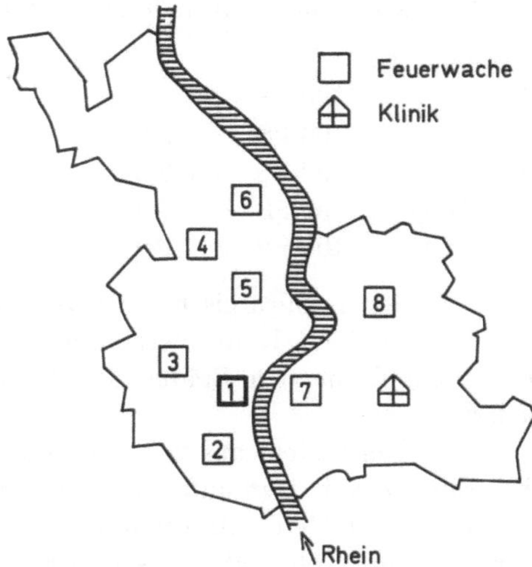

Abb. 1. NAW Köln (850000 Einw.) — Stationierung der Rettungswagen und der Notärzte

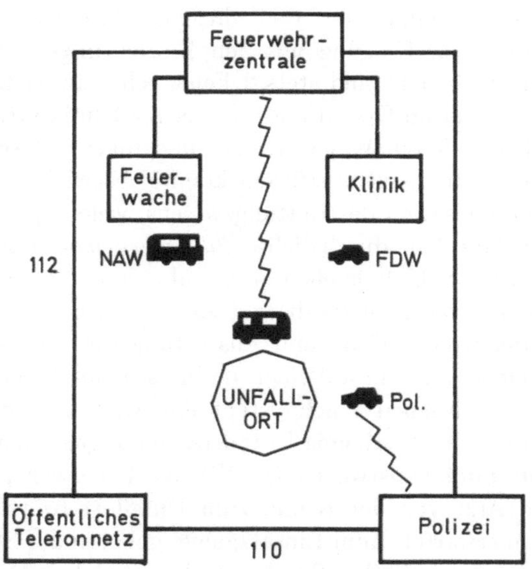

Abb. 2. NAW-Köln, Alarmierung des Notarztes

wendigkeit sofortiger ärztlicher Hilfe am Unfallort, so erfolgt die Benachrichtigung entsprechend über Funk.

Der *Arzt* soll dann zum *Unfallort* gerufen werden, wenn folgende Unfallsituationen bekannt oder zu vermuten sind:

1. Verletzte mit Störungen der Vitalfunktionen
   a) Bewußtlosigkeit,
   b) Atemstörungen,
   c) Kreislaufstörungen.
2. Verschüttete oder eingeklemmte Personen, auch vor Bergung.
3. Ertrinkungsunfälle, auch vor Bergung.
4. Starkstromverletzungen.
5. Unfälle mit mehreren Verletzten.

Selbstverständlich kann der Notarztwagen auch von Ärzten sowie bei internistischen, pädiatrischen oder gynäkologischen Dringlichkeitsfällen und zu Verlegungen angefordert werden.

Die Anschaffungskosten pro Fahrzeug betragen 108000,— DM, die sich aus 93000,— DM für den Bau und 15000,— DM für die Ausrüstung zusammensetzen. Für den laufenden Unterhalt eines Wagens ist ein Sachetat von 15000,— DM veranschlagt. Die Personalkosten betragen jährlich 65000,— DM. Demnach ergibt sich für die jetzt in Betrieb stehenden 8 Rettungswagen ein *Anschaffungspreis* von 864000,— DM und bei 3 Planstellen für Ärzte jährliche *Unterhaltskosten* von etwa 475000,—DM.

Von 1964—1968 wurden 5344 Einsatzfahrten durchgeführt (Tabelle), jährlich durchschnittlich 1069. Das entspricht einer Einsatzquote von

Tabelle. *NAW-Köln 1964—1968*

	NAW-West (Feuerwache)		NAW-Ost (Klinik)		
Einsatzfahrten	4225	+	1119	=	100%
Fehleinsätze	834	+	206	=	20%
Tote	1045	+	206	=	23%
Restliche Einsätze	3053			=	57%
(davon Einsätze mit mehr als 1 Verletzten	245)				
Leichtverletzte	1585	=	46%		
Mittelschwerverletzte	843	=	25%		
Schwerverletzte	982	=	29%		
auf dem Transport gestorben	41	=	1%		
Gesamtzahl der Verletzten	3410	=	100%		
Bewußtseinsstörungen	1326	=	39%		
Infusionen	1310	=	39%		
(mit Schockzeichen: 745)					
Intubationen	442	=	13%		
Schmerzausschaltung, Sedierung	442	=	13%		
Narkosen	62	=	2%		
Herzmassagen	241	=	7%		
a) externe 185					
b) interne 56					

125 je 100000 Einwohner. Dabei wurden etwa 4mal soviel Einsätze von dem im Stadtzentrum auf einer Feuerwache stationierten Arzt ausgeführt als mit dem Fahrzeug unserer Klinik. Dies unterstreicht die Bedeutung einer sinnvollen Stationierung des Notarztes, die sich weitgehend nach lokalen Gegebenheiten zu richten hat, so daß die Forderung nach ausschließlicher Stationierung des Fahrzeugs an der Klinik eben nicht für jedes Einzugsgebiet die einzig richtige Lösung ist. Auch das Argument, jede Fahrt mit Verletzten ende ohnehin im eigenen Krankenhaus, ist falsch. Gerade der große Vorteil einer ärztlichen Versorgung auch während des Transportes ermöglicht es, nicht das der Unfallstelle nächstgelegene Krankenhaus, sondern die für die Verletzung bestgeeignete Klinik innerhalb des Stadtgebietes anzufahren.

43% aller Einsätze waren echt fehlgeleitet oder dienten nur einer Todesfeststellung. Von den verbleibenden 3053 Einsätzen waren 245 Fahrten mit mehr als einem Verletzten erforderlich. Insgesamt wurden 3410 Verletzte am Unfallort und auf dem Transport behandelt. Etwa die Hälfte von ihnen war leicht verletzt, je ein Viertel mittelschwer oder schwer.

Bemerkenswert ist die Anzahl der auf dem Tranport verstorbenen Patienten, die mit 41 gering über 1% liegt! Bei Mitteilungen über angeblich durch Arzteinsatz gerettete Unfallverletzte sind wir wegen der damit verbundenen Problematik stets skeptisch und mit eigenen Erfolgsberichten sehr zurückhaltend. Der äußerst niedrige Prozentsatz auf dem Transport Verstorbener belegt jedoch deutlicher als jede Spekulation die Richtigkeit und Notwendigkeit des Arzteinsatzes am Unfallort, wenn man bedenkt, daß im Schrifttum die Höhe der infolge unzureichender Betreuung während der Fahrt zum Krankenhaus verstorbenen Unfallopfer auf etwa 15% geschätzt wird.

Im unteren Teil der Tabelle sieht man eine Zusammenstellung der angetroffenen akut lebensbedrohlichen Funktionsstörungen, welche eine sofortige ärztliche Behandlung am Unfallort erforderlich machten. Die große Anzahl der Infusionen läßt die Notwendigkeit der frühestmöglichen Schockbekämpfung erkennen. 40% aller Patienten benötigten Infusionen, $^{6}/_{10}$ von ihnen zeigten manifeste Schocksymptome. Da es sich beim traumatischen Schock fast stets um einen Volumenmangel handelt, verwendeten wir als Ersatzmittel makromolekulare Dextranlösungen wegen ihrer günstigen Volumenwirkung. Von den mit Störungen der Atmung behandelten Verletzten mußten 442 intubiert werden. Gerade am Unfallort ist die endotracheale Intubation die beste Methode zur Behandlung aller schweren Atemstörungen; Tracheotomien waren nie erforderlich. Über einen Teil der hier angeführten Narkosen und Herzmassagen haben wir bereits früher berichtet, so daß wir im Rahmen dieser Ausführungen auf Einzelheiten verzichten dürfen.

32. Das Heidelberger Modell chirurgischer Erstversorgung am Unfallort

W. Brechmann (a. G.)-Heidelberg

Summary. The Heidelberg Accident and Emergency Service serves the city of Heidelberg and its environs within a radius of 20 km. Under these local conditions it has been found useful to separate the emergency doctor service and the accident ambulance service. The doctor may be contacted at any time on his portable radio. He drives in his specially equipped emergency car straight to the site of the accident. The Red Cross accident ambulance is summoned at the same time and meets the doctor at the site of the accident. Since 1964 an average of 300 incidents per year has been covered. In 1,300 incidents 1,666 patients have been attended to. 517 (31%) were dangerously ill; 183 of these were saved. 214 injured persons were certified dead at the site of the accident, 120 died subsequently whilst under treatment.

Zusammenfassung. Der Heidelberger Unfallrettungsdienst versorgt neben der Stadt Heidelberg das Gebiet der angrenzenden Landkreise mit einem Radius von ca. 20 km. Bei diesen regionalen Gegebenheiten hat sich die Trennung von Notfallarzt und Rettungswagen bewährt. Der jederzeit über einen tragbaren UKW-Meldeempfänger erreichbare Arzt gelangt im Einsatz mit einem von ihm selbst gefahrenen und mit allen für die Erstversorgung notwendigen Geräten ausgestatteten Arzteinsatzwagen direkt zur Unfallstelle. Der gleichzeitig alarmierte Rettungswagen des Roten Kreuzes trifft den Arzt am Unfallort. Seit 1964 wurden durchschnittlich 300 Einsätze pro Jahr gefahren. Bei 1300 Einsätzen wurden 1666 Patienten versorgt; davon befanden sich 517 (31%) in Lebensgefahr. Von diesen echten Notfallpatienten konnten 183 gerettet werden; bei 214 Verletzten mußte am Unfallort der Tod festgestellt werden, 120 starben während der späteren Behandlung.

Der Einsatzbereich des Heidelberger Unfallrettungsdienstes umfaßt:

1. das Gebiet der Stadt Heidelberg; hier gestattet es die verkehrsgünstige Lage der Klinik, jede Unfallstelle innerhalb von 5 min zu erreichen.

2. die angrenzenden Landkreise mit einem Teilstück der Autobahnstrecke Mannheim-Karlsruhe; hier sind im Einsatz z.T. Anfahrten bis zu 20 km erforderlich.

Träger des Rettungsdienstes ist in Zusammenarbeit mit dem Roten Kreuz die Chirurgische Universitätsklinik Heidelberg, die als einziges Krankenhaus in diesem Gebiet in der Lage ist, die Versorgung Schwerstverletzter durchzuführen.

In fast 5 Jahren seit dem Beginn im Mai 1964 wurden durchschnittlich 300 Einsätze pro Jahr gefahren.

Bei dieser Einsatzfrequenz und den regionalen Gegebenheiten hat sich zur Vermeidung unproduktiver Bereitschaftsdienste bei gleichzeitiger sofortiger Einsatzbereitschaft die Trennung von Notfallarzt und Rettungswagen bewährt. Der diensthabende Notfallarzt ist jederzeit über einen tragbaren UKW-Einkanal-Meldeempfänger sofort abrufbar; lediglich nachts erfolgt die Alarmierung in der eigenen Wohnung telephonisch. Im Einsatz gelangt der Arzt von seinem jeweiligen Standort mit dem Arzteinsatzwagen „Heidelberg 10", den er selbst fährt, direkt zur Unfallstelle. Der Notfallarzt ist so nicht an einen festen Standort gebunden und hat außerhalb der Klinikdienstzeit weitgehend Bewegungsfreiheit im Stadtgebiet. Die zehn Ärzte der Klinik, die diesen Dienst

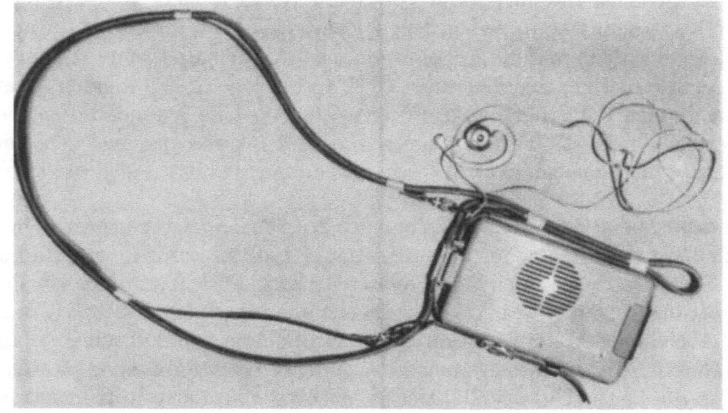

Abb. 1. Tragbarer UKW-Einkanal-Meldeempfänger E 491 (Telefunken)

wochenweise leisten, werden am Tage außerhalb des Operationssaales auf der Station oder in der Ambulanz voll eingesetzt. Als Arzteinsatzwagen benutzen wir einen mit Martinshorn, Blaulicht und Funksprechanlage ausgerüsteten VW 1500-Variant, der außerdem mit allen für die ärztliche Erstversorgung notwendigen Geräten ausgestattet ist. Die Funkgenehmigung läuft über das Rote Kreuz. Es bedurfte daher keiner Sonderregelung.

Bei Meldung eines Unfalles mit Verdacht auf schwere Personenverletzungen oder einer krankheitsbedingten Lebensbedrohung — in der Regel durch Laien — werden von der Funkleitstelle der Polizeidirektion Heidelberg gleichzeitig alarmiert: der Notfallarzt und ein Rettungswagen des Roten Kreuzes, von denen 2 im Stadtgebiet, 2 weitere im Landkreis stationiert sind. Beide starten getrennt, um nahezu gleichzeitig am Unfallort einzutreffen.

Kurz eine überschlagmäßige *Kostenübersicht:* Der von uns wegen der guten Raumverhältnisse, seines niedrigen Schwerpunktes und des Preises trotz zugegebenermaßen schlechter Federung bevorzugte Rettungswagen, ein Citroen 1500 Kastenwagen kostete mit Innenausstattung

21000,— DM. Er war damit billiger als viele der in Deutschland angebotenen Krankentransportwagen.

Unser Arzteinsatzwagen kostet mit voller Ausrüstung 21000,— DM, wovon 8000,— DM auf das Fahrzeug, 7000,— DM auf die Funkanlage und 6000,— DM auf die Ausrüstung entfallen. Hierbei machen das EKG-Sichtgerät und ein batteriebetriebener Defibrillator mit je

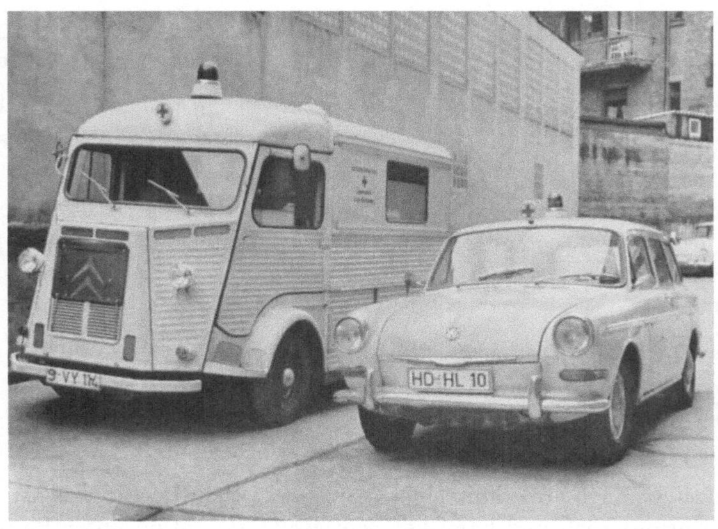

Abb. 2. Rettungswagen des roten Kreuzes (Citroen HY 1500 Kastenwagen) und Arzteinsatzwagen „Heidelberg 10" mit Blaulicht, Martinshorn und Funksprechanlage (VW 1500 Variant)

2000,— DM die Hauptposten aus. Die laufenden Unkosten für das Fahrzeug und verbrauchtes Material sind mit ca. 5000,— DM jährlich gering im Vergleich zu Einnahmen von ca. 20000,— DM jährlich. Nach einem Abkommen zwischen der Klinikverwaltung und den Krankenkassen wird bei einem Einsatz für jede verletzte und versorgte Person ein Betrag von 50,— DM gezahlt. Als Kosten kommen hinzu 3000,— DM Jahresprämie für eine private Unfallversicherung — 400000,— DM im Todesfall, 800000,— DM bei Invalidität — für die den Einsatzwagen selbst fahrenden Ärzte. Diese Summe wurde bis jetzt von der Verwaltung nicht getragen und wurde aus Spenden aufgebracht.

Personalkosten: bei Einrichtung des Rettungsdienstes wurden der Chirurgischen Universitätsklinik 2 zusätzliche Assistentenstellen bewilligt, von denen eine die Stadt, die andere der Landkreis trägt.

Abschließend kurz die bisherigen Ergebnisse:

Bei den ersten 1300 Einsätzen wurden 1666 Patienten versorgt.

Am Unfallort Tod festgestellt oder verstorben	214 Personen = 12,8%
Schwerverletzte, verstorben	
a) Transport	9 Personen = 0,5%
b) Klinik	111 Personen = 6,7%
Schwerverletzte, überlebend	183 Personen = 11,0%
	517 Personen = 31,0%
Mäßig schwer Verletzte	655 Personen = 39,4%
Leichtverletzte	494 Personen = 29,6%

Bei 517 Personen, das sind 31%, bestand akute oder perakute Lebensgefahr. Von diesen echten Notfallpatienten konnten 183 — das ist gut ein Drittel — gerettet, d.h. nach stationärer Behandlung entlassen werden.

Bei diesen 1300 Einsätzen war als Erstversorgung erforderlich:

Infusion	363mal
Intubation	98mal
Herzmassage	64mal (1 dauernde Wiederbelebung).

Sie sehen, auch außerhalb einer Großstadt ist ein Rettungsdienst unbedingt erforderlich und kann bei richtiger Organisation unter Berücksichtigung der regionalen Gegebenheiten mit relativ geringem Aufwand optimal wirksam geleistet werden.

33. Modell einer Mittelstadt zur chirurgischen Erstversorgung am Unfallort (Gummersbach)

W. Herzog-Gummersbach

Summary. Experience gained during six years has demonstrated that even in a medium-sized town, largely with rural incidents, accident ambulances are a success, given good will and enthusiasm. Occasionally human lives will be saved; in many cases the availability of immediate treatment at the site has improved the chances of recovery.

Zusammenfassung. Auch in einer Mittelstadt mit vorwiegend ländlichem Einsatz kann aufgrund unserer fast 6jährigen Erfahrungen der Einsatz des Rettungswagens bei gutem Willen und Einsatzfreude aller Beteiligten erfolgreich sein. Es werden vereinzelt Menschenleben gerettet und in vielen Fällen gestaltet sich der weitere Heilverlauf durch sofortige ärztliche Behandlung am Ort der Lebensgefahr günstiger.

1. Als *Rettungswagen* wurde in der Berichtszeit der *Clinomobil-VW* eingesetzt. Im Oberbergischen Kreis (145000 Einwohner, 565 qkm) gibt es 2 dienstbereite Wagen: in Gummersbach (32000 Einwohner) und Waldbröl (einmalig in der Bundesrepublik, daß ein Kreis von 2 Notarztwagen versorgt wird). Jetzt wird bei uns der Mercedes-Benz Rettungswagen, in dem 3 Verletzte liegend transportiert werden können, benutzt. Unser Wagen ist mit einem oder mit zwei Krankenpflegern und einem Arzt besetzt.

2. Der *Wagen ist am Krankenhaus stationiert*, besondere Verträge oder Genehmigungen waren nicht erforderlich. Die *Alarmierung* erfolgt *vom Unfallort direkt zum Krankenhaus* über Polizei (60 % der Fälle), durch den Laien (30 %) oder von normalen Krankenwagen (10 %), der den Arzteinsatz wegen der Schwere der Verletzungen anfordert. Die Indikation stellt meistens der Polizeibeamte. Als wichtigste Kriterien sind u.a. die Bewußtlosigkeit, große Wunden mit starken Blutungen, schwerer Schockzustand, Oberschenkel- oder Mehrfachfrakturen, Herzinfarkte, Vergiftungen und Suicid zu nennen.

3. a) Dienstherr der Besatzung ist die Stadt Gummersbach.

b) Dienstherr des Chirurgen ist ebenfalls die Stadt Gummersbach. Der mitfahrende Arzt ist ein Assistenzarzt, der im Krankenhaus als Stationsarzt eingesetzt ist.

c) Halter des Fahrzeuges ist der Oberbergische Kreis. Die technische Wartung übernimmt in seinem Auftrag die Oberbergische-Verkehrs-AG.

Die medizinische Wartung wird durch das Städt. Krankenhaus wahrgenommen.

4. a) Der Einsatz des Wagens erfolgt durch die Telefonzentrale des Städt. Krankenhauses. In zweifelhaften Fällen erfolgt von hier aus Rückruf, ob Arzteinsatz erforderlich ist. 4 examinierte Krankenpfleger im Hause haben den Führerschein Klasse 3 und können den Krankenwagen fahren. Bei Einsatz während der Dienststunden wird der diensttuende Pfleger von seiner Station angerufen. 3 examinierte Krankenpfleger haben in ihren Wohnungen Haustelefonverbindung und während der dienstfreien Zeit hat einer dieser 3 Pfleger Rufbereitschaft. Alle 3 sind motorisiert, so daß sie sofort abfahren können. Die Anordnung vom Bereitschaftsdienst mit Aufenthalt im Krankenhaus während der dienstfreien Zeit war bisher nicht notwendig.

b) Den ärztlichen Einsatz übernimmt der jeweilige diensttuende Assistenzarzt. Sollte er durch Tätigkeit im Operationssaal unabkömmlich sein, so erfolgt Einsatz nach Absprache. Für besondere Fälle, insbesondere bei mehreren Schwerverletzten, stehe ich bzw. mein Oberarzt zur Verfügung.

c) Ein besonderes Problem stellt der *nächtliche Einsatz* im Rahmen eines mittelgroßen Krankenhauses (400 Betten) dar. Hier gilt auf meine Veranlassung die Regelung, daß der *diensttuende Arzt* der chirurgischen Abteilung mit dem Notarztwagen *zur Unfallstelle fährt* und somit ist während dieser Zeit die chirurgische Abteilung ohne diensttuenden Arzt. Für diese Zeit habe ich selbst die Verantwortung übernommen und Absprache unter den diensttuenden Ärzten der anderen Abteilungen regeln die Vertretung. Während des fast 6jährigen Einsatzes des Notarztwagens ist niemals ein Zwischenfall zu Lasten der stationären Patienten während der nächtlichen Einsatzzeit eingetreten. Nur unter diesen Bedingungen ist meines Erachtens das Funktionieren des Notarztwagens im Rahmen des mittelgroßen bzw. kleineren Krankenhauses gewährleistet, denn wir können uns keine zusätzliche Planstelle für den diensttuenden Assistenten, der mit dem NAW fährt, leisten.

Die *Aufklärung der Bevölkerung* über die Existenz des Arzteinsatzwagens mit seinen Möglichkeiten der Behandlung bei Lebensgefahr mußte bei uns mit Hilfe der Presse *intensiver als in der Stadt* durchgeführt werden, und erst nach einigen Jahren war diese Einrichtung so weit bekannt, daß die Einsätze häufiger und sinnvoller wurden. Die Ausnutzung des Arzteinsatzwagens kann auch heute noch nicht als 100%ig angesehen werden. Dieser Idealprozentsatz kann auch nicht erreicht werden! Ich schätze, daß auch jetzt — nach fast 6 Jahren — noch in 10% der Fälle lebensbedrohlicher Situationen der Wagen leider nicht angefordert wird. Der *Einsatz ist eben vom Zufall abhängig*, welche Person bei entsprechender lebensbedrohlicher Situation an die Möglichkeit dieses Wageneinsatzes denkt und unsere Zentrale daraufhin informiert.

Zur *Entwicklung des Rettungswagens:* Nachdem der Einsatz der allgemeinen Krankenwagen im Oberbergischen Kreis vom Deutschen Roten Kreuz den Krankenhäusern übertragen wurde, gewährleistet geschultes Personal durch die Stationierung der Wagen am Krankenhaus den sofortigen Einsatz. Schwierigkeiten bei den Behörden traten nicht auf, da der Träger des Krankenhauses eine kommunale Behörde ist, die gesetzlich zum Einsatz der Krankenwagen verpflichtet ist.

Ärzte und Pfleger sind von der Notwendigkeit und dem Vorteil des Rettungswageneinsatzes überzeugt und die Einsatzfreude und Zusammenarbeit aller Beteiligten garantieren einen reibungslosen erfolgreichen Ablauf des Einsatzes.

Zusätzliche Versicherungen wurden wegen des erhöhten Risikos abgeschlossen, und zwar in einer Höhe von 200000,— DM im Falle des Todes und 400000,— DM bei Invalidität.

5. *Kosten.* Die einmaligen Anschaffungskosten des Wagens einschließlich der Ausrüstung betrugen 1963 zusammen DM 32500,—. Die Unterhaltungskosten für das Fahrzeug lassen sich schlecht fest-

stellen. Es wurde mitgeteilt, daß der vom Kreistag festgelegte und von den Kassen zu erstattende Betrag von DM 155,— pro Einsatz die Unkosten decken würde. Es gibt weder einen eigenen Etat für die beteiligten Ärzte und Pfleger noch einen Sachetat für den Rettungswagen.

Effektivität. a) Gesamtzahl der Einsätze von August 1963 bis Dezember 1968: 571

	Hiervon entfallen im einzelnen auf	
	Chirurgie	420 = 74%
	Innere	62 = 10%
	Gynäkologie	3 = 0,5%
	Pädiatrie	2 = 0,3%
	HNO	1 = 0,2%
	Fehleinsätze	48 = 9%
	Verlegung in Universitätskliniken	17 = 3%
	Als Krankenwagenersatz	18 = 3%
b)	Durchschnittlicher Einsatz je Rettungswagen mit Arzt im Jahr	102
c)	Ca. 95 Einsätze jährlich auf 100000 Einwohner	
d)	Von 571 Gesamteinsätzen entfielen auf Verletzte und Tote	420
	Tote	48 = 12%
	Schwerverletzte	94 = 23%
	Mäßig Schwerverletzte	188 = 51%
	Leichtverletzte	90 = 14%
e)	Akute Lebensgefahr bestand bei 69 Pat. einschließlich der internistischen Fälle	
	Davon überlebten	21 = 30% (3% aller Einsätze)
	Es verstarben	40 = 70% (8% aller Einsätze)
f)	Von der Gesamtzahl aller Einsätze erhielten 150 Pat. Infusionen, das sind also	26%
	Intubiert wurden	36 = 6%
	21 Herzmassagen entsprechen	5%
	Davon überlebte die Hälfte,	
	1 Pat. wurde tracheotomiert.	
	Arztbegleitung in 95% der Fälle.	

Zeitfaktor. Durchschnittliche Zeit vom Alarm bis zur Abfahrt 2—3 min. Durchschnittliche Zeit vom Alarm bis Unfallort: 10 min. Durchschnittliche Entfernung zum Unfallort: 12 km.

Leiter: Wir sehen, es geht auch im sog. kleinen Landkreis, wenn der Chirurg nur will. Wir sind gespannt, nun von Herrn F. W. Biese, Düsseldorf, zu hören, in welcher Form uns standardisierte Modelle bei unseren vielfältigen praktischen Schwierigkeiten helfen können.

34. Entwicklung standardisierter Modelle chirurgischer Erstversorgung am Unfallort aus der Sicht der Länder

A. F. W. Biese (a. E.)-Düsseldorf

Summary. In a Public Health Service survey the organizational problems of surgical treatment at the site of an accident are discussed. Two proposals regarding the improvement of the care of road accident victims at the site of an accident and during transport to hospital have been accepted as methods of choice among the many suggested: a medical emergency bag (minimal procedure) and the accident ambulance car staffed by a doctor according to DIN 75080 (optimal procedure). With the assistance of the authorities in a number of Länder of the German Federal Republic standardized model schemes have been developed, which are briefly described and critically considered. Examples of such model schemes are mentioned, which underline the need for accelerated provision of equipment of ambulance services with accident ambulance cars according to DIN 75080 and of training of ambulance personnel.

Zusammenfassung. In einem Überblick aus der Sicht des öffentlichen Gesundheitsdienstes werden organisatorische Probleme der Chirurgie am Unfallort dargestellt. Unter den verschiedenen Vorschlägen, die Hilfe für Verkehrsunfallopfer am Unfallort und während des Transports ins Krankenhaus zu verbessern, haben sich zwei Lösungen als Mittel der Wahl erwiesen: der sog. Notfallarztkoffer (als Minimallösung) und der arztbesetzte Rettungswagen nach DIN 75080 (als Optimallösung). Mit staatlichen Förderungsmaßnahmen wurden in verschiedenen Ländern der Bundesrepublik standardisierte Modelle entwickelt, die kurz beschrieben und kritisch beleuchtet werden. Auf die Notwendigkeit, die Ausstattung aller Krankentransporteinrichtungen mit Rettungswagen nach DIN 75080 und die Qualifizierung des Krankentransportpersonals voranzutreiben, wird unter Erwähnung von Modellbeispielen hingewiesen.

Das Thema „Chirurgie am Unfallort" hat, wie sich heute erneut zeigte, nicht nur medizinische Aspekte, es wirft auch zahlreiche organisatorische Probleme auf. Bei der Lösung der Probleme des Unfallrettungswesens mitzuwirken, ist erklärte Aufgabe des öffentlichen Gesundheitsdienstes. Voraussetzung ist jedoch, daß von chirurgischer Seite Notwendigkeit und Wirksamkeit ärztlicher Erstversorgung am Unfallort allgemein bestätigt werden. Gögler hat sehr treffend alle im Fachschrifttum dafür sprechenden Argumente auf die sloganartige Formel gebracht: Erst retten, dann transportieren.

Wer sich bemüht, dieser Maxime zur Tat zu verhelfen, muß heute leider noch häufig erfahren, daß selbst Chirurgen Skepsis und Zurückhaltung zeigen, sobald sie gebeten werden, sich unmittelbar zu engagieren. Möge die Tatsache, daß diese hohe wissenschaftliche Gesellschaft das Thema einer Sondersitzung wert erachtete, hier klärend wirken.

Die ärztliche Erstversorgung am Unfallort steckt in der Bundesrepublik noch im Stadium der Prototypen. Soll daraus ein breit wirksames System werden, das geeignet ist, viele Unfallopfer zu retten, die heute noch mangels adäquater Hilfe an der Unfallstelle oder auf dem Transport ins Krankenhaus zu beklagen sind, müssen zunächst mit größter räumlicher Dichte folgende Forderungen erfüllt werden:

1. Persönliche Voraussetzungen
2. Sachliche Voraussetzungen

Zu 1. Über die *persönlichen Voraussetzungen des hilfeleistenden Arztes* braucht im Kreise von Chirurgen nichts gesagt zu werden.

Zu 2. Die *sachlichen Voraussetzungen* stellen sich aus der Sicht des öffentlichen Gesundheitsdienstes als Versorgungsproblem (logistisches Problem) dar.

Eine *Minimallösung* ist der sog. *Notfallarztkoffer*, die *Optimallösung* der *arztbesetzte Rettungswagen* nach DIN 75080. Für beide Lösungen sind standardisierte Organisationsformen erforderlich, wenn mehr als Kasuistik erreicht werden soll. Die Minimallösung wurde in den Ländern Niedersachsen, Nordrhein-Westfalen, Hessen, Rheinland-Pfalz und Saarland bereits mit teilweise beträchtlichen öffentlichen Mitteln gefördert. Nach Niedersachsen und Nordrhein-Westfalen kamen so je etwa 1250 Unfallkoffer, in die übrigen genannten Länder jeweils einige Hundert. Auf anderen Wegen wurden nach Auskunft der Hersteller vergleichsweise geringe Stückzahlen abgesetzt.

Die Vielfalt ärztlicher Vorschläge für derartige Ausstattungen hat leider zu einem Marktangebot geführt, das fast so unübersichtlich ist wie das Angebot an Notfallausweisen und Erste-Hilfesets für Kraftfahrzeuge. Mahler konnte schon 1965 über 18 Unfallkoffermodelle berichten.

So ist leicht erklärlich, daß auch die von den Ländern beschafften Ausstattungen recht erhebliche Unterschiede aufweisen. Die Zahl der durch öffentliche Beschaffungsaktionen standardisierten Unfallkoffermodelle ist trotzdem noch erfreulich klein geblieben: Es sind nur 3 unterschiedliche Modelle.

Das Land Niedersachsen wählte die Ausstattung nach Schmidt-Heinemann (im Holzkoffer, Einzelpreis DM 310,—), das Land Nordrhein-Westfalen eine Ausstattung auf Basis der Empfehlungen der Bundesärztekammer, erweitert nach Vorschlägen der Deutschen Gesellschaft für Unfallheilkunde, Versicherungs- u. Versorgungsmedizin (im Aluminiumkoffer, Einzelpreis DM 200,—). Die Modelle in Rheinland-Pfalz und Saarland entsprechen dem weitgehend. Die dritte Variante führte das Land Hessen nach Empfehlung seines Landesgesundheitsrates ein. Diese letzte Entwicklung ist die teuerste, ausstattungsmäßig zugleich aber auch aufwendigste Lösung (im Plastikkoffer, Großabnehmerpreis DM 600,—).

Daß standardisierte Lösungen nicht nur Vorteile, sondern auch Nachteile bringen, wenn organisatorische Aspekte nicht gleichberechtigt neben medizinischen Forderungen berücksichtigt werden, läßt sich an folgenden Beispielen zeigen:

Im *Land Niedersachsen* wurden die Ausstattungen überwiegend freipraktizierenden Ärzten übergeben, womit zwar die sachgemäße Pflege und ständige Präsenz im Arztfahrzeug sichergestellt, dem Arzt aber zugleich die Last der Ersatzbeschaffung und des Austausches überlagerten Materials aufgebürdet wurde. Blutersatzflüssigkeiten sind bekanntlich nur 3 Jahre lagerfähig. Den Materialaufwand für Notbehandlung am Unfallort vom Behandelten oder seinem Versicherungsträger ersetzt zu bekommen, ist oft recht schwierig. Das Problem über Arzneimittelmuster zu lösen, widerspräche einschlägigen Bestimmungen.

Im *Land Nordrhein-Westfalen* wurden die Ausstattungen deshalb zunächst auf *sämtliche* in ländlichen- und Stadtrandgebieten eingesetzten Polizeistreifenfahrzeuge verteilt. Kundiger Helfer und notwendige Hilfsmittel treffen erst am Ort der benötigten Hilfe zusammen (Rendezvous-Prinzip). Die Sorge für Pflege und Ersatzbeschaffungen obliegt dem polizeiärztlichen Dienst. So hat jeder Arzt, der am Unfallort diese Ausstattung benutzt, die Gewißheit, stets vollzähliges und einwandfreies Material vorzufinden. Erst in einer zweiten Aktion erhielten Ärzte den Unfallkoffer, die aktiv in einer der freiwilligen Hilfsorganisationen (ASB, DRK, JUH, MHD) tätig und auf diesem Wege des Nachschubproblems ledig sind. In den übrigen Ländern wurden ähnliche organisatorische Lösungen gefunden. Welche Erfahrungen sich mit der im Land Hessen gewählten Ausstattung bei häufigerer Benutzung ergeben, bleibt abzuwarten.

Zukünftige Bemühungen sollen nach übereinstimmender Auffassung des öffentlichen Gesundheitsdienstes der Länder jedoch mehr auf die Optimallösung, auf den Rettungswagen (nach DIN 75080) als Regeltransportmittel für alle Notfallpatienten ausgerichtet sein. Ein 4jähriger Modellversuch mit arztbesetzten RTW verschiedener Typen in Nordrhein-Westfalen hat nach Auswertung von etwa 40000 Einzelinformationen medizinische Erfahrungen gebracht, die mit den hier schon berichteten positiven Ergebnissen übereinstimmen. Der Versuch hat darüber hinaus bewiesen, daß RTW in Stadt- und Landbezirken gleichermaßen erfolgreich eingesetzt werden können, wenn bei der Einsatzorganisation die individuelle lokale Situation ausreichend berücksichtigt wird.

Die Tatsache, daß angesichts der Assistenzarztsituation zahlreicher chirurgischer Krankenhaus-Fachabteilungen arztbesetzte RTW auch in absehbarer Zukunft eher die Ausnahme- denn die Regellösung sein werden, sollte kein Grund für die Träger des Krankentransports sein, mit der Beschaffung von RTW zu warten.

Unsere Erfahrungen haben gezeigt, daß mit der Beschaffung solcher Fahrzeuge oft eine erfreuliche Reaktionskette ausgelöst wird, ist doch eine Qualifizierung des Krankentransportpersonals notwendige Voraussetzung für den sinnvollen Einsatz dieser Fahrzeuge. Wo die leitenden Krankenhauschirurgen bereit sind, hierbei mitzuwirken — bei unseren Versuchsteilnehmern war das die Regel —, beispielsweise durch alternierenden Einsatz des Krankentransportpersonals im chirurgischen Pflege- und OP-Bereich des Krankenhauses, konnte schon während des Versuchs eine deutliche Hebung der Qualität des Krankentransportes beobachtet werden.

Aussprache

F. Wolf-Gelsenkirchen: Ich habe eine Frage an Herrn Arnaud. Er zeigte ein Diapositiv „Erste Hilfe am Unfallort". Soweit ich die französischen Uniformen kenne, vermute ich, daß es Polizisten waren, ein Verkehrspolizist, der eine Mund-zu-Mund-Beatmung durchgeführt hat. Wir haben in der Bundesrepublik Deutschland wiederholt mit der Polizei Verbindung aufgenommen, die als erste am Unfallort auftritt. Wir haben angeboten, die Polizeibeamten in Erster Hilfe, in lebensrettenden Sofortmaßnahmen, Mund-zu-Mund-Beatmung usw. auszubilden. Bisher hatten wir keine Bereitschaft dazu gefunden. Unsere Hilfe wurde immer mit der Begründung abgelehnt, Aufgabe der Polizei sei es, den Unfall und alles was dazu gehört aufzunehmen, nicht jedoch Erste Hilfe zu leisten. Eine Anregung an Herrn Biese: Vielleicht besteht doch eine Möglichkeit, etwas weiter zu kommen, wenn man sich gemeinsam an einen Tisch setzt und dort diese Probleme anschneidet. Der erste Mann, der am Unfallort erscheint, ist doch meist ein Laie, oft der Verkehrspolizist oder der ADAC-Mann.

Meine zweite Frage ist an Herrn Kirchhoff gerichtet. Wenn ich ihn richtig verstanden habe, sprach er vom Rettungsmeister. Ist nun ein Rettungsmeister ein Sanitätsdienstgrad, der eine Bluttransfusion ausführen darf? Soweit ich orientiert bin, dürfen auch bestausgebildete Pfleger oder Schwestern keine Bluttransfusionen machen.

Leiter: Diese Frage werden wir am besten im Verlauf des Rundgespräches beantworten.

O. Tilmann-Oberhausen: Wir wissen es und haben es auch gesehen, daß der Arzt nur in den allerseltensten Fällen am Unfallort sein kann. Wir sind also darauf angewiesen, daß der Sanitäter besonders gut ausgebildet ist. Die Bekämpfung des Schocks gehört zu den wichtigsten Maßnahmen. Eine der besten Maßnahmen der Schockbekämpfung ist ohne Zweifel die sofortige Beseitigung des Schmerzes. Die ist aber nur möglich mit der Injektion. Ich frage daher: In welchem Umfang kann man es verantworten, gut ausgebildeten Sanitätern die Spritze mit Dolantin in die Hand zu geben, wie das andernorts möglich ist?

Leiter: Wir werden diese Frage auch im Rundgespräch beantworten.

F. Hartmann-Köln-Ehrenfeld: Ich habe eine Frage zur Venaesectio. Sie läßt sich am Unfallort bestimmt in den meisten Fällen vermeiden. Wenn ich wirklich keine Vene finde, so ist immer die Vena anonyma offen und manchmal findet sich auch eine Krampfader.

Ich möchte noch erwähnen, daß sich die Punktion des Trochanter oder die Sternalpunktion bewährt hat. Das Periston ist dort ebenso schnell eingelaufen, wie bei einer i. v. Infusion. Bei Kindern in die Tibia.

Leiter: Wir treten nun in das Rundgespräch ein.

Rundgespräch

An dem Rundgespräch nahmen unter Leitung von Herrn E. Gögler-Heidelberg teil: F. W. Ahnefeld (a. E.)-Ulm, A. F. W. Biese (a. E.)-Düsseldorf, R. Frey-Mainz, E. Friedhoff-Köln, K. Herzog-Krefeld-Bockum, E. Ungeheuer-Frankfurt a. M.

Leiter: Die Dringlichkeit der Chirurgie am Unfallort für Schwer- und akut lebensbedrohlich Verletzte ist unbestritten. Was im Einzelfall zu tun ist, kann als bekannt vorausgesetzt werden. Aber allen Entscheidungen am Unfallort geht die grundsätzliche Bereitschaft der Chirurgen zur Erstversorgung voraus, damit die Initiative zum Einbau des chirurgischen Notfalldienstes in das gesamte Rettungswesen.

Die Zeit, wo das Rettungswesen nur Transportaufgaben erfüllte, ist vorbei. Der Rettungsdienst als Vorposten der Klinik muß in der Ausbildung des Arztes und der Helfer, in der Konstruktion und Ausrüstung der Fahrzeuge und durch seine Nachrichtenverbindungen die Aufgaben und den Wirkungsgrad einer Reanimationseinheit mit vereinfachten Mitteln erreichen.

Wir wollen in dem Rundgespräch, an dem Sie alle sich beteiligen mögen, die praktischen Notwendigkeiten und Möglichkeiten der Reorganisation der Ausbildung, der Ausrüstung und der Organisations- und Finanzierungsfragen herausarbeiten.

Herr Frey wird als Bundesarzt des Deutschen Roten Kreuzes die Hilfsorganisationen in Ausbildungsfragen repräsentieren. Herrn Herzog, Herrn Friedhoff, Herrn Ungeheuer und Herrn Biese haben Sie bereits in den Vorträgen kennengelernt. Herr Biese wird in seiner Stellungnahme nur das Land Nordrhein-Westfalen vertreten können; aber er kann uns in allen administrativen Fragen über die Position der Länder, des Bundes und der Gemeinden Auskunft geben. Herr Ahnefeld wertet im Auftrag des Bundesverkehrsministeriums zentral die Hubschrauberversuche in Mainz, Nürnberg und München aus. Er überblickt außerdem rund 500 Sekundäreinsätze mit Hubschraubern, die in den letzten Jahren von der Bundeswehr für den zivilen Bedarf geflogen wurden.

Herr Ahnefeld, welcher Zielsetzung dienten die Hubschrauberversuche in Nürnberg, Mainz und München? Dachte man daran, durch generellen Hubschraubereinsatz die Mängel des Rettungswesens zu Land zu überbrücken?

F. W. Ahnefeld (a. E.)-Ulm: Bei den Testeinsätzen ging es darum, an einigen Schwerpunkten Erfahrungen über Primärtransporte zu sammeln zur Beantwortung der Frage, welche Voraussetzungen erforderlich sind, welche Vorteile und Nachteile sich ergeben, wie eine sinnvolle Kooperation mit dem bodenständigen Rettungsdienst möglich ist.

Leiter: Wie war die Effektivität dieser Einsätze? Ich weiß von *einem* derartigen Bericht, daß an 47 Tagen 21 Tage ohne Einsatz blieben und daß bei 52 Einsätzen insgesamt 27 Verletzte versorgt wurden.

F. W. Ahnefeld (a. E.)-Ulm: Die organisatorischen Voraussetzungen wie Meldesystem, Standort des Hubschraubers usw., waren in München am günstigsten, daher wurde dort die größte Zahl von Verletzten transportiert. Aber bei diesen Testeinsätzen sollte man noch nicht von der Effektivität ausgehen.

Leiter: Können Sie aus Ihren Versuchen etwas über Kontraindikationen berichten, haben Sie Fälle gehabt, wo allein die Eigenheiten des Hubschraubers Verschlechterungen bei den Verletzten bewirkten?

F. W. Ahnefeld (a. E.)-Ulm: Ich kann nur bestätigen, was Herr Kirchhoff sagte. Wenn man die vitalen Funktionen *vor* Beginn des Fluges stabilisiert, bestehen keine Kontraindikationen.

Leiter: Gibt es objektive Beweise, daß etwa die Vibration und der Lärm im Hubschrauber eine Verschlechterung der Verletzten bewirkt? Damit würden wir auch gleich die Frage von Herrn Böhme, Göttingen, beantworten, der nach den Auswirkungen der Bewegungen und Schwingungen im Hubschrauber und im Krankentransport- oder Rettungswagen fragte.

F. W. Ahnefeld (a. E.)-Ulm: Auch da kann ich Herrn Kirchhoff nur bestätigen und ergänzen. Zweifellos kann die Vertikalbeschleunigung zur Luftkrankheit führen. Lärm, Ultraschallwellen und Vibrationen haben Auswirkungen auf das vegetative Nervensystem. Im einzelnen wissen wir noch viel zu wenig davon, aber die Untersuchungen müssen fortgeführt werden. Andererseits ergibt sich die Konsequenz, daß bei Primärtransporten im Hubschrauber immer ärztliche Begleitung gefordert werden muß.

Leiter: Wie groß ist der Behandlungsraum in den Hubschraubern, die uns die Bundeswehr oder die alliierten Streitkräfte zur Verfügung stellen?

F. W. Ahnefeld (a. E.)-Ulm: In den Hubschraubern der Bundeswehr ist der Behandlungsraum ausreichend. Aber gerade diese Hubschrauber sind noch mit Kolbenmotoren ausgerüstet, die die stärksten Nebenwirkungen mit sich bringen.

Bei den Testeinsätzen hatten wir Hubschrauber, deren Behandlungsraum für die Durchführung lebensrettender Sofortmaßnahmen während des Fluges nicht ausreichte. Bei allen Testeinsätzen wird immer darauf hingewiesen, daß man eine solche Möglichkeit haben müsse. Befindet sich nämlich der Hubschrauber in der Luft und es wird wegen akuten Kreislauf- und Atemstörungen eine Notlandung notwendig, so dauert das im Schnitt 5 min. Das ist zu lange für eine schwere Bedrohung vitaler Funktionen.

Leiter: Herr Ungeheuer, wir haben uns bei der Diskussion um den Rettungswagen die Köpfe heißgestritten um die Maße des Innenraumes. Glauben Sie, daß man um des schnelleren, aber doch vielleicht schonungsloseren Transportes willen im Hubschrauber die für den Rettungswagen geforderten Innenabmessungen einschränken darf?

E. Ungeheuer-Frankfurt a. M.: Das glaube ich nicht; aber da Herr Biese hier ist, will ich vorsichtig sein. Als Vertreter der Behörden wird er sicherlich die Forderung freier Stehhöhe und Ringsum-Begehbarkeit der Trage für den Hubschrauber als übertrieben ansehen.

Bei der Diskussion für die DIN-Norm des Rettungswagens kam viel Kritik auf, der Wagen sei zu groß und zu aufwendig. Heute glaube ich kaum, daß jemand der

Ansicht sein wird, man sei zu aufwendig in diesen Dingen verfahren. So wird es wohl auch richtig sein, wenn wir für den Hubschrauber die gleichen Innenabmessungen wie in der DIN-Norm 75080 fordern.

A. F. W. Biese (a. E.)-Düsseldorf: Ich stimme mit Herrn Ungeheuer völlig überein. Ein Hubschrauber, der zu klein ist, in dem man Verletzte nicht vor dem Transport versorgen und während des Tranports entsprechend überwachen kann, ist schlechter als der Rettungswagen.

Leiter: Vielleicht fassen Sie kurz zusammen, Herr Ahnefeld, wie Sie sich den Hubschrauberrettungsdienst in der Zukunft als Ergänzung zum konventionellen Rettungsdienst mit Landfahrzeugen vorstellen.

F. W. Ahnefeld (a. E.)-Ulm: Die Basis eines zusätzlichen Hubschrauberrettungsdienstes muß in jedem Fall der bodenständige Rettungsdienst sein. Zur Koordination von Rettungswagen und Hubschraubern ist die Einrichtung von Rettungszentralen an größeren Kliniken erforderlich. Nach bisherigen Erfahrungen der Hubschrauberteste sollte der Hubschrauber unmittelbar an der Klinik stationiert sein. Er muß nach Größe des Innenraumes und Ausrüstung wie ein Rettungswagen ausgestattet sein. Mindestens muß der Behandlungsraum groß genug sein, um die lebensrettenden Sofortmaßnahmen während des Fluges zu ermöglichen. Wenn schon der Aufwand getrieben wird, muß der Hubschrauber in jedem Fall mit einem Arzt besetzt sein.

Nach dem Vorschlag Eichlers sollten an allen Krankenhäusern Hubschrauber-Landeplätze eingerichtet sein, ganz besonders an den kleineren Krankenhäusern, um Sekundärtransporte durchzuführen, die nach allen bisherigen Erfahrungen die Domäne des Hubschraubertransportes darstellen. An den klinischen Zentren braucht man die Landeplätze zur Ablieferung der Sekundärtransporte.

Ein gutes, überörtliches Meldesystem ist Voraussetzung. Der Einsatzradius muß auch für Hubschrauber begrenzt bleiben, für Primärtransporte auf keinen Fall über 50 km, für Sekundärtransporte kann man ihn auf 150 km ausweiten.

Die Indikation des Hubschraubereinsatzes dient im jetzigen Stadium vorwiegend den Sekundärtransporten; aber es ist notwendig, Möglichkeiten der Primärtransporte weiter zu entwickeln, und schließlich sind die Einsätze in Katastrophenfällen unter besonderen geographischen Bedingungen zu nennen.

Die Schwierigkeiten, denen wir bei der Verwirklichung dieses Programms gegenüberstehen sind:

a) die enormen Kosten,

b) die Auswahl der Fälle für die Primärtransporte,

c) insbesondere die begrenzte Einsatzmöglichkeit des Hubschraubers durch Sicht- und Witterungsbedingungen.

Ich ziehe daraus folgende Schlußfolgerungen: Die Planung eines Hubschrauberrettungsdienstes ist nur auf Bundesebene möglich. Der Aufbau sollte gemeinsam mit der Bundeswehr durchgeführt werden. Dort sind nicht nur die Voraussetzungen für die Wartung und Dienstbereitschaft gegeben, sondern die Bundeswehr benötigt diese Rettungshubschrauber auch in eigener Sache.

Ich schlage zunächst an verschiedenen Stellen des Bundesgebietes insgesamt drei solcher Zentren vor, um weitere Erfahrungen für den Aufbau eines ganzen Netzes von Rettungshubschraubern zu sammeln.

Leiter: Vielen Dank Herr Ahnefeld. Wir sehen also: Der Schlüssel zum Rettungsdienst, ob mit Hubschrauber oder Landfahrzeugen, ist bei den Nachrichtenmitteln und bei der Organisation zu suchen.

Herr Herzog, vielleicht sagen Sie uns ergänzend zu Ihrem Vortrag etwas, wie sich die Unfallmeldestellen bewährt haben, deren Ausbau und Verbesserung in der Schriftenreihe des Deutschen Roten Kreuzes und auch von der Verkehrssicherheitskonferenz gefordert werden.

K. Herzog-Krefeld-Bockum: Es wird heute ein System von 20000 Meldesäulen angestrebt, die unterwegs aufgestellt werden sollen. Ich fürchte, daß diesem System ein ähnlicher Denkfehler zugrunde liegt, wie bei den Unfallhilfsstellen (Beifall). Solche Meldesäulen nützen ja nur etwas, wenn man weiß, wo sie stehen. Man müßte in Verbindung mit der Aufstellung solcher Meldesäulen wieder ein großes System von Hinweisschildern erstellen. Weil aber in fast jedem Haus ein privater Fernsprechanschluß ist, müßte es doch möglich sein, diese Anschlüsse für das Meldesystem zu nützen. Im übrigen praktizieren es die Kraftfahrer so. Sie suchen das nächste Telefon auf, nicht eine Unfallmeldestelle. So sollten sie auch instruiert werden.

Leiter: Gut, Herr Herzog, aber das Haus mit dem nächsten Telefon ist bei Nacht abgeschlossen. Vielleicht sagt uns Herr Biese etwas über Zusatzgeräte, sog. Unfall-Notrufgeräte, die an einem Haus, wo ein Telefonanschluß besteht, außen angebracht sind. Von hier aus könnte man doch ohne jegliche Formalität Unfälle durchmelden.

A. F. W. Biese (a.E.)-Düsseldorf: Nach meiner Information sind bisher nur Versuchsmuster an verschiedenen Strecken im Bundesgebiet mit Unterstützung des Bundesverkehrsministers durch die Hilfsorganisationen eingerichtet worden. Der Umfang dieser Einrichtungen wird vom Ergebnis bisheriger Versuche, aber auch durch die Kosten bestimmt werden.

Leiter: Wie steht es mit der münzfreien Benützung der öffentlichen Fernsprechzellen für Notrufe an die Polizei und Feuerwehr?

A. F. W. Biese (a.E.)-Düsseldorf: Hier sind die Maßnahmen schon weiter fortgeschritten. In Berlin wird in großem Umfang ein Zusatzgerät bei den öffentlichen Fernsprechstellen installiert, das für den Notruf zur Polizei und Feuerwehr die münzfreie Benützung öffentlicher Fernsprecher gewährleistet. Dabei ist aber zu bedenken, daß lediglich die Benützung münzfrei ist, das Gerät selbst und die Unterhaltung kosten nicht wenig. Weil aber die Post nach dem Fernmeldegesetz Gebühren erheben muß, müssen Polizei und Feuerwehr zunächst den Antrag auf Einrichtung solcher Geräte bei der Post stellen und dann über die kommunalen Haushalte die Kosten dafür tragen.

Von seiten der Bundespost sind diese Notrufeinrichtungen jetzt allgemein zugelassen. Aber es bedarf des Antrags der Gemeinden.

Leiter: In den Städten sind genügend Telefonanschlüsse da, anders auf dem offenen Land, auf den Bundesstraßen und den autobahnähnlichen Schnellstraßen. Die nachträgliche Aufstellung von Telfonrufsäulen kostet je laufendem Kilometer 5000,— DM, das ist 1 Milliarde DM für das Bundesgebiet und dauert 10 Jahre Zeit. Um diesem Notstand abzuhelfen, plant das DRK die Aufstellung von UKW-Funknotrufsäulen. Jedoch bedarf es dazu eingehender Erörterungen funktechnischer und funkbetrieblicher Art, deren wohlwollende Überprüfung vom Bundespostministerium zugesagt ist.

Auch die Notrufnummer 110 bzw. 112 muß von der Polizei oder der Feuerwehr bei der Post beantragt werden. Nach dem Stand vom September 1968 hatten von 3760 Ortsnetzen der Bundesrepublik 2800 keinen Notruf zur Polizei und 2900 keinen Notruf zur Feuerwehr. Ich meine, es ist eine Frage der kommunalen Dienstaufsicht der Länder gegenüber den Gemeinden und dem Rettungswesen, diese Anträge zu forcieren.

E. Friedhoff-Köln: Ich bin ganz Ihrer Meinung. Aber es ist nicht nur eine Frage der Finanzierung, sondern auch eine Frage der Koordination. Die Experten müssen sich zusammensetzen, dann gibt es auch Lösungsmöglichkeiten, ob über Draht- oder über Funk-Notrufsäulen. Jedenfalls können wir uns Zufälligkeiten in der Nachrichtenübermittlung beim Rettungsdienst nicht leisten.

Leiter: Ich bekomme eben eine Notiz, wonach es beim Meldewesen nicht nur auf die Nachrichtenmittel, sondern auch auf die Ausbildung ankommt, also darauf, was und wie gemeldet wird.

R. Frey-Mainz: Die Rettungsorganisationen bemühen sich zur Zeit, einheitliche Richtlinien über diese Frage zu erarbeiten. Es sollte gelehrt werden, daß einheitlich gemeldet wird, wann und wo und welcher Art der Unfall ist. Erst durch gezielte Meldung kann auch die gezielte Aktion: Rettungswagen oder Krankentransportwagen, mit Arzt oder ohne Arzt in Gang gesetzt werden und können ärztliche Fehleinsätze reduziert werden.

Leiter: Das erfordert also zunächst Laienausbildung, einerseits im Hinblick auf richtige Meldung, andererseits, daß der Laie die Zeit bis zum Eintreffen des Rettungswagens durch die Anwendung der richtigen Maßnahmen laienmäßiger Erster Hilfe überbrückt. Damit sind wir wieder beim Kernproblem des chirurgischen Einsatzes am Unfallort. Natürlich wäre vieles klarer und wird es in Zukunft auch hoffentlich sein, wenn grundsätzlich zu jedem Unfall nicht ein Krankentransportwagen, sondern ein Rettungswagen geschickt wird. Voraussetzung dafür ist die Aufstockung des Kraftfahrzeugsbestandes der Hilfsorganisationen mit Rettungswagen nach DIN-Norm.

Herr Ahnefeld, wie lautet die Definition des Notfalls, aufgrund derer die Entscheidung Selbsttransport der leicht und leichtest Verletzten oder organisierter Rettungsdienst mit oder ohne Arzt getroffen wird?

F. W. Ahnefeld (a.E.)-Ulm: Wir sind uns im klaren darüber, daß wir diesen Rettungsdienst mit Rettungswagen und Notfallarzt nicht nur für Unfallverletzte, sondern für Notfallpatienten aller medizinischen Fachrichtungen brauchen. Notfallpatient ist derjenige, bei dem irgendwelche Störungen der vitalen Funktionen vorhanden, zu befürchten oder nicht sicher auszuschließen sind. Alles, was unter diese Definition fällt, gehört mit Rettungswagen versorgt.

E. Friedhoff-Köln: Das ist richtig. Ich möchte aber klar und deutlich herausstellen, vor allem im Hinblick auf den Vortrag von Herrn Herzog und die Diskussionsbemerkung von Herrn Thielmann, daß wir uns um den Nicht-Verletzten und den leicht und leichtest Verletzten nicht zu kümmern brauchen. Der mittelschwer Verletzte sollte vom gut ausgebildeten Notfallsanitäter versorgt werden. Im Hinblick auf den prozentual sehr kleinen Anteil lebensbedrohlicher akuter Zustände muß unser Rettungswesen verbessert werden. Nur dadurch können wir die Zahl der Toten vermindern. Der Mann, der sich in den Finger schneidet oder bei dem die Kopfhaut platzt, wird nicht sterben; er wird seinen Weg finden. Deshalb braucht man den Behelfstransport, Herr Herzog, gar nicht zu propagieren. Er läuft von selber.

Aber dem Helfer zu überlassen, wann ein Schwerverletzter zu transportieren ist, unter ärztlicher Aufsicht oder nicht, das ist das Problem.

Leiter: Herr Friedhoff, eine ganz klare Frage, um deren Beantwortung ich bitte: Wer trifft die Entscheidung bei einem Unfall, daß der Rettungswagen mit Arzt kommen muß?

E. Friedhoff-Köln: Das ist für denjenigen, der sich jahrelang damit beschäftigt hat, tatsächlich die Gretchenfrage. Wir können nur hoffen, daß sich durch die Erfahrungen in München, Heidelberg, Frankfurt usw. die Indikationsbereiche in zunehmendem Maße herauskristallisieren lassen.

Sie haben die unterschiedlichen Zahlen gesehen, die heute auf die Leinwand projiziert wurden. Darin steckt eine Anzahl emotioneller Dinge. Man müßte sie dadurch eliminieren können, daß wir einmal freimütig unsere Erfahrungen und Unfallberichte innerhalb eines Jahres in einer Zentrale abliefern und alle Gesichtspunkte des Rettungswesens einschließlich der ärztlichen Gesichtspunkte sammeln, um dann eine einigermaßen klare Definition zu erarbeiten. Erst dann können wir hinausgehen und sagen: So muß es, so sollte es sein oder wir werden uns bemühen, das Rettungswesen so zu verbessern.

Leiter: Soviel ist also klar geworden: Für Schwerverletzte ist die Erstversorgung durch den Chirurgen am Unfallort notwendigerweise das Optimale. Frage an das Auditorium: Wer ist anderer Meinung — ganz unabhängig von Organisationsfragen? (Keine Gegenmeldungen.)

Nun aber die Frage: Wie können wir diesen chirurgischen Notfalldienst quer über das Bundesgebiet erreichen? Muß es immer der Chirurg sein, der sich gegen die Behörden, gegen die Administrative irgendwie durchsetzen muß? In Ergänzung zu den Ausführungen von Herrn Biese und Herrn Friedhoff möchte ich meinen, daß die *Länder über ihre kommunale Dienstaufsichtspflicht Normen für das gesamte Rettungswesen setzen können.* Nach Gesetz sind die Gemeinden verpflichtet, für den Kranken- und Verletztentransport Sorge zu tragen. Sie haben diese Aufgaben an die Hilfsorganisationen delegiert. Aber die Länder haben die Dienstaufsichtspflicht. Ich glaube, das ist der Angelpunkt.

E. Friedhoff-Köln: Richtig. Wenn der Krankenhauschirurg, der niedergelassene Chirurg, der Anaesthesist oder wer immer es sei, als Arzt sich bemüht, unser Rettungswesen zu ergänzen, brauchen sie unter allen Umständen die Mithilfe aller mit diesen Fragen Betroffenen. Das fängt in den Kreisen bei den Oberkreisdirektoren an, bei den Polizeipräsidenten, bei den Branddirektoren, den Berufsfeuerwehren und vor allen Dingen gehören dazu die Ministerien der Länder, die schließlich und endlich den Schlüssel für die Lösung in der Hand haben, insofern sie für die Finanzierung und finanziellen Zuschüsse bestimmter Einrichtungen der Gemeinden einen erheblichen Einfluß ausüben können.

Ich habe mit Herrn Biese die Frage der Aufsichtspflicht diskutiert. Wer hat denn bei uns im Lande die Aufsicht über das Rettungswesen und den Krankentransport? Von meiner Warte aus kann ich nur sagen: Niemand! Zumindest kaum ein Arzt! (Beifall.)

Leiter: Richtig! Aber ich meine, über die Aufsichtspflicht der Länder ist es de facto und de jure möglich, natürlich in Zusammenarbeit mit den Chirurgen und den übrigen medizinischen Fachgesellschaften und den Hilfsorganisationen, Normen für die Erstversorgung zu setzen. Dazu gehört die Ausrüstung, die Ausbildung, die 2 Mann-Besetzung, die Funkausrüstung usw.

Herr Frey, wieweit sind wir in der Frage des Berufsbildes des Notfallsanitäters?

R. Frey-Mainz: Wir fordern dieses Berufsbild schon seit Jahren. Ich kämpfe sehr darum, aber es ist bisher nichts durchgesetzt worden. Das Deutsche Rote Kreuz hat sich entschlossen, seit 1. Januar dieses Jahres den Berufsstand des Notfallsanitäters anzuerkennen und die Ausbildung seiner Sanitäter in diese Richtung zu steuern. Das sind allerdings nur Zwischenlösungen.

In Rheinland-Pfalz haben wir z.B. dafür nur 100000,– DM im Jahre 1969 zur Verfügung. Wieviele Sanitäter erhalten aber jetzt nur eine Grundausbildung und müßten eigentlich an einer größeren Klinik einige Monate lang ausgebildet werden, damit sie in der Betreuung der Schwerverletzten, der Schockpatienten, der Bewußtlosen, der Atemgestörten persönliche Erfahrungen sammeln können. Daß es geht, zeigen Länder wie Dänemark, Norwegen, Schweden. Dort sind die Notfallsanitäter wunderbar ausgebildet.

Es liegt ein großes Arbeitsfeld vor uns. Genauso wie man Schwestern schult, sie weiter ausbildet, technische Assistenten ausbildet, muß man für den Notfallsanitäter ein Berufsbild schaffen, ihn gut ausbilden und entsprechend sozial einstufen. Das sind unabdingbare Voraussetzungen für qualifizierte Mitarbeiter im Rettungsdienst.

Leiter: Das Berufsbild und die Ausbildung ist aber nicht nur eine Frage der Kosten, sondern vor allen Dingen eine Frage der Struktur der Hilfsorganisationen. Die hauptamtlichen Beamten der Feuerwehr sind Beamte mit Pensionsanspruch. Ihre Diensteinstellung, ihr sozialer Stand und ihre Fortbildung sind geregelt. Wir werden auf die Dauer nicht umhin kommen, daß die Länder und die Gemeinden sich intensiv mit den Strukturfragen der Hilfsorganisationen beschäftigen, um überhaupt die Voraussetzungen für den qualifizierten Berufsstand Notfallsanitäter und für Koordinaten untereinander zu schaffen.

Wieviel Rettungswagen haben wir in Deutschland, wie ist das Verhältnis von Rettungswagen zu Krankenkraftwagen?

R. Frey-Mainz: Nach den jüngsten Erhebungen kommen auf einen Rettungswagen 35 Krankentransportfahrzeuge. Das ist natürlich viel zu wenig.

Leiter: Ich habe hier eine Notiz, wonach der Vorsitzende eines Kreisvereins argumentiert: Ein Rettungswagen könne aus pekuniären Gründen nicht angeschafft werden. Der Kreisverein sei ein selbständiger Verein. Er brauche sich in seinen Entscheidungen von Niemandem dreinreden zu lassen, solange er vom Staat keine Gelder wolle. Es kann also jeder Kreisverein machen, was er will, ohne daß die regionalen Ärzte eine bestimmenden Einfluß haben müssen.

R. Frey-Mainz: Damit sind wir mitten im Strukturproblem. Was Sie eingangs sagten, der Rettungsdienst ist Vorposten der Klinik. Im Augenblick ist für diesen Vorposten der Klinik nichts getan. Der Patient selbst muß sich letztlich entscheiden, ob er nur transportiert oder ob er den medizinischen Kenntnissen entsprechend versorgt werden will. Man kann das nicht klar genug herausstellen.

Leiter: Noch eine Frage zur Forschung. Wenn wir schon einen organisierten Rettungsdienst mit Rettungswagen nach DIN-Norm und Arztbesetzung haben, sehen Sie nicht Möglichkeiten für exakte Forschung und Dokumentation?

A. W. Ahnefeld (a.E.)-Ulm: Forschung und Dokumentation sind überhaupt die Voraussetzungen, wenn wir weiterkommen wollen. Wir haben bei den Testeinsätzen der Hubschrauber schon darauf hingewiesen. Wir sollten aber weitergehen zur elektronischen Überwachung und Registrierung von Kreislaufgrößen, um über Schock, Transportzeit, Transportdauer, mechanisches Trauma, Gerinnungsfaktoren, Blutgaswerte vom frühesten Zeitpunkt, also vom Unfallort an und während des Transports Beobachtungen zu sammeln.

Aber noch sind wir mitten in Strukturproblemen.

Leiter: Wir haben eine Resolution an den Herrn Präsidenten unserer Gesellschaft entworfen, in der wir nicht einzelne Forderungen nach Nachrichtenverbindungen oder Notfallwagen oder dergleichen aufstellen, sondern eine Konzeption der Gremien entwerfen, die geeignet sind, das standardisierte Rettungswesen in der Bundesrepublik zu erarbeiten.

Die Resolution wird verlesen:

Die Teilnehmer der Sitzung „Chirurgie am Unfallort“ bei der 86. Tagung der Deutschen Gesellschaft für Chirurgie am 9. 4. 1969 in München, richten an das Präsidium der Deutschen Gesellschaft für Chirurgie folgende Resolution:

1. Förderung der Notfallmedizin, einschließlich Ausbildung, Organisation, Ausrüstung und Forschung sind öffentliche Aufgaben, die in enger Zusammenarbeit mit der Ärzteschaft und den Hilfsorganisationen zu lösen sind (siehe auch Resolution der Internationalen Vereinigung für Rettung und Erste Hilfe bei Unfällen vom 9.—10. 10. 1968 in Kopenhagen).

2. Dazu sind folgende Gremien zu schaffen:

2.1. Eine *Ärztekommission* aus 10 unabhängigen Experten, die sich mit medizinischen Aufgaben der Notfallhilfe des Rettungswesens befassen (Methoden und Indikationen der Notfallhilfe, Geräte, Ausbildung, wissenschaftliche Dokumentation).

2.2. Eine *technische Kommission*, bestehend aus 8 technischen Spezialisten für das Rettungswesen (Nachrichtentechnik, Rettungswagen, Rettungsgeräte, Hubschrauber), dazu 2 Ärzte.

2.3. Eine Kommission aus Vertretern der medizinischen Fachgesellschaften und Standesorganisationen und des Sanitätswesens der Bundeswehr.

2.4. Eine Kommission aus Vertretern der Hilfsorganisationen, der Verbände, der Gemeinden, der Länder und des Bundes.

Die Aufgaben dieser Kommission sind Laienausbildung unter einheitlichen Richtlinien und Lehrmittel für das Rettungswesen, koordinierte Organisation des Rettungswesens (Alarm, Transportwesen u. a.).

2.5. Vertreter dieser 4 Kommissionen bilden den Vorstand des *Deutschen Ausschusses für Notfallhilfe und Rettungswesen*, der in Zusammenarbeit mit Bund Ländern und Gemeinden *verbindliche Richtlinien für alle Stufen der Organisation des Rettungswesens* erarbeitet.

Vordringliche Aufgaben sind: Der Aufbau eines Notfalldienstes für die Erstversorgung am Ort des Notfalls, der Ausbau vorhandener Rettungsdienste durch Rettungswagen und die organisatorische und nachrichtentechnische Koordination des Arztes mit Rettungsdiensten und Polizei.

Sind Sie einverstanden, daß wir diese Resolution an den Herrn Präsidenten unserer Gesellschaft richten? (Zustimmung.)

Wer ist dagegen? (Niemand, Stimmenthaltung Herr Biese.)

Ich schließe damit die Sitzung mit 9 min Verspätung.

Mittwoch, den 9. April 1969
Sondersitzung von 14.00 bis 16.30 Uhr

Experimentelle und chirurgisch-klinische Forschung Proteinasen-Inhibitor „Trasylol"

I. Experimenteller Teil

Verhandlungsleiter: Prof. Dr. Dr. E. Werle (a.E.)-München

Der Leiter eröffnet um 14.00 Uhr die Sitzung.

35. Chemie und Wirkungsweise des Trasylol®

E. Werle (a.E.)-München

Summary. Trasylol® is a basic polypeptide (molecular weight 6,500), IEP at 10.5. It consists of a single peptide chain stabilized by 3 S-S bridges. Trasylol in solution, when at neutrality (below pH 4.0 it detaches itself again), attaches itself reversibly and very quickly to a number of enzymes, e.g., kallikrein, trypsin, chymotrypsin, plasmin, and inhibits their activity. The manifold therapeutic applications of Trasylol are based upon this fact. The ε-amino group of the lysine residue in position 15 of the Trasylol molecule is the vital link of the inhibition process. When this group is blocked Trasylol loses its inhibitory action. On i.v. administration Trasylol is stored in the kidney in slightly changed, but still active form. Part of the changed Trasylol is bound to a high-molecular substance, whilst retaining its inhibitory activity.

Zusammenfassung. Trasylol® ist ein basisches Polypeptid (Molekulargewicht 6500), IEP bei 10,5. Es besteht aus einer einzigen Peptidkette, die durch 3 S-S-Brücken stabilisiert ist. Trasylol lagert sich in Lösungen um den Neutralpunkt reversibel (unterhalb pH 4,0 wird es wieder frei) an eine Reihe von Enzymen, wie Kallikrein, Trypsin, Chymotrypsin, Plasmin, sehr rasch an, wodurch ihre Aktivität aufgehoben wird. Auf dieser Tatsache beruht die vielseitige therapeutische Anwendbarkeit des Trasylol. Am Hemmvorgang ist die ε-Aminogruppe des Lysinrestes in Position 15 des Trasylolmoleküls entscheidend beteiligt. Durch Blockierung dieser Gruppe verliert Trasylol seine Hemmwirkung. Trasylol wird nach i.v. Verabreichung in der Niere in etwas veränderter, aber noch wirksamer Form gespeichert. Unter Beibehaltung seiner inhibitorischen Wirkung ist ein Teil des veränderten Trasylol an eine hochmolekulare Substanz gebunden.

Trasylol ist ein basisches Polypeptid vom Molekulargewicht 6500 und dem ungewöhnlich hohen IEP von 10,5. Es besteht aus einer einzigen Peptidkette, die durch 3 S—S-Brücken stabilisiert ist. Seine bisher bedeutsamste Eigenschaft ist die Fähigkeit, sich reversibel an das aktive Zentrum einiger wichtiger proteolytischer Enzyme anzulagern und damit deren spezifische katalytische Wirkungen aufzuheben. Da die Bindung des Trasylol an die hemmbaren Enzyme nur bei neutraler bis schwach alkalischer Reaktion erfolgt und bei saurer Reaktion wieder aufgehoben wird, hat man an eine Art Salzbindung beim Zusammenlagern von Enzym und Inhibitor gedacht. Der Vorgang ist aber komplizierter. Er wird wohl erst völlig aufgeklärt werden können, wenn die 3-dimensionale Struktur des Trasylol bekannt sein wird. Heute weiß man, daß eine entscheidende Rolle bei der Anlagerungsreaktion die ε-Aminogruppe des Lysinrestes in Stellung 15 des Trasylolmoleküls spielt. Wenn diese Gruppe blockiert ist, z. B. durch einen Alaninrest, so verliert das Trasylolmolekül seine Hemmwirkung (Abb. 1).

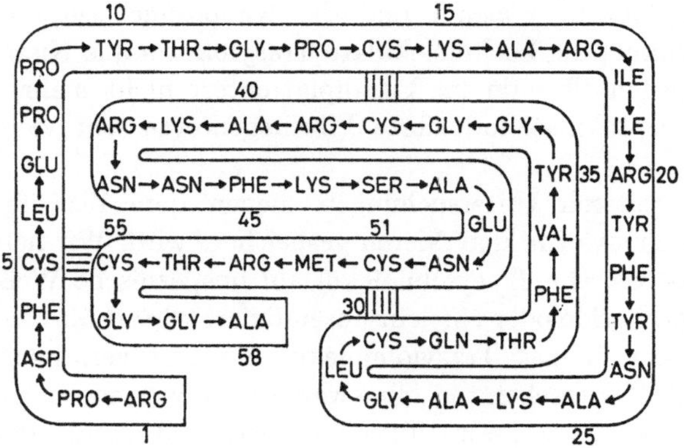

Abb. 1. Primärstruktur des Trasylolmoleküls [nach Kassell, B., u. R. B. Chow: Biochemistry **5**, 3449 (1966)]

Da Trasylol durch Trichloressigsäure oder Perchlorsäure nicht fällbar ist und in saurer Lösung aus seinen Bindungen an die Enzyme wieder freigesetzt wird, läßt sich der Verbleib des Trasylol nach i.v. Verabreichung im Experiment leicht feststellen.

Zur quantitativen Bestimmung des Trasylol bedient man sich der Tatsache, daß es außer der proteolytischen, auch die esterolytische Wirkung der inhibierbaren Enzyme gegenüber synthetischen Substraten zu hemmen vermag, was besonders einfache und exakte Nachweismethoden ermöglicht. Wir fanden, daß beim Versuchstier das Trasylol sich rasch in der Niere ansammelt. Nur wenige Prozent einer verabreichten Trasylolmenge erscheinen in aktiver Form im Harn.

Wir haben das nach i.v. Injektion in den Nieren von Ratten gespeicherte Trasylol isoliert und festgestellt, daß es nicht mehr mit dem injizierten Inhibitor identisch ist: Es fehlen die amino- und carboxylendständigen Aminosäuren Arginin bzw. Alanin. Es ist nun interessant, daß diese modifizierte Inhibitorform mit einer höhermolekularen Substanz der Niere eine in neutralen Salzlösungen beständige Verbindung eingeht, und zwar liegen in Nierenextrakten ca. 25% des Trasylol bereits kurze Zeit nach der Injektion in der hochmolekularen Form (Molekulargewicht über 30000) vor; das Verhältnis hoch- zu niedermolekularer Form nimmt dabei im Laufe der Speicherung ab. Durch Säurebehandlung der hochmolekularen Trasylolform wird — ähnlich wie bei den Enzym-Trasylol-Komplexen — nur mehr das niedermolekulare, modifizierte Trasylolmolekül erhalten. Trasylol selbst bildet die hochmolekulare Form nicht. Voraussetzung dazu ist offenbar die Modifizierung des Inhibitors durch Abspaltung der beiden endständigen Aminosäurereste. Es ist nun von großem Interesse, daß zwar die niedermolekulare modifizierte Trasylolform Plasmin und die Kallikreine wie unverändertes Trasylol hemmt; die hochmolekulare Trasylolform aus Nierenextrakten hemmt dagegen Plasmin im Fibrinplattentest nicht mehr, sie hemmt aber die Streptokinase-induzierte Fibrinogenolyse sehr viel stärker als Trasylol.

Unsere weiteren Untersuchungen dienen dem Ziel, festzustellen, warum das Trasylol in den Nieren gespeichert wird. Wir nehmen heute an, daß das basische Trasylolmolekül auf unspezifische Weise an saure Mucopolysaccharide oder Nucleinsäuren fixiert wird. Führt man nämlich saure Gruppen in das Trasylolmolekül ein und vermindert dadurch seine Basizität, so erscheint — ohne wesentliche Veränderung der Hemmwirkung — dieses sog. „saure Trasylol" rasch und quantitativ im Harn.

Soviel zur Chemie.

Trasylol wird nach i.m. oder i.p. Verabreichung leicht resorbiert; die Darmwand vermag es nicht, oder doch nur sehr langsam, zu passieren.

Nun noch einen Blick auf die durch Trasylol hemmbaren Enzyme. Zunächst ist festzustellen, daß von allen Proteinase-Hemmstoffen Trasylol das weiteste Hemmspektrum besitzt. Gehemmt werden Trypsin, Chymotrypsin, Plasmin und alle Kallikreine des Menschen, ferner Angiotensinase G. Es ist wahrscheinlich, daß noch weitere Enzyme, so die von Leukocyten und von Schlangengiften, durch Trasylol gehemmt werden. Die Tabelle gibt die Hemmspektren des Trasylol und anderer Proteinase-Inhibitoren vergleichend wieder.

Alle genannten Enzyme, mit Ausnahme des Plasmins und Chymotrypsins haben die gemeinsame Eigenschaft, ein Eiweiß des Blutplasmas, der interstitiellen Gewebsflüssigkeit und des Colostrums so anzugreifen, daß ein niedermolekulares Peptid freigesetzt wird, das je nach dem freilegenden Enzym aus 11, 10 oder 9 Aminosäuren zusammengesetzt ist, wie die Abb.2 zeigt. Diese 3 Peptide, man faßt sie unter dem Begriff Plasmakinine zusammen, sind durch eine sehr hohe pharmakologische Aktivität ausgezeichnet. Sie wirken u.a. blutgefäßerweiternd und blutdrucksenkend, kontrahierend auf glatte Muskulatur, z. B. von

Tabelle. *Hemmspektren einiger Protease-Inhibitoren*

	Trypsin	Chymotrypsin	Plasmin	Kallikrein		Thrombin	Mol. Gewicht bei
				Pankreas	Serum		
Trasylol (Rind)	+	+	+	+	+	+	6500
Pankreas (Säuger)	+	–	–	–	–	–	6000
Samenblasen	+	–	–	–	–	–	6000
Gl. submand.	+	+	+	–	–	–	6000
„Hirudin“	–	–	–	–	–	+	9000
„Bdellin“	+	(+)	+	–	–	–	6000
Sojabohnen	+	+	+	–	+	–	22000
Eiklar	+	–	–	–	+	–	26000

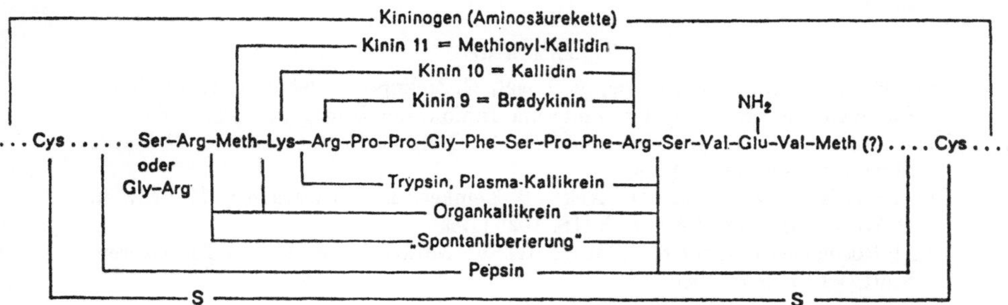

Abb. 2. Struktur der Kinine und Angriffspunkte einiger Enzyme am Rinderkininogen [Lit. s. Habermann, E., T. Suzuki, M. E. Webster u. E. Werle: Fed. Proc. 27, 52 (1968)]

Darm und Uterus, sie erhöhen die Permeabilität der Blutcapillaren, verursachen Ödeme, wirken schmerzerzeugend und Leukocyten anlockend; sie können also alle Zeichen der Entzündung auslösen. Diese Kinine entstehen auch, wenn Blutplasma verdünnt wird, etwa auch bei einer Blutung in den Liquorraum, oder bei Berührung des Blutes mit benetzbaren Oberflächen. Es handelt sich hier allerdings nur um einen geringen Bruchteil der aus einer Blutprobe maximal freilegbaren Kininmenge. Bei der hohen Wirksamkeit dieser Kinine aber, es genügen meist einige Nanogramm Substanz, um meßbare Reaktionen auszulösen, fällt dies ins Gewicht. Diese Liberierung bezeichnet man als spontan. In Wirklichkeit sind auch hier Enzyme des Blutplasmas an der Kininfreilegung beteiligt. Das Blutplasma enthält ein äußerst labiles System von Proenzymen, das bei geringsten Veränderungen der Integrität des Plasmas in einer Art Kettenreaktion wirksam wird.

Die kininfreilegenden Enzyme werden unter dem Sammelbegriff Kininogenasen zusammengefaßt. Es ist wichtig, daß alle bisher bekannten Kininogenasen durch Trasylol hemmbar sind. Darauf beruht seine vielseitige therapeutische Anwendung. Doch nicht nur die Hemmbarkeit der Kininliberierung ist von Bedeutung, sondern auch die Hemmbarkeit der unspezifischen proteolytischen Wirkung, etwa des Trypsins und Chymotrypsins, als solche. So wird etwa eine Verbrauchscoagulopathie dadurch verhindert, daß mit Trasylol die Spaltung von Fibrin oder Fibrinogen durch das pathologischerweise aktivierte Plasmin gehemmt wird. Die gewebszerstörende Wirkung von Trypsin und Chymotrypsin, etwa im Pankreas bei Pankreatitis, wird durch Trasylol verhindert oder doch abgeschwächt.

Schließlich erscheint noch erwähnenswert die Affinität des Trasylol zum Elastin, die möglicherweise zu einer Gefäßabdichtung beiträgt, wodurch eine Ödembildung reduziert werden kann.

Literatur

Frey, E. K., H. Kraut, E. Werle, R. Vogel, G. Zickgraf-Rüdel u. I. Trautschold: Das Kallikrein-Kinin-System und seine Inhibitoren. Stuttgart: Enke 1968.

Neue Aspekte der Trasylol-Therapie. Bd. 3. Hrsg. G. L. Haberland u. P. Matis. Stuttgart: Schattauer 1969.

Reichenbach-Klinke, K. E., D. Meckl, B. Kemkes, K. Hochstrasser, H. Fritz u. E. Werle: Arzneimittel-Forsch. **19**, 1025 (1969).

Vogel, Rosmarie, I. Trautschold u. E. Werle: Natürliche Proteinase-Inhibitoren. Stuttgart: Thieme 1966.

36. Die Beeinflussung verschiedener Ödemformen der Rattenpfote durch Trasylol

H. Kaller (a.E.)-Wuppertal-Elberfeld

Summary. Oedema of the footpads of rats was produced by intraplantar injections of dextran, ovalbumin, Padutin (= kallikrein), serotonin, polyvinylpyrrolidone, yeast, formalin, Aerosil (= colloidal silicic acid) or by heat damage.

These oedemas were equally inhibited by Trasylol, independent of the type of oedema. Oedema was also inhibited when Trasylol was administered intravenously for up to two hours before the oedema was produced.

There are indications that the inhibition was not due merely to inhibition of enzymes that liberate kinin, but that Trasylol also directly diminishes the permeability of the vascular wall.

Zusammenfassung. Rei Ratten wurden Pfotenödeme durch intraplantare Injektion von Dextran, Ovalbumin, Padutin (Kallikrein), Serotonin, Polyvinylpyrrolidon, Hefe, Formalin, Aerosil (kolloidale Kieselsäure) oder durch Hitzeschädigung ausgelöst.

Alle diese Ödeme waren durch Trasylol hemmbar, wobei sich bezüglich der Hemmbarkeit der einzelnen Ödemformen keine signifikanten Unterschiede fanden. Die Ödeme ließen sich auch dann hemmen, wenn das Trasylol bis zu 2 Std vor der Ödemauslösung i.v. verabreicht wurde.

Es finden sich Hinweise, daß die Ödemhemmung nicht allein durch eine Inhibition kininliberierender Enzyme bedingt ist, sondern daß Trasylol zusätzlich an der Gefäßwand unmittelbar permeabilitätsmindernd wirkt.

Aus der Kenntnis der biochemischen Eigenschaften des Trasylol als Proteinasen-Inhibitor ergibt sich die Frage, ob sich biologische Modelle finden lassen, an denen eine *in vivo* stattfindende Enzyminhibition demonstriert werden kann. Als ein solches Modell bietet sich die experimentelle Entzündung an. Denn nach Befunden von Rocha e Silva und Antonio oder Edery u. Lewis soll die Freisetzung von Kininen durch kininliberierende Enzyme für das Zustandekommen der entzündlichen Reaktion eine entscheidende Bedeutung haben. Durch Behandlung mit Trasylol könnte es möglich sein, die Aktivität der kininliberierenden Enzyme zu hemmen und damit die Entzündung abzuschwächen.

Tabelle. *Ödeme (Rattenpfote)*

intraplantare Injektion von 0,1 ml	
Dextran	$5 \cdot 10^{-3}$ g/ml
Albumin ovi (lyophilisiert)	$1 \cdot 10^{-2}$ g/ml
Padutin	40 E/ml
Serotonin-Kreatinsulfat	$3 \cdot 10^{-5}$ g/ml
Polyvinylpyrrolidon (PVP, mittl. Molek.gew. 25000).	$2{,}5 \cdot 10^{-1}$ g/ml
Hefe (feuchte Bäckerhefe)	$1 \cdot 10^{-1}$ g/ml
Formalin	$3 \cdot 10^{-2}$ g/ml
Aerosil	$2 \cdot 10^{-2}$ g/ml

Verbrennung durch Eintauchen in Wasser von 53°C für 20 sec.

Bei Ratten wurde durch intraplantare Injektion verschiedener ödemauslösender Stoffe ein Pfotenödem erzeugt. Die Tabelle zeigt die Konzentrationen der verwendeten entzündungserzeugenden Substanzen. Weiterhin wurde das Ödem auch durch thermische Schädigung ausgelöst. Bei den geprüften Ödemformen handelt es sich zum Teil um rasch einsetzende und rasch abklingende Ödeme wie das Dextran- oder das Serotonin-Ödem oder aber um langsam entstehende und auch langsam zurückgehende Ödeme wie das Aerosil- und das Formalin-Ödem.

Alle diese Ödeme ließen sich durch Behandlung mit Trasylol hemmen, und zwar sowohl durch Applikation vor oder gleichzeitig mit der Ödemauslösung als auch durch eine kurative Anwendung bei einem voll entwickelten Ödem. Als Beispiel für die erstgenannte Art der Trasylol-Anwendung zeigt die Abb. 1 die Beeinflussung des Dextran-Ödems durch

Trasylol, wobei in diesem Experiment das Trasylol gleichzeitig mit dem ödemauslösenden Stoff i.v. gegeben wurde.

Um die Wirkungsdauer einer einzelnen Trasylol-Dosis zu bestimmen, wurde das Trasylol auch zu unterschiedlich langen Zeiten vor der Ödemauslösung verabreicht. Ein ödemhemmender Effekt ließ sich nachweisen, wenn die Trasylol-Behandlung bis zu 2 Std vor der Ödemauslösung durchgeführt worden war.

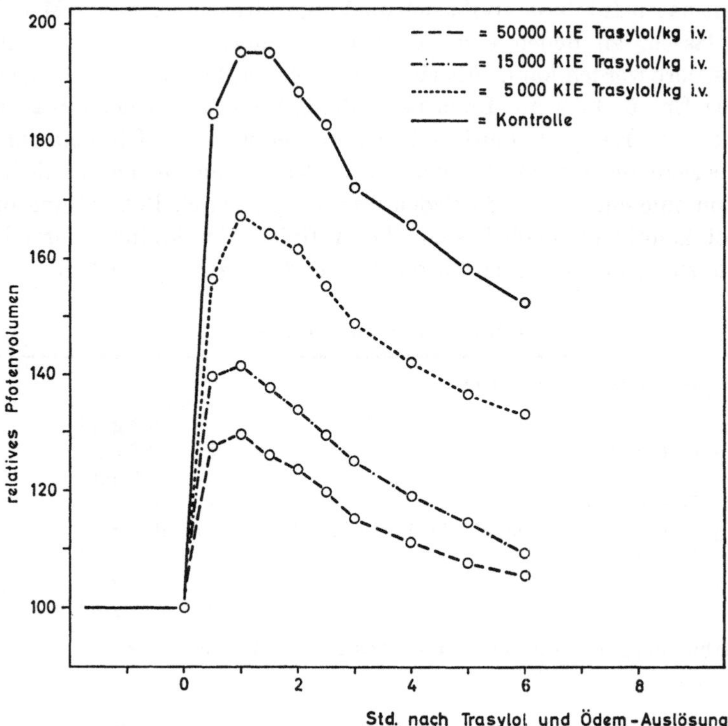

Abb. 1. Dextran-Ödem. Trasylol gleichzeitig mit Ödemauslösung. Mittelwerte von je 8 Tieren

Als Beispiel für die kurative ödemhemmende Wirkung des Trasylol ist in der Abb. 2 die Wirkung verschiedener Trasylol-Dosen auf das voll entwickelte Aerosil-Ödem, das 18 Std vor der Trasylol-Gabe ausgelöst worden war, dargestellt. Man erkennt auch hier die deutliche Dosenabhängigkeit der Ödemhemmung. An dem gleichen Modell wurden auch verschiedene Applikationsformen des Trasylol geprüft, und hierbei zeigte sich, daß die deutlichsten Hemmeffekte stets mit i.v. Applikation zu erreichen waren, weniger ausgeprägte Wirkungen ergaben sich mit intraperitonealer oder subcutaner Applikation.

Die Bedeutung der kininliberierenden Enzyme und der Kinine für die entzündliche Reaktion wurde neuerdings von Habermann u. Mitarb. in Frage gestellt, und zwar einerseits aufgrund theoretischer Überlegungen, andererseits aber auch aufgrund von Experimenten, in denen es nicht gelang, wesentliche literaturbekannte Befunde unter kontrollierten Bedingungen zu reproduzieren. Auch aus eigenen Beobachtungen ergeben sich Hinweise darauf, daß die ödemhemmende Wirksamkeit des Trasylol

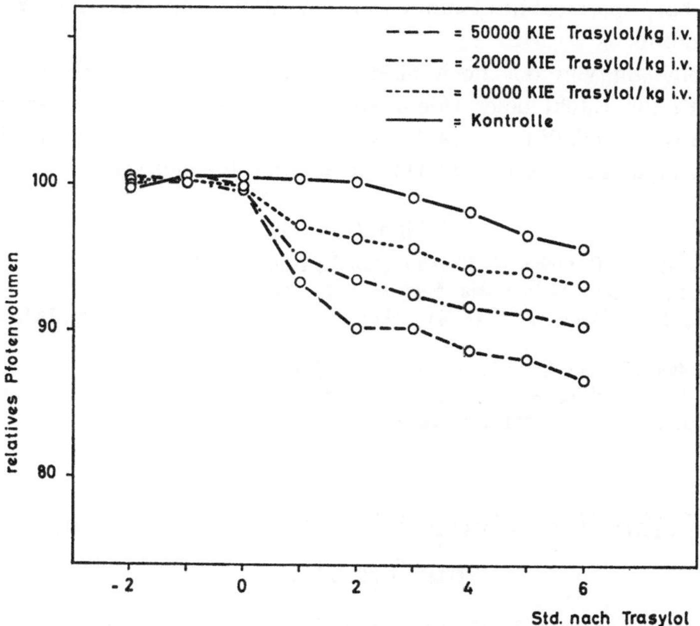

Abb. 2. Aerosil-Ödem. Trasylol-Behandlung 18 Std nach Ödemauslösung. Mittelwerte von je 8 Tieren

nicht exklusiv auf eine Inhibition kininliberierender Enzyme zurückzuführen wäre: Die erwähnte universelle Hemmbarkeit aller Ödemformen läßt Zweifel an der Deutung im Sinne einer alleinigen Enzym-Inhibition aufkommen. Denn dann müßte bei allen Ödemformen das Kinin-System in quantitativ ähnlicher Weise beteiligt sein. Dies wäre eine von vornherein unwahrscheinliche Annahme.

Ein weiterer Hinweis auf einen noch unbekannten zusätzlichen Mechanismus der Ödemhemmung durch Trasylol ergibt sich aus folgendem Versuch: Injiziert man sehr hohe Konzentrationen des Inhibitors intraplantar in die Rattenpfote, so löst der Inhibitor selbst ein Ödem aus. Dies ist verständlich, wenn man berücksichtigt, daß sehr viele großmolekulare Substanzen bei der Ratte ein anaphylaktoides Ödem erzeugen können. Nun ergibt sich der paradox anmutende Befund, daß man auch dieses durch Trasylol selbst ausgelöste Ödem mit Hilfe einer i.v. Trasylol-Behandlung hemmen kann (Kaller u. Mitarb.).

Die Befunde widerlegen nicht die eingangs erwähnte Annahme, daß die Ödemhemmung durch Trasylol über eine Inhibierung kininliberierender Enzyme zustande kommen könnte. Die Beobachtungen deuten aber darauf hin, daß der Wirkungsmechanismus komplex ist und daß das Trasylol neben seiner enzym-inhibitorischen Komponente noch eine unmittelbare permeabilitätsmindernde Wirkung an der Gefäßwand haben könnte.

Unabhängig von der noch offenen Deutung der Befunde ist der therapeutische Effekt einer Ödemhemmung sicher reproduzierbar. Die klinische Wirksamkeit des Trasylol bei der Pankreatitis könnte zweifellos unter anderem auch durch eine Ödemhemmung bedingt sein.

Literatur

Edery, H., and G. P. Lewis: J. Physiol. (Lond.) **169**, 568 (1963).
Habermann, E.: ref. bei P. Matis: Med. Welt **19**, 2838 (1968).
Kaller, H., F. Hoffmeister u. G. Kroneberg: Arch. int. Pharmacodyn. **161**, 398 (1966).
Rocha e Silva, M., and A. Antonio: Med. exp. (Basel) **3**, 371 (1960).
Urbanitz, D., H. Wiegand u. E. Habermann: Naunyn-Schmiedebergs Arch. Pharmak. exp. Path. **263**, 280 (1969).

37. Zur Behandlung des Tourniquet-Syndroms mit Trasylol

H. Kristen*, F. W. Eigler und W. Stock (a.G.)-Köln

Summary. When dogs were given experimental tourniquet shocks by constriction of a hind limb for five hours, Trasylol given in a dose of 50,000 KIU/kg body weight shortly before removal of the tourniquet reduced post-ischaemic oedemas from 63% to 48%.

The haematocrit, as a measure of haemoglobin concentration, rose as an effect of Trasylol administration by only 36% of the initial value as compared with 46% in control animals. Trasylol significantly improved the condition of the circulation, as determined by the pulse-blood pressure ratio (shock index). No influence on the development of hyperkaliemia, myoglobinuria, oliguria, and on the kinin system was found.

Zusammenfassung. Im experimentellen Tourniquet-Schock des Hundes wird nach fünfstündiger Abschnürung einer Hinterextremität die Entstehung des postischämischen Ödems durch Trasylol in einer Dosierung von 50000 KIE/kg Körpergewicht kurz vor Lösen des Tourniquets von 63% auf 48% vermindert. Der Hämatokrit als Maß für die Hämokonzentration steigt unter Trasylolwirkung nur um 36% des Ausgangswertes gegenüber 46% bei den Kontrolltieren an. Die Kreislauf-

situation gemessen am Puls-Blutdruckquotienten (Schockindex) wird durch Trasylol signifikant gebessert. Ein Einfluß auf die Entwicklung der Hyperkaliämie, die Myoglobinurie und Oligurie sowie auf das Kininsystem konnte nicht nachgewiesen werden.

Die Entwicklung der Gefäßchirurgie ermöglicht die Wiederherstellung der Strombahn bei arteriellen Embolien und Gefäßverletzungen auch dann, wenn seit dem Verschluß bereits viele Stunden vergangen sind [4]. Die Wiederdurchströmung einer bereits ischämisch geschädigten Extremität birgt jedoch die Gefahr schwerer, oft lebensbedrohender Rückwirkungen auf den Gesamtorganismus. Sie sind unter dem Begriff des Tourniquet-Schocks, besser des Tourniquet-Syndroms, aus der Kriegs- und Unfallchirurgie bekannt [3].

Der akute Schockzustand wird in erster Linie hervorgerufen durch die Einschwemmung von Stoffwechsel- und Zellzerfallsprodukten mit rasch zunehmender Acidose und Hyperkaliämie. Gleichzeitig führt ein massiver Plasmaeinstrom in das ischämisch geschädigte Gewebe zum lokalen Ödem und zur Hämokonzentration mit Hypovolämie. Die ausgeprägte Myoglobinurie ist wegen des frühzeitigen Nierenversagens nur vorübergehend nachweisbar. Oft kommt es innerhalb weniger Stunden im progredienten Schock zum tödlichen Ausgang meist durch hyperkaliämischen Herzstillstand.

Für den Chirurgen stellt sich damit nach jeder langdauernden Durchblutungsunterbrechung die kaum vorher zu entscheidende Frage, ob die Rettung der Extremität unter Umständen mit dem Verlust des Lebens erkauft wird. Diese Entscheidung könnte durch wirksame Behandlungsmöglichkeiten beim Tourniquet-Syndrom wesentlich erleichtert werden. Die erste Voraussetzung dazu ist eine massive Kreislaufauffüllung, eine forcierte Diurese, gegebenenfalls mit Zufuhr großer Flüssigkeitsmengen, der Ausgleich der Acidose und evtl. die Kompensation der Hyperkaliämiewirkung auf den Herzmuskel mit Calcium und Digitalis. Dagegen bestehen bisher kaum Möglichkeiten, die Ausschwemmung von Zellzerfallsprodukten und die Entstehung des postischämischen Ödems mit ihren lokalen und allgemeinen Folgen zu beeinflussen.

In vorausgegangenen Untersuchungen an Ratten konnte nach 5stündiger kompletter Ischämie eines Beines das postischämische Muskelödem durch Trasylol von 70% dosisabhängig auf 20% vermindert werden [2]. Darüber hinaus wurde die Letalität nach doppelseitiger Abklemmung durch Trasylol signifikant gesenkt [5]. Die Versuche wurden nun an 24 Bastardhunden mit einem Durchschnittsgewicht von 23 kg fortgeführt, in der Hoffnung, über das Verhalten von Kreislauf und Stoffwechsel sowie mögliche Angriffspunkte der Trasylolwirkung weitere Aufschlüsse zu erhalten. In Pentobarbital-Halothan-Lachgasnarkose wurde eine Hinterextremität 5 Std mit einem Gummi-Tourniquet in Höhe des Hüftgelenkes komplett arteriell abgeschnürt. 10 min vor Lösen der Abklemmung wurden einem Teil der Tiere 50000 KIE Trasylol/kg Körpergewicht infundiert. Zum Ausgleich der Säureanflutung aus dem Bein erhielten alle Tiere vorab 2 mäq/kg Natriumbicarbonat i.v.

Für einen Zeitraum von 3 Std nach Wiedereröffnung der Strombahn wurden Puls, Blutdruck und EKG, Säure-Basenhaushalt, Urinmenge,

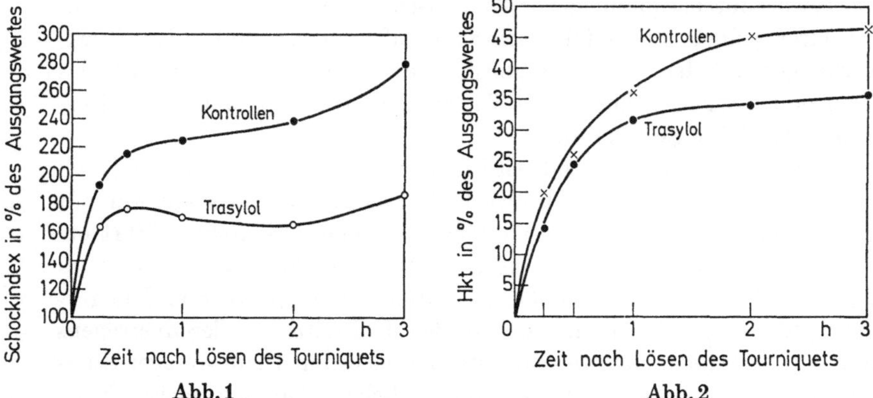

Abb. 1. Einfluß von Trasylol auf die Schockreaktion im Tourniquet-Syndrom des Hundes, gemessen am Puls-Blutdruck-Quotienten (Schockindex nach Allgöwer). Die prozentuale Darstellung wurde wegen unterschiedlicher Absolut-Ausgangswerte gewählt. Bei den Kontrollen (•) wurden 11 Versuche und bei den kurz vor Lösen des Tourniquets mit 50000 KIE/kg Trasylol behandelten Tieren (○) 7 Versuche ausgewertet. Es zeigt sich ein statistisch gesicherter günstigerer Verlauf unter Trasylolbehandlung

Abb. 2. Zunahme des Hämatokrit nach einseitigem Tourniquet. Die mit 50000 KIE/kg Trasylol vor Tourniquet-Lösen behandelten Tiere zeigen im Mittel gegenüber den Kontrollen einen verminderten Anstieg entsprechend einer geringeren postischämischen Ödementwicklung

Serum- und Urinelektrolyte, Hämoglobin, Hämatokrit, Plasmakininogen und die Zunahme des Extremitätenödems intermittierend gemessen. Durch seitenvergleichende Bestimmung des Feucht- und Trockengewichtes der Muskulatur beider Oberschenkel wurde abschließend das Ausmaß des Muskelödems objektiviert.

In allen Fällen kam es sofort nach Freigabe der Strombahn zu einer starken Zunahme der Herzfrequenz bei gleichzeitigem Blutdruckabfall. Während diese Schockzeichen in der Kontrollgruppe in den nächsten Stunden rasch weiter zunahmen, waren sie bei den Trasylol-Tieren deutlich weniger ausgeprägt. Das Verhalten des Puls-Blutdruck-Quotienten, des sog. Schockindex nach Allgöwer [1], spiegelt diese Beziehung wider (Abb. 1).

Der Hämatokritwert steigt als ungefähres Maß für den Plasmaverlust in die geschädigte Muskulatur bei den Kontrollen um 46% des Ausgangswertes gegenüber 36% in der Trasylol-Gruppe (Abb. 2).

Entsprechend ergibt die Bestimmung der Muskeltrockengewichte eine Minderung der Ödemeinlagerung durch Trasylol von 63% auf 48%.

Die Milchsäurewerte im Blut fallen nach einem steilen Anflutungsgipfel von über 50 mg-% bereits nach 2 Std wieder um etwa die Hälfte ab. Dann folgt bei den Kontrolltieren, wohl als Ausdruck des progredienten Schocks, ein erneuter Anstieg, der unter Trasylolwirkung ausbleibt.

Demgegenüber zeigen beide Gruppen bezüglich der Hyperkaliämie, sowie der Myoglobinurie und Oligurie in etwa das gleiche Verhalten. Auch die erwarteten Veränderungen im Kininogen-Kininsystem[1] als möglichem Ansatzpunkt des Trasylol konnten bisher nicht nachgewiesen werden.

Zusammenfassend darf auch beim Hund eine deutliche Wirkung der Trasylol-Prophylaxe auf das Tourniquet-Syndrom angenommen werden, und zwar zunächst im Hinblick auf die Dämpfung des Schockgeschehens, in geringerem Grade aber auch auf die Hemmung des postischämischen Muskelödems und damit zugleich auf die Hämokonzentration und Hypovolämie. Über den Wirkungsmechanismus sind bisher jedoch nur Vermutungen möglich. Weitere Untersuchungen zu dieser Frage sind noch nicht abgeschlossen.

Literatur

1. Allgöwer, M., u. U. F. Gruber: Chirurg. 38, 97 (1967).
2. Eigler, F. W., u. W. Stock: Klin. Wschr. 46, 1283 (1968).
3. Koslowski, L.: Autolyse-Krankheiten in der Chirurgie. Stuttgart: G. Thieme 1959.
4. Kristen, H.: Verh. dtsch. Ges. Kreisl.-Forsch. (im Druck) (1969).
5. Stock, W., u. F. W. Eigler: Z. exp. Med. (im Druck).

38. Versuch der Verlängerung des Überlebens von Hauthomotransplantaten durch Trasylolbehandlung

H. E. Köhnlein-Freiburg i. Br.

Summary. The effect of Trasylol on skin homotransplants was investigated by experiments on inbred mice. Immediately after transplantation and on four successive days the mice received 160,000 KIU/kg mouse by injection. Trasylol was also instilled locally under the homotransplants. The rejection reaction was, however, delayed minimally only. Clinical trials with Trasylol in skin homotransplants are apparently not indicated.

[1] Bestimmungen durch Prof. Habermann (Gießen).

Zusammenfassung. Bei Tierversuchen an Inzuchtmäusen wurde die Wirkung von Trasylol auf Hauthomotransplantate untersucht. Es wurden unmittelbar nach der Transplantation und an 4 darauffolgenden Tagen 160000 KIE/kg Maus injiziert. Außerdem wurde Trasylol lokal unter die Homotransplantate instilliert. Es konnte lediglich eine geringfügige Verzögerung der Abstoßungsreaktion erreicht werden. Klinische Versuche mit Trasylol bei Hauthomotransplantaten erscheinen nicht angezeigt.

Bei großflächigen Verbrennungen steht häufig nicht genügend gesunde Haut zur Verfügung, um alle Brandwunden mit Autotransplantaten abzudecken. Als Notverband muß neben anderem häufig auf Hauthomotransplantate zurückgegriffen werden. Wir wissen heute, daß Homotransplantate im Wirt die Bildung von zellulär gebundenen Antikörpern auslösen. Diese Antikörper werden mit Lymphocyten zum Transplantat gebracht. Man glaubt heute, daß der DNS-Anteil der Antikörper in die Zellkerne der Transplantatzellen eindringt, worauf diese beginnen, eine RNS zu produzieren, die die Lysosomen der Zelle aktiviert und damit proteolytische Enzyme freisetzt. Hardin und andere konnten feststellen, daß im Anschluß an Homotransplantationen ein deutlicher Titeranstieg von Proteasen stattfand, der mit der Transplantatabstoßung parallel ging. Sie folgerten daraus, daß diese enzymatische Aktivität die letzte Ursache der Transplantatnekrose sein könnte. Durch Ganzkörperbestrahlung konnte sowohl der Titeranstieg wie die Transplantatnekrose hinausgezögert werden. Gilette u. Conway konnten mit Hilfe des Proteinaseninhibitors Epsilonaminocapronsäure diese Enzymtätigkeit unterdrücken und so bei Mäusen das Transplantat-Überleben von 14 auf 45 Tage verlängern. Diese Methode hat den Vorteil, daß dadurch der Immunmechanismus des Transplantatempfängers nicht beeinträchtigt wird. Wir konnten diese Ergebnisse an Kaninchen bestätigen. Nachdem Greuer feststellen konnte, daß nach Verbrennungen das Inhibitorensystem des Körpers gegen proteolytische Fermente versagt, erschien es uns angezeigt, Tierversuche über die Wirkung von Trasylol auf Homotransplantate zu unternehmen.

Wir operierten je 50 Mäuse der Inzuchtstämme AJ und C 57, indem am Rücken der Tiere 1,5 cm im Durchmesser große Vollhautdefekte gesetzt und in diese Defekte dann gleich große Transplantate des anderen Stammes eingepaßt wurden. Die Hälfte der Tiere wurde als Kontrollgruppe nicht behandelt. Bei der mit Trasylol behandelten Gruppe wurden die Wunden mit 5000 KIE Trasylol bestrichen, bevor das Transplantat eingepaßt wurde. Außerdem erhielten die Tiere unmittelbar nach der Operation und an den darauffolgenden 4 Tagen je 5000 KIE Trasylol intraperitoneal pro die und Maus injiziert. Das entspricht 160000 KIE pro kg Maus. Vom 2. Tag an wurden dann täglich Probeexcisionen durchgeführt. Die ersten Zeichen der beginnenden Abstoßungsreaktion traten bei den C 57 Mäusen im Durchschnitt nach

5,8 Tagen und bei Trasylolbehandlung nach 3,7 Tagen auf. Bei den AJ Mäusen waren die entsprechenden Zahlen 6 bzw. 6,8 Tage. Die völlige Austrocknung der Transplantate konnte durch Trasylolbehandlung in den beiden Gruppen um 1,6 bzw. 1,2 Tage hinausgezögert werden, während die völlige Abstoßung bei den C 57 Mäusen um 3,2, bei den AJ Mäusen aber nur um 0,3 Tage verzögert werden konnte. Die Unterschiede sind also recht gering und wegen verhältnismäßig großer Streuung nicht signifikant. Das Ergebnis läßt also bei Mäusen den Schluß zu, daß durch Trasylolbehandlung der Empfängertiere bei einer Dosierung von 160000 KIE pro kg Maus nur eine geringfügige Verzögerung der Abstoßungsreaktion von Hauthomotransplantaten erreicht werden kann. Dieses Ergebnis läßt klinische Versuche mit Trasylol bei Hauthomotransplantaten nicht ratsam erscheinen.

39. Untersuchungen zur Entstehung und Behandlung der Fettembolie

W. E. Zimmermann* und S. Hutschenreuther (a.G.)-Freiburg i. Br.

Summary. It was confirmed by 114 animal experiments that massive fat embolism of the lungs (and perhaps also of the kidneys) is chiefly caused by fat absorption in the injured limb. Lipolysis, absorption, and the manifestations of fat embolism are intensified by hypovolaemia and by partially compensated acidosis, whilst in primary alkalosis any fat embolism that might occur is only slight.

The acidotic rise of pulmonary arterial pressure is responsible for the opening up of the arterio-venous anastomoses of the lungs and for the inflow of chylomicrons into the arterio-vascular limb. When pH falls below 7.2, the clearance and phagocytosis (RES) of plasma neutral fats is delayed and this may reduce the activity of lipase.

Early and sufficient substitution of volume alone by solutions of electrolytes and plasma substitutes (dextran 40, hydroxyethylene starch) is not a sufficient safeguard against manifestations of fat embolism. Only additional i.v. administration of essential phospholipids (Lipostabil) and/or fibrinolytic (heparin) and antiacidotic compounds (THAM, or better $NaHCO_3$) will provide sufficient protection against fat embolism in the initial stages.

Zusammenfassung. Bei 114 tierexperimentellen Untersuchungen findet sich bestätigt, daß eine massive Fettembolie der Lungen und evtl. der Nieren vorwiegend durch Fettresorption im Bereich der traumatisierten Extremität auftritt. Lipolyse, Resorption und Manifestation der Fettembolie werden durch Hypovolämie und teilweise kompensierte Acidose intensiviert, während unter primärer Alkalose nur eine mäßige Fettembolie auftritt.

Die acidotische Pulmonalarteriendrucksteigerung wird für die Eröffnung der arterio-venösen Anastomosen der Lunge und die Einschwemmung von Chylomikronen in den arteriellen Gefäßschenkel verantwortlich gemacht. Bei pH-Abfall unter 7,2 wird die Clearance und Phagocytose (RES) der Plasmaneutralfette verzögert und unter Umständen die Lipaseaktivität herabgesetzt.

Eine frühzeitige und ausreichende Volumensubstitution mit Elektrolyt- und Plasmaersatzlösungen (Dextran 40, Hydroxyäthylenstärke) ist allein keine ausreichende Gewähr gegenüber der Manifestation einer Fettembolie. Erst die zusätzliche i.v. Applikation von essentiellen Phospholipiden (Lipostabil) und/oder fibrinolytischen (Heparin) sowie antiacidotischen Substanzen (THAM, besser $NaHCO_3$) bewirkt eine genügende Prophylaxe gegenüber der Fettembolie im Initialstadium.

Als mögliche Erklärung von Ätiologie und Pathogenese der Fettembolie stehen heute die *Einschwemmungs-* (Lubarsch, Lindsay u. Moon, Grant u. Reeve, Fisher, C. H. Büchner), *Entmischungs-* (Lehman u. Moore, Hartmann u. Fleck, Fehr u. Johnson) und *Fermenttheorie* (Nather u. Susani, Struppler, Schüttemeyer u. Flach, Krönke) im Mittelpunkt des Interesses.

Nach neueren Erkenntnissen bilden *Hypovolämie, zirkulatorische* und *metabolische Entgleisungen,* wie sie den *Schock* kennzeichnen, die entscheidende Voraussetzung (Gelin, Hupe, Mörl, Fuchsig, Brücke et al., Zimmermann).

Wir führten unsere Untersuchungen zur Klärung folgender Fragen durch:

1. Inwieweit sind Hypovolämie, Acidose oder Alkalose und die Veränderungen des Fettstoffwechsels als Einzelfaktoren oder nur in gegenseitiger Potenzierung an der Lipolyse, Resorption und Manifestation einer Fettembolie beteiligt?

2. Hat eine Volumensubstitution (Elektrolyt- oder Plasmaersatzlösungen) mit oder ohne antiacidotische Substanzen, die Applikation essentieller Phospholipide (Stabilisierung der Fettemulsion), eine fibrinolytische Therapie oder die Zufuhr eines Proteinaseinhibitors einen entscheidenden Einfluß auf die Entwicklung einer Fettembolie in der Initialphase?

Als *Kriterium* einer manifesten Fettembolie werteten wir den morphologischen Nachweis einer massiven *Fetteinschwemmung in Lungen* und evtl. Nieren. Dabei stützten wir uns auf die Annahme, daß es durch die Drucksteigerung in der A. pulmonalis bei nicht kompensierter Acidose zur Eröffnung der arterio-venösen Anastomosen der Lunge und so zum Einstrom der Chylomikronen in den arteriellen Gefäßabschnitt schon unmittelbar nach dem Trauma kommen kann.

Die freien Fettsäuren und Neutralfette im Plasma, die das eigentliche transporttechnische Problem darstellen und in unmittelbarer Wechselbeziehung zu den Gewebsfetten stehen (Anstieg des Plasmaneutralfettes und Abfall der Phosphatidfraktion = Fettembolie!), sind als diagnostisches Hilfsmittel von besonderem Interesse.

Methodik

Die tierexperimentellen Versuche wurden an 114 Katzen mit einem Durchschnittsgewicht von 2,1 kg in Chloralose-Urethannarkose und bei Spontanatmung durchgeführt. Es wurden simultan registriert: Obere Darstellung: Mittlerer art. Blutdruck (mm Hg; Statham Element, Rikardenki-Schreiber) und Gesamtblutvolumen (Vol.-%; Volemetron und Hemolitre Picker); 2. Darstellung: Art. pH-Wert (Radiometer) und Base Excess (mEq/l; nach Siggaard-Andersen); 3. Darstellung: Art. O_2- und CO_2-Spannung (PO_2 und PCO_2 mm Hg; Direktmessung nach Eschweiler und Astrup); untere Darstellung: Gesamtglycerin (mg-%), Glycerid-Glycerin (mg-%), Neutralfette (mg-%) und freie Fettsäuren (mg-%; nach Boehringer, Mannheim).

Pro Gruppe sind jeweils die Mittelwerte von 10 Tieren zusammengefaßt. Die Fettdepots an Vorder- und Hinterläufen wurden mit homologem extrahierten Fett angelegt, Crush und Frakturen nur an den Vorderläufen ausgeführt und die Hypovolämie durch Entnahme von 50% des Blutvolumens 30 min nach Narkosebeginn erzeugt. Die therapeutischen Maßnahmen erfolgten nach einer Kontrollperiode von 60 min.

Ergebnisse

Gruppe A (Abb. 1a). Eine *massive Fettembolie* in Lungen und Nieren verzeichnen wir nur dann, wenn Fraktur und Fettdepot an derselben Extremität gesetzt werden und eine Hypovolämie und nicht kompensierte metabolische Acidose bestehen. Der mittlere art. Blutdruck ist nicht wesentlich erniedrigt. Glyceride und Neutralfette fallen 30 min nach der Traumatisierung in typischer Weise ab mit nachfolgendem langsamen Wiederanstieg, der durch eine enorme Zunahme der freien Fettsäuren gekennzeichnet ist.

Gruppe B (Abb. 1b). Eine *nur mäßige Fettembolie* ergibt sich bei der gleichen Versuchsanordnung, wenn die Entstehung einer metabolischen Acidose durch Natrium-Bicarbonatgabe verhindert wird. Glyceride und Neutralfette sind gegenüber dem Ausgangswert kaum verändert und zeigen eher die Tendenz zur Abnahme. Die freien Fettsäuren steigen nur gering an.

Gruppe C (Abb. 1c). *Keine Fettembolie* trotz Hypovolämie und Acidose verzeichnen wir dann, wenn die Fettdepots an beiden Vorderläufen *ohne* Fraktur gesetzt werden. Glyceride und Neutralfette zeigen nach einem initialen Abfall einen Wiederanstieg, die freien Fettsäuren jedoch nicht.

Gruppe D (Abb. 1d). Keine Fettembolie trotz Hypovolämie und Intensivierung der Acidose ist ebenfalls dann nachzuweisen, wenn beide Vorderläufe frakturiert, die Fettdepots aber an den Hinterläufen gesetzt

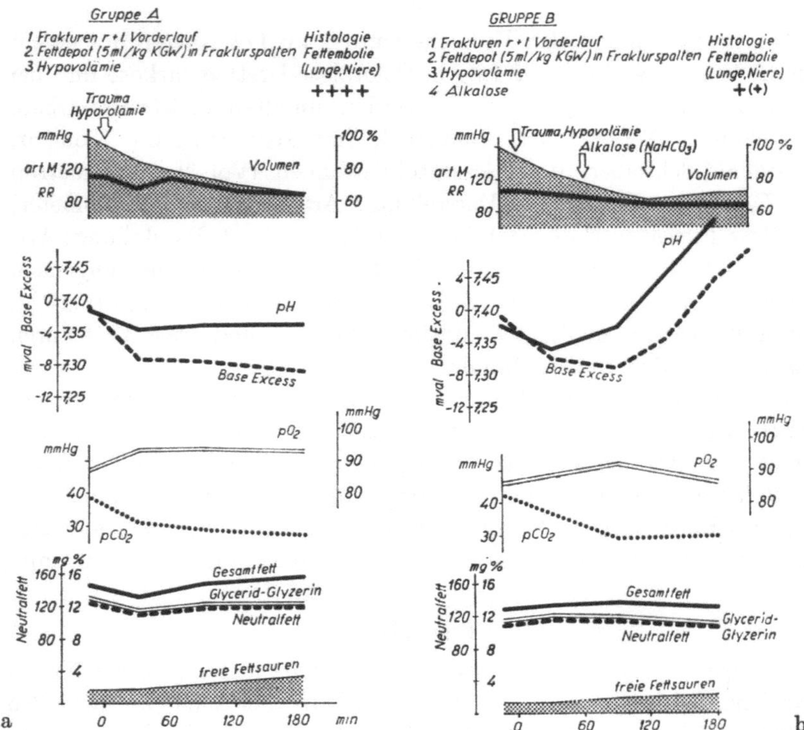

Abb. 1a—d. Vergleichende Untersuchungen über die Entstehung einer Fettembolie in Lungen und evtl. Nieren. Mittelwerte von 10 Tieren pro Gruppe. Von oben nach unten: Blutvolumen (%$_0$ Soll-Volumen), mittlerer art. Blutdruck (mm Hg), art. pH und Base Excess (mval/l); O_2- und CO_2-Spannung (PO_2 und PCO_2 mm Hg); Gesamtglycerin, Glycerid-Glycerin, Neutralfette und freie Fettsäuren (mg-%). a *Gruppe A*. Massive Fettembolie: Frakturen und Fettdepots beider Vorderläufe, Hypovolämie und teilweise kompensierte metabolische Acidose. b *Gruppe B*. Mäßige Fettembolie: Frakturen und Fettdepots beider Vorderläufe, Hypovolämie und Alkalose ($NaHCO_3$). c *Gruppe C*. Keine Fettembolie: Fettdepots beider Vorderläufe ohne Fraktur, Hypovolämie und teilweise kompensierte metabolische Acidose. d *Gruppe D*. Keine Fettembolie: Frakturen beider Vorderläufe, Fettdepots beider Hinterläufe, Hypovolämie und Intensivierung der nicht kompensierten metabolischen Acidose

werden. Glyceride und Neutralfette nehmen nach anfänglichem Anstieg mit Abfall des pH-Wertes unter 7,2 ebenfalls ab. Die Konstanz des Plasmaspiegels der freien Fettsäuren nach einem geringen initialen Anstieg läßt vermuten, daß die Lipaseaktivität bei pH-Werten $< 7,2$ abnimmt.

Zur Beurteilung der Wirkung einer therapeutischen Maßnahme legten wir die *Versuchsanordnung der Gruppe A* zugrunde und werteten als Kriterium für die Fettembolie neben dem morphologischen Nachweis in den Lungen den gleichzeitigen Anstieg der Neutralfette und der freien Fettsäuren.

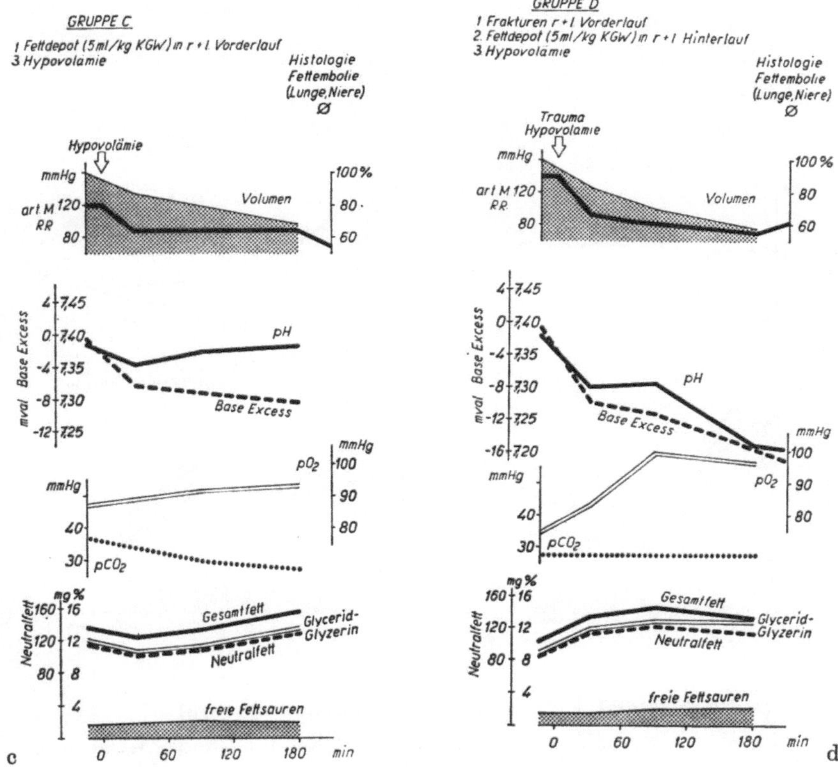

Abb. 1 c und d

1. *Die Volumensubstitution mit 0,9%iger NaCl-Lösung* (3fache Menge des Defizits) (Abb. 2a), vermag eine massive Fettembolie nicht zu verhindern, auch wenn gleichzeitig eine kompensierte metabolische Acidose vorliegt. Glyceride und Neutralfette steigen nach einem anfänglichen Abfall zusammen mit den freien Fettsäuren stark an.

2. Die Volumensubstitution mit *0,9%iger NaCl-Lösung + Trasylol* (500 E/kg KG) (Abb. 2b) hat nur eine geringe, nicht signifikante Abnahme der Fettembolie in Lungen und Nieren zur Folge. Bei nicht beeinflußter metabolischer Acidose zeigen Glyceride und Neutralfette nach dem typischen Abfall zu Beginn einen deutlichen Anstieg unmittelbar nach der Therapie und fallen erst 30 min später rapide ab. Die freien Fettsäuren nehmen demgegenüber deutlich und kontinuierlich zu.

3. Bei Volumensubstitution von *0,9%iger NaCl-Lösung + Lipostabil* (0,3 ml/kg KG) (Abb. 2c) findet sich nur noch eine geringe Fettembolie in der Lunge bei teilweise kompensierter metabolischer Acidose. Glyce-

Fettembolie Histologie (Lunge, Niere) +++
Trauma Hypovolämie
Therapie (NaCl 0,9 %)
Volumen
pH
Base Excess
pO2
pCO2
Gesamtfett
Neutralfett
Glycerid-Glyzerin
freie Fettsäuren
min
a
Histologie Fettembolie (Lunge, Niere) ++(+)
Therapie (500 i.E./kg KGW Trasylol i.v. + NaCl 0,9 %)
b
Histologie Fettembolie (Lunge, Niere) +
Therapie (0,3 ml/kg KGW Lipostabil i.v. + NaCl 0,9 %)
c
Fettembolie Histologie (Lunge, Niere) (+)
Therapie (700 USP-E./kg KGW Heparin i.v. + NaCl 0,9 %
d

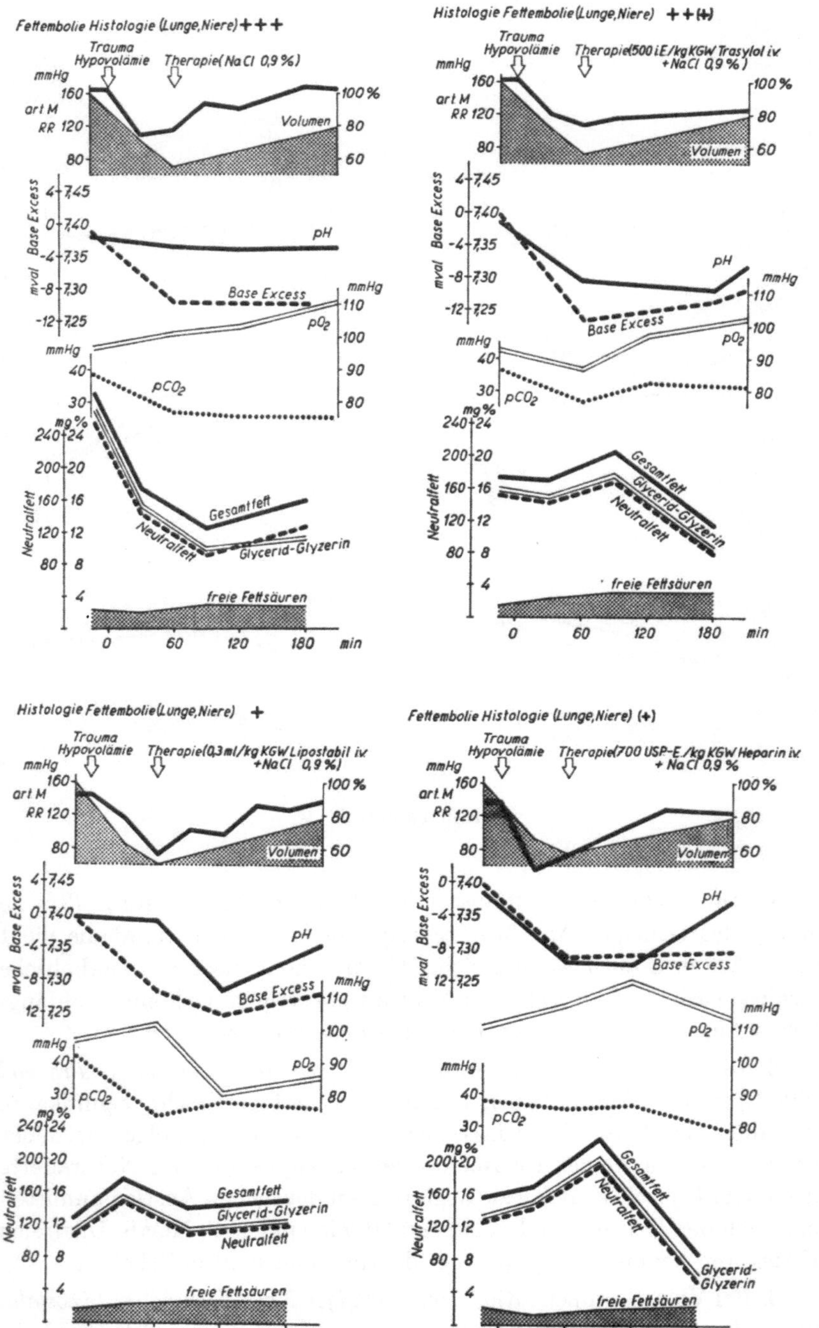

Abb. 2a—d

ride und Neutralfette fallen nach kurzem initialen Anstieg ab und nehmen im weiteren Verlauf wieder etwas zu. Die freien Fettsäuren bleiben nach einem minimalen Anstieg konstant.

4. Die Volumensubstitution von *0,9%iger NaCl-Lösung + Heparin* (700 USP-E/kg KG) (Abb. 2d) verhindert eine Fettembolie fast vollständig, obwohl eine nicht kompensierte metabolische Acidose vorliegt. Glyceride und Neutralfette zeigen einen deutlichen Anstieg, fallen jedoch 30 min nach der Therapie bis weit unter den Ausgangswert ab. Bei den freien Fettsäuren erfolgt auffallenderweise zunächst ein Abfall und dann ein geringfügiger Wiederanstieg.

5. Die Volumensubstitution mit *Hydroxyäthylstärke (6%ig)* (Abb. 3a) hat eine deutliche Abnahme der Fettembolie zur Folge. Der Säure-Basenhaushalt wird etwas verzögert aber spontan ausgeglichen. Glyceride und Neutralfette zeigen einen beträchtlichen Abfall, der von einem geringen Wiederanstieg gefolgt ist. Die freien Fettsäuren verhalten sich umgekehrt.

6. Die Volumensubstitution mit *Dextran 40 + THAM* (0,3 M) (Abb. 3b) ist gegenüber einer Fettembolie nur zum Teil protektiv. Glyceride, Neutralfette und die freien Fettsäuren fallen nach einem initialen Anstieg ab.

7. Die Volumensubstitution mit *Dextran 40 + $NaHCO_3$* (8,4%ig) (Abb. 3c) ist in ihrer protektiven Wirkung gegenüber einer Fettembolie Heparin gleichzusetzen. Es ist charakteristisch, daß nach einem geringen initialen Anstieg Glyceride und Neutralfette stark abfallen und die freien Fettsäuren eine geringe, aber anhaltende Verminderung zeigen.

Bei vorsichtiger Interpretation können wir aus den dargelegten Untersuchungen entnehmen:

1. Die Resorption der Fette erfolgt vorwiegend im Bereich der traumatisierten Extremität, wodurch die Einschwemmungstheorie eine erneute Bestätigung erfährt.

2. Hypovolämie, Acidose und Hyperkoagulabilität begünstigen die Manifestation einer Fettembolie. Während Hypovolämie und leichte Acidose eine verstärkte Lipolyse bewirken, verzögert oder verhindert eine Acidose mit pH-Werten $<7,2$ die Clearance und Phagocytose (verminderte RES-Funktion) der Neutralfette im Plasma und die Lipaseaktivität.

Abb. 2a—d. Vergleichende Untersuchungen einer Manifestation der Fettembolie in Lungen und Nieren nach Therapie. a Ausgeprägte Fettembolie (+++) trotz Volumensubstitution mit 0,9% NaCl-Lösung (3mal Vol. Defizit). b Starke Fettembolie [++(+)] trotz Volumensubstitution + Trasylol (500 E/kg KG). c Geringe Fettembolie (+) trotz Volumensubstitution (s.o.) + essentiellen Phospholipiden (Lipostabil 0,3 ml/kg KG). d Eben noch nachweisbare Fettembolie [(+)] bei Volumensubstitution (s.o.) + Heparin (700 USP-E i.v.)

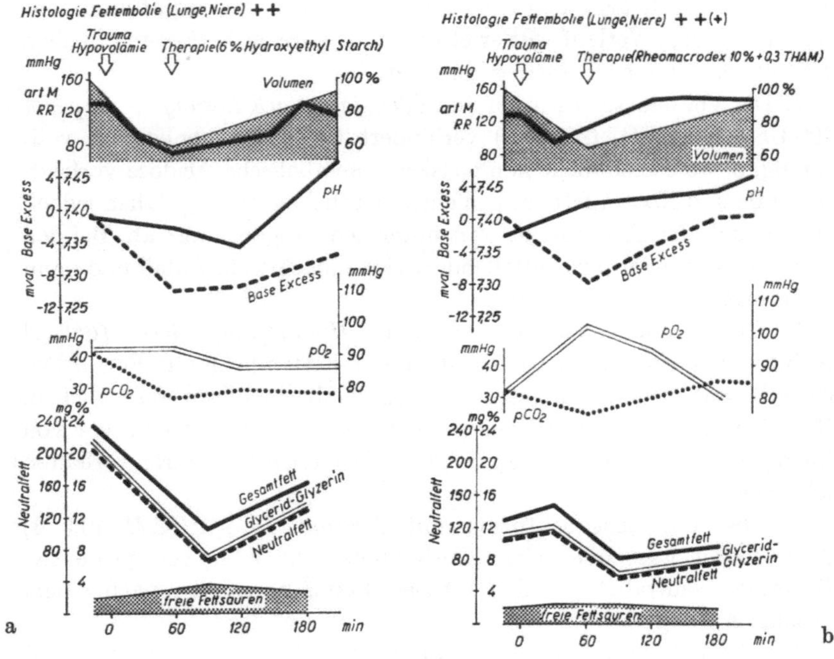

Abb. 3a und b

3. Selbst die frühzeitige und ausreichende Volumensubstitution mit Elektrolyt- oder Plasmaersatzlösungen hat keinen protektiven Effekt gegenüber der Entstehung einer Fettembolie. Erst die zusätzliche Gabe von essentiellen Phospholipiden (Lipostabil), fibrinolytischen (Heparin) und/oder antiacidotischen Substanzen bewirkt eine entscheidende Beeinflussung und kann die Manifestation einer Fettembolie u. U. verhindern.

Literatur

Bergenz, S. E.: Acta chir. scand. Suppl. **281**, 1 (1961).

Brücke, P., G. Blümel u. R. Gottlob: Langenbecks Arch. klin. Chir. **313**, 1049 (1965).

Büchner, Ch.: Dtsch. med. Wschr. **29**, 1390 (1964).

Fehr, A.: Bruns' Beitr. klin. Chir. **174**, 25 (1943).

Fischer, J. H.: Arch. Path. **52**, 315 (1951).

Fuchsig, P.: Langenbecks Arch. klin. Chir. **316**, 243 (1966).

Gelin, L. E.: Acta chir. scand. **122**, 294 (1961).

Grant, R. T., u. E. B. Reeve: zit. nach S. Sevitt: Fat Embolism. London: Butterworths 1962.

Hartmann, F., u. U. Fleck: Klin. Wschr. **30**, 652, (1952); zit. nach Nöller.

Holczabek, W.: Dtsch. Z. ges. gerichtl. Med. **55**, 242 (1964).

Hupe, K.: Langenbecks Arch. klin. Chir. **322**, 1027 (1968).

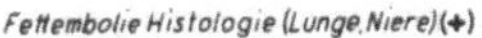

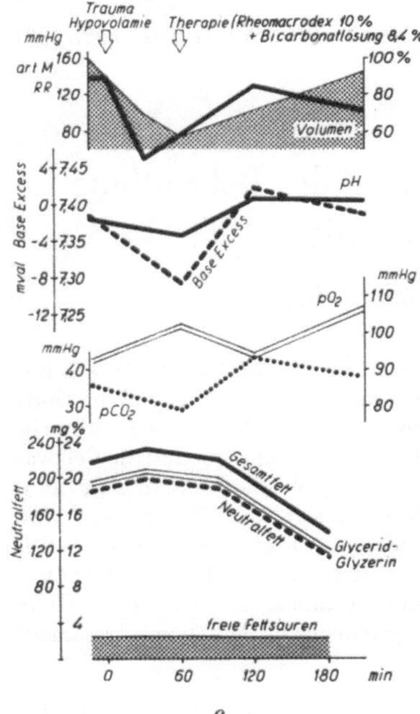

c

Abb. 3a—c. Untersuchungen über die Manifestation einer Fettembolie in Lungen und evtl. Nieren nach Volumensubstitution mit Plasmaersatzlösungen ohne und mit antiacidotischer Therapie. a Noch mäßige Fettembolie (++) bei Volumensubstitution mit Hydroxyäthylenstärke (6%). b Etwas stärkere Fettembolie [++(+)] bei Volumensubstitution mit Dextran 40 und antiacidotischer Therapie mit THAM (0,3 M). c Eben noch nachweisbare Fettembolie [(+)] nach Volumensubstitution mit Dextran 40 und antiacidotischer Therapie mit $NaHCO_3$ (8,4%)

Johnson, S. R., A. Rieger u. A. Svanborg: Acta chir. scand. **110**, 389 (1959).
Karcher, H.: Langenbecks Arch. klin. Chir. **296**, 61 (1960).
Krönke, E.: Zbl. Gynäk. **283**, 466 (1956).
Kühne, H.: Dtsch. med. Wschr. **83**, 1208 (1958).
Lehman, E. P., and R. M. Moore: Arch. Surg. **14**, 621 (1927.
Lindsay, S., and H. F. Moon: J. Bone Jt. Surg. A **28**, 377 (1946).
Lubarsch, O.: Fortschr. Med. **11**, 805 (1893).
Maurer, G., u. E. Sang: Chir. Fortschr. **179**, 105 (1965).
Maximow, A.: Virchows Arch. path. Anat. **151**, 297 (1898).
Mörl, F. K.: Med. Welt **35**, 1997 (1967).
Nahas, G. G., W. M. Manger, A. Mittelman, and J. E. Ultman: Ann. N. Y. Acad. Sci. **92**, 596 (1961).
Nather, R., u. S. Susani: Zbl. Chir. **54**, 1176 (1927).
Nöller, F.: Bruns' Beitr. klin. Chir. **208**, 175 (1964).
Schenken, J. R., and F. C. Coleman: Amer. J. Surg. **61**, 126 (1943).
Schüttemeyer, W., u. A. Flach: Chirurg **21**, 289 (1950).
Scriba, J.: Dtsch. Z. Chir. **12**, 118 (1880).
Seemann, G.: Beitr. path. Anat. **74**, 345 (1925).
Sevitt, S.: Fat Embolism. London: Butterworths 1962.
Stich, R.: Langenbecks Arch. klin. Chir. **287**, 669 (1957).
Struppler, V.: Fettembolie, Untersuchungen und Beiträge zur Diagnostik. Stuttgart: Enke 1940.
Stoner, H. B.: Fed. Proc. **22**, 851 (1963).
— Biochemical response to injury. London: Am. Rev. Athlone Press 1961.

Zenker, F. A.: Beiträge zur normalen und pathologischen Anatomie der Lunge. Dresden: Schönfeld's Buchh. 1862.
Zimmermann, W. E.: Langenbecks Arch. klin. Chir. **316**, 261 (1966); **322**, 1031 (1968).

40. Die Stellung des Trasylols in der Behandlung der akuten Pankreatitis

G. Schönbach-Freiburg i. Br.

Summary. The status of Trasylol in the treatment of acute pancreatitis is discussed. The results of the writer's experiments indicate that Trasylol in acute haemorrhagic reflux-pancreatitis was able to prevent lethal shock and to stop the continuous fall of blood pressure. The mortality in the experimental model was lowered from 100% to 55% by administration of Trasylol. The effect of Trasylol is thought to be due essentially to kininogen-kinin activation. The writer's own investigations have shown that immediately before the onset of acute pancreatitis the peripancreatitic lymph vessels are full of cell detritus that flows in a central direction. This cell detritus contains shock-producing kinins, which are successfully inactivated by Trasylol. Trasylol is an integral component of the modern treatment of pancreatitis.

Zusammenfassung. Die Stellung des Trasylols in der Behandlung der akuten Pankreatitis wird diskutiert. Anhand eigener experimenteller Ergebnisse konnte nachgewiesen werden, daß das Trasylol bei der akuten hämorrhagischen Reflux-Pankreatitis den tödlichen Schock abfangen und den kontinuierlichen Blutdruckabfall aufheben kann. Durch die Gabe von Trasylol kann bei diesem experimentellen Modell die Mortalität von 100 auf 55% gesenkt werden. Die Wirkung des Trasylols wird im wesentlichen mit einer Kininogen-Kinininaktivierung gesehen. Wie durch eigene Untersuchungen nachgewiesen werden konnte, sind die peripankreatitischen Lymphgefäße unmittelbar nach Auslösen der akuten Pankreatitis mit Zelldetritus vollgefüllt, der in kräftigem Strom nach zentral zu abtransportiert wird. In diesem Zelldetritus sind die schockauslösenden Kinine enthalten, die durch das Trasylol erfolgreich inaktiviert werden. Das Trasylol wird als integrierter Bestandteil der modernen Behandlung der Pankreatitis angesehen.

Die Stellung des Trasylols in der Behandlung der akuten Pankreatitis ist bis heute noch immer umstritten.

Die Skala seiner Bewertung reicht von begeisterter Zustimmung bis zur vernichtenden Ablehnung.

Beide Extreme sind vielfach von Einzelbeobachtungen bestimmt und nicht selten emotional überlagert.

Allerdings könnte man aus der Tatsache, daß durch neuere Untersuchungen nachgewiesen werden konnte, daß bei der akuten Pankreatitis kein vermehrtes Trypsin als ursächliche Noxe nachweisbar ist, mit Recht bezweifeln, ob die Gabe von Trasylol als eines Trypsininaktivators bei dieser Erkrankung überhaupt noch indiziert ist.

Ich möchte hier nicht versuchen, anhand vergleichender klinischer Statistiken die Wirksamkeit des Trasylols nachzuweisen, denn mit Statistiken kann man alles, sogar die Wahrheit beweisen, sondern ich möchte mit Hilfe experimenteller Ergebnisse den Wirkungsmechanismus des Trasylols aufzeichnen und damit die Frage nach der Stellung des Trasylols in der Behandlung der akuten Pankreatitis zu beantworten versuchen.

An ein solches experimentelles Modell müssen 3 Forderungen gestellt werden:

1. Es muß sich um klar definierte Parameter handeln,
2. das Experiment muß zu jeder Zeit, auch in seinen Ergebnissen, einwandfrei reproduzierbar sein,
3. es muß der menschlichen Pathologie angeglichen sein.

In der experimentellen Reflux-Pankreatitis ist uns ein Modell anhand gegeben, das diese Forderungen in idealer Weise erfüllt.

Mit ihm läßt sich entsprechend der menschlichen Pathologie eine akute, hämorrhagische Pankreatitis hervorrufen, die auch histologisch der des Menschen in vollem Umfang entspricht.

Injiziert man Tieren, gleich welcher Species, Nativ-Galle in den Ductus pancreaticus und erzwingt durch Abflußbehinderungen eine längere Verweildauer der Galle in demselben, so entwickelt sich innerhalb ganz kurzer Zeit eine akute, hämorrhagische, meist tödlich verlaufende Pankreatitis (Abb. 1).

Läßt man diese Tiere unbehandelt, so entwickelt sich im Verlauf von 2—3 Std ein schwerer Schockzustand, erkenntlich an dem absinkenden arteriellen Druck und dem hochgradig beeinträchtigten Allgemeinzustand.

Innerhalb von 6 Std fällt der Blutdruck auf extrem niedrige Werte ab und die Tiere kommen innerhalb der ersten 12 Std ad exitum (Abb. 2).

Die Reaktion verläuft bei allen Tieren völlig gleichförmig. Die Mortalität liegt bei 100 %. Sofern das Trasylol einen Einfluß auf den Ablauf, und damit auch einen Wert in der Behandlung der akuten hämorrhagischen Pankreatitis hat, muß seine Medikation den dargelegten Ablauf des Krankheitsgeschehens eindeutig beeinflussen.

Beginnt man in der 2.—4. Std nach der Galleinjektion — also zu einem Zeitpunkt, an dem der Blutdruck auf Werte von 50—60 mm Quecksilber abgefallen ist — mit einer Trasylolinfusion (25—50000 I.E. pro kg, bei einer Gesamtinfusionsmenge von maximal 30 ccm), so wird der Blutdruckabfall innerhalb von 20—40 min unterbrochen. Im weiteren Verlauf kommt es sogar zu einer Tendenzumkehr, d. h. der Blutdruck beginnt allmählich wieder zu steigen und erreicht nach weiteren 2—3 Std subnormale Werte (Abb. 3).

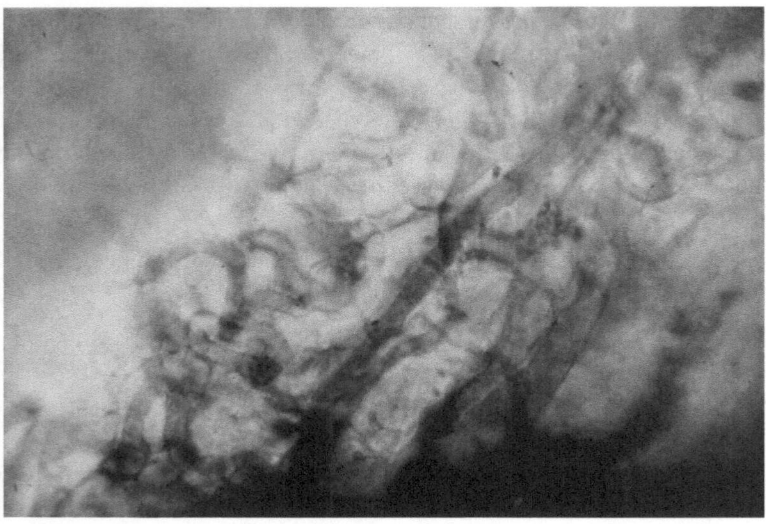

Abb. 1. Mikroskopischer Befund 10 min nach Injektion von 1 ccm Mischgalle in den Ductus pancreaticus bei einem Kaninchen. Auf der Abbildung sind deutlich die Gefäßveränderungen mit Stasenbildungen und Aufhebung der übrigen Zellstrukturen im Bereich des Pankreasläppchens zu erkennen

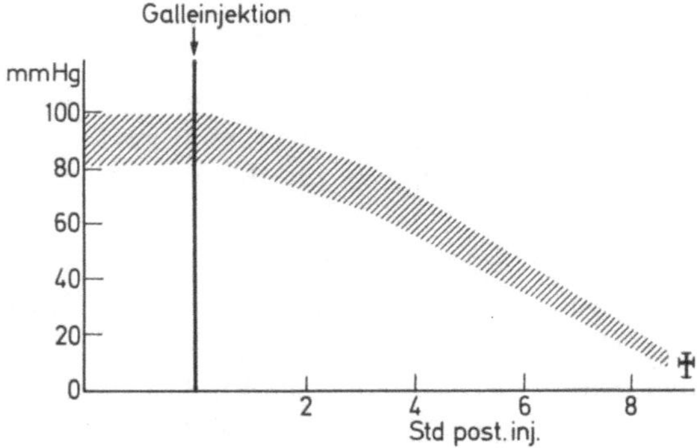

Abb. 2. Die Abbildung zeigt das Blutdruckverhalten nach Injektion von 1 ccm Galle in den Ductus pancreaticus. Wie die Abbildung erkennen läßt, sinkt im Verlauf von 6 Std der Blutdruck auf letale Werte ab

In keinem Fall erreichte der Blutdruck dieser Versuchsgruppe seinen Ausgangswert.

Trotz dieses günstigen Einflusses auf den Schockablauf und trotz des wiedererfolgten Blutdruckanstieges starben in dieser Versuchsserie von 20 Tieren 11, d. h. die Mortalität lag noch immer bei 55%.

Anders ausgedrückt kann man sagen: Durch den Einsatz des Trasylols konnte die Mortalität von 100 auf 55% gesenkt werden, oder umgekehrt, die Überlebensrate mit Hilfe von Trasylol von 0% auf 45% angehoben werden.

Aus diesen Ergebnissen, die in allen Versuchsserien immer wieder gleichartig abliefen, ergibt sich eindeutig, daß das Trasylol einen günstigen Einfluß auf den Ablauf der akuten hämorrhagischen Pankreatitis hat.

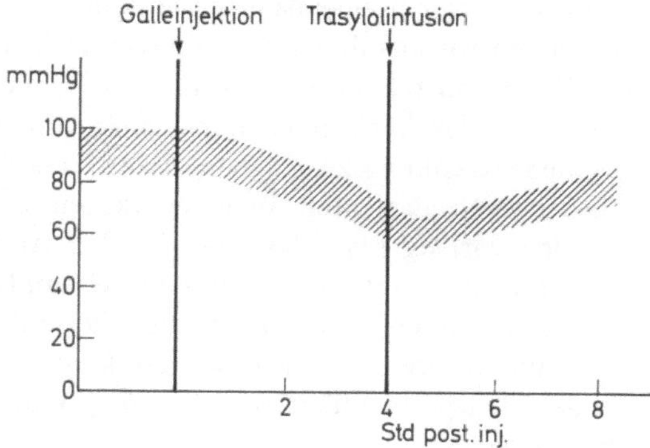

Abb. 3. Die Abbildung zeigt das Blutdruckverhalten bei den Tieren mit Trasylolinfusion nach vorausgegangener Galleinjektion. Aus der Abbildung geht eindeutig hervor, daß mit Einsetzen des Trasylols der Blutdruckabfall verhindert wird und unter der Trasylolinfusion ein Wiederanstieg des Blutdruckes auf subnormale Werte nachzuweisen ist

Mit keiner anderen Therapieserie, sei es durch Infusion von Macrodex, Rheomacrodex, Cortison, Atropin oder anderen Mitteln, konnten wir derartig günstige Behandlungsergebnisse erzielen.

Wir können demnach festhalten, daß das Trasylol spezifisch wirkt und einen eindeutig günstigen Einfluß auf den Ablauf der Pankreatitis hat.

Wie läßt sich die Wirkung des Trasylols erklären, wenn kein vermehrtes aktives Trypsin als auslösende Ursache dieses Krankheitsbildes vorhanden ist?

Wie wir bei vitalmikroskopischen Beobachtungen feststellen konnten, kommt es unmittelbar nach Auslösen der akuten hämorrhagischen Pankreatitis zu einer schwallartigen Füllung der benachbarten Pankreaslymphgefäße. Der durch die Zerstörung der Pankreas- und Blutzellen entstehende Zelldetritus wird über die Lymphbahnen nach zentral zu abtransportiert.

Man weiß heute, daß in diesen Zellabbauprodukten massenhaft Kinine enthalten sind, die für die Blutdrucksenkung und für den die Pankreatitis begleitenden Schockzustand verantwortlich zu machen sind.

Neben Trypsin vermag Trasylol aber auch andere Kininogenasen zu inaktivieren. In dieser Kininogenaseinaktivierung sehen wir die kausale Wirkung des Trasylols bei der Behandlung der akuten Pankreatitis. Darüber hinaus konnten wir zusammen mit Kümmel zeigen, daß das Trasylol zu einer deutlichen Herabsetzung der exkretorischen Pankreasfunktion führt. Sicherlich hat es sekundär und zusätzlich noch eine Trypsin-inaktivierende Wirkung, denn bei der Zerstörung der Pankreaszellen werden lokal Trypsin, Chymotrypsin und andere Fermente freigesetzt, wie Grözinger kürzlich erst wieder nachweisen konnte.

Welche Schlüsse können wir aus diesen Ergebnissen ziehen?

Trasylol ist kein Wundermittel. Es vermag nicht aus einer Erkrankung, deren Mortalität bis vor kurzem noch bei 35% und mehr lag, eine harmlose Oberbaucherkrankung zu machen. Trotz Trasylolmedikation werden auch heute noch Patienten an einer akuten Pankreatitis sterben. In vielen Fällen vermag aber das Trasylol den Ablauf dieser Erkrankung entscheidend zu beeinflussen und seine Gesamtmortalität erheblich zu senken. Ich brauche hier nicht die Vielzahl günstiger klinischer Statistiken aufzuführen, die nachweisen konnten, daß die Gesamtmortalität unter Trasylolmedikation von 35% und mehr auf 9% gesenkt werden konnte.

Daß auch heute noch, trotz Trasylol, Patienten an einer akuten Pankreatitis sterben, ist nicht Schuld des Trasylols, sondern hat seine Ursache in der Schwere der Erkrankung. Man kann diese Todesfälle demnach nicht dem Trasylol anlasten. Niemand käme auf den Gedanken, Strophanthin oder Digitalis als Cardiaca zu verwerfen, nur weil Patienten trotz Digitalis-Medikation noch an einer Herzinsuffizienz sterben.

Trasylol ist — daran ist nicht mehr zu zweifeln — ein fester, integrierter Bestandteil der medikamentösen Behandlung der akuten Pankreatitis.

Sicherlich kann man auch ohne Trasylol Besserungen im Ablauf der Pankreatitis erreichen. Doch auch hier gilt: „Viele Wege führen nach Rom." Aber — um bei diesem Bild zu bleiben — Trasylol ist die Autostrada del Sol unter den therapeutischen Wegen, während alle andern höchstens der Via Appia antiqua vergleichbar sind.

41. Über die Beeinflussung von Permeabilitätsstörungen im Gehirn durch natürliche Proteinasenhemmkörper

G. Blümel-Wien/Österreich

Summary. Clinical observations have shown that intravasal administration of natural proteinase inhibitors improves the symptoms of subarachnoid-subdural haemorrhages. I was able to demonstrate in animal experiments with iodine^{131}-

labelled albumin that the disturbance of permeability in the brain was greatly diminished by intravasal administration of natural proteinase inhibitors.

Zusammenfassung. Auf Grund von klinischen Beobachtungen, wonach die intravasale Applikation natürlicher Proteinasen-Inhibitoren zu einer deutlichen Besserung der Symptome bei Patienten mit Subarachnoideal-Subduralblutungen führt, konnten wir im Tierexperiment, mit Jod^{131}-markiertem Albumin, eine signifikante Verringerung der Permeabilitätsstörung im Gehirn nachweisen, und zwar nach intravasaler Gabe von natürlichen Proteinasen-Inhibitoren.

Es soll über experimentelle Untersuchungen berichtet werden, die aufgrund von klinischen Beobachtungen angestellt wurden. Anlaß war das gute Ansprechen auf eine intravasale Hemmkörperapplikation bei Subarachnoideal-Subduralblutungen, wobei im Vordergrund das Nachlassen der Kopfschmerzen bei diesen Patienten stand.

Neben den verschiedenen Substanzen, die imstande sind, Permeabilitätsstörungen am Gehirn auszulösen, haben wir die Möglichkeit untersucht, inwieweit eine Beteiligung des Kininsystems unter bestimmten Voraussetzungen an der Entstehung eines Hirnödems gegeben ist.

Es ist bekannt, daß die Verdünnung von Serum oder Plasma zur Freisetzung von biologisch-aktiven Polypeptiden vom Typ der Plasmakinine führen kann [3,9], möglicherweise über eine Aktivierung des Faktors XII des Blutgerinnungssystems, des Hageman-Faktors [1,7].

Über eine ähnliche Kininfreisetzung berichteten Sicuteri u. Mitarb. [10,11] durch Verdünnen von Serum oder Plasma mit Liquor cerebrospinalis.

Da eine der vielen bisher bekannten Kininwirkungen neben Schmerzen die Steigerung der Permeabilität ist, liegt eine mögliche Beteiligung des Kininsystems an Permeabilitätsstörungen des Gehirns nahe, dort, wo unter pathophysiologischen Bedingungen durch intrathecales Zusammentreffen von Blut und Liquor cerebrospinalis Kinine entstehen können.

Den Nachweis der Permeabilitätsveränderungen im Gehirn haben wir mit radioaktiven Isotopen (Jod^{131}-markiertes Albumin) erbracht, da diese Untersuchungsmethode anderen Permeabilitätsmessungen überlegen ist und eine gute Quantitierung der Permeabilitätsstörung erlaubt [2,4,5,6,8,12].

Versuchsanordnung

In Paarvergleichen wurde an männlichen Kaninchen mit einem Durchschnittsgewicht von 2 kg, 0,1 ml Jod^{131}-markiertes Albumin = 50—100 μC in die Ohrvene injiziert. Bestimmungen am Versuchsende ergaben unter 5% freies Jod im Kreislauf.

Anschließend erfolgte in Kopftieflage die Punktion der Cisterna cerebellomedullaris, und nach Ablassen von 0,5 ml Liquor wurden den einzelnen Tieren paarweise die zu testenden Substanzen, welche zufällig zugeordnet wurden, intrathecal appliziert.

Getestet wurde: Serum, isotone Kochsalzlösung, Gemische von Serum und isotoner Kochsalzlösung oder Serum und natürliche Proteinasenhemmkörper.

10 min vor Versuchsbeginn wurde den Tieren ebenfalls paarweise zufällig zugeordnet, 5 ml pro kg Körpergewicht isotone Kochsalzlösung, bzw. natürliche Proteinasenhemmkörper (5 ml pro kg = 100000 KIE Trasylol) i.v. injiziert.

Bei intrathekaler Applikation von Inhibitoren entfiel die vorherige intravasale Gabe.

40 min nach der intrathecalen Applikation von Serum oder Kochsalz wurden die Tiere in einem Äther-Sauerstoffgemisch narkotisiert, thorakotomiert, durch Punktion 1 ml Vollblut aus dem rechten Ventrikel zur Bestimmung der Radioaktivität im zirkulierenden Blut entnommen.

Das in Kunststoffeprouvetten abgefüllte Blut wurde in der Bohrlochszintillationssonde gemessen.

Unmittelbar nach der Blutentnahme erfolgte die Auswaschung des Blutes aus dem Gefäßsystem der oberen Körperhälfte und des Schädels: Dazu wurde die Aorta thoracalis am Austritt des linken Ventrikels und knapp oberhalb des Zwerchfells ligiert, von dort in gegenströmiger Richtung kanüliert und mit 900 ml isotoner Kochsalzlösung perfundiert. Vorher wurden beide Jugularvenen eröffnet.

Nach beendeter Perfusion zur Blutentleerung des Gefäßsystems des Schädels wurde dieser eröffnet und das Gehirn mit der Medulla oblongata in toto entnommen.

Durch Parafrontalschnitte, welche durch die Frontalregion, die Parietalregion und die Cerebello-Medullarregion gelegt wurden, wurde Hirngewebe gewonnen, das ebenfalls in Kunststoffeprouvetten eingebracht und in der Bohrlochszintillationssonde gemessen wurde.

Die auf 1 g Hirngewebe bezogene, gemessene Radioaktivität wurde durch die Aktivität von 1 ml Blut desselben Tieres dividiert und die so erhaltenen Quotienten paarweise zueinander in Beziehung gebracht. Die statistische Auswertung erfolgte im Rechenzentrum der Medizinischen Fakultät der Universität Wien.

Ergebnisse

Gleich nach der intrathecalen Applikation zeigten manche Tiere einen Opistothonus, wobei jene zahlenmäßig überwogen, wo Serum ohne Proteinasenhemmkörper appliziert wurde. Die Gegenüberstellung der statistischen Auswertung der errechneten Quotienten im Paarvergleich ist in der folgenden Tabelle wiedergegeben.

Tabelle

Paare n	$\bar{X}$ der Gruppen		Differenz der $\bar{X}$	T Signifikanz Niveau
9	I_a 67481,4 I_b	II_a 24707,0 II_b	42774, 4	$p < 0{,}01$
6	I_a 75888,8	II_a 27867,1	48021, 7	$p < 0{,}03$
10	I_a 5090,33	III 3075,41	2014, 92	$p < 0{,}1$

Gruppen:

I_a: 5 ml/kg isot. NaCl Lsg. i.v. + Hum. Serum i.th.
I_b: 5 ml/kg isot. NaCl Lsg. i.v. + Kan. Serum + isot. NaCl (à $^1/_2$ ml) i.th.
II_a: 5 ml/kg nat. Prot. Hemmk. i.v. + Hum. Serum i.th.
II_b: 5 ml isot. NaCl Lsg. i.v. + Kan. Serum + nat. Prot. Hemmk. (à $^1/_2$ ml) i.th.
III: 5 ml/kg isot. NaCl Lsg. i.v. + isot. NaCl Lsg. i.th.

Es besteht ein signifikanter Unterschied zwischen den mit Proteinasenhemmkörpern und den nicht mit Proteinasenhemmkörpern vorbehandelten Tierpaaren.

Sowohl die Paare mit der intravasalen Proteinasenhemmkörpertherapie als auch jene mit alleiniger intrathecaler Inhibitorenapplikation ergaben eine signifikant geringere Aufnahme von Jod^{131}-markiertem Humanalbumin ins Gehirngewebe gegenüber nicht mit Hemmkörpern behandelten Tieren derselben Paare.

Die Paarvergleiche von intrathecaler Serumapplikation ohne Inhibitorentherapie mit intrathecaler isotoner Kochsalzapplikation sind deutlich unterschiedlich, aber nicht statistisch signifikant.

In vitro-Untersuchungen über die mögliche Herkunft der freigesetzten Plasmakinine ergaben einen hohen Kininogengehalt im menschlichen Serum und im Kaninchenserum, ein Fehlen im Liquor cerebrospinalis beim Menschen und Kaninchen.

In Mischungsansätzen von Serum und Liquor bzw. von Serum und isotoner Kochsalzlösung in Kunststoffeprouvetten war eine Freisetzung von Substanzen zu beobachten, die sich am Rattenuterus wie Kinine verhielten. Nach etwa 14 min Inkubation bei 37° C zeigten sie eine deutliche Abnahme. In Abhängigkeit von der vorher zugesetzten Proteinasenhemmkörpermenge war die Freisetzung dieser Substanzen deutlich vermindert.

Die Bestimmung der Kininasenaktivität, also das Vorhandensein von Enzymen, die imstande sind, Plasmakinine abzubauen, zeigte das Vorhandensein dieser Enzyme im Humanserum und im Kaninchenserum, ein Fehlen aber im Liquor cerebrospinalis bei Mensch und Kaninchen.

Eine Übertragung dieser experimentellen Befunde in die Klinik erschließt neue therapeutische Möglichkeiten bei der intrathecalen Blutung mit ihren Erscheinungsbildern, über die noch berichtet werden soll.

Literatur

1. Armstrong, D., J. B. Jepson, G. A. Keele, and W. J. Steward: J. Physiol. (Lond.) **135**, 350 (1957).
2. Brenner, H.: Klin. Med. **22**, 521 (1967).
3. Erdös, E. G.: Advanc. Pharmacol. **4**, 1 (1966).
4. Freeman, T., and A. H. Gordon: Gut **5**, 155 (1964).
5. Garlick, D. G.: Aust. J. exp. Biol. med. Sci. **43**, 671 (1965).
6. Gärtner, K., G. Vogel u. M. Ulbrich: Pflügers Arch. ges. Physiol. **298**, 305 (1968).
7. Margolis, J.: Aust. J. exp. Biol. med. Sci. **40**, 505 (1962).
8. Marks, J., and S. Shuster: Brit. med. J. **1966 II**, 88.
9. Schachter, M.: Brit. J. Pharmacol. **11**, 111 (1956).
10. Sicuteri, F.: New York Acad. Sc. Symp. on Chemistry Pharmacol. and Clinical Applic. of Proteinase Inhib., New York 1966.
11. — G. Franchi, P. C. Del Bianco, and M. Fanciullacci: Hypotens. Peptides, p. 522. Berlin-Heidelberg-New York: Springer 1966.
12. Wende, S.: Strahlentherapie **134**, 529 (1967).

42. Experimentelle Studien zur Fettembolie

W. Heller* (a.G.), W. Mayer-Tübingen und F. K. Mörl-Hamburg

Summary. We carried out two model experiments within the framework of our experimental studies of fat embolism. We produced hyperlipaemia in 2×25 experimental subjects and carried out investigations of 110 rabbits after having given them two injections of fat. Hyperlipaemia was produced by single administration of $^1/_2$ l cream. In both studies blood was taken during the experiment at certain intervals, and serum fat fractions were determined. The cream experiment extended over three hours; the rabbit experiment over five hours. The following serum fat fractions were determined: total lipids, beta-lipoproteids, phosphatides, esterified fatty acids, free fatty acids, neutral fat, free glycerin, and total cholesterol. The characteristic fat fractions were the esterified fatty acids, neutral fat, and phosphatides. We used the opportunity to study the influence of various substances (heparin, EPL, Trasylol) on blood fats.

Zusammenfassung. Im Rahmen unserer experimentellen Untersuchungen zur Fettembolie haben wir zwei Modellversuche durchgeführt. Wir setzten bei 2×25 Probanden eine Hyperlipämie und führten an 110 Kaninchen Studien nach zweimaliger Fettinjektion durch. Die Hyperlipämie wurde durch einen einmaligen Sahnetrunk von $^1/_2$ l erzeugt. Anläßlich beider Untersuchungen wurde während der Versuchsdauer in bestimmten Zeitabständen Blut entnommen und die Serumfettfraktionen bestimmt. Der Sahneversuch erstreckte sich über 3 Std, der Kaninchenversuch über 5 Std. Folgende Serumfettfraktionen wurden bestimmt: Gesamtlipide, beta-Lipoproteide, Phosphatide, veresterte Fettsäuren, freie Fettsäuren, Neutralfett, freies Glycerin und Gesamtcholesterin. Dabei zeigte es sich, daß die charakteristischen Fettfraktionen die veresterten Fettsäuren, das Neutralfett und die Phosphatide sind. Anläßlich dieses Versuchs untersuchten wir den Einfluß verschiedener Substanzen (Heparin, EPL, Trasylol) auf die Blutfette.

Da die Fettembolie mit der immer größer werdenden Verkehrsdichte und der stetigen Zunahme schwerer Verkehrsunfälle ein äußerst akutes Problem darstellt, haben wir im Zusammenhang mit unseren klinischen Untersuchungen entsprechende Modellversuche durchgeführt. Neben Versuchen mit Kaninchen, denen wir in diesem Rahmen nur ergänzende Bedeutung beimessen möchten, haben wir auch solche durch Setzen einer Hyperlipämie mit Probanden gemacht. Die tierexperimentellen Studien erfolgten an Kaninchen, die Injektionen von Tributyrat erhielten, neben Vergleichsversuchen mit Depotfett und Olivenöl. Den Untersuchungen mit Tributyrat wandten wir unser Hauptaugenmerk zu. Auf das eigentliche Versuchsschema soll jedoch noch näher eingegangen werden. Trotz guter Ergebnisse im Tierversuch standen für uns jedoch die Studien an den Probanden im Vordergrund. Anläßlich beider Versuchsreihen (Probandenversuch und Tierexperiment) wurde in definierten Zeitabständen Blut abgenommen und das entsprechende Fettspektrum angefertigt. Hier soll jedoch nur auf die für den Verlauf einer Fettembolie charakteristischen Fettfraktionen eingegangen werden, wie wir dies im klinischen Verlauf ermittelt haben. Es soll noch eingangs bemerkt werden, daß die entnommene Blutmenge sowohl bei den Probanden als auch bei den Versuchstieren durch NaCl substituiert wurde.

Folgende Fettfraktionen bestimmten wir regelmäßig im Serum:

1. Gesamtlipide,
2. β-Lipoproteide,
3. Gesamtcholesterin (differenziert nach freiem und verestertem Cholesterin),
4. Phosphatide (rechnerisch ermittelt wurde der Lipoidphosphor)
5. Veresterte Fettsäuren,
6. Freies Glycerin und Neutralfett.

Hinsichtlich der Methoden zur Bestimmung der einzelnen Fettfraktionen sei auf frühere Untersuchungen von uns hingewiesen (Heller u. Mörl, 1967).

Das Blut (jeweils 20 ml) wurde bei den Probanden stets unter Grundumsatzbedingungen in den wie folgt aufgeführten Zeitabständen entnommen: 0-Wert, 30 min, 60 min, 180 min. Bei den Kaninchen erfolgte die Blutabnahme (jeweils 4—5 ml) in größeren Zeitabständen: 0-Wert, 1 Std, 4 Std.

Versuchsverlauf

I. Sahneversuch

Das Versuchsschema zur Hyperlipämie bei Probanden veranschaulicht Tab.1. Aus diesem Schema geht einerseits hervor, mit welchen Substanzen wir eine Beeinflussung der einzelnen Fettfraktionen im

Tabelle 1. *Schema zum Sahneversuch*

$^1/_2$ l Sahne Infusion (Laevosan)	
2 ml Liquemin vorgespritzt $^1/_2$ l Sahne 2 ml Liquemin in Infusion (Laevosan)	500000 E Trasylol vorgespritzt $^1/_2$ l Sahne 500000 E Trasylol in Infusion (Laevosan)
20 ml EPL vorgespritzt Keine Sahne 60 ml EPL in Infusion (Laevosan)	20 ml EPL vorgespritzt $^1/_2$ l Sahne 60 ml EPL in Infusion (Laevosan)

Serum durchzuführen versuchten, andererseits welche Dosierung von uns vorgenommen wurde. Daneben lief ein Leerversuch. Im Versuch waren in jeder Serie 2mal 5 Probanden, die sämtliche Versuchsstufen durchliefen.

1. Gesamtlipide. Die Gesamtlipide zeigen nach erheblicher Fettzufuhr durch den Sahnetrunk ($^1/_2$ l) einen deutlichen Anstieg, während dieser unter EPL ohne Sahne massiv und auch unter EPL mit Sahne noch erheblich ist. Ohne Fettzufuhr wird unter EPL aus den Fettdepots eine Mobilisierung von Lipiden vollführt. Aufgrund seiner Klärwirkung finden wir bei Applikation von Heparin einen Abfall der Gesamtlipide, während die Gabe von Trasylol einen starken Anstieg verhindert. Bei geringfügiger Erhöhung der Dosis konnten wir feststellen, daß es zu keinem Anstieg mehr kam.

2. β-Lipoproteide. Lediglich im Leer- und Heparinversuch zeigt sich ein kurzfristiger Abfall dieser Fraktion, während es bei der Gabe von EPL ohne Sahne zu einem deutlichen Anstieg kommt. Bei der Verabreichung von Trasylol bzw. EPL und Sahne finden wir einen leichten Anstieg der β-Lipoproteide.

3. Gesamtcholesterin. Besonders auffällig ist der deutliche Anstieg dieser Fraktion sowohl bei Applikation von EPL ohne Sahne als auch EPL mit Sahne. Unter den angegebenen Versuchsbedingungen lag das Gesamtcholesterin stets oberhalb des Normbereichs. Es gelang jedoch, unter der angeführten Dosierung mit Trasylol diese Fraktion kurzfristig bis zur oberen Grenze der Norm abzusenken. Dem Abfall folgt allerdings nach Abklingen der Trasylolwirkung wieder ein erneuter Anstieg; der Ausgangswert wird jedoch nicht erreicht.

4. Phosphatide und Lipoidphosphor. Nach Verabreichung der EPL-Substanz ist natürlich zu erwarten, daß ein erheblicher Anstieg dieser Fraktion erfolgt. Dies zeigt sich sowohl mit als auch ohne Sahne. Auffällig ist jedoch, daß auch nach Verabreichung von Trasylol eine Beeinflussung der Phosphatide feststellbar ist. Es erfolgt ein merklicher Anstieg derselben. Diese Feststellung erscheint uns sehr bemerkenswert und therapeutisch äußerst günstig. Mißt man doch den Phosphatiden in der Fettembolieprophylaxe eine gewisse Bedeutung zu.

5. *Veresterte Fettsäuren* (Abb. 1). Diese Fraktion zeigt sowohl im Leerversuch als auch bei Applikation von EPL ohne Sahne und EPL mit

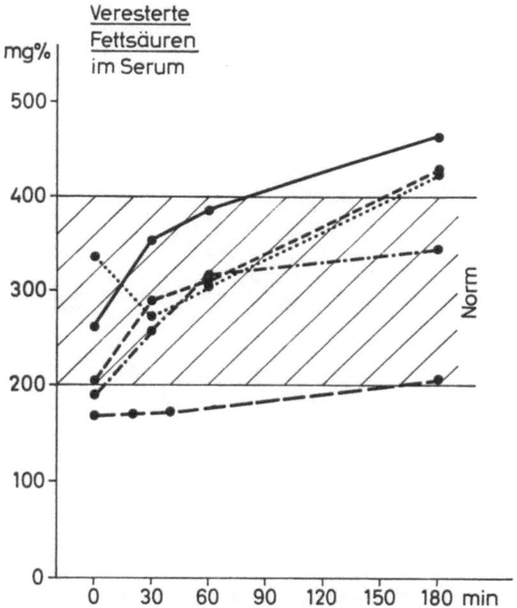

Abb. 1. Sahneversuche: Mittelwerte, Leerversuch: Lävulose + Sahne •——•; Hauptversuch: Heparin (Läv.) + Sahne •— —•; Trasylol (Läv.) + Sahne •–·–·–•; EPL (Läv.) *ohne* Sahne •·····•; EPL (Läv.) *mit* Sahne •---•

Sahne einen erheblichen Anstieg, der jedoch, wie aus Abb. 1 hervorgeht, je nach den Versuchsbedingungen Unterschiede aufweist. Bei der Verabreichung von Trasylol ist jedoch der Anstieg der veresterten Fettsäuren bei weitem nicht so hoch wie unter Lipostabil. Unter Heparin erfährt diese Fraktion keinerlei Zunahme im Serum, obwohl doch durch Zufuhr erheblicher Fettmengen dies zu erwarten wäre.

6. *Neutralfett* (Abb. 2). Gerade dieser Fettfraktion ist im Stadium der Fettembolie neben den veresterten Fettsäuren eine erhebliche Bedeutung beizumessen, so daß sie unsere besondere Aufmerksamkeit erfordert. Wie frühere klinische Untersuchungen von uns zeigten (Heller u. Mörl, 1967),

ist sie in diesem Zustand häufig stark erhöht. So ist im Leerversuch (mit Sahne), wie nicht anders zu erwarten, eine deutliche Vermehrung des Neutralfetts im Serum erkennbar. Aber auch bei der Gabe von EPL im Versuch mit Sahne ist das Neutralfett stark erhöht. Besonders eindrucksvoll ist aber der Versuch mit EPL ohne Sahnetrunk. Hierbei zeigt sich, daß nicht nur kein Einfluß von EPL auf das zugeführte Fett besteht,

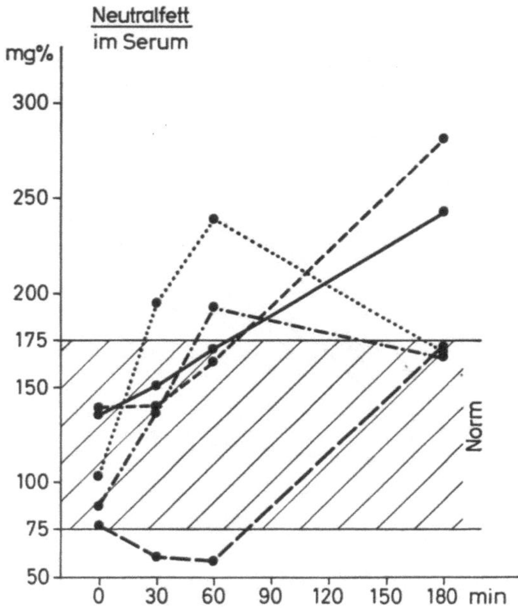

Abb. 2. Sahneversuche: Mittelwerte, Leerversuch: Lävulose + Sahne •——•; Hauptversuch: Heparin (Läv.) + Sahne •— —•; Trasylol (Läv.) + Sahne •-·-·-•; EPL (Läv.) *ohne* Sahne •·····•; EPL (Läv.) *mit* Sahne •---•

vielmehr muß, wie die Kurve erkennen läßt, noch zusätzliches Neutralfett aus den Körperdepots mobilisiert werden. Wir glauben daher, daß sich diese Substanz als nicht gerade günstig im Stadium der Fettembolie erweisen dürfte.

7. *Freies Glycerin.* Besonders augenfällig ist bei dieser Fraktion der Heparineffekt. Die Gabe von Heparin führt zu einer Spaltung erheblicher Mengen von Neutralfett in freies Glycerin und freie Fettsäuren. Bei der hier angewandten Dosis kommt es somit zu einer kurzfristigen Überschwemmung des Körpers mit freiem Glycerin. Damit nehmen wir natürlich einen erheblichen Einfluß auf den Fettstoffwechsel und greifen in zweiter Linie in den Kohlenhydratstoffwechsel ein, da das freie Glycerin hier eingeschleust und unter Phosphorylierung weiter ab- bzw. umgebaut wird.

Auch aufgrund anderer Wirkungen des Heparins (u.a. Blutungen) dürfte das Heparin im Stadium der Fettembolie kein Medikament der Wahl sein.

II. Kaninchenversuch

Die Tiere wurden einer zweimaligen Fettinjektion unterworfen und anschließend ihrem Körpergewicht (es handelt sich durchweg um 3 kg schwere Tiere) entsprechend behandelt. Das Versuchsschema veranschaulicht Tab. 2. In diesem Schema sind auch die Todesfälle aus jeder

Tabelle 2. *Versuchsanordnung*

Gruppen von je 20 Kaninchen (außer Heparinversuch = 10 Tiere) Gewicht 2900–3200 g	Physiol. NaCl 2 · 5,0 ml +2 · 0,5 ml Fett	4 ✝
0-Wert –4,0 ml Blut +0,5 ml Tributyrin (p.A. steril)	Trasylol 2 · 100000 E =2 · 5,0 ml +2 · 0,5 ml Fett	1 ✝
Nach 1 Std –4,0 ml Blut + 0,5 ml Tributyrin (p.A. steril)	Trasylol 2 · 100000 E =2 · 5,0 ml Kein Fett	
Nach 4 Std –4,0 ml Blut + 5,0 ml physiol. NaCl	EPL 2 · 5,0 ml +2 · 0,5 ml Fett	11 ✝
	Heparin 2 · 0,1 ml auf 2 · 5,0 ml NaCl +2 · 0,5 ml Fett	2 ✝

Serie aufgezeichnet. Wir hatten jeweils 20 Kaninchen pro Gruppe im Versuch, außer in der Heparinserie (10 Tiere). Die Zahl der Todesfälle, – es handelte sich durchweg um autoptisch gesicherte Fettembolien – geht gleichfalls aus Tab. 2 hervor. Einschränkend muß noch gesagt werden, daß die Todesfälle im Heparinversuch auf Blutungstod zurückzuführen sind.

1. Phosphatide und Lipoidphosphor (Abb. 3). Der Anstieg dieser Fraktion bei der Applikation von EPL-Substanz ist einleuchtend, wie die Ergebnisse des Sahneversuchs bereits zeigten. Der günstige Effekt von Trasylol ist jedoch gleichfalls bemerkenswert und sollte entsprechende therapeutische Konsequenzen aufzeigen. Erreicht man doch auf diese Weise bei einer entsprechend hohen Dosierung denselben Effekt wie bei der Applikation von EPL-Substanz ohne deren negative Nebenerscheinungen im Hinblick auf andere Fraktionen des Fettspektrums.

2. Veresterte Fettsäuren (Abb.3). Sowohl unter Trasylol als auch bei Applikation von EPL-Substanz ist ein Anstieg der veresterten Fettsäuren zu verzeichnen. Der scheinbar günstige Effekt der EPL-Substanz ist darauf zurückzuführen, daß die verstorbenen Tiere weitgehend ausgeklammert werden mußten. Die Mehrzahl der Todesfälle trat schon kurz nach der zweiten Fettinjektion ein. Das Blut dieser Tiere wurde anschließend durch Herzpunktion gewonnen. Zu diesem Zeitpunkt war aber noch nicht der Höhepunkt der veresterten Fettsäuren erreicht.

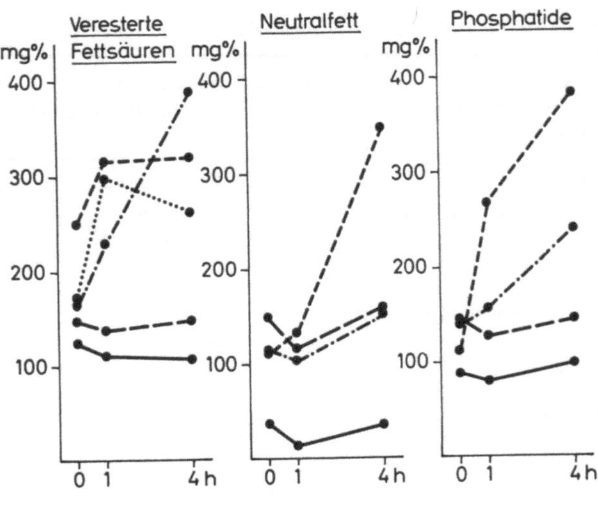

Abb. 3

Kaninchenversuche: Mittelwerte; Leerversuch: NaCl •——•; Olivenöl •— —•; Tributyrin •·····•; Tributyrin + Trasylol •–·–·–•; Tributyrin + EPL •–––•

3. Neutralfett (Abb.3). Auch hier läßt sich der günstige Effekt der EPL-Substanz gut erkennen, wie im Sahneversuch schon gezeigt. Nach der Applikation von EPL-Substanz steigt das Neutralfett massiv an. Der Höhepunkt ist nach 4 Std noch nicht erreicht, während unter Trasylol sogar kurzfristig ein geringfügiger Abfall zu verzeichnen ist, dem dann ein schwacher Anstieg folgt. Man kann zumindest feststellen, daß das Neutralfett unter den Versuchsbedingungen nahezu konstant gehalten werden kann. Unter einer höheren Dosierung von Trasylol, die von den Tieren gut vertragen wurde, erzielten wir sogar eine Absenkung dieser Fraktion.

4. Freies Glycerin. Unter Trasylol ist der Anstieg des freien Glycerins nur geringfügig, während nach den Injektionen von EPL-Substanz ein erheblicher Anstieg dieser Fraktion zu verzeichnen ist.

5. Freie Fettsäuren. Es läßt sich erkennen, daß im Tierversuch der Effekt von Trasylol und der EPL nahezu gleich ist. Beim Sahneversuch fanden wir in dieser Hinsicht jedoch eine deutliche Differenzierung.

Als grundlegende Modellsubstanz für die Erzeugung einer Fettembolie beim Kaninchen wählten wir das Tributyrin (Glycerintributtersäureester). Dies erfolgte deshalb, weil nicht zu erwarten ist, daß Ester langkettiger Fettsäuren im Stadium der Fettembolie frei im Organismus zirkulieren, z.B. Tripalmitate oder Tristearate. Zum anderen sind aber niedermolekulare Triglyceride hoch toxisch. Es erhebt sich daher die Frage, ob auch ein toxisches Geschehen parallel läuft. Wir halten die Modellversuche mit Depotfetten bzw. unphysiologischen Fetten für nicht geeignet.

Sojabohnenöl und Baumwollsaatöl sind auch nicht gut verträglich. Hierbei sinkt das Standardbicarbonat ab.

Sowohl an Hand des Sahneversuchs als auch gleichfalls durch das Tierexperiment läßt sich erkennen, daß das Neutralfett wohl die kritische Fettfraktion im Stadium der Fettembolie darstellt. Dies zeigten auch die klinischen Untersuchungen. Im Kaninchenversuch konnten wir feststellen, daß sämtliche Tiere, die verstorben waren, eine autoptisch gesicherte Fettembolie aufwiesen (außer denjenigen aus der Heparinserie). Diese Tiere zeigten durchweg sehr hohe Neutralfettwerte im Serum. Die Tiere, die an der experimentell induzierten Fettembolie verstarben, überlebten nie länger als 5 Std. Die Mehrzahl von ihnen war bereits nach 2—3 Std tot. Aufgrund unserer Experimente, sowohl im Sahneversuch als auch im Tierversuch, glauben wir Hinweise für eine Prophylaxe bzw. Therapie der Fettembolie geben zu können. Ein Anstieg des Neutralfetts sollte auf jeden Fall verhindert werden. Eine zusätzliche Mobilisierung dieser Fraktion ist nicht zu verantworten. Nach Möglichkeit sollte dies dadurch gewährleistet sein, daß das Neutralfett auf enzymatischem Wege abgebaut wird. Heparin scheidet einmal aufgrund seines gerinnungshemmenden Effekts aus, zum anderen ist das Auftreten größerer Mengen freien Glycerins ungünstig, da auf diese Weise der Kohlenhydratstoffwechsel belastet wird. Dies wäre vor allem bei Diabetikern zu beachten.

Literatur

Blümel, G.: Langenbecks Arch. klin. Chir. **316**, 964 (1966).

Durst, J.: Med. Welt **18**, 2808, 2904 (1967).

Eggstein, M.: In: Braunsteiner, H., S. Sailer u. F. Sandhofer: Lipoproteidlipase. Basel: Karger 1963.

Eggstein, M., u. F. H. Kreutz: Klin. Wschr. **44**, 262 (1966).

Fried, R., u. J. Hoeflmayr: Klin. Wschr. **41**, 246, 727 (1963).

Hartmann u. Fleck: zit. nach Holczabek.

Heller, W., u. F. K. Mörl: Med. Welt (N. F.) **18**, 20—76 (1967).

Hoeflmayr, J., u. R. Fried: Med. Welt (Stuttg.) **1964**, 2015.
Holczabek, W.: Langenbecks Arch. klin. Chir. **316**, 237 (1966).
Hupe, K.: Klinische und tierexperimentelle Untersuchungen zur Fettembolie. Maschinenschriftl. Habilarbeit, Marburg.
Pearson, S., S. Stern u. T. H. McGavac: Anal. Chem. **25**, 813 (1953).
Pezold, F. A.: Lipide und Lipoproteide im Blutplasma. Berlin 1961.
Sailer, S., H. Vagacs, u. H. Braunsteiner: Klin. Wschr. **44**, 193 (1966).
— F. Sandhofer u. H. Braunsteiner: Klin. Wschr. **45**, 86 (1967).
Schön, H., u. Zeller: Münch. med. Wschr. **104**, 2433 (1962).
Schettler, G.: Z. Klin. Chem. **1**, 6 (1963).
Searcy, R. L., and L. M. Bergquist: Clin. chem. Acta **5**, 192 (1960).
Watson, D.: Clin. chem. Acta **5**, 637 (1960).
Werle, E.: In: Neue Aspekte der Trasylol-Therapie, 176. Stuttgart: Schattauer 1966.
Zöllner, N., u. D. Eberhagen: Untersuchung und Bestimmung der Lipoide im Blut. Berlin-Heidelberg-New York: Springer 1965.
— u. K. Kirsch: Z. ges. exp. Med. **135**, 545 (1962).

Aussprache

Leiter: Der erste der drei angemeldeten Diskussionsbeiträge wird von Frau Popov-Bonn verlesen.

K. J. Paquet, S. Popov (a. G.)*, *H. Bräun, M. Cremer* (a. G.), *W. Röhle* (a. G.) und *H. Egli*-Bonn (a. G.): *Diskussionsbemerkungen über systematische gerinnungsphysiologische Untersuchungen an Hunden während und nach Hepatektomie mit und ohne Gabe von Trasylol*[1].

Hämorrhagische Diathese einerseits und Fibrinolyse andererseits sind wiederholt im Zusammenhang mit einer Hepatektomie oder Lebertransplantation als früh oder spät entwickelte Komplikation erwähnt worden (Calne, Kestens, Gans, Niléhn).

Aus experimentellen Arbeiten (Miller, Gans, Lee, Good, Mackay) ist bekannt, daß die Leber eine „Clearance-Funktion" für das Gerinnungssystem ausübt, die in einer Entfernung intravasal gebildeten Fibrins nach künstlich entwickelter Hyperkoagulabilität (z. B. durch Applikation von Thromboplastin oder Thrombin) ihren Ausdruck findet. So ist diese „Clearance-Funktion" in der Lage, ein Gleichgewicht zwischen endogen entstandenem Thromboplastin einerseits und dem fibrinolytischen Potential des Blutes andererseits aufrechtzuerhalten.

Von diesem Standpunkt aus betrachtet, ist es leicht zu verstehen, daß nach Hepatektomien und Lebertransplantationen Mikro- und Makrothrombosen zu weiteren Nekrosen und endlich zu einer hämorrhagischen Diathese führen.

Zweck unserer Untersuchungen war es, folgende Fragen zu prüfen:

1. Entwickelt sich nach einer Hepatektomie, vom Zeitpunkt der Abklemmung der Lebergefäße an gerechnet, eine Hyperkoagulabilität (Hardaway, Rutherford, Gans) und wenn ja, in welchem Ausmaß und zu welchem Zeitpunkt?

2. Besteht eine zeitliche Parallelität zwischen Hyperkoagulabilität und Fibrinolyse?

Im zweiten Teil unserer Untersuchungen sollte die Wirkung von Trasylol an 6 Hunden auf den möglichen gerinnungsphysiologischen und fibrinolytischen Effekt

[1] Hersteller: Farbenfabriken Bayer, Elberfeld.

einer Hepatektomie geprüft werden (10—15 min nach erster Blutabnahme 200000 KIE Trasylol i. v. und 150000—200000 per inf.). Nach den Untersuchungen von Trautschold, Werle und Zickgraf-Rüdel sowie Blümel ist bekannt, daß sowohl durch Aktivierung des Gerinnungssystems wie durch Kininfreisetzung in einer stufenweisen Reaktion verschiedene Plasmaproteinasen entstehen können, wobei Zusammenhänge zwischen Gerinnungs- und Fibrinolysesystem bestehen. So kann z. B. der aktivierte Faktor XII (Hageman-Faktor) sowohl eine gesteigerte Thromboplastinbildung wie eine gesteigerte fibrinolytische Aktivität hervorrufen. Trasylol übt dagegen in einem breiten Spektrum antifibrinolytische Wirkungen aus, die geeignet sind, diese Aktivierungsmechanismen zu neutralisieren.

Da wir im ersten Teil unserer Untersuchungen sowohl ein stark erhöhtes Fibrinolysepotential als auch eine Hyperkoagulabilität des Blutes beobachteten, schien uns die Hepatektomie geeignet, die antithromboplastische sowie die antifibrinolytische Wirkung des Trasylols zu prüfen.

Im letzten Teil unserer Versuche haben wir an 6 Hunden das neutrale Volumenersatzmittel Glucose $5^0/_0$ durch Macrodex (1000 ml, $6^0/_0$ig) ersetzt. Dabei wurde zunächst neben der Trasylolwirkung die spezifische Wirkung des Macrodex auf die Blutgerinnung in allen Gerinnungsphasen registriert.

Im einzelnen wurden bestimmt: Die Faktoren VIII und IX, die Thrombocytenzahl, die Euglobulin-Lysiszeit, der Fibrinogengehalt und als Ausdruck des Gerinnungspotentials die Summe von Reaktions- plus Gerinnselbildungszeit $(r + k)$ sowie die maximale Thrombuselastizität (m_ε) im Thrombelastogramm nach Hartert.

Unsere Ergebnisse lassen sich folgendermaßen zusammenfassen:

Vergleicht man die vor Hepatektomie gewonnenen Werte (1. Gruppe-Werte 2) mit den unmittelbar nach Hepatektomie ermittelten (Werte 3) (wobei eine durchschnittliche Zeitspanne von ca. 20—30 min zu veranschlagen ist), so findet sich ein Anstieg der Faktoren VIII und IX, der für den ersteren bis unmittelbar prämortal anhält. Der Anstieg der Faktor IX-Aktivität ist dagegen nur kurze Zeit nach der Hepatektomie manifest.

In der Trasylolgruppe (2. Versuchsgruppe) wird die antithromboplastische Wirkung des Trasylols (Egli, Marx, Blombäck) im Verhalten der Faktoren VIII und IX deutlich.

Nach kombinierter Anwendung von Trasylol und Macrodex (Gruppe 3) zeigt die Faktor VIII-Aktivität einen noch stärkeren Abfall, während der Faktor X zunächst mit einem Anstieg und dann mit einem Abfall reagiert (bekannte Macrodexwirkung, Bierstedt). — Der Thrombocytenabfall ist wesentlich ausgeprägter im Vergleich zu Gruppe 1.

Aus einer Darstellung des Verhaltens der Euglobulin-Lysiszeit erkennt man von Anfang an eine erhöhte Euglobulin-Lysiszeit nur bei unbehandelten Versuchstieren (Werte 1). Die darin zum Ausdruck kommende Steigerung der fibrinolytischen Aktivität bleibt bis zum prämortalen Zustand progredient. In der Gruppe 2 konnte nur bis zur Laparotomie (Werte 2) eine Verlängerung der Euglobulin-Lysiszeit beobachtet werden. Bei der 3. Versuchsgruppe ist ein gleichbleibender Anfangsverlauf der Euglobulin-Lysiszeit zu verzeichnen, der erst später in eine gesteigerte fibrinolytische Aktivität übergeht. Es liegt nahe, hierfür die spezifische Wirkung des Macrodex auf die fibrinolytische Aktivität verantwortlich zu machen, wie es Bierstedt, Fischer, Deutsch und Pfeifer beschrieben haben.

Bezüglich des Verhaltens des Fibrinogens findet sich in der ersten Gruppe ein leichter Abfall nach Laparotomie und Hepatektomie, der sich im Laufe des weiteren Experiments jedoch normalisiert. Die 2. Versuchsgruppe zeigt hingegen einen deutlichen Fibrinogenabfall, der auf eine erhöhte Thromboseneigung und einen gesteigerten Thrombocytenverbrauch (antifibrinolytische Wirkung des Trasylols) zurückzuführen sein dürfte. In der 3. Gruppe findet sich ein stärker ausgeprägter Fibrinogenabfall, für den wir die additive Wirkung von Macrodex und Trasylol verantwortlich machen.

In einer weiteren Untersuchung findet sich in der 1. Gruppe als Ausdruck einer zunächst vorhandenen leichten Hypokoagulabilität eine Verlängerung der Reaktions- und Gerinnselbildungszeit im Thrombelastogramm, dem ein Abfall der Faktor VIII- und IX-Aktivität parallel verläuft. Nach erfolgter Hepatektomie geht dieser Zustand in eine deutliche Hyperkoagulabilität über. Erst prämortal kommt es zu einem völligen Zusammenbruch der Hämostasefunktion. Diesem Gerinnungsverhalten parallel verläuft das Verhalten der maximalen Thrombuselastizität im Thrombelastogramm, die als Ausdruck der Thrombusfestigkeit angesehen werden kann.

Bei der 2. Gruppe, bei der Trasylol verabreicht wurde, war die anfängliche Hypokoagulabilität zunächst stärker ausgeprägt, um nach erfolgter Hepatektomie in eine wesentlich gesteigerte Hyperkoagulabilität überzugehen, die wiederum Ursache eines explosiven Zusammenbruchs der Hämostase ist. Wie das Verhalten der 3. Versuchsgruppe zeigt, fand sich unter Macrodex keine Hyperkoagulabilität ($r + k$). Wir erblicken darin einen unmittelbaren Ausdruck der Macrodexwirkung auf die Thromboplastinbildungsphase. Die maximale Thrombuselastizität im Thrombelastogramm weist, wohl als Folge zunehmend gestörter Thrombocytenfunktion (Faktor 3-Freisetzung) sowie eines ständigen Fibrinogenabfalls, eine zunehmende Verminderung auf (Pfeifer).

Unsere Versuchsergebnisse führen zu folgenden Schlußfolgerungen:

1. Hyperkoagulabilität und Fibrinolyse sind ständige Begleiterscheinungen bei Hepatektomie.
2. Das Trasylol zeigt eine antithromboplastische Wirkung.
3. Die antithromboplastische Wirkung des Trasylols kann zu einer Verstärkung des Zusammenbruchs der Hämostase führen, wenn Trasylol bei einer bereits spontan verstärkten Fibrinolyse verabreicht wird.
4. Das Macrodex zeigt eine spezifische Wirkung auf einzelne Phasen des Gerinnungssystems:

a) Die Antithromboplastinwirkung ist charakterisiert durch erhöhten Abfall der Faktoren VIII, IX und der Thrombocytenzahl sowie

b) durch ein gesteigertes Fibrinolysepotential und einen Fibrinogenabfall.

Leiter: Der zweite der angemeldeten Beiträge wird gehalten von Herrn Koos.

G. Blümel, W. Koos (a. G.)* und *F. Böck* (a. G.)-Wien: ***Diskussionsbemerkungen zur Anwendung natürlicher Proteinasen-Hemmkörper in der Neurochirurgie.***

Bei neurochirurgischen Eingriffen steht wie bei keiner anderen Operation die exakte Blutstillung im Vordergrund.

Infolge des breiten Hemmspektrums von natürlichen Proteinaseninhibitoren haben diese Eingang in die Neurochirurgie gefunden: als Antifibrinolytikum gegen Aktivatoren des fibrinolytischen Systems sowie als Inhibitoren gegen freies Plasmin und gegen thromboplastinähnlich wirkende Substanzen, welche auch vermehrt bei neurochirurgischen Eingriffen freigesetzt werden können.

Neben diesen bisherigen Anwendungsgebieten der natürlichen Proteinasen-Hemmkörper haben wir aufgrund unserer experimentellen Untersuchungen bezüglich der möglichen Kininfreisetzung bei intrathecalen Blutungen natürliche Proteinasen-Hemmkörper bei Blutungen in den Liquorraum klinisch mit gutem Erfolg angewendet.

In einer vorgezeigten Tabelle sind drei Patientengruppen angeführt, die aufgrund verschiedener Ursachen frische Blutungen im Intrathecalraum hatten. Als Ursache beobachteten wir Blutungen, etwa 10 Tage nach einer Tumorexstirpation, Aneurysmablutungen und idiopathische Blutungen. Die Symptomatologie bestand in Schmerzen, Opisthotonus in cerebraler Symptomatik und in Allgemeinsymptomen. Bei allen drei Patientengruppen trat nach einmaliger oder nach mehrmaliger Gabe natürlicher Proteinasen-Hemmkörper eine deutliche Beeinflussung der Symptomatologie auf, bei zwei Gruppen konnten keine frischen Erythrocyten im Liquor nach der Hemmkörperapplikation gefunden werden.

Neben der Hemmwirkung auf die Kininfreisetzung kommt den verabreichten natürlichen Proteinasen-Hemmkörpern auch ein wirksamer Effekt im Sinne einer Eupermeabilität sowie ein antifibrinolytischer Effekt zu.

Ausgehend von experimentellen Untersuchungen (Blümel), wonach natürliche Proteinasen-Inhibitoren, Permeabilitätsstörungen im Gehirn günstig beeinflussen können, haben wir diese Therapieform bei drei verschiedenen Patientengruppen (= 17 Patienten) mit Subarachnoideal-Subduralblutungen erfolgreich angewendet.

Leiter: Das war ein kleiner Überblick über das Krankengut nach der Behandlung mit Proteinasen-Inhibitoren.

Herr Heymann und seine Gruppe haben ihren Diskussionsbeitrag zurückgezogen, so daß wir jetzt die freie Diskussion beginnen können.

Vielleicht darf ich selbst eine Diskussionsbemerkung zum Vortrag von Herrn Kaller machen. Wir haben auch Versuche durchgeführt in unserer Arbeitsgruppe, Herr Täger-München hat das beim Formalinödem untersucht. Wir können im wesentlichen bestätigen, was Ihnen Herr Kaller schon vorgetragen hat. Auch wir können bis zu einem gewissen Grad die Ödembildung hemmen, wenn wir das Trasylol applizieren. Das, worauf ich besonders hinweisen möchte, ist, daß etwa die gleiche Hemmwirkung wie das Trasylol ein Antihistaminicum, nämlich das Antistin, ausüben kann. Die Wirkung setzt etwas früher ein als die des Trasylols. Die Ergebnisse sind signifikant.

Uns interessierte dann: Was passiert, wenn wir beides kombinieren, Antistin und Trasylol? Zu unserer Überraschung stellten wir fest, daß keine Summierung eintritt, sondern daß praktisch die gleiche Hemmkurve resultiert. Wir können noch keine Erklärung dafür abgeben. Es scheint aber so zu sein, daß das Antistin eine Hemmwirkung auf *das* Kinin ausübt, dessen Entstehung durch Trasylol nicht völlig verhindert werden konnte.

Ein weiteres Agens, nämlich Thioglykolsäure, das das Plasmakallikrein zu inaktivieren vermag, also jenes Enzym, das die Kinine liberiert, vermag auch die Ödembildung zu hemmen.

Darf ich fragen, ob Sie, Herr Kristen, auch einmal ein Antihistaminicum verwendet haben? Es ist eine ganze Zeit lang die Wirkung des Tourniquet-Schocks auf das Freisetzen von Histamin zurückgeführt worden. Mehrere Arbeiten liegen darüber vor. Es wäre interessant zu sehen, wie sich diese Verhältnisse darstellen. Hier liegt ganz sicher eine Summierung von Wirkungen vor, nicht nur von Kininen, sondern auch von Histamin, die antagonisiert werden.

H. Kristen-Köln: Da wir das Trasylol prüfen wollten, haben wir auf das Histamin verzichtet.

L. Koslowski-Tübingen: Darf ich antworten. Wir haben vor 10 Jahren Antihistaminica in verschiedenen Dosierungen beim Tourniquet-Schock gegeben. Erfolg nur dann, wenn wir diese prophylaktisch vor Abnahme der Tourniquetklemme gaben oder wenn wir sie innerhalb der ersten Stunde nach Abnahme der Tourniquetklemme gaben. Dann haben wir bei Bestimmung des Wassergehaltes in den Organen, in Muskulatur, in der Niere und in der Leber eine Verminderung der allgemeinen Ödembereitschaft unter Antihistaminica gesehen, aber nicht, wenn diese nach Ablauf von 1 Std gegeben wurden.

H. Kristen-Köln: Ich darf bitte dazu Stellung nehmen. Es ist nicht zu erwarten, daß man bei dem Tourniquet-Schock mit Antihistaminica etwas ausrichten kann, auch wenn Histamin daran beteiligt ist. Man weiß aus den Untersuchungen der Arbeitsgruppe von Schayer, daß dieses Histamin unmittelbar an den Gefäß-Endothelien entsteht. Und dieses Histamin ist durch Antihistaminica nicht antagonisierbar, wohl aber z. B. durch Katecholamine, durch Glucocorticoide oder in neuerer Zeit auch durch Hemmstoffe der Proteinsynthese wie Cycloheximid und Polymyxin B.

H. Kaller-Wuppertal-Elberfeld: Auf der anderen Seite kann ich dazu sagen, daß die Antihistaminica keineswegs nur permeabilitätshemmend wirken, weil sie das Histamin antagonisieren, sondern man weiß, daß diese Permeabilitätshemmung ganz unspezifisch ist, also auch gegenüber anderen permeabilitätssteigernden Substanzen wirksam wird.

H. Ludwig-München: Herr Kristen, haben Sie beim Tourniquet-Schock nach Lösen des Tourniquets nach Fibrinspaltprodukten in der Nachblutung gesehen?

H. Kristen-Köln: Nachgesehen haben wir es immer. Wir haben sie einige Male gefunden. Meistens haben wir nur eine Anschwemmung von körpereigenem Heparin gefunden. Das heißt also, diese Stoffe von Antithrombincharakter waren durch Protaminsalze hemmbar, was ja mit den Spaltprodukten überwiegend nicht möglich ist.

H. Ludwig-München: Ich glaube, daß das eine Funktion der Zeit ist, d.h. wie lange der Tourniquet-Schock besteht. Denn die Nachweisbarkeit der Fibrinspaltprodukte hängt ja von ihrer Größe ab, weil man sie immunologisch nachweist. Wenn der Tourniquet-Schock mehrere Stunden besteht, kann es so weit kommen, daß die Proteolyse die Fibrinspaltprodukte so weit metabolisiert, daß sie immunologisch nicht mehr nachweisbar sind. Wenn man das kurzfristig macht, kann man Y und X, also großmolekulare Spaltprodukte finden und immunologisch nachweisen; die steigen an.

H. Kristen-Köln: Immunologisch mag das vielleicht sein. Es ist natürlich so: Wenn ich 15 min nach Abnahme des Tourniquets beispielsweise eine deutliche Gerinnungsstörung habe und in dieser als Bestandteil oder als auslösenden Bestandteil eine maximale Verlängerung der Thrombinzeit beispielsweise finde, die ich wieder mit Protaminsalzen weitgehend hemmen kann, dann kann ich nicht ausschließen, daß darin zu einem kleineren Teil Spaltprodukte mit enthalten sind, die Sie vielleicht immunologisch nachweisen können. Aber dies scheint nicht die führende Rolle zu spielen.

Im übrigen darf ich vielleicht noch zu der Frage der Ödementstehung zumindest eine Hypothese — wir sind dabei, das zu untersuchen — beisteuern. Es muß überhaupt nicht sein, daß das Kininsystem oder daß das Histaminsystem hier die führende Rolle spielt. Es muß auch nicht einmal sein, daß die zu vermutende und von uns auch anfangs immer angenommene Capillar*schädigung* für die Ödementstehung das entscheidende Moment ist. Wie entsteht denn ein Ödem? Ein Ödem entsteht dadurch, daß mehr Wasser die Blutbahn verläßt, als wieder resorbiert wird. Wir wissen, was resorbiert wird, denn es kommen ja alle Spaltprodukte und auch das Myoglobin wieder in die Blutbahn hinein. Es wird aber mehr zurückgehalten im Ödem. Es könnte sich durchaus darum handeln, daß hier der colloidosmotische Druck des Gewebes durch eine Anhäufung von Eiweißspaltprodukten einfach so massiv verändert wird, daß das Ödem nicht mehr resorbiert wird.

H. Kristen-Köln: Es bestehen Fragen zur Volumensubstitution. Ich habe mich offensichtlich nicht klar genug ausgedrückt. In diesen Versuchen wurden die Tiere, die im Volumen substituiert worden sind, ausdrücklich nicht berücksichtigt. Es handelt sich bei diesen Ergebnissen, die ich hier gezeigt habe, um reine Trasylolbehandlung und Ausgleich der Acidose, weil die Acidose uns die Tiere sonst so schwer schädigen würde, daß wir sie gar nicht 3 Std lang weiterbeobachten könnten. Wir haben in diesen Fällen also nur die Acidose mit Natriumbicarbonat unter ständiger Überprüfung des pH-Wertes unter Kontrolle gehalten, haben aber keine Volumensubstitution gemacht. Die Gruppe mit Volumensubstitution zeigt selbstverständlich ein völlig anderes Verhalten. Darüber werde ich später berichten. Bei einem 23 kg schweren Hund spielt das Volumen des gegebenen Natriumbicarbonats praktisch keine Rolle. Wir brauchen um 40 Milliäquivalent Natriumbicarbonat zu geben, 20 bzw. 40 ml.

Leiter: Die Zeit, die offiziell für die Diskussion angesetzt war, ist schon überschritten. Ich bitte im Interesse des weiteren Programms, diese Diskussion abzubrechen.

II. Klinischer Teil

Verhandlungsleiter: Prof. Dr. M. M. Forell-München

43. Trasylol und Peritonitis

M. Nagel-Mainz

Summary. The most severe complications and thus the central problems of septic peritonitis are circulatory failure and general intoxication due to the accompanying paralytic ileus. The prognosis depends on early diagnosis, the point in time of surgical intervention, and chiefly, upon the treatment of the sequalae of peritonitis. This is because of the vasotoxic damage to the circulation and the vital functional areas dependent upon it. From the point of view of pathogenesis and pathophysiology proteases that have been liberated by invasion of endotoxins, by inflammation, and by autolysis, are involved, which are able to liberate plasma kinins, which in turn increase permeability. Following on earlier investigations of Trasylol in experimental and clinical peritonitis due to perforations, kallikrein was determined in mesenteric and peripheral venous blood in cases of experimental and clinical ileus with transmigration peritonitis. Increased kallikrein activities were found especially in mesenteric-portal venous blood, depending upon the duration, the severity, the metabolic disturbances, and the cause of the peritonitis. After operation and treatment with protease inhibitors these kallikrein values fell. In several patients who had intestinal-toxic and septic syndromes that were due to other causes, proteolytic stress was also recognizable. No causal effect should be expected from Trasylol in protracted shock, because by its very nature as a protease inhibitor it acts only as part of a multienzymatic and multifactorial pathophysiological process.

Zusammenfassung. Die schwerste Komplikation und damit das zentrale Problem der septischen Peritonitis sind die Kreislaufinsuffizienz und die Allgemein-Intoxikation durch den paralytischen Begleitileus. Neben der Frühdiagnose und dem Zeitpunkt der chirurgischen Intervention hängt die Prognose entscheidend ab von der

Behandlung der Peritonitisfolgezustände. Die Hauptursache dafür muß in einer vasotoxischen Schädigung des Kreislaufs und der von ihm abhängigen lebenswichtigen Funktionskreise gesucht werden. Hierfür kommen pathogenetisch und pathophysiologisch auch durch Endotoxininvasion, Entzündung und Autolyse freiwerdende Proteasen in Frage, die permeabilitätssteigernde Plasmakinine liberieren können. Nach früheren Untersuchungen zur Wirkung des Trasylol bei der experimentellen und klinischen Perforationsperitonitis wurden beim experimentellen und klinischen Ileus mit Durchwanderungsperitonitis Kallikreinbestimmungen im mesenterialen und peripheren Venenblut durchgeführt. Dabei fanden sich erhöhte Kallikreinaktivitäten besonders im mesenterial-portalen Venenblut, abhängig von der zeitlichen Entwicklung, dem Schweregrad, den metabolischen Störungen und der Peritonitisursache. Nach operativer Behandlung und Proteaseinhibitortherapie trat ein Abfall der erhöhten Kallikreinwerte ein. Auch bei einigen Patienten mit intestinaltoxischen und septischen Krankheitsbildern anderer Ursache war ein Proteolysestress erkennbar. Bei protrahierten Schockzuständen darf vom Trasylol keine kausale Wirkung erwartet werden, da es in seiner Natur als Proteaseninhibitor, in einen multienzymatischen und multifaktoriellen pathophysiologischen Prozeß eingeschaltet ist.

Das Thema „Trasylol und Peritonitis" ist sehr weit gefaßt. Es kann bei der Kürze der Vortragszeit nur stichwortartig umrissen werden. Hauptprobleme der Pathophysiologie und Behandlung der kompliziert verlaufenden Peritonitis sind nach wie vor die Kreislaufinsuffizienz und die Allgemeinintoxikation, nicht zuletzt auch durch den unvermeidbaren paralytischen Begleitileus. Bis heute besteht noch keine Klarheit darüber, ob bei der schwersten Komplikation — dem septischen Schock — eine Fehlsteuerung des Blutstromes, primäre oder sekundäre vasculäre Schädigungen oder etwa eine gestörte Sauerstoffutilisation die dominierenden pathophysiologischen Faktoren sind. Dem entspricht die klinische Erfahrung, daß dieser Peritonitisschock in vielen Fällen trotz adäquater Volumensubstitution und Regulierung der metabolischen Störungen sich schon sehr bald therapeutisch nicht mehr beeinflussen läßt.

Die Hauptursache muß daher nach wie vor — im Hinblick auf die schon vor fast 50 Jahren von Kirschner erwähnte und von Olivecrona beschriebene Gefäßtoxintheorie und die umfangreichen Untersuchungen der letzten Jahre zur Pathophysiologie des Endotoxinschocks — auch in einer primär vasotoxischen Schädigung und Insuffizienz des Kreislaufs gesucht werden, die zum bedrohlichen „Versacken des Bluts im Bauchraum" führt. Weitere hypoxische Schädigungen und metabolische Acidose wichtiger Schlüsselorgane und zentraler Funktionskreise kumulieren sich zur schweren Allgemeinerkrankung der septischen Peritonitis.

Nach neueren biochemischen Untersuchungen kommen hierfür vasoaktive Substanzen in Frage, die selektiv vasodilatatorisch und permeabilitätswirksam sind und aus dem Blut und Interstitium durch Endotoxininvasion und Proteolysestress bzw. Fermententgleisung freigesetzt werden können.

Die Kenntnis der Untersuchungen der Arbeitsgruppe Werle-Forell-Meyer und Wachsmuth u. Hockerts über den Kallikrein-Endotoxin-Kininmechanismus und seine therapeutische Beeinflussung durch Trasylol veranlaßten uns bereits vor einigen Jahren, dieser Fragestellung auch bei der septischen Peritonitis aus den genannten pathogenetischen und pathophysiologischen Zusammenhängen nachzugehen.

1965 haben wir über experimentelle und klinische Studien zur Beeinflussung der septischen Perforationsperitonitis durch Trasylol unter

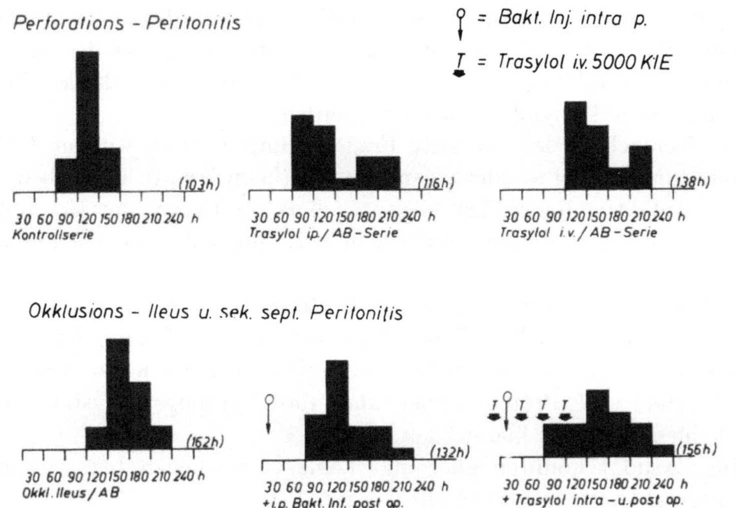

Abb. 1. Mittlere Überlebenszeiten bei experimenteller Perforationsperitonitis und bei der Durchwanderungsperitonitis der Ratte mit und ohne Trasylolapplikation (Kollektive von je 20 Versuchstieren (Sprague-Dawley-Ratten). (Für die statistische Bearbeitung und Auswertung bin ich Herrn Prof. Dr. med. Koller und seinen Mitarbeitern vom Institut für Medizin. Statistik und Dokumentation der Universitätsklinik in Mainz zu Dank verpflichtet)

verschiedenen Applikationsformen berichtet. Bei der experimentellen Peritonitis der Ratte wurde bei hochdosierter intravenöser Inhibitortherapie eine Verlängerung der Überlebenszeit festgestellt (Abb. 1).

Normalerweise gelingt es im Tierversuch nur sehr schwer, bei der gesunden Ratte eine septische Peritonitis durch intraperitonale Bakterieninjektionen zu erzielen. Legt man jedoch zuerst einen Okklusionsileus an, so entwickelt sich eine jetzt applizierte Bakteriendosis sehr rasch zu einem schweren toxischen Krankheitsbild. Bei Trasylol-vorbehandelten Tieren läßt sich dagegen eine Verlängerung der Überlebenszeit um einige Stunden erzielen, die wir aus einer vorübergehenden Reduzierung der Exsudatbildung und damit des Substrates bzw. des Nährbodens für die rasche Entwicklung der bakteriellen Infektion erklären möchten.

Patienten mit Perforationsperitonitis zeigten bei hochdosierter Trasylolinfusion eine Abnahme der Kininaktivierung. Colonperforationen scheinen besonders zu einer hohen Kininaktivierung disponiert zu sein. Besteht die Peritonitis über die 12 Std-Grenze hinaus, so ist nur ein relativ geringer Hemmeffekt durch Trasylol zu erreichen, weil möglicherweise mit metabolischen Läsionen eine Aktivierung kininabbauender Fermente ausgelöst bzw. unterhalten wird.

Später stellten wir Studien an, um die permeabilitätswirksame Komponente des Kininmechanismus durch Bestimmung des freilegenden Kallikreins zu untersuchen. Gleichzeitig sollte damit die indirekte Beeinflussung durch Trasylol objektiviert werden.

Als Versuchsmodell für diese Fragestellung wählten wir den Okklusionsileus mit Durchwanderungsperitonitis (beim Hund), um neben dem Endotoxinfaktor einen Peritonitisprozeß zu imitieren, der sich wegen seines verzögerten Verlaufs außerdem pathophysiologisch leichter analysieren läßt.

Neben pathologisch veränderten Kallikreinaktivitäten fand sich bei selektiver intraarterieller Trasylolapplikation eine Verminderung der Exsudatneigung. Inwieweit neben der peritonealen Exsudation auch ein Flüssigkeits- und Proteinverlust über das Lymphgefäßsystem stattfindet, bleibt noch zu klären.

Im Exsudat konnten allerdings keine einheitlichen bzw. erhöhten Kallikreinaktivitäten festgestellt werden.

(Herr Schier wird anschließend weitere Einzelbefunde vortragen.)

Nach diesen Tierversuchen haben wir auch bei Patienten mit komplizierten Ileusverläufen und Durchwanderungsperitonitis die Kallikreinaktivitäten im Blut bestimmt.

Dabei läßt sich besonders im lokalen mesenterialen Abflußbereich eine Kallikreinaktivierung feststellen, die nach postoperativer Beherrschung und Beseitigung der Ileus- bzw. Peritonitisursache wieder abfällt. Eine Korrelation zwischen Aktivität und Proteinverlust war nicht erkennbar.

Eine Analyse der Ileus- und Peritonitishäufigkeit und -letalität im Zusammenhang mit der zusätzlichen Trasyloltherapie ergibt im eigenen Krankengut folgendes Bild (Abb.2).

Die weitere Verlaufsanalyse dieser Krankheitsfälle ließ zwischen Trasylolbehandelten und unbehandelten Patienten unter Berücksichtigung von Schweregrad, Peritonitisursache und Peritonitisdauer innerhalb der ersten 12—24 Std-Grenze eine Abnahme, allerdings keine Verhinderung klinischer Komplikationen wie Exsudatneigung und Lungenödembildung erkennen. Auch war in einigen Fällen die Elektrolytbilanzierung besonders im Kaliumhaushalt vergleichsweise schneller erreichbar. Wie Meyer schon vor 4 Jahren berichtete, konnten auch wir bei Patienten mit Kreislaufzentralisation nach erfolgloser konventioneller Therapie unter rascher, hochdosierter Trasylolinfusion (1 Mill. E in 24 Std) 4mal einen vorübergehenden Wiederanstieg des Blutdrucks registrieren.

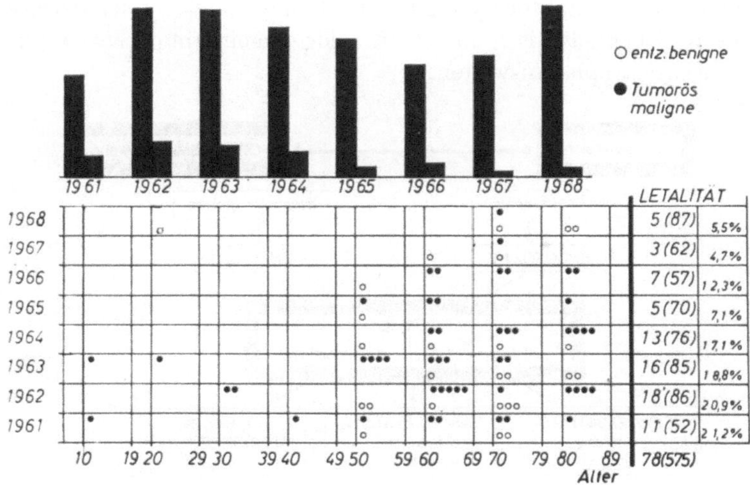

Abb. 2. Häufigkeit und Letalität der Ileus- und Peritonitiskrankheit. Chirurgische Universitätsklinik Mainz 1961—1968. (Pankreatitis und stumpfes Bauchtrauma als Peritonitisursache nicht berücksichtigt. Von 1963—1964 zusätzliche medikamentöse Trasyloltherapie mit Dosierungen von 100000—400000 E in 24 Std. Ab 1965 Trasyloldauerinfusionen mit stündlichen Dosierungen von 25000—50000 E Trasylol)

Diese Einzelbeobachtungen können natürlich noch nicht zu statistisch signifikanten Aussagen berechtigen.

Bei synoptischer Betrachtung der biochemischen und pathophysiologischen Vorgänge der Peritonitis und bei Berücksichtigung der bisherigen Erfahrungen mit der Fermentinhibitionstherapie bei anderen Erkrankungen mit Proteolysestress meinen wir allerdings, daß man Trasylol ergänzend zur Intensivtherapie der Peritonitis empfehlen kann (Abb. 3).

Die Trasyloltherapie erscheint am sinnvollsten, wenn damit eine durch Proteolysestress und Kininwirkung entstandene biochemische Regulationsstörung noch rechtzeitig durch äquivalente Inhibitorsubstitution beseitigt werden kann. Aus der gegen die Vasodilatation und Permeabilitätsteigerung gerichteten Wirkung und einer daraus resultierenden verminderten Hypovolämie ergibt sich ein therapeutischer Summationseffekt, der zur Kreislaufstabilisierung beiträgt.

Wie Lasch vor kurzem treffend formulierte, erfüllt sich der Sinn des Kreislaufs in der Peripherie. Der Peritonitisschock wirkt sich entsprechend auch in der Peripherie aus. Aber die lokale Peritonitisursache und die darüber hinausgehende, von Natur aus durch den Gefäßreichtum und die große Oberflächenausdehnung einzigartig vorgegebene Reaktionspotenz des Peritoneums wirken wie eine Schleuse, durch die sich resorptiv der Toxinfaktor dysregulatorisch und exsudativ der Permeabilitätsfaktor hypovolämisch und somit beide gemeinsam potenzierend zur Kreislaufkatastrophe ausweiten.

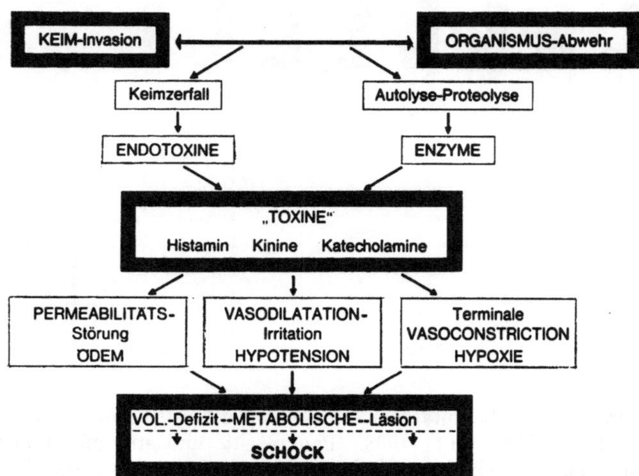

Abb. 3. Biologisch-biochemischer Wirkungsmechanismus bei der septischen Peritonitis modifiziert nach Wachsmuth

Bei rechtzeitiger Verabfolgung ist von Trasylol am ehesten ein wirksamer Effekt zu erwarten. Dagegen darf bei allen Schockzuständen mit bereits metabolischer Auswirkung auch von Trasylol keine Wirkung mehr erwartet werden, ganz abgesehen davon, daß es in seiner Natur als Enzyminhibitor liegt, in einem multifaktoriellen und multienzymatischen Prozeß mitzuwirken. Die Proteaseninhibition als therapeutisches Prinzip ist verständlicherweise nur ein Wirkungsmoment innerhalb der Gesamttherapie der Peritonitis. Der Beweis eines spezifischen Trasyloleffektes läßt sich bei der Peritonitis ähnlich wie bei der Verbrennung und Pankreatitis und bei der Vielzahl der pathophysiologischen Faktoren naturgemäß nicht erbringen, ganz abgesehen von dem nur schwer zu objektivierenden Schweregrad der Peritonitisursache und der biologischen Abwehrlage des einzelnen Patienten.

Die Prognose der Peritonitis kann durch chirurgisch-operative Maßnahmen nicht mehr wesentlich weiter verbessert werden. Durch unvermeidliche Fehl- und Spätdiagnosen wird häufig ein toxisch vorgeschädigter Allgemeinzustand verursacht, an dem die immer anzustrebende instrumentelle Therapie scheitert oder der nach erfolgter Operation den postoperativen Behandlungserfolg wieder in Frage stellt.

Unter diesem Aspekt ist die zusätzliche Enzyminhibitortherapie eine berechtigte Ergänzung der prä- und postoperativen Allgemeintherapie. Die Konzeption dieses Behandlungsprinzips geht von berechtigten Vorstellungen aus, auch wenn sich die Indikationen labormäßig und methodisch noch nicht einwandfrei objektivieren lassen.

Spezielle Fragestellungen bleiben noch offen und zu bearbeiten, z.B. die Frage der Störung der Nebennierenmetabolite durch Auswirkung des intestinal-toxischen Prozesses auf die Galle-Exkretion und den intestinalen und allgemeinen Enzymhaushalt, die Frage der selektiven arteriellen Trasylolapplikation oder die Mitverwendung von Trasylol bei der Spüldrainage oder der Peritonealdialyse beim septischen Nierenversagen.

Wie ich von mehreren Kollegen erfuhr und aus Publikationen der letzten Zeit feststellte, ist die Therapie auch schon von anderen Kliniken übernommen worden[1].

Weitere therapeutische Erfahrungen und klinische Prüfungen auf breiter Ebene mögen zu seiner besseren Beurteilung beitragen helfen.

Literatur

Nagel, M., A. Meyer u. J. Schier: Kreislaufwirkung von Trasylol bei Peritonitis. In: Neue Aspekte der Trasylol-Therapie. Stuttgart: Schattauer 1969.

44. Gibt es Gegenindikationen zur intraperitonealen Anwendung von Trasylol?

C. F. Vorster-Würzburg

Summary. The fields of action of Trasylol, so far as they are concerned with the prevention of adhesions, are: 1. Antiphlogistic action. 2. Delaying coagulation. 3. Inhibition of the endopeptidase plasmin. The writer, on the basis of his experiences, presents the view that for the prevention of adhesions Trasylol should be instilled intraperitoneally. In view of Payr's observation that purulent peritonitis commonly causes fewer adhesions than "smooth" laparotomies, the above statement does not apply to purulent peritonitis, because the author's follow-ups of 1,105 appendectomized patients have confirmed Payr's observation.

[1] Herrn Prof. Dr. Koslowski und Herrn Prof. Dr. Lindenschmidt und den Herren Priv.-Doz. Dr. Eigler, Grözinger, Meyer, Mörl, Mothes und Vorster danke ich vielmals für die freundliche Überlassung ihrer bisherigen klinischen Beobachtungsergebnisse und die Beantwortung meines Rundschreibens zum Verhandlungsthema.

Zusammenfassung. Die Angriffsflächen des Trasylols werden, soweit sie für die Adhäsionsprophylaxe von Belang zu sein scheinen, wie folgt dargelegt: 1. Wirkung als Antiphlogisticum. 2. Gerinnungsverzögerung. 3. Hemmung der Endopeptidase Plasmin. Es wird auf Grund eigener Erfahrung der Standpunkt vertreten, daß Trasylol zur Adhäsionsprophylaxe intraperitoneal instilliert werden sollte. Bei dieser Aussage wird jedoch unter Hinweis auf Payrs Beobachtung, daß häufig eitrige Peritonitiden zu geringeren Verwachsungsbeschwerden führen als sog. glatte Laparotomien, diese Art der Adhäsionsprophylaxe bei Vorliegen einer eitrigen Peritonitis abgelenkt, nachdem eigene Nachuntersuchungen von 1105 appendektomierten Patienten Payrs Beobachtung bestätigt hatten.

Gehen wir davon aus, daß für die Verwachsungsentstehung einmal die örtliche Entzündung eine Rolle spielt und zum anderen die Blutgerinnung nicht außer Acht gelassen werden kann, da ihr Endprodukt, das Fibrin, die Matrix für eine jede Verwachsung bildet, so interessieren uns bei der Adhäsionsprophylaxe mit Trasylol insbesondere die folgenden 3 Punkte:

1. Die von Grundmann nachgewiesene Hemmung des örtlichen Entzündungsgeschehens bei lokaler Applikation von Trasylol.

2. Abb. 1: Die gerinnungsverzögernde Eigenschaft des Trasylols, die wir u.a. in Dosisabhängigkeit an Hand von Rekalzifizierungszeiten mit statistischer Signifikanz durch die Regressionskurven nachweisen konnten.

3. Abb. 2: Die Hemmung der bindungsspezifischen Endopeptidase Plasmin durch Trasylol und damit die Inhibition ihres möglichen *gerin-*

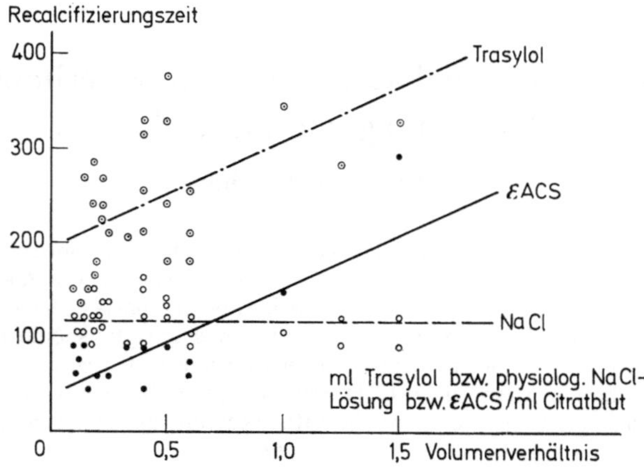

Abb. 1. Regressionskurven für Trasylol, εACS und physiologische NaCl-Lösung. Die Steigung entspricht für Trasylol 113, 125, für εACS 112, 428, für physiol. NaCl-Lösung 7,28. Für Trasylol und εACS ist ein statistisch signifikanter, dosisabhängiger Effekt nachweisbar. Die Einzelresultate sind für Trasylol durch mit einem Punkt versehenen Kreis, für εACS durch Punkte und für NaCl durch Kreise markiert

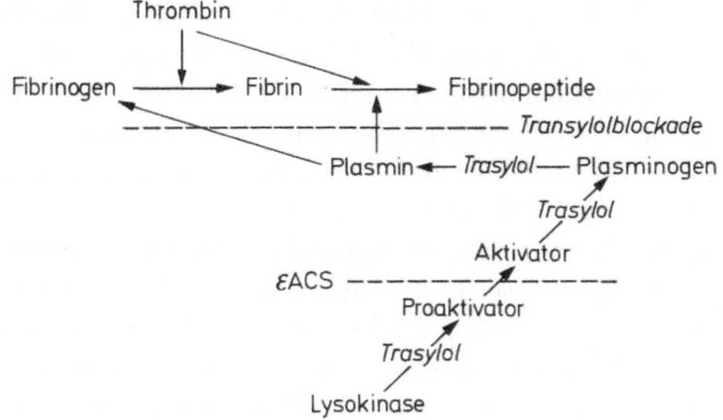

Abb. 2. Die Trasylolblockade

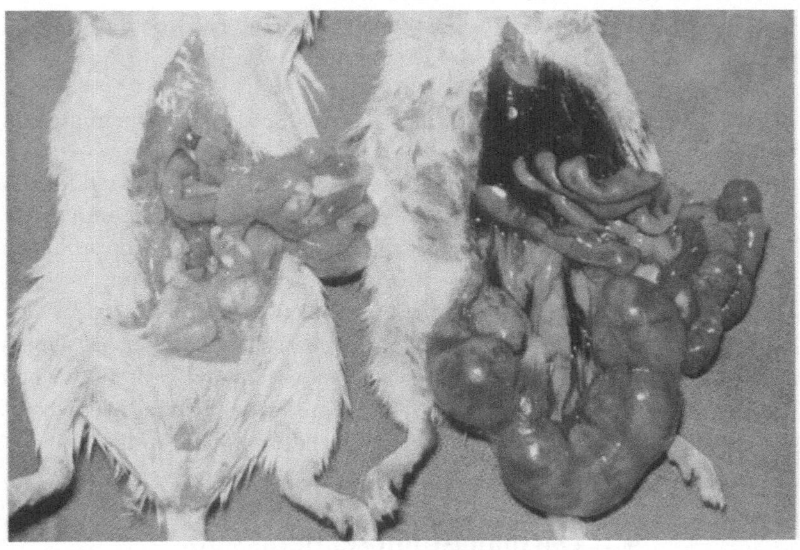

Abb. 3. Situs von Mäusen 14 Tage post laparotomiam und Instillation von 1 ml Talcum und 2 ml physiolog. NaCl-Lösung. Li. NaCl-Tiere; re. Trasylol-Tiere

nungsfördernden Potentials, durch die Errichtung der eingezeichneten Blockade. Es handelt sich hier um eine gerinnungsphysiologische Spielart, die unserer Ansicht nach darüber hinaus eine Erklärung für die postoperativ gesteigerte Thrombosegefahr bietet.

Abb. 3: Mehrere Veröffentlichungen bestätigen die antiadhäsive Wirkung des Trasylols (Kern; Kern u. Kuhbier; Grundmann; Vorster). Klinische Zwischenfälle — wie Nahtinsuffizienzen — haben wir bei intraperitonealen Applikationen nie gesehen. Somit halten wir die intraperitoneale Applikation des Kallikreininhibitors zur Verwachsungsverhütung für indiziert. Wir weisen jedoch auf Payrs Aussage hin, daß häufig eitrige Peritonitiden post operationem zu geringeren Verwachsungsbeschwerden führen als sog. glatte Laparotomien. Payr sah eine Erklärung für diese Beobachtung in der Aktivität der aus den zugrunde gegangenen Leukocyten freiwerdenden proteolytischen Enzyme.

Eine Nachuntersuchung von 1105 appendektomierten Patienten an unserer Klinik bestätigte diese Beobachtung Payrs. Wir hatten nach Appendektomien wegen unbestätigten Verdachts auf Appendicitis post operationem in 25% Verwachsungsbeschwerden zu verzeichnen. Demgegenüber beliefen sich die Verwachsungsbeschwerden nach — von perforierten Appendicitiden ausgehenden — diffusen eitrigen Peritonitiden nur auf 5,7%. Andererseits stellte Nagel jedoch bei an eitriger Peritonitis leidenden Tieren eine kürzere Überlebensdauer fest, sofern er diesen im Gegensatz zu Vergleichstieren Trasylol intraperitoneal instilliert hatte. Die Erklärung hierfür ist unseres Erachtens in der Tatsache zu suchen, daß Trasylol

1. als Antiphlogisticum wirkt und damit der Leukocytenemigration entgegensteht, und

2. die von den im Wundbereich geschädigten Zellen ausgehende proteolytische Aktivität inhibiert und somit auch die örtliche induzierte Überführung von Plasminogen in Plasmin hemmt, d.h. die Endprodukte der Nachgerinnungsphase, die die Fibrinolyse einleiten sollten.

Wir folgern daraus, daß die intraperitoneale Applikation von Trasylol bei eitrigen Peritonitiden als kontraindiziert anzusehen ist, da es der körpereigenen, örtlichen, verwachsungshemmenden proteolytischen Aktivität entgegenwirkt und abgesehen von Nagels Resultaten somit geradezu eine erhöhte Verwachsungsbereitschaft schaffen muß.

45. Darmanastomosendehiszenz durch intraperitoneale Trasylolgabe

E. Schima-Wien/Österreich

Summary. A case of clinically observed lethal peritonitis was investigated experimentally. Death was due to failure of an ileotransversostomy after 500,000 KIU Trasylol had been given intraperitoneally for the prevention of adhesions. An anastomosis of the small intestine and the colon was established in 75 rats and a single intraperitoneal dose of Trasylol in three different dosages was given. 12 rats (16%) died of failure of the anastomosis after 2—3 days. In a further experimental series anastomoses of the small intestine became significantly less firm 24 hours after local application of Trasylol. All surviving animals of the first experimental series had adhesions around the anastomoses two weeks later, and there was no difference between the animals treated with or without Trasylol.

Zusammenfassung. Eine klinisch beobachtete tödliche Peritonitis infolge hochgradiger Insuffizienz einer Ileotransversostomie nach intraperitonealer Gabe von 500000 KIE Trasylol zur Adhäsionsprophylaxe war Anlaß experimenteller Untersuchungen. Von 75 Ratten starben nach Anlegen je einer Dünndarm- und Dickdarmanastomose und einmaliger intraperitonealer Gabe von Trasylol in drei verschiedenen Dosierungen 12 (16%) bereits nach 2—3 Tagen an Anastomoseninsuffizienz. Eine weitere Versuchsreihe zeigte nach lokaler Trasylolapplikation eine deutliche, hochsignifikante Herabsetzung der Festigkeit von Dünndarmanastomosen nach 24 Std. Alle überlebenden Tiere der ersten Versuchsreihe hatten nach 2 Wochen Adhäsionen um die Anastomosen, ohne irgendeinen Unterschied zwischen den Tieren mit und ohne Trasylol.

Bei einer 62jährigen Frau mit chronisch stenosierender Ileitis terminalis Crohn wurde am 11.9.1968 eine zweischichtige Ileotransversostomie angelegt (KG. 1508/68). Zur Adhäsionsprophylaxe wurden 500000 KIE Trasylol in 250 ml Rheomacrodex beim Wundschluß intraperitoneal instilliert. Die Patientin verstarb an einer nahezu totalen Anastomosendehiszenz, die retrospektiv spätestens am 5. p. o. Tag manifest wurde.

Dieses Ereignis war der Anlaß für experimentelle Untersuchungen mit der Fragestellung, ob die mehrfach beschriebene (Kern u. Kuhbier; Grundmann; Vorster) adhäsionsverhütende Wirkung von lokal verabreichtem Trasylol nicht etwa auch die primäre fibrinöse Verklebung von Darmanastomosen verzögere oder verhindere, was meines Wissens bisher nicht geprüft wurde.

Zur ersten Versuchsreihe wurden weibliche Albinoratten gleicher Zucht mit einem Durchschnittsgewicht von 300 g verwendet. Sie erhielten 24 Std nur Wasser. Dann wurde in Äthernarkose das untere Ileum und das Colon ascendens in einem leeren Abschnitt je einmal subtotal unter Belassung des Mesenterialansatzes durchtrennt und einschichtig evertierend mit 6—8 (fast immer 7) atraumatischen Mersilene 00000 Einzelknopfnähten reanastomosiert. Da Nahtabstand und Zugstärke beim Knüpfen die frühe postoperative Festigkeit von Darmanastomosen deutlich beeinflussen (Priesching), wurde auf gleichartiges Vorgehen bei allen Tieren besonders geachtet. Die Abstände zwischen den Nähten betrugen 1,5—2 mm, und die Schnittflächen wurden in guten Kontakt gebracht, ohne daß die Fäden einschnitten. Nach zweischichtigem Bauchdeckenverschluß wurden durch einen intraperitoneal gelegten Katheter in zufälliger Zuordnung isotone Kochsalzlösung, 10%iges Rheomacrodex oder Trasylol in drei verschiedenen Dosierungen (1000, 5000, 25000 KIE) mit Kochsalzlösung oder Rheomacrodex in der gleichbleibenden Gesamtmenge von 5 ml eingespritzt und der Katheter entfernt. So wurden 7 Gruppen zu 15 Tieren gebildet. Am Operationstag erhielten sie nur Wasser, danach Wasser und Trockenpreßfutter ad libitum. 6 interkurrent ohne abdominelle Störung verstorbene Tiere wurden ersetzt.

Die Häufigkeit tödlicher Anastomosendehiszenzen zeigt Tab. 1. Sie betrug pro Gruppe 3—5 Fälle ohne sicheren Unterschied. 15mal war die Dünndarmverbindung, 10mal die Dickdarmverbindung, und 1mal waren beide undicht geworden. Auffallend unterschiedlich war der Todeszeitpunkt. Tiere mit Trasylol bekamen ihre Dehiszenz anscheinend früher als solche ohne Trasylol, vor allem bei hoher Dosierung. Dieses Ergebnis

Tabelle 1. *Tödliche Anastomoseninsuffizienzen treten nach intraperitonealer Trasylolgabe früher auf als ohne dieselbe* ($0,05 < p < 0,1$)

Weibliche Albinoratten, je eine einschichtige evertierende Anastomose im Ileum und Colon

Einmalige i.p. Applikation 5 ml	n	Keine Dehiszenz	Tod an Peritonitis infolge Dehiszenz am									
			1.	2.	3.	4.	5.	6.	7.	8.	9.	10. p.o. Tag
I. : NaCl	15	11					1	1	1		1	
II. : RM	15	12			1	1			1			
III. : 1000 E Tr.+NaCl	15	12			1			1	1			
IV. : 1000 E Tr.+RM	15	12		1	1							1
V. 5000 E Tr.+NaCl	15	10		3	1			1				
VI. : 5000 E. Tr.+RM	15	12			2				1			
VII. 25000 E Tr.+NaCl	15	10		2	1		1	1				

NaCl = 0,9%ige Kochsalzlösung, RM = 10%iges Rheomacrodex, Tr. = Trasylol.

Tabelle 2. *Einfluß intraperitonealer Trasylolgabe auf die Festigkeit von Darmanastomosen*

Männliche Albinoratten, 350—525 g, je 5 einschichtige Dünndarmanastomosen

	Einmalige i.p. Applikation	Mittlerer Berstungsdruck der Anastomosen nach 24 Std. O_2-Insufflation mit Druckanstieg von 30 mm Hg/sec
Gruppe I 10 Tiere	5 ml 0,9% NaCl	71,8 mm Hg
Gruppe II 10 Tiere	5000 E Trasylol pro 200 g Gewicht	55,04 mm Hg

Unterschied gesichert mit $p < 0,001$

ist im nach Yates korrigierten χ^2-Test mit über 90% Wahrscheinlichkeit nicht zufällig ($0,05<p<0,1$), aber nicht hoch gesichert. Deshalb wurde eine weitere Versuchsreihe durchgeführt.

20 männliche Albinoratten gleicher Zucht erhielten 24 Std nur Wasser. Dann wurde, im untersten Ileum beginnend, je 5mal in 5—7 cm Abstand der Dünndarm subtotal durchtrennt und wie bei obigen Versuchen reanastomosiert. 10 Tiere erhielten in zufälliger Zuordnung intraperitoneal 5000 KIE Trasylol pro 200 g Gewicht in 5 ml isotoner Kochsalzlösung, 10 Tiere bekamen nur Kochsalzlösung. 24 Std später wurden die Tiere, die weiterhin nur Wasser erhalten hatten, mit

Äther getötet. Die anastomosentragenden Darmabschnitte, insgesamt 100, wurden entnommen. Unter ganz einheitlichen Bedingungen wurde gemessen, bei welchem Druck eingeblasener Sauerstoff aus der 2 cm unter Wasser gehaltenen Anastomose bei liegenden Nähten entwich (Tab. 2). Bei der Messung war nicht bekannt, ob Trasylol gegeben worden war. Die ermittelte geringere Festigkeit nach Trasylol ist sowohl im *t*-Test als auch in der Varianzanalyse mit $p < 0{,}001$ hoch gesichert.

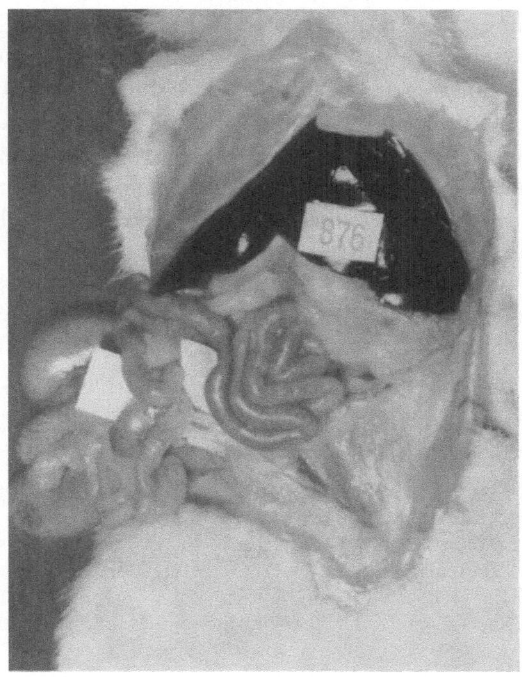

Abb. 1. Bauchsitus einer Ratte, 2 Wochen nach Anlegung von 2 Darmanastomosen und Einbringen von 25000 KIE Trasylol. Deutliche Verwachsungen an den Anastomosen

Die Lage der Anastomose im unteren, mittleren oder oberen Dünndarm war irrelevant. Insgesamt 12 Anastomosen bei 4 Tieren — nur solchen mit Trasylol — waren bereits nach 24 Std mißfarbig belegt, und ihr Berstungsdruck war besonders gering (12—30 mm Hg).

Die Festigkeit von Dünndarmanastomosen bei Ratten ist somit in der frühen postoperativen Phase nach einmaliger intraperitonealer Trasylolgabe (5000 KIE/200 g) signifikant verringert. Daher kommen Todesfälle an Peritonitis infolge Dehiszenz zum Unterschied von den Kontrolltieren schon 2—3 Tage nach dem Eingriff vor. Andererseits waren die überlebenden Tiere aller 7 Gruppen der ersten Versuchsreihe bei der Autopsie nach 2 Wochen niemals frei von Bauchfellverwachsungen, die auch nach 25000 KIE Trasylol nicht schwächer waren als bei den Kontrolltieren (Abb. 1). Dieser Dosis entsprächen beim erwachsenen Menschen mehr als 5 Millionen KIE. Die Adhäsionen waren immer um die Anastomosen lokalisiert. Getzen u. Mitarb. konnten in umfangreichen Untersuchungen — allerdings am Hund — zeigen, daß die evertierende Darmanastomose die übliche invertierende an Festigkeit zunächst sogar übertrifft und nicht mehr Verwachsungen erzeugt als diese.

Die Anlegung von Anastomosen im Verdauungstrakt scheint mir geeigneter, eine Substanz auf ihren verwachsungsverhütenden Effekt zu prüfen, als das Einstreuen von Talkum oder die Kauterisation des Peritoneums, weil damit die klinischen Bedürfnisse besser nachgeahmt werden. Die lokale Infektion, wie sie durch die Eröffnung des Darmtraktes gegeben ist, ist als eine der wichtigsten Verwachsungsursachen seit langem bekannt (Muller and Rademaker). Damit erklärt sich auch der Widerspruch zu den bisherigen Mitteilungen in der Literatur.

Der alte Wunsch der Chirurgen nach einem Mittel, das unliebsame Adhäsionen in der Bauchhöhle bei klinischer Anwendung sicher verhütet und dabei ungefährlich ist, bleibt offenbar bis auf weiteres unerfüllt.

Herrn Doz. Dr. A. Priesching habe ich für seine Hilfe bei der statistischen Berechnung sehr zu danken.

Literatur

Getzen, L., R. Roe, and C. Holloway: Surg. Gynec. Obstet. **123**, 1218 (1966).
Grundmann, E.: Bruns' Beitr. klin. Chir. **212**, 336 (1966).
Kern, E., u. C. Kuhbier: Ergebn. Chir. Orthop. **46**, 48 (1964).
Muller, C., and L. Rademaker: Arch. Surg. **26**, 280 (1933).
Priesching, A.: Klin. Med. **22**, 201, 241 (1967).
Vorster, C.: In: Neue Aspekte der Trasyloltherapie, Bd. 2. Stuttgart: Schattauer 1968.

46. Zur Bedeutung der Plasmakinine beim Ileus

J. Schier-Mainz

Summary. The question is asked whether the plasma kinins take on a central position in the pathophysiology of ileus due to their specific vasodilating and permeability-increasing actions. In experimental ileus kallikrein was determined serologically as transmitter substance of kinin activation. In occlusion ileus, and more so in strangulation ileus, kallikrein values rose, when the ileus was severe. The activity of kallikrein was reduced by selective application of a protease inhibitor.

Zusammenfassung. Der Frage wird nachgegangen, ob die Plasmakinine aufgrund ihrer spezifisch vasodilatatorischen und permeabilitätssteigernden Wirkung in der Pathophysiologie des Ileus eine zentrale Stellung einnehmen. Dazu wurde beim experimentellen Ileus das Kallikrein als Überträgerstoff der Kininaktivierung serologisch bestimmt. Beim Okklusionsileus, mehr jedoch noch beim Strangulationsileus fanden sich erhöhte Kallikreinwerte im ausgeprägten Ileuszustand. Durch selektive Applikation eines Proteaseninhibitors ließ sich die Kallikreinaktivität mindern.

Schon immer stand im Mittelpunkt der Ileusforschung die Suche nach ileusspezifischen Toxinen als entscheidende letal wirksame Faktoren. Dies beruht allein schon auf der geläufigen klinischen Beobachtung, daß trotz ausreichender Substitutionstherapie und trotz erfolgreicher Beseitigung der Ileusursache sich häufig ein irreversibler Intoxikationszustand entwickelt, der schließlich unter den Zeichen des Kreislaufversagens zum Tode führt.

Bisher ist es jedoch noch nie gelungen, ileusspezifische Toxine zu isolieren bzw. zu identifizieren. Durch die spezifisch vasodilatatorische und

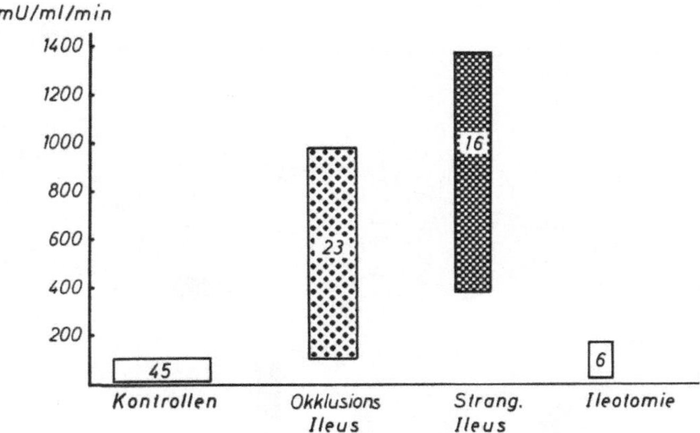

Abb. 1. Kallikreinaktivität beim experimentellen Ileus

permeabilitätssteigernde Wirkung der Kinine lassen sich nun viele ileustypische Komplikationen erklären. Wir sind deshalb der Frage nachgegangen, ob den Plasmakininen in der Pathophysiologie des Ileus eine besondere Bedeutung zukommt. Aus methodischen Gründen haben wir die Kallikreinaktivität als Ausdruck der Kininaktivierung beim experimentellen Ileus untersucht.

Dabei fanden wir beim Okklusionsileus, mehr jedoch noch beim Strangulationsileus höhere Werte als bei den Kontrolltieren (Abb. 1). Um das Operationstrauma als proteolytisch wirksamen Faktor auszuschließen, bzw. mitzuerfassen, wurde bei 6 Tieren lediglich eine Ileotomie durchgeführt. Auch hier lagen die Kallikreinwerte deutlich niedriger als bei den Ileustieren. Die Verlaufskurve ergab für den Strangulationsileus schon nach 24 Std die höchsten Werte, während beim Okklusionsileus die Kallikreinaktivität graduell zunahm (Abb. 2). Diese Befunde bestärkten uns in der Annahme, daß Kallikrein beim Ileus vermehrt im Darm und in der Blutbahn anfällt, möglicherweise nach Aktivierung durch Stoffwechselprodukte der Darmbakterien oder durch allgemeinen Proteolyse-

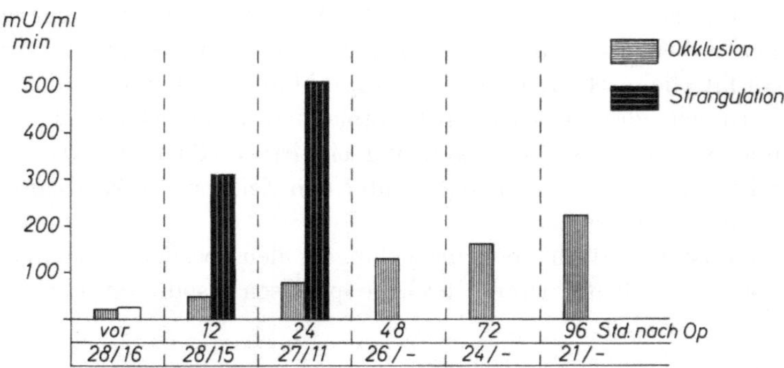

Abb. 2. Kallikreinaktivität im Serum beim exp. Ileus

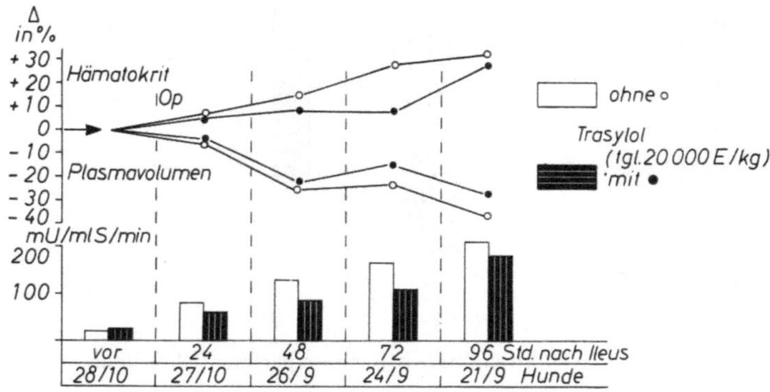

Abb. 3. Kallikreinaktivität beim exp. Ileus nach selektiver Applikation von Trasylol (art. mes. cran.)

stress. Werle konnte nachweisen, daß die Endotoxine selbst nicht befähigt sind, Kinine direkt freizulegen. Dies geschieht durch die Umwandlung kininliberierender Proenzyme in die aktive Form, etwa die von Kalllikreinogen in Kallikrein. Es konnte ferner bewiesen werden, daß die vasoaktive Wirkung des Kallikreins durch das in der Blutbahn entstehende Kallidin hervorgerufen wird. Insofern kann von der gesteigerten Kallikreinaktivität auf eine vermehrte Liberierung von Kininen geschlossen werden.

Im Umkehrversuch haben wir geprüft, ob sich beim Ileus die Kallikreinaktivität durch Proteaseninhibition beeinflussen läßt (Abb. 3).

Dabei ließ sich beim Strangulationsileus wegen des raschen tödlichen Verlaufs keine signifikante Verminderung der Kallikreinaktivität nachweisen. Beim Okklusionsileus jedoch lagen die Kallikreinwerte niedriger als bei den nichtbehandelten Ileustieren. Als Zeichen der Permeabilitätsminderung durch die Enzyminhibition verliefen die Plasma- und Eiweißverluste zeitlich langsamer und der Hämatokritanstieg war geringer als bei den nichtbehandelten Ileustieren.

Die Kinine gehören zu einem äußerst komplexen System, das durch spezifische und unspezifische Inhibitoren und Aktivatoren gesteuert wird. Viele Probleme sind noch ungelöst. Unsere Befunde weisen jedoch darauf hin, daß beim Ileus die Kallikreinaktivität und damit die Kininaktivierung zunimmt und daß dadurch der verhängnisvolle circulus vitiosus mit aufrechterhalten wird, der durch Vasodilatation und Permeabilitätssteigerung zu immer größerer Toxinausschwemmung und immer größeren Elektrolyt- und Flüssigkeitsverlusten führt. Das therapeutische Prinzip der Enzyminhibition bedeutet daher — nach Beseitigung der Ileusursache — einen Ansatzpunkt zu einer zusätzlichen Verbesserung unserer Behandlungsmöglichkeiten beim Ileus.

47. Trasylol bei klinischer Pankreatitis

K.-H. Grözinger-Heidelberg

Summary. The observation of functional and biochemical lesions has replaced a mere anatomical appraisal of acute pancreatitis. Generalized rather than local alterations have attracted extensive interest. Therefore, the effect of Trasylol can be interpreted as a therapeutic influence upon a complex clinical process. Trasylol which is indicated in all forms of acute pancreatitis aims at normalizing organic dysfunctions.

Zusammenfassung. Die morphologische ist einer mehr funktionell-biochemischen Betrachtungsweise der akuten Pankreatitis gewichen. Neben lokalen Veränderungen beanspruchen generalisierte Schäden stärkeres Interesse. Danach wird auch der Trasyloleffekt im Rahmen einer komplexen therapeutischen Beeinflussung des Krankheitsprozesses gesehen. Die bei allen akuten Pankreatitisformen indizierte Trasyloltherapie zielt deshalb auf die Normalisierung entgleister Organfunktionen ab.

Der Enzym-Inhibitor Trasylol ist seit 10 Jahren in die Therapie eingeführt. Sein Anwendungsbereich wurde immer mehr verbreitert. Seine ursprüngliche Indikation bei der akuten Pankreatitis scheint im gleichen Maße eingeengt worden zu sein. Zudem erweckten unterschiedliche Ergebnisse in der Behandlung der akuten Pankreatitis mit und ohne den Enzyminhibitor Zweifel an der geltenden Auffassung über den Entstehungsmechanismus dieser Erkrankung.

Gewiß war die bislang überwiegend auf morphologische, nämlich autodigestiv-tryptische Veränderungen der Bauchspeicheldrüse gestützte Betrachtung dieses komplexen Krankheitsprozesses recht einseitig, konnte sie doch den mannigfachen pathobiochemischen Prozessen nicht annähernd gerecht werden. Haben aber die widersprüchlichen Behandlungsergebnisse mit Trasylol die bisherigen Vorstellungen über die Therapie erschüttert, so führten sie auch zu wichtigen Erkenntnissen über die Ätiopathogenese der akuten Pankreatitis (Abb. 1).

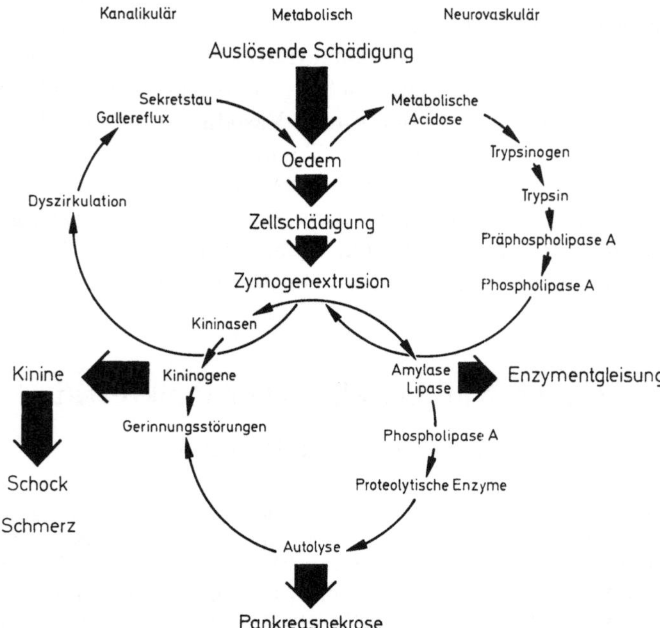

Abb. 1. Ist durch kanalikuläre, metabolische, neurovasculäre oder andere Ursachen die Ödembildung in Gang gesetzt, führen Zellschäden und Enzymaustritt ins Gewebe zur Parenchymnekrose im Pankreas. Gallereflux bewirkt zusätzlich ein Ödem, das seinerseits zu einer Zirkulationsstörung beiträgt. Lokaler pH-Sturz setzt proteolytische Enzyme frei; Trypsinogen wird zu aktivem Trypsin, das selbst an der Aktivierung von Phospholipase A beteiligt ist. Gallensäuren und Phospholipase A lassen das toxische Lysolecithin entstehen. Freigesetzte Lipase bewirkt Fettgewebenekrosen im gesamten Organismus, Kinine erzeugen Blutdruckabfall, Mangeldurchblutung anderer parenchymatöser Organe und Schmerzen

Die Bildung pathologischer Funktionskreise bewirkt letztlich die fatale Parenchymdestruktion, die entweder ausheilen, rezidivieren oder zum Tod des Kranken führen kann.

Nach Heilung einer akuten Pankreatitis treten nur selten Rezidive auf. Geht dagegen eine akute Pankreatitis sogleich in die chronische Form über, können immer wieder akute Erkrankungsschübe exazerbieren. Der erste Anfall ist gleichsam der Beginn chronisch-rezidivierender Attacken, die nur nach Beseitigung der auslösenden Ursache unterbrochen werden können. Fast 10% der Erkrankten erliegen der akuten Pankreatitis.

Bei Berücksichtigung der Funktionsstörungen aus den eigenen Vorstellungen und aus fremden Untersuchungen lassen sich die Kontaktstellen und damit die möglichen Angriffspunkte einer medikamentösen Enzymhemmung aufzeigen.

Vergleiche der Behandlungserfolge verschiedener Kliniken sind müßig, solange keine einheitliche Beurteilung der Wertigkeit diagnostischer Maßnahmen möglich ist. Die Verschiedenartigkeit des Krankengutes läßt auch keine echten komparativen Aussagen zu. Die Argumente für oder gegen eine Trasylolbehandlung sind deshalb häufig auf die zahlenmäßig meist sehr limitierte persönliche Erfahrung gegründet. Die Behandlungserfolge sind ohne Frage um so besser, je intensiver sich der Arzt mit dem Kranken beschäftigt.

Aus all dem erhellt, daß die therapeutische Wirkung von Trasylol von der diagnostischen Routine, der adäquaten Basistherapie und dem Zeitpunkt der ersten Behandlung abhängt. Dabei dürfte die prompte Verordnung von Trasylol bedeutungsvoll sein. Trasylol ist unschädlich; ein anderes Krankheitsbild kann nicht verschleiert werden.

Für die Therapie sind einige grundsätzliche Indikationsmerkmale zu beachten. Man unterscheidet eine leichte, eine mittelschwere und eine schwere Form der akuten Pankreatitis. Lediglich die mittelschweren und schweren Fälle erfordern eine Inhibitortherapie. Die leichteren Formen heilen erfahrungsgemäß unter allgemein-symptomatischer Therapie ab.

So schwierig im Einzelfall die Diagnose einer akuten Pankreatitis sein mag, so sollte sogleich beim ersten Verdacht die Enzymhemmkörper-Therapie gestartet werden. Jede Verzögerung kann außer der lokalen Nekroseausbreitung im Pankreas eine Eskalation lebensbedrohender Allgemeinläsionen bedingen.

Soll danach die Behandlung frühzeitig einsetzen, so muß von Anfang an ein hoher Wirkstoffspiegel angestrebt und aufrechterhalten werden. Deshalb soll die primäre intravenöse Dosis 500000 KIE nicht unterschreiten. Für jeweils 24 Std danach sind 1000000 KIE in der Infusion zu verabreichen.

Die Inhibitortherapie kann andere bei akuter Pankreatitis bewährte Maßnahmen nicht ersetzen; sie soll sie lediglich ergänzen. Die Indikation zur Trasyloltherapie ist gegeben:

1. bei primär akuter Pankreatitis,

2. bei der akuten postoperativen Pankreatitis und

3. bei der akut exazerbierenden chronisch-rezidivierenden Pankreatitis.

Prophylaktisch soll Trasylol stets dann verabreicht werden, wenn durch chirurgische Manipulationen an der Bauchspeicheldrüse oder an ihren Abflußwegen eine Funktionsstörung befürchtet werden muß.

Welche Wirkungen der Enzymhemmung sind von Vorteil für den weiteren Verlauf der Erkrankung und rechtfertigen deshalb eine solche Therapie?

1. Die Hemmung der Ausbreitung von Parenchymnekrosen im Pankreas wirkt der vollständigen Destruktion der Bauchspeicheldrüse entgegen.

2. Der verhängnisvolle Kreis Dyszirkulation-Ödembildung-Zymogenextrusion wird durchbrochen.

3. Die Aktivierung proteolytischer Enzyme und die Bildung toxischer Substanzen wie Lysolecithin unterbleiben.

4. Außerdem scheint die Normalisierung der Gerinnungsvorgänge den günstigen Effekt von Trasylol zu unterstreichen.

5. Dies gilt in noch stärkerem Maße für die Blockierung der kreislaufwirksamen und schmerzerzeugenden Kinine. Wird aus naheliegenden Gründen die Trasylolbehandlung auch oft zu spät eingeleitet, um den in vollem Gang befindlichen lokalen Krankheitsprozeß zu bremsen, so reicht doch der verzögerte Therapiebeginn aus, um die Schmerz- und Schocksymptomatik günstig zu beeinflussen.

Wie in den letzten Jahren die Auswirkungen der akuten Pankreatitis auf den Gesamtorganismus immer größeres Interesse beanspruchten, so liegt nach moderner Anschauung das Ziel der Trasyloltherapie auch nicht so sehr in der Beeinflussung ohnehin kaum aufzuhaltender struktureller Gewebeschäden, sondern vielmehr in der Normalisierung der durch die Kininfreisetzung verursachten allgemeinen Funktionsstörungen. Da sich hierbei ein deutlicher und vor allem meßbarer, reproduzierbarer Trasyloleffekt erzielen läßt, erhält die zweifellos indizierte Hemmkörpertherapie so ein neues, tragendes Fundament.

Literatur

Blümel, G., u. K.-H. Grözinger: Wien. klin. Wschr. **78**, 847 (1966).
—, u. F. Piza: Wien. klin. Wschr. **78**, 660 (1966).
Elmslie, R. G.: Med. J. Aust. **1**, 211 (1967).
Grözinger, K.-H.: Die Inhibitorentherapie der akuten Pankreatitis. In: R. Marx, H. Imdahl u. G. Haberland: Neue Aspekte der Trasylol-Therapie, Band 2, S. 55. Stuttgart-New York: Schattauer 1968.
— Med. Welt (N. F.) **19**, 473 (1968).
— Fortschr. Med. **86**, 281 (1968).
—, u. G. Bodem: Med. Klin. **59**, 1969 (1964).
Haberland, G. L., u. P. Matis: Med. Welt (N. F.) **18**, 1367 (1967).
Kasper, H., u. K. Schultis: Med. Welt (N. F.) **20**, 425 (1969).
Krebs, M., W. Kaufmann u. H. J. Betzler: Med. Welt (N. F.) **19**, 1679 (1968).
Kune, G. A.: Med. J. Aust. **2**, 8 (1968).
Kyrle, P.: Wien. med. Wschr. **118**, 454 (1968).
Leger, L., J. Caroli, C. Debray, M. Gaultier et J. Hamburger: Presse méd. **76**, 625 (1968).

Scheibe, O., u. E. Wäller: Med. Welt (N. F.), **20**, 411 (1969).
Schopp, R.: Münch. med. Wschr. **110**, 260 (1968).
Trapnell, J. E., C. H. Talbot, and W. M. Capper: Amer. J. dig. Dis. **12**, 409 (1967).
Wanke, M., K.-H. Grözinger u. W. Nagel: Klin. Wschr. **45**, 681 (1967).
Warren, K. W., M. C. Veidenheimer, and G. A. Kune: N. Y. St. J. Med. **67**, 1174 (1967).
Ziegler, A., u. M. Schamaun: Schweiz. med. Wschr. **96**, 967 (1966).

48. Die Wirkung von Proteinaseninaktivatoren bei akuten Pankreaserkrankungen

J. Hoferichter *-Erlangen

Summary. The value of proteinase inactivators can only be assessed by observations in experimental pancreatitis and its clinical counterpart of post-operative necrosis. The first may be induced by blood that has been disintegrated by enzymes, whereby globin haemochromes are produced. The disintegration may be inhibited by proteinase inactivators. The lethal outcome of similarly induced experimental necrosis may also be prevented. Cytochromes already formed remain uninfluenced. It is probably possible to prevent the fatal outcome of post-operative necrosis of the pancreas by enzyme inhibitors. This is demonstrated by contrasting 1,473 operations of the upper abdomen without prophylaxis and with nine lethal necroses of the pancreas and 2,111 comparable interventions with inhibitor prophylaxis, when only two cases of necroses of the pancreas were observed post-mortem in patients who had died from other complications.

Zusammenfassung. Eine Beurteilung des Wertes von Proteinaseninaktivatoren ist nur möglich durch Beobachtungen bei der experimentellen Pankreatitis und deren klinischem Pendant der postoperativen Nekrose. Erstere läßt sich durch fermentativ abgebautes Blut induzieren. Hierbei entstehen Globinhämochrome. Der Abbau läßt sich durch Proteinaseninaktivatoren verhindern, ebenso wie der fatale Ausgang der damit induzierten experimentellen Nekrose. Bereits gebildete Cytochrome bleiben unbeeinflußt. Auch der fatale Ausgang der postoperativen Pankreasnekrose läßt sich wahrscheinlich durch Fermentinhibitoren vermeiden. Dies zeigt eine Gegenüberstellung von 1473 Oberbauchoperationen mit neun tödlichen Pankreasnekrosen ohne Prophylaxe und 2111 vergleichbaren Eingriffen mit Inhibitorprophylaxe, bei denen nur zwei Pankreasnekrosen autoptisch beobachtet wurden bei Kranken, die anderen Komplikationen erlagen.

Proteinaseninaktivatoren werden seit mehr als 10 Jahren bei akuten Pankreaserkrankungen angewandt. Gegensätzliche Beurteilungen hatten zur Folge, daß die anfängliche Dosierung — mit der einige Untersucher exzellente Erfolge gesehen haben wollen — bis jetzt auf das 1000fache gesteigert wurde.

---

* Priv.-Doz. Dr. J. Hoferichter, Chir. Abteilung des Stadtkrankenhauses, 3180 Wolfsburg.

Trotzdem ist die Wirksamkeit von Proteinaseninaktivatoren bei der akuten Pankreasnekrose bis heute nicht objektiviert.

Dieses liegt vor allem an der Schwierigkeit, eine Pankreasnekrose klinisch zu diagnostizieren. Eine Zusammenstellung von 138 Publikationen über akute Pankreaserkrankungen zeigt die verschiedenen Auffassungen dokumentiert durch die unterschiedlichen Angaben zur Letalität, die zwischen 0 und 100% schwanken. Hauptursache dieser Diskrepanz ist die Überbewertung von Serumfermententgleisungen.

Gegenüberstellungen von klinischer und Sektionsdiagnose machen deutlich, daß mehr als die Hälfte aller Pankreasnekrosen klinisch unerkannt bleibt und erst — im Erlanger Krankengut 29 von 55 — bei der Autopsie zu diagnostizieren sind. Umgekehrt kann der Pathologe nur in einem Drittel aller fatal ausgehenden Fälle die klinische Diagnose einer Pankreasnekrose bestätigen.

Es gibt deshalb nur zwei Möglichkeiten, den Effekt von Proteinaseninaktivatoren nachzuweisen: Die experimentell induzierte Pankreatitis und die postoperativ auftretende Nekrose.

Experimentelle Pankreatitis

Die experimentell gewonnenen Ergebnisse müssen kritisch gewertet werden, da Pankreaten differenter Spezies nicht vergleichbar sind. Auch führt die Injektion jeder cytotoxischen Substanz in das canaliculäre System jeden Parenchymorgans zu Zelltod und Blutungen. Diese Veränderungen können am Pankreas nicht als das Krankheitsbild der hämorrhagischen Nekrose gewertet werden.

Eine der menschlichen vergleichbare Pankreasnekrose mit denselben fatalen Systemfolgen läßt sich durch fermentativ abgebautes Blut im Tierexperiment induzieren.

Bei Inkubation mit aktiviertem Pankreassaft entstehen Globinhämochrome, die durch ihr charakteristisches spektrophotometrisches Absorptionsspektrum nachweisbar sind. Die intravenöse Injektion führt beim Versuchstier zum irreversiblen Schock; die intraduktale zur fatal endenden hämorrhagischen Pankreasnekrose. Diese läßt sich — wie wir nachweisen konnten — durch gleichzeitige Gabe von Proteinaseninaktivatoren verhindern.

Gleiche spektrophotometrische Veränderungen sind im Serum beim irreversiblen Schock bei der akuten Pankreasnekrose und beim Strangulationsileus — sowohl nach experimenteller Induktion als auch bei Kranken — nachgewiesen. Allen drei Krankheitsbildern ist gemeinsam, daß die eigentliche Ursache für den fatalen Ausgang, also der irreversible Schock, pathophysiologisch nicht ausreichend durch Volumenmangel, Elektrolytverschiebung und die Wirkung vasoaktiver Substanzen der Kiningruppe erklärbar ist.

Allen ist aber auch gemeinsam, daß proteolytische Fermente auf Blut einwirken können, und bei allen sind Proteinaseninaktivatoren therapeutisch versucht worden.

Durch Trypsin oder Chymotrypsin erfolgt diese Form des Blutabbaues nicht. Genau so wenig, wenn der Pankreassaft durch gallefreien Duodenalinhalt aktiviert wurde. Die normale Bakterienflora des Duodenums ist deshalb darauf ohne Einfluß.

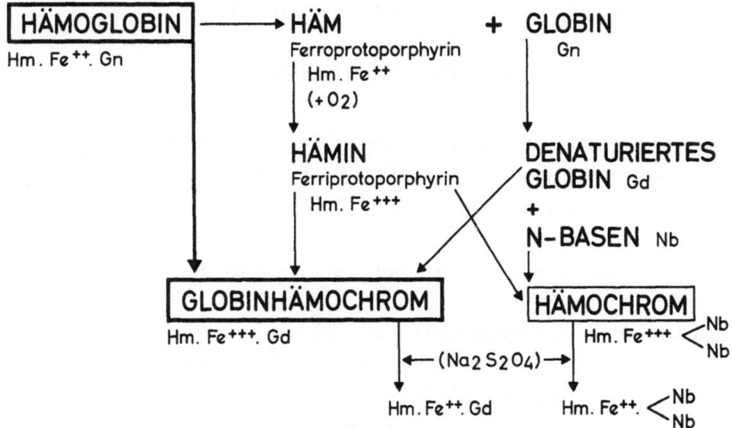

Abb. 1. Fermentativer Blutabbau

Der fermentative Blutabbau kann verhindert werden durch die Vorinkubation des aktivierten Pankreassaftes mit Proteinaseninaktivatoren. Dieses Inkubat ist weder toxisch noch kann damit eine Pankreasnekrose induziert werden.

Ein späteres Hinzufügen von Inaktivatoren zum Inkubat beeinflußt die einmal eingeleiteten Vorgänge — dokumentiert durch die charakteristische Absorptionskurve und die Toxicität des Inkubates — nicht mehr.

In allen klinischen und experimentellen Untersuchungen war die Toxicität gekoppelt an die Bildung von Globinhämochromen (s. Abb. 1). Deren Nachweis ist einfach durch die charakteristische zweizipfelige Absorptionskurve in der reduzierten Form bei 558 und 529 mμ.

Globinhämochrome kommen mit Ausnahme des Cytochrom C physiologischerweise nicht vor. In vitro hergestellt haben sie eine extreme Toxicität. Die intravenöse Injektion von 0,015 mMol/kg Körpergewicht, das entspricht der Grenzkonzentration, in der Hämoglobin durch die Niere ausgeschieden wird, ist sofort tödlich.

Wir sehen deshalb in dem beim fermentativen Blutabbau gebildeten Globinhämochrom den bisher fehlenden Letalfaktor für den irreversiblen

Schock. Dieser kann auch die Ursache sein für die Transformation des Speichelödems zur hämorrhagischen Nekrose mit deren fatalen Folgen.

Bislang war als sicherer Effekt der Proteinaseninaktivatoren nur die Blockade biologisch aktiver Peptide der Kiningruppe durch Inhibierung von Kallikrein zu objektivieren. Die durchgeführten Untersuchungen zeigen, daß auch die Entstehung von Globinhämochromen durch Proteinaseninaktivatoren verhindert wird. Aber — und das ist die Einschränkung des therapeutischen Effektes — die Wirksamkeit schon gebildeter Hämochrome wird durch sie nicht mehr beeinflußt.

Postoperative Pankreasnekrose

Das klinische Pendant zur experimentellen Pankreasnekrose ist deren postoperatives Auftreten. Sie wird nach Magenresektionen in 0,6‰ und nach Gallenwegeoperationen in etwa 0,2‰ beobachtet.

Trotz der Seltenheit ist sie als Test für den Effekt von Fermentinaktivatoren geeignet, denn der Beginn und zumeist auch die Ursache des Krankheitsgeschehens sind genau bekannt — und die Prognose ist extrem schlecht.

Wir haben, da eine Behandlung wie auch eine generelle Prophylaxe nicht möglich scheinen — der Effekt der Inhibitoren ist umstritten, die Komplikation ist selten, die Medikation ist teuer —, eine gezielte Prophylaxe versucht. Wir wählten dafür Kranke, bei denen intraoperativ ein pathologischer Pankreasbefund zu erheben oder eine Verletzung der Drüse nachweisbar oder wahrscheinlich war.

Intraoperativ wurden bei diesen 100000 E und am Operationstag sowie am 1.—3. postoperativen Tage weitere 100000 E infundiert. Bei schon bestehenden akuten Pankreaserkrankungen lag die Dosierung wesentlich höher.

Bei 1500 Oberbauchoperationen, die von 1956—1962 ohne diese Prophylaxe durchgeführt wurden, traten insgesamt neun postoperative Pankreasnekrosen auf, die sämtlich fatal endeten. Demgegenüber beobachteten wir bei mehr als 2100 Oberbauchoperationen seit 1963 unter dem Versuch einer Prophylaxe nur mehr bei zwei Kranken autoptisch eine Pankreasnekrose, die aber wegen anderer Komplikationen ad exitum kamen (Tabelle).

Tabelle. *Operative Pankreasnekrosen bei 3584 Oberbauchoperationen*

	1956—1962	1963—1968
Magenresektionen + Gastrektomien	826:5	1238:(1)
Gallenwegeoperationen	620:2	793:(1)
Pankreasoperationen	27:2	80: 0
	1473:9	2111:(2)

Einmal handelte es sich um eine diffuse Peritonitis infolge Nahtinsuffizienz nach Gastrektomie und Pankreasschwanzresektion. Das Pankreas war dabei im Sinne einer Apoplexie umgebildet und randständig in eine große Absceßhöhle einbezogen. Der andere Kranke erlag multiplen Leberabscessen nach einer Gallenwegerevision. Im Pankreaskopf fanden sich bei liegender transpapillärer Drainage Hämorrhagien und Nekrosen.

Die postoperative Pankreasnekrose ist eine sehr seltene Komplikation. Auch mehr als 3500 Oberbauchoperationen einer Klinik sind deshalb nicht ausreichend, um zu beurteilen, ob diese Beobachtungen nicht vermeidbare Begleitschäden waren oder als Versager der Prophylaxe gewertet werden müssen.

49. 201 mit Trasylol behandelte Pankreatitiden

K. Asp* und K. Salmenkivi (a. G.)-Helsinki/Finnland

Summary. 201 cases of acute pancreatitis are presented, which were treated with Trasylol in dosages between 300,000 and 600,000 units daily. In the course of treatment three deaths occurred. On the whole, the results were better than before introduction of Trasylol.

Zusammenfassung. 201 Fälle von akuter Pankreatitis, mit Trasylol in Dosierung zwischen 300000 und 600000 Einheiten je Tag behandelt, werden präsentiert. Drei Todesfälle traten im Verlauf der Behandlung ein; im ganzen übertrafen die Ergebnisse diejenigen vor der Einführung von Trasylol.

In der II. Chirurgischen Klinik des Universitätskrankenhauses Helsinki wurden in den letzten Jahren (1964—1968) insgesamt 201 Fälle akuter Pankreatitis behandelt. Das vorliegende Material ist unausgewählt und enthält alle in dieser Zeit ins Krankenhaus größtenteils zur Dejourzeit eingelieferte Fälle akuter Pankreatitis.

Alle Patienten wurden nach folgendem gleichen Schema behandelt:

1. Schockbehandlung und Schmerzbekämpfung,
2. Beruhigung des Magens durch Dauersaug- und parenterale Flüssigkeitsbehandlung,
3. Anticholinergische und spasmolytische Medikamentation,
4. Trasylolinfusionen.

Alle Patienten erhielten systematisch Trasylol, was in möglichst langdauernden Infusionen verabreicht wurde. Die Infusionen dauerten im Normalfall 12—18 Std pro Tag, in schweren Fällen jedoch erstreckten sie sich über 24 Std. Die Trasyloldosis schwankte zwischen 300000 bis 600000 Einheiten pro Tag, bei einem Durchschnitt von 400000 Einheiten. Die Behandlung hielt je nach dem Schwierigkeitsgrad der Krankheit

4—7 Tage an. Allergische Reaktionen oder Nebenwirkungen wurden bei keinem Patienten verzeichnet.

Das Krankengut umfaßt 120 Frauen und 81 Männer. 21% waren schwere, 53% mittelschwere und 26% leichte Fälle. Zu den schweren Fällen wurden die Patienten gezählt, deren Krankheit für eine nekrotische oder hämorrhagische Pankreatitis gehalten werden mußte.

Die Ätiologie der Pankreatitiden verhielt sich wie folgt:

	Weibliche Patienten	Männliche Patienten
Gallenerkrankungen	117	61
Alkoholismus	0	16
Postoperative Fälle	3	4

Nach dieser Tabelle wird die Pankreatitis in 89% durch Gallenleiden verursacht.

Während der Behandlung starben eine Frau und zwei Männer. In allen Fällen handelte es sich um eine akute hämorrhagische Pankreatitis, bei der der Tod während der ersten 3 Tage eintrat. Die Sterblichkeit betrug also 1,5%.

Die Patienten wurden bis nach der Beruhigung der Krankheit im Krankenhaus behandelt. Man strebte danach, 1—3 Wochen nachdem sich die Symptome beruhigt hatten, zu operieren und die Ursache der Krankheit nach Grundsätzen, die wir früher hier vorgetragen haben (K. Asp u. M. Turunen, 1968), zu behandeln.

Die kritische Betrachtung der Resultate der Pankreatitisbehandlung ist besonders schwer. Es gibt keine Kriterien, auf die gestützt man objektiv entscheiden könnte, ob einem der Faktoren in dem Behandlungsschema entscheidende Bedeutung zukommt.

Da es sich um eine so ernsthafte Krankheit handelt, bei der alle nur möglichen Behandlungsmethoden angewandt werden müssen, hat man keine Doppelblindversuche gemacht. Als Vergleich kann jedoch erwähnt werden, daß von den in den Jahren 1959—1963 in unserer Klinik ohne Trasylol behandelten 113 Fällen 14 Patienten (12,4%) starben. Zu der Zeit entsprach die Pflege außer der Trasylolbehandlung im allgemeinen dem heutigen Stand.

Die vielversprechenden Behandlungsresultate und die unseres Erachtens sehr niedrige Sterblichkeit berechtigen uns, weiterhin in der Richtung unseres Behandlungsschemas zu arbeiten.

Literatur

Asp, K., u. M. Turunen: Langenbecks Arch. klin. Chir. **322**, 744 (1968).

50. Die postoperative Aktivitätsänderung des Trypsininhibitors im Pankreassekret des Menschen und deren Beeinflussung durch Trasylol®

K. Dinstl*-Wien/Österreich
und T. T. White (a.G.), A. Morgan (a.G.) und Y. Suda (a.G.)-Washington/USA

Summary. Pancreatic juice was obtained from normal experimental subjects and from suffering from pancreatitis and carcinoma, by direct cannulization of the pancreatic duct during operations of the pancreas or Oddi's sphincter. The content of trypsin inhibitor was determined. This was lower in patients with pancreatitis than in healthy subjects or in patients suffering from carcinoma. Checks during the post-operative course showed a lowering of the T.I. level in all groups within the first three post-operative days. The values became normal only from the fourth post-operative day onwards. Infusions of Trasylol, independent of dose, normalized these falls. The value of administration of Trasylol as prophylaxis of post-operative pancreatitis is pointed out.

Zusammenfassung. Durch direkte Kanülierung des Pankreasganges bei Eingriffen am Pankreas oder Sphincter Oddi wurde Pankreassekret bei Patienten mit Pankreatitis, Carcinom und Normalfällen gewonnen und der Gehalt an Trypsininhibitor bestimmt. Er war bei Patienten mit Pankreatitis niedriger als beim Gesunden oder Carcinom. Bei postoperativen Verlaufskontrollen ergab sich eine Herabsetzung des T.I.-Spiegels in allen Gruppen innerhalb der ersten 3 postoperativen Tagen. Erst vom 4. p. o. Tag an kam es zur Normalisierung der Werte. Durch Trasylolinfusionen konnte dosisunabhängig dieser Abfall normalisiert werden. Es wird damit auf den Wert der Trasylolgabe als Prophylaxe der postoperativen Pankreatitis hingewiesen.

Als Ursache einer postoperativen Pankreatitis nach Eingriffen am Magen, an den Gallenwegen, Nebennieren, Milz und im Retroperitonealraum werden verschiedene Faktoren wie z. B. Trauma, Ischämie, Hypovolämie, Spasmen des Sphincter Oddi, Rückfluß von Enterokinase in den Ductus pancreaticus u. a. m. diskutiert. Die Bedeutung einer evtl. Änderung der inhibitorischen Kapazität im Pankreassekret bei diesem Geschehen wurde durch folgende Fragestellungen zu klären versucht:

1. Das Verhalten des Inhibitors für Trypsin und andere proteolytische Enzyme (T. I.) im menschlichen Pankreassekret bei verschiedenen Erkrankungen des Pankreas.

2. Das Verhalten des T. I. während und nach operativen Eingriffen am Gallenwegs-Pankreassystem.

3. Die Möglichkeit einer Beeinflussung des T. I.-Gehaltes im Pankreassekret durch Trasylolinfusionen in unterschiedlicher Dosierung.

Methodik. Bei Operationen am Pankreas oder am Sphincter Oddi wurde eine Plastikkanüle in den Ductus pancreaticus eingeführt und mehrere Tage belassen. Komplikationen seitens dieser Versuchsanordnung wurden nicht beobachtet. Das Sekret wurde in auf +4° C gekühlten Gefäßen gesammelt und anschließend sofort bis zur Analyse auf —20° C gefroren. Die Aktivität des T. I. wurde durch Vergleich der Aktivität einer Standardtrypsinlösung vor und nach Zusatz von Pankreassekret (Inkubation 2 min bei 25° C) und Beifügung von BAEE bestimmt und die Differenz in I. E./mg Protein ausgedrückt. Verwertbare Sekretmengen wurden von 15 pankreasgesunden Patienten, von 25 Pankreatitisfällen und von 7 Patienten mit Pankreascarcinom gewonnen.

Ergebnisse. ad 1. Der Durchschnittswert der inhibitorischen Kapazität des untersuchten Pankreassekretes betrug bei

15 Normalfällen	2,25 I.E./mg Protein,
25 Pankreatitisfällen	0,44 I.E./mg Protein und
7 Carcinomfällen	2,34 I.E./mg Protein (Abb. 1).

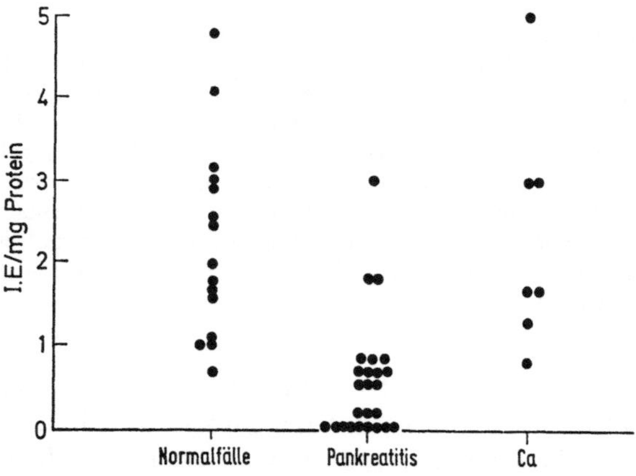

Abb. 1. Die Aktivität des Pankreastrypsininhibitors bei Erkrankungen des Pankreas

ad 2. Bei 18 Patienten wurde durch 5 Tage die postoperative Aktivität des T.I. bestimmt. Die Durchschnittswerte betrugen am

1. p.o. Tag	1,04 I.E./mg Protein
2. p.o. Tag	1,16 I.E./mg Protein,
3. p.o. Tag	1,18 I.E./mg Protein

und erreichten erst am 4. p.o. Tag Werte von 2,0 und mehr I.E./mg Protein. Das fand sich sowohl bei Patienten mit Pankreatitis als auch bei Normalfällen. (Abb. 2). Dieses Ergebnis spricht für eine erhöhte

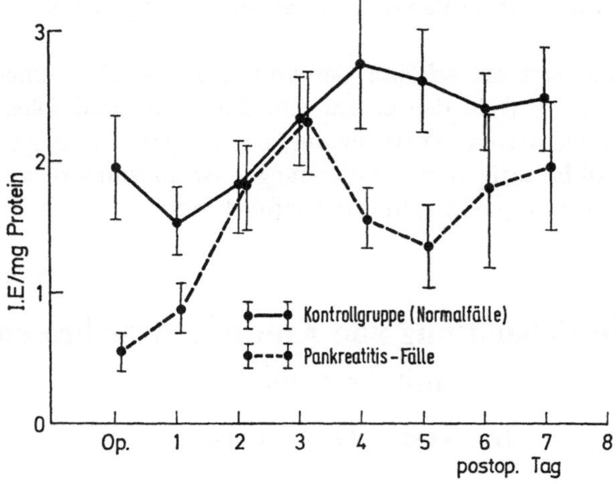

Abb. 2. Postoperative Aktivitätsänderungen des Pankreastrypsininhibitors

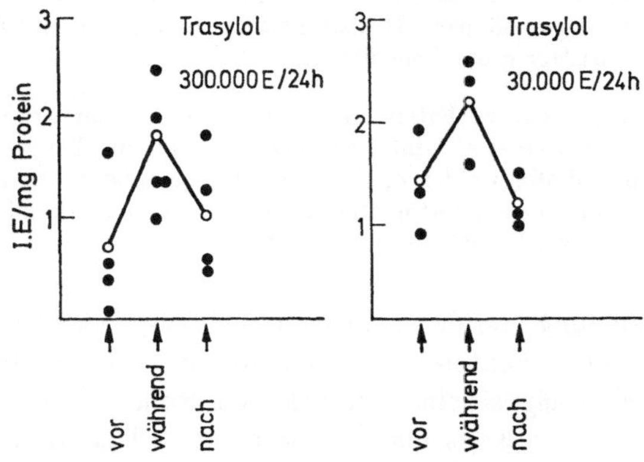

Abb. 3. Die Aktivitätsänderung des Pankreastrypsininhibitors durch Trasylolinfusionen

Gefährdung der Patienten hinsichtlich einer akuten postoperativen Pankreatitis in der unmittelbaren postoperativen Periode, da in dieser Zeit der Gehalt an T.I. im Pankreassekret am niedrigsten ist.

ad 3. Die i.v. Infusion von Trasylol® verursachte sowohl in einer Dosierung von 30000 E/24 Std als auch von 300000 E/24 Std bei 9 von 10 Patienten einen Anstieg der Aktivität des T.I. in den ersten postoperativen Tagen auf Normalwerte (Abb. 3). Ein signifikanter Unterschied bezüglich der Höhe des Anstieges wurde bei unseren Dosierungen nicht gefunden. Bei 2 Patienten fand sich dabei eine deutliche Besserung des Allgemeinbefindens. Auffällig war, daß 24 Std nach Absetzen der

Infusion der T.I.-Gehalt im Pankreassekret wieder auf den Ausgangswert zurückfiel.

Diese Studie zeigt die erhöhte Gefährdung hinsichtlich einer postoperativen Pankreatitis in den ersten p.o. Tagen auf und scheint den Wert der postoperativen Trasylolgabe als Prophylaxe gegen diese Komplikation zu bestätigen, wenn eine möglichst kontinuierliche Applikation in den ersten 5 p.o. Tagen durchgeführt wird.

51. Die Behandlung von Kniegelenksarthrosen mit Trasylol

H. Uebel (a. G.)-Göttingen

Summary. Thirty old patients with arthroses of the knee joint have been treated with the enzyme inhibitor "Trasylol" by intra-articular administration with good success. The enzyme inhibitor inhibited the kinins which develop in arthrosis as compounds that trigger off pain. It also inhibits the proteinases, which cause dissociation of the cartilage ground substance.

Zusammenfassung. 30 ältere Patienten mit Kniegelenk-Arthrosen wurden mit dem Fermentinhibitor „Trasylol" intra-artikulär mit gutem Erfolg behandelt. Durch den Fermentinhibitor werden die bei der Arthrose entstehenden Kinine als schmerzauslösende Substanzen sofort inhibiert, ebenso die vorhandenen Proteinasen, die zum Abbau der Knorpelgrundsubstanz führen.

Für die Entstehung von degenerativen Gelenkveränderungen spielen neben den bekannten Faktoren insbesondere Änderungen im Enzymsystem der Gelenkflüssigkeit eine entscheidende Rolle. Alle diese Störungen sind aber in letzter Konsequenz noch nicht vollständig aufgeklärt. Wie allgemein bekannt, entstehen beim Zelluntergang Kinine, die neben anderen Wirkungen auch für die Entstehung von Schmerzen verantwortlich gemacht werden, als sog. pain producing substances. Aber nicht nur die Entstehung der Schmerzen ist von Bedeutung, vielmehr werden durch die Fermentfreisetzung, die nicht dem physiologischen Enzymmuster der Synovialflüssigkeit entsprechen, vermehrt die Glucoproteide der Knorpelgrundsubstanz abgebaut. Die Lücken der Grundsubstanz werden durch Granulationsgewebe ersetzt und führen somit zum Funktionsverlust des Gelenkknorpels mit all seiner klinischen Symptomatologie der Arthrosis deformans.

Von dieser Überlegung ausgehend, erscheint es geradezu als zwingende Notwendigkeit, regulierend in den gestörten Enzymmechanismus der Gelenkflüssigkeit einzugreifen. Nach unseren heutigen Kenntnissen werden vermehrt proteolytische Fermente frei, die den Abbau der Mucopolysaccharidproteine der Knorpelgrundsubstanz beschleunigen und ihren Neuaufbau verhindern. Diese Fermente zu blockieren, ist unser Anliegen.

Wir haben deshalb in Göttingen begonnen, bei schweren Kniegelenksarthrosen das Medikament Trasylol, als derzeit allein bekannten Proteinaseninhibitor, intraartikulär zu injizieren. Zur Zeit überblicken wir 30 Patienten mit allen Schweregraden der degenerativen Kniegelenksveränderungen, die mit Trasylol intraartikulär behandelt wurden. Alle diese Patienten waren vorher mit der ganzen Skala der heute zur Verfügung stehenden therapeutischen Möglichkeiten behandelt worden ohne einen schlagenden Erfolg.

Es ist verblüffend zu sehen, in welch kurzer Zeit — nach der streng intraartikulären Injektion — bei den Patienten Beschwerdefreiheit eintritt. Schon unmittelbar nach der Injektion verspüren die Patienten eine zunehmende Leichtigkeit in dem betreffenden Kniegelenk und nach 2—3 min besteht praktisch Schmerzfreiheit. Die Beweglichkeit wird besser, da schmerzbedingte Bewegungseinschränkungen nicht mehr bestehen. Am eindrucksvollsten ist aber für den Patienten und auch für den Behandelnden, daß nach 5 min ein fast völlig beschwerdefreies Treppensteigen wieder möglich ist.

Wie wir bei diesen Untersuchungen feststellen konnten, ist der Test des Treppensteigens ein ausgezeichneter Gradmesser für den Erfolg der Trasylol-Injektionstherapie.

Alle Patienten sind aber zunächst skeptisch gegenüber diesem prompten Therapieerfolg, da sie oft schon monatelang physikalisch und medikamentös fast wirkungslos behandelt worden sind. Für eine Injektion werden 25000 E Trasylol genommen, in sehr schweren Fällen kann man aber die Dosis unbedenklich auf 50000 E erhöhen. Die Injektion muß streng intraartikulär erfolgen, da nach dem vorher Gesagten periartikuläre bzw. i.v. Injektionen praktisch wirkungslos bleiben müssen.

Eine erneute Injektion von Trasylol wird erforderlich, wenn die Schmerzen wieder zunehmen; dies kann nach einigen Tagen, aber auch erst nach einigen Wochen der Fall sein. In den hartnäckigen Fällen waren bisher 5 Injektionen im Abstand von 1 Woche erforderlich.

Der zuerst behandelte Patient mit doppelseitiger schwerer Kniegelenksarthrose ist nach je 3 Injektionen jetzt seit mehr als 9 Monaten beschwerdefrei und arbeitsfähig.

Nebenwirkungen wurden bei der intraartikulären Trasylol-Therapie bisher nicht beobachtet.

Die anhaltend gute Wirkung des intraartikulär verabfolgten Trasylols beruht wahrscheinlich darauf, daß durch die bradytrophen Gewebe des Gelenkknorpels und der Gelenkkapsel das Medikament nur langsam abgebaut wird. Weiterhin ist denkbar, daß durch die langfristige Blockierung der proteolytischen Fermente sich reparative Vorgänge am Gelenkknorpel abspielen, die zur Funktionsverbesserung führen.

Diese Ausführungen sind als eine vorläufige Mitteilung zu betrachten, da durch weitere Untersuchungen erst der genaue Wirkungsmechanismus des Trasylols in der Arthrosis deformans-Behandlung geklärt werden muß.

52. Trasylol bei hyperfibrinolytischen Zuständen

H. Ludwig (a. E.)-München

I. Zur Definition

Gerinnungs- und fibrinolytische Prozesse laufen kontinuierlich ab. Die Systeme sind bilanziert. Hyperfibrinolyse ist nicht zu trennen von Hyperfibrinogenolyse. Sie kann primäres oder sekundäres Phänomen sein, sie kann generalisiert in der Gesamtzirkulation, soweit diese der Untersuchung zugänglich ist, nachweisbar sein oder auch nur disseminiert lokal. Dann gehen die Reaktionen, auf denen die üblichen Nachweismethoden beruhen, in die Bilanz der Gesamtzirkulation nicht ein. Der Nachweis ist dann nur experimentell in Gewebeproben möglich oder im Drainageblut aus Organen wie z. B. im Uterusvenenblut. Die Problematik des Nachweises der disseminiert lokalen Hyperfibrinogenolyse oder Hyperfibrinolyse darf jedoch nicht dazu führen, gerade diese Form des „hyperfibrinolytischen Zustandes" zu verkennen. Bisher hat man nur vermutet, daß es solche Zustände geben muß, weil der hämostyptische Effekt von Fibrinolyse-Inhibitoren bei bestimmten Organblutungen anders nicht erklärlich wäre. Mit genauerer Methodik und im Experiment ist jedoch der direkte Nachweis flüchtiger hyperfibrinolytischer Zustände im Organ möglich geworden. Damit gelingt es, etwas mehr Licht in die Vorgänge zu werfen, die dem klinisch erprobten Effekt auf die Nachblutungsneigung im Operationsgebiet bestimmter Organe (am sichersten ist der Nachweis in der Prostata, im Uterus und in der Lunge) zugrunde liegen.

II. Zur Pathophysiologie der disseminiert lokalen Hyperfibrinolyse, z. B. im Operationsgebiet

Die Situation ist abhängig vom Durchströmungszustand des Organs.

Die tabellarische Übersicht stellt den aktuellen Durchströmungszustand mit Befunden an zugehörigen Gefäßstrecken und im zugehörigen Gewebsdrainageblut in Relation. Sie beruhen auf den Ergebnissen, wie sie während Hysterotomie außerhalb der Schwangerschaft gewonnen wurden ($n = 3$).

Tabelle. *Pathophysiologie der disseminiert lokalen Hyperfibrinolyse*

Zustand der Strombahn	Befunde	Interpretation
normale Durchblutung	Fibrinolyse-Autographie +	Aktivatoren des fibrinolyt. Syst. in der Gef.wand
	Plasminogen normal	keine Plasminogenaktivierung
	Thrombocyten normal	flottierende Thrombocyten
	Siebungsdruck normal	kein Sludge
Prästase	Fibrinolyse-Autographie +++	Liberierung von Aktivatoren des fibrinolyt. Syst.
	Plasminogen vermindert freie fibrinolyt. Akt.	Plasminogen → Plasmin
	Thrombocytenaggregate	Aggregation stagnierender Thrombocyten
	Siebungsdruck erhöht	zunehmende Sludge-Stabilisation
Gefäßläsion während Prästase	Kollagen demaskiert	lokale Gerinnungsaktivität
	Plasminogen vermindert	Fibrinierung mit erniedrigter Plasminogenkonzentration
	Thrombocyten vermindert	gestörte primäre Hämostase
	FSP +++	mangelhafte Fibrinstabilisierung infolge FSP
	Siebungsdruck normal	Neigung zu verlängerter Nachblutung

Material. Uterusvenenblut, zugehörige intramurale venoläre Gefäßstrecken, gewonnen durch Biopsie.

Methodik. Fibrinolyse-Autographie nativer Gewebeschnitte nach Todd,

Fixierung der Gewebeproben — neben der Nativverarbeitung — in Alkohol und Färbung nach Ladewig,

Siebungsdruck gemessen nach der Methode von M. Schneider, Swank u. Mitarb.

Thrombocytenzahlen, ermittelt mit der Phasenkontrasttechnik in der Kammer,

immunologische Bestimmung von Plasminogen und hochmolekularen Fibrin(ogen)spaltprodukten (FSP) auf der Partigenplatte (Behringwerke),

native und erhitzte Fibrinplatte aus Rinderfibrinogen und Thrombin nach Astrup (Agarzusatz).

Während der normalen Durchströmung einer venolären Strecke sind Aktivatoren des fibrinolytischen Systems gewebeständig, Plasminogen, Thrombocyten und Siebungsdruck normal. Im Zustand der Prästase (und Stase) werden Aktivatoren aus der Gefäßwand liberiert, durch Umwandlung von Plasminogen in Plasmin entsteht freie fibrinolytische Aktivität am Ort (mangelhafte Abschwemmung durch lokale Kreislaufinsuffizienz), infolge Prästase bilden sich Thrombocytenaggregate und der Siebungsdruck steigt. Der thrombocytäre und erythrocytäre Sludge wird vor allem dann stabilisiert, wenn infolge Gefäßläsionen Kollagen demaskiert wird. Die durch Kollagenkontakt entstehende lokale Gerinnungsaktivität führt zur Fibrinbildung, jedoch nach vorausgegangener lokaler Hyperfibrinolyse im Zustand verminderten Plasminogengehaltes. Weniger Plasminogen als normalerweise üblich wird in den entstehenden Wundverschlußthrombus inkorporiert. Einbau von Fibrinspaltprodukten in den fibrinverstärkten Plättchenthrombus verzögert die endgültige Konsolidierung mit dem Effekt einer Störung der primären Hämostase und der Konsequenz verlängerter Nachblutung aus der Gefäßläsion.

Anwesenheit einer ausreichenden Konzentration von Fibrinolyseinhibitor (z.B. Trasylol 6—10 KIE/ml) verhütet lokale Plasminaktivität und drosselt den Anfall von hochmolekularen Fibrin(ogen)spaltprodukten. An dieser Stelle der pathogenetischen Kette kann inhibierend eingegriffen werden, sofern der Inhibitor bereits vor Einsetzen der Prästase im untersuchten Kreislaufgebiet präsent ist (prophylaktische Indikation!).

III. Zur Anwendung von Fibrinolyse-Inhibitoren bei diesen Zuständen

Daraus wird deutlich, daß sich die Indikation z. B. für Trasylol von der Therapie mehr auf die Seite der Prophylaxe verschiebt: Die Blutungsneigung wegen Hyperfibrinolyse entsteht in der Phase des Wiederingangkommens einer zuvor kurz oder länger prästatisch bzw. statisch gestörten Mikrozirkulation. Wir haben eine Art „*Mikro-Tourniquet-Phänomen*“ vor uns. Durch den Inhibitor z. B. Trasylol der Dosis von 250000 KIE/60′ kann *verhindert werden*:

a) Plasminogenverarmung am Ort, damit wird die Reservemöglichkeit späterer reaktiver und reparativer Fibrinolyse von stabilisiertem Sludge erhalten.

b) Plasminwirkung, damit unmittelbare Stabilisationsförderung des fibrin-verstärkten primären Thrombocytenpfropfes. Gewissermaßen eine Verstärkung der physiologischen Antiplasminwirkung im primären Plättchenthrombus.

c) Es kommt zu einer Blockierung vasoaktiver Polypeptide durch Inhibierung von Kininogen-Aktivatoren und Drosselung des Anfalls von Fibrinspaltprodukten, die sonst immer entstehen und den Gefäßverschlußpfropf destabilisieren.

Vorteile dieses Vorgehens

Fixierte Gerinnsel binden Thrombin. Damit ist eine Gegensteuerung für den Fall, daß eine disseminiert intravasale Gerinnung wie bei protrahierten Schockzuständen einsetzt, gegeben.

Die kurze Halbwertszeit und gebremste Thrombenbase (Marx) von Trasylol verunmöglicht die Ausbildung disseminierter intravasaler Gerinnsel, wenn der Inhibitor nicht kritiklos, d. h. ohne Zustandsdiagnostik vor wiederholter Anwendung, gegeben wird. Deren Bildung aus Fibrinogen wird durch Trasylol nicht induziert, mit hohen Dosen sogar verzögert. Diese extrem hohen Dosen sind jedoch für die Herbeiführung der geschilderten erwünschten antifibrinolytischen Effekte nicht erforderlich.

Literatur

Astrup, T., and S. Müllertz: Arch. Biochem. **40**, 346 (1952).
Ladewig, P.: Z. mikroskop. Technik **55**, 215 (1938).
Marx, R.: Disk. in „Die klinische Bedeutung der Gefäß- und Kreislaufwirkung von Trasylol". Stuttgart: F. K. Schattauer 1969.
Schneider, M.: Zur Pathophysiologie des Schocks. In: K. Horatz u. R. Frey (Hrsg.): Schock und Plasmaexpander. Berlin-Heidelberg-New York: Springer 1964.
Swank, R. L., J. H. Fellman, and W. W. Hissen: Bibl. anat. (Basel) **7**, 185 (1965).
Todd, A. S., and A. Nunn: First Int. Symp. on Tissue Factors in the Hemostasis of the Coagulation-Fibrinolysis System. Florenz 1967.
Todd, A. S.: Brit. med. Bull. **20**, 210 (1964).

53. Einfluß der Fibrinolyse auf mögliche thrombocytäre Funktionsstörungen

H. Fürstenberg* und J. F. Bussmann-Mannheim

Summary. In earlier investigations the question of fibrinolytic haemorrhage after operations of the prostate had been examined. I was therefore now interested to clarify whether thrombocyte function was disordered or not in these patients after operation. In-vitro experiments showed a disorder of platelet adhesivity, and agglutination. In our patients no change of thrombocyte function was found.

Zusammenfassung. In früheren Untersuchungen prüften wir die Frage der fibrinolytischen Blutung nach Prostataoperationen. Wir waren daher jetzt interessiert zu klären, ob bei diesen Operierten die Thrombocytenfunktion gestört ist oder nicht. In vitro-Versuche ergaben eine Plättchen-Adhäsivitäts- und Agglutinationsstörung. Bei unseren Kranken hingegen war keine Änderung der Thrombocytenfunktion zu erkennen.

In der letzten Zeit sind diejenigen Vorgänge an den Blutplättchen in den Vordergrund des Interesses gerückt, die bei der Blutstillung nach

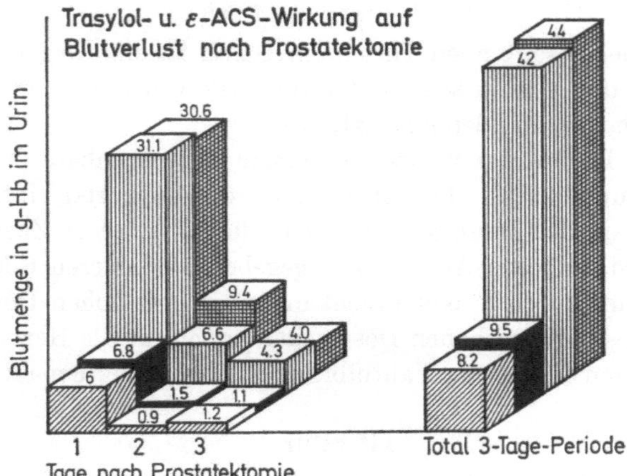

Abb. 1. Die Wirkung von Trasylol und ε-Aminocapronsäure auf den Blutverlust im Urin nach Prostatektomien

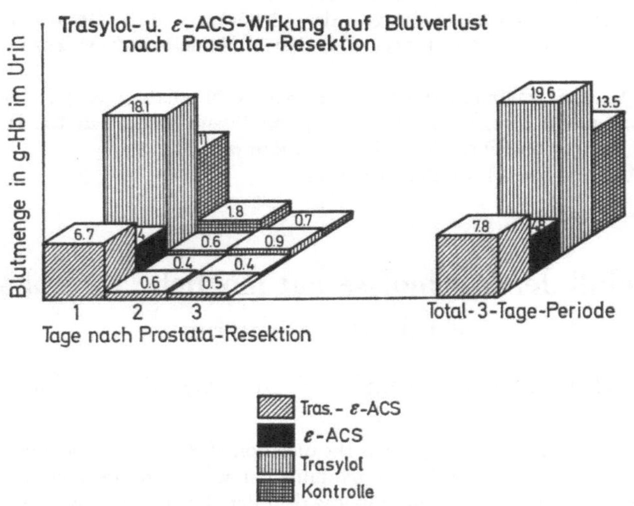

Abb. 2. Überblick nach transurethralen Resektionen

Verletzungen, aber auch im intakten Blutgefäß bei Veränderungen im Hämostasesystem ablaufen, da die Fibrinabscheidung vom Thrombocyten her induziert wird.

Bei früheren Untersuchungen überprüften wir die fibrinolytische Blutung nach Prostataoperationen. Diese Ergebnisse habe ich Ihnen auf den Abb. 1 und 2 noch einmal zusammenfassend dargelegt. Wir waren daher interessiert, nun zu untersuchen, wie es um den Einfluß von Störungen der Plättchenfunktion bestellt ist. Es ist bekannt, daß zwischen

Tabelle. *Mittelwerte von 6 Untersuchungsreihen, die an Plasmen von gesunden Blutspendern vorgenommen wurden*

Untersuchungsansätze (Mittelwerte)	Inkubationszeiten bei 37° C Std	Euglobulin-Lysezeit (Milstone) Std	Fibrinogen-Fibrin-Spalt-Produkte (Israels) γ/ml	Partielle Thromboplastinzeit sec	Plasma Thrombinzeit (Jürgens Roche) sec	Thrombocyten-Zahl (Feissly-Lüdin-Derlath) mm³	Thrombocyten-adhäsivität (Breddin)	Thrombocyten-Ausbreitung (Marx-Breddin)	Thrombocyten-Agglutination (Breddin)
Normalwerte		2—6	0	40—60	13—18	250000—350000	0,7—1,4	normal	1—2
1. Na-Citrat-Blut	sofort	6	∅	54	15	284000	0,7	normal	2
	1/2	6	∅	55	17	304000	1,56	Hemmung	2
	1	>6	∅	58	19	285000	1,80	Hemmung	1
	2	>6	∅	58	20	286000	1,54	normal	1—2
2. SK-Blut	sofort	nicht geronnen ↓	12	58	65	250000	0,75	normal	5
	1/2		14	78	69	234000	0,41	normal	2
	1		16	116	72	242000	0,54	normal	2
	2		12	123	90	238000	0,51	normal	2
3. SK-Blut + Trasylol	sofort	2	∅	55	34	250000	0,88	normal	1—2
	1/2	1 2/3	1	60	34	278000	0,53	normal	1—2
	1	1 2/3	1	73	39	266000	1,67	normal	2
	2	1 2/3	1	63	38	228000	0,61	normal	2
4. SK-Blut + ε-ACS	sofort	2/3	2	56	38	214000	0,67	normal	1—2
	1/2	2	2	65	38	268000	1,09	normal	2
	1	2 1/6	2	81	43	256000	1,11	normal	2
	2	>6	1	78	48	228000	0,63	normal	2
5. SK-Blut + AMCHA	sofort	2/3	1	55	35	284000	0,92	normal	1—2
	1/2	2 1/2	1	63	35	246000	1,13	normal	1—2
	1	2 1/6	1	67	37	260000	1,25	normal	1—2
	2	>6	1	69	38	200000	1,03	normal	1—2

Thrombocyten und Fibrinolyse bestimmte Beziehungen vorhanden sind, denn es besteht ein Zusammenhang zwischen Fibrinolyse und verminderter Plättchenfunktion durch Fibrinogenbruchstücke.

Daher schlossen wir jetzt in *vitro* und in *vivo* Untersuchungsreihen an, um zu klären, ob bei Prostataoperationen, welche zur kurzfristigen Aktivierung des fibrinolytischen Systems führen können, die Plättchenfunktion mitbetroffen ist oder nicht.

Die Untersuchungsmethoden wählten wir nach Funktionsanalysen der Thrombocyten aus, und zwar bestimmten wir Plättchenagglutination und Aggregation nach Breddin, die Adhäsivität nach Breddin und die Ausbreitung der Plättchen nach Marx in der Modifikation nach Breddin. Die Thrombocytenzahl wurde kontrolliert. Auf die spontane Fibrinolyse achteten wir. Fibrin- oder Fibrinogenbruchstücke erfaßten wir quantitativ mit einer Mikrohämagglutinationsanalyse nach Israels.

Unsere Ergebnisse der in vitro-Versuche mit streptokinaseaktiviertem Blut habe ich Ihnen auf einer Tabelle dargelegt.

Die in vitro-Versuche mit streptokinaseaktiviertem Blut ergeben, daß die Plättchenadhäsivität und Agglutination gestört wird.

Bremst man diese induzierte Fibrinolyse im Frühstadium, so bleiben derartige Störungen der Thrombocytenfunktion aus. Hierbei blockt in vitro der Kallikreininhibitor eine Frühlyse am besten ab.

Im Anschluß daran untersuchten wir 26 Kranke, welche wegen eines Prostatacarcinoms oder eines Adenoms reseziert bzw. ektomiert wurden.

Es wurde nach Ektomie und Resektion getrennt eine Kontroll- und eine Behandlungsgruppe gebildet.

Gruppe A: Kontrollfälle ohne Antifibrinolytica.

Gruppe B: Kombiniert Trasylol und ε-Aminocapronsäure.

Bei unseren Kranken war keine Tendenz zur Änderung der Thrombocytenfunktionen zu erkennen, und zwar weder in der Kontrollgruppe noch in der Behandlungsgruppe.

54. Einfluß von Trasylol auf Thromboembolie und Wundheilung

P. Matis*-Tübingen und F. K. Mörl-Hamburg

Summary. Trasylol, in the dose mentioned, improves post-operative circulation, especially of the leg, diminishes the incidence of thromboembolism and haemorrhages, and reduces post-operative disorders of wound-healing.

Zusammenfassung. Trasylol führt in der angegebenen Dosierung zu einer Verbesserung des postoperativen Kreislaufverhaltens, insbesondere im Bereich der unteren Extremitäten, zu einer Abnahme der Thromboembolie- und Blutungsfrequenz sowie zu einer Reduktion postoperativer Wundheilungsstörungen.

Das postoperative *Kreislaufverhalten* wird durch die Abnahme der Durchblutung und des venösen Rückflusses im Bereich der unteren Extremität mitbestimmt. Es läßt sich im Modellversuch [5] zeigen, daß nach intravenöser Gabe von 400000 E Trasylol die durch Ruhigstellung hervorgerufene Durchblutungsminderung über mehrere Stunden aufgehoben wird (Abb. 1). Die entsprechend verlängerte Kreislaufzeit

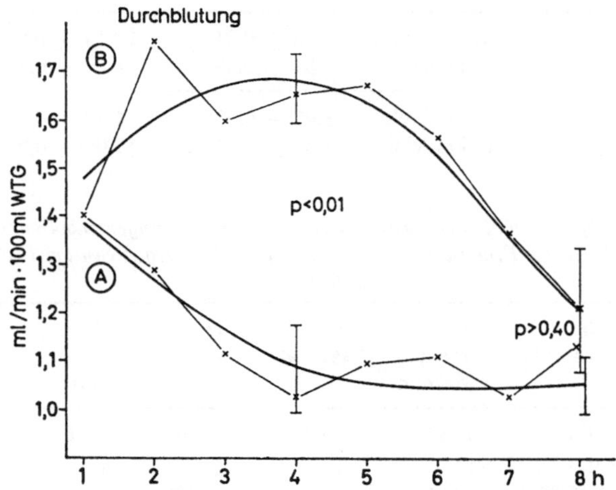

Abb. 1. Verhalten der Durchblutung ohne (A) und mit (B) Trasylol. Die Versuchspersonen liegen 8 Std ruhig in einer Klimakammer; untere Extremitäten auf Schiene ruhiggestellt. Abszisse: Zeit in Stunden. Ordinate: Durchblutung in ml/min/100 ml Weichteilgewebe [aus Pauschinger, P., P. Matis u. H. Rieckert: In: Haberland G. L., u. P. Matis (Hrsg.): Neue Aspekte der Trasylol-Therapie, Bd. 3, S. 81. Stuttgart: Schattauer 1969]

im Bereich der unteren Extremität findet sich nach Injektion von 400000 E Trasylol i.v. gegenüber dem Ausgangswert sogar verkürzt (Tab. 1). — Klinische Beobachtungen [4] stimmen mit diesen Befunden überein.

Prospektive Untersuchungen [1—3] erbrachten den Nachweis einer Abnahme der postoperativen *Thromboembolie*- (Tab. 2) und *Blutungs*frequenz (Tab. 3) unter *Trasylolschutz* (am Operationstag 500000 E, am 1. und 2. postoperativen Tag je 400000 E i.v. als Injektion bzw. Dauertropf). Diese Befunde sind im wesentlichen durch die zirkulationsfördernde und antifibrinolytische Wirkung des Proteinaseninhibitors zu erklären.

Störungen der *postoperativen Wundheilung* (Tab. 4) lassen sich durch Trasylol vermindern. Dieser Effekt kommt besonders bei den primär aseptischen Eingriffen (Tab. 5) zum Ausdruck.

Tabelle 1. *Beeinflussung von Kreislaufzeit bzw. Zirkulationsgeschwindigkeit durch Inaktivität und Trasylol (aus Pauschinger, P., P. Matis u. H. Rieckert: In: G. L. Haberland u. P. Matis (Hrsg.): Neue Aspekte der Trasylol-Therapie, Bd. 3, S. 81. Stuttgart: Schattauer 1969)*

Parameter		1. Messung 45—60 min nach Ruhigstellung	2. Messung 8 Std nach Ruhigstellung (ggf. 20 bis 60 min nach Trasylol-Inj.)
Kreislaufzeit (sec)	ohne Trasylol	6,43 ± 0,31	12,14 ± 0,89
	mit Trasylol	7,31 ± 0,39	4,42 ± 0,12
Zirkulationsgeschwindigkeit (cm/sec)	ohne Trasylol	8,97 ± 0,55	4,77 ± 0,29
	mit Trasylol	7,65 ± 0,41	12,60 ± 0,20

Tabelle 2. *Häufigkeit*[a] *tödlicher, autoptisch gesicherter Lungenembolien (%) (aus Mörl, F. K.: Klinik der Proteinaseninhibitoren in der Chirurgie. Stuttgart: Schattauer 1968)*

Reihe	❶ Trasylol —	❷ Trasylol Marcumar	T ❶ + ❷	❸ —	❹ — Marcumar	V ❸ + ❹
Alle Eingriffe	967	1137	2104	1049	1196	2245
Tödliche LE	6 (0,620)	2 (0,175)	8 (0,380)	13 (1,239)	4 (0,334)	17 (0,757)
„Emboligene" Eingriffe	270	442	712	271	430	701
Tödliche LE	6 (2,222)	2 (0,452)	8 (1,123)	13 (4,790)	4 (0,930)	17 (2,425)
Eingriffe bei Patienten über 60 J.	356 6 (0,842)	214 1 (0,467)	570 4 (0,701)	423 8 (1,891)	221 2 (0,905)	644 10 (1,552)

[a] Es werden jeweils die Häufigkeiten der Reihe 1 mit denen der Reihe 3, der Reihe 2 mit denen der Reihe 4 verglichen. Ist die Differenz der registrierten Häufigkeiten in diesen korrespondierenden Reihen signifikant, so sind in den folgenden Tabellen diese vergleichbaren Zahlenpaare (bei $P < 0,05$) kursiv und (bei $P < 0,01$) kursiv-halbfett hervorgehoben. Das gilt auch für den Vergleich der Reihen 1+2 (T) mit den Reihen 3+4 (V).

Für das seltenere Auftreten von Störungen der Wundheilung bei Trasylol-behandelten Patienten ist zunächst der antifibrinolytische Effekt des Proteinaseninhibitors von Bedeutung: Vermeidung von (Mikro-)Hämatomen infolge Förderung der Blutstillung. Die Ausschaltung einer gesteigerten Fibrinolyse bereits in den ersten Stunden nach

Tabelle 3. *Postoperative Blutungsfrequenz (aus Matis, P.: In: R. Marx, H. Imdahl u. G. L. Haberland (Hrsg.): Neue Aspekte der Trasylol-Therapie, Bd. 2, S. 19. Stuttgart: Schattauer 1968)*

Reihe	❶ Trasylol —	❷ Trasylol Marcumar	T ❶ + ❷	❸ — —	❹ — Marcumar	V ❸ + ❹
Zahl der Eingriffe	967	1137	2104	1049	1196	2245
Blutung aus Wunde und Op.-Bereich	*24 (2,48)*	15 (1,31)	39 (1,85)	*47 (4,48)*	23 (1,92)	70 (3,11)
Blutige Sekretion aus Wunde und Op.-Bereich	15 (1,55)	13 (1,14)	28 (1,33)	26 (2,47)	21 (1,75)	47 (2,09)
Andere Blutungen	19 (1,96)	— (0,00)	19 (0,90)	11 (1,04)	5 (0,41)	16 (0,71)
Gesamt	***58 (5,99)***	*28 (2,46)*	86 (4,08)	***84 (8,00)***	*49 (4,09)*	133 (5,92)

Tabelle 4. *Vorkommen von Wundheilungsstörungen (aus Matis, P.: In: R. Marx, H. Imdahl u. G. L. Haberland (Hrsg.): Neue Aspekte der Trasylol-Therapie, Bd. 2, S. 19. Stuttgart: Schattauer 1968)*

Reihe	❶ Trasylol	❷ Trasylol Marcumar	T ❶ + ❷	❸ — —	❹ — Marcumar	V ❸ + ❹
Zahl der Eingriffe	967	1137	2104	1049	1196	2245
Serome und Hämatome	*27*	***29***	***56***	*50*	***70***	***120***
Wundinfektionen	***14***	*34*	***48 (2,28)***	***47***	*56*	***103 (4,58)***
Serohämatome und Wundinfektionen	3	***1***	4	11	***12***	23
Wunddehiszenzen über 5 cm	***2***	7	9	***16***	16	32
Platzbauch	2	1	3	2	2	4
Anastomosen- und Stumpfinsuffizienzen	5	5	10	9	8	17
Summe	***53 (5,48)***	***77 (6,76)***	***130 (6,17)***	***135 (12,86)***	***164 (13,70)***	***299 (13,31)***

Tabelle 5. *Störungen der Wundheilung in verschiedenen Operationsgruppen (aus Matis, P.: In: R. Marx, H. Imdahl u. G. L. Haberland (Hrsg.): Neue Aspekte der Trasylol-Therapie, Bd. 2, S. 19. Stuttgart: Schattauer 1968)*

Reihe	❶ Trasylol —	❷ Trasylol Marcumar	T ❶ + ❷	❸ — —	❹ — Marcumar	V ❸ + ❹
Primär aseptische Eingriffe	244 ***12*** ***(4,9)***	495 ***27*** ***(5,5)***	739 ***39*** ***(5,3)***	257 ***30*** ***(12,0)***	480 ***70*** ***(14,6)***	737 ***100*** ***(13,6)***
Bedingt aseptische Eingriffe	3 (2,6)	232 6 (2,6)	347 9 (2,6)	100 5 (5,0)	223 10 (4,5)	323 15 (4,7)
Infektions-gefährdete Operationen	49 5 (10,2)	70 9 (12,9)	119 14 (11,8)	63 9 (14,3)	96 15 (15,6)	159 24 (15,1)
Appendekto-mien	171 5 (2,9)	87 5 (5,8)	258 10 (3,9)	162 6 (3,7)	126 8 (6,3)	288 14 (4,9)
Urologische Eingriffe	86 6 (7,0)	59 7 (11,9)	145 *13 (9,0)*	96 15 (15,6)	70 14 (20,0)	166 *29 (17,5)*

der Wundsetzung sichert die Erhaltung der erforderlichen Menge und optimalen Persistenz des Fibrins für die Abdeckung bzw. Verklebung der Wunde und als Reiz für die Granulationsbildung.

Der speziell bei aseptischen Eingriffen zum Ausdruck kommende Trasyloleffekt deutet unseres Erachtens eher auf eine Beeinflussung endogener Bedingungen der Wundheilung denn auf eine Ausschaltung exogener Noxen hin [1].

Die besondere Rolle der Proteasen im Wundheilungsvorgang (Frühentzündung!) erfordert die Einregulierung proteolytischer Prozesse auf ein mittleres Niveau: Über eine Hemmung von Proteasen läßt sich die Permeabilität der Zellgrenzflächen in der Wunde heilungsadäquat reduzieren. Hierfür ist auch die Aufrechterhaltung des für die Endstrombahn wesentlichen Gleichgewichts zwischen latenter Gerinnung und latenter Fibrinolyse besonders wichtig.

Die Beeinflussung der Durchblutung durch Trasylol im Bereich der unteren Extremität im Sinne einer *Zirkulationsförderung* und Besserung des venösen Abtransports ist, ebenso wie eine gewisse Blutdruckstabilisierung [3], für den postoperativen Verlauf und die Interpretation einer Reihe weiterer klinischer Befunde, auf die hier nicht einzugehen war, von Bedeutung.

Literatur

1. Matis, P.: In: R. Marx, H. Imdahl u. G. L. Haberland (Hrsg.): Neue Aspekte der Trasylol-Therapie, Bd. 2, S. 19. Stuttgart: Schattauer 1968.
2. —, u. F. K. Mörl: Ann. N. Y. Acad. Sci. **146**, 715 (1968).

3. Mörl, F. K.: Klinik der Proteinaseninhibitoren in der Chirurgie. Stuttgart: Schattauer 1968.
4. Müller, E., H. A. Thies u. P. Matis: Wiss. Ausstellung 86. Tagung d. Dtsch. Ges. f. Chirurgie, 1969.
5. Pauschinger, P., P. Matis u. H. Rieckert: In: G. L. Haberland u. P. Matis (Hrsg.): Neue Aspekte der Trasylol-Therapie, Bd. 3, S. 81. Stuttgart: Schattauer 1969.

55. Fettembolie und Proteinaseninhibitoren

F. K. Mörl*-Hamburg und W. Heller (a. G.)-Tübingen

Kausalpathogenetisch ist die Fettembolie ein sehr komplexer Vorgang, dessen letzte Einzelheiten noch unaufgeklärt sind. So ist strittig, ob das Fett aus den Depots, aus dem Plasma oder aus der Fraktur stammt. Voraussetzung ist in jedem Fall ein mehr oder weniger schwerer Schockzustand, der oft klinisch unerkannt bleibt. Der Fetteinschwemmung im Schock über den Ductus thoracicus ist eine größere Bedeutung beizumessen als der Herkunft des Fettes aus dem Plasma oder dem Frakturhämatom; denn die Fettmengen des Blutes oder eines gebrochenen Knochens reichen nicht aus, jene Fettmengen zu erklären, die im Falle einer Fettembolie in der Lunge gefunden werden. Fettmobilisierende Faktoren wie ACTH, STH, Cortison, Glukagon und Polypeptide sind regelmäßig im Schock erhöht. Die Rolle der Lipoproteidlipase ist noch nicht genügend untersucht.

Die meisten Autoren halten an dem Phänomen der posttraumatischen Hyperlipidämie fest. O'Driscol spricht von einer direkten Korrelation zwischen Höhe der Blutfette und Auftreten einer Fettembolie.

Unsere eigenen Untersuchungen lassen einen initialen Tiefstand fast sämtlicher Fettfraktionen im Blut erkennen, der von einem späteren überschießenden Anstieg gefolgt ist. Nur das freie Glycerin befindet sich bei Vorliegen einer Fettembolie stets über dem Normbereich, und die freien Fettsäuren zeigen, gleichgültig zu welchem Zeitpunkt die Fetteinschwemmung auftritt, einen pathologischen Tiefstand, der oft zeitlich einer Fettembolie vorausgeht.

Das Verhalten der Fettfraktionen hat sich uns in der Erkennung einer drohenden oder ausgebrochenen Fettembolie bewährt.

Nun zur Therapie der Fettembolie:

Vor über 2 Jahren haben wir auf den günstigen Einfluß des Proteinaseninhibitors in Prophylaxe und Therapie der Fettembolie hingewiesen.

Die Wirkung besteht:

1. in dem Antischockeffekt bzw. in der Blutdruckstabilisierung und ist in einer Hemmung der Kinine zu suchen. Die von Herrn Kristen u.

Mitarb. heute vorgetragenen Untersuchungsergebnisse über den Tourne-quet-Schock und Trasylol sprechen für diese Annahme.

2. Die stets im Stadium der Fettembolie (symptomatisch, nicht kausal!) zu beobachtende Gerinnungsstörung wird durch den antithromboplastischen und antifibrinolytischen Effekt des Inhibitors beseitigt.

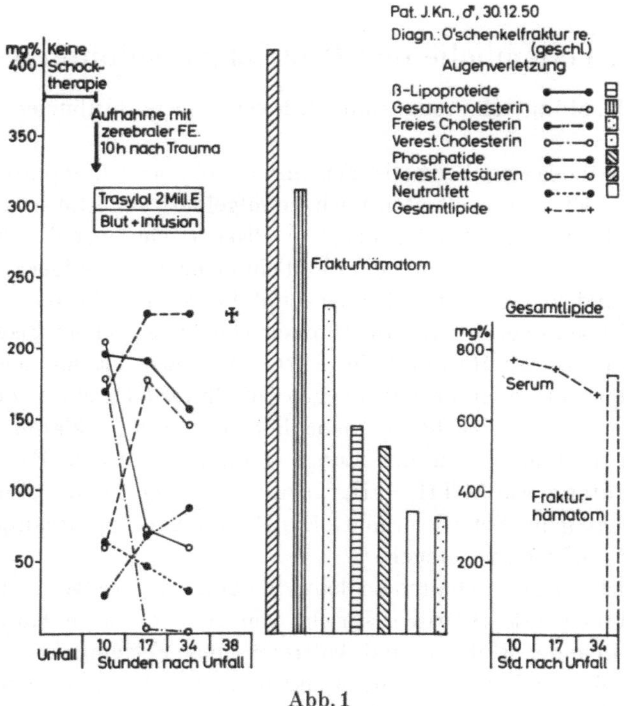

Abb. 1

3. Ob ein direkter oder indirekter Einfluß des Inhibitors auf die Blutfette besteht, ist bislang nicht signifikant. Wir sahen dosisabhängig einen Wiederanstieg der freien Fettsäuren im Blut, die im Stadium der Fettembolie stets erniedrigt sind. Die Phosphatidfraktion erhöhte sich in $^2/_3$ unserer Fälle kurzfristig.

Seit Abschluß der Tübinger Studie wurden über 100 Schwerverletzte zusätzlich unter einen hohen Trasylolspiegel gestellt. Nur in 2 Fällen kam es zu einem „Versager", die aber kaum dem Inhibitor zur Last gelegt werden können.

Im ersten Fall (Abb. 1) handelt es sich um einen 18jährigen Mann, der außerhalb mit einer frischen Oberschenkelfraktur stundenlang wegen einer Augenverletzung operiert worden ist. Es nimmt nicht wunder, daß es 10 Std später zu einer massiven Lungen- und Gehirnfettembolie gekommen ist. Trotz intensiver Schocktherapie und hoher Trasylolgabe ist der Kranke an cerebraler Hypoxie bei Fettembolie verstorben, wie autoptisch nachgewiesen worden ist.

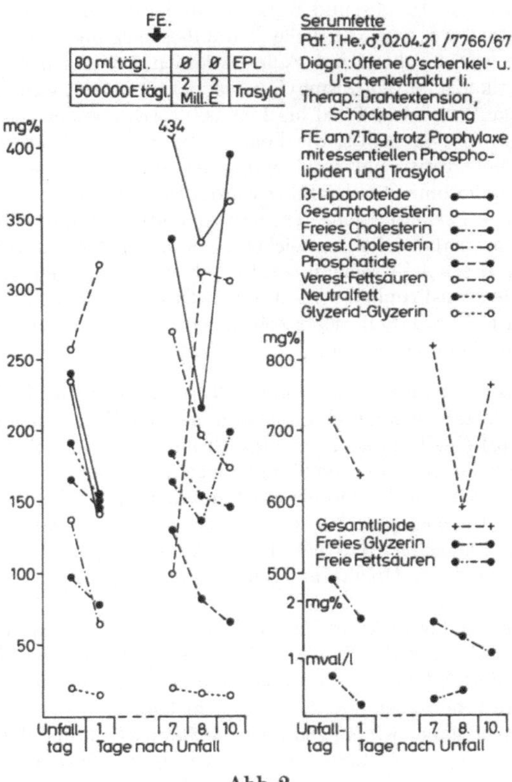

Abb. 2

Im zweiten Fall (Abb. 2) entwickelte sich die Lungenfettembolie am 6. Tag nach dem Trauma, obwohl prophylaktisch Lipostabil und Trasylol gleichzeitig verabfolgt worden sind. Lipostabil wurde abgesetzt, die Trasyloldosis stark erhöht und der Kranke überwand das kritische Krankheitsbild.

Die zusätzliche Inhibitorgabe zur Prophylaxe und Therapie der Fettembolie hat sich uns seit $3^1/_2$ Jahren bewährt, allerdings sind homöopathische Dosen zwecklos; der beste Schutz liegt bei über 1 Million Einheiten täglich. Es würde mich interessieren, welche Beobachtungen andere Kliniken mit dem Inhibitorschutz bei Fettembolie gemacht haben.

Leiter: Die Zeit ist zwar weit fortgeschritten. Sollen wir doch noch etwas diskutieren? — (Zustimmung) Wer hat eine Diskussionsbemerkung?

Aussprache

Frau S. Popov (a. G.)-Bonn: Im Anschluß an die Diskussion der Herren Schier (Vortrag Nr. 46), Hoferichter (48) und Matis (54) und aufgrund unserer Erfahrungen in Tierexperimenten, wo eine deutliche Thromboseneigung unter der Trasyloltherapie zu sehen war, möchte ich 4 Fälle erwähnen, bei denen wir auf die sonst durchgeführte Antikoagulantien-Prophylaxe verzichtet haben, weil diese Patienten unter hohen Dosen Trasylol (600000 bis 1000000 KIE) standen. Es handelte sich um 2 Patienten mit Pankreatitis, die konservativ behandelt wurden, sowie um 1 Patienten mit Cholecystitis plus Cholangitis, bei dem eine Cholecystektomie plus transduodenale Papillotomie durchgeführt wurde. Im Verlaufe der Trasyloltherapie wurde bei diesen 3 Patienten eine Thrombophlebitis diagnostiziert. Bei einem Patienten, der einen Unfall erlitt, entwickelte sich unter der Trasyloltherapie eine Thrombose. Nach diesen 4 Zwischenfällen betreiben wir bei einer Trasyloltherapie zusätzlich eine Heparin-Prophylaxe mit einer Dosierung von 10000—15000 IE Heparin subcutan je 12 Std. Seit dieser Zeit haben wir keine Komplikationen mehr unter einer Trasyloltherapie gesehen.

Scheibe-Lübeck: Gerade zu dem am Schluß angeschnittenen Problem, daß die Entstehung der Fettembolie letztlich unbekannt sei, hat Herr Mörl in einer Bemerkung vielleicht selbst eine Lösung angedeutet. Großenteils sind diejenigen Patienten von einer Fettembolie bedroht, die durch einen schweren Unfall einen ebenso schweren Schock durch eine Hypotonie erlitten haben. Uns allen ist bekannt, daß postoperativ z. B. die postoperative Peritonitis, die postoperative Enterocolitis auftritt. Wir haben festgestellt, daß diese Komplikationen speziell bei den Patienten auftreten, die während der Operation Hypotoniephasen, manchmal von längerer Dauer, durchgemacht haben.

Nun wäre hier eine Parallele zur Fettembolie zu suchen. Sie ist auch gefunden. Wir haben festgestellt, daß die Patienten, die eine postoperative oder posttraumatische schwere Fettembolie erlitten haben und auch an ihr zugrunde gegangen sind, meist schwere Schockzustände durchgemacht haben.

Darauf aufbauend haben wir ein Tierexperiment angestellt und dabei festgestellt, daß ein schwerer Hypotoniezustand schon bei geringeren, in die Blutbahn eingeschwemmten Fettmengen zu einer tödlichen Embolie führt. Wenn man z. B. Kaninchen etwa 30—35 cm^3 Blut je kg entzieht, so überstehen sie das, wenn man ihnen das Blut innerhalb von 70 min oder nach 70 min reinfundiert, ohne Ausfälle. Wenn man den gleichen Kaninchen in gesundem Zustand 0,25—0,28 cm^3/kg Olivenöl langsam i. v. infundiert, vertragen sie das ohne Störungen auf längere Dauer. Sie werden im Moment eine Hypotoniephase durchmachen, überleben aber alle diese Ölinfusion. Gibt man dieselbe Menge Olivenöl aber im Entblutungsschock, d. h. nach Valur von 0,35 cm^3 je kg und reinfundiert Blut nach 70 min langsam genauso wie bei den unbeeinflußten Tieren, sterben diese zu 90%.

Mit diesem Beitrag möchte ich nur sagen, daß die Hypotonie oder der schwere Schock unbedingt zur Fettembolie gehören.

F. Loew-Homburg/Saar: Wir haben seit etwa 2 Jahren Untersuchungen des traumatischen Schocks mit Trasylol und ohne Trasylol durchgeführt und seit etwa $^3/_4$ Jahren Untersuchungen mit Prof. Habermann in Gießen über den Fibrinogenstoffwechsel und über den Fibrinogenabfall. Wir konnten dabei zwar auch gelegentlich einen Fibrinogenabfall finden, aber wir mußten feststellen, daß das Gesamt-eiweiß gleichzeitig mit vermindert ist. Wir haben nur in den wenigsten Fällen einen wirklich signifikanten Abfall des Fibrinogens beobachtet, vielleicht bei einigen Fällen der letzten Serie mit schweren Schäden im Gehirnraum. Aber die Serie ist noch zu klein, um darüber berichten zu können.

Was aber auffallend war: Wir haben Trasylol in Dosen bis zu 1 Million E gegeben, bei zwei Fällen. Beide sind verstorben. Der eine hatte eine massive Lungenembolie im protahierten Schockzustand. Wir gaben über 1 Million E Trasylol über 10 Tage. Histologisch fanden sich massive Mikrothromben in Leber, Nieren und Lungen.

Frau R. Vogel-München: Ich möchte Herrn Nagel fragen, ob das, was er als Kallikreinaktivität bezeichnet, was er im Serum bei seinen Ileusversuchen mißt, direkte esterolytische Kallikreinaktivität ist oder ob er Veränderungen im Präkallikreinspiegel mißt.

M. Nagel-Mainz: Das ist eine ganz richtige Frage, die wir auch mit Prof. Werle schon lange diskutiert haben. Da ist sicherlich eine kleine Fehlerbreite in dieser esterolytischen Bestimmungsmethode. Aber sicherlich gibt diese Methode einen Parameter dafür, daß hier eine proteolytische Aktivität vorliegt. Und damit ist sie im Augenblick die beste Methode, um überhaupt zu messen.

Frau R. Vogel-München: Dazu ist zu sagen, daß wir bereits vor 10 Jahren berichtet haben über Abnahme von Präkallikrein-Spiegel beim Ileus, und zwar beim experimentellen Ileus und bei Patienten. Dies würde der Zunahme der proteolytischen Aktivität oder der esterolytischen Aktivität entsprechen, da wir deren Vorstufe bestimmt haben. Wir haben damals gesehen, daß die Vorstufe sehr diffizil zu bestimmen ist, und sind darauf gestoßen — auch ein Problem, das jetzt wieder angeschnitten wird —, daß nämlich offensichtlich zwei Präkallikreine vorliegen müssen. Das war damals etwas, was für uns noch nicht experimentell zu fassen war und was die Versuche erschwert hat. Aber jetzt kann man wohl annehmen, daß ein Teil dessen, was sich beim experimentellen Ileus und auch beim Ileus von Patienten verändert, möglicherweise auf das freiwerdende Darmkallikrein zurückzuführen ist.

E. Schima-Wien: Zwei klinische Beobachtungen zum Vortrag von Vorster. Herr Vorster hat erstens Bayer zitiert, der gesagt hat, daß nach diffusen Peritonitiden relativ häufig ein verwachsungsfreies oder verwachsungsarmes Peritoneum resultiert. Und Herr Vorster hat gesagt, man soll kein Trasylol bei der diffusen eitrigen Peritonitis als Adhäsionsprophylaxe geben. Die einzige wirkliche Möglichkeit, die Wirksamkeit einer Adhäsionsprophylaxe zu beurteilen, besteht entweder in der Relaparotomie oder in der Autopsie. Daraus ergibt sich, daß jeder Autor nur über wenige eigene Beobachtungen verfügen kann. Wir verfügen an der Ersten Chirurgischen Klinik in Wien über zwei Sigma-Perforationen mit jeweils einer diffusen stercoralen Peritonitis. Beide Patienten erhielten nach Perforationsübernähung und der üblichen Peritonal-Toilette 500000 E Trasylol als Adhäsionsprophylaxe in das Abdomen. Bei einem Patienten wurde nach 1 Monat relaparotomiert. Der Colostomieverschluß und das Abdomen waren vollkommen verwachsungsfrei. Beim zweiten Patienten wurde nach 3 Monaten die Colostomie verschlossen. Hier bestanden diffuse, flächenhafte, aber ganz zarte und leicht lösbare Adhäsionen. Ob das jetzt eine Wirkung im Sinn von Bayer war oder der tryptischen Kraft, wie Bayer es genannt hat, des Eiters war oder eine Wirkung des Trasylols, kann ich nicht sagen. Sicher kann ich sagen, daß wir beiden Patienten nicht geschadet haben.

Frau S. Popov (a. G.)-Bonn: In Bonn haben wir bei 2000 Patienten, die wir bei der Antikoagulatienprophylaxe mit Trasylol, bei suppurativen akuten Peritonitiden, auch bei akuter Pankreatitis beobachten konnten, gesehen, daß Trasylol, allein gegeben, besonders in einer akuten Phase von Schock, noch mehr, wenn ein Schock protrahiert wurde, nicht genügt als gleichzeitige Antikoagulantien-, sagen wir Embolieprophylaxe. 3mal haben wir eine Thrombophlebitis mit Trasylol erlebt, 1mal eine Thrombose. Dann haben wir uns geholfen, und um Trasylol nicht zu vermeiden, es einfach mit Heparin zusammengegeben. Und nachdem wir die Heparintherapie mit sehr geringen Dosen, bei denen keine Wundheilungsstörung zu beobachten war, eingeführt haben, haben wir keine Thrombophlebitiden mehr gesehen, auch keine Lungenembolie.

Ich möchte dem Referat von Herrn Matis noch hinzufügen, daß wir auf diese Art, mit der Kombination von Trasylol und Heparin, bei den 2000 Patienten nicht eine Lungenembolie verifizieren konnten. Wir geben jetzt Trasylol mit Heparin 2mal am Tag, alle 12 Std, 10—14000 E, ohne irgendeine der genannten Komplikationen.

P. Matis-Tübingen: Die Ausführungen waren sehr wichtig. Ich habe vergessen zu sagen — es war offenbar wegen des Zeitdrucks —, daß wir natürlich das Trasylol nicht als Thromboseprophylaxe par excellence verwenden oder empfehlen möchten, daß wir natürlich die klassischen Antikoagulantien beibehalten. Wir haben sie auch während der Studien beibehalten; wir konnten uns nicht entschließen, sie fallenzulassen. Nur ist dieser Effekt natürlich sehr interessant. Ich sage, 1:2 ist immerhin etwas, und es wäre eine Möglichkeit, sich auf alle Fälle mit Trasylol dort zu behelfen, wo man vor einer Antikoagulantiengabe zurückschrecken sollte. Was die Thrombophlebitisfrequenz als solche angeht, muß man natürlich überhaupt sehr vorsichtig sein. Man hat monatelang gar nichts, dann gibts wieder mal Tage, wo die eine die andere jagt. Man muß da tatsächlich schon große Zahlen haben.

W. E. Zimmermann-Freiburg i. Br.: Eine Frage an Herrn Mörl. Er hat uns die tierexperimentellen Untersuchungen über die Entstehung und die Behandlung der Fettembolie vorgetragen. Bei seinen Untersuchungen frappierten mich die Resultate, nachdem wir auch schon jahrelang experimentieren. Ich frage ganz mit Entschiedenheit: Wie hat er die Hypovolämie primär behandelt bei seinen Patienten? Mir scheint, daß da eine Diskrepanz ist zwischen unseren Versuchsanordnungen und seiner klinischen Behandlung. Es ist gar nicht sicher abzugrenzen, was nun wirklich eine Volumensubstitution und andere Maßnahmen sind und was vielleicht die Wirkung von Trasylol ist.

F. K. Mörl-Hamburg: Herr Zimmermann! Zunächst zu den Kaninchenversuchen. Da haben wir ein standardisiertes Fettemboliemodell gewählt und hämorrhagischen Schock gesetzt, nämlich 5 cm^3 Blut 2mal innerhalb 1 Std abgenommen, substituiert, nicht mit einer Infusion, sondern auf einmal, mit NaCl, und 2mal 0,5 mg gespritzt, und dabei die Blutabnahme immer für die Fettbestimmung benutzt. Die Fettbestimmung erfolgte nach ein paar Stunden. In der letzten Zeit haben wir sowohl mit Hämaccel als auch mit Rheomacrodex den Schock zusätzlich bekämpft, in beiden Gruppen gleich.

W. E. Zimmermann-Freiburg i. Br.: Aber das scheint mir wichtig in der Unterscheidung gegenüber der Trasylolwirkung. Wir sind uns doch sicher, daß auch das Rheomakrodex seine Wirkung hat in Form einer Volumensubstitution und einer angedeuteten fibrinolytischen Tendenz. Ich habe das auch in unseren Tierexperimenten, die ich heute hier demonstriert habe, hervorzuheben versucht, daß da ganz entschiedene Unterschiede sind.

F. K. Mörl-Hamburg: Ich glaube, daß die Biochemie des Schocks noch viel zu wenig erforscht ist. Für Rheomacrodex ist bereits ein antithromboplastischer Effekt nachgewiesen worden. Aber wir haben ja zwei große Gruppen gebildet, von je 400

Patienten, stationäre Verletzte. Wir haben auf beiden Seiten dieselbe Schocktherapie durchgeführt. Nur hat die eine Seite zusätzlich Trasylol bekommen. Es muß also irgend etwas dran sein. Die biochemische Wirkung besteht in einer Autolysehemmung. Es gibt Anhaltspunkte dafür, daß die Polypeptide weniger aus dem traumatisierten Gewebe herauskommen und somit den Schock unterhalten. Das ist nur eine Hypothese. Wir sind dabei, das näher zu erforschen.

W. E. Zimmermann-Freiburg i. Br.: Mich überrascht es trotzdem, daß Sie beim Heparinversuch genau dieselben Ergebnisse haben wie wir und daß sie sich nur im Trasylolversuch unterscheiden. Damit habe ich keine ausreichende Gewähr. Deswegen meine Frage.

F. K. Mörl-Hamburg: Herr Zimmermann, ich darf zum Heparin folgendes sagen: Wir haben zwei Todesfälle mit Heparin erlebt, und zwar mit 30000 E Heparin, innerhalb von 12 Std gegeben. Der Kranke hat sich in seine Körperhöhlen hinein verblutet.

Zum Lipostabil ist zu sagen, daß wir schwere und schwerste Versager, klinisch, hatten. Wir wissen jetzt auch, woran das liegt: Es steigt nicht nur, wie angegeben, die Phosphatidfraktion an, sondern genauso gut die neutrale Fraktion, die sich dann in der Lunge anhäuft.

Leiter: Ich glaube, wir sollten dazu übergehen, noch weitere Punkte zu diskutieren?

F. W. Eigler-Köln: Ich glaube, es sind heute genügend Befunde vorgelegt worden, die den Trasylol-Effekt zeigen. Eine Schwierigkeit, die ich immer wieder sehe, auch speziell hinsichtlich der Pankreatitis-Behandlung, ist die Frage der Dosierung. Die Dosen, die in der Klinik gegeben werden, sind allmählich immer weiter hochgestiegen. Nun haben die Untersuchungen von Kaller gezeigt, wie das Trasylol aus dem Organismus verschwindet. Es wäre im Hinblick auf eine rationelle Therapie sinnvoll, anzugeben, welchen Blutspiegel man erreichen will, um einen therapeutischen Effekt zu haben. Vielleicht könnte dazu noch der eine oder andere Redner sprechen, was nun vorgeschlagen wird. Es wurde zum Teil gesagt, wir haben zunächst Einzeldosen gegeben, jetzt geben wir Dauerinfusionen. Nach diesen Untersuchungen wäre es ja an sich das Sinnvollste: Zunächst eine hohe Initialdosis und dann eine Dauerinfusion. Ich wäre dankbar, wenn das vielleicht präzisiert werden könnte.

E. Werle-München: Ich kann die Frage nicht ganz so exakt beantworten, wie es notwendig wäre. Natürlich wird der Blutspiegel auf einem Betrag gehalten werden können, wenn man pro Minute viel infundiert. Denn wir haben ja festgestellt, daß es ziemlich rasch aus der Blutbahn verschwindet und eliminiert wird. Ich würde auch sagen, daß eine hohe initiale Dosis und dann eine Infusion das Geeignete wäre.

Leiter: Darf ich vielleicht dazu auch Stellung nehmen? Ich finde auffallend bei dem Befund von Herrn Dinstl, daß, gleichgültig ob 30000 oder 300000 E verwendet wurden, im Pankreassekret dieselben Veränderungen nachweisbar waren. Das spricht erstens dafür, daß tatsächlich in das Pankreassekret verhältnismäßig wenig Trasylol übertritt, womit vielleicht die relativ frühen Erfolge bei der Pankreatitisbehandlung mit kleinen Dosen zu erklären sind, auf der anderen Seite aber auch dafür, daß die wirklichen Erfolge der Behandlung der schweren Pankreatitisfälle durch hohe Dosen doch mehr auf eine Allgemeinwirkung des Trasylols zurückzuführen sind.

E. Werle-München: Wir haben ja festgestellt, daß das Trasylol nicht in den Pankreassaft übergeht. Ich weiß nicht, ob Herr Dinstl differenziert hat zwischen pankreaseigenem Inhibitor und Trasylol. Die sind ja ganz verschieden. Man muß immer wieder darauf aufmerksam machen, daß Trasylol nur beim Rind vorkommt, aber nicht beim Menschen. Er hat einen Inhibitor im Pankreassaft, der ist aber spezifisch trypsinhemmend. Das hätte in dieser Untersuchung noch differenziert werden müssen, ob es sich um Trasylol handelt oder ob vermehrt Pankreasinhibitor gebildet und normal im Pankreassaft ausgeschieden wird.

K. Dinstl-Wien: Sie haben speziell nach der Pankreatitis gefragt. Davon verstehe ich noch weniger als von anderen Dingen. Aber ich möchte sagen: Wenn wir die Kreislaufwirkung als die wesentliche Komponente der Trasylolwirkung akzeptieren, und das dürfen wir, dann zeigen unsere Befunde, daß man nicht allzusehr am Spiegel zu hängen braucht. Wir haben schon bei der Heparin-Therapie gesehen, und da bin ich wirklich Fachmann, daß es ziemlich egal ist, ob man eine Infusion macht oder eine intermittierende i. v. oder i. m. Injektion. Man muß nur den Spiegel vorübergehend genügend anfluten; dann reicht das schon für die Intervalle. Und beim Trasylol, auf die Kreislaufwirkung bezogen, konnten wir ja zeigen, daß der Effekt tatsächlich 2, 3 oder sogar 4 und 5 Std anhielt. Ich hätte dort, wo es mir darauf ankommt, den Patienten kreislaufmäßig wieder hinzukriegen, keine Sorge, ihm 3 oder 4 intermittierende i. v. Injektionen zu geben.

Leiter: Wieviel geben Sie da, 200000 oder 300000 E?

K. Dinstl-Wien: Es wird natürlich immer versucht zu sagen: Lieber mehr als weniger. Das ist klar. Daraus resultieren auch unsere hohen Dosen, die wir genommen haben, weil wir gesagt haben: Wenn wir nichts finden, soll es nicht daran liegen, daß wir zu wenig gespritzt haben. Wir haben 400000 E gegeben, die 3, 4 und 5 Std anhielten. Ich würde glauben, daß man, wenn man sich vorsichtig zurückschleicht, vielleicht auch mit der Hälfte hinkäme. Uns kam es darauf an, nachzuweisen, daß der Effekt da ist.

Leiter: Aber kombiniert wird es wahrscheinlich doch am besten sein: Hohe Initialdosis und dann eine Dauerinfusion.

Leiter: Noch eine letzte Diskussionsbemerkung?

Frau R. Vogel-München: Zur Frage des immer umstrittenen Inhibitorspiegels möchte ich eine Anregung geben. Es ist jetzt möglich, mit Hilfe von Computern, aus den Speicher -und Eliminierungsversuchen einmal tatsächlich zu ermitteln, ob die Substanz einen kontinuierlichen Spiegel hat oder ob sie immer wieder absackt zwischen einzelnen Injektionen. Das ist ein Vorschlag.

Leiter: Ich glaube, wir alle sind beeindruckt von den vielfältigen Wirkungen von Trasylol. Es ist natürlich kein Wunder, daß Zweifel und Kritiken an den einzelnen Wirkungen auftreten; sie sind auch berechtigt. Das soll aber Anregung geben, den eigentlichen Wirkungen nachzugehen. Ich bin sicher, daß dies sehr lohnend sein wird.

Ich glaube, wir sollten den Entdeckern des Kallikreinsystems unsere Hochachtung aussprechen, besonders, da wir einen Vertreter unter uns haben. Im übrigen danke ich allen Rednern und Diskussionsrednern und allen Zuhörern.

Zweiter Sitzungstag

Donnerstag, den 10. April 1969

Vormittagssitzung von 9.00 bis 13.00 Uhr

Präsident: Meine Damen und Herren, ich eröffne die heutige Vormittagssitzung. Ehe wir mit dem wissenschaftlichen Programm beginnen, möchte ich den Vorschlag des Präsidiums für die Wahl des nächsten Präsidenten bekanntgeben.

Das Präsidium schlägt als Kandidaten für das Amt des Präsidenten 1969/70 Herrn Professor Maurer, München, vor. Damit soll den Wünschen der Krankenhausärzte Rechnung getragen werden. Herr Maurer war 22 Jahre Chef chirurgischer Krankenhausabteilungen, kennt also die dort entstehenden Aufgaben und Probleme sehr genau. Seit 15 Jahren hat er sich durch Übernahme der organisatorischen Arbeiten zur Vorbereitung unserer Kongresse um die Deutsche Gesellschaft für Chirurgie sehr verdient gemacht.

Nach unseren Satzungen können von den ordentlichen Mitgliedern weitere Wahlvorschläge schriftlich bei mir eingereicht werden. Diese Vorschläge werden vor der Wahl in der zweiten Generalversammlung bekanntgegeben, die morgen vormittag pünktlich um 9.00 Uhr beginnt.

Für die Wahl der vier neuen nichtständigen Beiratsmitglieder, die ebenfalls morgen stattfinden wird, schlägt das Präsidium als Kandidaten vor: Professor Gert Carstensen, Mülheim; Professor Fritz Kümmerle, Mainz; Professor Paul Kyrle, Wien, und Dr. Wolfgang Müller-Osten, Hamburg, den Vorsitzenden des Berufsverbandes der Deutschen Chirurgen.

Wir beginnen nun mit dem wissenschaftlichen Programm. Das Thema lautet:

IV. Abdominalchirurgie

a) Gallenwegschirurgie: Probleme bei Wiederholungseingriffen an den Gallengängen

Das Wort hat als erster Redner Herr Bayindir.

56. Die Leistungsfähigkeit der percutanen transhepatischen Cholangiographie vor Wiederholungseingriffen an den Gallenwegen

S. Bayindir (a. G.)-Gießen

Summary. Intravenous cholecysto-cholangiography intended for the visualization of the bile ducts does not work in jaundiced patients with serum bilirubin values over 2 mg-$^0/_0$. The method often fails in non-jaundiced patients with bili-digestive anastomoses and incomplete outflow of bile from the common bile duct. In these cases exact diagnosis may be achieved by percutaneous transhepatic cholangiography. The surgeon will be able to plan the operation by clarifying before operation the site of the occlusion and the cause in cases of extrahepatic occlusion, both complete and imcomplete. He will be able to forgo intraoperative diagnostic measures, which are difficult and time-consuming, especially in patients that have been operated on before and have scars. If it can be demonstrated that the afferent bile ducts are open, the patient will be spared a laparotomy. Serious complications need not be feared if the ordinary rules applicable to injection and blood coagulation factors are observed.

Zusammenfassung. Die i.v. Cholecysto-Cholangiographie zur Gallenwegsdarstellung versagt bei ikterischen Patienten mit Serumbilirubinwerten über 2 mg-$^0/_0$. Die Methode scheitert auch oft bei anikterischen Patienten mit bili-digestiven Anastomosen und inkompletten Abflußstörungen im Bereich des Hepatocholedochus. In diesen Fällen ermöglicht die percutane transhepatische Cholangiographie meist eine genaue Diagnose. Durch die präoperative Klärung der Verschlußlokalisation und der Ursache beim extrahepatischen kompletten und inkompletten Verschluß hat der Chirurg die Möglichkeit, die Operation vorzuplanen und kann auf intraoperative diagnostische Maßnahmen verzichten, die besonders bei voroperierten Patienten im vernarbten Gebiet schwierig und zeitraubend sind. Beim Nachweis von freien ableitenden Gallenwegen bleibt dem Patienten die Laparotomie erspart. Bei Beachtung der Punktionsregeln und der Blutgerinnungsfaktoren sind schwerwiegende Komplikationen nicht zu befürchten.

Treten bei Patienten, die früher an den Gallenwegen operiert wurden, erneut Beschwerden auf, so bedarf es einer eingehenden Klärung, ob sie auf pathologisch-anatomische Veränderungen an den Gallenwegen zurückzuführen sind, die einen erneuten Eingriff notwendig machen. Die Wahl der röntgendiagnostischen Verfahren richtet sich nach dem klinischen Befund und den früher durchgeführten Operationsmethoden, z. B. nach bilidigestiven Anastomosen versucht man während der Magen-Darmpassage eine retrograde Kontrastmittelfüllung der Gallenwege zu erreichen, falls die intravenöse Kontrastmitteldarstellung versagt hat. Da die einfache Abdomenübersichtsaufnahme Hinweise auf schattengebende Konkremente und Luft in den Gallenwegen gibt, sollte sie vor jeder Untersuchung angefertigt werden. Die intravenöse Cholangiographie mit oder ohne Schichtaufnahme wird am häufigsten angewandt. Sie führt jedoch bei ikterischen Patienten mit Serumbilirubinwerten über 2 mg-$^0/_0$ nicht zum Erfolg. Die Methode scheitert auch oft bei Kranken mit bilidigestiven Anastomosen. Liefert die intravenöse Cholangiographie bei anikterischen cholecystektomierten Patienten nicht eindeutige, positive Ergebnisse, so muß bis zum gegenteiligen Beweis, trotz normaler Serumbilirubinwerte eine inkomplette Abflußstörung im Bereich des Hepatocholedochus angenommen werden. In all diesen Fällen, bei denen die üblichen radiologischen Methoden nicht zum Ziele führen, können die Verhältnisse an den Gallenwegen mit Hilfe der percutanen transhepatischen Cholangiographie geklärt werden.

Bei der percutanen Punktion benutzten wir einen dünnen Mandrin von 1 mm Dicke, überzogen mit einem Polyäthylenkatheter (Abb. 1). Die Punktion wird in Lokalanaesthesie und Atemstillstand im 9. oder 10. Intercostalraum in der mittleren Axillarlinie rechts unter Fernsehdurchleuchtungskontrolle vorgenommen.

Nach erfolgter Punktion wird der Mandrin sofort zurückgezogen, und der weiche Kunststoffkatheter paßt sich den Atembewegungen der

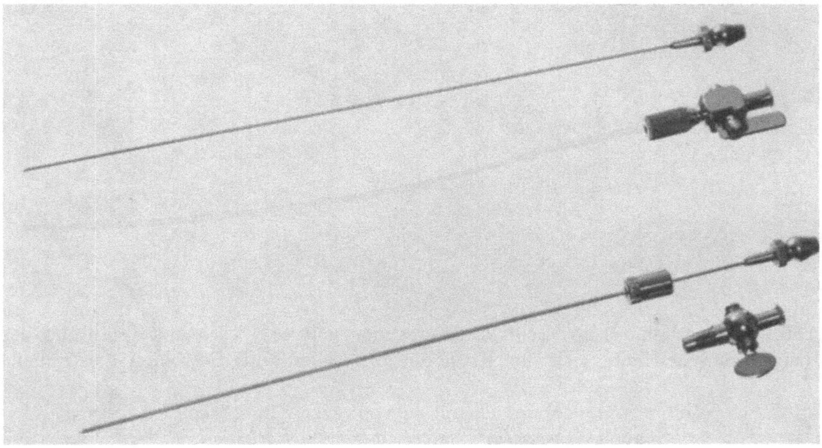

Abb. 1. Oben: Mandrin und Polyäthylenkatheter mit Anschlußstück. Konisch ausgezogene Katheterspitze deutlich sichtbar. Unten: Mit dem Polyäthylenkatheter überzogener Führungsmandrin. Daneben Modell eines aufschraubbaren Anschlußhahnes

Leber an (Abb. 2). Fließt Galle aus dem Katheter, so saugen wir vor der Kontrastmittelfüllung (20—50 ml 60%iges Conray) der Gallenwege soviel wie möglich davon ab. Fließt sie nicht, so wird der Katheter vorsichtig, bis sie heraustropft, zurückgezogen. Bei anikterischen Patienten warten wir nicht auf das Abtropfen von Galle, sondern ziehen den Katheter unter ständiger Injektion geringer Kontrastmittelmengen zurück, bis ein Gallengang im Durchleuchtungsbild sichtbar wird. Ein Quickwert unter 60% verbietet wegen der Blutungsgefahr die Punktion.

Es wurden in unserer Klinik bisher 179 Patienten mit der percutanen transhepatischen Cholangiographie untersucht. 148 hatten einen Ikterus, 31 Patienten waren anikterisch. 49 Kranke waren ein- oder mehrmals an den Gallenwegen voroperiert, davon waren 29 ikterisch und 20 anikterisch.

Die folgende Tabelle gibt eine Übersicht über die Diagnosen der voroperierten Patienten, aufgeschlüsselt nach ikterischen und anikterischen Patienten.

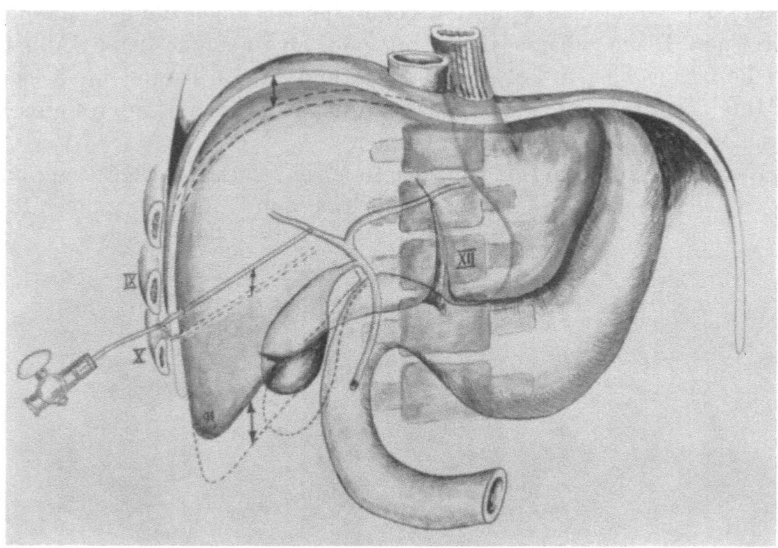

Abb. 2 (Halbschematisch). Zeigt die Punktionsstelle und -richtung. Während der Inspiration verschiebt sich der Katheter mit Leber und Zwerchfell (gestrichelt)

Tabelle. *Gesamtzahl der voroperierten Patienten: 49*

	ikterisch: 29	anikterisch: 20		
Steine	5	9 =	14	
Benigne Stenosen des Hepatocholedochus	7	1 =	8	14
Benigne Stenosen der bilidigestiven Anastomosen	5	1 =	6	
Sphinctersklerosen	2	2 =	4	
Freie Gallenwege	4	3 =	7	
Punktion gelingt nicht	2	4 =	6	
Tumoren der Gallenwege und des Pankreaskopfes	4	— =	4	
	29	20	49	

Unter den 6 nicht gelungenen Punktionen fanden sich 4 freie Gallenwege, 2 Sphinctersklerosen (anikterisch).

Am häufigsten fanden wir Konkremente, Stenosen des Hepatocholedochus und der bilidigestiven Anastomosen.

Komplette und inkomplette Konkrementverschlüsse zeigen typische, von der intravenösen und intraoperativen Cholangiographie bekannte Bilder. Differentialdiagnostische Schwierigkeiten gegenüber Verschlüssen anderer Ursache treten selten auf (Abb. 3).

Die rekonstruktive Chirurgie der stenosierten oder obliterierten extrahepatischen Gallenwege und der bilidigestiven Anastomosen mit oder

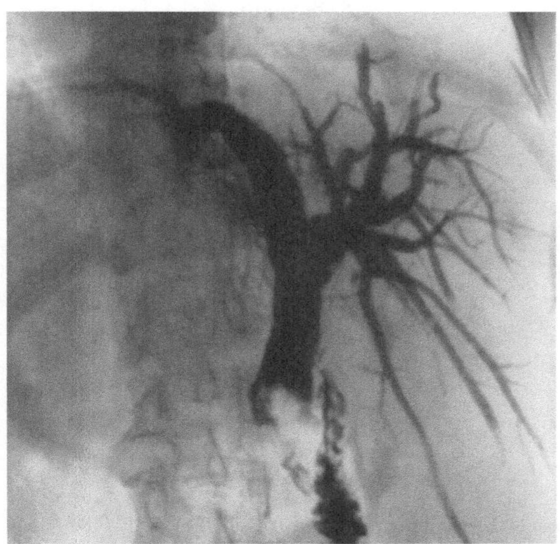

Abb. 3 (Seitenverkehrt). 63jährige, vor 8 Jahren cholecystektomierte, anikterische Patientin. PTC: Inkompletter Verschluß durch mehrere Konkremente im distalen Choledochusabschnitt. Erheblich erweiterte extra- und intrahepatische Gallenwege (operativ bestätigt)

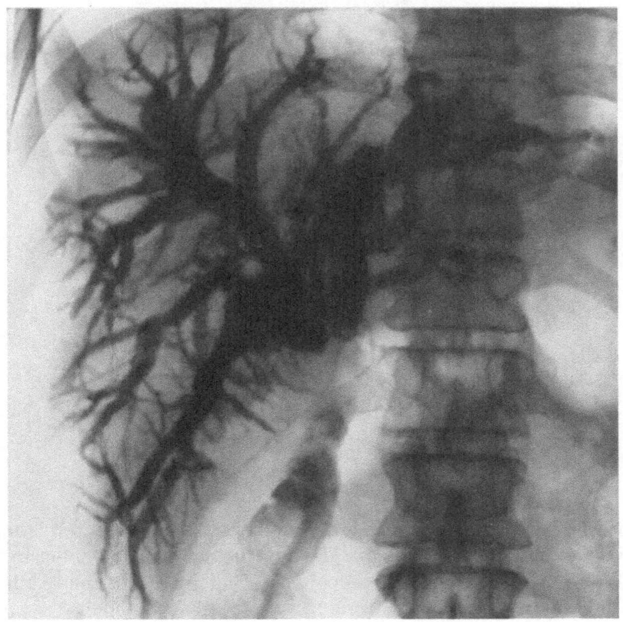

Abb. 4. 46jähriger ikterischer Patient. Vor 1 Jahr Hepaticojejunostomie nach Choledochusverletzung während Cholecystektomie. PTC: Stark erweiterte intrahepatische Gallenwege. Erhebliche Stenosierung der bilidigestiven Anastomose. Geringer Kontrastmittelübertritt in den Dünndarm

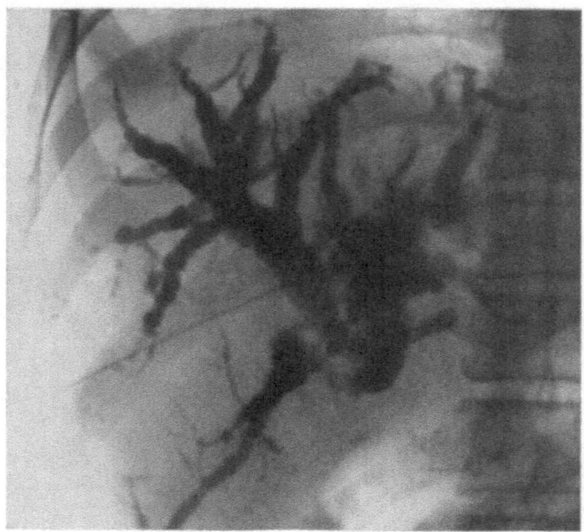

Abb. 5. 56jähriger ikterischer Patient. 10 Tage vor der PTC Cholecystektomie. Postoperativ zunehmender Ikterus. PTC: Kompletter Verschluß des D. hepaticus communis unmittelbar unterhalb der Bifurkation infolge der operativen Verletzung des Hepatocholedochus. Relaparotomie, Hepaticojejunostomie

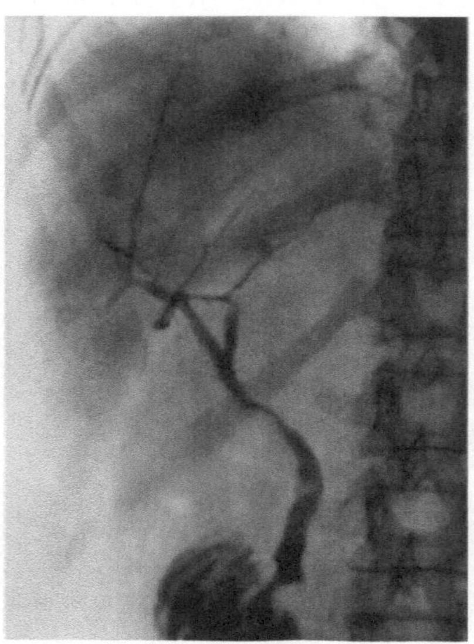

Abb. 6. 67jährige ikterische Patientin. 16 Tage zuvor Cholecystektomie und Choledochusrevision. Postoperative Zunahme des Ikterus mit steigenden Serumbilirubinwerten. PTC: Freie extra- und intrahepatische Gallenwege. Keine Abflußstörung (hepatocellulärer Ikterus). Konservativ behandelt

ohne Fistelbildung stellt den Operateur vor eine schwierige Aufgabe. Hier kann die percutane Cholangiographie durch die Bestimmung der Lokalisation und Ausdehnung wertvolle Dienste leisten (Abb. 4).

Tritt kurz nach einer Gallenwegs- oder Magenoperation ein Ikterus auf oder nimmt er an Intensität zu, so kann der PTC bei der Klärung der Ursache — extrahepatischer Verschluß oder hepatocellulärer Ikterus —

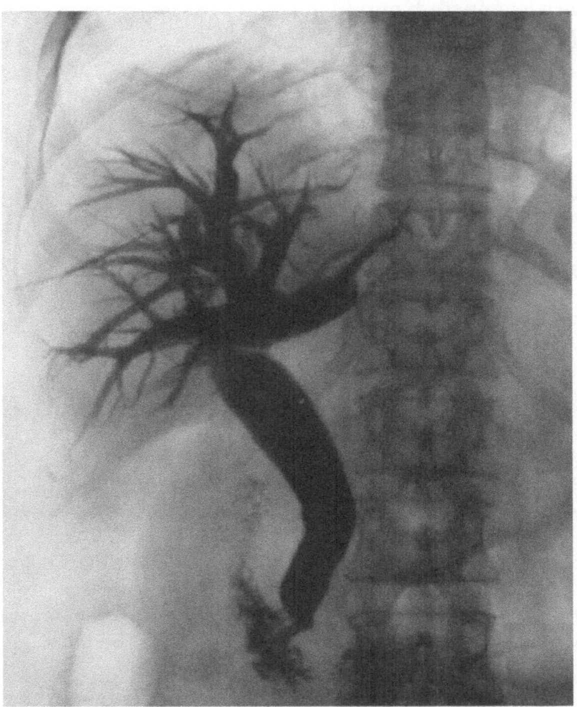

Abb. 7. 66jährige anikterische Patientin. Vor 23 Jahren cholecystektomiert. PTC: Korkenzieherartige Einengung des papillären Choledochusabschnittes bei Sphinctersklerose. Erheblich erweiterte extra- und intrahepatische Gallenwege

entscheidende Bedeutung zukommen (Abb. 5). Gelingt es, freie Gallenwege nachzuweisen, so erspart man dem Patienten eine Relaparotomie (Abb. 6).

Die häufig als Begleiterkrankung bei Choledochuskonkrementen vorkommende Papillensklerose kann erhebliche Beschwerden verursachen und Anlaß zu einer erneuten Operation geben, wenn man sie während des ersten Eingriffes übersieht oder unbehandelt läßt. Hierbei kann es zu einer starken Erweiterung der extra- und intrahepatischen Gallenwege kommen (Abb. 7). In solchen Fällen muß differentialdiagnostisch auch an eine Kopfpankreatitis mit Stenosierung des distalen Choledochusabschnittes gedacht werden.

Wiederholungseingriffe wegen maligner Tumoren sind selten, stehen sie jedoch zur Debatte, so kann die percutane Cholangiographie und die evtl. mit ihr kombinierte Coeliacographie Hinweise auf die Lokalisation des Verschlusses und die Ausdehnung des Prozesses geben (Abb. 8).

Die schwerwiegendste Komplikation der Methode ist der Austritt von Galle und Blut in die freie Bauchhöhle.

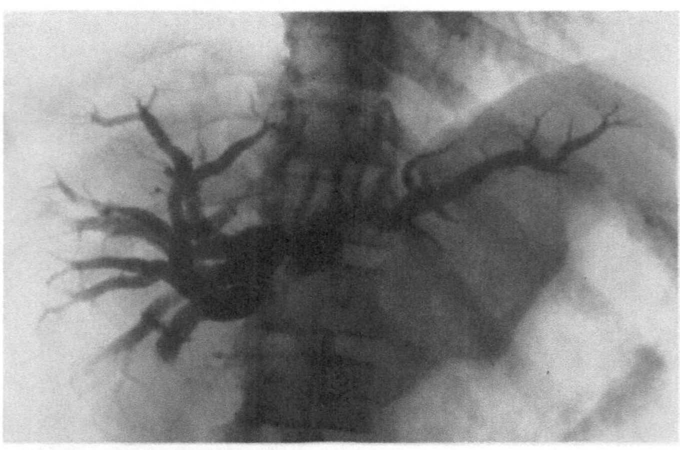

Abb. 8. 53jähriger ikterischer Patient. 3 Monate vor der PTC Cholecystektomie wegen negativer Cholecystographie. Intraoperativ: Gallenblasencarcinom. PTC: Hoher unmittelbar unterhalb der Bifurkation gelegener Tumorverschluß mit Infiltration und Einengung der Gallenwege im Bereich des Leberhilus. In Anbetracht des Röntgenbefundes keine Operation

Bei 2 von 123 am Untersuchungstag operierten Patienten fand sich intraoperativ 200—300 ml Galle im Abdomen, in wenigen Fällen fanden sich auch bis zu 150 ml Blut. Massivere Blutmengen wurden nicht beobachtet.

Bei 56 Patienten wurde der PTC eine Operation nicht sofort angeschlossen. Bei 12 dieser Patienten traten vorübergehende, 12—48 Std dauernde Fieberreaktionen auf. Bei einer anikterischen, voroperierten Patientin beobachteten wir einen über mehrere Stunden anhaltenden Blutdruckabfall mit Bradykardie, der sich durch Infusion und Novadralinjektion beheben ließ. Daher empfehlen wir bei Patienten, die nicht im Anschluß an die PTC operiert wurden, vorsorglich eine Infusion anzulegen und sie unter strenger klinischer Kontrolle zu behalten.

Lassen Sie mich zusammenfassen: Die percutane Cholangiographie stellt eine Erweiterung der diagnostischen und differentialdiagnostischen Verfahren bei Gallenwegserkrankungen dar. Durch die präoperative Klärung der morphologischen Verhältnisse hat der Chirurg die Möglichkeit, die Operation vorzuplanen, und kann auf intraoperative diagnostische Maßnahmen verzichten, die besonders bei voroperierten Patienten im vernarbten Gebiet schwierig und zeitraubend sind. Beim Nachweis von freien, ableitenden Gallenwegen bleibt dem Patienten eine erneute Laparotomie erspart.

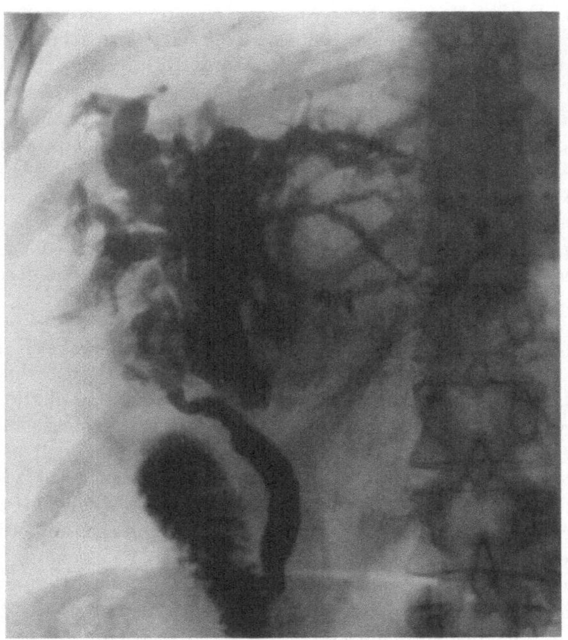

Abb. 9. 49jährige Patientin mit Subikterus. Vor 16 Jahren Cholecystektomie und Choledochusrevision wegen Gallenkonkremente. Seit 1963 erneut unklare Oberbauchbeschwerden. Im gleichen Jahr Laparotomie in auswärtigem Krankenhaus. (Die Operation soll wegen starker Verwachsungen im rechten Oberbauch ohne Ergebnis abgebrochen worden sein.) Danach 6mal Ikterusschübe. Die Patientin wurde wieder konservativ behandelt. PTC: Erheblich erweiterte intrahepatische Gallenwege mit zahlreichen Konkrementen. Stenose des D. hepaticus communis am Übergang zum D. choledochus. Zahlreiche Konkremente im Hepaticus communis. Langer Cysticusstumpf. Suprapapillär gelegenes erbsgroßes Konkrement. Inzwischen hatte sich bei der Patientin ein erheblicher Leberschaden entwickelt (biliäre Cirrhose), so daß die Patientin die 3 Wochen nach der PTC vorgenommene Operation nicht mehr überstand

Bei indizierten Fällen sollte man sich schon bald zu einer percutanen Cholangiographie entschließen, bevor man den Patienten unter einer ungeklärten Diagnose wie z.B. Postcholecystektomiesyndrom zu lange konservativ behandelt. Um das zu unterstreichen, erlauben Sie mir, einen letzten Fall zu demonstrieren (Abb. 9).

57. Wiederholungseingriffe an den Gallenwegen

Choledochoduodenostomie oder Maßnahmen am Sphincter Oddi

H. Stiller*-Hanau und F. Eisenreich-Gießen

Summary. During the last few years we have revised our vote for and our knowledge of extended choledochoduodenostomy in the treatment of disordered flow of bile and pancreatic juice, when the disorder lies in the distal ducts and at the papilla. This includes complications of these disorders and the use of the operation as secondary intervention. The disadvantages of an anastomosis between bile duct and duodenum are great; they are the consequences of the retroduodenal blind ending. Transduodenal measures at Oddi's sphincter are more suitable for the elimination of the pathogenetic effects of retrograde congestion of bile and pancreatic juices. They also correspond more to our physiological concepts.

Riedel's proposal, made in 1888, namely, to use choledochoduodenostomy as palliative operation and as secondary measure in inoperable carcinoma of the head of the pancreas, is still used solidly in surgery.

Zusammenfassung. Unser positives Votum und Bekenntnis zur erweiterten Choledochoduodenostomie zur Behandlung von Galle- und Pankreassaftabflußstörungen im distalen Gangapparat und an der Papille sowie ihren Komplikationen auch als Sekundäreingriff haben wir in den letzten Jahren revidiert. Die Nachteile einer Anastomose zwischen Gallengang und Zwölffingerdarm sind groß und ergeben sich aus den Folgen des retroduodenalen Blindsackes. Die transduodenalen Maßnahmen am Sphincter Oddi sind geeigneter, die pathogenetischen Auswirkungen bei Galle- und Pankreassaftrückflußstauungen zu beseitigen, und entsprechen außerdem unseren physiologischen Vorstellungen.

Der Vorschlag Riedels im Jahre 1888, die Choledochoduodenostomie als Palliativeingriff beim inoperablen Pankreaskopf-Carcinom auch als sekundäre Maßnahme zu praktizieren, ist auch heute noch fester Bestandteil unseres operativen Handelns.

Beschwerden nach Cholecystektomie wurden lange Zeit für unvermeidbar gehalten und unter dem Begriff Post-Cholecystektomie-Syndrom als eigenes Krankheitsbild registriert. Die Differenzierung der Ursachen über postoperative Beschwerden und Funktionsstörungen nach isolierter Cholecystektomie hat in zunehmendem Maße die Bemühungen gefördert, zu ergründen, wie diese Nachteile zu vermeiden sind bzw. therapeutisch am sichersten angegangen werden können.

An der technischen Durchführung der einzelnen Eingriffe an den Gallenwegen zur Behebung solcher Störungen hat sich in den letzten Jahren nur wenig geändert. Über Fragen der Indikation und Auswahl des operativen Verfahrens ist im gleichen Zeitraum eine sehr lebhafte Diskussion entstanden, das trifft in besonderem Maße auch für die lange Zeit so bevorzugte Choledochoduodenostomie zur Behandlung von Galle- und Pankreassaftabflußstörungen im distalen Gangapparat und an der Papille sowie ihren Folgen zu. Die exakte Anzeigestellung einer Zwölffingerdarm-Anastomose ist mit das zentrale Problem, das einer ernsten

Prüfung bedarf, und es ist zu klären, inwieweit durch direktes Eingreifen am Sphincterorgan eine kausale Therapie unter Berücksichtigung funktioneller Gesichtspunkte auch bei sekundärem Vorgehen erfolgversprechender ist, um Wiederholungseingriffe dadurch reduzieren zu können.

Großer Beliebtheit erfreut sich die Choledochoduodenostomie bei Cholangitis oder bei Papillenstenose, weil sie offenbar den Galleabfluß durch Umgehung der Papilla Vateri sehr verläßlich gewährleistet und stauungsbedingte Nachbeschwerden am sichersten verhütet, wenn eine breite Anastomose bei Gangerweiterung möglich ist.

Technische Probleme ergeben sich für die Anlage der Anastomose beim Steinleiden ohne Stauungsikterus. Der zartwandige und nicht erweiterte Gallengang ist völlig ungeeignet für eine leistungsfähige Anastomose mit dem Zwölffingerdarm. Bei einer Fehlentscheidung muß man nicht selten auch noch eine Gallengangsstriktur mit allen Folgen in Kauf nehmen. Diese Nachteile sind besonders groß bei sekundär ausgeführter Choledochoduodenostomie. Darüber hat Rathcke berichtet.

An die Leistungsfähigkeit des Verfahrens haben wir lange geglaubt und es auch 32mal als sekundäre Operation mit einer Mortalitätsrate von 12,5% in den Jahren 1957—1968 praktiziert. Sorgfältige Nachuntersuchungen haben uns außerdem belehrt, daß die Kranken nach Choledochoduodenostomie nur beschwerdefrei sind bei freiem Abfluß von Galle über die Anastomose und bei unbehinderter Papillenpassage. Nach Monaten, aber auch noch nach Jahren kann der Sphincter funktionsuntüchtig und der terminale Abschnitt des Choledochus zu einem Blindsack mit allen nachteiligen Folgen werden, die das Operationsergebnis zunichte machen. Bernhard beobachtete in 10% der Fälle nach Choledochoduodenostomie Papillenstenosen. Als Ursache fand Vossschulte bei Nachoperationen u.a. narbige Stenosen mit Entzündung des terminalen Choledochus und der Papille und als Folge eine durch Ödem gekennzeichnete Kopfpankreatitis. Konkremente im retroduodenalen Blindsack oder über die Anastomose in die Gallenwege gelangte Speisen fördern die entzündlichen Vorgänge im terminalen Abschnitt des Choledochus mit Übergreifen auf benachbarte Pankreasabschnitte und führen grundsätzlich zu ascendierender Cholangitis, wie histologische Befunde von Probeexcisionen aus der Leber anläßlich von Korrektureingriffen nach Choledochoduodenostomie beweisen. Auch das durch Choledochoskopie ermittelte Ergebnis entzündlicher, mit Fibrin belegter Gallengangswände ist ebenso überzeugend.

Dazu ein Beispiel: Bei einer 35 Jahre alten Kranken traten nach Cholecystektomie wegen Steingallenblase im Jahre 1943 erneut Koliken und Gelbsucht auf. Im März 1961 Choledochoduodenostomie wegen mechanischem Ikterus. Nach kurzem schmerzfreien Intervall erneut Koliken und pankreatische Schübe. Anläßlich einer Röntgenkontrolle stellten sich zahlreiche Aufhellungen im Choledochus dar, die als Fremdkörper gedeutet wurden (Abb. 1). Am 17. 9. 1962 wurden auf transduodenalem Wege über den operativ erweiterten Sphincter zahlreiche Tomatenschalen mit eingedickter Galle entfernt. Trotz weiter Anastomose und ausgiebiger Sphincterincision konnte die weiterbestehende Cholangitis erst nach erneuter Revision am 27. 7. 1966 und De-Choledochoduodenostomie beherrscht werden. Darauf komme ich später zurück.

Der Hinweis zahlreicher Autoren, daß in den Gallenwegen verbliebene Konkremente oder Speisereste über eine breite Anastomose den

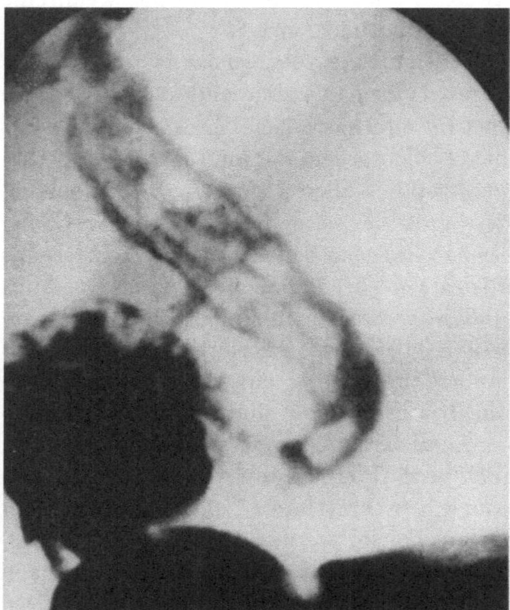

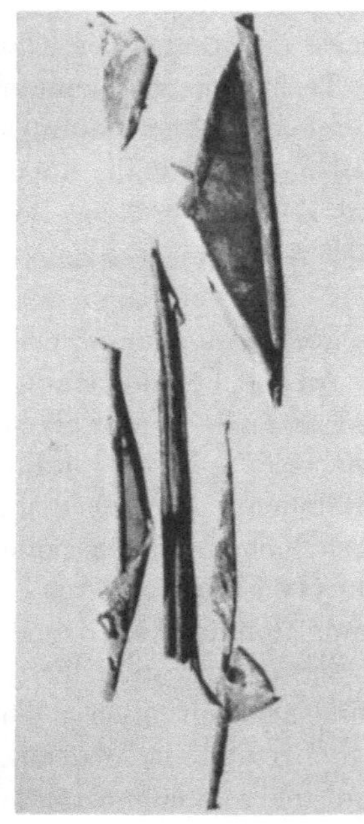

Abb. 1. Retrograde Füllung der Gallenwege über die Choledochoduodenostomie bei einer 35 Jahre alten Kranken. Fremdkörper im Choledochus. Operativ entfernte Tomatenschalen

Weg in das Duodenum finden können, wird allgemein nicht bestritten. Wie schwierig dieser Vorgang ist, zeigen röntgenologische Beobachtungen. Die Leistungsfähigkeit biliodigestiver Anastomosen läßt sich dadurch keineswegs begründen.

Aufgrund unserer Mißerfolge nach Choledochoduodenostomie warnen wir vor ihrer routinemäßgen Anwendung bei Cholangiolithiasis. Nur ausnahmsweise erscheint die Indikation zu einer Umgehungsanastomose gerechtfertigt zu sein, wenn bei gleichzeitigem Vorliegen röhrenförmiger Stenosen des terminalen Choledochus eine breite Spaltung des Sphincters auf Schwierigkeiten stößt oder ein primärer Verschluß des Gallenganges nicht opportun erscheint. Will man sich nicht mit einem Teilerfolg begnügen, ist es ratsam, auf transduodenalem Wege zu prüfen, ob der Abfluß des Bauchspeichels nicht behindert ist. Ist dies nicht der Fall, erhält der Vorschlag von Fritsch u.a. einer zusätzlichen Sphincterotomie Gewicht. Zur Vermeidung des Blindsacksyndroms wurde der Vorschlag einer supraduodenalen Unterbindung des Choledochus distal der Anastomose begründet. Die gleichen Überlegungen standen Pate bei der suprasphinctären Choledochoduodenostomie, ohne dadurch das Ziel besserer Abflußverhältnisse für den Bauchspeichel erreichen zu können.

Die Frage, inwieweit degenerative Umwandlungsvorgänge in den Wandschichten des Sphincter Oddi den Säftestrom des Bauchspeichels behindern und chronisch-rezidivierende pankreatitische Schübe auch nach Choledochoduodenostomie hervorrufen können, hatte zu erheblichen Meinungsverschiedenheiten geführt. Mallet-Guy vertritt eine Gruppe, die den entzündlichen oder sklerotischen Sphincterprozessen eine ganz untergeordnete Rolle zuerkennt, während Doubilet, Mulholland, Hess u. Niedner mit vielen anderen Untersuchern von der ursächlichen Bedeutung der Erkrankungen des Sphincterapparates überzeugt sind. Das ist für die Wahl des therapeutischen Weges ausschlaggebend.

Zur Beantwortung der Zusammenhangsfrage erscheint es uns berechtigt zu sein, alle Fälle ins Feld zu führen, bei denen keine Gallengangskonkremente zum Syndrom Stauung und Begleitpankreatitis geführt haben, und Kranke, bei denen eine biliodigestive Anastomose aus dieser Indikation heraus erfolgte oder aus den gleichen Gründen reoperiert werden mußte. In unserem Krankengut lassen sich zwanglos 53 Kranke in diese Gruppe einordnen. Aufgrund unserer Erfahrungen an über 650 Eingriffen am Sphincterapparat und histologischen Untersuchungen von Probeexcisionen aus der Papilla Vateri bejahen wir wie andere Autoren die Zusammenhangsfrage. Ähnlich wie andere Operateure konnten wir als pathologisch-anatomisches Substrat folgende Grundtypen identifizieren: vgl. Abbildung, Langenbecks Arch. klin. Chir. 303, 48 (1963).

1. Cystische Degeneration von Choledochusdrüsen und Drüsen der Schleimhaut.

2. Die auf einer Hypertrophie der Muskulatur des Sphincterapparates beruhende Myomatose.

3. Die mit Bindegewebsvermehrung einhergehende Sphinctersklerose.

Kombinationen dieser Veränderungen sind häufig. Entzündungen treten bei der erwähnten Patientengruppe in den Hintergrund. Dreimal wurde unter 100 Probeexcisionen ein maligner Papillentumor verifiziert, einmal lag ein Adenomyom vor. Die organischen Umwandlungsvorgänge sind gekennzeichnet durch die pathophysiologischen Auswirkungen von Galle- und Pankreassaftrückstauung und deren klinische Folgen. Für die Wahl des therapeutischen Weges sind solche Befunde sehr wichtig.

Es läßt sich nicht bestreiten, daß in diesen Fällen besonders günstige technische Voraussetzungen für eine leistungsfähige Verbindung von Gallengang und Duodenum bei erweitertem Choledochus gegeben sind und Stauungen der Galle durch Umgehung der Papilla Vateri beseitigt werden können. Das trifft aber nicht für mechanische und dynamische Abflußstörungen des Bauchspeichels zu. Wie nachteilig sich eine Choledochoduodenostomie als Behandlungsmethode bei Sphinctersklerose auswirken kann, zeigt die Krankengeschichte einer jetzt 35 Jahre alten Kranken. Im Jahre 1958 Cholecystektomie wegen Cholelithiasis mit konsekutivem Ikterus und Begleitpankreatitis sowie intraoperativ durch Cholangiographie verifizierter Papillenstenose ohne Steinnachweis (Abb. 2a). Im September 1966 Reoperation wegen weiterbestehender Beschwerden. Als Ursache fanden sich in dem auf Daumendicke erweiterten Choledochus zahlreiche weiche Cholesterinsteine, die durch appositionelles Wachstum die für einen Finger passierbare weite Anastomose verlegt hatten. Die nächste Abbildung zeigt die entfernten Konkremente (Abb. 2b). 4 Wochen nach Sphincterotomie und De-Choledochoduodenostomie waren die pathogenetischen Auswirkungen einer Stauung an den Gallenwegen im Röntgenbild nicht mehr nachweisbar (Abb. 2c).

Das Paradigma zeigt somit deutlich die Problematik einer Umgehungsanastomose bei organischer Sphincterstenose. Solche Beobachtungen veranlaßten uns in zunehmendem Maße unter Einhaltung spezieller Indikationen, bei Abflußbehinderungen von Galle- und Pankreassaft im distalen Gangapparat und im Papillenbereich den direkten Eingriffen am Sphincterorgan den Vorzug zu geben. Über das statistische Material der Gießener Klinik aus den Jahren 1967—1968 gibt Ihnen die nächste Abbildung Aufschluß (Tab. 1a). In etwa 32 % von 2448 Eingriffen wegen Steinleiden waren Interventionen am Choledochus erforderlich. Choledochoduodenostomien haben wir bei Cholangiolithiasis noch vor 15 Jahren grundsätzlich durchgeführt. In den letzten Jahren nur noch selten, aber nicht mehr als sekundäre Maßnahmen.

An der Hanauer Klinik haben wir den in Gießen begonnenen Weg weiter beschritten (Tab. 1b). Der prozentuale Anteil an Operationen am Choledochus ist mit 30 % etwa gleich groß. Nur 2mal führten wir eine primäre Choledochoduodenostomie durch, weil ein Sphinctereingriff nicht gangbar war. Primär haben wir in 146 Fällen Eingriffe an der Pa-

Abb. 2a—c. Ikterus und Pankreatitis nach Gallenwegssteinen nach Choledochoduodenostomie bei einer 35 Jahre alten Kranken. a Intraoperative Cholangiographie (1958), Papillenstenose, keine Steine; b Operativ entfernte Gallenwegssteine 1966 nach vorausgegangener Choledochoduodenostomie; c Kontrastdarstellung der Gallenwege über die Sphincterotomie. Keine Erweiterung der Gallenwege. Zustand nach De-Choledochoduodenostomie

Abb. 2a–c

b

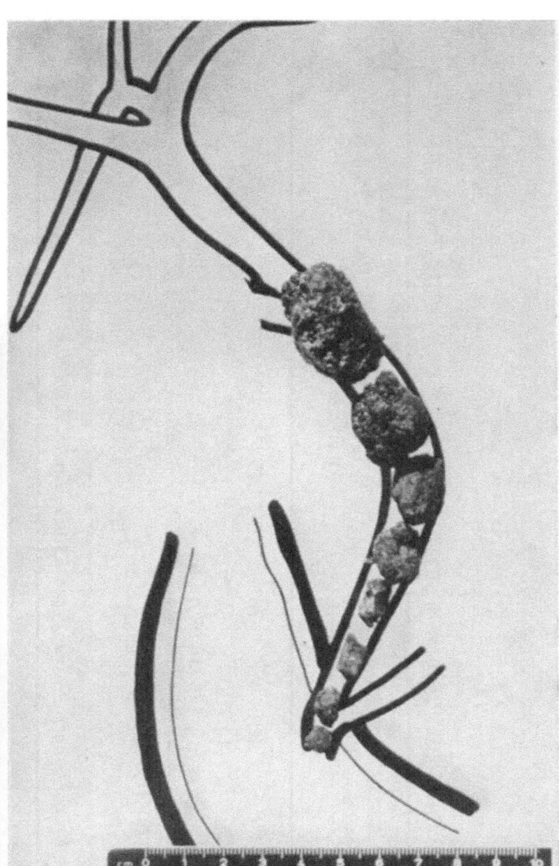

a

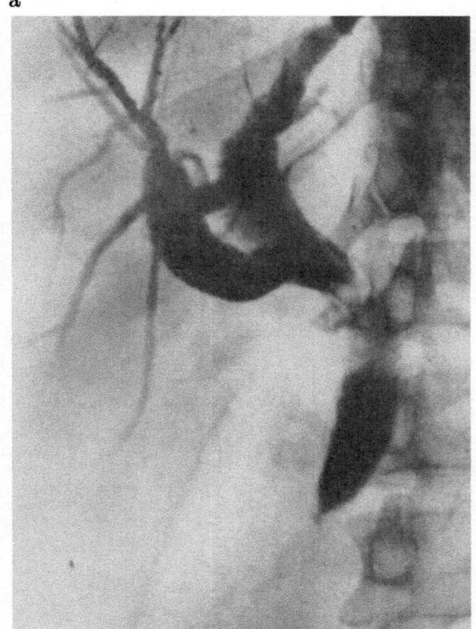

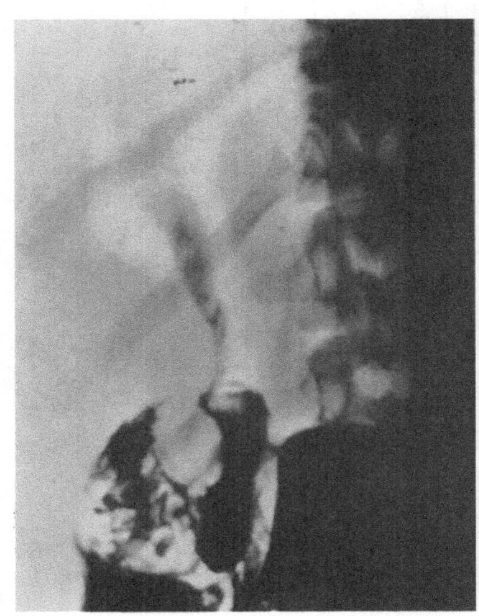

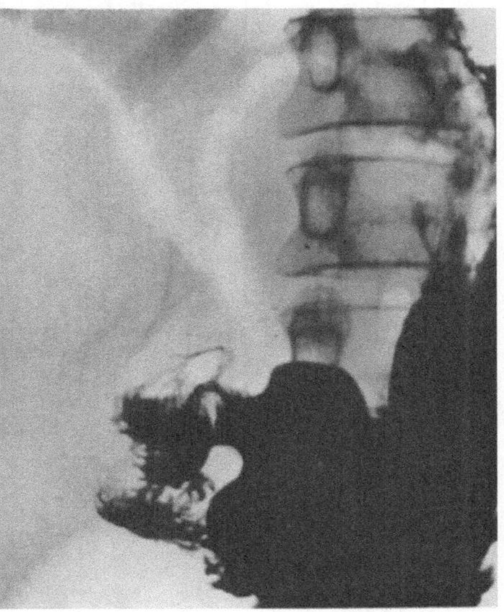

c

Tabelle 1. *a) Eingriffe an den Gallenwegen wegen Steinleiden. Chirurgische Universitätsklinik Gießen (1957—1968)*

Gesamt	Cholecystektomie	Eingriffe am Choledochus					Hepaticus-, Magen-, Dünndarm-Anastomosen	Choledochus-End-zu-End-Naht
		Choledochotomie	Choledochoduodenostomie		Papilleneingriffe			
			primär	sek.	primär	sek.		
2448	1619 (66,1%)	156 (6,3%)	125 (5,1%)	32 (1,3%)	386 (15,7%)	79 (3,2%)	49 (2,2%)	2 (0,1%)
			157 (6,4%)		465 (18,9%)			
		778 (31,6%)						

b) Eingriffe an den Gallenwegen bei benignen Erkrankungen. Chirurgische Klinik Hanau 1.1.1965—31.12.1968

Gesamt	Cholecystektomie	Eingriffe am Choledochus					Sonstige Eingriffe
		Choledochotomie	Choledochoduodenostomie		Papilleneingriffe		
			primär	sek.	primär	sek.	
728	460 (63,1%)	25 (3,43%)	2 (0,27%)	—	146 (20,3%)	48[a] (6,5%)	47[b] (6,4%)
		221 (30,5%)					

[a] 36mal nach Cholecystektomie (1mal mit Duodenaldivertikel); 2mal nach Papillotomie; 10mal nach Choledochoduodenostomie.
[b] 2mal mit sekundärer Pankreaskopfresektion.

pilla Vateri vorgenommen, als sekundäre Maßnahme 48mal, davon 36mal nach Cholecystektomie, 10mal nach Choledochoduodenostomie, 2mal nach Papillotomie. 47 sonstige Eingriffe wurden bei 2 Kranken mit sekundärer Pankreaskopf-Resektion abgeschlossen.

Die Indikation zu Korrektureingriffen ergibt sich aus dem Fortbestehen von pathophysiologischen Störungen am Gallen- und Pankreasgang und wegen spezieller Komplikationen nach Choledochoduodenostomie. Sie sollte nicht allein aufgrund des intravenösen Cholangiogramms gestellt werden, weil die erzielten Befunde oft eine exakte Beurteilung nicht zulassen. In diesen Fällen führt die Prüfung der exkretorischen Pankreasfunktion weiter, weil schon bei inkompletter Papillenverlegung in der Regel eine deutliche Entgleisung registriert wird und das Pankreas nach Spalten des Sphincters seine normale Funktion wieder aufnimmt, wenn der Eingriff rechtzeitig ausgeführt wird, bevor das Drüsengewebe irreversibel geschädigt ist. Dies wird deutlich an dem Beispiel eines 51 Jahre alten Kranken vor dem sekundären Eingriff am Sphincter mit einer allgemeinen Verminderung und einem Anstieg aller Pankreasfermente post operationem, wie es links im Bild erkennbar ist (Abb. 3).

Auf der nächsten Abbildung sind die Indikationen und Spezifikationen zu Korrektureingriffen nach Choledochoduodenostomie verzeichnet (Tab. 2). An der Gießener Klinik haben wir von 1957—1968 13 Reoperationen und in Hanau in den letzten 4 Jahren 10, insgesamt 23 Eingriffe bei 22 Kranken vornehmen müssen.

Die sekundäre Sphincterotomie nach Choledochoduodenostomie ist ein Weg, der kausalen Behandlungsprinzipien folgt. 12mal sind wir so vorgegangen. 1mal war eine De-Choledochoduodenostomie zur Behandlung weiterbestehender Beschwerden erforderlich.

Nach diesem Mißerfolg haben wir grundsätzlich dem konsekutiven Eingriff die De-Choledochoduodenostomie hinzugefügt, um der Cholangitis besser Herr werden zu können. Die isolierte Beseitigung einer biliodigestiven Anastomose ist berechtigt, wenn der Eingriff ausschließlich wegen einer Cholangitis indiziert ist, weder Speisereste noch Gallenwegs-Konkremente vorliegen und die Papillenpassage unbehindert ist. Darüber haben Fischer, Stelzer u. a. berichtet.

Spezielles technisches Vorgehen erfordern Reoperationen wegen Papillenstenose und Choledochusstriktur mit ihren Komplikationen. Man kann dem pathophysiologischen Formenkreis nur sinnvoll begegnen, wenn man nach Beseitigung der Anastomose den Galleabfluß durch Hepatico-Duodenostomie oder -Jejunostomie sichert und durch Sphincterspaltung dem Bauchspeichel freien Abfluß verschafft. 3mal mußten wir diesen Weg wählen.

Unter den sekundären Eingriffen an der Papilla Vateri überwiegen die nach vorausgegangener Cholecystektomie wegen übersehener Steine

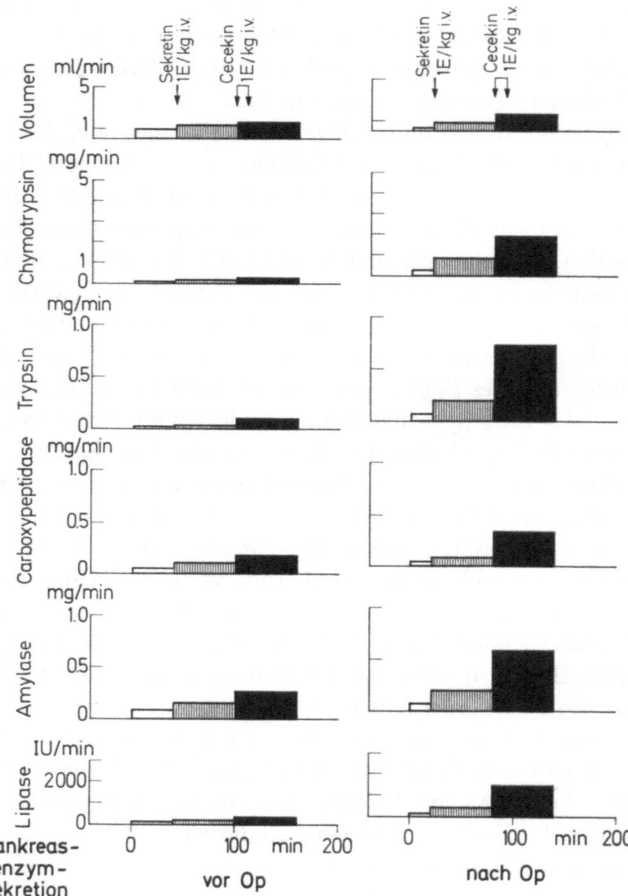

Abb. 3. Prüfung der exkretorischen Pankreasfunktion über Bartelheimer-Sonde und Stimulierung der Sekretion mit Gewebsfermenten, Sekretin und Cecekin bei einem 51 Jahre alten Kranken nach Cholecystektomie und sekundärer Sphincterotomie

bzw. Steinrezidiven sowie organischer Sphincterstenosen. Übersehene juxta-papillär gelegene Duodenaldivertikel sind seltener Ursache für eine Reoperation. Zur Beseitigung ihrer pathophysiologischen Auswirkungen auf Gallen- und Pankreasgang empfehlen wir die transduodenale Divertikelplastik (Abb. 4). Die Abbildung zeigt Ihnen schematisch den operativen Akt. Auf transduodenalem Wege werden nach sorgfältiger Darstellung der Papille der Hals des Divertikels bis zum Scheitel gespalten und die Wundränder nach keilförmiger Excision der Divertikelwand in querer Richtung vernäht. 3 mal führten wir diesen Eingriff als sekundäre Maßnahme durch.

Tabelle 2. *Korrektureingriffe nach Choledochoduodenostomie*
Chirurgische Universitätsklinik Gießen (1957–1968)

Indikationen	Anzahl		Operationsverfahren				
			Sphinctero-tomie	Decholedochoduodenostomie ohne Sphincterotomie	Decholedochoduodenostomie mit Sphincterotomie	Decholedochoduodenostomie nach Sphincterotomie	Hepaticoduodenostomie oder Hepaticojejunostomie u. Sphincterotomie
Choledochussteine mit Ikterus u. Cholangitis	6	13	5 (1†)		1		
Papillenstenose	3		2		1		
Cholangitis	1			1			
Pankreatitis	2		2 (1†)				
Speisereste	1		1				
Summe:	13		10	1	2		
Chirurgische Klinik Hanau (1965–1968)							
Choledochussteine, Papillenstenose, Pankreatitis	4	10			4		
Cholangitis	2		1			1	
Papillenstenose, Choledochusstenose, Ikterus, Pankreatitis	3						3
Anastomosenstenose, Papillenstenose, Speisereste	1		1				
Summe:	10		2		4	1	3
Gesamt:	23		12	1	6	1	3

Man darf von einem transduodenalen Eingriff nur Abstand nehmen und kann sich mit einer Choledochotomie begnügen, wenn durch die intraoperative Radiomanometrie eine Erhöhung des Residualdruckes bei freier Papillenpassage auszuschließen ist, keine Abweichungen in der Enzymdiagnostik vorliegen und ebenso mit Sicherheit der Nachweis der völligen Ausräumung von Steinen aus den Gallengängen erbracht wird. Auch bei technischer Perfektion ist das nicht ganz leicht. Daß Reoperationen durch diese Vorsichtsmaßnahmen seltener werden und eine exakte Indikation zum Sphinctereingriff möglich wird, haben Hess, Dalichau und Ungeheuer, Kaiser und Willenegger, Niedner u. Mitarb., Boeckl, Ehlert, Fritsch, Jelinet sowie Kourias u. a. an einem großen Krankengut bestätigt.

Insgesamt haben wir an der Gießener Klinik von 1957—1968 und an der Hanauer Klinik 1965—1968 bei 127 Kranken sekundäre Sphinctereingriffe mit einer Mortalitätsrate von 6% durchgeführt (Tab. 3). 97mal

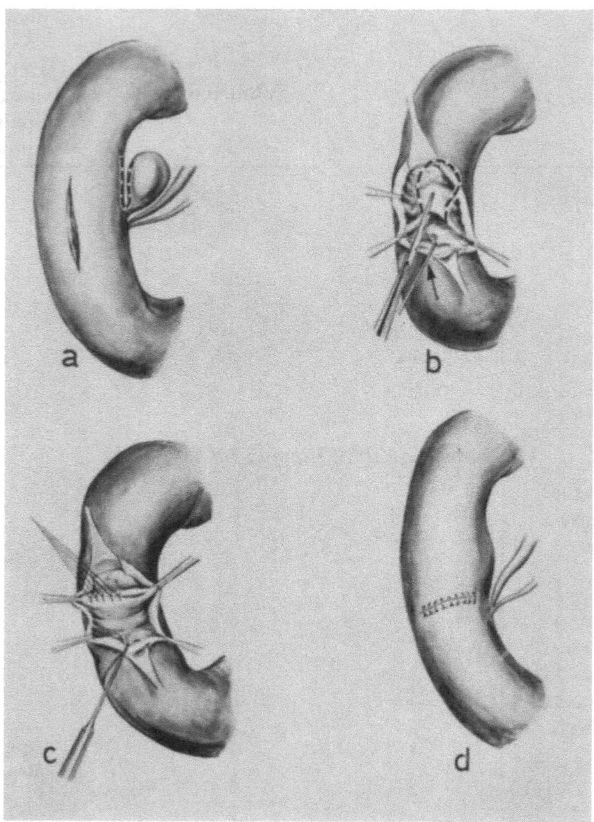

Abb. 4a—d. Schematische Darstellung der transduodenalen Divertikelplastik bei juxta-papillärem Duodenaldivertikel. a Incision des Duodenums gegenüber der Papilla Vateri. Schnittführung am Divertikel (----); b Durchtrennen des Divertikelhalses und der Divertikelwand. Gestrichelte Linie zeigt Ausdehnung des Divertikels. Papilla Vateri durch Sonde (→) markiert; c Quere Nahtvereinigung der Wundränder nach keilförmiger Excision aus der Divertikelwand; d Zustand nach Divertikelplastik. Duodenum quer vernäht

wurde der Eingriff nach Cholecystektomie, 23mal nach Choledochoduodenostomie erforderlich. Darüber habe ich bereits berichtet.

Es ist nicht zu bestreiten, daß Wiederholungseingriffe auch nach Operationen am Sphincter nicht ausgeschlossen sind. Wir haben 7 Kranke reoperiert. Als Ursache fanden sich Stenosen im Operationsgebiet infolge

Tabelle 3. *Eingriffe an der Papilla Vateri (wegen Steinleiden und seinen Komplikationen)*

	primär	Sekundär nach			
		Gesamt	Cholecystektomie	Choledochoduodenostomie	Sphincterotomie
Chirurgische Univ.-Klinik Gießen 1957—1968	386	79	61	13	5
Chirurgische Klinik Hanau 1965—1968	146	48	36	10	2
Gesamt	532	127 (8† = 6%)	97 (6†)	23 (2†)	7

Todesursachen

Sepsis	1 mal	Pankreatitis	1 mal
Duodenalperforation, Peritonitis	1 mal	Sepsis	1 mal
Duodenalfistel, paranephritischer Absceß	1 mal		
Lungenembolie	1 mal		
Herz-Kreislaufversagen	1 mal		
Pankreatitis	1 mal		

narbiger Schrumpfung oder ungenügender Durchtrennung von erkrankten Sphincterschichten mit den gleichen pathophysiologischen Auswirkungen und klinischen Folgen wie ante operationem. Man kann sich vor diesen negativen Erfolgen nur schützen, wenn das Grundprinzip bei transduodenalen Eingriffen eingehalten und der Sphincter bis in die gesunden Wandschichten incidiert oder bei Einbeziehung des Ductus pancreaticus in den Krankheitsprozeß in toto exstirpiert wird. Durch exakte Mucosanähte der Incisionswunde beugt man am ehesten einer Narbenschrumpfung vor.

Bei einem unserer Kranken wurde außerhalb unserer Klinik eine supra-sphinctäre Choledochotomie als Papillotomie deklariert. Nach sekundärer totaler Spaltung des Sphincters blieben rezidivierende pankreatitische Schübe aus.

Die Vorteile einer spontanen Passage von größeren, nicht erreichbaren Konkrementen in den intrahepatischen Gallenwegen über den operativ erweiterten Sphincter müssen versagen bei Restenosierung bzw. bei ungenügender Durchtrennung des Sphincterapparates und führen ebenso wie nach Choledochoduodenostomie zu Cholangitis und erfordern unverzüglich die Operation. Die Frage des optimalen Zeitpunktes zur Reoperation bei erneutem Steinnachweis ohne komplizierende Auswirkungen auf Leber und Pankreas entbehrt nicht der Problematik. Noch nach Monaten haben wir durch fortlaufende Röntgenuntersuchungen den Spontanabgang von Steinen verifizieren können und haben einmal bei einer 25 Jahre alten Kranken anläßlich der Relaparotomie feststellen müssen, daß der präoperativ nachgewiesene große Stein zwischenzeitlich im Anschluß an eine Kolik über die weit offene Sphincterplastik spontan geboren war.

Unter unseren Mißerfolgen haben wir auch 2 Kranke zu verzeichnen, die an einer Pankreatitis verstorben sind. Technische Unzulänglichkeiten sind sicher die Ursache für die schwerwiegende Komplikation.

Unter den speziellen Zwischenfällen mit tödlichem Ausgang mußten wir außerdem zweimal eine Duodenalinsuffizienz in Kauf nehmen. Dieses Schicksal teilt die Sphincterotomie mit der Choledochoduodenostomie. Durch leistungsfähige postoperative Magen-Duodenaldrainagen ist in der Regel die Gefahr zu mindern.

Die übrigen registrierten Todesursachen sind auch von anderen operativen Eingriffen her bekannt.

Aus unseren Erfahrungen mit den transduodenalen Eingriffen — auch als konsekutive Maßnahme — läßt sich weder ein größeres Risiko für die Kranken noch eine höhere Komplikationsrate ableiten als nach anderen sekundären Operationen wegen Steinleiden und seinen Komplikationen.

Was uns stets den größten Eindruck hinterlassen hat, ist der Rückgang von Gangerweiterungen nach Beseitigung der pathogenetischen

Ursachen. Die nächste Abbildung zeigt den intra operationem erhobenen Befund bei einem 36 Jahre alten Kranken mit extremer Gangerweiterung beider Systeme [Abb. 5, vgl. Langenbechs Arch. klin. Chir. 303, 50 (1963)]. Unten im Bild die Situation 8 Wochen post operationem. Auch nach Jahren wurde keine Befundänderung erhoben. Den gleichen Erfolg bestätigen die Röntgenaufnahmen einer 58 Jahre alten Kranken nach Spontanabgang eines größeren Konkrementes über den operativ erweiterten Sphincter. 3 Monate später normal weite, mit Luft gefüllte Gallenwege (Abb. 6a und 6b).

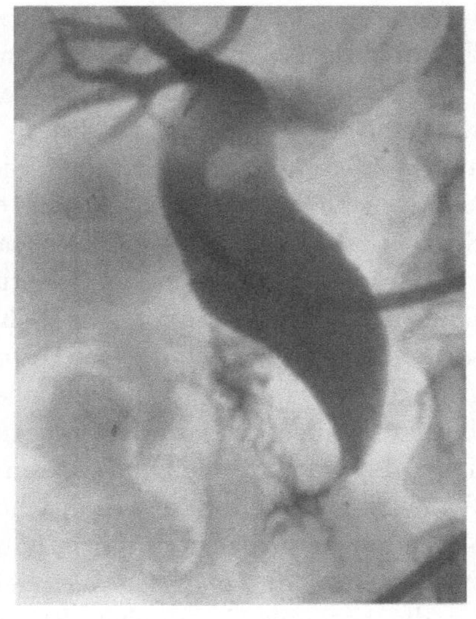

a

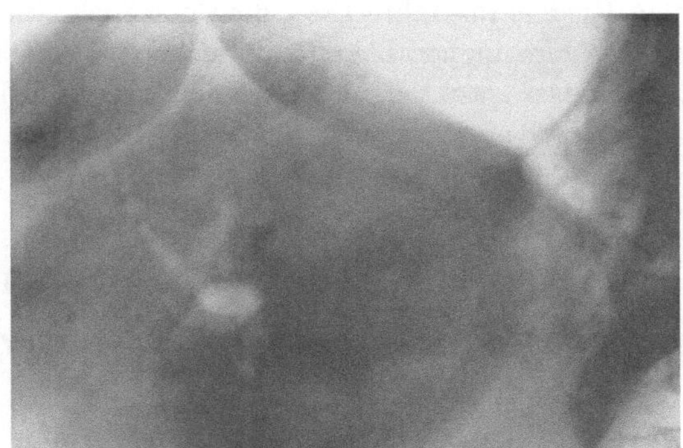

b

Abb. 6a und b. Zustand nach Sphincterotomie wegen Choledocholithiasis bei einer 58 Jahre alten Kranken. a Deutliche Erweiterung der extrahepatischen Gallenwege wegen Konkrement; b 3 Monate später normal weite, mit Luft gefüllte Gallenwege nach Spontanabgang des Steines

Wie sich auf die Dauer die Durchschneidung oder Resektion des Sphincter Oddi funktionell auf das Gallengangssystem auswirkt, darüber haben wir früher berichtet. Eisenreich und Mollowitz haben nach begrenzter Durchschneidung die Wiederkehr der Sphincterfunktion im Röntgenfilm nachgewiesen. Über das Verhalten der Mitteldruckwerte in den Gallenwegen und die Zunahme des Durchflußvolumens nach Sphincterotomie haben Brücke, Fritsch u.a. berichtet.

Die postoperativen Ergebnisse nach Eingriffen am Sphincter haben wir laufend überprüft und sind bei Kranken, bei denen der Eingriff wenigstens 2 Jahre zurückliegt, zu folgenden Schlußfolgerungen gelangt: 79 Kranke sind ohne Symptome, 18 Kranke äußern gelegentlich Druckgefühl und sind bei milder Diät beschwerdefrei, 4 Kranke waren mit unbekanntem Ziel verzogen. Bei 3 Kranken ließen sich andere abdominelle Erkrankungen als Ursache der Beschwerden objektivieren.

Aus diesen Ergebnissen nach sekundären Eingriffen an den Gallenwegen lassen sich weder die Vorteile noch die Nachteile aller Maßnahmen am Sphincterapparat begründen. Sie stehen in unmittelbarer Abhängigkeit vom Zeitpunkt des Eingriffes, der erfolgen sollte, bevor irreversible Schäden am Leber- und Pankreasparenchym vorliegen.

Wir haben unser positives Votum und Bekenntnis zur erweiterten Choledochoduodenostomie zur Behandlung von Galle- und Pankreassaftabflußstörungen und ihren Komplikationen auch als Sekundäreingriff zunächst nur zögernd, dann aber mit offenem Herzen in den letzten Jahren revidiert. Der Mut dazu hat uns nicht gefehlt. Wir wurden reichlich entschädigt durch die besseren therapeutischen Ergebnisse bei der Wahl anderer, adäquater, die pathogenetischen Ursachen beseitigender Maßnahmen, um dadurch Wiederholungseingriffe weitgehend ausschalten zu können. Daß wir diesen Weg gehen konnten, verdanken wir denen, die die pathophysiologischen Erkenntnisse erweitert und uns das diagnostische Rüstzeug bereitgestellt haben.

Der Vorschlag Riedels im Jahre 1888, die Choledochoduodenostomie als Palliativeingriff beim inoperablen Pankreaskopf-Carcinom auch als sekundäre Maßnahme zu praktizieren, ist auch heute noch fester Bestandteil unseres operativen Handelns.

58. Der Platz der Choledochoduodenostomie in der Behandlung des Postcholecystektomiesyndroms

P. Mallet-Guy-Lyon/Frankreich

Summary. 406 operations for the post-cholecystectomy syndrome were selected by radiomanometry from 6,000 operations of the bile duct. The exact cause was determined, and in 149 cases (37%) the operative intervention at the bile ducts terminated with choledochoduodenostomy:

forgotten stone in the major bile ducts: 27 out of 78 cases
secondary calculi: 50 out of 71 cases
carcinoma: 7
pancreatitis: 3
narrowing of the confluence: 26
sclerosis of Oddi's sphincter: 12

hypotension of the major bile ducts, dilatation with stasis and infection: 22 cases.

Mortality: 8%. Late functional results: excellent in 94%, good in 2%, recurrence in 4% of cases.

Radiographic control of the anastomosis frequently showed great reduction of the calibre of the common bile duct.

Zusammenfassung. 406 Operationen wegen Postcholecystektomiesyndrom wurden mit Radiomanometrie aus 6000 Gallenwegeoperationen herausgegriffen; jedesmal wurde eine genaue Ursache festgestellt, und in 149 Fällen (37%) endete der Eingriff an den Gallenwegen mit einer Choledochoduodenostomie:

vergessene Steine in den Hauptgallenwegen: 27 von 78 Fällen
sekundäre Steinbildung: 50 von 71 Fällen
Carcinom: 7
Pankreatitis: 3
relative Verengung des Konfluenz: 26
Sklerose des Sphincter Oddi: 12
Hypotonie der Hauptgallenwege, Erweiterung mit Stase und Infektion: 22 Fälle.

Sterblichkeit: 8%. Funktionelle Spätergebnisse: ausgezeichnet in 94%, gut bei 2%, Rezidive in 4% der Fälle.

Die radiographische Kontrolle der Anastomose zeigte sehr häufig eine bemerkenswerte Verringerung des Kalibers des Ductus choledochus.

Vor 40 Jahren galt die vorherrschende Meinung, daß das sog. Pseudorezidiv nach Cholecystektomie eine direkte Folge der Gallenblasenentfernung sei, die man verantwortlich machte, obligatorisch eine Dilatation des Ductus choledochus und einen Krampf des Sphincter Oddi hervorzurufen. So erschien die Choledochoduodenostomie empirisch als die Operation der Wahl, mit der man diesem Syndrom systematisch entgegentreten könnte.

Die Meinungen haben sich geändert. Genauere und klarere Untersuchungen haben die Irrtümer richtiggestellt, die sich seit den ersten Untersuchungen von Oddi immer weiter überliefert hatten, und parallel dazu bot die intravenöse Cholangiographie ein Mittel, beim Menschen die Veränderungen des Choledochus nach der Cholecystektomie bildhaft zu verfolgen, und setzte so ihrerseits die Forderungen Oddis außer Kraft.

Seinerseits hat die Anwendung der intraoperativen radiomanometrischen Kontrolle das Postcholecystektomiesyndrom zergliedern können, das, wie Walzel, Floercken, Talmann geahnt hatten, nicht eine einzelne Ursache besitzt, sondern eine Summe verschiedenartiger Faktoren darstellt, die man klassifizieren muß.

Nun trifft es sich, daß man in der Tat nach einer genauen Diagnostik des kausalen Faktors noch oft — diesmal aber logisch und aus Kenntnis der Sache heraus — auf die Choledochoduodenostomie zurückgreifen muß. Unter 6000 in der Zeit bis zum 7.10.66 durchgeführten Eingriffen an den Gallenwegen mit operativer Radiomanometrie habe ich 406 Operationen wegen Postcholecystektomiesyndrom herausgegriffen — ausgeschlossen bleiben hierbei die Totalverschlüsse aufgrund irrtümlicher Resektion des Hepaticus. Die größere Zahl der Operierten waren Kranke aus zweiter Hand, ohne Information über die erste Operation.

Jedesmal wurde eine genaue Ursache festgestellt und in 147 Fällen (36%) endete die Operation mit einer Choledochoduodenostomie.

In etwas mehr als einem Drittel der Fälle wurde ein Stein in den Hauptgallenwegen entdeckt: ein Stein, der bei der ersten Operation wirklich vergessen worden war (Reststeinbefall im wahrsten Sinne des Wortes), oder ein Stein, der sich sekundär entwickelt hatte.

Das Vorhandensein des Steines vor der Cholecystektomie wird bestätigt, sei es durch die Folge einer äußeren Drainage, durch die cholangiographische Untersuchung vor Entfernung des Drains, oder aufgrund des Weiterbestehens einer Fistel nach Entfernung des Drains — sei es durch das sofortige und verfrühte Wiederauftreten der Symptome oder durch das Aussehen des Steines, wenn er einen manifesten Hinweis gibt, daß er aus der Gallenblase stammt. Es genügt dann im allgemeinen, den Stein oder die Steine zu entfernen, damit alles sich wieder normalisiert, aber in ungefähr einem Drittel der Fälle (in 27 Fällen von 78 = 35%) verlangt der Grad der Erweiterung des Choledochus eine Beendigung des Eingriffs durch Choledochoduodenostomie, ohne daß diese im strengen Sinne notwendig erschienen wäre.

Ganz anders ist es bei der sekundären Steinbildung, erkennbar nicht nur an den Eigenschaften des Steines selbst oder an der Zeit, die vor dem Auftreten der Symptome verstreicht, sondern an der Tatsache, daß jedesmal die gleiche Ursache für die Steinrezidivbildung hat entdeckt werden können: Es handelt sich immer um einen Zustand von Stase des Gallenflusses, sei es aufgrund eines Hindernisses — partielle Einengung des Konfluenz, Erkrankung des Sphincter Oddi —, sei es — bei nicht Vorhandensein jeder Art von Hindernissen — um eine dauernde Erweiterung aufgrund einer Wandatonie, Folge einer eitrigen Cholecystitis, die nicht beachtet worden war und die die einfache Cholecystektomie nicht gebessert hat, oder Atonie infolge einer Sphincterotomie.

Bei diesen sekundären Steinen ist es wichtig, um immer wieder Rückfälle zu vermeiden, nach Beseitigung des Steines und genauer Kenntnis des verantwortlichen pathogenetischen Faktors diesen zu behandeln: Dies ist der entscheidende Augenblick für die Operation, die bei 50 von 71 Fällen (70%) auf die Choledochoduodenostomie hinauslief.

Bei nicht Vorhandensein von Steinen wurde eine Läsion des Pankreas in 50 Fällen festgestellt: 3 Anastomosen bei 37 Pankreatitiden, 7 bei 13 Carcinomen.

Eine relative Verengung des Konfluenz — Entzündung, Narbe oder nur Knickung —, die schon durch die intravenöse Cholangiographie vermutet worden war, wurde in 29 Fällen bestätigt durch die Manometrie,

Radioskopie und Radiographie während der Operation: 26 Choledochoduodenostomien.

Die Anastomose findet noch gute Indikationen bei den Zuständen von Sklerose des Sphincter Oddi, soweit sie eine entscheidende Erweiterung der Hauptgallenwege zur Folge hatten (12 Fällen von 41). Hier

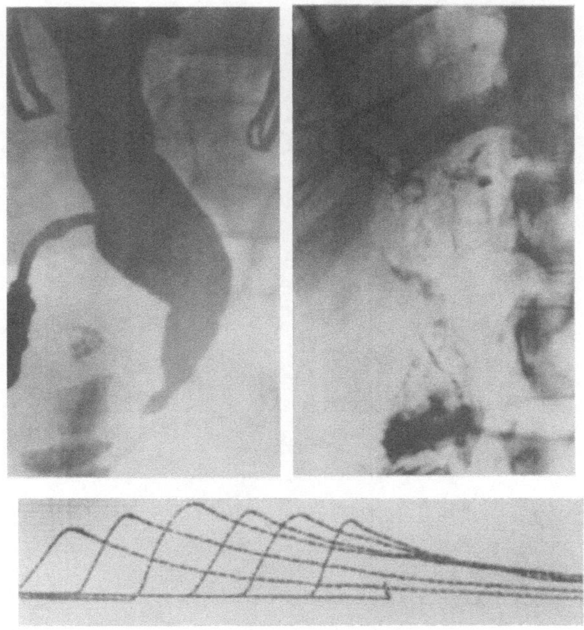

Abb. 1. Postcholecystektomiesyndrom: Hypotonie, Erweiterung, Stase und Infektion der Hauptgallenwege. Choledochoduodenostomie. 9 Jahre später: dauernde Heilung, Verringerung des Kalibers des Ductus hepaticus (Fall 2740)

kann die Sphincterotomie die Erweiterung nicht rückgängig machen und sie kann auch nicht die Stase des Gallensaftes beseitigen: Dieses doppelte Ziel wird von der Choledochoduodenostomie erreicht.

Eine letzte Indikation zur Choledochoduodenostomie, wenn jegliches Hindernis fehlt, ist gegeben bei gewissen Zuständen anhaltender Hypotonie der Hauptgallenwege — Erweiterung, immer gekoppelt mit Stase und Infektion, ein unbestreitbarer Faktor eines rezidivierenden Syndroms (22 Fälle).

Dies sind die Tatsachen, die wir beobachtet haben und die für eine häufige, aber überlegte und auf strengen Prinzipien aufgebaute Indikationsstellung sprechen, wie sie die moderne Chirurgie bei der Behandlung des Postcholecystektomiesyndroms in Form der Choledochoduodenostomie anbietet.

Trotz der allgemeinen ungünstigen Bedingungen — Alter, Infektion, evtl. Ikterus — und obwohl aufgrund dieser Tatsache die schlechtesten Fälle dieser Statistik für die Choledochoduodenostomie reserviert waren, die Ergebnisse im allgemeinen waren gut (ausgeschlossen der Carcinome).

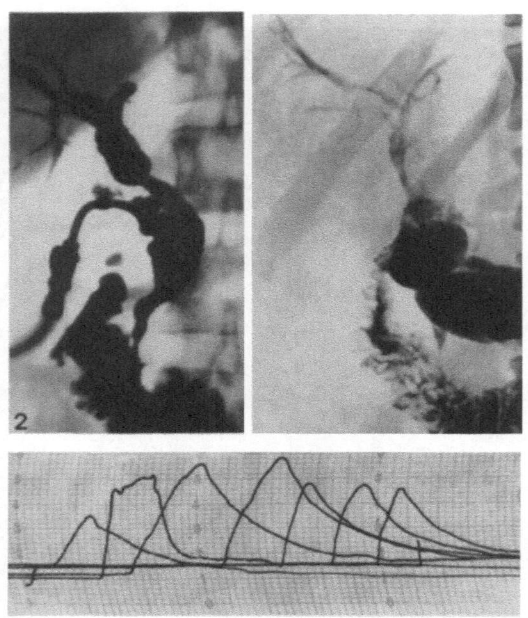

Abb. 2. Erweiterung, Stase und Infektion der Hauptgallenwege. Keine Dystonie des Sphincter Oddi. 3 Monate nach Choledochoduodenostomie: Verringerung des Kalibers der intrahepatischen Gallenwege (Fall 3673)

Die Sterblichkeit betrug nur 8%. Die funktionellen Spätergebnisse waren ausgezeichnet in 94% der Fälle, gut bei 2% und mit Rezidiv belastet in 4% der Fälle.

Die radiographische Kontrolle der Anastomose zeigte sehr häufig eine bemerkenswerte Verringerung des Kalibers des Ductus hepaticus.

Dies wurde uns bestätigt durch die Analyse von 63 prä- und postoperativen Radiographien: In 28 Fällen Verringerung um die Hälfte der Dicke des Hepaticus, in 34 Fällen Rückkehr zur Norm, nur in einem Fall zeigte sich keine Verbesserung.

Es ist ein offenbar paradoxes Phänomen, das erklärt werden kann, sowohl durch die Senkung des Druckes in den Gallenwegen als auch durch einen Siphonmechanismus während der Zeit, in der der Pylorus geschlossen ist, und das so eine wirksame Behandlung der Stase im Hepato-Choledochus-Bereich und in den intrahepatischen Gallenwegen gewährleistet. Dies paßt zu den ausgezeichneten klinischen Resultaten und ist eine zusätzliche Rechtfertigung für die Choledochoduodenostomie als Behandlungsprinzip bei gewissen Postcholecystektomiesyndromen.

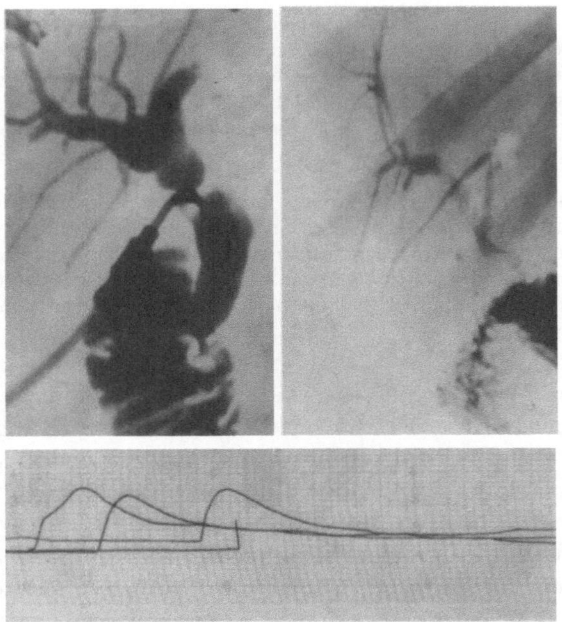

Abb. 3. Gleicher Zustand. 6 Monate nach Choledochoduodenostomie, gleiche Verringerung der intrahepatischen Gallenwege (Fall 5980)

Erlauben Sie mir, meine Ausführungen mit dem Andenken an meinen ersten Besuch der Gießener Chirurgischen Universitätsklinik zu verbinden. Es war im Januar 1939. Professor Bernhard empfing mich in sehr freundlicher Weise und bot mir ohne Zögern seine ganzen Krankengeschichten an. Er überzeugte mich von dem großen Wert der Choledochoduodenostomie. Und seither bin ich seiner Methode treu geblieben. Ich möchte deshalb heute Professor Bernhards gedenken und ihm zur Ehrung diese Arbeit widmen.

Präsident: Als die Wahl auf dieses Thema für diesen Kongreß fiel, war es klar, daß ich meinen Freund Mallet-Guy aus Lyon um dieses Referat bitten würde, insbesondere, weil ich weiß, daß er hinsichtlich der Choledochoduodenostomie eine etwas andere Auffassung vertritt als wir.

Ich danke Ihnen sehr herzlich, Herr Kollege Mallet-Guy, daß Sie aus Lyon zu uns gekommen sind und die Reise nicht gescheut haben, insbesondere deshalb, weil Sie morgen schon wieder in Lyon sein müssen. Herzlichen Dank für Ihren Besuch auf unserem Kongreß und herzlichen Dank für Ihr Referat.

59. Plastische und wiederherstellende Eingriffe bei Verletzung und Striktur des Gallengangs

K. H. Schriefers-Bonn

Summary. The most common reasons for repair operations of the bile duct are injuries incurred during operation, their sequelae, and strictures. They are usually rather long, and it is usually impossible to remove them by resection and bilio-biliary anastomosing. More commonly, bilio-digestive anastomosis in the hilus of the liver is necessary. This should be carried out according to the general concepts of plastic surgery.

Zusammenfassung. Häufigster Anlaß zu wiederherstellenden Eingriffen am Gallengang sind Operationsverletzungen und deren Folgen, also Strikturen. Diese sind überwiegend langstreckig und nur in Ausnahmefällen durch Resektion und bilio-biliäre Anastomosierung zu beseitigen. Häufiger ist die bilio-digestive Anastomose im Leberhilus erforderlich. Sie muß nach plastischen Gesichtspunkten durchgeführt werden.

Unter den Wiederholungseingriffen an den Gallenwegen trägt die Rekonstruktion eines verletzten oder strikturierten Gallengangs eine doppelte Belastung: sie ist technisch anspruchsvoll und es geht überwiegend darum, die Folgen eines ärztlichen Mißgeschicks zu beseitigen.

Operationsverletzungen der extrahepatischen Gallenwege sind die weitaus häufigste Ursache nicht stein- oder tumorbedingter Galleabflußstörungen und nach Nissen [10] einer der häufigsten intraoperativen Unglücksfälle. Derjenige von uns, dem ein solches Mißgeschick unterläuft, befindet sich zwar in bester Gesellschaft; ich zitiere Kehr [8], den zu seiner Zeit wohl erfahrensten Gallenchirurgen: „Ist es mir doch mehr als 20mal passiert, daß ich bei der Ektomie den Hepaticus verletzt habe. Sogar 3mal habe ich aus ‚Versehen' den Hepaticus und Choledochus vom Leberhilus bis zum Duodenum fortgeschnitten".

Eine zweite Feststellung ist wichtig und zugleich alarmierend: Auch heute noch gelingt die sofortige Erkennung und die definitive und folgenlose Korrektur einer Operationsverletzung des Gallengangs selten; der größere Teil der betroffenen Kranken hat mit zahlreichen Beschwernissen und Gefahren und einer begrenzten Lebenserwartung zu rechnen. Dies wiegt um so schwerer, als diese Menschen meist jung sind und ihre Erkrankung durchaus gutartig ist.

Gegenüber den operativ bedingten, also iatrogenen Gallengangsverletzungen, treten die unfalltraumatischen weit zurück. Daran hat auch die zunehmende Häufung schwerer Kombinationsverletzungen wenig geändert. Die rekonstruktive Gallenwegschirurgie gewinnt ihre Erfahrungen nach wie vor überwiegend aus der Beseitigung von Operationsfolgen.

Gelegentlich entstehen Gallengangsstrikturen auch auf dem Boden eines Steindecubitus der Gallengangswand oder durch eine lithogene Cholangitis. Zu den selteneren Ursachen extrahepatischer Gallenabflußstörungen (Abb. 1) gehören außerdem die röhrenförmige Stenose des retroduodenalen Choledochus durch eine chronische Pankreatitis, weiterhin die oft bis in die intrahepatischen Gallenwegsaufzweigungen ausgedehnte primär chronische sklerosierende Cholangitis, schließlich auch die tumorähnliche Infiltration der hilusnahen Gallengangsabschnitte durch einen Echinococcus alveolaris.

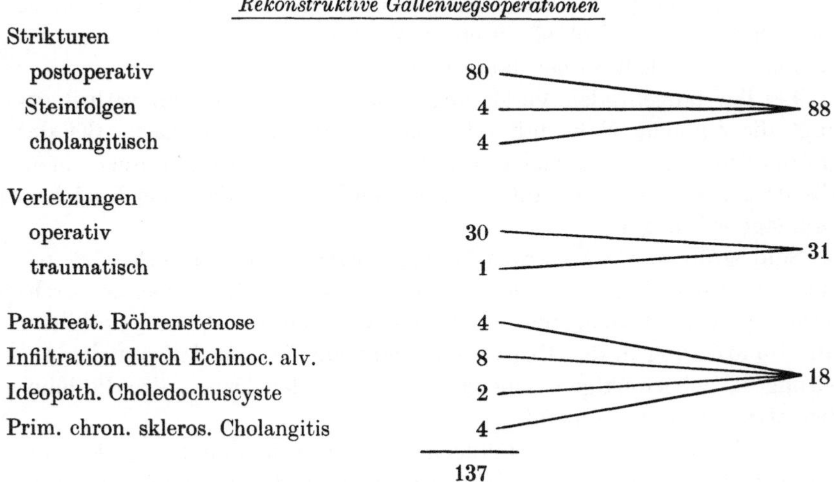

Abb. 1. Übersicht über 137 rekonstruktive Gallenwegsoperationen der Chirurgischen Universitätsklinik Bonn

Nur 27 der von uns durchgeführten 137 Gallenwegsrekonstruktionen erfolgten wegen einer dieser selteneren Abflußstörungen. 30 mal bestanden Operationsverletzungen und 80 mal postoperative Strikturen; in 80% unserer Patienten mußten also iatrogene Schäden beseitigt werden.

Bei der Häufigkeit, mit der eine operative Gallengangsverletzung erfolgen kann — unsere vorsichtige Schätzung (Gütgemann u. Mitarb. [7]) ergibt 1 bei rund 500 Cholecystektomien —, ist der Entstehungsmodus einer Überlegung wert. Vermutlich sind pathologische Veränderungen der Gallenblasenregion etwa im Gefolge eines Gallenblasenempyems, bei Schrumpfgallenblasen und biliodigestiven Fisteln ebenso beteiligt wie anatomische Varietäten der Gallengänge und der Leberarterie, aber auch überhastetes Operieren und unzureichender Zugang. Erstaunlicherweise erfolgen die meisten Verletzungen bei der einfachen Cholecystektomie ohne Eröffnung des Gallengangs.

Schützen kann nur eine präparativ ausgerichtete Operationstechnik und das Wissen, daß der Lehrbuchtyp von Verlauf und Aufzweigung der Leberarterie und des großen Gallenganges nichts anderes als ein Mittelmaß darstellt, von dem Abweichungen eher die Regel als eine Ausnahme bilden.

Auch bei der Magenresektion kann der Operateur in gefährliche Nähe zum Gallengang geraten. Ich erinnere an das Referat von Herrn Peiper [11] aus dem vergangenen Jahr: Bei 4295 Ulcusresektionen des Magens wurde der Gallengang 37 mal verletzt, das entspricht einer Relation von 1:116.

Entscheidend für den Ausgang einer Gallengangsverletzung ist, ob sie sogleich erkannt und ob sie in einer Weise versorgt wird, die einen unbehinderten Gallefluß über Jahre verbürgt.

Bei der tangentialen Verletzung ohne größeren Substanzverlust genügt die einfache Naht mit oder ohne Gallengangsdrainage. Bei der glatten Durchtrennung lassen sich beide Stümpfe zirkulär über einem abseits der Anastomosennaht ausgeleiteten T-Drain oder einer Voelcker-Drainage vereinigen.

Sind größere Gallengangsabschnitte irrtümlich reseziert oder ist, meist bei einer Magenresektion, der retroduodenale Choledochus durchtrennt, ging die Gallengangsbifurkation verloren, so ist die bilio-biliäre Anastomosierung in der Regel nicht mehr möglich, so daß nur die Ableitung des leberwärtigen Gallengangsrestes in den Darm, also die biliodigestive Anastomose bleibt.

Von 31 Gallengangsverletzungen, die wir behandelten, wurden nur 9 während des primären Eingriffs sofort erkannt; die Mehrzahl wurde uns nach Tagen oder Wochen im Stadium einer galligen Peritonitis, mit einer äußeren Gallenfistel, meist auch mit Ikterus zugewiesen. 7 Verletzungen waren bei einer Magenresektion, 23 bei einer Gallenoperation und nur 1 durch ein stumpfes Bauchtrauma entstanden. 4 Kranke wiesen einen begrenzten Wanddefekt ohne Kontinuitätstrennung auf; 8 mal waren Choledochus und Hepaticus komplett durchtrennt, weitere 8 mal waren die extrahepatischen Gallenwege weitgehend resiziert, 3 mal lag die Verletzung im rechten oder linken Ductus hepaticus proprius. 3 Patienten wurde der Choledochus unmittelbar am lateralen Duodenalrand durchschnitten, 5 mal war er gemeinsam mit dem Ductus Wirsungianus an oder unter Einschluß der Papille abgetrennt (Abb. 2).

Bei solch schweren Verletzungsformen und dem meist im Stadium der lokalisierten Peritonitis oder eines Ikterus durchgeführten Korrektureingriff überrascht eine Operationsletalität von 32% nicht. Die Todesfälle gehen mit einer Ausnahme zu Lasten der schweren und ausgedehnten Verletzungen, von den 18 Kranken mit begrenzten Schäden haben wir nur 1 verloren (Tab. 1). Immerhin überlebten von 5 Kranken mit gleich-

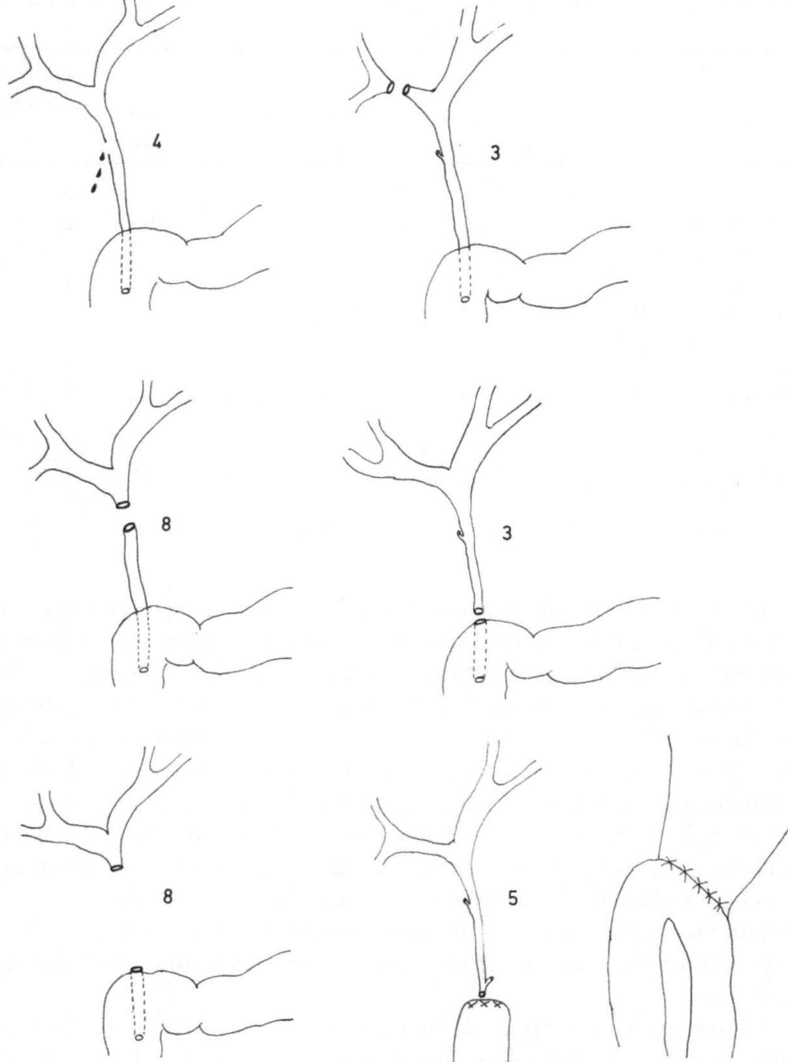

Abb. 2. Verletzungstypen bei 31 Gallenwegsverletzungen (30 Operationsverletzungen und 1 unfalltraumatische Verletzung)

zeitiger Durchtrennung von Gallen- und Pankreasgang 4, davon 3 mit gutem Spätergebnis und ein weiterer mit gutem Frühresultat. Auch eine Kranke mit zusätzlicher Ligatur der Arteria hepatica dextra konnte durch Resektion der rechten Leberhälfte und Anastomose zwischen linkem Ductus hepaticus und Dünndarm gerettet werden.

Tabelle 1. *Früh- und Spätergebnisse der Gallenwegsrekonstruktion bei 31 Gallenwegsverletzungen*

	Anzahl	Op. +	Spätergebnis				$<$ als 2 Jahre
			gut	schlecht	+	unbekannt	
bei Magenresektion	7	1	3	—	2	—	1
bei Gallenoperation	23	4	11	2	1	3	2
unfalltraumatisch	1	—	1	—	—	—	—
Ges. Zahl	31	5	15	2	3	3	3
weitgehender Verlust der extrahep. Gallenwege	6	2	2	1	1	—	—
begrenzte Verletzung	18	1	10	1	2	2	2
Abtrennung der Gallen- und Pankreasgänge	5	1	3	—	—	—	1
zusätzliche Arterienverletzungen	2	1	—	1	—	—	—

Die Spätfolge der nicht erkannten, gar nicht oder unzureichend versorgten Gallengangsverletzung ist im günstigsten Falle die begrenzte Striktur, im ungünstigsten die weitgehende narbige Obliteration der extrahepatischen Gallenwege. Mit beginnender Gallengangseinengung ist die Cholangitis unabwendbar. Sie endet, wenn die Gallestauung nicht beseitigt wird, in cholangitischen Leberabscessen oder einer cholostatisch-cholangitischen Cirrhose. Es hat gar keinen Zweck, beim Auftreten von Fieber, Schüttelfrösten, Koliken und Ikterus lange antibiotisch zu behandeln. Notwendig ist die Beseitigung der Striktur und die Schaffung eines einwandfrei funktionierenden Gallenabflusses in den Darm.

Von 88 Strikturen waren 80 Folge vorausgegangener operativer Eingriffe, und zwar entstanden 76 nach Gallenoperationen und 4 nach Magenresektionen.

Vorausgegangen waren bei den 80 iatrogenen Strikturen 124 Eingriffe; der größere Teil der Kranken war wenigstens 2 mal voroperiert, die Reihe setzt sich fort bis zu einer Patientin mit 6 Voroperationen an den Gallenwegen. Bei 27 Kranken bestanden weitgehend stenosierte biliodigestive, bei 16 weiteren strikturierte bilio-biliäre Anastomosen.

Der Prädilektionsort der Gallengangsverletzung bei einer Cholecystektomie und der sich daraus entwickelnden Striktur ist der Bereich der Cysticusmündung. Daß in unserem Krankengut nur 16 begrenzte Strikturen im supraduodenalen Choledochus und Hepaticus vorkommen (Abb. 3), läßt erkennen, daß sich die eitrig-destruierende Strikturcholangitis über den Ort der primären Enge ausbreitet und vorzugsweise in

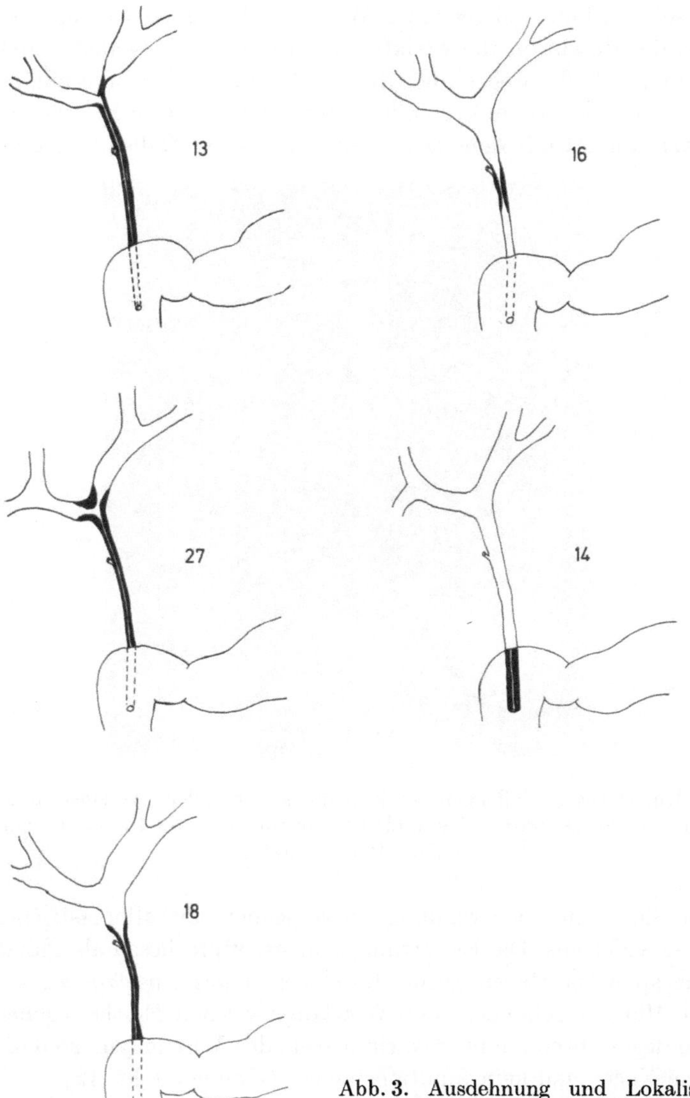

Abb. 3. Ausdehnung und Lokalisation von 88 Gallengangsstrikturen

Richtung auf den Leberhilus fortschreitet. 13mal reichte die Narbenschrumpfung schon über die Bifurkation hinaus und hatte einen oder beide Ductus hepatici proprii eingeengt. 27mal war die Gallengangsbifurkation mit einbezogen, nur bei 18 Kranken bestand ein wenigstens kurzer Rest des Ductus hepaticus communis, 14mal war der retroduodenale Choledochus alleine betroffen.

In solchen Fällen bleiben zwei Wege zur Wiederherstellung des Galleflusses: die Resektion der Striktur mit Erhaltung des anatomisch vorgezeichneten Abflußweges über die Papille durch eine bilio-biliäre Anastomose oder die direkte Verbindung des leberwärtigen erhaltenen Gallengangsabschnittes mit dem Darm. Ein plastischer Gallengangsersatz im

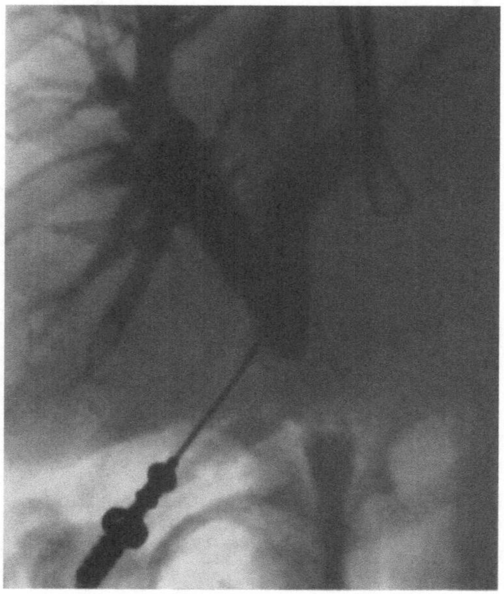

Abb. 4. Kurzstreckige Gallengangsstriktur mit annähernder Übereinstimmung der Lichtungsweiten des proximalen und distalen Gallengangs: Indikation zur biliobiliären Rekonstruktion

engeren Sinne unter Verwendung körpereigenen oder alloplastischen Materials scheidet aus. Die Erwartung, Kunststoffprothesen als Platzhalter für eine spontane Regeneration des Gallenganges einsetzen zu können, ist eine Illusion geblieben. Den Wettlauf zwischen Epithelregeneration und Bindegewebsneubildung gewinnt stets das Mesenchym, so daß letztlich eine Narbe und kein funktionsfähiger Gang entsteht [12].

Gallengangsplastik kann daher nur bedeuten, die allgemeinen Prinzipien der plastischen Chirurgie bei der operativen Gallengangsrekonstruktion anzuwenden, um dadurch der unvermeidlichen Narbenschrumpfung sowohl der bilio-biliären wie der biliodigestiven Anastomose zu begegnen.

Die direkte Nahtvereinigung eines proximalen und distalen Gallengangsrestes findet ihre Grenzen in erster Linie in der Länge des zu überbrückenden Defektes, jedoch auch in der Lichtungsweite und Wandbeschaffenheit der beiden Stümpfe. Die bilio-biliäre Rekonstruktion gelingt

a) wenn der Defekt nicht länger als 2—3 cm ist,
b) wenn beide Stümpfe entzündungsfrei sind,
c) wenn sie spannungsfrei aneinandergelagert werden können,
d) wenn der Abfluß im distalen Gallengang durch die Papille unbehindert ist.

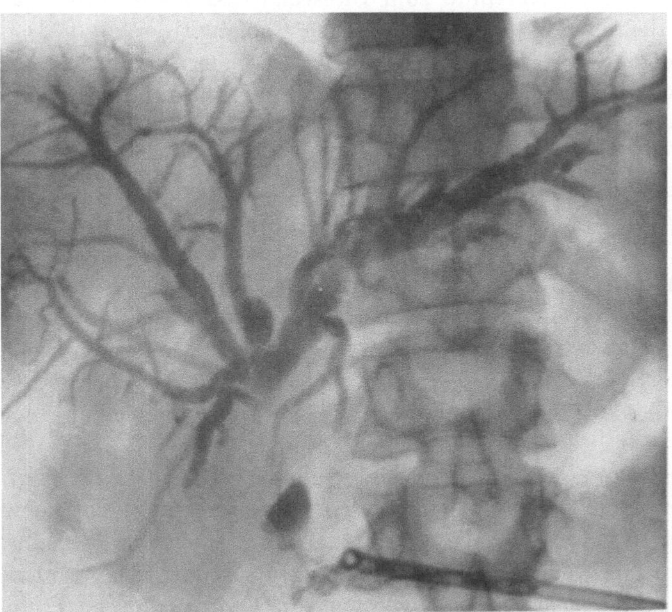

Abb. 5. Postoperative Gallengangsstriktur bis in Höhe der Gallengangsbifurkation. Indikation zur biliodigestiven Rekonstruktion

Mit Hilfe einer von Lahey [9] und Catell [3] ausgearbeiteten Technik, die Stelzner [13] eingehend dargestellt hat, lassen sich auch längere Defekte überbrücken, wenn man den meist von der schwieligen Entzündung freien retroduodenalen Choledochusabschnitt aus dem Pankreas ausgräbt und ihn an den proximalen Gallengangsrest heranbringt. Eine weitere Voraussetzung für das Gelingen dieser Anastomose ist eine annähernde Übereinstimmung in den Lichtungsweiten. In dem in Abb. 4 gezeigten Beispiel ist die bilio-biliäre Anastomose richtig und unproblematisch. Die meist bestehende erhebliche Lumendifferenz zwischen beiden Gallengangsabschnitten zwingt jedoch allzu oft, von der biliobiliären Rekonstruktion Abstand zu nehmen. Gewisse Differenzen lassen sich mit u.a. von Grewe [4] und Axhausen [1] dargestellten Techniken ausgleichen. Diese Möglichkeiten sind aber begrenzt.

Für die Striktur im Confluens und weiter leberwärts (Abb. 5), für die völlige Obliteration des supraduodenalen Choledochus und Hepaticus sowie für die retroduodenalen Strikturen und Stenosen entfällt die Möglichkeit der Erhaltung der normalen Gallenpassage. Hier muß die physiologische Schranke in Form des Papillensphincters dem übergeordneten Prinzip der ungestörten Galleableitung geopfert werden. Dieser Entschluß fällt nicht so schwer, wenn man bedenkt, daß nicht so sehr der mechanische Abschluß zum Intestinaltrakt als der kontinuierliche freie Gallefluß vor der ascendierenden Cholangitis schützt. Der intermittierende Steinverschluß des Gallengangs liefert dafür ein ebenso eindrucksvolles Zeugnis wie die Sphincterotomie. Im ersteren Falle entsteht die Cholangitis bei erhaltener Sphincterfunktion infolge der Steinverlegung, im zweiten Fall bleibt sie trotz Ausfalls der Sphincterfunktion aus. Das technische Problem besteht bei der biliodigestiven Anastomose eben darin, die Anastomosenöffnung von vornherein so groß zu gestalten, daß auch nach der unausbleiblichen Narbenschrumpfung eine genügend weite Lichtung verbleibt. Man muß den erhaltenen Gallengangsrest genügend weit freilegen und eröffnen, man muß die Öffnung nach Möglichkeit plastisch erweitern und für eine primär dichte, die Schleimhaut von Gallengang und Darm adaptierende Naht Sorge tragen. Unter diesen Voraussetzungen darf mit einer bleibenden funktionstüchtigen Galleableitung gerechnet werden.

Gütgemann [6,7] hat versucht, mit der Rekonstruktionsform der adaptierenden Dreiecksplastik diesen Forderungen gerecht zu werden. Ihr liegt das Rosersche Läppchen zu Grunde, auf dem auch das ältere Verfahren der Goetzeschen Zipfelplastik [5] beruht. In Fortentwicklung des Verfahrens nach Goetze verlangt die Gütgemannsche Technik die Präparation des leberwärts der Striktur liegenden Gallengangsabschnittes auf mindestens 2 cm Länge, seine Längsspaltung und die Einbringung eines dreieckigen Darmwandlappens zur Erweiterung der Anastomosenöffnung mit einer schleimhautadaptierenden Naht. Dabei wird bei kurzem Hepaticusrest die Gallengangsincision in die freigelegte Gallengangsbifurkation und den Anfangsteil des rechten oder linken Ductus hepaticus proprius hineingeführt. Die Resektion des Bifurkationsseptums schafft, wenn erforderlich, zusätzliche Weite.

Technisch geht man bei einem erhaltenen Hepaticusrest in folgender Weise vor:

Der oberhalb der Striktur verbliebene Ductus hepaticus und die Gallengangsbifurkation werden freigelegt, aus dem umgebenden Schwielengewebe ausgelöst und bis in den linken Ductus hepaticus aufgespalten. Man durchtrennt nun das Gallengangsseptum mit der Schere, vereinigt die Schleimhaut in der Durchtrennungslinie mit feinster atraumatischer Naht. Auf einer retrocolisch in den rechten Oberbauch gebrachten oberen Jejunumschlinge wird mit drei Haltenähten ein gleichseitiges Dreieck von etwa 2 cm Seitenlänge markiert, entlang der Verbindungslinie erfolgt die

Eröffnung des Darms (Abb.6). Die durch Naht zu adaptierenden Punkte von Gallengang und Darm sind in der Abb.6 durch Pfeile markiert. Es folgt die fortlaufende atraumatische Allschichtennaht zunächst der Hinterwand der Anastomose, dann die Einfügung des Lappens in die klaffende Gallengangsincision. Es resultiert eine plastisch erweiterte

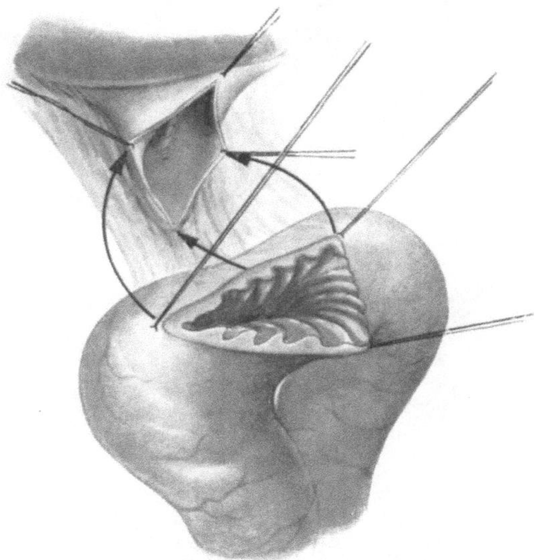

Abb. 6. Adaptierende Dreiecksplastik nach Gütgemann (aus Schriefers: Gallenblase und Gallenwege. In: Baumgartl, Kremer u. Schreiber: Spezielle Chirurgie für die Praxis, Bd. II, Teil 1. Stuttgart: Thieme 1969)

Gallengangsdarmanastomose, deren Neigung zur zirkulären Schrumpfung teilweise in die ungefährlichere Längsrichtung verlagert ist. Eine Braunsche Entero-Anastomose schaltet die mit dem Gallengang verbundene Darmschlinge aus der Passage aus. Die Anastomose kann in gleicher Weise mit dem Duodenum durchgeführt werden.

Beim völligen Verlust des Ductus hepaticus communis ist das technische Problem sehr viel komplizierter und die Erfolgschance entsprechend reduziert. Es bleibt als einziger Ausweg die vollständige Auslösung der Gallengangsbifurkation und der Anfangsteile der intrahepatischen Gallenwege aus dem Leberhilus und den umgebenden Schwielen. Diese Präparation kann ungemein schwierig sein. Stets ist die Leberarterie in Gefahr, sie muß evtl. in ganzer Ausdehnung freigelegt werden. Wenn man, wie das auch Baumann [2] mit Erfolg praktiziert hat, dann nicht nur das Hauptseptum, sondern auch die Trennwände zu den Segmentästen erster Ordnung darstellt und spaltet, resultiert schließlich eine Gallengangsöffnung, die zur Anastomose geeignet ist (Abb. 7).

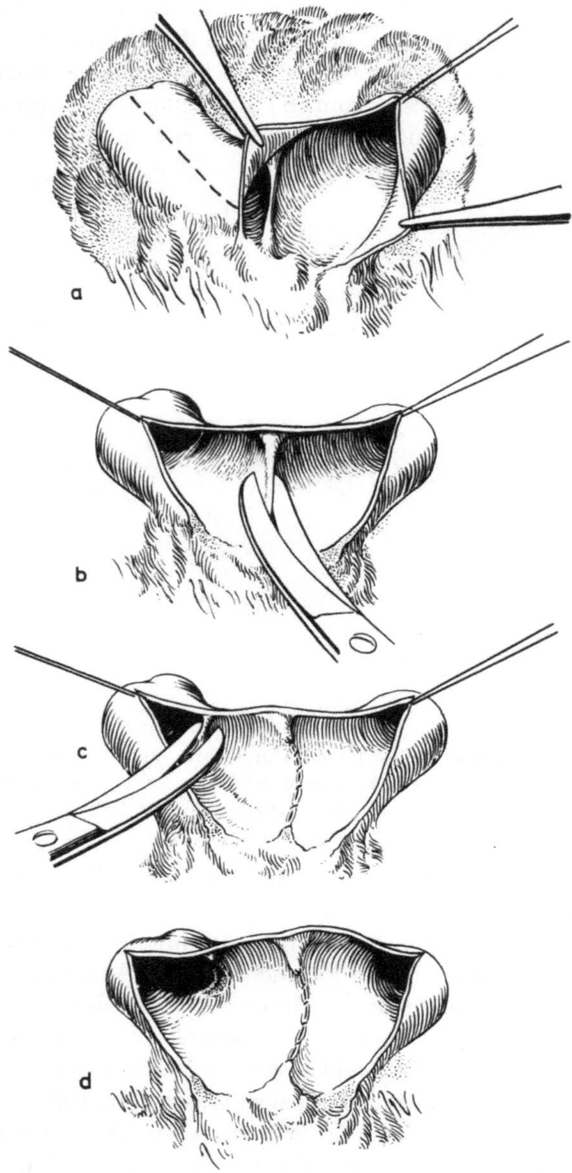

Abb. 7 a—d. Operatives Vorgehen bei hohen Bifurkationsstrikturen: Freilegung der Bifurkation und Aufspaltung des rechten und linken Ductus hepaticus (a), Resektion des Hauptseptums (b), zusätzliche Resektion der Trennwände zu den Segmentgallengängen (c), dadurch entstandene weite, zur Anastomose geeignete Gallengangsöffnung (d) (aus Schriefers: Gallenblase und Gallenwege. In: Baumgartl, Kremer u. Schreiber: Spezielle Chirurgie für die Praxis, Bd. II, Teil 1. Stuttgart: Thieme 1969)

Wir haben bei unseren 88 Strikturkranken 94 Operationen durchgeführt, in 6 Fällen mußten auch wir eine erneute Rekonstruktion versuchen. 88 biliodigestiven stehen nur 6 bilio-biliäre Anastomosen gegenüber. Die Operationsletalität beträgt 9,6%. An ihr sind technische

Tabelle 2. *Spätergebnisse bei 70 Gallengangsrekonstruktionen wegen Striktur*

(nach mindestens 2 Jahren)		
gut	50 = 71,4%	Anast. in Bifurk. u. oberh.
schlecht	8	65,6% gut
unbekannt	4	Anast. unterh. Bifurk.
später +	9	74,3% gut

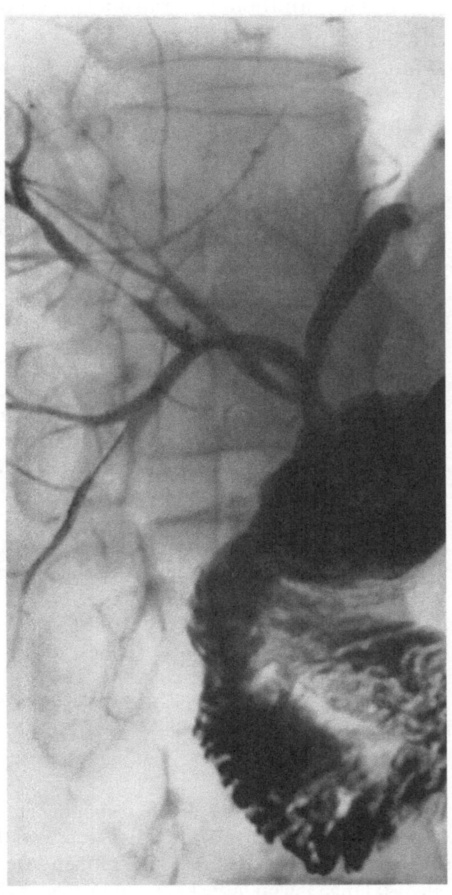

Abb. 8. Ergebnis einer biliodigestiven Anastomose in Form einer adaptierenden Dreiecksplastik wegen Striktur nach 4 Jahren

Unzulänglichkeiten in Form von Anastomoseninsuffizienzen und Blutungen in etwa gleichem Maße beteiligt wie das Leberversagen bei Kranken mit fortgeschrittener cholostatisch-cholangitischer Cirrhose. Am meisten bedroht zeigen sich erwartungsgemäß die oberhalb der Bifurkation gelegenen Anastomosen. 9 Kranke starben zu einem späteren Zeitpunkt, davon waren 2 nahezu 70 Jahre alt. Bei 9 weiteren Patienten liegt der Eingriff weniger als 2 Jahre zurück, sie scheiden für eine Beurteilung von Spätergebnissen aus.

Betrachten wir die Kranken, die den Eingriff überlebten und deren Operation mindestens 2 Jahre zurückliegt, so sind die Spätergebnisse in 70% gut (Tab. 2). Die Differenzierung in Anastomosen ober- und unterhalb der Bifurkation ergibt 65% gute bei hohen und 74% bei tiefen Anastomosen. Ich habe mir die weitere Aufschlüsselung nach sehr guten, guten, befriedigenden oder ähnlichen Prädikaten erspart. Gut heißt: frei von Koliken, Fieberschüben und Ikterus, keine chemischen Zeichen der Galleabflußstörung, röntgenologisch verbürgte Durchgängigkeit der Anastomose (Abb. 8). Bei den Kranken, für die solche Kriterien nicht zutreffen, ist das Ergebnis als schlecht bezeichnet.

Ich bitte um Ihr Verständnis, daß ich hier einen persönlichen Erfahrungsbericht vortrug, statt eine Analyse der im Schrifttum niedergelegten Erfahrungen anderer zu versuchen. Ich glaubte annehmen zu dürfen, Ihnen anhand unserer Beobachtungen die Problematik der rekonstruktiven Gallengangschirurgie darstellen und Wege aufzeigen zu können, mit deren Hilfe ein schwieriges chirurgisches Problem gelöst werden kann.

Literatur

1. Axhausen, W.: Langenbecks Arch. klin. Chir. **313**, 282 (1965).
2. Baumann, J.: Langenbecks Arch. klin. Chir. **295**, 414 (1960).
3. Catell, R. B., and J. W. Braasch: Surg. Gynec. Obstet. **109**, 531 (1959).
4. Grewe, H. E.: Chirurg **31**, 511 (1960).
5. Goetze, O.: Dtsch. Z. Chir. **229**, 173 (1930).
6. Gütgemann, A., M. Reifferscheid u. R. Philipp: Chirurg **32**, 161 (1961).
7. — K. H. Schriefers, R. Philipp u. D. Wülfing: Bruns' Beitr. klin. Chir. **210**, 129 (1965).
8. Kehr, H.: Chirurgie der Gallenwege, S. 109. Stuttgart: Enke 1913.
9. Lahey, F. H., and L. J. Pyrtek: Surg. Gynec. Obstet. **91**, 25 (1950).
10. Nissen, R.: Langenbecks Arch. klin. Chir. **295**, 384 (1960).
11. Peiper, H. J.: Langenbecks Arch. klin. Chir. **322**, 157 (1968).
12. Schriefers, K. H.: Chir. Praxis **12**, 211 (1968).
13. Stelzner, F.: Chirurg **32**, 234 (1961).

Präsident: Wir freuen uns, daß Sie uns einen persönlichen Erfahrungsbericht gegeben haben. Es war sicher gut, daß Sie darauf hinwiesen, von dem Einlegen einer temporären alloplastischen Prothese Abstand zu nehmen, weil damit wirklich, auch wenn man sie noch so lange liegen läßt, kein endgültiger Erfolg zu erzielen ist.

Zweitens, Herr Schriefers, haben Sie auf die direkte Nahtvereinigung hingewiesen. Ein Bild demonstrierte das. Es hat mir offen gestanden nicht so ganz gut gefallen, weil Sie da den distalen Stumpf aus dem Pankreas ausgelöst und dann eine direkte Nahtvereinigung vorgenommen haben. Ich muß Ihnen gestehen, das würden wir nicht so leicht tun. Aber das mag vielleicht noch diskutiert werden. Wir würden dann lieber die bilodigestiven Anastomosen vorziehen.

60. Hepatodigestive und diahepatische Entlastungsverfahren bei Gallengangsverschlüssen

W. Dick-Tübingen

Summary. When reconstruction operation of the common bile duct cannot be carried out, anastomoses of the roots of the bile duct or of the segmental ducts with the intestinal tract should be considered. The essence and the results of hepatoenterostomy are discussed. The indications are narrowed to malignant stenose (carcinoma and echinococcus alveolaris). In cholestasis due to scarring hepatoenterostomy is indicated in the rarest and most exceptional cases only, perhaps as first act of a multiphased procedure. Another way in which the liver may be decongested is by diahepatico-diaenteral long-term drainage after Dick and Dortenmann, the advantages and results of which are demonstrated by the speakers' patient population.

Zusammenfassung. Bei Undurchführbarkeit eines rekonstruktiven Eingriffes am Hepatocholedochus kommen Anastomosen der Gallengangswurzeln bzw. der Segmentgallengänge mit dem Darmtrakt in Frage. Wesen und Ergebnisse der Hepatoenterostomie werden besprochen, ihre Indikation auf „maligne" Stenosen (Carcinom und Echinococcus alveolaris) eingeengt; bei Narbenstenosen ist die Hepatoenterostomie nur in den seltensten Ausnahmefällen — fallweise als erster Akt eines mehrzeitigen Vorgehens angezeigt. — Ein anderer Weg der Leberentstauung ist die diahepatisch-diaenterale Dauerdrainage nach Dick und Dortenmann, deren Vorteile und Ergebnisse am eigenen Krankengut gezeigt werden.

Wenn sich bei einem Gallengangsverschluß ein wiederherstellender Eingriff im Bereich der Leberpforte nicht mehr durchführen läßt, liegt es nahe, die Galle aus ihrem Quellgebiet durch eine der verschiedenen Cholangioenterostomien abzuleiten; neuere Modifikationen dieser Eingriffe [15,35,51,56 u.a.] ziehen den Mittellauf des Gallenstrombettes zur Anastomose heran.

Nur selten finden sich unter der Leberkapsel so stark erweiterte Gallengänge, daß sie sich mit dem Darmtrakt [4,19,64,71] oder der Gallenblase [4,11], sei es direkt, sei es über eine Interims- oder Dauerprothese, anastomosieren lassen; solche Eingriffe geben dem Erfindungsgeist des Operateurs einen breiten Spielraum und sind nicht undankbar, wie eine Reihe von Einzelmitteilungen und eigene Beobachtungen gezeigt haben (Cholangioenterostomie).

In der Regel finden sich leider keine solchen subserösen Gallengänge; der Versuch einer Hepatoenterostomie (H.-E.) ist angezeigt. Ihr Prinzip beruht auf einer Anastomosierung einer Leberwunde mit dem Darmtrakt. Die Wundsetzung erfolgt meist durch eine kleine Leberresektion, aber auch durch eine einfache Incision [45,46], durch Kauterisierung [45,46, 66], Bohrung eines Drainkanales [42] oder durch Absteppen eines Leberbezirkes [46], bei dessen Nekrose und Abstoßung Gallengänge eröffnet werden. Durch die im Wundgrund klaffenden Lumina der Gallengangswurzeln soll die gestaute Galle unter Ausbildung von Lippenfisteln dauernd in den Darm fließen; eine gezielte Einpflanzung der Gallengefäße erfolgt wegen ihrer Kleinheit bei der alten H.-E. nicht.

Neuere Modifikationen [15,35,51,56 u.a.] pflanzen nach mehr oder minder großer, fallweise „anatomiegerechter" Leberresektion den entsprechenden Segment-Gallengang durch Naht ins Darmlumen (Intrahepatoductoenterostomie).

Ob als zweiter Partner zur Anastomose der Magen, das Duodenum oder eine Jejunalschlinge herangezogen wird, scheint letzten Endes belanglos. Die Anwendung einer „Y"-förmig ausgeschalteten Jejunalschlinge [44,51 u.v.a.] soll dem Aufsteigen einer Cholangitis vorbeugen, was aber Schamaun [56] bestreitet. Ältere Vorschläge, die Galle ins Colon zu leiten [51 a], haben höchstens historisches Interesse.

Die Ansichten über die Zweckmäßigkeit einer Schienung der Anastomose durch ein „verlorenes" Drain oder nach Art der Voelckerschen Drainage sind geteilt; einzelne Autoren führen ihre Mißerfolge auf die Schienung, andere auf deren Unterlassung zurück [4,10,15,20,21,22, 26a,61 u.a.]. Ich glaube, mit ihrer Vermeidung nicht schlecht gefahren zu sein, und stimme darin mit Wülfing [75] und Gütgemann [26] überein.

Obwohl Kehr [45,46] bereits 1904 erstmals eine H.-E. angelegt hatte, war nach Anschütz [2] bis 1938 kein sicherer Dauererfolg bekannt; die abwertende Beurteilung, die sie im Schrifttum erfahren hat, ist zwar verständlich, aber nicht gerechtfertigt, weil von einem Eingriff, der nach meiner Auffassung praktisch nur bei einer inoperablen, bösartigen Gallengangsstenose angezeigt ist, keine Dauerheilungen erwartet werden dürfen.

Bei der Beurteilung des Wertes der H.-E. drängen sich folgende Fragen auf:

1. Gelingt es überhaupt, die Galle in retrograder Stromrichtung abzuleiten?

2. Können von *einem* Punkt der Leberperipherie beide Leberhälften, auch bei Verschluß des Confluens ductuum hepaticorum, drainiert werden? Besteht eine innere „Gallenscheide" zwischen rechts und links?

3. Welche speziellen Gefahren bietet die Operation?

4. Wie sind die unmittelbaren und die ferneren Ergebnisse?

ad 1. Weder Klappen noch eine gegenläufige Peristaltik behindern bei einer hinreichend großen Anastomose den Galleabfluß in zentrifugaler Richtung, was unmittelbar post operationem ersichtlich wird: aus dem Gallebefund im ausgeheberten Magen-Darminhalt, dem schlagartigen Schwinden des Juckreizes, dem prompten und kritischen Abfall des Serumbilirubins, den eine Kurvenschar eigener Beobachtungen demonstriert (Abb. 1), und endlich dem Schwinden des Ikterus.

Diese Zeichen sind *nicht* immer als Beweis für die Drainagefunktion der H.-E. anerkannt worden [27]: Es könne sich um den Spontanabgang

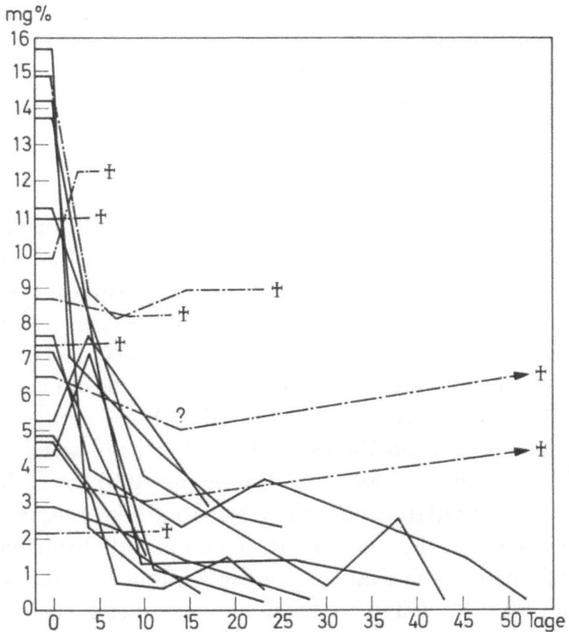

Abb. 1. Hepatoenterostomien 1955—1960. Bilirubinspiegel im Serum. —— erfolgreich; —·—·—·— erfolglos. [Aus Dick: Klin. Med. **16**, 121—131 (1961)]

eines unerkannten Verschlußsteines oder eine Nekrose eines stenosierenden Tumors gehandelt haben und der orthograde Abflußweg wieder frei geworden sein. Solche Einwände mögen in Einzelfällen berechtigt sein — gegen mein Krankengut (Tab. 1 u. 2) mit meist malignen Gallengangsverschlüssen kann man sie aber doch nicht ernstlich ins Treffen führen.

ad 2. Nach Ansicht der meisten Kliniker und Anatomen [12, 13, 37, 54, 68 u.a.] hat das Gallengangssystem Endstromcharakter, d.h. daß zwischen dem System des einen Ductus hepaticus proprius und dem des andern keine nennenswerten Anastomosen bestehen. Sitzt nun ein Verschluß im Ductus hepaticus *communis* oder tiefer und läßt die Hepaticusbifurkation frei, dann kann von *einem* Punkt der Leberoberfläche aus

Tabelle 1. *Hepatoenterostomien [aus Dick, W.: Zbl. Chir. 99, 505–517 (1965)]*

Eigenes Beobachtungsgut	43 Fälle
Davon keine detaillierten Aufzeichunngen aus meiner früheren Tätigkeit in Prag, Klagenfurt und Köln	8 Fälle
Zur Beurteilung geeignetes (Tübinger) Krankengut	35 Fälle

Tabelle 2. *Ursachen des Gallengangsverschlusses [aus Dick, W.: Zbl. Chir. 99, 505–517 (1965)]*

Carcinom der Leberpforte	16
Echinococcus alveolaris (2 Rezidiv-H.-E.)	14
Intrahepatische Gallengangsatresien	2
Postoperative Gallengangsstenosen (1 Rezidiv-H.-E.)	3
	35

die Galle beider Leberhälften abgeleitet werden, weil im Confluens ductuum hepaticorum eine Verbindung zwischen rechts und links offen steht. Ist dieser aber durch ein höhersitzendes Hindernis verschlossen, dann entlastet die Fistelung einer Leberhälfte jeweils nur diese. Die Gallestauung in der anderen mit ihren zwar nicht unmittelbaren, aber ferneren deletären Folgen (Infektion!) bleibt bestehen. Einziger Ausweg ist die Anlegung je einer H.-E. sowohl rechts als auch links!

Die Existenz einer solchen Gallescheide ist betritten worden, so von Haberland [27] und neuerdings von Hartmann [29], der durch ein Korrosionsverfahren capilläre Gallengangsanastomosen zwischen rechter und linker Leberhälfte nachgewiesen hat, denen er auf Grund von Stoffwechseluntersuchungen auch funktionelle Bedeutung beimißt. Klinische Beobachtungen und zahlreiche Untersuchungen an Leichenlebern lassen mich an der Überzeugung von dem Vorhandensein einer zumindest funktionellen Zweiteilung festhalten, worin mich die Isotopenuntersuchungen von Hasse u. Kremer [32a] bestärken.

ad 3. An spezifischen Gefahren nach der H.-E. drohen die Nahtinsuffizienz und die Nachblutung.

Das Leberparenchym ist bei der Anastomosierung ein unsicherer Partner; die schon von Kehr [45], Kausch [43], Seifert [61] und anderen erwogene bzw. durchgeführte Sicherung der Anastomose durch Netz wurde von Gohrbandt [20] und Yasargil [76] modifiziert; Kirsch [47] fixiert am Leberschnittrand einen Catgutfaden als Nahtanker, um das Durchschneiden der Lebernähte zu verhindern. Vielleicht kann eine zusätzliche Klebung die Insuffizienzgefahren weiterhin vermindern. Seit Kocher [48] wurde und wird von einer Reihe von Autoren [13,18,27, 28,57,61 u.a.] die Wundsetzung in der Leber von der eröffneten Gallenblase her durch deren Leberbett hindurch geübt (Hepatocystoenterostomie), wobei die unsichere Leber-Darmnaht durch eine Gallenblasen-Darmnaht ersetzt wird, ein an sich zweckmäßiges Vorgehen; nur findet man hier nicht immer zur Anastomosierung geeignete Gallengänge.

Die Gefahren der *Früh*blutung aus H.-E.-en lassen sich einerseits durch eine präoperative Normalisierung der Blutungsbereitschaft, andererseits durch Elektrokoagulation, Catgutumstechung und Aufsteppen resorbierbarer Tampons auf die Leberwundfläche einengen. Die von Kirsch [47] empfohlene Fingerdissektion des auszuschneidenden Leberparenchymstückes erleichtert eine gezielte Gefäßunterbindung.

Schwieriger sind Spätblutungen zu vermeiden, die bei der Abstoßung von Lebernekrosen erfolgen. Anastomosen nach Art der von Dogliotti [15] und Longmire [51], die einen Segment-Gallengang gezielt ins Darmlumen einpflanzen, scheinen der H.-E. sensu strictiori überlegen, weil keine Leberparenchymwunde mit dem Darmlumen kommuniziert und den Einflüssen des Darminhaltes ausgesetzt ist.

ad 4. Ob die H.-E. eine dauernde Gallendrainage gewährleistet, kann nur die Beobachtung am Menschen entscheiden; Tierversuche sagen darüber nach Meinung der meisten Untersucher [1,5,17,27,52,62,70,73] nichts Verbindliches aus.

Voraussetzung eines Dauererfolges sind bimuköse Fisteln mit hinreichendem Gesamtquerschnitt; solche bilden sich aber offenbar nur bei einem ständigen beträchtlichen Gallenfluß (schlechte Aussichten bei der Gallengangsatresie!). Derartige Lippenfisteln haben anläßlich von Sektionen eine Reihe von Autoren [20,21,29,50,56] und auch ich [12] mikroskopisch und makroskopisch demonstriert.

Ein weiterer Beweis der Dauerwirksamkeit ist der cholangiographische Nachweis der Durchgängigkeit einer H.-E., der mir 5 Jahre nach ihrer Anlegung ähnlich wie Török [70] und Schamaun [56] gelungen ist.

Letzten Endes aber entscheiden über Wert oder Unwert eines Eingriffes die klinischen Ergebnisse. Ich unterlasse es, eine Sammelstatistik aufzustellen, da meist nur Berichte über Einzelfälle oder kleine Serien, die überdies über einen Zeitraum von 60 Jahren verstreut sind, vorliegen, sondern ich stütze mich auf 35 H.-E.-en meines eigenen Tübinger Krankengutes der Jahre 1955—1967 (Tab. 1).

Das unmittelbare Operationsziel (Tab. 3) wurde dabei 21mal erreicht, d. h. die Kranken haben ikterusfrei die Klinik verlassen. Nicht erreicht wurde es in 14 Fällen, da 8 Kranke post operationem gestorben sind (3 Peritonitiden, 2 Nachblutungen, 1 Bronchopneumonie, 2 Grundkrankheiten), bei 6 der Eingriff erfolglos blieb. Teils waren bei der Leberausschneidung keine größeren Gallengänge eröffnet worden bzw. fehlten solche bei den Atresien, teils hatte der Krankheitsprozeß die Leber bereits so weitgehend ergriffen, daß eine H.-E. keinen Effekt mehr entfalten konnte.

Tabelle 3. *Unmittelbare Ergebnisse [aus Dick, W.: Zbl. Chir. 99, 505—517 (1965)]*

Operationsziel erreicht: Patienten ikterusfrei (bzw. Ikterus weitgehend abgeblaßt), ohne äußere Fistel heim entlassen		21
Operationsziel nicht erreicht, weil Patienten post operationem gestorben	8	
Operation erfolglos (bei einem wurde eine Drainage ohne Ende mit Erfolg angelegt)	6	14
		35

Tabelle 4. *Länger als 2 Monate überlebten [aus Dick, W.: Zbl. Chir. 99, 505—517 (1965)]*

Carcinomkranke		Echinococcuskranke	
Patientenzahl	Überlebenszeit mehr als	Patientenzahl	Überlebenszeit mehr als
1	2 Monate	1	4 Monate
2	4 Monate	1	12 Monate
3	6 Monate	2	24 Monate
1	8 Monate	1	35 Monate
1	13 Monate	1	48 Monate
1	23 Monate	(lebt mit Drainage ohne Ende)	
(Stand 1965)			

Die Mehrzahl der 21 ikterusfrei aus der Klinik Entlassenen hatte ein malignes Grundleiden (Carcinom bzw. Echinococcus alveolaris), an dem sie nach meist kurzer Zeit starben; eine Reihe von Kranken ist bis zu ihrem Tod weitgehend beschwerdefrei geblieben (Tab. 4).

Wirkliche Dauerergebnisse können nur an Fällen ermittelt werden, deren Lebenserwartung günstiger ist als die unserer malignen Stenosen, also an narbigen Gallengangsstrikturen. Da für mich eine H.-E. nur in Ausnahmefällen bei gutartigen Stenosen angezeigt ist, besitze ich (von einer früheren Beobachtung abgesehen) in meinem Tübinger Krankengut nur 2 einschlägige Beobachtungen.

Eine Kranke erholte sich nach der Hepatogastrostomie so, daß 3 Monate später eine hepaticodigestive Anastomose erfolgreich angelegt werden konnte; sie scheidet somit zur Beurteilung eines Dauererfolges aus. Eine zweite Kranke, die sich ebenfalls in schlechtestem Allgemeinzustand befand, war vorerst 5 Jahre nach einer Hepatogastrostomie links beschwerdefrei. Dann bekam sie cholangitische Erscheinungen; es wurde eine Hepatoduodenostomie rechts angelegt; danach abermals Beschwerdefreiheit durch weitere 6 Jahre. 11 Jahre nach der Hepatogastrostomie wurde wegen Oesophagusvaricenblutung eine splenorenale Anastomose hergestellt. Die Kranke ist einige Monate später an ihrer Lebercirrhose daheim verstorben, ohne daß neuerliche Blutungen aufgetreten wären.

Bei ebenso spärlichen eigenen wie fremden Beobachtungen kann man kaum von „Dauerheilungen" sprechen, zumal Rückfälle selbst nach 5 Jahren noch drohen. Die Verfolgung der Lebensschicksale unserer Patienten hat uns aber gezeigt, daß eine H.-E. jahrelang gut funktionieren *kann*. Leider stellen sich aber nicht selten nach postoperativem Schwinden des Ikterus Wochen, Monate oder selbst Jahre später neuerdings Abflußbehinderungen ein [40, 49, 65 u.a.], entweder durch Fortschreiten des bösartigen Grundleidens oder durch Schrumpfung der Cholangiostomien. Dreimal ist es uns gelungen, durch eine neuerliche H.-E. einen abermaligen Erfolg zu erzielen.

Da nach allgemein chirurgischer Erfahrung Anastomosen größerkalibriger Hohlorgane bessere Ergebnisse bringen als solche kleinkalibriger, müssen wir jenen Enterostomien, die am Mittellauf des Gallestrombettes ansetzen, eine bessere Dauerprognose stellen. Es läge daher nahe, die klassische H.-E. zu verlassen und eine Operation nach Art etwa der von Dogliotti [15]-Longmire [51], bei der ein Segmentgallengang links meist des laterocaudalen, rechts des paramediocaudalen Segmentes gezielt ins Darmlumen End-zu-Seit oder Seit-zu-Seit (Schamaun [56]) eingepflanzt wird, generell vorzuziehen.

Bei benignen Narbenstenosen mögen Eingriffe, die mit großen Leberresektionen einhergehen, sinnvoll sein, sofern der Confluens ductuum hepaticorum offen ist, nicht aber bei malignen Stenosen, bei denen mit dessen Verschluß zu rechnen ist; sie sind überdies wesentlich eingreifender und unseren schwerstkranken Carcinompatienten oft nicht mehr zumutbar, so daß die alte H.-E. ihre Berechtigung nicht völlig verloren hat.

Aus unseren Beobachtungen leitet sich zwanglos die Anzeige zur H.-E. ab.

Die H.-E. ist ein brauchbarer palliativer Eingriff beim nicht mehr resezierbaren, malignen Gallengangsverschluß durch Carcinom bzw. Echinococcus alveolaris, also bei Kranken mit einer kurz begrenzten Lebenserwartung.

Bei der Narbenstenose ist unbedingt die direkte Nahtanastomosierung eines Hauptgallenganges mit dem Darmtrakt nach einer der bewährten Methoden anzustreben. Die H.-E. kommt nur in seltenen Ausnahmesituationen bei benignen Stenosen in Frage, fallweise als 1. Akt eines mehrzeitigen Vorgehens, dem nach Erholung der Kranken später eine Hepaticoenterostomie zu folgen hätte, wie Franke [18], Yasargil [77] und wir es gelegentlich praktiziert haben.

Bei der sog. inoperablen Gallengangsatresie hatten wir wie so viele andere Autoren [15a, 20, 21, 23, 30—32, 43, 49, 58, 59, 79] keinen Erfolg.

Nur Grigorescu [25] berichtet über einen solchen, der bereits mehrere Jahre andauert. Die Methode Sterlings, der Silberkanülen oder Nylonprothesen mit kunstvollen Verankerungen vom Darmlumen aus ins Leberparenchym sticht, hat auch nicht alle Erwartungen erfüllt. Mangels eines besseren Weges werden wir — allerdings ohne große Hoffnungen — diese Eingriffe weiterhin versuchen, jedoch nicht auf einen „second look" verzichten [23,24,30—32 u.a.].

Die H.-E. hatte in der einfachen Hepatostomie einen Vorläufer [48]; durch sie gelingt es bisweilen, die unmittelbar lebensbedrohende Gallenstauung gegen eine auf die Dauer allerdings auch nicht harmlose äußere Gallenfistel einzutauschen. Die Hepatostomie ist auch als Noteingriff weitgehend verlassen, ebenso wie ihre Modifikation nach Heyrowsky [36a], der durch einen Trokar-Stichkanal die gestaute Galle ableitete.

Es lag in solchen Fällen nahe, nach Erholung des Kranken den äußeren Fistelgang in das Intestinum einzupflanzen, womit man zur zweizeitigen H.-E. kam, die früher teils grundsätzlich gefordert [43,48,73], teils verworfen [45,57] worden ist. Auch heute noch gibt es für die Hepatostomie bzw. die zweizeitige H.-E. eine Indikation: der nicht resezierbare, zentral zerfallene Echinococcus alveolaris, wobei im 1. Akt die Zerfallshöhle ausgekolkt und drainiert wird. Die resultierende Gallefistel kann, fallweise nach Jahren, in den Darm eingepflanzt werden, mit welchem Vorgehen ich in 4 Fällen einen langandauernden Erfolg erzielte.

Karitzky [42] und Schürer-Waldheim [60a] verankert einen gelochtes verlorenes Drain in den Stichkanal und leiteten es mit offenbar gutem Erfolg in den Darm bzw. die Gallenblase.

Die Heyrowskysche Trokar-Fistelbildung erlebt in der Hessschen Katheterhepatostomie ihre Renaissance. Hess [36] führt mittels Leberpunktion einen dünnen Polyvinylkatheter in einen Gallengang; das andere Katheterende wird nach außen geleitet und vor den Bauchdecken mit einem Jejunostomieschlauch verbunden. Dieses Vorgehen löst allerdings die beiden Probleme, die bei allen solchen Drainagen immer wieder auftreten und die Prognose trüben, nicht: nämlich das der Inkrustation und der mangelnden Verankerung des Drains.

Mit einer diahepatischen, diaenteralen Drainage ohne Ende (Abb. 2) glauben wir hingegen, das ganze Drainagesystem unter dauernder Kontrolle halten zu können [14]; das Drain kann nicht herausrutschen, kann leicht von den nie ausbleibenden Inkrustationen gesäubert und jederzeit gewechselt werden. Wir haben entweder das eine Ende des entsprechend gefensterten Drains nach Tunnelierung des stenosierenden Tumors (wie es Hotz [39], Bernhard [4], Börger [5a], Schriefers [59a] u.a. empfehlen) durch das Leberparenchym und die Bauchdecken, das andere Ende nach Art eines Voelckerschen Drains durch das Duodenum nach außen geführt oder bei großen Tumoren der Leberpforte den Schlauch durch die Bauchdecken, den linken Leberlappen, das Magen-Duodenallumen, den rechten Leberlappen und wieder durch die Bauchdecken geleitet. Unser Vorgehen stützt sich einerseits auf die Erfahrungen Heyrowskys [36a], daß eine gestaute Leber durch einen Trokarkanal durch lange Zeit hinreichend drainiert werden kann, andererseits auf die von

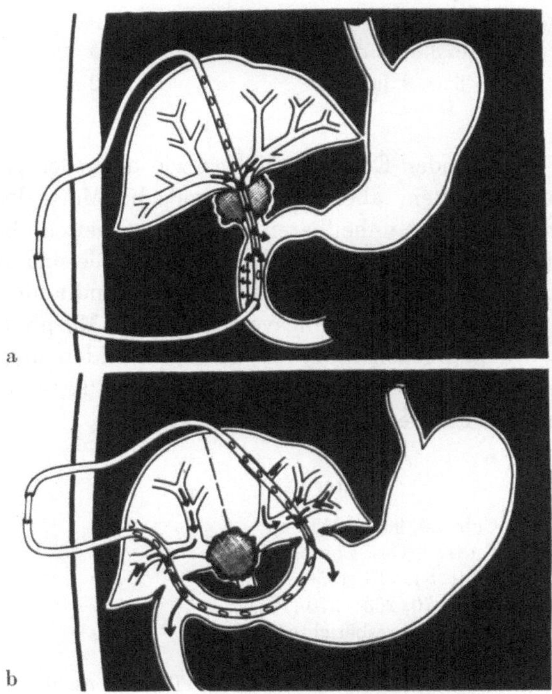

Abb. 2a und b. Endlose diahepatische Drainage. Confluens: a offen; b geschlossen. [Nach Dick: Langenbecks Arch. klin. Chir. **311**, 83—88 (1965)]

Goetze [18a], der mit der diahepatischen Schienung seiner Zipfelplastik der Gefahr des vorzeitigen Herausrutschens bzw. der Inkrustation begegnete; der Gedanke der diahepatischen, allerdings nicht durchlaufenden Drainage stammt von Cahen [7,8].

Von 10 Operierten [14] ist einer an einer unerkannnten Nebenverletzung der Pleura durch den Drainageschlauch gestorben, 2 sind bald nach der Operation ihrer Grundkrankheit erlegen. Die Überlebenden haben ihren Ikterus verloren und sind bis zu ihrem Lebensende relativ beschwerdefrei gewesen; ein Kranker trägt ein Drain nun schon das vierte, ein anderer mit einem Echinococcus alveolaris (?) das 8. Jahr, ohne wesentlich behindert zu sein; allerdings machen sich Zeichen einer Lebercirrhose bemerkbar (Tab. 5).

Tabelle 5. *Diahepatische-diaenterale Drainagen ohne Ende*

Gesamtzahl		10
p. o. + (Pleuraempyem)	1	
p. o. + (Grundkrankheit)	2	
Ikterus geschwunden	7	
Überlebenszeiten		
+ innerhalb Jahresfrist	5	
es leben 4 bzw. 8 Jahre	2	

Die Erfolge entlastender Eingriffe sind so wie die jeder palliativen Operation zwar bescheiden, aber weniger weil die Methoden nichts taugen, sondern wegen der unheilbaren Grundkrankheiten, bei denen — und nur bei denen — sie Anwendung finden sollten. Sie sind aber doch so, daß ich der Ansicht von Enderlen [17], Kehr [45] und anderen, nach der beim carcinomatösen Gallengangsverschluß die Morphiumspritze vorzuziehen sei, widersprechen muß. Die Kranken leiden und sterben oft nicht am Carcinom, sondern am Gallengangsverschluß, von dem wir sie fallweise temporär befreien können.

Literatur

1. Alnor, P. Ch.: Zbl. Chir. **80**, 963 (1955).
2. Anschütz, W.: Verh. dtsch. Ges. Chir. **1938**, 161.
3. Bairow, G. A.: Zbl. Chir. **84**, 713 (1959).
4. Bernhard, Fr.: Zbl. Chir. **70**, 263—270 (1943).
5. Bobbio, L.: Hildebrandt. Jahresberichte **1907**, 847.
5a. Börger, G.: Zbl. Chir. **92**, 723—730 (1967).
6. Burlui, D., G. H. Manescu, C. Constantinescu u. T. Strutenschi: Zentr.-Org. ges. Chir. **196**, 77 (1967).
7. Cahen, F.: Münch. med. Wschr. **52**, 1545 (1905).
8. — Dtsch. Z. Chir. **122**, 331—338 (1913).
9. Clemens, M.: Chirurg **36**, 372—373 (1965).
10. Cole, W. H.: Surgery, **43**, 320 (1958).
11. Derra, E.: Chirurg **12**, 358—360 (1940).
12. Dick, W.: Klin. Med. **16**, 121—131 (1961).
13. — Zbl. Chir. **90**, 505—517 (1965).
14. — u. J. Dortenmann: Langenbecks Arch. klin. Chir. **311**, 83—88 (1965).
15. Dogliotti, A. M.: Verh. dtsch. Ges. Chir. **1951**, 101—103.
15a. Ehrhardt, O.: Zbl. Chir. **34**, 1226—1228 (1907).
16. Eichmeyer, W.: Langenbecks Arch. klin. Chir. **93**, 857—943 (1910); **94**, 1—48 (1911).
17. Enderlen-Zumstein: Mitt. Grenzgeb. Med. Chir. XIV, 104 (1905).
18. Franke, H.: Zbl. Chir. **80**, 235—245 (1955).
18a. Goetze, O.: Langenbecks Arch. klin. Chir. **270**, 97—101 (1951).
19. Gohrbandt, E.: Langenbecks Arch. klin. Chir. **179**, 665—671 (1934).
20. — Verh. dtsch. Ges. Chir. **1953**, 639—644.
21. — Zbl. Chir. **82**, 641—645 (1957).

22. Grekow, J.: Zentr.-Org. ges. Chir. **31**, 560 (1925).
23. Grewe, H. E.: Chirurg **35**, 208—209 (1964).
24. — Zbl. Chir. **89**, 145—149 (1964).
25. Grigorescu, J., L. E. Marinescu u. L. Jonescu: Zbl. Chir. **83**, 597—604 (1958).
26. Gütgemann, A., M. Reifferscheid u. R. Philipp: Chirurg **32**, 161—166 (1961).
26a. Haberer, H. v.: Duodenostomie. Zbl. Chir. **72**, 3—5 (1947).
27. Haberland, H. F. O.: Langenbecks Arch. klin. Chir. **130**, 492 (1924).
28. Halstead, A. E.: zit. bei Kausch.
29. Hartmann, H.: Langenbecks Arch. klin. Chir. **296**, 1—39 (1960).
30. Hasse, W.: Chirurg **34**, 254—256 (1963).
31. — Z. Kinderchir. **1**, 87—96 (1964).
32. — Ergebn. Chir. Orthop. **48**, 1—36 (1966).
32a. Hasse, K., u. G. Kremer: Bruns' Beitr. klin. Chir. **216**, 302—305 (1968).
33. Hecker, W. Ch.: Chirurg **29**, 353—357 (1958).
34. — u. R. Daum: Zbl. Chir. **89**, 150—153 (1964).
35. Hepp, J., et C. Couinoud: Presse méd. **64**, 947 (1956).
36. Hess, W.: Die Erkrankungen der Gallenwege. Stuttgart: G. Thieme 1961.
36a. Heyrowsky, H.: Dtsch. Z. Chir. **219**, 63—69 (1929).
37. Hittner, J., T. Hüttl u. Z. Zseböck: Zbl. Chir. **78**, 1906—1914 (1953).
38. Hoffmann, V.: Zbl. Chir. **83**, 790—791 (1958).
39. Hotz, G.: Zbl. Chir. **48**, 959 (1921).
40. Jelinek, R.: Zbl. Chir. **82**, 645—649 (1957).
41. Kaltenekker, J., u. L. Maklári: Zbl. Chir. **85**, 517—523 (1960).
42. Karitzky, B.: Verh. dtsch. Ges. Chir. **1953**, 644—652.
43. Kausch, W.: Langenbecks Arch. klin. Chir. **97**, 249—300, 574—626 (1912).
44. Keeley, J. L., and A. E. Schairer: Arch. Surg. **75**, 21 (1957).
45. Kehr, H.: Neue dtsch. Chir. **8**, (1913).
46. — Die Praxis der Gallenwege-Chirurgie in Wort und Bild. München: Lehmann 1913.
47. Kirsch, R., B. Seifert u. J. Bley: Zbl. Chir. **93**, 521—531 (1968).
48. Kocher, T.: zit. bei Kehr.
49. Krahulik, L.: zit. bei Weidenmann.
50. Laméris, J.: Zbl. Chir. **49**, 1665—1667 (1912).
51. Longmire, W. P., Jr., and M. C. Sanford: Surgery **24**, 264 (1948).
51a. Mayo-Robson, A.: zit. bei Kausch.
52. Mori, T.: Zentr.-Org. ges. Chir. **4**, 742 (1914).
53. Nixon, H. H.: Z. Kinderchir. **1**, 83—86 (1964).
54. Reifferscheid, M.: Chirurgie der Leber. Stuttgart: G. Thieme 1957.
55. Rickham, P. P., u. E. Y. Lee: ref. Z. Kinderchir. **1**, 178 (1964).
56. Schamaun, M.: Chirurg **38**, 236—238 (1967).
57. Scheidler, F.: Bruns' Beitr. klin. Chir. **77**, 558 (1912).
58. Schmidt, W.: Langenbecks Arch. klin. Chir. **292**, 445—447 (1959).
59. Schriefers, K. H.: Langenbecks Arch. klin. Chir. **302**, 562 —587 (1963).
59a. — Chir. Praxis **12**, 211—217 (1968).
60. Schubert, H. O.: Chirurg **27**, 328—329 (1956).
60a. Schürer-Waldheim, F.: Wien. klin. Wschr. **72**, 743—745 (1960).
61. Seifert, E.: Bruns' Beitr. klin. Chir. **179**, 123—134 (1950).
62. Shibagaki, S.: Zentr.-Org. ges. Chir. **157**, 205 (1959).
63. Sigel, A.: Ergebn. Chir. Orthop. **38**, 136—176 (1953).
64. Stöhr, F.: Wien klin. Wschr. **1930**, 990—992.
65. Strater, P.: Zbl. Chir. **79**. 1950—1952 (1954).

66. Stubenrauch, L. v.: Langenbecks Arch. klin. Chir. **79**, 1015—1030 (1906).
67. — Münch. med. Wschr. **58**, 1051 (1911).
68. Stucke, K.: Leberchirurgie. Berlin-Göttingen-Heidelberg: Springer 1959.
69. Török, B., L. Szöllössy u. T. Karlinger: Zbl. Chir. **84**, 618—624 (1959).
70. — T. Karlinger u. L. Szöllössy: Bruns' Beitr. klin. Chir. **200**, 372—381 (1960).
71. Treplin, L.: Verh. dtsch. Ges. Chir. **1938**, 163.
72. Tschassownikoff, P.: Zbl. Chir. **51**, 2082—2083 (1924).
73. Walzel, P.: zit. bei Wülfing.
74. Weidenmann, W.: Zbl. Chir. **80**, 493—503 (1955).
75. Wülfing, D.: Langenbecks Arch. klin. Chir. **302**, 676—690 (1963).
76. Yasargil, E. C.: Chirurg **35**, 360—362 (1964).
77. — Helv. chir. Acta **34**, 299—305 (1967).
78. Zeyer, J., u. A. Schärli: Z. Kinderchir. **2**, 364—372 (1965).
79. Zucha, J.: ref. Zbl. Chir. **78**, 1344 (1953).
80. Ältere Literatur bei Kehr [45] und Kausch [43].

Präsident: Herr Dick, ich bin Ihnen zu ganz besonderem Dank verpflichtet, weil Sie dieses undankbare Thema übernommen haben. Aber es ist gut, daß Sie den palliativen Wert der Operation besonders herausgestellt haben. Wir sind beide der Meinung: Das Thema hätte nicht ausgeklammert werden dürfen bei dem Rahmenthema, das heute hier besprochen wird. Wir alle müssen ja dann und wann palliative Maßnahmen durchführen.

61. Leberschädigungen nach biliodigestiven Anastomosen

R. X. Zittel-Freiburg i. Br. ★

Summary. Both in man and in experimental animals a remarkably high ratio of cases of cholangitis after choledochoduodenostomy was demonstrated by liver biopsy. These histological changes were much rarer or less extensive in choledochojejunostomy. The bile duct reflux is thus a pathogenetic factor that should not be underestimated, and that should be kept in mind so far as indications and the type of bilio-digestive anastomoses are concerned.

Zusammenfassung. Sowohl beim Menschen als auch im Tierexperiment wurde in einem auffallend hohen Anteil durch Leberbiopsie bei der Choledochoduodenostomie eine Cholangitis nachgewiesen. Seltener oder nur in geringem Ausmaß kamen diese histologischen Veränderungen bei Choledochojejunostomien zum Ausdruck. Dem Gallengangsreflux wird damit ein nicht zu unterschätzender pathogenetischer Faktor beigemessen, der in der Indikationsstellung und der Art der biliodigestiven Anastomosen berücksichtigt werden sollte.

Entscheidend für die Beurteilung einer schädigenden Auswirkung biliodigestiver Anastomosen ist der Nachweis einer ascendierenden Cholangitis. Aufgrund klinischer Symptome und Befunde ist dieser Nachweis in der Regel schwierig und gelingt nur bei den schweren

★ jetzt: Ludwigshafen/Rhein.

Verlaufsformen mit einhergehendem Schüttelfrost, Fieber und Ikterusschüben. Das heißt sicheres und zuverlässiges Kriterium für eine Cholangitis ist nur der histologische Befund einer Leberbiopsie.

Unseren Beobachtungen liegen 86 biliodigestive Anastomosen und tierexperimentelle Vergleichsuntersuchungen an 20 Hunden zugrunde, die folgendes ergaben:

Die grundsätzliche Schrumpfungstendenz der Gallengangsanastomosen von 30—50% und darüber ist signifikant. Choledochoduodenostomien neigen ebenso wie endständige Gallengangsanastomosen offensichtlich in stärkerem Maße dazu als Choledochojejunostomien. Wenngleich unser Krankengut (unter Berücksichtigung einer hohen Nachoperationsquote von Gallenwegsanastomosen) eine gewisse negative Auswahl darstellt, so ist doch auffällig, daß bei Choledochoduodenostomien in über einem Drittel der Fälle, bei Choledochojejunostomien nur in 2—3% einwandfreie Stenosen der Anastomosen nachweisbar waren. 3mal war die Anastomose bei normal durchgängiger Papilla Vateri völlig obliteriert.

Bei allen *stenosierenden Gallengangsanastomosen* bestanden schwere, therapieresistente Gallengangsinfektionen, teilweise mit schweren Leberparenchymveränderungen. 7 Todesfälle nach Revisionseingriffen sind derartig schweren Parenchymschädigungen der Leber zuzuschreiben (6mal nach vorausgegangener Choledochoduodenostomie, 1mal nach Hepaticojejunostomie).

Aber auch *nicht stenosierende Gallengangsanastomosen* hinterließen histologisch nachweisbare, graduell unterschiedliche, ascendierende Gallengangsentzündungen mit unterschiedlicher Leberparenchymbeteiligung. *Gallengangsreflux ist* — entgegen vieler Meinungen — *gleichbedeutend mit Gallengangsirritation.* Das heißt bei *Choledochoduodenostomien* wurde bei den Patienten auffallend häufig, bei den Tierexperimenten in jedem Falle eine Cholangitis gefunden. Gut zu belegen ist diese Feststellung anhand einer Beobachtung bei aberrierendem Gallengang (Abb. 1). Das Leberparenchym dieses atypisch, distal der Anastomose einmündenden, physiologisch abgeleiteten Gallenganges war völlig normal; ganz im Gegensatz zu dem mit der Anastomose in Verbindung stehenden Gallengangssystem. Hier fanden sich auf dem Boden eines Gallengangsrefluxes deutliche, stellenweise schwere Veränderungen im Sinne einer ascendierenden Cholangitis.

Demgegenüber konnten wir bei *Choledocho-jejunostomien,* bei denen ja bekanntlich in der Regel kein Reflux zustandekommt, Gallengangsveränderungen nur vereinzelt und dabei nur in geringem Ausmaß histologisch nachweisen.

Die pathologischen Veränderungen am Gallengangssystem und am Leberparenchym manifestieren sich mit zunehmender Langzeitbeobachtung nach 1—3 Jahren deutlicher und sind offensichtlich progredient. Klinische und laborchemische Befunde erlaubten nur bei den schweren Verlaufsformen einen diagnostischen Hinweis; was soviel heißt, als daß eben für die Diagnose Cholangitis der histologische Befund das einzig zuverlässige Kriterium darstellt. Die Bedeutung des Refluxes bei Gallengangsanastomosen für die Cholangitis geht auch aus Beobachtungen an 8 Patienten hervor, bei denen eine früher angelegte Choledochoduodenostomie aufgehoben und normale Gallenwegsverhältnisse wiederhergestellt werden konnten: In allen Fällen trat Beschwerdefreiheit ein,

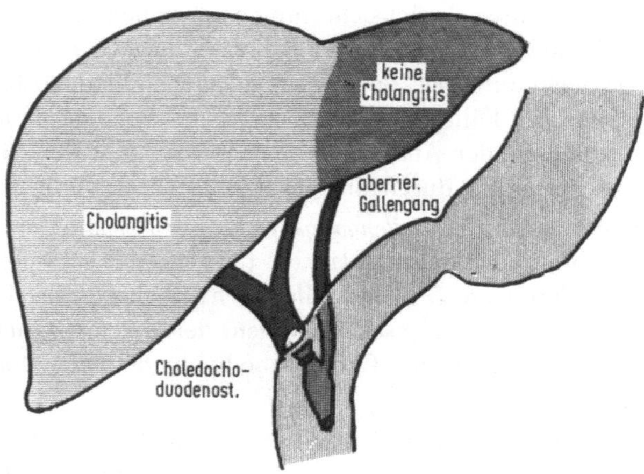

Abb. 1. Histologischer Nachweis einer Cholangitis im Bereich des durch eine Choledochoduodenostomie drainierten Gallengangssystems. Völlig unverändertes Gallengangssystem eines aberrierenden, distal der Anastomose physiologisch in das Duodenum abdrainierten Gallenganges

5mal konnte histologisch eine Rückbildung der intraoperativ festgelegten Cholangitis bestätigt werden. Denselben Effekt der Verhinderung bzw. Einschränkung eines Gallenwegsrefluxes bei 7 Choledochoduodenostomien mit therapieresistenter Cholangitis ohne Stenose der Anastomose erzielten wir durch $^2/_3$-Resektion des Magens und dadurch erfolgter Ausschaltung der Duodenalpassage. Damit ist ein weiterer Beweis über die Bedeutung des Gallengangsrefluxes für die Förderung einer Cholangitis erbracht.

Nach *Papillotomien* (32 Fälle) konnten wir röntgenologisch weder einen Reflux noch histologisch eine dem Eingriff zur Last zu legende Cholangitis nachweisen.

Aus unseren Beobachtungen ergibt sich die Notwendigkeit einer *strengen* Indikationsstellung zu Gallengangsanastomosen bei nicht malignen Gallenwegshindernissen. Die Papillotomie ist hinsichtlich ascendierender Gallenwegsinfektionen biliodigestiven Anastomosen überlegen. Die Choledochojejunostomie ist in jedem Falle einer Choledochoduodenostomie vorzuziehen. Ein Gallengangsreflux ist generell als pathognomisches Phänomen zu betrachten. Das heißt eine *histologisch* nachweisbare Cholangitis ist danach, auch ohne Stenose der Anastomose, häufig eine Frage der Zeit. Man sollte gerade auf längere Sicht gesehen diese Folgeerkrankung der Gallenwege mit der Gefahr einer Leberparenchymbeteiligung, die zunächst oft symptomlos oder zumindest symptomarm verläuft, nicht bagatellisieren.

Rundgespräch

Kurzbericht

An dem Rundgespräch nahmen unter Leitung von Prof. G. Hegemann-Erlangen teil:

S. Bayindir (a.G.)-Gießen, H. Bünte-Erlangen, W. Dick-Tübingen, B. Kourias-Athen, L. Rathcke-Ludwigsburg, K. H. Schriefers-Bonn, H. Stiller-Hanau.

Die transcutane Cholangiographie ist ein ausgezeichnetes Hilfsmittel, um auch bei Wiederholungseingriffen schon vor der Operation ein Hindernis der Gallenwege klar zu lokalisieren. So kann man z. B. von vornherein bei einem isolierten Verschluß der Papille als Zugang das Duodenum wählen und das frühere Operationsgebiet unberührt lassen. Diese Untersuchung gelingt meistens auch bei anikterischen Patienten, sie ist harmlos und führt nur sehr selten zu Komplikationen, z. B. einer galligen Peritonitis. Die Punktion soll möglichst in Operationsbereitschaft durchgeführt werden.

In der überwiegenden Zahl der Fälle sind zurückgelassene oder neugebildete Steine Anlaß für den Wiederholungseingriff an den Gallenwegen. Die neugebildeten Steine unterscheiden sich von denen, die in der Gallenblase entstanden sind und übersehen wurden, durch ihre Konsistenz. Neugebildete Steine sind weich, zurückgelassene Choledochussteine hart.

Die Frage nach der Indikation zur Sphincterotomie oder Choledochoduodenostomie läßt sich nicht kategorisch zur einen oder anderen Seite entscheiden. Fest steht, daß die Sphincterotomie ausgezeichnete Ergebnisse liefert und daß sie auch in den meisten Fällen dauerhafte Heilungserfolge bringt. Die Mortalität liegt gegenüber der Choledochoduodenostomie etwas höher. Während bei der Choledochoduodenostomie ganz selten Todesfälle als direkte Folge dieses Operationsverfahrens eintreten, die

Sterblichkeit vielmehr in der überwiegenden Zahl der Fälle auf die allgemeine Operationsbelastung zurückzuführen ist, besteht bei der Sphincterotomie in 3% der Fälle ein kausaler Zusammenhang zur Sphincterotomie selbst. Nahtinsuffizienz des eröffneten Duodenums und Pankreatitis sind die Hauptursachen.

Auch über die Tatsache, daß die Choledochoduodenostomie eine technisch einfachere Methode als die Sphincterotomie ist, sind die Diskussionsredner einig. Die weitverbreitete Ansicht, daß nach der Choledochoduodenostomie Leberschäden und Cholangitiden entstehen, läßt sich nicht beweisen; eine Cholangitis nach Choledochoduodenostomie beruht meistens auf ungenügender Weite der Anastomose.

Eine klare Indikation für die Papillotomie stellt die primäre Papillenstenose mit schlankem Choledochus dar. Bei stark erweitertem Choledochus und dann, wenn Choledochus- bzw. intrahepatische Steine nicht sicher entfernt werden können, überwiegt die Indikation zur Choledochoduodenostomie.

Mit einer Schrumpfung der Anastomose in geringem Umfang ist immer zu rechnen, sie tritt aber nur in 2% der Fälle klinisch in Erscheinung. Das ist etwa die gleiche Häufigkeit wie die der Rezidivstenosen nach der Papillotomie.

Bei den Choledochusstrikturen besteht die ideale Therapie in der End-zu-End-Vereinigung des Choledochus. Alle Rekonstruktionen am Choledochus werden postoperativ durch ein T-Drain gesichert. Hierbei hat sich das Gummi-Drain nach wie vor bestens bewährt. Der Versuch, andere Materialien zu verwenden, ist bisher gescheitert. Verschiedene Kliniken bevorzugen eine kurze Drainage von 3—4 Wochen, andere Kliniken lassen das T-Drain 6—8 Monate liegen.

Kunststoff wird zum plastischen Ersatz bei Choledochusstrikturen weder vorübergehend noch als Dauerlösung verwendet. Bei inoperablen Carcinomen besteht die Möglichkeit, eine Verbindung zwischen Magen und linkem Leberlappen bzw. der ersten Dünndarmschlinge mit dem rechten Leberlappen, im Sinne einer hepato-digestiven Anastomose zu schaffen. Dieses Verfahren erfreut sich jedoch keiner sehr weitverbreiteten Beliebtheit. In dieser Situation bewähren sich T-Drains zur Überbrückung der Tumorstenosen, die bis zum Ende liegenbleiben.

Präsident: Ich danke Ihnen vielmals für die Leitung des Rundgesprächs und danke allen Gesprächsteilnehmern für die lebhafte Beteiligung.

b) Ergebnisse der Chirurgie des Magencarcinoms

62. Die diagnostische Leistungsfähigkeit der Gastroendoskopie

L. Demling (a. E.)-Erlangen

Summary. Fibre optic gastroscopes make possible the survey of all parts of the stomach both from an optical and biopsy point of view. This fact is of particular importance in the early diagnosis of carcinoma of the stomach. It may greatly improve the post-operative change of survival for the patient. It is possible even to enter the duodenum with flexible instruments and to take photographs. If it were possible to depict and to probe Vater's papilla, diagnosis of the pancreas would be given fresh impetus.

Zusammenfassung. Gastrofiberskope machen es möglich, jeden Teil des Magens optisch und bioptisch zu erreichen. Diese Tatsache fällt vor allem für die Frühdiagnostik des Magencarcinoms ins Gewicht. Hierdurch kann die postoperative Überlebenschance für den Patienten wesentlich verbessert werden. Es gelingt bereits, mit flexiblen Instrumenten in das Duodenum vorzudringen und Aufnahmen zu machen. Darstellung und Sondierung der Papilla Vateri würden der Pankreasdiagnostik neuen Auftrieb verleihen.

Die diagnostische Leistungsfähigkeit der Gastroendoskopie hat in den letzten Jahren sprunghaft zugenommen. Das hat zwei Ursachen:

1. Die seit etwa 10 Jahren entwickelten Glasfaseroptiken erlauben es, vollflexible Instrumente zu konstruieren, deren Spitze von außen aktiv bewegt werden kann.

2. Die Biopsie unter Sicht des Auges ist im Magen zu einer Selbstverständlichkeit geworden.

Jeder Teil des Magens ist nunmehr endoskopisch und bioptisch erreichbar (Abb. 1a—c). Diese Tatsache schafft einerseits neue Erkenntnisse über Krankheitsvorgänge, andererseits ermöglicht sie im Einzelfall oft eine rasche Entscheidung. So wissen wir aus Untersuchungen an unserer Klinik, daß Gastritis und Atrophie zunächst keineswegs diffus den ganzen Magen befallen. Sie wandern in der Regel vom Antrum zur Kardia. Ulcera sitzen bevorzugt an der Grenze von Säure produzierender zu nicht produzierender Magenschleimhaut. Die wichtigste Leistung vollbringt jedoch die moderne Gastroendoskopie in der Frühdiagnose des Magencarcinoms, das mit knapp 20% noch immer einen erheblichen Anteil an der Gesamtheit bösartiger Geschwülste hat. Nur die Frühdiagnose kann im Augenblick die Statistik operativer Erfolge wesentlich verbessern. Diese Behauptung wurde in Japan bestätigt. Knapp 80% der durch endoskopische Reihenuntersuchungen frühzeitig diagnostizierten und anschließend operierten Magencarcinompatienten überlebten

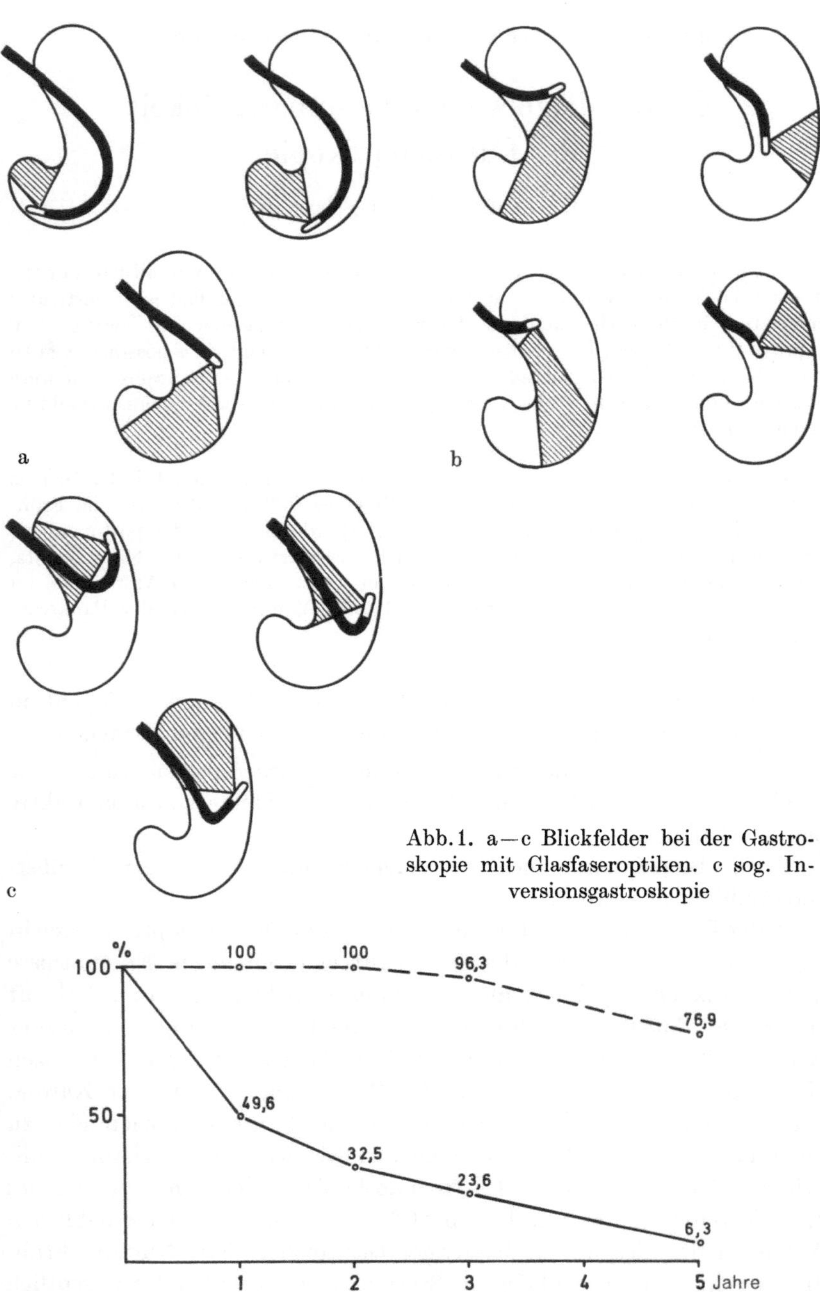

Abb. 1. a—c Blickfelder bei der Gastroskopie mit Glasfaseroptiken. c sog. Inversionsgastroskopie

Abb. 2. Japanische Statistik; die Überlebenschance der frühzeitig diagnostizierten und operierten Magencarcinompatienten ist beachtlich (nach K. Kawai, pers. Mitteilung). —— endoskopisch frühdiagnostizierte Fälle; --- Spätfälle

die 5-Jahresgrenze (Abb. 2). Im vergangenen Jahr wurden an unserer Klinik 823 Gastroskopien gemacht. Einige eindrucksvolle Fälle von Frühcarcinom (Beispiel Abb. 3 und 4) und Ulcuscarcinom seien hier demonstriert. In rund 75% der Fälle bestand zwischen Endoskopie und Biopsie Übereinstimmung bezüglich Benignität und Malignität der sichtbaren Veränderung [3].

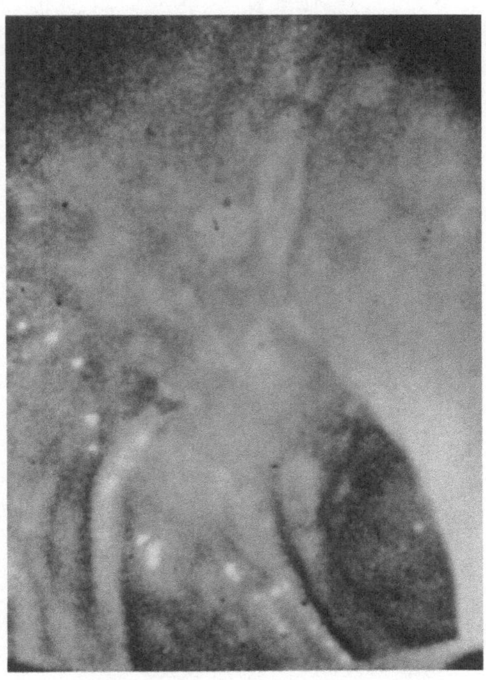

Abb. 3. Endoskopischer Blick in den Magen: rechts unten Pyloruskanal. In Bildmitte ist der gastroskopische Magenwinkel. Er ist in seiner Mitte entrundet und zeigt weißliche Flecken. Die Veränderungen sind verhältnismäßig diskret und waren röntgenologisch nicht sicher faßbar

Jede gehobene Diagnostik ist teuer. Das gilt auch für die Endoskopie. Ein leistungsfähiges Glasfaserinstrument mit Biopsiezange kostet — die Möglichkeit zur photographischen Dokumentation nicht inbegriffen — soviel wie ein Mercedes 230, nämlich rd. DM 12000,—. Die Lebensdauer dieser Instrumente ist, verglichen mit derjenigen halbflexibler Gastroskope, wesentlich geringer. Das Problem, vor dem wir Internisten stehen, wenn wir dem Chirurgen Patienten überweisen wollen, deren Operation sich noch lohnt, ist ein zweifaches. Wir müssen einerseits genügend geschickte Endoskopiker ausbilden, auf der anderen Seite aber aus allen möglichen und unmöglichen Quellen Geld schöpfen, um stets über eine genügende Anzahl moderner Instrumente zu verfügen. Das ist, was den zweiten Teil des Problems betrifft, fürwahr ein hartes Brot. Niemand war bisher imstande, den Krankenkassen kostendeckende Sätze abzuringen, ganz zu schweigen von deren Neigung zur Freiwilligkeit. So

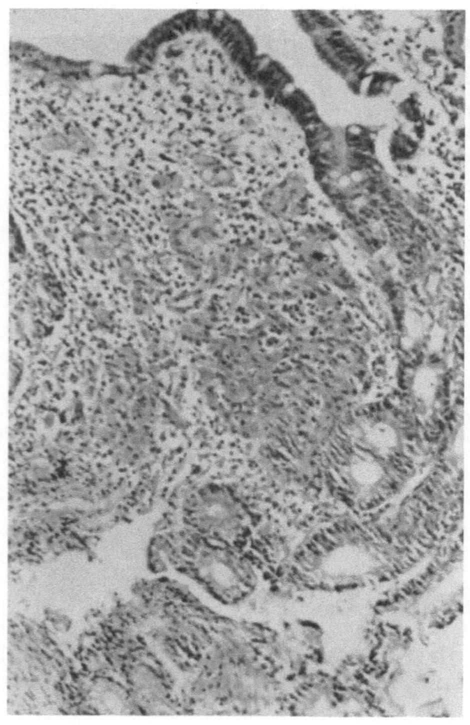

Abb. 4. Histologie des Biopsiepartikels, das aus der verdächtigen Stelle von Abb. 3 gewonnen worden ist. Im Stratum proprium (Bildmitte) Bezirk mit sehr großen, dichtliegenden Zellen, deren Kern chromatinreich und deren Cytoplasma schaumig ist. Initiales, auf die Mucosa beschränktes Carcinom (K. Elster), operativ bestätigt

wird die diagnostische Leistungsfähigkeit der Gastroendoskopie aufs ganze gesehen wesentlich zu einem finanziellen Problem. Um aber nicht mit einem allzu düsteren Aspekt mein Referat zu beenden, möchte ich Ihnen einen zweiten Ausblick geben, nämlich den in das Duodenum. Zum Teil mit herkömmlichen Gastroskopen, neuerdings aber mit einem von uns konstruierten Duodenoskop gelingt es regelmäßig, in den Zwölffingerdarm vorzudringen. Unser Ziel ist, in absehbarer Zeit die Papilla Vateri aufzufinden und, falls es möglich ist, zu sondieren. Die Angabe von McCune, ihm sei das schon gelungen, ist aufgrund des von ihm vorgelegten Bildmaterials nicht glaubhaft. Die Pankreasdiagnostik würde bei tatsächlicher Bewältigung dieser Aufgaben neuen Auftrieb erhalten.

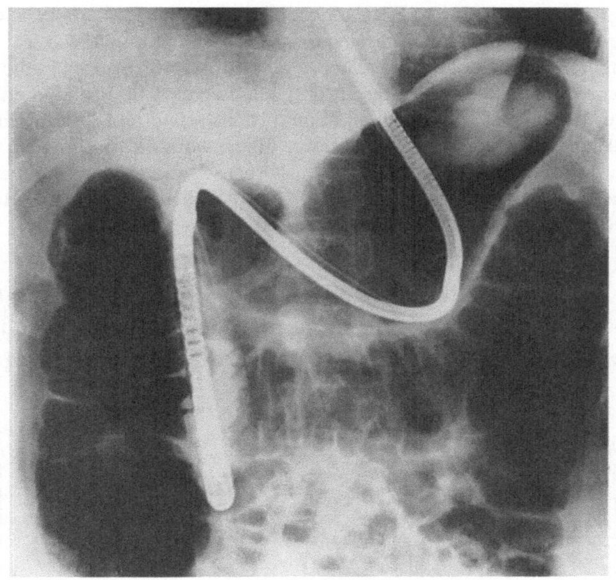

Abb. 5. Duodenoskop in situ. Man erkennt rechts den luftgefüllten Magen. Der flexible Teil des Instrumentes liegt im absteigenden Duodenum, das mit Kontrastmittel gefüllt ist. Links im Bild luftgefülltes Colon ascendens

Literatur

1. Demling, L.: Duodenoskopie. Vortrag geh. a. d. 3. Kongreß für Endoskopie, Erlangen 1969. Stuttgart: Schattauer (im Druck).
2. McCune, W. S., P. E. Shorb, and H. Moscovitz: Ann. Surg. **167**, 752–756 (1968).
3. Ottenjann, R., and O. Stadelmann: unveröffentlicht.

63. Die untere Magenteilresektion: Indikation und Ergebnisse

M. Reifferscheid-Aachen

Summary. Study of the differentiated pathomorphology of carcinoma of the stomach and extensive statistical investigations of the efficacy of surgical treatment have supplied proof of the justification for the extended inferior partial resection by the en-bloc principle. The prognostic evaluation of the individual criteria for malignancy (macroscopic form, histology, history, extension in area, penetration of the stomach wall, involvement of neighbouring organs, dissemination into lymph nodes) and their interrelationships are discussed. An effort is made to obtain a clear indication for delineation against total gastrectomy.

Zusammenfassung. Auf der Basis der differenzierten Pathomorphologie des Magenkrebses und an Hand umfangreicher statistischer Untersuchungen über die Leistungsfähigkeit seiner operativen Therapie, wird der Nachweis für die Berechtigung der erweiterten unteren Teilresektion nach dem en bloc-Prinzip geführt. Die prognostische Wertigkeit der einzelnen Malignitätskriterien (makroskopische Form, Histologie, Anamnese, flächige Ausdehnung, Magenwanddurchsetzung, Nachbarschaftsbefall, Lymphknotenaussaat) und ihre wechselseitigen Beziehungen zueinander werden diskutiert. Auf dieser Grundlage wird versucht, eine klare Indikationsstellung in der Abgrenzung zur totalen Gastrektomie zu gewinnen.

In der Bundesrepublik Deutschland hat sich an der Dominanz des Magenkrebses, wie wir in dieser Graphik sehen, trotz der Frequenzverschiebung zum Bronchial- und Coloncarcinom bis heute nichts geändert (Abb. 1).

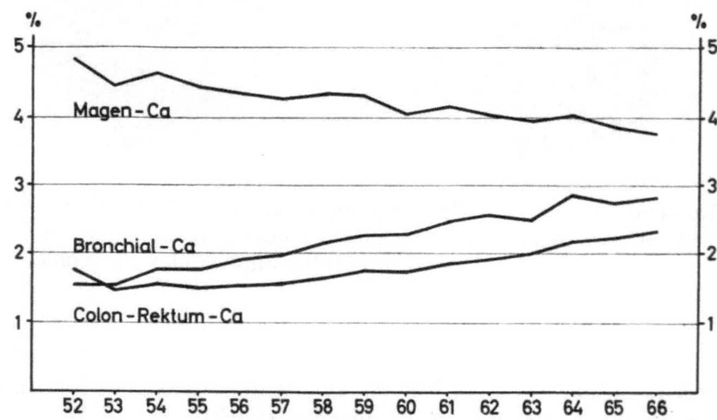

Abb. 1. Todesfälle an Magen-Ca, Bronchial-Ca, Colon-Rectum-Ca (1952—1966) in Prozent sämtlicher Verstorbenen der Bundesrepublik Deutschland (ohne Berlin)

Wenn sich auch die *absolute 5-Jahresleistungsquote* in den *letzten Jahrzehnten* auf 15 $^0/_0$ anheben ließ, so wirft doch die Bescheidenheit dieses Erfolgs ein bezeichnendes Licht auf die *Bösartigkeit* des Magenkrebses. Sie ist — wie wir wissen — anatomisch-topographisch, diagnostisch und therapeutisch bedingt. Die Hoffnung, daß die verfeinerte Diagnostik zu einer früheren Carcinomerfassung führt, hat sich, wie Gütgemann u. Schreiber mit Gegenüberstellung der absoluten und relativen *Resektionsquote* nachwiesen, bislang offenbar noch nicht erfüllt. In der Tat besteht aber zwischen der — von Kuntzen in seinem im Jahre 1957 an dieser Stelle gehaltenen richtunggebenden Referat — empfohlenen *radikale-*

ren Gestaltung der Resektion und der *Besserung der Heilergebnisse* augenscheinlich eine *zumindenst zeitliche Parallele.*

Wir beschränken unsere Besprechung hier auf die *untere Teilresektion*, weil die obere Teilresektion sowohl vom Operationstrauma, der Operationstechnik als auch den funktionellen Folgeerscheinungen her der Totalresektion zuzuordnen ist. Längst haben die mit der Teilresektion erzielten Heilergebnisse bewiesen, daß es zur Ausheilung des Magenkrebses keineswegs immer der Opferung des gesamten Organs bedarf. Die entscheidende Frage ist nur, *wo* liegt die *optimale Indikationsgrenze.* Die Anzeigestellung hängt naturgemäß von der *Lokalisation* des Tumors *und* von seinem *pathologisch-anatomischen* Befund ab. Die Erfahrung, daß ein Drittel der Tumoren die Corpusmitte, also den Grenzbereich zwischen *distalem und proximalem Magen*, besiedelt, richtet unsere Aufmerksamkeit besonders auf dieses Gebiet, zumal gerade hier die Blut- und Lymphgefäß*dichte* zur Ausbreitung des Tumors disponiert. Andererseits *engt* die Nachbarschaft der Kardia den für die Resektion erforderlichen *Sicherheitsabstand vom Tumor* wesentlich ein. Das bedeutet, daß wir gerade für das *Vorgehen in diesem Grenzbereich* die *Malignitätskriterien besonders* zu berücksichtigen haben. Von der Aussage der *pathologisch-anatomischen Struktur* hängt es ab, wieweit wir den Sicherheitsabstand zwischen Tumorrand und Resektionsgrenze ziehen müssen, d. h. es kann also fraglich werden, ob wir überhaupt noch partiell resezieren können.

Die *gemeinsame* Auswertung von pathologisch-anatomischem Operationsbefund und *Überlebenszeit* hat unsere Vorstellungen *von der Tumormalignität* im einzelnen verdichtet. Großreihige Nachkontrollen haben die von Konjetzny, Zukschwerdt, Gütgemann, Lindenschmidt, Berndt, Gummel u.a. bereits festgestellte prognostische Bedeutung der *Tumorklassifizierung* nach Borrmann bestätigt. Wir unterscheiden hier die begrenzten Borrmann-Typen von den infiltrierend wachsenden. Hier einige Beispiele zunächst der *begrenzten* Tumoren. Als erstes ein *polypöses* Carcinom, das keineswegs immer aus einem Polypen entstanden sein muß. Hier das Beispiel von kissing ulcers, von denen *ein* Geschwür entartet ist, und schließlich der häufige Schüsseltumor, der vielfach das Endstadium eines zerfallenen polypösen Carcinoms darstellt. *Sie alle* haben eine deutlich bessere Überlebenschance als die auf dem Bild gezeigten diffus infiltrierenden Geschwülste.

Weitgehende *Übereinstimmung zwischen Grob- und Feinstruktur* scheint sicher zu sein, denn vorwiegend in den *begrenzten umschriebenen* Tumoren findet sich der differenzierte, drüsenbildende Krebs mit seiner besseren Prognose.

Die Arbeitsgruppen von Urban sowie von Zacho finden die prognostische Bedeutung der *Histologiegraduierung* nach Broders bestätigt.

Zu gleichen Resultaten kommt Remine, der bei Krebsen des Broders-Grades I und II eine doppelt so hohe Überlebensquote als bei den entdifferenzierten Stadien beobachtete. Es ist zu hoffen, daß mit der verbesserten präoperativen Probeexcisionstechnik mit den neuen Gastroskopen von der Broders-Zelldifferenzierung mehr Gebrauch gemacht werden kann.

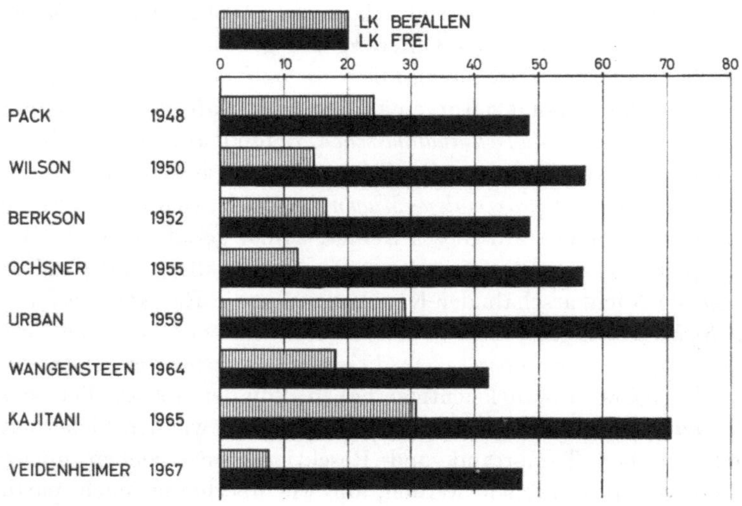

Abb. 2. 5-Jahresheilung mit und ohne LK-Befall

Der frühe *Lymphknotenbefall* macht das Magencarcinom erst eigentlich zum therapeutischen Problem. Die prognostische Bedeutung des Lymphknotenbefundes ist, wie wir aus den 5-Jahresüberlebensquoten in diesem Bild sehen, evident (Abb. 2). Er hängt wesentlich vom Infiltrationsgrad des Tumors ab. Es hat sich als richtig erwiesen, die *Infiltration* des Tumors nach der *primären* Infiltrations*richtung* zu unterscheiden. Nur die *vertikale*, also die *Tiefen*infiltration des en bloc-wachsenden Tumors beschränkt sich eine gewisse Zeit auf den Befall der *regionären Lymphbereiche*. *Entscheidend* dabei ist natürlich, *welche* Wand*schicht* bereits befallen ist. Bei Infiltration der Submucosa fanden Muto u. Maki in 23 %, bei Infiltration der Muscularis in 61 % und bei subseröser Infiltration sogar in 92 % einen Lymphknotenbefall. Insgesamt müssen wir — da bereits vier Fünftel aller Magentumoren in die Subserosa vorgewachsen sind — in einer fast 80 %igen Wahrscheinlichkeit mit einem *Lymphknotenbefall* rechnen. Die *Flächeninfiltration* reicht meist über den tastbaren Tumorrand hinaus. Der Krebs überschreitet also sehr bald die anatomisch-topographischen Grenzen der Lymphgebiete, wie sie Koller in seinem Schema angegeben hat, d. h. also, der *infiltrative Krebs* streut früher in *alle* Lymphbereiche des Magens. Remine bestätigt dies mit seiner Beobachtung, daß sich bei 83% seiner 5-Jahresüberlebenden in den Präparaten, die er später histologisch durchsah, *bereits bis zu einem Abstand von 3 cm* vom Magen befallene Lymphknoten fanden. Demgegenüber stehen die *lokalbegrenzten* Tumoren vom Typ Borrmann I und II mit vorwiegend differenziertem adenomatösem Zellbild. Diese Unterscheidung hat aber mit dem Tumor*durchmesser nichts* zu tun, denn *er* ist von der *Histologie und den Wachstumstypen weitgehend unabhängig.* Deshalb kann auch zwischen *Tumordurchmesser* und *Lymphknotenbefall* kein *zwingender* Zusammenhang bestehen. Dies beweist die Erfahrung von Muto u. Maki, daß der Lymphknotenbefall beim minimalen Tumor einerseits und beim ausgedehnten Tumor andererseits nur zwischen 75 und 86% streut. Deshalb kann nur *unter bestimmten Voraussetzungen* die *Tumorgröße* für die Prognose Bedeutung erlangen, nämlich *dann,* wenn man sie in Beziehung setzt zur *Dauer der Vorgeschichte.* Remine errechnete ebenso wie Boyd und früher schon Finsterer, daß Tumoren mit einem *größeren Durchmesser* als 4 cm und einer *kurzen Vorgeschichte* eine signifikant *schlechtere Prognose* aufwiesen als *gleichgroße* Tumoren mit *langer* Vorgeschichte. Ein umgekehrtes Verhältnis ließ sich für die kleinen Tumoren nachweisen. Weniger eindeutig ist die *alleinige* Beurteilung der Vorgeschichte.

Was sagen uns nun diese pathologisch-anatomischen Malignitätskriterien für unser Vorgehen? Der Lymphknotenbefall ist entscheidend, und zwar der *erwartete* ebenso wie der *erwiesene.* Da wir *ihn* oft *nicht direkt* sehen können, mit ihm aber bei etwa 80% aller Operierten zu rechnen haben, müssen wir versuchen, im Einzelfall aus den *übrigen pathologisch-anatomischen Kriterien* auf das Vorliegen eines *regionären* oder eines *generalisierten* Lymphknotenbefalls zu schließen. Dabei dient uns als wesentlichste Orientierungshilfe die Erfahrung, daß zwischen Tumorform, Histologie, Infiltrations*grad,* insbesondere auch Infiltrations*richtung* und dem *Lymphknotenbefall* jeweils mit einem hohen Wahrscheinlichkeitsgrad *bilaterale Rückschlüsse* möglich sind.

Dem Argument, es genüge, nur die *verdächtigen* oder *veränderten Lymphbereiche* zu entfernen, muß entgegengehalten werden, daß wir im Prinzip intraoperativ nie entscheiden können, ob die Lymphknoten wirklich frei sind. Überhaupt kann uns *erst* der *Pathologe* nach Serienschnittuntersuchungen von Präparaten und Lymphknoten die Sicherheit geben, ob wir radikal oder nur palliativ operiert haben. So glaubte z. B. Lumpkin, bei 22 seiner 45 5-Jahresüberlebenden eine *palliative* Resektion ausgeführt zu haben.

In der Skala der kardinalen Malignitätskriterien besitzt der Faktor *Tumorlokalisation* für die Wahl der Resektionsgrenze zwar eine wesentliche, aber doch nur eine *relativierende* Bedeutung. *Das therapeutische*

Potential der Teilresektion ist abhängig von der Möglichkeit, die Tumorabsiedlung in der Nachbarschaft mitentfernen zu können. Das bedeutet praktisch, daß die herkömmliche Ulcusresektion für die Carcinomentfernung nicht ausreichend sein kann.

Immer noch wird vielerorts die Frage diskutiert, ob man das *Netz mitentfernen* soll. Hierzu ein Hinweis auf die Ergebnisse von Serienschnittuntersuchungen von Muto u. Maki. Sie fanden bei ihren Tumoren, die nur die Muscularis infiltriert hatten — und dies waren die seltensten —, in ca. 35% (34,7%) und bei Tumoren, die die Serosa erreicht hatten — und dies waren die meisten —, in 92% (91,5%) das große Netz befallen. Interessant ist dabei, daß dies bei 36% der Befunde der Fall war, bei denen noch nicht einmal die Lymphknoten betroffen waren. Die Entscheidung, die Lymphabstromgebiete einschließlich des großen und kleinen Netzes *en bloc mit dem Tumor* zu entfernen, fällt uns um so leichter, *als wir für diese erhöhte Sicherheit kein wesentlich erhöhtes Risiko einzutauschen haben*, wohingegen der Verlust der *Milz* unter Umständen zur Ernährungsstörung des Magenrestes führen und uns zur totalen Gastrektomie zwingen kann. Andererseits müssen wir uns aber vergegenwärtigen, daß der Milzhilus selbst bei Tumoren des distalen Magenabschnittes, wie Fly, Dockerty, Waugh mitteilten, in einem Drittel der Fälle mit Lymphknoten durchsetzt ist.

Um nun nachzuweisen, *daß die Ulcusresektion den Krebs im distalen Magen nicht mit ausreichender Sicherheit entfernen kann, genügt nicht allein* die soeben dargelegte pathologisch-anatomische Deduktion, auch genügt nicht der Hinweis auf den katastrophalen Verlauf einzelner nach der Ulcusresektion aufgetretener Frührezidive. Allein die vergleichende Betrachtung der mit der Ulcus- und der mit der erweiterten Resektion erzielten Resultate kann uns eine verbindliche Antwort geben.

Gegenüber den *Zeitabschnitten der 30iger und 40iger Jahre*, in denen die Ulcusresektion das typische Vorgehen beim Carcinom war, hat sich in den *letzten beiden Jahrzehnten* die *erweiterte Resektion mehr und mehr durchgesetzt.* Ihre *5-Jahresüberlebensquoten* liegen um etwa 10—15% über denen der bis dahin geübten Ulcusresektion (Abb.3). Zweifellos trägt dazu auch der *Rückgang der Operationsletalität* bei, der etwa 10% beträgt. Die Letalität der *erweiterten Resektion* liegt — wie wir auf dieser Tabelle sehen — bei etwa 10—15% (Abb.4). In unserem Krankengut liegt sie bei 12%. Wie aber einfach zu errechnen ist, kann die Minderung der Operationsletalität sich allenfalls in einer 1—2%igen Besserung der Heilergebnisse niedergeschlagen haben.

Auch die *hier* dargestellte *erhöhte Resektionsquote* von 54% kann nur in geringem Maße an der Besserung der Resultate beteiligt sein (Abb.5). Sie kann — bei ungerechtfertigt weiter gestellter Indikation — die

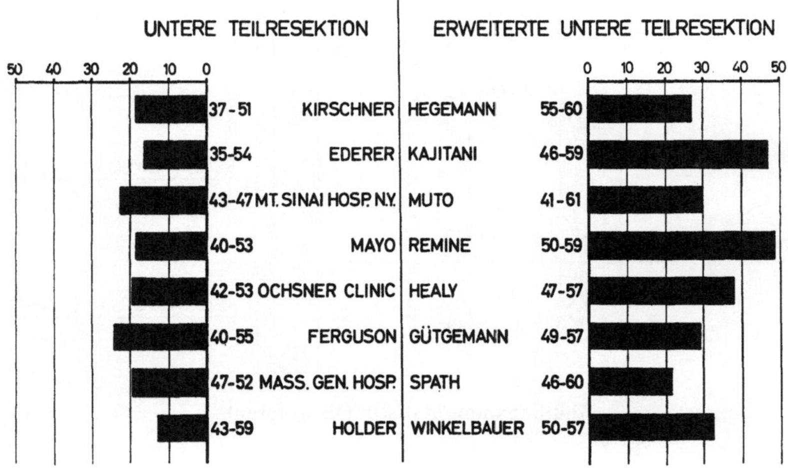

Abb. 3. 3-Jahresheilungsquote

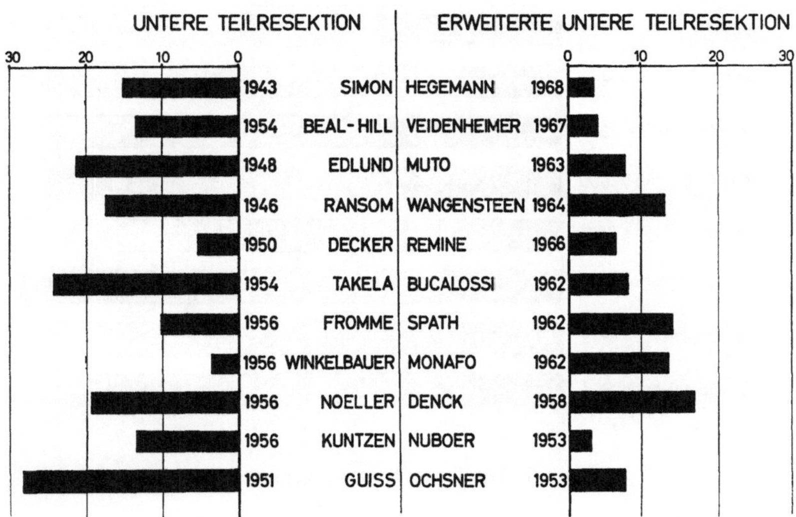

Abb. 4. Operationsletalität

Ergebnisse eher verschlechtern. Andererseits ist mit zunehmender Erweiterung der Resektion — wie wir sehen — auch ein *hoher Anteil von Totalresektionen* verbunden (Abb. 6). Er liegt bei den einzelnen Kliniken heute im Durchschnitt zwischen 20 und 30%. Dies bewirkt letztlich eine relative Besserung der Ergebnisse der Teilresektion, und zwar deshalb, weil wir damit die Teilresektion nur noch auf die sog. „günstigen" Befunde beschränken können.

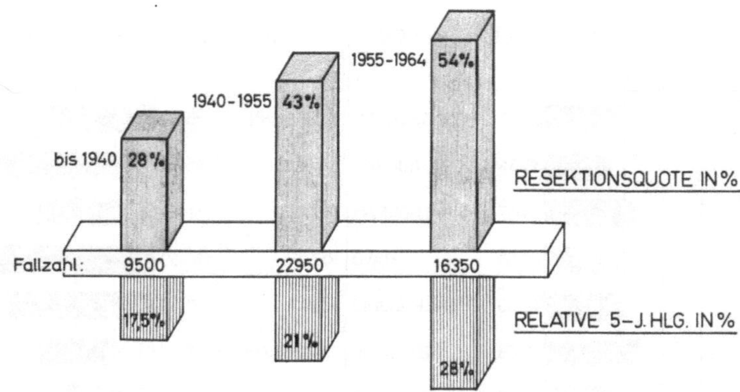

Abb. 5. Sammelstatistik (45 Autoren)

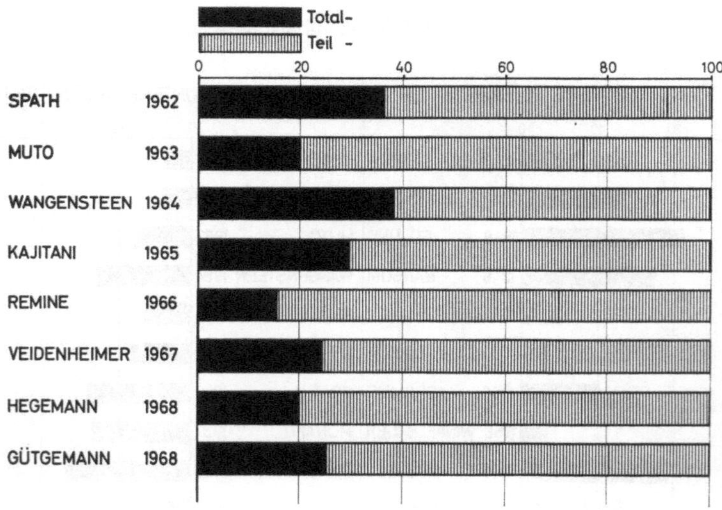

Abb. 6. Anteil der Totalresektionen

Am deutlichsten ist dies aus der *Gegenüberstellung der Überlebensquoten von Teil- und Totalresektionen zu ersehen,* wie sie an den einzelnen Kliniken erzielt wurden (Abb. 7).

Da aber, wie die Gesamtübersicht zeigt, die Globalergebnisse *aller* Resektionen — also sowohl der Teil- als auch der Totalresektion — eine verbesserte Leistungsquote von 28% ergeben, darf man resümieren, daß die *Verschiebung unserer operativen Verfahrenstechnik in Richtung auf eine erhöhte Radikalität* der entscheidende Grund für die verbesserten Heilergebnisse ist (s. Abb. 5).

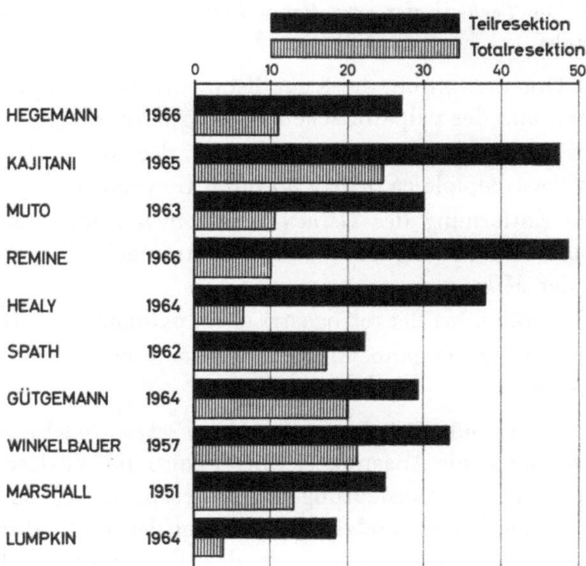

Abb. 7. Relative 5-Jahresheilungsquote

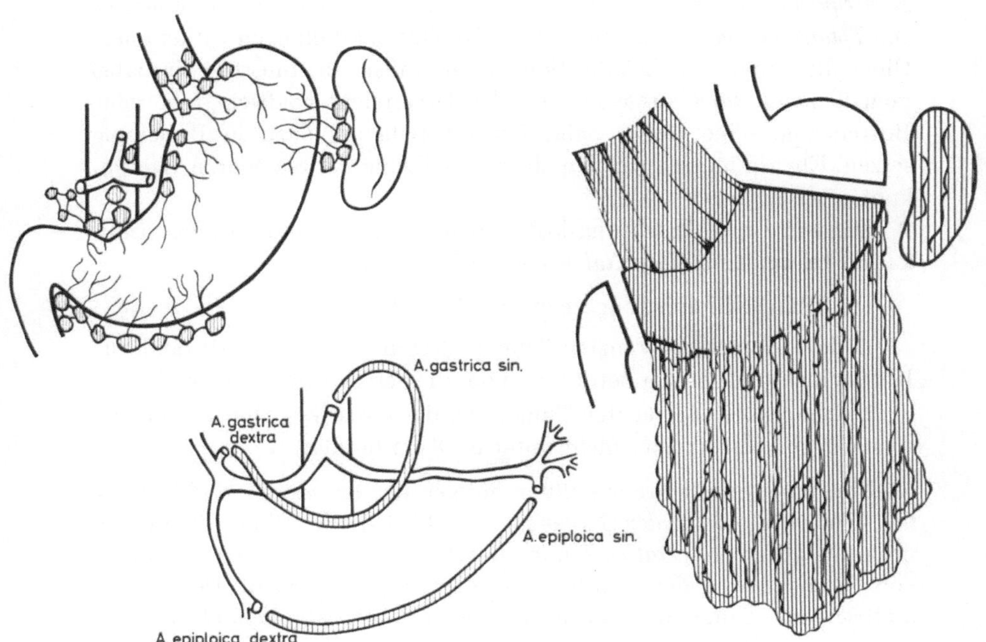

Abb. 8. Erweiterte Teilresektion

(Abb. 8). Die *Technik der erweiterten Teilresektion* nach dem en bloc-Prinzip besteht

1. in der Organresektion, die 3 cm distal und 4—8 cm proximal von der sichtbaren und der palpatorischen Tumorgrenze erfolgt,

2. in der Ligatur der Art. gastrica dextra, der Art. gastrica sinistra und der Art. gastroepiploica dextra an ihren Ursprüngen,

3. in der Entfernung des *kleinen* und *großen* Netzes und je nach Tumorsitz und Zuordnung zum Lymphabstromgebiet auch mit der Entfernung der *Milz*,

4. in der Ausräumung der retrogastrischen, parakardialen Drüsen und

5. bei Drüsen- und Organbefall auch der Teilresektion von *Pankreas*, *Leber* und *Colon*.

Für die weitgehende Erhaltung des *biologischen Gleichgewichtes* hat sich die *fundo*-duodenale Anastomosierung — also die Wiederherstellung der Normalpassage — als bedeutungsvoll erwiesen. Sie läßt sich, wie wir heute wissen, ohne Zwang und Einschränkung der Radikalität nahezu in jedem Fall durchführen, wenn wir das Duodenum nach Kocher mobilisieren und einen *Fundus*schlauch bilden.

Will man aus der Relativierung von morphologischen Kriterien und dem Malignitätsgrad für die Indikation zur Teilresektion *praktische Konsequenzen* ziehen, so muß man versuchen, *besonders im Grenzbereich zur Totalresektion* zu klar umrissenen Indikationsstellungen zu kommen. Ohne die Frage der Lokalisation zu zentralisieren, müssen wir dabei vom *Tumorabstand* ausgehen und die Tumoreigenschaften, d. h. seine Begrenzung, seine Größe, seine Serosabeteiligung dazu in Beziehung setzen. Ebenso müssen wir von einer Beteiligung der regionären Lymphknoten ausgehen.

Die auf diesen Erfahrungskriterien basierende standardisierte Indikation sei nur an *einigen Rahmenbeispielen* erläutert.

Die Teilresektion ist angezeigt bei (Abb. 9)

1. dem kleinen, begrenzten Tumor, dessen proximaler Abstand zur Kardia nicht unter 4 cm beträgt und der die Serosa nicht ergriffen hat,

2. dem großen, begrenzten Tumor, der die Serosa ergriffen hat, dessen Abstand zur Kardia aber nicht unter 6—8 cm beträgt.

Eine andere Indikationsstellung nötigen uns die *nicht scharf begrenzten, infiltrativ wachsenden Tumoren* ab (Abb. 10). Von ihnen kann nur noch der *kleine, infiltrative* Tumor mit freier Serosa in einem Abstand von 6—8 cm von der Kardia partiell reseziert werden. Der große, infiltrierende Tumor dagegen darf selbst bei Serosafreiheit ebenso wie der kleine, infiltrierende mit Serosadurchbruch nicht mehr teilreseziert werden.

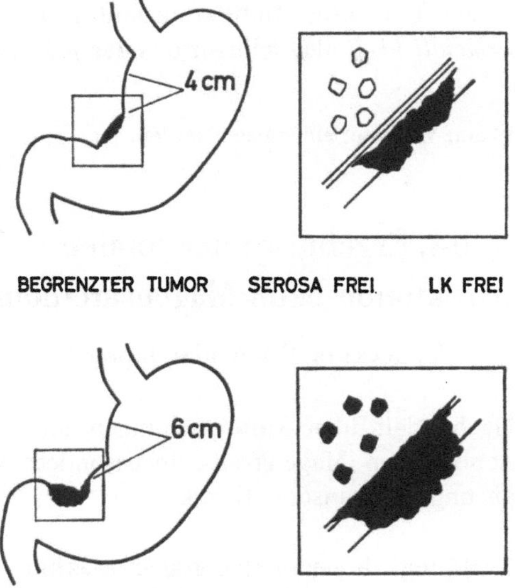

Abb. 9. Indikationsbeispiele für Teilresektion

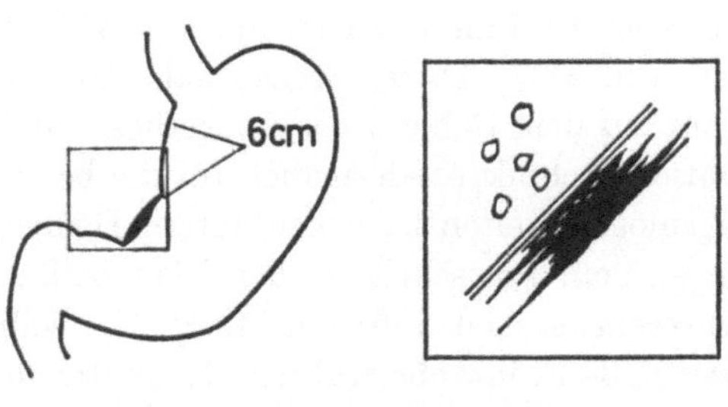

Abb. 10. Indikationsbeispiele für Teilresektion

Mit dieser eingeengten Anzeigestellung haben wir eine gewisse Standardisierung verbunden. Zweifellos birgt sie — wie jede Schematisierung — gewisse Risiken in sich. Andererseits entspricht sie der Erfordernis, der sich immer wieder aufdrängenden psychologischen Gefahr zu begegnen, die *sparsame* Teilresektion wegen ihres geringeren Operationsrisikos vorzuziehen. Daß die Furcht vor einer erhöhten Operationsletalität der *erweiterten* Teilresektion letztlich unbegründet ist, haben uns die Resultate inzwischen gelehrt. Deshalb können *operationstechnische* Bedenken *hinter dem Bestreben zurücktreten*, den Tumor möglichst gemeinsam mit den *erfahrungsgemäß* primär befallenen Ausbreitungsgebieten zu entfernen. Für unsere Indikation muß heute nicht mehr das *Prinzip der Unvermeidlichkeit* als vielmehr das der *präventiven Sicherheit* maßgeblich sein.

Literatur kann beim Verfasser eingesehen werden.

64. Ergebnisse der totalen Gastrektomie beim Magencarcinom

T. Maki (a. E.)-Sendai/Japan

Dieser Bericht handelt über Untersuchungen und Ergebnisse der totalen Gastrektomie beim Magenkrebs, insbesondere über die diesbezüglichen Erfahrungen an unserer Klinik.

1. Häufigkeit der totalen Magenresektion

Die Häufigkeit der totalen Magenresektion an unserer Klinik in den letzten drei Jahrzehnten ist in Tab. 1 gezeigt. Im Zeitraum von 1941 bis 1950 wurden unter 515 Magenkrebsfällen 35 totale Resektionen durchgeführt. Dies bedeutet einen Prozentsatz von 6,8 %. Im nächsten Zeitabschnitt von weiteren 10 Jahren waren unter 1060 Fällen 224 totale Magenresektionen, d.h. 21 %. Dieser prozentuale Anstieg ist nicht nur auf Verbesserungen auf dem Gebiete der Anaesthesie und auf die Fortschritte der Operationstechnik, sondern auch auf die besseren postoperativen Behandlungsmöglichkeiten zurückzuführen. Demgegenüber sinkt, hauptsächlich wegen dem Fortschritt in der Diagnostik, die Häufigkeit der totalen Magenresektion nach 1961 auf 14,8 %. Zur selben Zeit hatten wir z. B. in 20 % der Fälle Frühkrebs, während im letzten und diesem Jahr der Prozentsatz sogar auf 30 % anstieg. Operationen im Frühstadium nahmen zu und Fälle mit fortgeschrittenem Carcinom daher ab. Insgesamt wurden in unserer Klinik in den letzten 27 Jahren bei 2364 Fällen von Magenkrebs 376 totale Magenresektionen (d.h. 16 %) durchgeführt.

Tabelle 1. *Häufigkeit der totalen Magenresektion*

	Anzahl des resezierten Magenkrebses	Anzahl der totalen Magenresektionen	Prozentsatz %
1941—1950	515	35	6,8
1951—1960	1060	224	21,1
1961—1967	789	117	14,8
Gesamtzahl	2364	376	15,9

2. Ausbreitung und Stadien des Krebsbefalles

Bei der Beurteilung der operativen Ergebnisse ist bekanntlich die Art und der Grad der Ausbreitung des Magenkrebses zu berücksichtigen. Hierbei sind 2 Faktoren maßgebend:

1. der Grad der serosalen Tumorinvasion und
2. die Ausbreitung der Metastasen in den Lymphdrüsen.

Die Japanische Gesellschaft für Magenkrebsforschung hat unter Berücksichtigung dieser beiden Faktoren folgende Stadieneinteilung vorgenommen und dabei die serosale Invasion mit „S“ und das Stadium der Infiltration durch ein Subscriptum gekennzeichnet [1].

Es bedeuten:

S_0 keine,
S_1 eine leichte und
S_2 eine deutliche Invasion, die sich aber noch auf die Magenwand beschränkt.
S_3 gibt an, daß bereits Nachbarorgane befallen sind.

Der Grad der Lymphknotenmetastasierung wird in ähnlicher Weise durch die Symbole N_0 bis N_4 gekennzeichnet.

N_0 bedeutet keine Metastasen,
N_1 eine Metastase an irgendeiner Stelle dicht an der Magenwand,
N_2 coeliacale Lymphknotenmetastasen und
N_3 Lymphknotenmetastasen in der Umgebung der Radix Mesenterii, sowie im Ligamentum hepato-duodenale. Bei
N_4 handelt es sich um nachgewiesene Fernmetastasen.

Die Gesamtzahlen unserer Beobachtungen lassen sich gemäß Tab. 2 aufteilen:

Tabelle 2. *Serosale Invasion und Lymphknotenmetastase bei totaler Magenresektion*

	S_0	S_1	S_2	S_3	Gesamtzahl (%)	
N_0	5	4	8	3	20 (5,3)	
N_1	2	9	47	4	62 (16,5)	(94,7)
N_2	0	15	206	73	294 (78,2)	
Gesamtzahl	7	28	261	89	376	

Hieraus läßt sich ablesen, daß in 90% der Fälle ein fortgeschrittener Magenkrebs entsprechend den Stadien S_2 und S_3 vorlag. Bezüglich des Lymphknotenbefalls wiesen nur 20 Kranke keine Metastasen auf; das sind lediglich 5,3%. Die verbleibenden 94,7% der Fälle zeigten eine Lymphknotenmetastasierung, wobei 78,2% den Stadien N_2 zuzuordnen waren. Danach führten wir nur im fortgeschrittenen Tumorwachstum eine totale Magenresektion durch.

3. Operationssterblichkeit

Tab. 3 zeigt die operative Mortalität bei unseren totalen Gastrektomien in den letzten 27 Jahren, wobei alle Fälle berücksichtigt wurden, die innerhalb der ersten 30 postoperativen Tage ad exitum kamen. Von 1941—1950 war die operative Mortalität mit 20 % noch sehr hoch, sank aber in den folgenden 10 Jahren auf 12 % ab und erreichte nach 1961 einen Wert von nur 7,7 %. Obwohl eine wesentliche Abnahme der operativen Mortalität erzielt wurde, sind diese Prozentsätze im Vergleich zur distalen Gastrektomie noch sehr hoch [2].

Tabelle 3. *Operative Mortalität*

	totale Magenresektion			distale Magenresektion
	Anzahl der Operationen	Anzahl der Todesfälle	operative Mortalität %	operative Mortalität %
1941 — 1950	35	7	20,0	13,3
1951 — 1960	224	27	12,1	3,8
1961 — 1967	117	9	7,7	2,1
Gesamtzahl	376	43	11,4	5,7

Unter den verschiedenen Todesursachen, wie Nahtinsuffizienz, Ileus, Lungenkomplikationen oder allgemeine Schwäche, steht die Nahtinsuffizienz an erster Stelle. Sie trat unter 43 Verstorbenen 22mal auf. In den letzten 7 Jahren verloren wir von 117 Operierten immerhin noch 5 an dieser postoperativen Komplikation. Sie stellt also nach wie vor ein wichtiges chirurgisches Problem dar.

In bezug auf das Lebensalter ist die Sterblichkeit bis zum 40. Lebensjahr relativ gering (6,7 %), steigt aber danach an (10,6 %) und erreicht im Alter von über 60 Jahren einen Prozentsatz von 15,3 %. Es ist hierbei nennenswert, daß die Todesursachen im hohen Alter entweder Lungenkomplikationen oder allgemeine Schwäche waren.

4. Heilungsergebnisse

Die Zahl der Fälle, die eine Operation überlebten, betrug bei totaler Gastrektomie 333, bei proximaler Gastrektomie 112 und bei distaler Gastrektomie 1757. Abb. 1 stellt die Jahres-Heilungsziffer aller Operationsfälle dar und zeigt, daß die Ergebnisse bei der totalen Magenresektion verglichen mit denen der distalen und proximalen Resektion sehr schlecht waren. So beträgt z. B. der Prozentsatz der 5-Jahresheilung bei der totalen Gastrektomie lediglich etwa 8 %. Dies ist vielleicht darauf zurückzuführen, daß in unserer Klinik, wie im Abschnitt 2 ausführlich erläutert wurde, eine totale Resektion nach Möglichkeit vermieden wurde

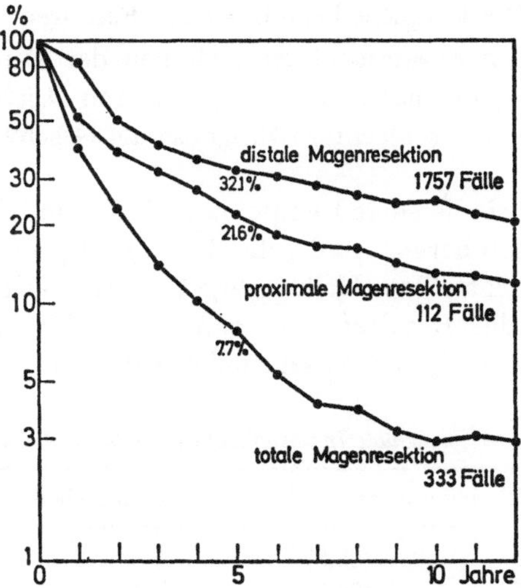

Abb. 1. Überlebenskurve bei Magenresektionen

Tabelle 4. *5-Jahresheilungsquote*

	Anzahl der Überlebenden	5-Jahresheilung	
		Zahl	%
1941—1950	28	1	3,6
1951—1960	197	13	6,6
1961—1962	48	7	14,6
Gesamtzahl	273	21	7,7

und nur in Fällen mit fortgeschrittenem Magenkrebs ausgeführt wurde. Betrachtet man jedoch die bereits erwähnten Zeitabschnitte von 1941 bis heute, dann ergibt sich, wie Tab. 4 zeigt, ein stetiger Anstieg der 5-Jahresheilungsquote bis zu 14,6%.

Wird die Überlebensquote der radikalen totalen Gastrektomie mit der der palliativen totalen Gastrektomie verglichen, so wurden bei der radikalen totalen Gastrektomie 26% 3-Jahresheilungen und 15% 5-Jahresheilungen erreicht, was ein relativ gutes Ergebnis darstellt. Im Gegensatz dazu waren die Ergebnisse bei der palliativen totalen Gastrektomie mit Lebermetastasen, peritonealer Dissemination oder Lymphknotenmetastasen schlecht. Die 1-Jahresheilung beträgt lediglich 12% und die 3-Jahresheilung bereits 0%. Aufgrund dieser Ergebnisse sind wir heute der Meinung, daß eine totale Magenresektion nicht durchgeführt werden sollte, wenn es sich eindeutig um einen Palliativeingriff handeln würde.

5. Die Prognose beeinflussende Faktoren

In bezug auf den Zusammenhang zwischen der Tumorlokalisation und der Überlebensquote haben Tumore im oberen Drittel und unteren Drittel des Magens eine schlechtere Prognose als Geschwülste im mittleren Drittel.

Die Beziehung zwischen dem Lymphknotenbefall und der Überlebensquote geht aus Tab. 5 hervor. Fälle, die dem Typ N_0 angehören, zeigen ungefähr dasselbe relativ gute Heilungsergebnis wie solche vom Typ N_1. Demgegenüber ist das Resultat bei mehrgradiger Metastasierung entsprechend den Stadien N_2 und N_3 sehr unbefriedigend.

Tabelle 5. *Überlebensquote in bezug auf die krebsige Ausbreitung*

	3-Jahresheilungsquote (%)		5-Jahresheilungsquote (%)	
N_0	7/12	(58,3)	3/8	(37,5)
N_1	19/35	(54,3)	9/30	(30,0)
N_2	18/239	(7,5)	9/214	(4,2)
N_3	0/16	(0)	0/16	(0)
S_0	4/5	(80,0)	1/3	(33,3)
S_1	8/19	(42,1)	5/14	(35,7)
S_2	27/210	(12,9)	12/196	(6,1)
S_3	5/68	(7,4)	3/55	(5,5)

Tabelle 6. *Überlebensquote in bezug auf den Typ der krebsigen Invasion*

	3-Jahresheilungsquote (%)		5-Jahresheilungsquote (%)	
bloßgelegter Typ	15/218	(6,9)	6/194	(3,1)
nicht bloßgelegter Typ	29/84	(34,5)	15/74	(20,3)

Dies gilt auch für den Grad der serosalen Invasion. Gegenüber den Stadien S_0 und S_1 zeigen solche der Stadien S_2 und S_3 einen wesentlich geringeren Heilungserfolg. Dazu muß erwähnt werden, daß der Grad der krebsigen Ausbreitung in der Serosa in enger Beziehung zur Überlebensquote steht. Wir unterscheiden zwei Typen: den bloßgelegten Typ und den nicht bloßgelegten Typ der serosalen Invasion [3]. Beim bloßgelegten Typ ist keine Deckung durch Bindegewebe vorhanden und die Krebszellen können sich daher leicht ausbreiten, unter Umständen bereits durch die Manipulationen des Chirurgen. Wie Tab. 6 verdeutlicht, ist die Überlebensquote in einem solchen Falle sehr gering. Der nicht bloßgelegte Typ ist mit reichlichem Bindegewebe bedeckt und wird so an einer rascheren Ausbreitung gehindert. Hierbei beträgt die Quote der 3-Jahresheilung 34,5 % und die der 5-Jahresheilung 20,3 %.

6. Bemerkungen zur totalen Magenresektion

a) Die erweiterte totale Magenresektion

Neben der totalen Entfernung des Magens sind oft auch Resektionen anderer befallener Organe notwendig. In den letzten 27 Jahren haben wir an unserer Klinik derartige erweiterte totale Magenresektionen in 142 Fällen durchgeführt. Die Häufigkeit einer erweiterten totalen Magenresektion erreichte in letzter Zeit 60 %. Als beteiligte Organe können wir Milz, Pankreasschwanz und Quercolon nennen. Insbesondere für eine Lymphknotenausräumung war die Entfernung der Milz und des Pankreasschwanzes vielfach notwendig. Der Prozentsatz der operativen Mortalität bei erweiterter Magenresektion ist mit 13,4 % höher als der der einfachen totalen Gastrektomie mit 10,3 %. Wenn man aber die 5-Jahresheilung in Betracht zieht, so zeigt das erweiterte Verfahren bessere Resultate, und zwar 9,9 % gegenüber 6,8 %. Dieses Ergebnis beweist die Berechtigung der erweiterten Resektion in den hierzu indizierten Fällen.

b) Verfahrenswahl bei der Anastomose

Bei der totalen Magenresektion ist die Wiederherstellung der Duodenalpassage sehr wichtig. Als häufigste Ursache von postoperativen Beschwerden sahen wir eine Oesophagitis. Wie Tab. 7 zeigt, weist die Roux-Y-Anastomose und die Zwischenschaltung eines Jejunumsegmentes die geringste Morbidität auf. Ein leichtes Dumping-Syndrom stellten wir nur bei drei Fällen mit Oesophagojejunostomie fest. Wir wenden deshalb hauptsächlich die Roux-Y-Anastomose oder das Verfahren mit Zwischenschaltung eines Dünndarmsegmentes an.

Tabelle 7. *Beziehung zwischen der Anastomosenart und der Oesophagitis*

Art der Anastomose	Häufigkeit der Oesophagitis (%)	
Oesophagojejunostomie	97/228	(42,5)
Oesophagoduodenostomie	8/19	(42,1)
Roux-Y Anastomose	9/46	(19,6)
Zwischenschaltung des Jejunumsegmentes	4/40	(10,0)

c) Klinische Befunde nach 3- oder mehrjähriger Überlebenszeit

Der allgemeine Zustand von 3- oder mehrjährig Überlebenden wurde bei 19 Fällen studiert. Sie waren alle imstande, ein normales soziales Leben zu führen. Die Verdauungs- und Resorptionsfähigkeit konnte bei 11 Fällen untersucht und eine geminderte Fett- und Eiweißresorption sowohl nach totaler als auch nach partieller Gastrektomie festgestellt werden. Jedoch bestand zwischen der totalen und der partiellen Gastrektomie fast kein Unterschied in der Resorptionsfähigkeit für beide Nahrungsbestandteile. Sowohl bei den 5- als auch 10-Jahresüberlebenden war es zu keiner bedeutenden Gewichtsabnahme gekommen (Abb. 2). Ungefähr die Hälfte der Fälle zeigte eine Anämie von weniger als 3000000 roter Blutkörperchen, aber es traten keine Zeichen der agastrischen perniziösen Anämie auf. Eisen-, Folsäure- und Vitamin B_{12}-Gehalt im Serum waren normal. Obwohl alle diese Operierten über einen

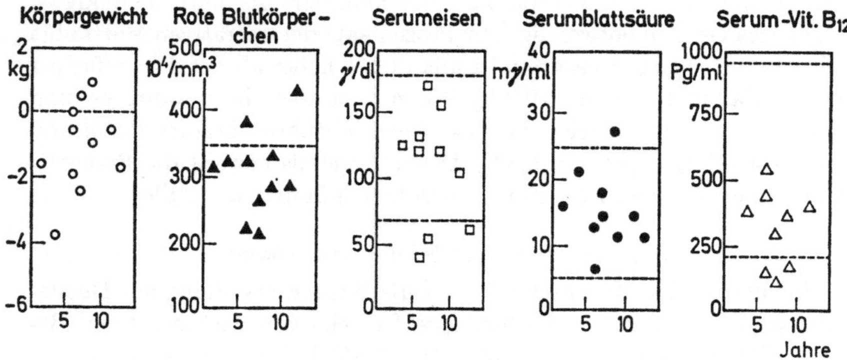

Abb. 2. Zustand bei 3- oder Mehrjahres-Überlebenden

langen Zeitraum Medikamente einnehmen mußten, konnten sie ein normales soziales Leben ohne wesentliche Störungen führen. Es waren also die Beschwerden nach totaler Magenresektion unerwarteterweise sehr gering.

d) Indikationen zur totalen Magenresektion

Abschließend möchten wir noch die Frage zur Diskussion stellen, ob man der totalen Magenresektion gegenüber eine mehr konservative oder mehr aktive Haltung einnehmen soll. Dazu muß zunächst erwähnt werden, daß wir bei 1988 Kranken eine partielle Gastrektomie durchführten. In 96 Fällen, also 4,8 % ergab sich nach der Operation, daß der Magenstumpf noch Krebszellen enthielt, also positiv war. Bei der proximalen Magenresektion war der Anteil der positiven Fälle mit 6,4 % höher als bei der distalen. Hier zeigten nur 4,7 % der Fälle ein positives Ergebnis. Die Mehrzahl der 96 Fälle mit mangelhafter Resektion zeigte eine N_2 oder mehrgradige Lymphknotenmetastasierung und eine S_2- oder S_3-gradige serosale Invasion. Wenn im Großteil der Fälle eine Magentotalresektion durchgeführt worden wäre, wäre die Operation radikal gewesen, wenn der Grad des Krebsbefalles nicht schwerer als S_2 und N_2 gewesen war.

7. Diskussion

Unseren Ergebnissen möchte ich die Statistiken anderer Kliniken gegenüberstellen (Tab. 8). Danach kann man annehmen, daß die Lahey- und Mayo-Klinik bei der Indikationsstellung zur totalen Gastrektomie ähnlich zurückhaltend sind wie wir. Die großen Fallzahlen der übrigen Kliniken sprechen für eine großzügigere Handhabung der Indikationsstellung zur totalen Magenentfernung mit dementsprechend besseren Resultaten.

Tabelle 8. *Ergebnisse der totalen Magenresektion in anderen Instituten*

	Anzahl der totalen Magenresektion (%)[a]	Operative Mortalität (%)	5-Jahres-heilungsquote (%)
Laheyklinik (1927—1950)	127	24,4	12,5
Mayoklinik (1917—1961)	414	21,7	9,9
Winkelbauer (1950—1957)	167 (70,5%)	25,0	21,2
Japanisches Krebsforschungsinstitut (1946—1967)	878 (26,2%)	4,2	22,9
Univ. Chiba (1958—1967)	280 (19,3%)	2,4	8,2
Univ. Niigata (1951—1967)	409 (31,5%)	5,6	15,4
Univ. Kyushu (1954—1966)	358 (35,0%)	5,0	29,2

[a] Ist der Anteil totaler Gastrektomie an allen Magenresektionen

Wir haben bis jetzt gegenüber der totalen Gastrektomie deshalb eine konservativere Haltung eingenommen, weil wir es für besser hielten, nach Möglichkeit einen Teil des Magens zu belassen und somit agastrischen Folgeerscheinungen vorzubeugen. Die teilweise Nachuntersuchung unserer Operierten ergab aber, daß die postoperativen Beschwerden unerwarteterweise gering waren. Wir glauben deshalb sagen zu können, daß aufgrund des Dargebrachten und auch in Erwartung besserer Operationstechniken Nachbehandlungen und dgl. in Zukunft eine aktivere Haltung der totalen Magenresektion gegenüber vertretbar sein dürfte.

Die I. Chirurgische Abteilung der Tohoku Universität stand von den Jahren 1941 bis 1960 unter der Leitung von Prof. M. Muto und wurde dann von Prof. T. Maki übernommen.

Literatur

1. Japanese Research Society for Gastric Cancer; The General Rules for the Gastric Cancer Study in Surgery and Pathology (Jap.), Kanehara, Tokyo, 1968.
2. Masao Muto, Tetsuo Maki, Susumu Majima, and Iwao Yamaguchi: Surgery **63**, 229 (1968).
3. Tetsuo Maki, Susumu Majima, Koichi Yoshida, and Toshio Takahashi: Tohoku J. exp. Med. **79**, 319 (1963).

Präsident: Ich danke Herrn Kollegen Maki verbindlich für diesen Bericht aus einer wirklich außerordentlich großen Erfahrung und Praxis, wie sie zur Zeit, glaube ich, auf der Welt wohl nur unsere japanischen Kollegen haben. Ich danke Ihnen auch vielmals, Herr Kollege Maki, daß Sie diesen weiten Weg nicht gescheut haben und zu uns gekommen sind, um uns aus Ihren Erfahrungen zu berichten.

Es ist interessant, daß hinsichtlich der Diagnostik die Verminderung der Quote der totalen Magenresektion sich so ausgezeichnet ausgewirkt hat, wie Sie es in Ihrer Tabelle gezeigt haben, ferner, daß Sie hinsichtlich des Lymphknotenbefalls zu ähnlichen Ergebnissen gekommen sind, wie sie von Herrn Reifferscheid schon demonstriert worden sind; schließlich die Feststellung, zu der Sie jetzt auf Grund der besseren Ergebnisse hinsichtlich der Langzeitbeobachtungen gekommen sind, daß man doch wieder etwas aktiver werden und die totale Magenresektion wieder eher in Erwägung ziehen soll, wie Sie es früher schon mal getan haben.

65. Agastrische Dystrophie

U. Ritter (a. E.)-Lübeck

Summary. Among 120 patients with Billroth II resections, half the number (21) of a group of 45 had disorders of fat absorption. This was checked in the vitamin A metabolism. The constancy of weight was surprising: only 12 out of 75 patients operated during 1952—65 were below weight, either slightly (up to 4 kg = 9) or to a greater extent (up to 12 kg = 3). Xylose absorption was, however, reduced. By the use of highly sensitive methods some masked failures of absorption were found.

Zusammenfassung. Anhand einer Gesamtstudie an 120 nach Billroth II-Resezierten wurden bei einer Gruppe von 45 Fällen in ca. der Hälfte (21) Störungen der Fettresorption, überprüft am Vitamin A-Stoffwechsel, gefunden. Erstaunlich war die Gewichtskonstanz, denn nur 12 von 75 in der Zeit von 1952—65 Operierte waren leicht (bis 4 kg = 9) oder stärker (bis zu 12 kg = 3) untergewichtig. Die Xyloseabsorption war jedoch reduziert. Mit diffizilen Methoden waren mehr oder weniger larvierte Resorptionsinsuffizienzen festzustellen.

Unter den Folgezuständen nach Magenoperation sind die nutritiven Störungen infolge beeinträchtigter Nahrungsausnutzung und aufgrund metabolischer Abweichungen zu beachten, da sie oftmals larviert auftreten und dann die Leistungsfähigkeit mindern.

So ist schon in der frühen Gastroresektionsphase eine Steatorrhoe mit Calcium- und Vitamin D-Absorptionsinsuffizienz zu erkennen und trotz normaler Calciumzufuhr läßt sich bereits 8—10 Wochen post operationem mittels quantitativer Mikroradiographie eine erhöhte Knochenresorption bei Billroth II-resezierten Hunden nachweisen. In der Humanmedizin ist die osteoporotische Osteomalacie nach Gastrektomie ausgiebig im Arbeitskreis von Bartelheimer u. Kuhlencordt erarbeitet worden. Über die Häufigkeit von Postgastrektomieosteopathien differieren die Ansichten. Exakte Bilanzuntersuchungen und Knochenpunktionen lassen in etwa einem Drittel der Fälle eines unausgewählten internistischen Postresektionskrankenguts mehr oder weniger ausgeprägte Steatorrhoen und Osteomalacien erkennen. Allerdings hängt der Osteopathiegrad von der Zeitdauer seit der Operation und vom Lebensalter entscheidend ab, denn jenseits des 45. Lebensjahres treten zusätzliche präsenile und metabolische osteopathieformende Momente hinzu. Je ausgeprägter die postoperative Steatorrhoe ist, desto intensiver ist im allgemeinen auch die Osteopathie.

Da die Dunkeladaption als feiner Gradmesser der manifesten und larvierten Fettresorptionsstörungen mit resultierendem Vitamin A-Mangel gilt, haben wir die Dunkelanpassung bei 45 41—73jährigen überprüft, bei denen die Operation nach Billroth II wegen Ulcusleidens 1—35 Jahre zurücklag. Diese Patienten litten bis auf 15 z.T. allerdings mit mehrmonatigen freien Intervallen, unter allgemeinen gastrointestinalen Beschwerden, wie Speisenunverträglichkeit, Übelkeit, Durchfallneigung. Nach 25—30 min wichen im Test 21 der magenresezierten Personen nicht nur zufällig von der Norm ab. Dabei zeigte sich eine gewisse Relation zur Operationsfolgezeit, denn unter 21 Resektionen des letzten Jahrzehnts fanden sich nur 7mal Adaptationsabweichungen, während es bei einem Operationsintervall von über 10 Jahren unter 24 Patienten 14 waren. Dabei ist erwähnenswert, daß uns 30 dieser Resezierten wegen eines Resektionssyndroms aufsuchten, während die restlichen 15 nur gelegentlich anderer Beschwerden zur Behandlung kamen. Unter diesen 15 Patienten wiesen aber 4 eine deutliche Dunkelanpassungsherabsetzung auf, obgleich sie postoperativ (8—22 Jahre) beschwerdefrei geblieben waren. Vergleichbare Ergebnisse erhielten auch Hart u. Lick mit dem Vitamin A-Resorptionstest. Es läßt sich also keineswegs von einem symptomfreien Postresektionsbefinden auf eine ausreichende funktionelle, nutritive Anpassung schließen. Dabei braucht die Nahrungsausnutzung makroskopisch nicht einmal auffällig gestört zu sein. Auf lange Sicht stellt sich aber schließlich selbst bei einer minimalen Insuffizienz besonders während osteopathiebegünstigender Phasen (Inaktivität, Alter, hormonale Umstellung, einseitige Ernährung u.a.) eine Ernährungsstörung ein. Unter den direkt auf die Magenresektion zu beziehenden Faktoren sind es Säuremangel, Sturzentleerung, Stumpfgastritis, beschleunigte Darmpassage, Dünndarmsaftsekretionsanomalien, Schleimhautatrophie und -entzündung, sekundärer, meist relativer Lactasemangel, exkretorische, im allgemeinen funktionelle Pankreasinsuffizienz und Leberschädigung.

Etwa ein Drittel präoperativ normalgewichtiger Magenresezierter nimmt nach den Mitteilungen verschiedener in- und ausländischer Autoren um 5—10 kg ab, wobei diese Reduktion nicht nur das Fettgewebe, sondern auch die Muskulatur und in extremeren Fällen auch die

Parenchymorgane betrifft. Am nachuntersuchten Krankengut der Chir. Klinik der Akademie wird diese Quote nach der Erhebung von Breitländer u. Hertel an 75 (63 Männer, 12 Frauen) bei in der Zeit von 1952 bis 1965 Resezierten nicht erreicht, denn nur 12 (9 Männer, 3 Frauen) standen unter dem Ausgangsgewicht, davon nur 3 (2 Männer, 1 Frau) über 4 kg; hier lag die Resektion mehr als 7 Jahre zurück. Die restlichen 63 Patienten hatten ihr Gewicht gehalten oder deutlich zugenommen. Auch Medikamente (z.B. Nitrofurantoin) können bei Magenresezierten schlechter absorbiert werden (Schmid u. Mitarb., Stoffels u. Mitarb.). Bei Stuhlstickstoffanalysen erweist sich die Eiweißabsorption um 10 bis 15% gemindert, wobei jedoch Serumeiweißspiegel und Elektropherogramm im allgemeinen nicht von der Norm abweichen. Die Kohlenhydratverdauung leidet kaum, was auch für die Elektrolytabsorption gilt, soweit nicht unstillbare Diarrhoen oder Sekundärschädigungen (z.B. sekundärer Hyperparathyreoidismus) das Bild überlagern. Die ohne aktive Phosphorylierung die Darmwand passierende Xylose wurde 26mal (bei 75 Patienten) unter normal aufgenommen. Etwa 10—20% der Männer und bis zu 40% der Frauen leiden postoperativ unter einem Eisenmangel, der aber im allgemeinen nur bei Zusatzstörungen (Infekte, Blutungen, Gravidität u.a.) zu einer manifesten Anämie führt.

Unsere Operationsnachkontrollen lassen demgemäß in gut der Hälfte der Fälle eine leichte, nur mit diffizilen Untersuchungen feststellbare Resorptionsinsuffizienz erkennen. Ich könnte daher aufgrund eigener Erfahrungen an der Hamburger und Lübecker Klinik nur sagen, daß die „agastrische Dystrophie“ nach Billroth II-Resektion selten ist, nicht aber die leichte und kompensierbare Maldigestion. Nach totaler Resektion liegen die Dinge erklärlicherweise anders.

Je funktionsgerechter und organschonender eine Magenoperation durchgeführt wird, desto weniger wird sich ein nutritives Spätsyndrom einstellen und auswirken können. Wird z.B. das Antrum erhalten, so drohen die geringsten Nutritionsdefekte. Deshalb treten leichte Folgeschäden auch nach moderneren, möglichst funktionserhaltenden Operationsverfahren auf, denn nach Vagotomie, auch selektiven Verfahren und Pyloroplastik oder Antrumresektion leidet das digestive Zusammenspiel der Gastrointestinalorgane (Sekretions-, Tonus- und Peristaltikstörungen). Die ausführliche Vergleichsreihe von Goligher u. Mitarb. u.a. läßt dies ja auch erkennen. In nicht wenigen Fällen spielt sich allerdings die HCl-Sekretion und Motorik einige Monate nach Vagotomie wieder auf die normale Reaktion ein, wie überhaupt in erster Linie die Motilität durch eine Vagotomie betroffen wird. Nach diesen Operationen tritt der nicht oder wenig saure Mageninhalt beschleunigt in den Dünndarm ein und es bleibt die genügende lokalstimulierte Secretinfreisetzung mit Pankreassaftausstoßung aus. Stellt sich dann noch die bekannte Diarrhoe ein, so sind wesentliche Faktoren zur Maldigestion erfüllt. Reicht jedoch die Kontaktzeit im Dünndarm aus, so kann nach experimentellen Untersuchungen bei leicht aufschließbarer Kost mit einer genügenden Kohlenhydrat- und Eiweißresorption gerechnet werden. Die regelrechte Fettresorption kann jedoch in diesen Fällen herabgesetzt sein und letzten Endes zur Osteopathieentwicklung beitragen, die aber nach Polya-Resektion um ein Drittel höher als nach Vagotomie und Antrumresektion liegen kann (Morgan u. Mitarb.). Die Ergebnisse (210 Patienten) von Higgins u. Pridie stehen hierzu im Widerspruch (nur 1 Osteopathie). Wir sahen bei fehlender HCl-Produktion ausgesprochene $^{14}C_1$-Tripalmitatdefektkurven als Folge der vielfältig gestörten digestiven Funktion.

Abschließend bleibt festzustellen, daß nach den verschiedenen Magenoperationen ausgeprägtere Zustände einer Resorptionsinsuffizienz bei sachgerechter Diätetik und Substitution vermeidbar sind, wenn durch gelegentliche Bilanzuntersuchungen das Stoffwechselgleichgewicht überprüft wird.

Literatur

Bartelheimer, H., u. F. Kuhlencordt: Dtsch. Arch. klin. Med. **210**, 98–118 (1965).

Breitländer, U., u. F. Hertel: Pers. Mitt.

Goligher, J., C. Pulvertaft, F. de Dombal, J. Conyers, H. Duthie, D. Faather, A. Latchmore, J. Shoesmith, F. Smiddy, and J. Willson-Pepper: Brit. med. J. **1968 II**, 781–787, 787–789.

Hart, W., u. R. Lick: Langenbecks Arch. klin. Chir. **300**, 490–500 (1962).

Higgins, P., and R. Pridie: Brit. J. Surg. **53**, 881–885 (1966).

Kuhlencordt, F., u. H. Bartelheimer: Gastroenterologia, Suppl. **107**, 14–18 (1967).

Morgan, D., C. Paterson, C. Woods, C. Pulvertaft, and P. Fourman: Lancet **1965**, 1085–1088, 1089–1091; **1966**, 772–773.

Ritter, U.: Med. Welt **1963**, 136–140.

Schmid, E., H. Schaudig, C. Meythaler u. O. Bökenkamp: Z. Gastroenterol. **4**, 276–278 (1966).

Stoffels, G., J. Krautheim, O. Scheibe u. E. Schmid: Arzneimittel-Forsch. **18**, 360–362 (1968).

Freie Vorträge

66. Die Prognose des Magenstumpfcarcinoms

P. Huber*, G. Hilbe (a. G.)-Innsbruck
und H. Bösmüller-Linz/Österreich

Summary. The experiences of the Surgical Department, University Hospitals, Innsbruck, are based on 102 cases, which from 1959–69 were treated as in-patients on account of carcinoma of the gastric stump. In the introduction the risk of carcinoma of the resection stump, the causes responsible, and the consequences arising out of this so far as indications for resection treatment were discussed. Out of 102 carcinomas of the gastric stump 42 (41%) were radically operable; the post-operative mortality amounted to 26% (11 patients). The long-term results after surgical treatment of the carcinoma of the stump are depressingly poor, as before. Nevertheless, an attitude of resignation is not justified, as survival time is clearly improved by radical operation. In individual cases five-year survival is possible.

Zusammenfassung. Das Erfahrungsgut der Chirurgischen Universitätsklinik Innsbruck stützt sich auf 102 Fälle, die von 1959 bis 1969 wegen eines Magenstumpfcarcinoms stationär behandelt wurden. Einleitend werden die Fragen der Carcinomgefährdung des Resektionsstumpfes, die hierfür verantwortlichen Ursachen und die sich ergebenden Konsequenzen für die Indikationsstellung zur Resektionsbehandlung besprochen. Von 102 Magenstumpfcarcinomen waren 42 (41%) radikal operabel, die postoperative Mortalität betrug 26% (11 Patienten). Die Dauerergebnisse nach chirurgischer Behandlung des Stumpfcarcinoms sind nach wie vor bedrückend schlecht. Trotzdem ist eine Resignation nicht gerechtfertigt, da durch die Radikaloperation die Überlebenszeit eindeutig verbessert werden kann. In Einzelfällen sind auch Fünfjahresheilungen möglich.

Das Thema „Behandlungsergebnisse beim Magenkrebs" wäre unvollständig, würde man nicht auch einer Sonderform gedenken, die zunehmend an Bedeutung gewinnt, des sog. Magenstumpfcarcinoms. Wir verstehen darunter — das sei gleich betont — nicht etwa Rezidivcarcinome im Magenstumpf, sondern Krebsentwicklung in einem Restmagen, der primär wegen eines *gutartigen* Leidens, meist wegen eines Geschwürs, reseziert wurde. Obwohl ich mit verschiedenen meiner Mitarbeiter zu diesem Problem wiederholt Stellung genommen habe, scheint ein neuerlicher Hinweis darauf doch gerechtfertigt, einerseits, weil seit unserer letzten Mitteilung unser Erfahrungsgut sich auf 102 Fälle vermehrt hat (Tab. 1), andererseits, weil in letzter Zeit neue Gesichtspunkte aufgetreten sind, die einer Erörterung wert scheinen.

Tabelle 1. *Magenstumpfcarcinome 1959—1968. Chir. Univ.-Klinik, Innsbruck*

102 Patienten		
86 ♂		16 ♀
5	:	1

Zunächst interessiert wohl jeden die Frage: Tritt das Carcinom im Magenrest bei Resezierten signifikant häufiger auf als bei Nichtresezierten? Diese Frage wurde schon von mehreren Autoren bejaht. Eine Gemeinschaftsarbeit von Hilbe u. Mitarb. aus unserer Klinik und dem pathol.-anat. Institut (Prof. Propst) hat diese Feststellung voll bestätigt.

Damit drängt sich als nächstes die Frage auf: Kann man aus der Tatsache, daß das Stumpfcarcinom signifikant häufiger beobachtet wird als Krebse in nichtresezierten Mägen, schon ohne weiteres den Schluß ziehen, daß auch ein *ursächlicher* Zusammenhang zwischen Resektion und späterer Krebsentwicklung bestehen müsse? Diese Frage ist zunächst zu verneinen, wenn man die Betonung auf das Wort „ohne weiteres“ legt. Sie bedarf aber einer sehr sorgfältigen Prüfung. Welche theoretischen Möglichkeiten eines Kausalzusammenhanges könnten bestehen?

Im Vordergrund steht zweifellos das *Gastritisproblem*; weiteres müßte man an *maligne-degenerierte Rezidivgeschwüre* denken oder schließlich an *beginnende maligne Läsionen, die im Zeitpunkt der Erstoperation bereits bestanden*, aber übersehen wurden.

Die Gastritis ist bekanntlich eine häufige Begleiterscheinung der Ulcus*krankheit*; sie könnte daher einen von der Behandlungsmethode unabhängigen prädisponierenden Faktor darstellen. Wir würden es uns aber zu bequem machen, würden wir mit diesem Hinweis das Problem einfach abtun. Denn 2 Tatsachen dürfen wir keinesfalls ignorieren: Erstens die interessanten Arbeiten von Seifert u. Mitarb., die auf Grund systematisch gewonnener Saugbiopsien zur Ansicht gelangt sind, daß in Resektionsmägen die in den ersten 5 Jahren regelmäßig nachweisbare Oberflächengastritis nach 5—10 Jahren immer in eine atrophe Form übergehe und daß 20 Jahre nach der Resektion fast stets ein völliger Schwund spezifischer Drüsen zu beobachten sei. Diese Beobachtungen wären gut mit der Tatsache in Einklang zu bringen, daß in unserem Erfahrungsgut das durchschnittliche Zeitintervall zwischen Resektion und Diagnose des Stumpfcarcinoms 25 Jahre beträgt (kürzestes 2, längstes 47 Jahre).

Zweitens dürfen wir nicht vor der Tatsache die Augen verschließen, daß, ganz besonders in Weinbaugegenden, wo der Wein das billigste Getränk darstellt, nicht wenige Magenresezierte schrankenlosem Alkoholabusus verfallen, dementsprechend also eine zusätzliche Alkoholgastritis bekommen können.

Stumpfcarcinome, die aus *bösartig gewordenen Rezidivgeschwüren* entstanden sind, scheinen selten zu sein. Ich selbst habe 2 Fälle noch aus meiner Wiener Zeit in Erinnerung. Unter den 102 Kranken unserer Innsbrucker Serie befindet sich kein Fall, bei dem man anamnestisch oder aus dem Befund auf eine ulcerogene Entstehung des Krebses hätte schließen können. Daher möchten wir uns auch der Schlußfolgerung von Kühlmaier und Rokitansky nicht anschließen, man solle zur Vermeidung eines Stumpfcarcinoms beim Ulcus eine $^{4}/_{5}$-Resektion ausführen, um eine sichere Anacidität zu erzielen.

Die Vermutung, daß manche Stumpfcarcinome *bereits im Zeitpunkt der Ulcusresektion bestanden haben, beim Eingriff aber übersehen wurden*, wurde auf der Societétagung in Wien 1967 von Ishikawa in der Diskussion ausgesprochen. Ich glaube, er hat recht. Vor allem liegt diese Erklärung dann nahe, wenn das Carcinom schon sehr bald nach der Resektion eines histologisch genau untersuchten und als gutartig befun-

Tabelle 2. *Magenstumpfcarcinome 1959—1968. Chir. Univ.-Klinik, Innsbruck. Radikal operabel 42 Patienten (41%)*

Operation		postop. †
Gastrektomie	20	3
erweiterte Gastrektomie	11	5
Nachresektion	7	1
erweiterte Nachresektion	4	2
	42	11

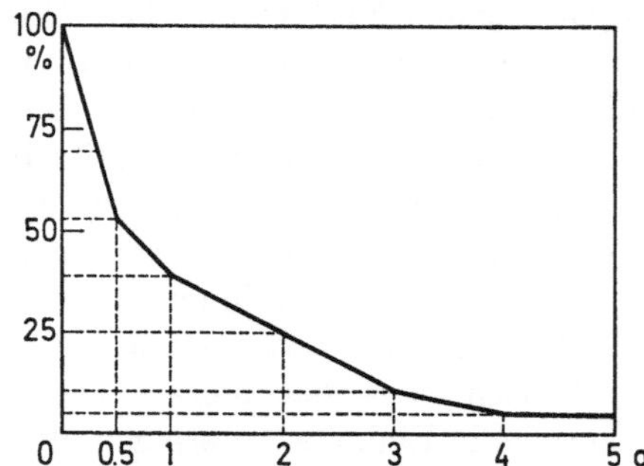

Abb. 1. Absterbekurve von 36 Radikaloperierten

denen Geschwürs diagnostiziert wird. In unserem Beobachtungsgut betrug das Zeitintervall bei 3 Kranken weniger als 5, bei 2 weniger als 3 Jahre.

Daß die Dauerergebnisse der Behandlung beim Stumpfcarcinom bedrückend schlecht sind, ist bekannt. 1967 haben wir die Hoffnung ausgesprochen, daß die Ergebnisse zwar langsam, aber doch eindeutig besser würden. Leider haben unsere seitherigen Beobachtungen diese Hoffnung kaum erfüllt. Die Resektions- bzw. Gastrektomiequote ist mit 41% praktisch gleich geblieben (Tab. 2), die Mortalität der wirklich oder vermeintlich Radikaloperierten aber von 14% wieder auf 26% angestiegen. Nur 2 leben noch nach 5 Jahren.

Daß man trotzdem nicht resignieren darf, zeigt ein Vergleich unserer Spätergebnisse mit denen von Boeckl u. Lill. Betrachtet man die Absterbekurve der Radikaloperierten unserer Serie, dann sieht man, daß nach 2 Jahren immerhin noch 25% dieser Patienten leben (Abb. 1). Läßt man hingegen die Art der eingeschlagenen Therapie außer acht, wie dies Boeckl u. Lill getan haben, dann sind schon knapp 14 Monate nach Diagnosenstellung nur mehr ein Viertel der Patienten am Leben.

Mehr als relativ kleine Verschiebungen in den Endresultaten interessiert uns aber die Frage: Was für *Schlußfolgerungen* müssen wir aus den geschilderten Erfahrungen hinsichtlich der primären Indikationsstellung zur Ulcusoperation, insbesondere zur Resektion ziehen? Ich möchte sie in folgende Punkte zusammenfassen:

1. Beim therapieresistenten Ulcus *ventriculi* ist die Komplikationsrate, insbesondere auch die Gefahr der malignen Entartung so hoch, daß sie die Wahrscheinlickeit einer späteren Stumpfcarcinomentwicklung weit übersteigt. Bei diesen Patienten behält daher die Resektion *auch als carcinomvorbeugende Maßnahme* im Sinne von K. H. Bauer weiterhin ihre Berechtigung.

2. Beim Ulcus *duodeni* hingegen sollte man vor der Anzeigestellung zur Resektion die Möglichkeit einer späteren Krebsentwicklung immerhin in seine Überlegungen mit einkalkulieren und dementsprechend bei Patienten unter 50 Jahren eher etwas zurückhaltender sein. Da jedoch auch beim chronisch-penetrierenden Duodenalgeschwür die Gefahr tödlicher Ulcuskomplikationen erheblich höher liegt als die Wahrscheinlichkeit einer späteren Krebsentstehung, sollte diese Zurückhaltung auch wieder nicht zu weit gehen. Vor allem hielte ich es für sehr gefährlich, einen Patienten, bei dem die Operation an sich eindeutig indiziert ist, auf die Möglichkeit dieser Spätkomplikation aufmerksam zu machen. Das Manöverieren mit der Krebsangst richtet ohnedies schon genug Unheil an.

3. Natürlich drängt sich die Frage geradezu auf, ob die Vagusdurchtrennung mit den notwendigen zusätzlichen Drainageoperationen einen geringeren Prozentsatz an Spätcarcinomen aufweisen werde. Diese Frage ist frühestens in 20 Jahren zu beantworten.

4. Eine systematische Dauerüberwachung resezierter Ulcuspatienten wird sich ebenso generell durchsetzen müssen wie die regelmäßige Überwachung nach anderen Operationen. Dabei möchte ich aber vor der Überbewertung negativer Röntgenbefunde besonders warnen: zeigt doch die Erfahrung, daß die Diagnose Stumpfcarcinom nur selten schon bei der ersten Röntgenuntersuchung gestellt wird.

Literatur

Boeckl, O., u. H. Lill: Münch. med. Wschr. **105**, 615 (1963).
Bösmüller, H.: Krebsarzt **23**, 166 (1968).
Burian, J.: Zbl. Chir. **85**, 2223 (1960).
Daroczi, G., u. J. Metzl: Bruns' Beitr. klin. Chir. **198**, 401 (1959).
Eggeling, W.: Fortschr. Med. **81**, 167 (1963).
Evers, Ch.: Med. Klin. **57**, 1080 (1962).
Gerstenberg, E., A. Albrecht, K. Krentz u. H. Voth: Dtsch. med. Wschr. **90**, 2185 (1965).
Gregl, A., u. R. W. Wiedenmann: Bruns' Beitr. klin. Chir. **213**, 177 (1966).
Griesser, G.: In: Holle, F.: Spezielle Magenchirurgie. Berlin-Heidelberg-New York: Springer 1968.
Hebold, G.: Med. Klin. **53**, 1813 (1958).

Heinkel, K., N. Henning, S. Parpoulas, J. Landgraf u. K. Elster: Z. Gastroent. 2, 1 (1964).
Heinzel, J., H. Hess u. H. Laqua: Bruns' Beitr. klin. Chir. **201**, 156 (1960).
Helsingen, N., and L. Hillestad: Ann. Surg. **143**, 173 (1956).
Hilbe, G., G. M. Salzer, H. Hussl u. H. Kutschera: Langenbecks Arch. klin. Chir. **323**, 142 (1968).
Huber, P.: Bruns' Beitr. klin. Chir. **186**, 317 (1953).
—, u. H. Bösmüller: Bull. Soc. int. Chir. **6**, 550 (1968).
—, u. W. Deutschmann: Landarzt **36**, 1287 (1960).
Istrikawa, K.: Bull. Soc. internat. Chir. XXVII/6, **542** (1968).
Koelsch, K. A.: Münch. med. Wschr. **104**, 2384 (1962).
Konjetzny, G. E.: Langenbecks Arch. klin. Chir. **204**, 4 (1943).
Kootz, F.: Bruns' Beitr. klin. Chir. **215**, 275 (1967).
Krause, U.: Acta chir. scand. **114**, 341 (1957).
Kühlmayer, R., u. O. Rokitansky: Langenbecks Arch. klin. Chir. **278**, 361 (1954).
Kyrle, P., u. H. Wild: Zbl. Chir. **77**, 1481 (1952).
Nitzsche, L.: Chir. Praxis **12**, 53 (1968).
Rapant, V.: Zbl. Chir. **88**, 706 (1963).
Ruckensteiner, E.: Acta gastro-ent. belg. **13**, 142 (1950).
Schindler, R.: Klin. Wschr. **44**, 601 (1966).
Seifert, E., H. Dittrich u. W. Erd: Med. Welt (N.F.) **17**, 38 (1966).
—, u. H. Knoll: Wien. Z. inn. Med. **48**, 145 (1967).
— — Med. Welt (N.F.) **19**, 67 (1968).
Siurala, M.: Zbl. Chir. **90**, 1472 (1965).
Usland, O.: Acta chir. scand. **76**, 485 (1935).
Vitek, J., F. Vrubel u. V. Zejda: Zbl. Chir. **88**, 246 (1963).

Präsident: Ich glaube, es geht wohl den meisten Operateuren so, wie ich aus Unterhaltungen schließen muß, daß tatsächlich das Magenstumpfcarcinom häufiger ist. Auch wir sehen es in den letzten Jahren öfter als früher. Besonders dankbar bin ich Ihnen, Herr Huber, für den Hinweis, daß auch in diesen Fällen ein zweiter, radikalerer Eingriff nicht so aussichtslos ist, wie man meistens glaubt, und daß immerhin noch 25% von diesen Operierten die Zweijahresfrist erreichen und ein kleinerer Teil noch darüber hinaus lebt. Vielen Dank, Herr Huber.

67. Das primäre Stumpfcarcinom nach Ulcusresektion

L. Kronberger-Graz/Österreich

Summary. From 1948 to 1968 a total of 38 primary stump carcinomas after ulcer resections were observed. Only 17 of these were suitable for radical resection. 19 had to be treated with a palliative procedure and 2 patients refused any operation whatsoever. The main difficulty of stump carcinomas is early diagnosis. Only then would it be possible to improve the chances of survival.

Zusammenfassung. Es wurden insgesamt 38 primäre Stumpfcarcinome nach Ulcusresektion zwischen 1948 und 1968 beobachtet. Davon konnten nur 17 einer Radikalresektion unterzogen werden. 19 mußten mit einem Palliativeingriff versorgt werden, 2 lehnten jegliche Operation ab. Die Schwierigkeit beim Stumpfcarcinom besteht vor allem in der Früherkennung. Nur dann wäre es möglich, die Überlebensmöglichkeiten zu verbessern.

1948—1957 wurden 6 und 1958—1968 32 primäre Stumpfcarcinome nach einer Ulcusresektion beobachtet (Abb. 1). Es handelte sich dabei um 5 Frauen und 33 Männer, deren erster Eingriff in 70 % mehr als 20 Jahre zurücklag. In 89 % waren die Patienten über 50 Jahre alt.

Von diesen 38 Erkrankten konnten 16 einer Radikaloperation und 19 einem palliativen Eingriff unterzogen werden. 2 Patienten lehnten jeglichen Eingriff ab.

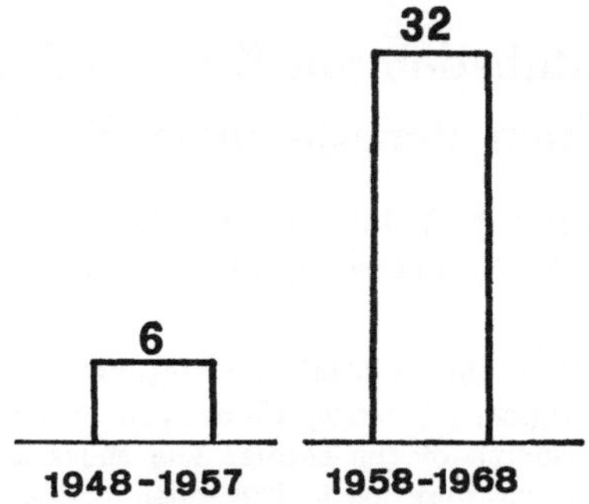

Abb. 1. Stumpfcarcinom

Tabelle

Longmire	4
Schlatter	6
Roux	4
B II	3
	17
Jejunostomie	5
Probatoria	14
Summe	36

Bei den radikalen Eingriffen wurde 14 mal eine totale Resektion des Magenrestes und der Anastomose ausgeführt und anschließend die Verbindung zwischen Oesophagus und Darm nach Seo-Longmire, Roux und Schlatter wieder hergestellt (Tabelle). Eine Nachresektion der Anastomose und die Wiederanlage eines B II war bei 3 Patienten möglich.

Die primäre Mortalität betrug 41 % (7 Patienten). Sie war bei dem äußerst herabgesetzten Allgemeinzustand der Patienten meist durch eine Komplikation seitens des Atmungstraktes bedingt. 5 weitere Patienten starben 6—8 Monate nach dem Eingriff. 5 leben nunmehr zum Teil mehr als 24 Monate.

Von den nur palliativ versorgten 19 Patienten starben 15 innerhalb von 6 Monaten nach der Laparotomie, 4 liegen erst 4 Monate zurück.

Die Schwierigkeit beim Stumpfcarcinom ist vor allem in der Diagnostik gelegen, da die Beschwerden uncharakteristisch sind. Nur deren Beachtung nach einem weitgehend beschwerdefreiem langjährigen Intervall und die sofortige Zuhilfenahme aller diagnostischen Möglichkeiten könnte die Früherfassung und damit die Überlebenschancen eindeutig verbessern.

68. Die Intubation mit Kunststoffprothese beim inoperablen stenosierenden Kardiacarcinom

M. Jenny*, A. Rüttimann, W. Wirth
und A. Akovbiantz-Zürich/Schweiz (a.G)

Summary. From 1964 to 1968 a total of 17 intubations with endoprostheses were performed at the Surgical University Clinic A in Zürich on 15 patients with inoperable stenosing carcinoma of the cardia. The tubes according to Celestin, Mousseau-Barbin and Häring were used. The mean period of survival was $3^1/_2$ months, the longest period of survival was more than 22 months. During their remaining life span most patients were able to take their full food supply by mouth. On the basis of our experience the Häring tube is more suitable than the other two models.

Zusammenfassung. In den Jahren 1964—1968 wurden an der Chirurgischen Universitätsklinik A in Zürich bei 15 Patienten mit inoperablem stenosierendem Kardiacarcinom insgesamt 17 Intubationen mit Endoprothesen ausgeführt. Zur Anwendung gelangten die Tuben nach Celestin, Mousseau-Barbin und Häring. Die durchschnittliche Überlebenszeit betrug $3^1/_2$ Monate, die längste mehr als 22 Monate. Die meisten Patienten konnten sich während ihrer restlichen Lebenszeit voll peroral ernähren. Aufgrund unserer Erfahrungen eignet sich der Häring-Tubus besser als die beiden anderen Modelle.

Der Gedanke, beim inoperablen, nicht resezierbaren Kardiacarcinom die Tumorstenose zu dehnen und durch Intubation zu überwinden, ist bestechend. Aber erst die Fortschritte in der Verarbeitung von Kunststoffen ermöglichte es, brauchbare Tubusarten zu entwickeln und die Komplikationen in erträglichem Rahmen zu halten. Wir haben die Resultate mit den von uns angewandten drei Tubusmodellen überprüft.

Krankengut und Methodik

In den Jahren 1964—1968 wurden an der Chirurgischen Universitätsklinik A des Kantonspitals Zürich bei 15 Patienten mit nicht resezierbarem stenosierendem Kardiacarcinom insgesamt 17 Intubationen mit Endoprothese ausgeführt. Das Durchschnittsalter betrug 72 Jahre, 7 Patienten waren älter als 75. Zur Anwendung gelangten 4mal der Polythentubus nach Celestin [1], 3mal der Neoplextubus nach Mousseau-

Barbin [14] und 10mal der drahtarmierte Latextubus nach Häring [8]. Sämtliche Intubationen wurden in Allgemeinnarkose durchgeführt. Celestin- und Mousseau-Barbin-Tubus erfordern eine Laparotomie und Gastrotomie. Beim Häring-Tubus besteht die Möglichkeit der rein endoskopischen Intubation über liegender Führungssonde mit Hilfe des Oesophagoskops. Von 6 Versuchen mit dieser Methode sind 4 gelungen, 2mal mußten wir den Tubus — wie in den ersten 4 Fällen — mit Hilfe einer Gastrotomie einführen.

Die Kontrolle der Resultate erfolgte durch Erhebungen beim Patienten, seinen Angehörigen und dem behandelnden Arzt. Als gute Palliation der Dysphagie bezeichneten wir die Fähigkeit des Patienten, flüssige und halbfeste Speisen zu schlucken und sich voll peroral zu ernähren. Von einem nach Übersee ausgewanderten Patienten konnten wir keine Angaben erhalten. Bei ihm haben wir eine gute Palliation nur so lange angenommen, wie wir ihn kontrollieren konnten.

Resultate

Die Überlebenszeit betrug im Mittel $3^1/_2$ Monate. Nur 2 von den 7 über 75jährigen Patienten lebten länger als einen Monat nach der Intubation. Die längste Überlebenszeit beträgt z. Z. mehr als 22 Monate.

In Abb. 1 wird die Anzahl Überlebender mit der Anzahl Patienten verglichen, welche im gleichen Zeitabstand nach der Intubation eine gute Palliation aufweisen. Wir sehen, daß die meisten Patienten während der ganzen Dauer ihrer restlichen Lebenszeit in der Lage waren, flüssige und halbfeste Kost zu schlucken und sich voll peroral zu ernähren.

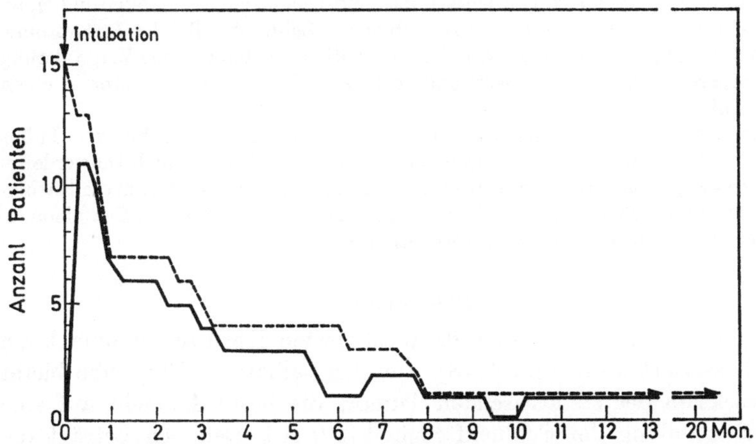

Abb. 1. Tubusbehandlung beim inoperablen Kardiacarcinom. Resultate (Erklärung s. Text). ----- Anzahl Überlebende; —— gute Palliation

Komplikationen (Tabelle)

Bei rein endoskopischer Intubation erlebten wir eine Perforation des Tumors beim Aufbougieren und eine Kette von Komplikationen, die schließlich zum Tode des Patienten führte.

Tabelle. *Tubusbehandlung beim inoperablen Kardiacarcinom, Komplikationen*

Tubusmodell (Anzahl Intubationen)	Celestin (4)	Mousseau-Barbin (3)	Häring (10)
Tumorperforation			1
Druckulcus am Tubustrichter	3		
Erosion an Tubusspitze			1
Obstruktion durch Abgleiten des Tubus		1	1

Bei 3 von den 4 Celestin-Tuben führte der Druck des Trichters auf die Oesophaguswand zu einem Ulcus. Bei zwei Patienten kam es zur Perforation mit tödlicher Mediastinitis, der dritte verblutete perakut aus einer arrodierten Arterie. Bei einem Patienten traten vorübergehend Melaena auf. Bei der späteren Sektion fand man eine Erosion der Magenschleimhaut in der Gegend der Tubusspitze. Zweimal führte ein Abgleiten des Tubus zur Obstruktion durch Knickung; in beiden Fällen mußte der Tubus ersetzt werden.

Der bemerkenswerte Verlauf bei einem Patienten sei kurz zusammengefaßt:

Ein zur Zeit des Klinikeintrittes 71jähriger Mann litt seit 5 Monaten zunehmend unter Inappetenz, Gewichtsverlust und Dysphagie. Die Abklärung ergab ein Adenocarcinom der Kardia bei 40 cm ab oberer Zahnreihe. Bei der Laparotomie stellt man eine breite Infiltration des Tumors in die Umgebung sowie Vergrößerung der regionären Lymphdrüsen fest und legt mit Hilfe einer Gastrotomie einen Häring-Tubus ein.

3 Monate später muß der nach unten abgerutschte und geknickte Tubus endoskopisch entfernt werden, worauf der Patient vorübergehend beschwerdefrei schlucken kann. Beim erneuten Auftreten von Dysphagie wird wiederum ein Häring-Tubus endoskopisch eingeführt. Der Patient kann sich seither (z.Z. 22 Monate nach der ersten Intubation) voll peroral ernähren.

Diskussion

Ungefähr ein Drittel aller diagnostizierten Kardiacarcinome kann radikal reseziert werden [5,13,18]. Von den palliativen Eingriffen bietet die Resektion des stenosierenden Tumors die beste Aussicht auf eine Wiederherstellung der Schluckfähigkeit [4,9,10]. Dennoch beträgt die Resektionsquote des Kardiacarcinoms nur 40—50% [4,6,7], da der Eingriff vielen Patienten mit fortgeschrittenem Carcinomleiden nicht mehr zugemutet werden kann. Das gleiche gilt für Umgehungsoperationen, welche zudem die dysphagischen Beschwerden sehr oft nicht beseitigen [3,13]. Selbst die einfache Gastrostomie hat eine Letalität von 20–55% [2,7,12,16,17] und eine Komplikationsrate von bis zu 60% [12,13]; außerdem ermöglicht sie dem Patienten nicht, sich peroral zu ernähren.

Demgegenüber läßt sich mit der endo-oesophagealen Intubation zwar keine Verlängerung der Überlebenszeit, wohl aber in den meisten Fällen eine befriedigende Palliation der Dysphagie für die restliche Lebenszeit erzielen; die bei der Nachkontrolle unserer Patienten auf Grund objektiver Kriterien gefundenen Resultate bestätigen zahlreiche eindrucksmäßige Aussagen in der Literatur [3,5,8,15,18].

Von den Todesursachen bei 15 Patienten stehen 4 in direktem Zusammenhang mit der Tubusbehandlung. Eine Frühkomplikation ist die intraoperative Perforation durch brüskes Aufbougieren des Tumors. Solche Perforationen wurden auch bei offenen Intubationsmethoden beobachtet [3,5,11,18]. Wir sehen uns deshalb nicht veranlaßt, das geschlossene endoskopische Vorgehen aufzugeben; wir laparotomieren nur dann, wenn die Indikation zur Tubusbehandlung nicht im voraus eindeutig ist oder wenn eine endoskopische Intubation aus technischen Gründen nicht möglich war.

Die drei Fälle von Drucknekrosen der Speiseröhrenwand sind Spätkomplikationen der Tubusbehandlung, die nicht mehr auftraten, seit wir den Häring-Tubus verwenden, welcher einen weichen, tassenförmigen Gummitrichter aufweist. Um bei diesem Tubus Erosionen der Magenschleimhaut und Obstruktionen durch Abknickung vorzubeugen, schneiden wir das unterste Tubussegment 1–2 cm unterhalb der Drahtspirale ab [15].

Wie die hohe Letalität bei unsern über 75jährigen Patienten zeigt, ist im hohen Alter auch ein so kleiner Eingriff wie die endo-oesophageale Intubation eine große Belastung; die Indikation ist deshalb mit Zurückhaltung zu stellen.

Literatur

1. Celestin, L. R.: Ann. roy. Coll. Surg. Engl. **25**, 165–170 (1959).
2. Cooper, D. R., and R. W. Buxton: Surgery **23**, 821–831 (1948).
3. Duvoisin, G. E., F. H. Ellis, and W. S. Payne: Surg. Clin. N. Amer. **47**, 827 to 831 (1967).
4. Grewe, H. E., u. W. Bircks: Thoraxchirurgie **11**, 328–338 (1963).
5. — Zbl. Chir. **89**, 467–473 (1964).
6. — Langenbecks Arch. klin. Chir. **313**, 358–360 (1965).
7. Gütgemann, A., H. W. Schreiber u. A. Bernhard: Zbl. Chir. **30**, 1193–1201 (1963).
8. Häring, R., u. S. Dressler: Med. Klin. **62**, 484–488 (1967).
9. — H. Kotlorz u. D. Xanthakos: Langenbecks Arch. klin. Chir. **320**, 126–136 (1968).

10. Imdahl, H., u. Ch. Käufer: Münch. med. Wschr. **109**, 632—635 (1967).
11. Macarthur, A., and J. L. Mercer: Thorax **24**, 39—42 (1969).
12. Meyer, K. A., and D. D. Kozoll: Surg. Gynec. Obstet. **81**, 221—222 (1945).
13. Miller, C.: Brit. J. Surg. **49**, 507—522 (1962).
14. Mousseau, M., J. Le Forestier, J. Barbin et M. Hardy: Arch. Mal. Appar. dig. **45**, 208—214 (1956).
15. Peiper, H. J., u. J. Seiferth: Bruns' Beitr. klin. Chir. **216**, 391—403 (1968).
16. Trompke, R., u. A. Gregl: Chirurg **36**, 248—251 (1965).
17. — — u. M. Keser: Bruns' Beitr. klin. Chir. **211**, 19—36 (1965).
18. Waddington, J. K., and B. J. Bickford: Brit. J. Surg. **49**, 522—527 (1962).

Präsident: Ich danke Herrn Jenny. Es ist ja leider eine betrübliche Erkenntnis, daß bei inoperablen Carcinomen letzten Endes mit solchen Maßnahmen, die wir auch versuchen, nur wenig erreicht werden kann. Immerhin mag eine gewisse Erleichterung des Zustands den Eingriff rechtfertigen.

69. Spätergebnisse von radikal und palliativ operierten kardianahen Magencarcinomen

K. Burkhardt (a. G.)-Göttingen

Summary. Only 49.3% of 164 patients with a carcinoma of the cardia or near the cardia could undergo radical resection. 72% of the patients who underwent resection already showed metastases to the regional lymph nodes. The late results — which were based on the so-called 5-year survival rate — depended less on the radicalness of the surgical procedure than on the extent of metastasation. However, in comparison to patients treated with palliative methods, definite improvement of the life expectancy could be observed.

Zusammenfassung. Von 164 Patienten mit einem Kardia- oder kardianahen Carcinom konnten nur 49,3% radikal reseziert werden. 72% der resezierten Patienten wiesen bereits regionäre Lymphknotenmetastasen auf. Die Spätergebnisse — zugrundegelegt wurde dabei die sog. 5-Jahresüberlebensziffer — waren weniger von der Radikalität des Eingriffes als vom Grad der Metastasierung abhängig. Im Vergleich zu den palliativ behandelten Patienten war jedoch eine eindeutige Verbesserung der Lebenserwartung zu verzeichnen.

In der Chirurgischen Universitätsklinik Göttingen wurden im Zeitraum von 1954—1965 164 Patienten mit einem Kardia- oder kardianahen Carcinom behandelt. 81 Patienten konnten reseziert werden. Bei den übrigen 83 Fällen erfolgte nur eine palliative Therapie, da bereits eine weitgehende Metastasierung vorlag. Die Resektionsquote betrug demnach 49,3%.

Bedingt durch die bevorzugte Art der lymphogenen Aussaat auf die paraoesophagealen und pancreatico-linealen Lymphknotengruppen wurde eine subtotale, in vereinzelten Fällen eine totale Magenresektion mit Milzexstirpation und teilweise mit Pankreasschwanzresektion von einer abdomino-thorakalen (62 %) oder thorakalen (25 %) Schnittführung durchgeführt. Lediglich in 13 % der Fälle war eine radikale Resektion von abdominal aus möglich.

Da 72 % unserer Resektionsfälle bereits regionäre Lymphknotenmetastasen aufwiesen, soll der Einfluß dieser Metastasierung auf die

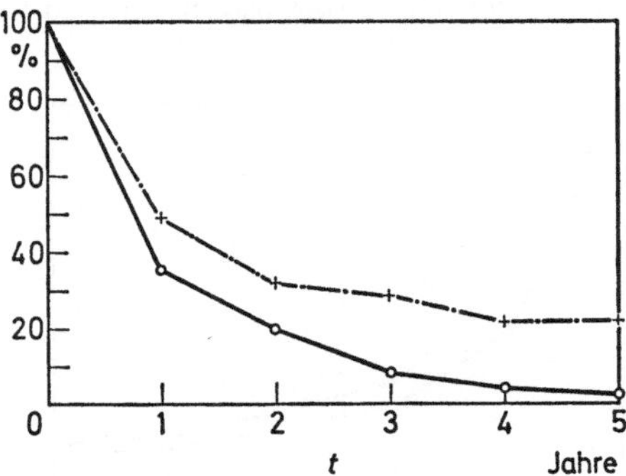

Abb. 1. Vergleich der Überlebenszeiten beim resezierten Kardiacarcinom mit und ohne Metastasen. —— resezierte Fälle mit Metastasen; -·-·- resezierte Fälle ohne Metastasen

Tabelle. *Die 5-Jahresüberlebensrate in Abhängigkeit von der Ausdehnung des Carcinoms in den Wandschichten des Magens*

	bis in die Muscularis propria %	bis in die Serosa %	mit Durchbrechung der Serosa %
Ausdehnung des Carcinoms	11,8	60,6	27,6
5-Jahresüberlebensrate	44,4	4,3	4,7

Spätergebnisse festgestellt werden. Dabei ist die sog. 5-Jahresüberlebensrate zugrunde gelegt, soweit diese von unseren Fällen in den Jahren nach Abschluß des Untersuchungszeitraumes erreicht wurde.

Die Abb. 1 bringt eine Gegenüberstellung der Überlebenszeiten der resezierten Fälle mit und ohne Metastasen. Die 5-Jahresüberlebensrate beträgt bei den Fällen ohne Metastasen 20,7 % und bei denen mit Metastasen lediglich 1,9 %.

Die Tabelle zeigt die Abhängigkeit der 5-Jahresüberlebensrate von der Ausdehnung des Carcinoms in den einzelnen Wandschichten des Magens. Diese scheint ein indirekter Maßstab für den Grad der Metastasierung zu sein. Die Patientengruppe, deren Carcinome nur submukös bis zur Muscularis propia sich ausbreiteten, weist eine 5-Jahresüberlebensrate von 44,4% auf, die beiden anderen Gruppen, bei denen das Carcinom die Wandschichten des Magens völlig durchsetzt und die 88% der resezierten Kardiacarcinome repräsentieren, dagegen von 4,3 bzw. 4,7%.

Unter Berücksichtigung des hohen Anteiles an Fällen mit regionären Lymphknotenmetastasen sind die Überlebenszeiten aller resezierten Kardiacarcinome, die auf der Abb. 2 dargestellt sind, zu werten. Dabei ist

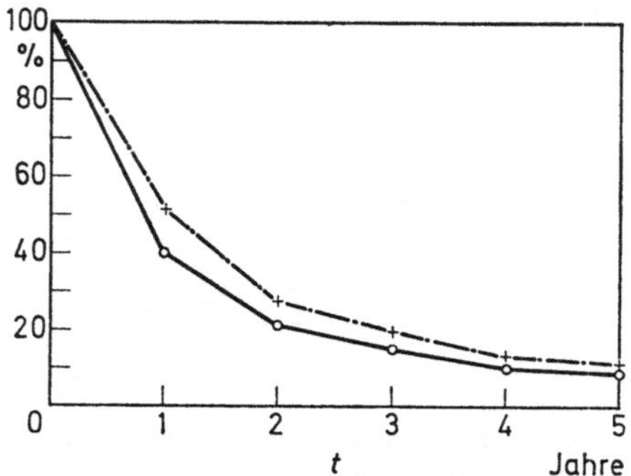

Abb. 2. Überlebenszeiten aller resezierten Kardiacarcinome. —— unter Einbeziehung der postoperativ verstorbenen Fälle; -·-·-·- unter Ausschaltung der postoperativ verstorbenen Fälle

zu erkennen, daß die 5-Jahresüberlebensrate unter Einbeziehung der postoperativ verstorbenen Patienten 9,9% und unter Ausschaltung 11,1% beträgt.

Diese Ergebnisse zeigen, daß die Überlebenschance nach Resektion eines Kardiacarcinoms weniger von der Radikalität des Eingriffes, sondern weitgehend vom Grad der Metastasierung bestimmt wird.

Nur ein Patient unserer Fälle mit Metastasen erreichte die 5-Jahresgrenze. Die radikale Resektion eines Kardiacarcinoms mit Ausräumung der regionären Lymphknotenmetastasen scheint die Prognose im Hinblick auf eine endgültige Heilung nicht entscheidend zu beeinflussen; sie schafft jedoch eine eindeutige Verbesserung der postoperativen Lebenserwartung im Vergleich zu den palliativ behandelten Patienten. Bei diesen Patienten überlebte keiner die $1^1/_2$-Jahresgrenze nach der Operation. Von den resezierten Fällen lebten dagegen zu diesem Zeitpunkt noch 27%.

Literatur

Grewe, H. E.: Langenbecks Arch. klin. Chir. **313**, 358 (1965).

Gütgemann, A., H. W. Schreiber u. A. Bernhard: Langenbecks Arch. klin. Chir. **303**, 73 (1963).

Häring, R.: Ergebn. Chir. Orthop. **46** (1964).

Hegemann, G., u. F. Gall: Dtsch. med. Wschr. **93**, 329 (1968).
Nakayama, K.: Chirurg **29**, 1 (1958).
Ungeheuer, E.: Langenbecks Arch. klin. Chir. **278**, 385 (1957).

70. Magensarkom

K. Hell* (a. G.) und M. Rossetti-Basel/Schweiz

Summary. On the basis of 29 cases with gastric sarcoma the author points out that gastric sarcoma does not show any significant difference to gastric carcinoma as far as age, sex, history, clinical findings, treatment, and prognosis are concerned.

Zusammenfassung. Anhand von 29 Fällen von Magensarkom wird darauf hingewiesen, daß das Magensarkom bezüglich Alter, Geschlecht, Anamnese, klinischem Befund, Behandlung und Prognose keine wesentlichen Unterschiede gegenüber dem Magencarcinom aufweist.

In der Absicht, Unterschiede zwischen Carcinom und Sarkom des Magens festzustellen und daraus praktische Rückschlüsse für Prognose und Therapie zu ziehen, haben wir aus einem Kollektiv von 1097 operierten bösartigen Magentumoren die 29 Fälle von Sarkom (2,6 %) herausgenommen und studiert. Die Ergebnisse wurden mit den Erfahrungen anderer Autoren verglichen und den entsprechenden Daten des Magencarcinoms gegenübergestellt.

Bei diesen 29 Patienten mit primärem Magensarkom handelte es sich um 18 Männer und 11 Frauen mit einem Durchschnittsalter von 65 bzw. 63 Jahren.

Wie beim Carcinom war eine unspezifische Anamnese die Regel; unbestimmte epigastrische Schmerzen, Appetit- und Gewichtsverlust sowie chronische Anämie bei meist okkulter Blutung standen im Vordergrund der Symptomatik. Die histologische Untersuchung zeigte das bekannte Überwiegen von Retothel- und Lymphoreticulosarkom (Tab. 1). Als Rarität fand sich in einem Fall ein Kollisionstumor (hochzylindrisches Adenocarcinom mit polymorphzelligem Sarkom).

Makroskopisch konnte die Diagnose auf Sarkom kaum gestellt werden; bei diffuser Infiltration mußte immer auch an eine Linitis plastica ge-

Tabelle 1. *Histologie*

Retothelsarkome	14
Lymphoreticulosarkome	5
Fibroleiomyosarkome	4
Andere Sarkome	5
Kollisionstumor	1
total	29

dacht werden. Bei der Operation sind in 9 Fällen entweder Lymphknoten- und Lebermetastasen oder Tumorinfiltration in Nachbarorgane gefunden worden, die einen radikalen Eingriff verunmöglichten. Zur Ausschaltung einer Blutungsquelle oder zur Wiederherstellung der Kontinuität wurde als palliative Maßnahme in 6 Fällen eine Resektion durchgeführt; 2 mal blieb es bei einer Gastro-Jejunostomie, 1 mal bei einer Probelaparotomie.

Bei 20 Patienten war ein kurativer Eingriff möglich, obwohl in 5 Fällen der Tumor bereits in Nachbarorgane eingewachsen war; 2 mal wurde deshalb eine Pankreasschwanz-, 1 mal eine Leberteil-, 1 mal eine Colonsegmentresektion und 1 mal eine Bauchwandexcision angeschlossen (Tab. 2).

Tabelle 2. *Operationen*

A. *Palliative Eingriffe* 8	
Magenresektion nach Billroth I	3
Magenresektion nach Billroth II	2
Fundusresektion	1
Gastro-Jejunostomie	2
B. *Probelaparotomie* allein	1
C. *Kurative Eingriffe* 20	
Magenresektion nach Billroth I (1 davon mit Colonsegmentresektion)	7
Magenresektion nach Billroth II (1 davon mit Bauchdeckenexcision)	6
antrumerhaltende Gastrektomie (2 davon mit Pankreasschwanzresektion)	6
totale Gastrektomie (mit Leberteilresektion)	1

Alle Patienten mit Lympho- und Retothelsarkom sind, sofern möglich, einer Röntgennachbestrahlung unterzogen worden. Ein Patient mit Fibrosarkom erhielt Cytostatica.

8 der 9 Palliativ-Operierten sind innert 6 Monaten, der andere ist 2 Jahre postoperativ verstorben.

8 der 20 Patienten mit kurativen Eingriffen sind noch am Leben; 3 davon 2 Jahre; 3 weitere jetzt 1 Jahr postoperativ. 1 Patient hat die Operation 13 Jahre, ein anderer 6 Jahre überlebt. Von den anderen 12 Patienten sind 7 innerhalb des 1. Jahres, 4 im 2. Jahr und ein Patient 4 Jahre nach der Operation ad exitum gekommen. Genau wie beim Carcinom hängt die Überlebensaussicht in erster Linie vom Vorhandensein von Lymphdrüsenmetastasen im Zeitpunkt der Operation ab; Infiltration von Nachbarstrukturen ist prognostisch weniger belastend, wenn es trotzdem gelingt, makroskopisch radikal zu resezieren. Eine weitere Ver-

besserung der Prognose scheint durch vermehrte Anwendung der modernen Röntgentherapie bei strahlensensiblen Tumoren durchaus möglich, obwohl statistische Unterlagen wegen der kleinen Serien noch fehlen. Cytostatica haben bis heute keinen überzeugenden Beitrag zur Therapie des Sarkoms geleistet.

Vergleichen wir zusammenfassend die Daten der von 1953—1968 operierten 29 Fälle von Magensarkom mit denjenigen von 1068 im gleichen Zeitraum operierten Fällen von Magencarcinom, so finden wir weder bezüglich Anamnese, klinischem Befund, Geschlecht, Alter, Behandlung noch Prognose wesentliche Unterschiede zwischen Sarkom und Carcinom (Tab. 3); die 5-Jahresheilung ist mit insgesamt 15%, bei

Tabelle 3. *Vergleich Magencarcinom — Magensarkom*

	Magencarcinom	Magensarkom
Anzahl Fälle (1953—1968)	1068	29 (=2,6%)
davon Männer	61,3%	59%
Durchschnittsalter	65,2 Jahre	64 Jahre
Metastasen vorhanden	76%	63%
Kurative Eingriffe	58%	66%
5-Jahresheilung		
insgesamt	13,4%	15%
nach kurativen Eingriffen	22,9%	27%

radikal operierten Fällen mit 27%, nicht ungünstiger, auch wenn dem kleinen Sarkomkollektiv keine statistische Signifikanz zugesprochen werden kann.

Literatur

Friedman, A. I.: Amer. J. Med. **26**, 783—796 (1959).

Giberson, R. G., M. B. Dockerty, and H. K. Gray: Surg. Gynec. Obstet. **98**, 186—196 (1954).

Jordan, G. L., Jr., B. G. Bolton, J. G. Heard, and G. W. Waldron: Surg. Gynec. Obstet. **100**, 453—457 (1955).

Nicoloff, D. M., L. B. Haynes, and O. H. Wangensteen: Surg. Gynec. Obstet. **117**, 433—437 (1963).

Palmer, E. D.: Amer. J. dig. Dis. **17**, 186—195 (1950).

Rossetti, M., u. K. Hell: Méd. et Hyg. (Genève) **26**, 781 (1968).

Präsident: Das Magensarkom wird doch meistens für pathologisch ungünstiger gehalten. Diese Mitteilung scheint mir deshalb praktisch schon wichtig zu sein: Man soll die Flinte nicht ins Korn werfen.

Wir kommen jetzt zur Diskussion. Dazu hat sich zunächst gemeldet Herr Kyrle.

Aussprache

P. Kyrle-Wien: *Spätergebnisse nach radikal operierten bösartigen Magengeschwülsten*

An unserer Abteilung in der Rudolfstiftung in Wien wurden vom 1. 1. 1953 bis zum 31. 12. 1963 268 Kranke an bösartigen Magengeschwülsten operiert. Das Krankengut wurde in 4 Gruppen eingeteilt[1].

Bei 54 Kranken wurde entsprechend der makro- und mikroskopischen Ausbreitung der Geschwulst von den Operateuren eine Radikaloperation vorgenommen.

Wir versuchten, die Überlebenszeiten dieser 54 radikal operierten Kranken der Jahre 1953—1963 festzustellen.

Von 7 Patienten blieb der weitere Verlauf unbekannt, von den übrigen 47 Patienten starben 19 entweder unmittelbar (8) oder in einem Zeitraum von 0—5 Jahren nach der Operation.

Von 25 Patienten, die in den Jahren 1953—1958 operiert wurden, starben in einem Zeitraum von 0—5 Jahren 9, im Zeitraum von 5—10 Jahren 7, bei 9 Patienten liegt die Operation länger als 10 Jahre zurück. Diese leben alle noch heute.

Bei 2 Patienten liegt die Operation länger als 16 Jahre zurück.

Von den 22 Patienten, deren Operation 5—10 Jahre zurückliegt, leben 11 noch heute.

Wenn die Zahl der 20 Überlebenden auf das Gesamtkrankengut aller 268 an Magenkrebs operierten Kranken des Zeitraumes 1953—1963 bezogen wird, so ergibt das 7,5%.

In unserem Krankengut hat von 36 Totalresektionen nur 1 Fall eine 5jährige metastasenfreie Überlebenszeit erreicht.

Präsident: Ich bitte dann Herrn Turunen.

M. I. Turunen und *M. Lempinen*-Helsinki/Finnland: *Faktoren bei der Magenkrebsprognose*

Die Prognose bei Magenkrebs hängt bekanntlich entscheidend von dem Stadium ab, in dem der Patient in Behandlung kommt.

In unserer Klinik wurden in den Jahren 1953—1962 insgesamt 732 Magenkrebsfälle behandelt. Bei 45% konnte eine Resektion vorgenommen werden. Von diesen konnte man bei 60% eine Metastasenbildung schon während der Operation feststellen. Im Falle von Metastasenbildung überlebten nur 7% 5 Jahre, während die entsprechende Zahl in der Gruppe der kurativen Resektionen 37% betrug.

Diese Zahlen bezeugen deutlich, wie ausschlaggebend die frühe Diagnose ist. Das Schwergewicht des ganzen Problems liegt bei der Entwicklung einer effektiven und möglichst frühen Diagnose. In den letzten Jahren haben besonders die Gastroskopie in Verbindung mit cytodiagnostischen Untersuchungen und ebenso auch die Gastrokamerauntersuchung die Magenkrebsdiagnose durch willkommene Methoden bereichert. Gleichzeitig hat sich die Einstellung zum Magenulcus in aktiver Richtung verändert, was seinerseits in prognostischem Sinn dankbarere Carcinompatienten auf den Operationstisch bringt.

Ein anderes zentrales Problem ist die Radikalität des Eingriffs in den Fällen ohne feststellbare Metastasen.

---

[1] Bei der statistischen Zusammenstellung war mir Herr Univ.-Prof. Dr. F. Wolzogen, Vorstand des Institutes für medizinische Statistik und Dokumentation der Universität Wien, behilflich.

Unser eigenes Material repräsentiert eine verhältnismäßig konservative und schonende Linie. Das gesamte Material enthält nur 27 Totalgastrektomien. Der Hauptteil (über $80^0/_0$) sind distale Teilresektionen. Splenektomie ebenso wie systematische radikale Entfernung der regionalen Lymphknoten wurden selten vorgenommen. Es ist wahrscheinlich, daß man die Prognose durch größere Radikalität verbessern kann, besonders in Fällen, wo eine klare Metastase oder Tumorinfiltration auf die umliegenden Organe feststellbar ist.

Auf den beigefügten Tabellen sind einige allgemeine Faktoren zusammengestellt, die die Prognose verschlechtern bzw. verbessern.

Tabelle 1. *Wirkung von PAD auf die Prognose*

Durchschnittliche Lebensdauer von 5 Jahren nach palliativer Resektion
Durchschnittliche Lebensdauer von 5 Jahren nach kurativer Resektion
Ca papillare (0,8%)
Ca ex ulcere (6%)
Ca solidum (13%)
Ca adenomatosum (60%)
Ca scirrhosum (12%)
Ca colloid (4,6%)
10 20 30 40 50 60 70 80 90 100 %

Tabelle 2. *Wirkung von Größe und Lokalisation des Carcinoms auf die Prognose*

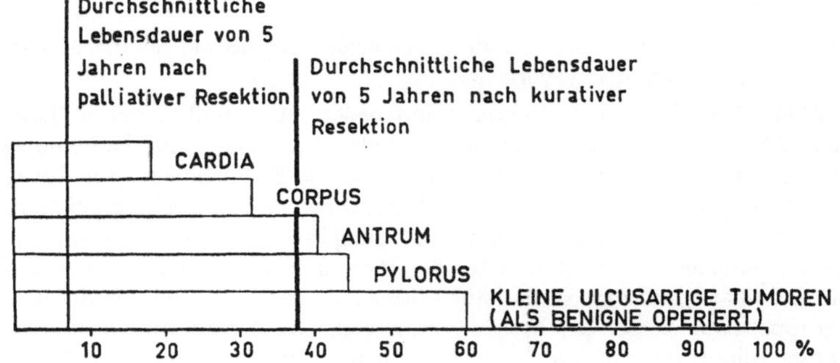

Auf der Tab. 1 ist die Prognose der kurativ resektierten Patienten dargestellt, gruppiert nach dem histologischen Typus des Tumors. Der Hauptteil der Fälle sind reine Adenocarcinome, deren Prognose sehr dicht an dem durchschnittlichen Behandlungsresultat der ganzen Gruppe liegt. Die Prognose der papillaren Carcinome, die jedoch sehr selten sind, und die von Ulcuscarcinomen ist sehr gut. Ebenso liegt die Prognose von ca. solidum-artigen Tumoren über dem Durchschnitt, während Scirrhuscarcinome und besonders kolloidale Carcinome prognostisch deutlich schlechter stehen. Es ist klar, daß neben dem histologischen Typus des Tumors auch der Malignitätsgrad (z.B. die Verbreitung in die verschiedenen Schichten des Magens) ausschlaggebend für die Prognose des Patienten ist. (Tab. 2).

Die Lokalsation des Magentumors und somit das Auftreten von verschiedenen Symptomen wirkt sich auf die Prognose aus. Ein Tumor im Corpus kann unbemerkt wachsen und metastasieren, während schon ein kleines präpylores Carcinom den Patienten früh in die Behandlung bringt. In dieser Tabelle sind zusätzlich die 15 Fälle aufgeführt, die als benigner Ulcus operiert wurden. Nachdem der PAD-Befund in Erfahrung gebracht war, wurde nur in einem dieser Fälle erneut operiert, und zwar eine totale Gastrektomie (dieser Patient lebte über 10 Jahre). Die Prognose ist in dieser Gruppe gut. Es ist schwer zu sagen, ob die Resultate durch eine erneute Operation in allen diesen Fällen besser wären (Tab. 3).

Tabelle 3. *Wirkung des Alters, der Dauer der Anamnese und des Geschlechts auf die Prognose*

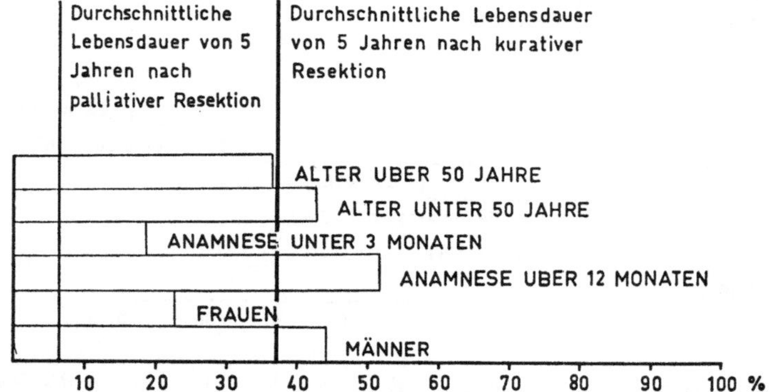

Bekanntlich ist bei Frauen die Prognose schlechter als bei Männern, was aus unserem Material ebenfalls hervorgeht.

Hierbei mögen hormonale Faktoren mitspielen. Man muß jedoch in Betracht ziehen, daß Frauen prozentual mehr anaplastische und scirrhotische Tumoren haben als Männer. Auch in unserem Material sind fast alle Kolloidalcarcinom-Patienten Frauen. Die sog. Ulcuscarcinome (Ca ex ulcere) scheinen fast 100%ig bei Männern aufzutreten. Es ist deshalb als glückliche Fügung anzusehen, daß Magencarcinom bei Frauen seltener auftritt. Das Alter der Patienten scheint hingegen statistisch keinen Einfluß auf die Prognose zu haben. Eine 3-Jahresprognose ist in der höheren Altersgruppe zwar besser als bei den Jüngeren, die 5-Jahresprognose dagegen schlechter. Allerdings wirkt sich in der höheren Altersgruppe schon der natürliche Tod statistisch nachteilig aus.

Die Länge der Anamnese hat auch oft prognostische Bedeutung. Eine kurze Anamnese ist fast ausnahmslos prognostisch schlecht. Dagegen ist eine lange Magenanamnese (oft ulcus-artige), wobei sich häufig ein verhältnismäßig kleines Carcinom findet, prognostisch deutlich günstiger als die anderen.

Präsident: Die Feststellung, die allgemein getroffen werden kann, ist interessant, daß gerade die Carcinome mit den kurzen Anamnesen die schlechtesten Aussichten haben.

Darf ich jetzt noch fragen, wer sich zur Diskussion melden möchte? — Bitte schön, Herr Gütgemann!

A. Gütgemann-Bonn: Unter den als inoperabel betrachteten, oft weit fortgeschrittenen Magentumoren verbirgt sich eine relativ hohe Anzahl sog. Magensarkome. Vor Jahren waren wir überrascht, bei teils kurativen, teils palliativen Resektionen von Magensarkomen erstaunlich lange Überlebenszeiten feststellen zu können. Einer unserer ersten Patienten überlebt nach einer subtotalen Resektion inzwischen 12 Jahre, relativ beschwerdefrei; weitere über 8—10 Jahre. Man fragt sich, ob es sich hierbei wirklich um echte, d.h. biologisch dem Carcinom in seiner Bösartigkeit gleichzusetzende maligne Tumoren handelt; obwohl sie alle morphologischen Merkmale echter Sarkome aufweisen.

Wir glauben 2 Gruppen feststellen zu können, die sich sowohl in ihrer Prognose wie in ihrem Eiweißspektrum unterscheiden. Eine prognostisch günstigere, meist Lympho- bzw. Lympho-Reticulosarkome mit einer 5jährigen Überlebensziffer von 50%, nur geringer Verminderung der Albumine und geringem Anstieg der α_2-Globuline; eine prognostisch schlechtere mit einer dem Carcinom gleichkommenden 5jährigen Leistungsziffer mit erheblicher Verminderung der Serum-Albumine, starker Erhöhung der α_2-Globuline als Ausdruck toxischer Schädigung und Tumorzerfalls.

Viele, vor allem lymphocytäre Sarkome, auch des Magens, reagieren günstig auf Bestrahlung und auf Cytostatica. Daraus ergeben sich 2 Konsequenzen:

Die eine, im Falle scheinbarer Inoperabilität eines „Magencarcinoms" stets eine Probeexcision mit sofortiger Histologie durchzuführen; es könnte sich um ein Sarkom handeln. Wir haben inzwischen 45 Fälle von Magensarkomen erfaßt.

Die andere, beim Nachweis eines Sarkoms doch noch eine, wenn auch nur palliative Resektion zu versuchen. Handelt es sich um ein lymphocytäres oder lympho-retikuläres Sarkom, dann erbringt auch eine bedingt kurative oder palliative Resektion in Verbindung mit Bestrahlung und Cystostatica oft noch überraschend lange Überlebenszeiten; bei einer unserer Patientinnen inzwischen über 10 Jahre.

Beim echten Magencarcinom kommen wir nur dann zu einer Verbesserung der Prognose, wenn es diagnostisch früher erfaßt wird; das ist Sache des praktischen Arztes, des Internisten, des Radiologen. Die therapielose Latenzzeit ist mit im Mittel 6 Monaten immer noch zu lang.

Zum anderen, wenn der Chirurg radikaler reseziert; also nicht wie beim Ulcus, sondern unter Beachtung sog. Sicherheitszonen, der Mono-bloc-Resektion unter planmäßiger Mitnahme aller regionären Magenlymphknoten. Das bedeutet in der Regel eine subtotale, bei größerer Ausdehnung des Carcinoms eine totale Magenresektion mit Dünndarm-Ersatzmagen.

Dagegen scheint es uns aufgrund unserer Erfahrungen sinnlos, ein den ganzen Magen befallendes Carcinom noch über eine Totalresektion entfernen zu wollen. Hier kommt man mit einem noch so weit gezogenen operativen Eingriff in aller Regel zu spät. Wohl sollten wir 2 Dinge konsequent tun:

Beim lokal begrenzten Carcinom die Ausdehnung der Teilresektion sehr viel weiter ansetzen; vor allem an der kleinen Kurvatur, also primär wesentlich radikaler resezieren.

Beim diffus wachsenden entdifferenzierten Carcinom stets die totale Magenentfernung durchführen, da bei diesem Carcinomtyp nur die Totalresektion eine bessere Prognose ergibt. Sie sollte planmäßig mit der Bildung eines Dünndarm-Ersatzmagens abgeschlossen werden, durch den sich kapazitive Nahrungsspeicherung, fermentative Aufschließung und Resorption des Ingesta und hiermit Stoffwechselbilanz und Allgemeinbefinden erheblich verbessern lassen.

Präsident: Vielen Dank für die Anregung! Sie wissen, daß sich die Chirurgen schon einmal hier in München mit den Internisten zusammengesetzt haben. Das Ergebnis hat die Erwartungen nicht erfüllt. Deshalb ist der Versuch nicht wiederholt worden.

Darf ich jetzt fragen, ob sich noch jemand zur Diskussion melden möchte? — Dann möchte ich die Hauptreferenten fragen, ob sie ein Schlußwort wünschen. — Herr Demling, bitte schön!

Schlußwort

L. Demling (a.E.)-Erlangen: Herr Gütgemann, Sie haben mir den Ball sehr schön zugespielt, unbewußt. Nun, daß damals das Zusammentreffen zwischen Chirurgen und Internisten ein Mißerfolg war, wußte ich bisher nicht. Ich möchte auch niemandem zu nahe treten. Aber vielleicht war es ein Generationsproblem. Heute reden wir sehr viel mehr miteinander, als das früher der Fall gewesen war.

Präsident: Im kleinen Kreis, Herr Demling!

L. Demling (a.E.)-Erlangen: Auch im großen; ich bin zu allem bereit. Der Ausdruck z.B. agastrische Dystrophie wie „Magenausrottung" und ähnliche Dinge liegen uns heutzutage sehr viel weniger.

Ich wollte auf das zu sprechen kommen, was Sie angedeutet haben, Herr Gütgemann, auf die Frage: Warum hat sich die Gastroskopie noch nicht so sehr auf die Operationsstatistiken ausgewirkt? Ich bin sehr beeindruckt gewesen von dem, was ich hier an statistischem Material gesehen habe.

Sie werden sich fragen: Warum hat uns der Demling, mit Ausnahme eines einzigen Falles vielleicht oder von zwei Fällen, nur so kleine Mikrobefunde gezeigt und warum nicht mehr? Ich habe Ihnen diese Mikrobefunde deswegen gezeigt — Sie erinnern sich an das kleine Schleimhautcarcinom —, weil das ein örtliches Carcinom ist, also etwas, was man rechtzeitig operieren kann. Ich konnte Ihnen noch nicht mehr zeigen, weil wir eben auch noch auf Zuweisungen von außen angewiesen sind.

Worauf kommt es an? Es kommt darauf an, eine Auslese-Methode zu finden für Patienten, die gefährdet sind. Wenn wir diese Leute haben, über 50jährige, entsprechend durchgetestet und die nun röntgen und durchendoskopieren — die Japaner machen das ähnlich, die nehmen eine bestimmte Gruppe aus dem Krankengut eines Krankenhauses heraus —, dann werden wir endoskopisch sehr viel mehr Carcinome finden, die auf die Schleimhaut beschränkt und gut operabel sind. Das wird sich dann in einigen Jahren auch auf die chirurgischen Statistiken auswirken. Es ist eine Frage des guten Willens, es ist eine Frage der Erkenntnis und es ist eine Frage des Geldes.

Präsident: Herr Demling, ich glaube, wir sind uns beide über den großen Wert des Röntgenverfahrens im klaren.

(Demling: Zweifellos!)

Aber daß die Endoskopie eine beträchtliche Zukunft hat und daß sie inzwischen schon zu einer recht leistungsfähigen Methode entwickelt worden ist, daran kann doch gar kein Zweifel sein. Natürlich kommt es darauf an, wer oben am Ende sitzt und hineinschaut. Auch hier möchte ich sagen: Es geht um eine Entwicklung. Was wir jetzt erleben, ist ein Stadium, eine Stufe. Es wird sicher die nächste kommen. Wir sollten diese Gelegenheit nicht vorübergehen lassen, um uns an Stieva zu erinnern, der wohl zu denen gehört hat, die als erste ein Gastroskop überhaupt entwickelt haben.

Dann können wir jetzt noch den Vortrag von Frau Liebermann-Meffert hören.

71. Befunde über morphologische Veränderungen bei der Antrum-Pylorusdysfunktion (Ulcus duodeni)*

D. LIEBERMANN-MEFFERT-Freiburg i. Br.

Summary. The close interweaving of all muscle layers without separation by interpositioned connective tissue and the increase of the intramural plexus within the annular layer are characteristic for the architecture of the normal side wall of the antrum. Patients with duodenal ulcers show extensive structural changes of the region of the antrum and pylorus which are a large distance from the ulcer. On account of connective tissue increase with numerous elastic fibres, the muscle bundles are spread apart and in some areas the structure of the muscle fibres is altered. The number of ganglion cells is decreased and many ganglia show regressive changes. Thus, in patients with duodenal ulcer the conditions which are decisive for regular function of the antrum and of the pylorus are interfered with: intactness of the musculature, of the structure of the wall, and of the plexus system.

Zusammenfassung. Charakteristisch für die Architektonik der normalen Antrumseitenwand ist die enge Durchflechtung aller Muskelschichten ohne Trennung durch zwischengelagertes Bindegewebe und die Vermehrung der intramuralen Plexus innerhalb der Ringschicht. Beim Duodenalulcus bestehen weit vom Ulcus entfernt ausgedehnte Strukturveränderungen des Antrum-Pylorusgebietes; infolge einer Bindegewebevermehrung mit zahlreichen elastischen Fasern werden die Muskelbündel auseinandergedrängt, die Muskelfasern sind stellenweise in ihrer Struktur verändert. Die Zahl der Ganglienzellen ist vermindert, viele Ganglien sind regressiv verändert. Die für die geregelte Antrum-Pylorusfunktion entscheidenden Voraussetzungen sind somit beim Duodenalulcus gestört: die Intaktheit der Muskulatur, des Wandaufbaus und des Plexusapparates.

Auf eine Hypertrophie der Muskulatur der Antrumwand von Ulcusträgern haben Konjetzny (1928, 1932) und Klose u. Bernstein (1932) aufmerksam gemacht. Allgöwer u. Mitarb. (1966, 1967, 1968) haben festgestellt, daß die Kombination des Gastro-Duodenalulcus mit einer Antrum-Pylorusdysfunktion gehäuft anzutreffen ist; sie haben ferner am Ulcusmagen Strukturveränderungen der Antrumwand vorgefunden. Von den Angaben im Schrifttum abweichende Befunde der Myoarchitektur, des Bindegewebegerüstes und des Innervationsmodus (Liebermann-Meffert 1966, 1969b) veranlaßten mich zu einer Gegenüberstellung

* Herrn Dr. Albrecht, Chefarzt der chir. Abt. des Kreiskrankenhauses Säckingen, Herrn Doz. Dr. Bahls, Chefarzt der chir. Abt. des Freiburger Diakonissenkrankenhauses, Herrn Dr. Thiele, Chefarzt der chir. Abt. des Krankenhauses Waldshut, danke ich für die Überlassung des Resektionsmaterials. Herrn Prof. Dr. Noetzel, Pathologisches Institut der Universität Freiburg, bin ich für seine freundliche Hilfe bei der Beurteilung der pathologischen Präparate sehr zu Dank verpflichtet. Herrn cand. med. H. Maier, z. Z. Portland/USA, danke ich für die Hilfe bei der Auswertung der Ganglienzellen am gesunden Magen.

meiner am normalen Magen erhaltenen Resultate mit den morphologischen Veränderungen der Wand des Canalis egestorius bei Duodenalulcusträgern.

Material und Methode. Der vorliegenden Studie liegt ein über mehrere Jahre gesammeltes Sektionsmaterial von über 100 normalen menschlichen Mägen unterschiedlicher Altersgruppen zugrunde. Die Wandverhältnisse des Antrums bei Duodenalulcera verschiedener Stadien habe ich an 15 eigenen, lebendwarm fixierten Resektionspräparaten beurteilt. Ein Großteil der normalen Mägen[1] und mehrere Resektionspräparate waren nach einem modifizierten Semperverfahren (Romeis § 687) als Ganzpräparate getrocknet und aufgefasert worden; eine Methode, welche eine lückenlose Darstellung des Muskelverlaufes und des Bindegewebegerüstes ermöglicht. Die geweblichen Verhältnisse der normalen und der Antrum-Pyloruswand von Duodenalulcusträgern wurden an Serienschnitten dargestellt.

Am normalen Magen umgibt die sich vom Oesophagus über die Kardia fortsetzende Längsmuskelschicht zwar den ganzen Magen, doch bleibt die Längsrichtung der oberflächlichen Muskelbündel nur im Bereich der Kurvaturen erhalten. An den Seitenwänden weichen zahlreiche Fasern aus der Längsschicht in zirkuläre Richtung ab. Charakteristisch für die zirkuläre Antrummuskulatur ist ihr Aufbau aus Halbringspangen, welche die Magenachse von zwei Seiten umgurten und sich an den Seitenwänden durchflechten. Die Muskelbündel bilden am proximalen Antrum steilere, zum Sphincter pylori hin flachere Kreuzungswinkel. Zwischen diese Muskelschlingen strahlen zu deren struktureller und funktioneller Verstärkung aberrante Bündel aus der Längsmuskulatur ein. Während an den Kurvaturen Längs- und Ringmuskulatur durch reichlich Bindegewebe getrennt sind, ist Bindegewebe an den Seitenwänden nur in geringem Maße zwischen den Muskelbündeln vorhanden. Die enge Durchflechtung der Muskulatur erfolgt also ohne nennenswerte bindegewebige Trennung der Muskelbündel. Infolge der Besonderheit des angeführten Muskelverlaufes und dem Mangel an Bindegewebe sind an den Seitenwänden des Antrums sämtliche Muskelschichten miteinander verflochten. Dieses Bauprinzip läßt sich in die von Goerttler (1932) gegebene Funktionsanalyse der Darmwand einordnen (Liebermann-Meffert, 1969a).

Beim *Duodenalulcus* weist das Antrum pylori schon im Frischpräparat — wie auch im Trockenpräparat — bei ca. 50% der Fälle eine unterschiedlich starke Wandverdickung auf (Hegglin et al., 1966). Die Strukturanalyse der veränderten Antrumwand ergibt, daß noch ca. 7 bis 12 cm vom Ulcus entfernt stellenweise die innere Ringmuskelschicht erheblich dicker, die äußere Muskellage wesentlich dünner ist als die des gesunden Magens. Die Ringmuskulatur und die Längsmuskelfasern des distalen Antrums scheinen in unterschiedlichem Maße ödematös verdickt. Die Struktur dieser Muskelzellen erscheint lichtmikroskopisch normal,

[1] Aus technischen Gründen vorwiegend kindliche Mägen, deren Wandaufbau dem des Erwachsenen entspricht (Liebermann-Meffert, 1966).

während die Kerne der äußersten Muskellage stellenweise eine deutliche Verklumpung des Chromatingerüstes aufweisen. Zwischen diesen Muskelfasern liegt vermehrt Bindegewebe mit dicken elastischen Fasern. An

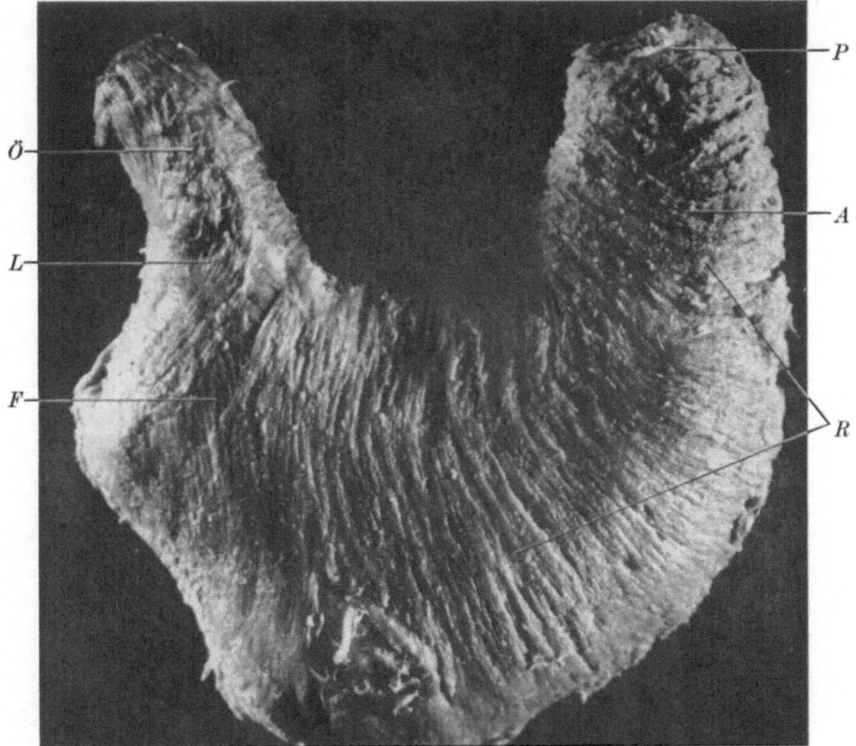

Abb. 1. Fasertrockenpräparat. Magenhinterwand eines menschlichen Feten. Ringmuskulatur ist nach Entfernung der oberflächlichen Längsmuskellage dargestellt. Die für das Antrum charakteristische scherengitterartige Überkreuzung der Ringmuskulatur an der Seitenwand ist deutlich erkennbar. *L* Reste der Längsmuskulatur; *F* Fibrae obliquae; *R* Ringmuskulatur; *A* Antrumgebiet; *P* Pylorus; *Ö* Oesophagus

vielen Stellen ist die von Hegglin et al. (1966) beschriebene, oft erhebliche Bindegewebevermehrung auch zwischen den Muskelbündeln zu beobachten. Infolge der Zwischenlagerung von Bindegewebe werden die Muskelbündel auseinander geschoben (vgl. Konjetzny, 1932). Der in der Antrumseitenwand normalerweise enge Kontakt zwischen den verschiedenen Muskellagen, welcher die koordinierte Peristaltik zu gewährleisten scheint (Liebermann-Meffert, 1969a), ist also verlorengegangen.

Von den vier morphologisch unterscheidbaren intramuralen Ganglienplexus des *normalen Magens* sollen hier nur die innerhalb der Muskulatur gelegenen Plexus beschrieben werden. Die Ganglien des Plexus myentericus (Auerbach) sind in der Antrumwand sehr zahlreich (vgl. Schabadasch, 1930); sie bestehen aus mehreren großen Nervenzellen.

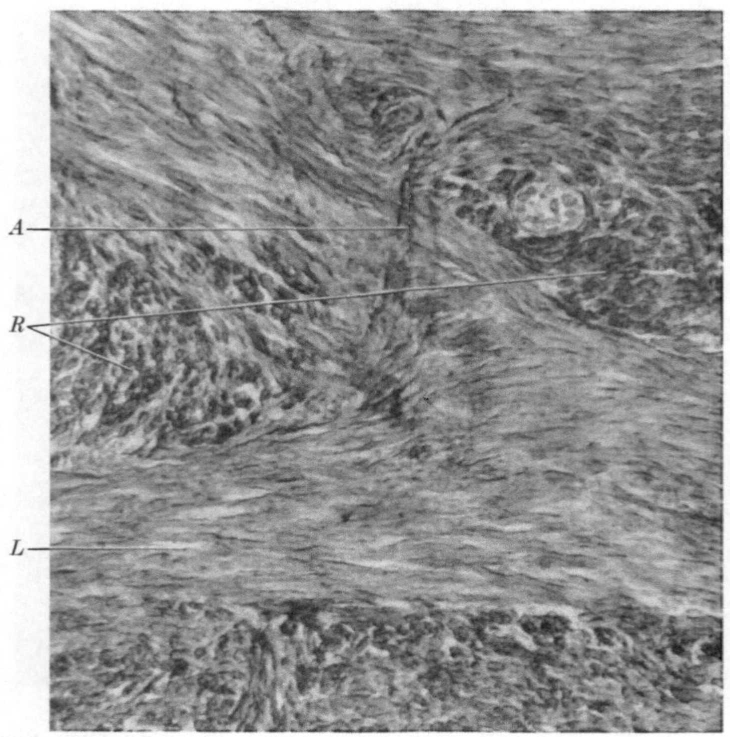

Abb. 2. Längsschnitt durch die Seitenwand der Regio pylorica eines menschlichen Feten, SSL 40,2 cm. Die Längsmuskelzüge (*L*) durchflechten die Ringmuskulatur (*R*) ohne nennenswerte bindegewebige Trennung. *A* aus der Längsmuskulatur abscherende Muskelfaser. Färbung: Azan, Vergrößerung 200fach

An den Seitenwänden reichen sie mit den aus der Längsmuskulatur einstrahlenden Faserbündeln bis in die beiden äußeren Drittel der Ringschicht hinein (Abb. 3 und 4 in Liebermann-Meffert, 1969b). Im inneren Drittel der Ringschicht liegt der Plexus muscularis profundus mit kleineren ein- bis dreizelligen Ganglien. Die Angabe von Schabadasch, daß die Anzahl der Ganglien des Plexus myentericus nach distal zum Sphincter pylori hin zunimmt, entspricht meinen Befunden.

Bei *Ulcusträgern* war mir bei der Durchsicht der Präparate aufgefallen, daß gleichzeitig mit der weit oberhalb des Ulcus stattfindenden Strukturumwandlung der Muskulatur auch wesentlich weniger Ganglien zu sehen waren. Um einen groben Überblick über diese Beobachtung zu erhalten, habe ich die Ganglienzellen von normalen und von Ulcusmägen möglichst aus den gleichen Bereichen der Antrumwand ausgezählt. Dabei lag bei Ulcusmägen gegenüber normalen eine Zellminderung von etwas über 50 % pro Flächeneinheit vor. Um die absolute Zellminderung mit statistischer Sicherheit angeben zu können, ist mein Material zahlenmäßig noch zu gering. Meine aproximative Zahlenangabe (Einheiten gemessen nach Methode: Lendrum, 1937) soll nur ein Hinweis auf die tatsächliche Zellminderung sein. Die histologische Aufarbeitung des Materials zeigte in den Muskelplexus neben normalen Ganglienzellen solche mit wechselnd starker Formveränderung, Dunkelfärbung und Schrumpfung des Zelleibes sowie verschiedene Stadien der Tigrolyse[2]. Es finden sich Ganglienzellen, deren Kerne bei noch normaler Form und Größe optisch homogen dunkler gefärbt erscheinen, und solche, deren strukturloser Kern exzentrisch liegt und unterschiedlich geschrumpft ist. Der Nucleolus kann bei diesen Zellen verschieden lang erhalten bleiben, im Endstadium mit starker Schrumpfung ist er aber nicht mehr nachweisbar. Um die veränderten Ganglien kann eine wechselnde Bindegewebevermehrung bestehen; der frei gewordene Raum um die geschrumpfte Ganglienzelle wird durch bindegewebige Zellen ausgefüllt. Eine statistische Auswertung der Befunde ist beabsichtigt. Die Veränderungen am Ganglienzellapparat zeigen eine große Ähnlichkeit mit den Beobachtungen von Wanke u. Alnor (1958, 1963), Alnor (1959) und Wanke u. Kricke (1962) bei der Kardiasklerose.

Dragstedt et al. (1951), Gregory and Tracy (1961), Hart (1968) und Welsch (1968) fordern für die physiologische Antrum-Pylorusfunktion ein parasympathisch normal innerviertes Antrum. Meine Beobachtungen am Plexusapparat stellen daher bezüglich der Innervation des Antrum folgende drei Probleme zur Diskussion[3]:

1. Ist ein größere Anzahl von regressiv veränderten Zellen des Plexus myentericus noch als normal zu werten?

2. Sind die veränderten Nervenzellen für die Antrum-Pylorusdysfunktion verantwortlich? Oder:

3. Ist die Veränderung der Nervenzellen eine Folge krankhafter Störungen der Schleimhaut oder der funktionellen Belastung der Muskulatur?

Das weitere Schicksal der Ganglienzellen, insbesondere die Frage, ob die Schädigung reversibel oder irreversibel ist, bedarf weiterer Klärung.

---

[2] Bezüglich der normalen Ganglien der Rad. mes. N.V. vgl. Schultze et al. (1958).

[3] Vgl. W. Scholz (1958) zur Problematik der Ganglienzellveränderung.

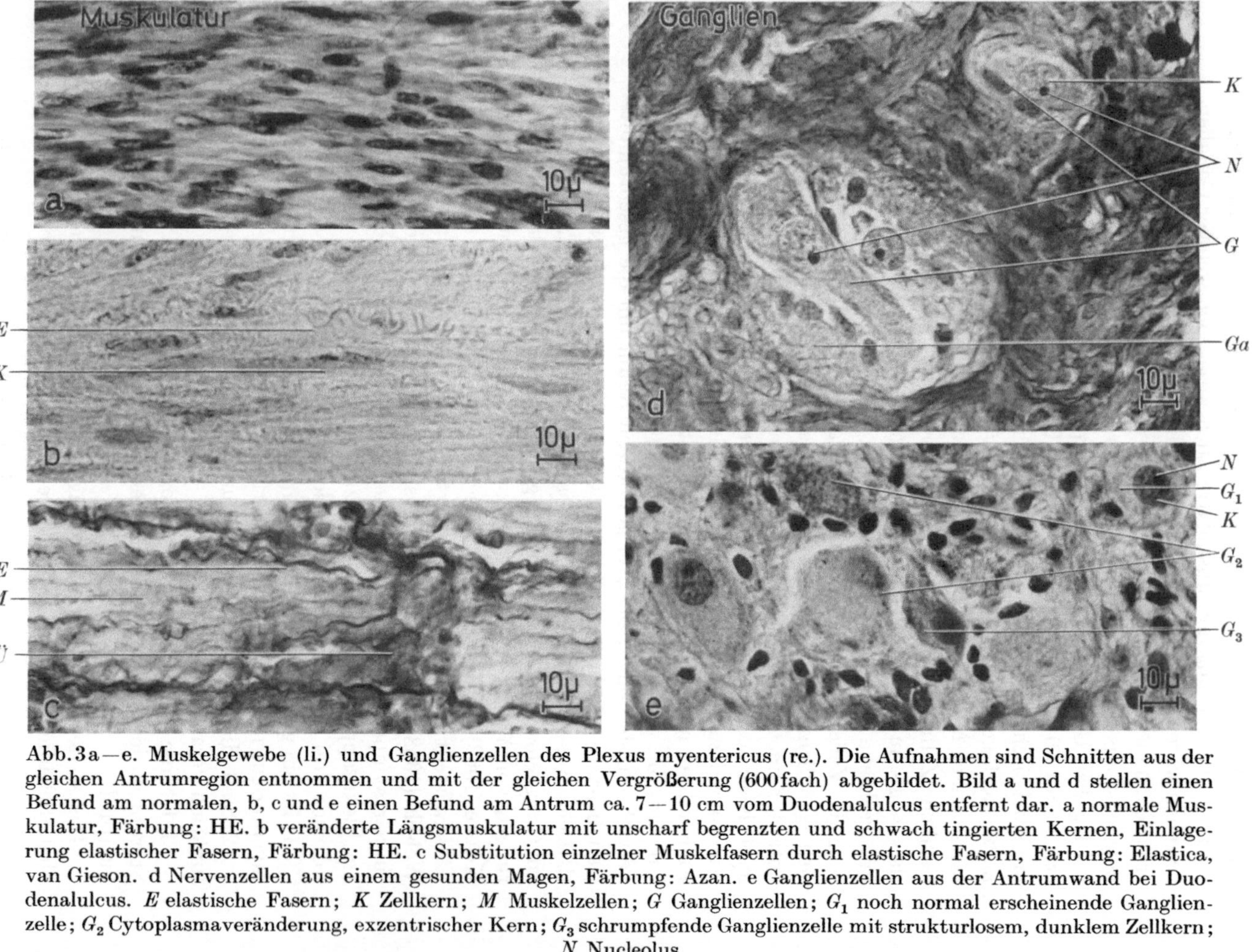

Abb. 3a—e. Muskelgewebe (li.) und Ganglienzellen des Plexus myentericus (re.). Die Aufnahmen sind Schnitten aus der gleichen Antrumregion entnommen und mit der gleichen Vergrößerung (600fach) abgebildet. Bild a und d stellen einen Befund am normalen, b, c und e einen Befund am Antrum ca. 7—10 cm vom Duodenalulcus entfernt dar. a normale Muskulatur, Färbung: HE. b veränderte Längsmuskulatur mit unscharf begrenzten und schwach tingierten Kernen, Einlagerung elastischer Fasern, Färbung: HE. c Substitution einzelner Muskelfasern durch elastische Fasern, Färbung: Elastica, van Gieson. d Nervenzellen aus einem gesunden Magen, Färbung: Azan. e Ganglienzellen aus der Antrumwand bei Duodenalulcus. *E* elastische Fasern; *K* Zellkern; *M* Muskelzellen; *G* Ganglienzellen; G_1 noch normal erscheinende Ganglienzelle; G_2 Cytoplasmaveränderung, exzentrischer Kern; G_3 schrumpfende Ganglienzelle mit strukturlosem, dunklem Zellkern; *N* Nucleolus

Literatur

Allgöwer, M., u. J. Hegglin: Dtsch. med. Wschr. **91**, 648–658 (1966).
— P. Matter u. J. Meine: Schweiz. med. Wschr. **98**, 252–256 (1968).
Alnor, P. C.: Zum Krankheitsbild des sogenannten Cardiospasmus (Achalasia oesophagei). Heidelberg-Frankfurt: A. Hüttig 1959.
Dragstedt, L. R., H. A. Oberhelman, and C. A. Smith: Ann. Surg. **134**, 332–345 (1951).
Goerttler, K.: Morph. Jb. **69**, 329–379 (1932).
Gregory, R. A., and H. J. Tracy: J. Physiol. (Lond.) **156**, 523–543 (1961).
Hart, W.: Langenbecks Arch. klin. Chir. **322**, 703–708 (1968).
Hegglin, J., A. Sumser u. M. Allgöwer: Gastroenterologica (Basel) **106**, 180–192 (1966).
— M. Allgöwer, N. Markoff u. C. Wieser: Die Pylorushypertrophie des Erwachsenen. 4. Bad Mergentheimer Stoffwechseltagung. Stuttgart: G. Thieme 1967.
Klose, H., u. A. Bernstein: Med. Welt (Berl.) **6**, 440–444 (1932).
Konjetzny, G. E.: Die Entzündung des Magens. In: Henke, F., u. O. Lubarsch: Handbuch der speziellen pathologischen Anatomie und Histologie. IV, 2. Berlin: J. Springer 1928.
— Med. Welt (Berl.) **6**, 728–732 (1932).
Lendrum, F. C.: Arch. intern. Med. **59**, 474–511 (1937).
Liebermann-Meffert, D.: Morph. Jb. **108**, 391–400 (1966).
— Morph. Jb. **113**, 1–12 (1969).
— Schweiz. med. Wschr. **99**, 531–534 (1969).
Romeis, B.: Mikroskopische Technik. München-Wien: R. Oldenbourg 1968.
Schabadasch, A.: Z. Zellforsch. **10**, 254–319 (1930).
Scholz, W.: Regressive, bzw. dystrophische Krankheitsprozesse, sogenannte Degenerationsprozesse. In: Henke, F., u. O. Lubarsch: Handbuch der speziellen pathologischen Anatomie und Histologie, Bd XIII, 1. Berlin-Göttingen-Heidelberg: Springer 1957.
Schultze, B., W. Oehlert u. W. Maurer: Beitr. path. Anat. **120**, 58–84 (1959).
Wanke, R., u. P. Alnor: Morphogenese der Achalasie. II. Weltkongreß für Gastroenterologie. I. Basel-New York: S. Karger 1963.
— u. P. C. Alnor: Die Achalasie. Festschrift für E. K. Frey. Stuttgart: G. Thieme 1958.
— u. E. Kricke: Dtsch. med. Wschr. **87**, 1036–1040 (1963).
Welsch, K. H.: Langenbecks Arch. klin. chir. **322**, 708–712 (1968).

Präsident: Frau Kollega, ich hätte eine Frage. Sie haben gesagt, daß Sie beim Duodenal-Ulcus zwischen der Muskulatur vermehrtes Bindegewebe finden. Habe ich das richtig verstanden?

(Frau Liebermann-Meffert: Ja!)

Frau Kollega! Wie ist das? Waren das alte narbige Ulcera oder waren es frische? Ich glaube, das spielt doch wohl eine gewisse Rolle.

Frau D. Liebermann-Meffert-Freiburg: Ja. Es waren mit Sicherheit keine Narbenulcera. Die Bindegewebsvermehrung lag zwischen den einzelnen Muskelbündeln, innerhalb der äußeren Längsschicht vorwiegend und auch innerhalb der zirkulären Schicht. Vermutlich tritt an die Stelle des zugrundegehenden Muskelgewebes vermehrt Bindegewebe an diesen Stellen auf, so daß es wahrscheinlich in zunehmendem Maße zu einem Muskelschwund kommt, so wie wir ihn bei der Cardiasklerose auch kennen. Es sind an dieser Stelle keine Narben; es ist weitab vom Duodenal-Ulcus.

Präsident: Man weiß ja, daß es zum Schrumpfulcus kommen kann,

(Frau Liebermann-Meffert: Ja!)

wobei die Schrumpfung auch weit abseits vom Ulcus selbst vonstatten geht. Deshalb frage ich mich: Ist das ein Ersatz einer zugrundegehenden Muskelmenge oder ist es das Ergebnis des entzündlichen Vorgangs mit bindegeweblicher Proliferation? Oder kann man das unterscheiden?

Frau D. Liebermann-Meffert-Freiburg: Ich persönlich habe es für einen Ersatz der zugrundegegangenen Muskelzellen angesehen. Es finden sich allerdings auch im Antrumbereich sehr viele entzündliche Infiltrate, so daß sicher Entzündungsprozesse auch im Antrum, weitab vom Ulcus mit eine Rolle spielen. Nur sieht es so aus, als ob die Muskelzellen, welche von sehr dicken elastischen Fasern umgeben sind, durch das Bindegewebe ersetzt werden.

Präsident: Gut! Recht schönen Dank, Frau Kollega! Das sind sehr interessante Untersuchungen.

Dann können wir pünktlich um 13 Uhr schließen, um uns um 14 Uhr für die Nachmittagssitzung wieder zu treffen.

Donnerstag, den 10. April 1969

Nachmittagssitzung von 14.00 bis 16.30 Uhr

Präsident: Ich eröffne die Nachmittagssitzung zu unserem Thema

V. Thoraxchirurgie

Bronchialcarcinom

und möchte als ersten Redner Herrn Lüdeke bitten.

72. Diagnostik des Bronchialcarcinoms

H. LÜDEKE-Homburg/Saar

Summary. The diagnostic steps which have hitherto been found useful for the diagnosis of bronchial carcinomas: radiograms of the lungs in two planes, tomograms and bronchoscopy with biopsy are to be performed in every case. By aspiration biopsy it is possible to increase the fraction of the pre-operatively histologically confirmed diagnosis, also including peripheral carcinomas, to approximately 75%. If possible, mediastinoscopy should always be carried out preoperatively. With this examination method it is possible to preoperatively determine isolateral, contralateral and bilateral metastases of the tracheo-bronchial and paratracheal lymph nodes. With regular preoperative mediastinoscopy it is possible to exclude those cases from surgical treatment in which curative resection is impossible on account of mediastinal metastases.

Zusammenfassung. Der bisher in der Diagnostik des Bronchialcarcinoms bewährte diagnostische Katalog: Röntgenaufnahme der Lungen in zwei Ebenen,

Tomographie und Bronchoskopie mit Probeexcision ist in jedem Fall durchzuführen. Durch Katheterbiopsie läßt sich der Anteil der präoperativ histologisch gesicherten Diagnosen auch unter Einbeziehung der peripheren Carcinome auf etwa 75% erhöhen. Die Mediastinoskopie sollte, wenn möglich, präoperativ immer durchgeführt werden. Mit diesem Untersuchungsverfahren läßt sich präoperativ der isolaterale, kontralaterale und bilaterale Metastasenbefall der tracheobronchialen und paratrachealen Lymphknoten bioptisch sicherstellen. Bei regelmäßiger präoperativer Mediastinoskopie können diejenigen Fälle von der operativen Behandlung ausgeschlossen werden, deren mediastinale Metastasenausbreitung eine kurative Resektion unmöglich macht.

Bei der Zuteilung des Referats hat der Herr Präsident mich gebeten, 1. auf propädeutische Ausführungen zu verzichten und 2. im wesentlichen die Diagnostik des noch behandlungsfähigen, operablen Stadiums des Bronchialcarcinoms zu besprechen. Dabei sind vor allem diejenigen neueren diagnostischen Verfahren darzustellen, die bereits präoperativ die histologische oder cytologische Krebsdiagnose sichern und darüber hinaus Aussagen über einen Krebsfall extrapulmonaler Lymphbahnen ermöglichen.

Die Deutsche Gesellschaft für Pathologie hat 1961 in Münster eine zweckmäßige histologische Klassifizierung der Bronchialcarcinome empfohlen, die wohl allgemein angenommen worden ist.

Danach sind zu unterscheiden:

1. Plattenepithelcarcinome — a) verhornend; b) nicht verhornend,
2. undifferenziertes solides Carcinom (evtl. mit dem Zusatz „polymorphzellig"),
3. kleinzelliges Carcinom,
4. Adenocarcinom,
5. Lungenadenomatose.

Auch bezüglich der Lokalisationsnomenklatur scheint jetzt weitgehende Einigkeit zu herrschen. Als zentrale Carcinome gelten die Geschwülste der Haupt- und Lappenbronchien, einschließlich der Ostien der Segmentbronchien. Das entspricht der Reichweite der bronchoskopischen Sicht und der Möglichkeit der Probeexcision.

Alle Bronchialcarcinome distal von den Ostien der Segmentbronchien werden zu den peripheren Carcinomen gerechnet.

Der *Metastasennachweis in den Lymphknoten* des Lungenlymphabflusses wird hinsichtlich seiner prognostischen Bedeutung im Schrifttum sehr unterschiedlich beurteilt, offenbar weil bei Protokollierung der Operationsbefunde und auch bei der pathologisch-histologischen Untersuchung der Resektionspräparate nicht exakt zwischen dem Befall der bronchopulmonalen (1. Station), tracheobronchialen (2. Station) und paratrachealen Lymphknoten (3. Station) unterschieden wurde. In Zukunft werden wir diese Verhältnisse genauer beachten müssen, da der Lymphabfluß aus der Lunge nach systematischen Untersuchungen von Maaßen [16], zumindest beim älteren Menschen und Carcinomträger, sehr viel mehr Variationen, doppelseitige und kontralaterale Metastasierung zeigt, als es früher von Rouvière und Brock angenommen wurde. Bei Besprechung der Mediastinoskopie komme ich darauf zurück.

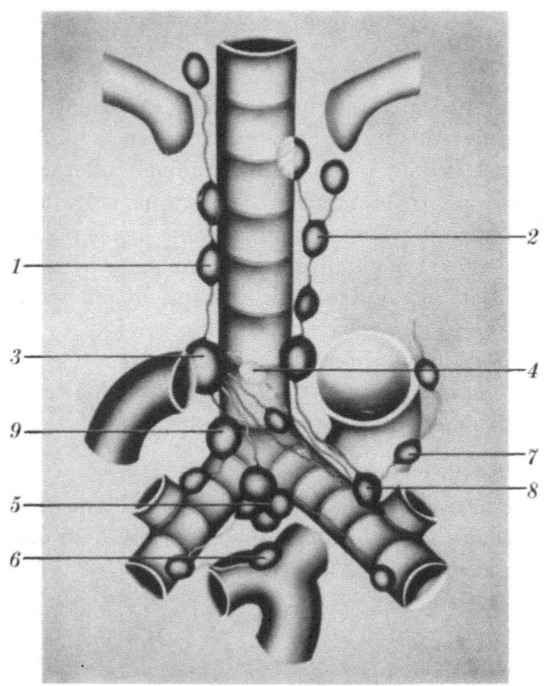

Abb. 1. Lymphknoten des Lungenlymphabflusses. *1* rechte paratracheale Lymphknoten; *2* linke paratracheale Lymphknoten; *3* Lymphknoten an der Cavamündung der V. azygos.; *4* retrotrachealer Lymphknoten; *5* Bifurkationsgruppe; *6* Lymphknoten auf der A. pulmonalis; *7* Lymphknoten unter dem Aortenbogen (am linken Nervus recurrens); *8* linke tracheobronchiale Lymphknoten; *9* rechte tracheobronchiale Lymphknoten

Symptomatik

Die für eine rechtzeitige Diagnose wichtigen ersten subjektiven Beschwerden und objektiven Krankheitszeichen sind meist unauffällig: Vermehrung eines vorher schon bestehenden Raucherhustens, Auswurf, fieberhafter Infekt der tieferen Luftwege (Obstruktionspneumonitis), meist als „Grippe“ gedeutet und leider auch entsprechend mit Antibiotica fehlbehandelt. Atemnot durch Atelektasen und Schmerzen in der Brust sind eigentlich immer Spätsymptome, ebenso Gewichtsverlust,

Leistungsschwäche und Anämie. Blutbeimengungen zum Auswurf sind als Initialsymptom mit 7 % relativ selten, bedeuten aber für alle Patienten ein Alarmsymptom und treiben den Kranken sofort zum Arzt.

Die Verschleppungszeit, auch „Laufzeit" genannt — d. h. der Zeitraum vom Auftreten der ersten erheblichen Beschwerden bis zum Auf-

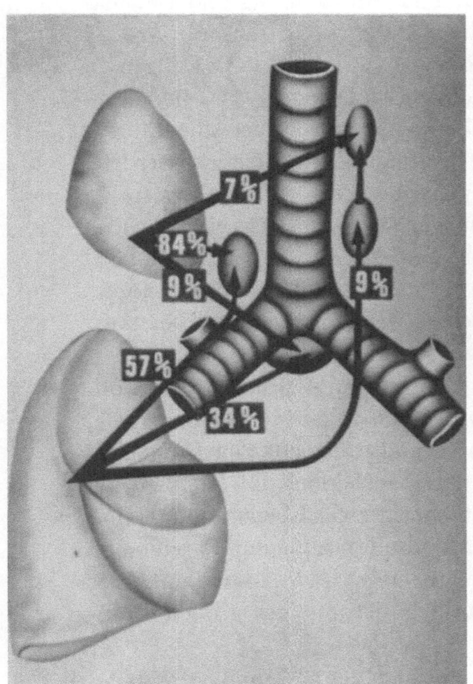

Abb. 2

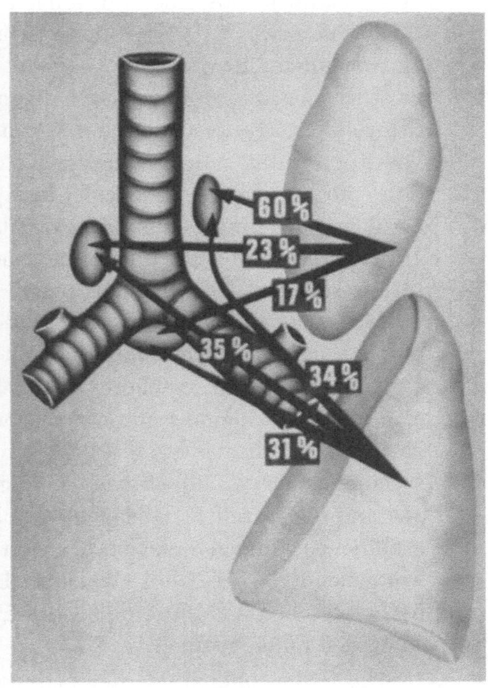

Abb. 3

Abb. 2. Isolaterale und kontralaterale Lymphknotenmetastasen bei Carcinomen der rechten Lunge (gezeichnet nach Untersuchungen von W. Maaßen et al. [14])

Abb. 3. Isolaterale und kontralaterale Lymphknotenmetastasen bei Carcinomen der linken Lunge (gezeichnet nach Untersuchungen von W. Maaßen et al. [14])

suchen des Arztes —, ist in den letzten 10 Jahren erheblich kürzer geworden, aber immer noch zu lang [4]. Siebert fand 1966/67 eine mittlere Laufzeit von 3,6 Monaten. Bei den schnellwachsenden und frühzeitig metastasierenden kleinzelligen Bronchialcarcinomen ist die Laufzeit vielfach auffallend kurz, 1—2 Monate. Darauf haben Salzer, Blaha u.a. hingewiesen. „Die Kürze der Vorgeschichte und die Aufdringlichkeit der Symptome sind als Ausdruck der besonderen Malignität zu werten. Gerade beim kleinzelligen Carcinom kommt hinzu, daß die Allgemeinsymptome bzw. die Metastasen den Primärtumor in ihrer Symptomatologie überholen können und damit die diagnostischen Probleme noch erschweren“ (Blaha).

Diagnostische Taktik

Die körperliche Untersuchung ergibt leider, wie bekannt, in Frühfällen kaum jemals einen auffälligen Befund. Blutsenkung und Blutbild zeigen in etwa 7—12% aller operablen Fälle sogar normale Werte. Entscheidend für die Diagnose sind Röntgenaufnahmen der Lungen in zwei Ebenen. Sie ergeben nach allgemeiner Erfahrung in etwa 90% den dringenden Hinweis auf ein Bronchialcarcinom. Außer der dorsoventralen muß immer eine seitliche Aufnahme angefertigt werden; dann können geschrumpfte Unterlappen, die sich im dorso-ventralen Strahlengang hinter dem Herzschatten verbergen, bei Carcinomen der Unterlappenbronchien nicht übersehen werden. Zudem ist die Lokalisation segmentaler Verschattungen — Atelektase oder Obstruktionspneumonitis — bei Krebsverschluß eines Segmentbronchus bei Aufnahmen in zwei Ebenen immer leicht zu erkennen.

Die zweite Untersuchung, die beim geringsten Verdacht auf Bronchialcarcinom niemals unterlassen werden darf, ist die *Tomographie*, zunächst nur im ventro-dorsalen Strahlengang. Bei zentralen Bronchialcarcinomen ist es vielfach zweckmäßig, den Hilusbereich in $^1/_2$ cm Schichtabstand darzustellen. Übersichtsaufnahmen in zwei Ebenen und Tomographie zusammen ergeben bei zentralen und peripheren Carcinomen weitgehenden Aufschluß über die Lokalisation und Ausdehnung der pathologischen Veränderungen des Parenchyms und der großen Bronchien der Lungenwurzel.

Die dritte obligate Untersuchungsmethode bei jedem begründeten Verdacht auf Bronchialcarcinom ist die *Bronchoskopie*. Sie ermöglicht bei den zentralen Carcinomen durch Probeexcision in etwa 50% die histologische Sicherung der Krebsdiagnose. Darüber hinaus gibt der bronchoskopische Befund entscheidende Hinweise auf evtl. Inoperabilität bei Infiltration der Wand eines Hauptbronchus oder der Trachea. Auch für die Entscheidung der Frage, ob bei notwendiger Resektion die Pneumonektomie erforderlich wird, gibt der bronchoskopische Befund Anhaltspunkte. Das ist besonders für diejenigen Kranken entscheidend, bei denen die Einschränkung der Lungenfunktion eine Pneumonektomie (besonders rechts) von vornherein ausschließt.

Die überragende Zuverlässigkeit der bronchoskopischen Untersuchung beim Verdacht auf Bronchialcarcinom geht besonders aus Statistiken hervor, die sich auf große Zahlen stützen. Siebert aus der Speziallungenklinik Hemer berichtet allein aus den Jahren 1965 bis 1967 über die Ergebnisse bei 659 operativ-histologisch gesicherten

Carcinomen. Die bronchoskopische Probeexcision erbrachte in 44 % eine histologische Sicherung der Diagnose und bei weiteren 22,3 % dringenden Carcinomverdacht, jedoch ohne histologische Bestätigung. Unverdächtig waren bei der Bronchoskopie 33,7 %.

Bei der großen Zahl erforderlicher Bronchoskopien sind die meisten Kliniken dazu übergegangen, die Bronchoskopien ambulant in Kurznarkose durchzuführen. Im unmittelbaren Anschluß an die Beendigung von Bronchoskopie und Narkose halten wir eine zuverlässige Überwachung für mindestens 1 Std, besser für 2 Std erforderlich. Siebert hat darauf hingewiesen, daß für den Heimweg immer eine Begleitperson erforderlich ist und der Patient einen Revers unterschreiben sollte, in dem er sich verpflichtet, während der nächsten 24 Std kein Kraftfahrzeug zu führen.

Für die *Bronchographie* stellen wir die Indikation sehr streng, da ihre Ergebnisse beim Bronchialcarcinom nur im Zusammenhang mit den übrigen Untersuchungsergebnissen im Sinne einer Bestätigung der Carcinomdiagnose verwertet werden können.

Die *Bronchialis- und Pulmonalis-Angiographie* sind als Routinemethoden zu aufwendig und bringen selten eine Bestätigung der Diagnose. Bei entsprechenden Veränderungen der Lungengefäßdarstellung ist in zahlreichen Fällen die Unterscheidung zwischen entzündlichen Prozessen einerseits und Bronchialcarcinomen andererseits nicht möglich.

Cytologische Diagnostik

Sie leistet in der Hand erfahrener Untersucher sehr wesentliche Beiträge zur Diagnostik des Bronchialcarcinoms. Technische Details der Materialgewinnung, der Verarbeitung und spezialistische Erfahrung in der mikroskopischen Beurteilung sind entscheidend für die Erfolgsquote der cytologischen Untersuchungsverfahren beim Bronchialcarcinom (Grunze).

Kahlau hat mit seiner Methode der histologischen Schnittuntersuchung des entsprechend zubereiteten Sputums bei 424 Bronchialcarcinomen in 77 % eine Geschwulstdiagnose stellen können, bei Bronchialsekretuntersuchung von 88 Carcinomen in 81 %. Grunze kommt bei dreimaliger cytologischer Untersuchung von Bronchialsekretabstrichen auch auf eine positive Trefferquote von rund 80 %.

Ein wichtiges und offenbar erfolgreiches Verfahren für die Gewinnung von Zellmaterial aus peripheren Bronchialcarcinomen ist die von Friedel angegebene und heute vielfach geübte „Katheterbiopsie". Dabei wird ein Kunststoffkatheter gleicher Art, wie er für die Untersuchung der Herzhöhlen benutzt wird, unter Röntgenkontrolle in das Segmentostium eingelegt, in dessen Verzweigungsgebiet der pathologische Lungenprozeß zu suchen ist. Unter Durchleuchtungskontrolle wird der Kunststoffkatheter an das Herdgebiet herangeführt. Durch scharfe Aspiration wird immer Material für die cytologische und vielfach auch für die histologische Untersuchung gewonnen. Maaßen führt den Aspirationskatheter bronchoskopisch unter Sicht ein und beginnt erst dann mit der Röntgendurchleuchtungskontrolle.

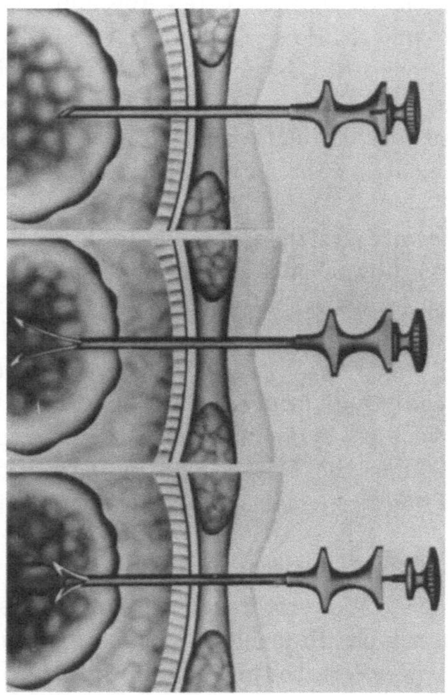

Abb. 4. Transthorakale Lungengewebspunktion mit der Silverman-Nadel

Die gezielte Materialgewinnung bei peripheren Carcinomen, die bronchoskopisch allein nicht erreichbar sind, ist ein großer Vorzug dieses Verfahrens, das einen entsprechend eingerichteten Röntgenarbeitsplatz mit Drehmulde, Bildverstärker, Fernsehkamera usw. erfordert. Friedel *konnte bei 653 peripheren Bronchialcarcinomen mit der Katheterbiopsie in 57 % eine gesicherte Diagnose erreichen.* In weiteren 27 % wurde aufgrund des mikroskopischen Befundes der dringende Verdacht auf Carcinom ausgesprochen (Maaßen [15]).

Ein weiteres Verfahren zur histologischen Sicherung der Krebsdiagnose bei peripheren Lungenveränderungen ist die *Nadelbiopsie der Lunge.* Remé hat sich schon 1963 für diese Methode eingesetzt, da er durch die Punktionsbiopsie 80 % der bis dahin unklaren peripheren Herdbildungen der Lunge klären konnte.

Hausser, der eine zweckmäßige Modifikation der Silverman-Nadel für die Lungenpunktion angab, berichtete kürzlich über Technik und Ergebnisse transthorakaler Gewebspunktionen bei 745 Kranken; darunter waren 90% Lungenpunktionen. In 96% wurde eine für die histologische Untersuchung ausreichende Gewebsmasse gewonnen. Als Komplikationen sah Hausser drei schwere Blutungen (½%). In etwa 25% der Lungengewebspunktionen soll sich ein Pneumothorax entwickeln. Deshalb ist Röntgenkontrolle der Lungen 2 Std nach der Punktion und am Abend des Untersuchungstages erforderlich. Weder Remé noch Hausser (weitere Literatur bei Maaßen) fürchten die Tumorimplantation im Stichkanal. Bei operablen peripheren Rundherden lehnen wir die transthorakale diagnostische Punktion ab, da Blutungen, Fisteln, Infektionen und eine Tumoraussaat in Pleura und Thoraxwand als Komplikationen möglich sind. Wir folgen hierin Linder, der diese Auffassung vor 10 Jahren an dieser Stelle vorgetragen hat. Nur bei sicher inoperablen Kranken gebrauchen wir die Lungengewebspunktion, wenn die histologische Diagnose für die Planung der weiteren Behandlung erzwungen werden muß.

Präskalenische Biopsie nach Daniels

Während die Exstirpation tastbar vergrößerter supraclaviculärer Lymphknoten zur Identifizierung metastasierender Tumoren schon immer geübt wurde, schlug Daniels 1949 vor, bei fehlender Lymphknotenvergrößerung den präskalenischen Fettkörper auszuschneiden und zu untersuchen. Lennert hat in seiner Monographie über die Pathologie der Halslymphknoten kürzlich wieder darauf hingewiesen, wie häufig in den Lymphbahnen des präskalenischen Fettgewebes auch außerhalb der kleinen oft nicht tastbaren Lymphknoten Metastasen einer diffusen oder lokalisierten Lungenerkrankung nachgewiesen werden können. Beim metastasierenden Bronchialcarcinom sind etwa 25% positive Ergebnisse zu erwarten (Sammelstatistik von Maaßen [13]).

Bei optimaler Organisation und Beherrschung aller diagnostischen Maßnahmen zur Klärung der Diagnose eines vermuteten, noch operablen Bronchialcarcinoms dürfte eine präoperative bioptische Diagnosesicherung in etwa 60—70% mit den bisher genannten Methoden erreichbar sein.

Mediastinoskopie

In jedem Fall besteht aber Unsicherheit über Vorhandensein und Ausdehnung eines metastatischen Befalls der zweiten und dritten Station des Lungenlymphabflusses, also der tracheobronchialen und paratrachealen Lymphknoten.

In den operablen Stadien ist der metastatische Befall der mediastinalen Lymphknoten und Lymphbahnen vielfach nur mikroskopisch

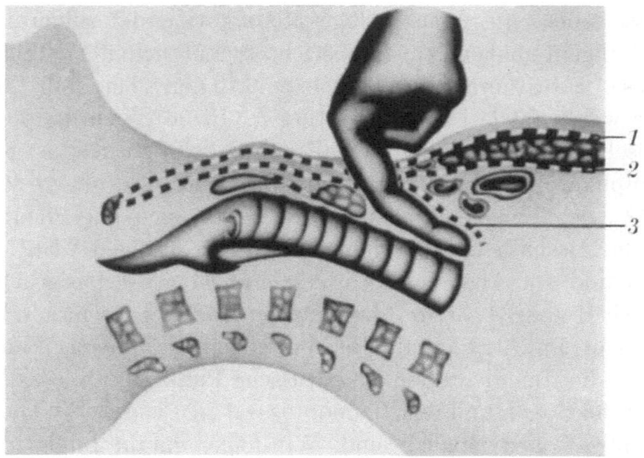

Abb. 5. Tunnelierung des prätrachealen Raums für die Mediastinoskopie. *1* Fascia colli superficialis. *2* Fascia colli media. *3* Fascia praetrachealis wird durchtrennt und digital nach ventral abpräpariert

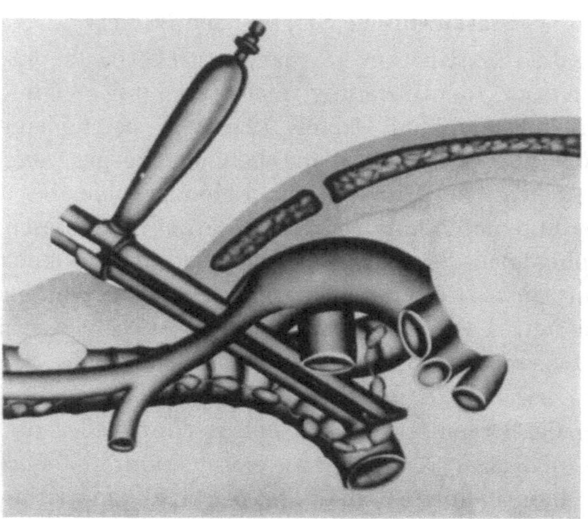

Abb. 6. Lage des Mediastinoskops bei Darstellung der rechten unteren tracheobronchialen (Bifurkations-) Lymphknoten

sichtbar und im Röntgenbild nicht nachweisbar. Andererseits ist der Krebsbefall der mediastinalen Lymphknoten ein zuverlässiges Zeichen dafür, daß die Ausdehnung der Geschwulstausbreitung über die chirurgischen Möglichkeiten hinausgeht. Diese von Salzer, Jenny u. Vossschulte vertretene Auffassung gilt besonders für den bilateralen und kontralateralen Befall der zweiten und dritten Lymphknotenstation, also der tracheobronchialen und paratrachealen Lymphknotenketten. Deshalb erscheint die präoperative Klärung des vorhandenen oder fehlenden bzw. nicht nachweisbaren Krebsbefalls der mediastinalen Lymphknoten mitentscheidend für die Operationsindikation oder deren Ablehnung.

Das einzige Verfahren, das eine präoperative bioptische Untersuchung des Mediastinums erlaubt, ist die Mediastinoskopie nach

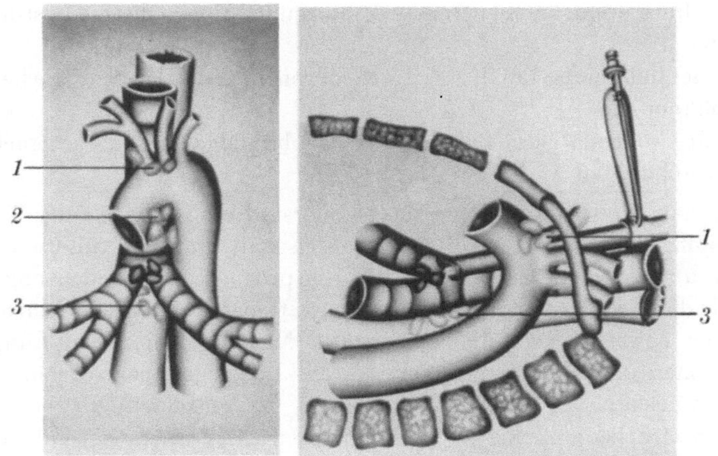

Abb. 7. Lymphknotengruppen, die bei der Mediastinoskopie nicht darstellbar sind: *1* Retrosternale Gruppe an der Vorderfläche des Aortenbogens. *2* Lymphknoten-Gruppe in der Konkavität des Aortenbogens (neben dem linken N. recurrens). *3* Untere mediastinale Gruppen, die beiderseits den Seitenflächen der Speiseröhre anliegen

Carlens. Die große Mehrzahl der Chirurgen stand und steht der Mediastinoskopie verständlicherweise reserviert gegenüber. Nachdem im Schrifttum, besonders im deutschen, sehr große Untersuchungszahlen von Maaßen [13, 14, 16], Specht, Zenker u. a. veröffentlicht wurden und die Komplikationen sich in sehr engen Grenzen halten, verdient die Mediastinoskopie in der Diagnostik des Bronchialcarcinoms eine sehr viel stärkere Berücksichtigung, als ihr bisher zuteil wurde. Die Mediastinoskopie gestattet einen erstaunlich großen Überblick über den prätrachealen und paratrachealen Raum, einschließlich der Vorder- und Seitenflächen beider Hauptbronchien. Sichtbar und der Probeexcision zugänglich sind die paratrachealen, oberen tracheobronchialen und die vordere Gruppe der Bifurkationslymphknoten. Nicht sichtbar sind die dorsalen Gruppen der Bifurkationslymphknoten, die unteren paraoesophageal gelegenen mediastinalen Lymphknoten und die Lymphknotengruppe im Aortenbogen neben dem linken N. recurrens.

Eine zunehmend größere Zahl von Lungenchirurgen gebrauchte in den letzten 5 Jahren die Mediastinoskopie zur diagnostischen Exploration des Mediastinums vor der geplanten Resektion eines Bronchialcarcinoms. Die dabei erhobenen Befunde eines histologisch gesicherten isolateralen, kontralateralen oder bilateralen Lymphknotenbefalls zwingen zur Differenzierung der Resektionsindikationen. Als strikte Kontraindikationen für die Lungenresektionen gelten folgende mediastinoskopischen und histologisch erwiesenen Befunde:

1. diffuse, wenn auch begrenzte Tumorinfiltrationen des mediastinalen Gewebes,
2. der bilaterale Befall der tracheobronchialen oder paratrachealen Lymphknoten,
3. der kontralaterale Befall der tracheobronchialen und paratrachealen Lymphknoten.

Es handelt sich dabei um das Tumorstadium III, nach der TNM-Einteilung der Deutschen Röntgengesellschaft um das Stadium Nc. Salzer u. Jenny, die schon 1952 auf die prognostische Bedeutung des Befalls der verschiedenen Lymphknotenstationen aufmerksam machten, konnten beweisen, daß die im Stadium Nc vorgenommenen Lungenresektionen ohne kurativen Wert waren. Demgegenüber schränkt der mediastinoskopische Metastasennachweis in einzelnen oberen oder unteren tracheobronchialen Lymphknoten die Operationsindikation keineswegs ein, zumal die parabronchial gelegenen Lymphknoten in den Tracheobronchialwinkeln und in der Bifurkation zum Teil funktionell noch Filter I. Ordnung bilden und somit den intrapulmonalen Lymphknoten gleichzusetzen sind (Maaßen).

Bei regelmäßiger Anwendung der Mediastinoskopie konnten mehrere Lungenchirurgen den Anteil der Probethorakotomien, der im Weltschrifttum durchschnittlich mit 37% angegeben wird, entscheidend senken: Maaßen auf 9%, Delarue u. Strasberg (Toronto) auf 6% und Specht auf 3,3%.

Ob sich generell die Rate der Probethorakotomien auf unter 10% senken läßt, wage ich zu bezweifeln. Daß die Rate der Probethorakotomien immer noch viel zu hoch ist, darüber sind sich wohl alle Chirurgen einig, die sich mit der Resektionsbehandlung des Bronchialcarcinoms befassen. Durch Einschaltung der Mediastinoskopie in den diagnostischen Katalog wird es möglich, diejenigen Kranken von der Resektionsbehandlung auszuschließen, deren Tumorausbreitung einer kurativen Resektionstherapie nicht mehr zugängig ist.

Literatur

1. Blaha, H., E. Ungeheuer u. G. Kahlau: Kleinzellige Bronchialkarzinome. Stuttgart: G. Thieme 1965.

2. Brock, R. C., and L. L. Whytehead: Brit. J. Surg. **43**, 8 (1955).
3. Delarue, N. C., and St. M. Strasberg: J. thorac. cardiovasc. Surg. **51**, 391 (1966).
4. Frey, E. K., u. H. Lüdeke: Handbuch der Thoraxchirurgie, Bd. III. Berlin-Göttingen-Heidelberg: Springer 1958.
5. Friedel, H.: Die Katheterbiopsie des peripheren Lungenherdes. Leipzig: J. A. Barth 1961.
6. Grunze, H.: Cytologische Geschwulstdiagnostik. In: Diagnostik der Geschwulstkrankheiten. Hrsg. von H. Bartelheimer u. H. J. Maurer. Stuttgart: G. Thieme 1962.
7. — Mitteilungsdienst der Ges. zur Bekämpfung der Krebskrankheiten Nordrhein-Westfalen **5**, 82 (1968).
8. Hausser, R.: Mitteilungsdienst der Ges. zur Bekämpfung der Krebskrankheiten Nordrhein-Westfalen **5**, 128 (1968).
9. Jenny, R. H.: Thoraxchirurgie **10**, 134 (1962).
10. Kahlau, G.: Fortschr. Med. **84**, 571 (1966).
11. Lennert, K.: Pathologie der Halslymphknoten. Berlin-Göttingen-Heidelberg: Springer 1964.
12. Linder, F., u. V. Jagdschian: Langenbecks Arch. klin. Chir. **292**, 371 (1959).
13. Maaßen, W.: Ergebnisse und Bedeutung der Mediastinoskopie und anderer thoraxbioptischer Verfahren. Berlin-Heidelberg-New York: Springer 1967.
14. — Chir. Praxis **12**, 347 (1968).
15. — Mitteilungsdienst des Ges. zur Bekämpfung der Krebskrankheiten Nordrhein-Westfalen **5**, 111 (1968).
16. — M. Kirsch, M. Thümmler u. K. v. Windheim: Bronches **15**, 492 (1965).
17. Pearson, F. G.: J. thorac. cardiovasc. Surg. **55**, 617 (1968).
18. Remé, H., H. Ebert u. O. Schwarzer: Dtsch. med. Wschr. **88**, 261 (1963).
19. Rouvière, H.: Anatomie des lymphatiques de l'homme. Paris: Masson 1932.
20. Salzer, G., M. Wenzl, R. H. Jenny u. A. Stangl: Das Bronchuskarzinom. Wien: Springer 1952.
21. Siebert, G.: Mitteilungsdienst der Ges. zur Bekämpfung der Krebskrankheiten Nordrhein-Westfalen **5**, 96 (1968).
22. Specht, G.: Mitteilungsdienst der Ges. zur Bekämpfung der Krebskrankheiten Nordrhein-Westfalen **5**, 152 (1968).
23. Vossschulte, K.: Thoraxchirurgie **10**, 163 (1962/63) (Diskussion zu Jenny).
24. Zenker, R. G., G. Feifel u. A. Schaudig: Zbl. Chir. **93**, 46 (1968).

Präsident: Es ist gut, Herr Lüdeke, daß Sie das so klar dargestellt haben und auf die Mediastinoskopie eingegangen sind, deren diagnostische Bedeutung sicher größer ist als ihre Bedeutung im Hinblick auf die Beurteilung der Operabilität.

73. Diagnostische Aussagen der mediastinalen Phlebographie

U. J. Wassner-Bremen-Nord

Summary. The author points out typical pathways of metastases, he deduces the anatomical and physiological prerequisites. Subsequent to this he proves, on the basis of examples, of what significance, impression, compression, invasion and occlusion in the mediastinal venous delta are for the operability of bronchial carcinoma.

Zusammenfassung. An typische Metastasierungswege wird erinnert, die anatomischen und physiologischen Voraussetzungen werden abgeleitet, um dann an Beispielen zu belegen, was Impression, Kompression, Invasion und Verschluß im mediastinalen Venendelta für die Operabilität des Bronchialcarcinoms bedeuten.

Der Bericht enthält die Summe der Erfahrungen, die bei mehr als 200 mediastinalen Phlebographien — ausgeführt bei Bronchialcarcinomen, bei vom Mediastinum ausgehenden Geschwülsten und bei mediastinalen Entzündungsprozessen — gesammelt wurden. Die phlebographischen Befunde wurden zum weit überwiegenden Teil intraoperativ, zum kleinsten Teil autoptisch verifiziert. Im folgenden sind jene für die Beurteilung des Bronchialcarcinoms wichtigen Gesichtspunkte in den Vordergrund gerückt.

A. Beim Bronchialcarcinom soll die mediastinale Phlebographie zusätzliche Informationen über Stadium und Umfang einer evtl. Metastasierung liefern. Zusätzliche Informationen sind nötig, weil 1. die gängigen Röntgenverfahren für die Beurteilung des Mediastinums nur zum Teil beweiskräftige Befunde liefern, 2. die Bronchoskopie über eine extrabronchiale Geschwulstausbreitung selten Zuverlässiges aussagen kann, 3. von der Mediastinoskopie nur ein Teil des Mediastinums eingesehen und beurteilt wird. Demgegenüber kann der Raum des oberen und mittleren Mediastinums durch eine Kontrastmittelfüllung der ihn regelhaft durchziehenden Venensysteme sichtbar gemacht werden. Deren dünn- und weichwandige Wände werden durch auf sie einwirkende Prozesse nur zu leicht deformiert. Das hat zur Folge, daß Verdrängungen, Impressionen, Kompressionen, Invasionen und Verschlüsse der Venen das negative bzw. Abdruckbild von Geschwülsten und Geschwulstmetastasen im Mediastinum liefern. Für die Beurteilung von Bronchialcarcinomen kommt hinzu, daß sie in der Regel entlang des pulmomediastinalen Lymphsystems sich ausbreiten, gelegentlich auch eine Lymphstation überspringend metastasieren. Vereinigen sich doch ein oberflächliches und ein tiefes pulmonales Lymphsystem in den Noduli pulmonales zu einem gemeinsamen Abfluß entlang der Gefäße und Bronchen zu den Nodi broncho-pulmonales am Lungenhilus, um in den Nodi bifurcationis und Nodi paratracheales das mittlere und obere Mediastinum zu erreichen, also jenen Raum, von dessen Befall die Operabilität eines Bronchialcarcinoms abhängen kann. Aber auch über die Ausbreitung peripher-paramediastinal gelegener, den Lymphweg auslassender, direkt auf das Mediastinum übergreifender Carcinome liefert die mediastinale Phlebographie Befunde.

B. Für die Deutung phlebographischer Befunde sind Topographie und Physiologie der mediastinalen Venen wichtig: 1. Im vorderen Mediastinum sind die Vv. thoracicae internae, im hinteren Mediastinum die

Vv. azygos, hemiazygos zusammen mit dem Plexus venosus praevertebralis gelegen. Etwa in der Mitte zwischen beiden taucht die obere Hohlvene wie eine Sonde in das Mediastinum ein. Die ihr vorgeschalteten rechte und linke V. brachiocephalica markieren das Dach, die rechte und linke A. pulmonales den Boden des Metastasen aufnehmenden Raumes. 2. Das Verständnis der Strömungsphysiologie erleichtert man sich, wenn man die beiden Vv. brachiocephalicae zusammen mit der oberen Hohlvene als ein gemeinsames, großes Stromdelta versteht. Dahinein entleeren sich die Endströme unterschiedlich umfangreicher, durchaus voneinander getrennter Venenprovinzen. Im Delta besteht eine herzwärts gerichtete, überwiegend laminare Blutströmung. Der Zustrom aus den das Delta speisenden Systemen erfolgt in der Systole, wobei die an den Systemmündungen gelegenen Klappenmechanismen sich öffnen. In der Diastole werden diese Klappen geschlossen. Dadurch bleibt nicht nur die herzwärts gerichtete, laminare Strömung erhalten, auch ein Rückstrom von Blut aus dem Delta in eines der zuführenden Systeme wird verhindert.

C. 1. Aus diesen Gegebenheiten folgt einerseits, daß unter normalen Bedingungen nur der unmittelbar mit Kontrastmittel markierte, direkte Venenweg (Vv. subclaviae — brachiocephalicae — Cava superior — rechtes Herz — Aa. pulmonales) sichtbar wird, während die Zuflußvenen dem Nachweis entzogen bleiben. Andererseits folgt daraus, daß Zuflußvenen nur dann sichtbar werden können, wenn Strömungshindernisse im Venendelta genügend groß sind, um Stauungen zu bewirken. Dann erst werden Venen der Zuflußsysteme eröffnet, als Umleitungen genutzt und im Phlebogramm sichtbar. Das führt zu der allgemeinen Regel, wonach ein Sichtbarwerden von Zuflußvenen bei mehr oder weniger ausgedehnten Deltaeinengungen Ausdruck für den Umfang der mediastinalen Metastasierung ist und Inoperabilität bedeutet. Dies alles wird durch eine vergleichende Bildserie von Lungenübersichtsaufnahmen von Bronchialcarcinomen und von Phlebogrammen belegt.

2. Schwierig kann die Unterscheidung zwischen isolierten Impressionen der Venenwand und Geschwulsteinbrüchen in das Gefäßlumen sein, zumal in beiden Fällen Stauungsphänomene meist fehlen. Während nämlich Geschwulsteinbrüche in der Regel Zapfenform haben und sich durch eine Doppelkonturierung im Kontrastband zu erkennen geben, haben Impressionen eher Pelottenformen und Pelotteneffekte. Einbrüche sind Ausdruck für ein infiltratives Geschwulstwachstum, ihr Nachweis im Phlebogramm bedeutet Inoperabilität. Die Venenwand lediglich imprimierende Geschwülste lassen sich entfernen. Diese Regel gilt auch — in seltenen Fällen —, wenn Einbruch und Impression mit Verschlüssen der Venen im mediastinalen Dach vergesellschaftet sind. Entsprechende Befunde werden mit Phlebogrammen belegt. Infiltratio-

nen einer Venenwand entziehen sich dem Nachweis, womit eine Grenze der Aussagefähigkeit von Phlebogrammen benannt ist.

3. Schließlich ist es nur eine Frage der geeigneten Bildfolge, um auch die A. pulmonales darzustellen. Derart gewonnene Dextrogramme lassen Grad und Ausdehnung der Umklammerung einer Arterie durch ein zentrales Carcinom ebenso wie deren vollständigen Verschluß erkennen. Beispiele belegen dies.

D. Damit erweist sich die mediastinale Phlebographie als ein andere Verfahren ergänzendes, diagnostisches Instrument. Mit ihrer Hilfe ist zu erkennen, ob ein zentrales Bronchialcarcinom die anatomischen Grenzen für eine Resektion überschritten hat. Und es läßt sich erkennen, welchen Umfang eine mediastinale Metastasierung erreicht hat. Damit kann einem Teil der Carcinomkranken eine Thorakotomie erspart werden. Gleichzeitig wird durch eine bessere Kenntnis der Geschwulstausbreitung jenen Kranken eine Chance eingeräumt, denen eine erweiterte Pneumonektomie funktionell und technisch zumutbar ist.

Präsident: Es wird sicher beim Rundgespräch diskutiert werden müssen, wie die Leistungsfähigkeit dieses Verfahrens gegenüber der Mediastinoskopie abzuwägen ist.

74. Ergebnisse der chirurgischen Therapie des Bronchialcarcinoms

H. B. Wulff-Malmö/Schweden

Summary. In 27 to 35% of all cases a five-year cure can be achieved with radical procedures for bronchial carcinomas with or without metastases to the regional lymph nodes, i. e., in stage I and II. In women, where it is sometimes 45%, it is considerably more favourable. — "Out-cell" carcinomas generally have a poorer prognosis, however, some examiners observed five-year cures in 5—15% of their cases. The author would like to emphasize the difficulty of comparing the results on the basis of histological classification. — Well defined solitary tumors of the lung with a diameter of up to 4 cm are survived, after radical operations, for 5 years by approx. 50% of the cases.

Modern technique permits pneumonectomy and resection procedures with good results in patients over 65 and in selected cases these procedures can also be extended to higher age groups. Improved surgical results can only be achieved by recognizing suspected patients at an early stage, making a diagnosis and bringing the patient immediately to surgery. Most of all new therapeutic methods must be made available to us.

With the use of modern methods for diagnosis and function studies a certain amount can definitely still be gained.

Prophylaxis could contribute to a significantly better situation in 10 to 20 years. *And the moral: Stop smoking!*

Zusammenfassung. Mit Radikaleingriffen bei Lungencarcinomen mit oder ohne regionale Lymphknotenmetastasen, d.h. im Stadium I und II, wird bei 27—35% der Fälle eine 5-Jahresheilung erreicht. Sie liegt bei Frauen mit manchmal 45% noch wesentlich günstiger. — „Out-Cell“-Carcinome haben im allgemeinen eine schlechtere Prognose, jedoch erlebten einzelne Untersucher bei 5—15% ihrer Fälle eine 5-Jahresheilung. Es soll die Schwierigkeit eines Vergleichs der Ergebnisse auf der Grundlage einer histologischen Klassifizierung betont werden. — Begrenzte Solitärtumoren der Lunge mit einem Durchmesser bis zu 4 cm werden nach Radikaloperation von ungefähr 50% der Fälle um 5 Jahre überlebt.

Die moderne Technik erlaubt Pneumonektomie- und Resektionseingriffe in Fällen über 56 Jahren mit gutem Erfolg, und die Eingriffe können in ausgewählten Fällen auf höhere Altersgruppen ausgedehnt werden. Sollen bessere chirurgische Ergebnisse erreicht werden, müssen verdächtige Patienten in einem frühen Stadium erfaßt, diagnostiziert und unverzüglich operiert werden; vor allem müssen uns neue therapeutische Waffen zur Verfügung gestellt werden. Bei Anwendung moderner Methoden in der Diagnostik und Funktionsanalyse kann sicher noch einiges gewonnen werden. *Die Prophylaxe* könnte zu wesentlich besseren Gegebenheiten in 10—20 Jahren beitragen. *Und die Moral: Schluß mit dem Rauchen!*

Im Jahre 1933 wurde in St. Louis in den Vereinigten Staaten bei einem jungen Ärztekollegen nach Bronchoskopie und Biopsie die Diagnose „Bronchialcarcinom“ gestellt. Evarts A. Graham, ein damals wohlbekannter, später weltberühmter Thoraxchirurg und Chef des Barnes Hospital in St. Louis wurde von dem jungen Doktor zu einem Versuch überredet, dieses Bronchialcarcinom durch eine Lobektomie zu entfernen. Während der Operation wurde es Graham klar, daß ein solcher Eingriff auf Grund der Ausbreitung des Carcinoms nicht möglich war. Er führte eine Pneumonektomie aus, und sie glückte ihm als erstem in der Welt — zu seinem eigenen und dem großen Erstaunen seines Patienten. Der pneumonektomierte Gynäkologe überlebte die Operation mehr als 25 Jahre und konnte sich voller Gesundheit erfreuen. Diese Operation war die erste gelungene totale Pneumonektomie wegen Bronchialcarcinoms und führte überdies zu der ersten Dauerheilung nach einem solchen chirurgischen Eingriff.

Jeder Chirurg, der am Ende der 30iger- und im Anfang der 40iger Jahre Pneumonektomien wegen Bronchialcarcinoms vornahm — die Pneumonektomie war zu der Zeit die einzige chirurgische Alternative —, wußte, auf welche Abenteuer er stoßen konnte. Denn man hatte noch keine hochaktiven Antibiotica, die Kenntnisse der Atemphysiologie waren ungenügend und auch die Narkosetechnik nicht zureichend.

Die Primärmortalität war zu dieser Zeit hoch, ungefähr 25—50%, und man war überhaupt dankbar, wenn man die Patienten lebend vom Operationstisch, aus dem Operationssaal und aus dem Krankenhaus bekam.

Der experimentellen Periode folgte während der 40iger und 50iger Jahre eine intensive Weiterentwicklung in technischer und taktischer

Hinsicht. Die Resultate von damals sind jedoch mehr von medizinhistorischem Interesse.

Was heute aber ein sachverständiges Auditorium interessiert, sind die in den letzten Dezennien erzielten Primär- und Spätergebnisse, also die der modernen, routinemäßigen Bronchialcarcinomchirurgie.

Die Bronchialcarcinomchirurgie ist heutzutage eine Routine in Hunderten von Kliniken auf der ganzen Welt. Anaesthesiemethoden, prä- und postoperative Behandlungsmethoden und Nachuntersuchungen scheinen gleichartig zu sein. Auf einem Gebiet scheinen jedoch die Meinungen noch heute auseinander zu gehen. Die Ansichten über die Bedeutung solcher präoperativen Beurteilungstests wie Bronchospirometrie, Xenon^{133}-Tests und Angiographie (terminale und zentrale) wechseln wesentlich. Vielleicht werden diese Funktionsproben nicht im wünschenswerten Umfang ausgenützt. Wenn dies der Fall wäre, würde nämlich eine Reihe unnötiger Eingriffe vemieden werden, und ein Teil als „inoperabel" betrachteter Fälle eine Chance zur Radikaloperation bekommen. Der Einzelfall ist noch immer den Gesetzen des Zufalls unterworfen.

Die Anschauungen über die angewandte chirurgische Methodik sind auch geteilt, vor allem betreffend „*die radikale Chirurgie*". In vielen Zentren versteht man darunter eine radikale Entfernung des Bronchialcarcinoms mit angrenzendem Gewebe und mit weitgehender Bronchusresektion, eine sorgfältige Ausräumung der Lymphknotenstationen längs des Hauptbronchus der betroffenen sowie auch der kontralateralen Seite und an der Vorderseite bis auf die Carina, und gleichzeitig wird eine Ausräumung im Mediastinum hinunter bis zum Diaphragma und Ligamentum pulmonale inferius gemacht.

In anderen Zentren betrachtet man *die Radikalität zurückhaltender*, während *superradikale Chirurgie als Routinemethode* nur in wenigen Zentren zur Anwendung kommt. Darauf komme ich noch zurück.

Die Gemütsart und Erfahrung des Chirurgen spielen ganz bestimmt eine wesentliche Rolle in der Tumorchirurgie und in verschiedenem Material. *Bei jedem Vergleich chirurgisch erzielter Ergebnisse muß man mit unbekannten Variablen rechnen, was die Probleme kompliziert.*

Was wollen wir durch einen Vergleich zwischen chirurgischen Behandlungsergebnissen des Bronchialcarcinoms in verschiedenen Teilen der Welt erreichen?

A. W. Fischer äußerte im Jahre 1966 in dieser Versammlung bei der Diskussion über „Dokumentation und Statistik maligner Tumoren": „Die Statistik anhand einer Dokumentation hat die Aufgabe, die Erfahrung zu kontrollieren und korrigieren. Auch sie hat ihre schwachen

Punkte, die schwere Erfaßbarkeit komplexer Geschehen, aber damit wird sie gerade anhand großer Zahlenreihen fertig werden.“

Sehr viel kann infolge vorgefaßter Meinungen und falscher Ausgangspunkte subjektiv beurteilt werden und daraus folgt, daß man alle Vergleiche mit Vorbehalt betrachten muß. *Vergleiche geben aber einen relativen Begriff, können Fehler in der Technik direkt aufzeigen, machen eine genaue Prognose möglich und geben Anregung zu verbesserten Methoden.*

Heute kann und soll keine chirurgische Behandlung, was Tumoren sowie andere wichtige Gebiete der Medizin betrifft, ohne fortlaufende Kontrolle in einer dafür vorgesehenen Abteilung im Krankenhaus erfolgen.

Spielt der histopathologische Typ der Bronchialcarcinome eine wesentliche Rolle bei der Beurteilung der Prognose bei chirurgischen Eingriffen?

Es ist wohlbekannt, daß gewisse maligne Tumoren- oder Bronchialcarcinomformen frühzeitig metastasieren und auf angrenzende Gewebe übergreifen, während andere Tumortypen langsam wachsen und spät metastasieren. Wäre die histopathologische Beurteilung der Carcinomformen einfach, wären alle Pathologen derselben Meinung und hätten dieselbe Erfahrung, dann würden wir Chirurgen uns in einer glücklicheren Lage befinden, als es jetzt der Fall ist. Die Schwierigkeiten, die mit der Klassifizierung des Bronchialcarcinoms verbunden sind, machen jeden Vergleich in diesem Zusammenhang kompliziert. Kreybergs (1962) ehrgeizige Versuche, die Bronchialcarcinome in eine Reihe Fächer zu gruppieren, sind gewiß lobenswert. Eine solche Einteilung wurde ja übrigens schon sehr früh von Marchesani im Jahre 1924 vorgenommen, der die Bronchialcarcinome in 4 Typen einteilte: Basalzellencarcinome, polymorphzellige Carcinome, verhornende Plattenepithelcarcinome und zylinderzellige Adenocarcinome.

Heutzutage findet man meistens 5 Hauptgruppen: Plattenepithelcarcinome, Adenocarcinome, kleinzellige, sog. „Oat-Cell“-Carcinome, Bronchiolar-alveolarzellcarcinome und undifferenzierte Carcinome.

Aus einer Reihe von Arbeiten von Overholt u. Bougas (1956), Gibbon u. Mitarb. (1957), Ochsner u. Mitarb. (1960), N. P. Bergh u. Scherstén (1965), Jones u. Mitarb. (1967), Watson u. Schottenfeld (1968) und Jackman u. Mitarb. (1969) läßt sich klar ersehen, daß die verschiedenen Tumortypen in *höchst variierender Häufigkeit* in den einzelnen Zentren auftreten. So haben Watson u. Schottenfeld (1968) in ihrem Material nicht nur nachweisen können, daß in der Relation Männer-Frauen ein wesentlicher Unterschied vorliegt, sondern daß bei Männern eine hohe Dominanz von Plattenepithelcarcinomen und „Oat-Cell“-Carcinomen vorliegt, bei Frauen dagegen findet man eine entsprechende Dominanz der Bronchiolar-alveolarzellcarcinome und Adenocarcinome.

Es ist leicht verständlich, daß man auf große Schwierigkeiten stößt, wenn man die histologische Klassifizierung der Bronchialcarcinome als Vergleichsgrundlage für die Überlebenszahlen in verschiedenen Krankengütern nimmt, da diese oft zu heterogen sind.

Ein Vergleich verschiedener Bronchialcarcinomtypen ist natürlich sehr interessant. Vor allem haben sich die „Oat-Cell"-Typen als sehr maligne erwiesen und in vielen Zentren einen solchen Nihilismus hervorgerufen, daß bei Fällen mit der Diagnose „kleinzelliges Carcinom des ‚Oat-Cell'-Typs", keine Eingriffe gemacht wurden, selbst wenn die Patienten sonst operabel waren (Tab. 1).

Tabelle 1. *Histologische Klassifizierung und 5-Jahresheilung bei resezierten Bronchialcarcinomen*

Krankengut	Plattenepithel-carcinome %	Adeno-carcinome %	Undifferenzierte Carcinome %	„Oat-Cell"-Carcinome %
N. P. Bergh u. Mitarb.	33	18	19	20
Clagett u. Mitarb.	33	28	27	15
Kirklin u. Mitarb.	34	54	25	9
Taylor u. Mitarb.	25	13	7	13
Siddons	36	41	31	0
Wassner, Hauser	34	26	27	17

Aus einem Krankengut publiziert von Jones u. Mitarb. (1967) ging hervor, daß von *350 Bronchialcarcinomfällen* 61% der Bronchiolaralveolarzellcarcinomfälle eine 5-Jahresheilung hatten, von den Plattenepithelcarcinomfällen nur 26%, von den Adenocarcinomen 34% und von den Undifferenzierten auch nur 26%. Nicht ein einziger Fall mit „Oat-Cell"-Carcinom überlebte 5 Jahre.

Wellons u. Mitarb. (1968) publizierten eine andere Übersicht, aus der hervorging, daß die Plattenepithelcarcinomfälle eine 5-Jahresüberlebenszeit bei 53,4% hatten. N. P. Bergh (1965) zeigte eine Übersicht der Plattenepithelcarcinompatienten in 33%, Siddons (1962) in 23,6% und Clagett (1960) in 33%.

Die Angaben über die Prognose der sog. „Oat-Cell"-Carcinome wechseln jedoch sehr in den verschiedenen Krankengütern. So zeigten z. B. Kirklin u. Mitarb. (1955) in ihrem Material von der Mayo Clinic, daß 9% 5 Jahre oder mehr überlebten. Clagett (1960) berichtete von 15% und Taylor u. Mitarb. (1963) von 13%. In den meisten Statistiken findet man jedoch keinen einzigen „Oat-Cell"-Carcinomfall, der 5 Jahre oder mehr überlebt hat (Jones u. Mitarb., 1967). Man muß sich in einem solchen Zusammenhang die Frage stellen: „*Handelt es sich eigentlich in allen Zentren um denselben Typ des kleinzelligen Carcinoms, oder wie verhält es sich mit der pathologisch-anatomischen Klassifikation?*"

Bei einer eingehenderen Analyse dieser Verhältnisse finden sich gewisse Anzeichen, daß in *den unmittelbar nach der Operation folgenden Jahren* die Überlebenszeit von dem Tumortyp abhängt. Wenn man aber die *5-Jahresgrenze* überschritten hat, so spielt offenbar die Tumordifferenzierung keine größere Rolle mehr. Man hat den bestimmten Eindruck, daß die Dauerheilungsergebnisse hauptsächlich von dem primären Malignitätsgrad der Tumoren und der Widerstandskraft des Carcinomträgers bestimmt werden.

Die chirurgische Behandlung

In der Bronchialcarcinomchirurgie von früher war *die Primärmortalität* ein sehr bedeutungsvoller und dominierender Faktor. Je mehr die Technik, die präoperative Beurteilung und die postoperative Behandlung verbessert wurden, ist die Primärmortalität in den Hintergrund getreten, und folglich hängen im großen und ganzen die Primärmortalitätszahlen bei standardisierter Technik von der Vorsichtigkeit oder der Verwegenheit ab, mit der man die Bronchialcarcinomfälle angeht, und wie genau man präoperativ seine Patienten in respiratorischer Hinsicht analysiert.

So hat z. B. Svanberg (1969) durch die Anwendung der Xenon^{133}-Technik und Bronchospirometrie zeigen können, daß in seinem Material bei Bronchialcarcinomfällen mit einem Funktionsausfall von 20%, 87% operabel und resezierbar sind, mit einer Primärmortalität von nur 2—3% und einer 5-Jahresheilung von 38,5%. Wenn dagegen der Funktionsausfall 60% überschreitet, so sind 65% inoperabel, und von den Primärüberlebenden, wo die Primärmortalität vielleicht bei 10% liegt, überlebt nicht ein einziger 5 Jahre.

Eine Analyse von Zahlen und Serien ergibt, daß *die Primärmortalität* in großen Krankengütern zwischen 5 und 15% liegt, wovon die Lobektomien vielleicht ungefähr 5—7% ausmachen und die Pneumonektomien 12—15%.

Ein anderer Faktor von Interesse mit Hinsicht auf *die Primärmortalität* ist *der Altersfaktor*. Früher wurde 60—65 Jahre als die höchste Grenze angesehen, um Lungeneingriffe, wie Pneumonektomien und Lobektomien durchzuführen. Mit der verbesserten Behandlung ist allmählich diese Grenze ausgedehnt worden, und sowohl unsere Malmö-Serien als auch das Material aus Göteborg — die ich besonders gut kenne — zeigen nur einzelne Fälle im Alter von 85 Jahren, die mit gutem Erfolg Pneumonektomien wegen Carcinoms überstanden und mehrere Jahre überlebt haben.

In einem gut analysierten Bronchialcarcinommaterial mit in allen Fällen ausgeführter präoperativer Mediastinoskopie hat N. P. Bergh (1965) nachweisen können, daß die Primärmortalität bei allen Resektionen in den Altersgruppen *unter* 60 Jahren bei 11,5 % lag, einschließlich der Superradikalresezierten, die 23,5 % ausmachten.

Bei alleiniger „Standard resection", d. h. Radikaloperation, in diesem Material fand sich eine Primärmortalität von 3,8 %, während die entsprechende Zahl in den Altersgruppen über 60 Jahren bei 10 % lag, bei superradikaler Operation betrug sie 37,5 % und bei *allen* Resektionen 19,5 %. Das Alter ist von großer Bedeutung!

Mit verbesserter Technik und Behandlung kann und sollte aber bestimmt in gewissen Fällen die Grenze der Eingriffe auf die höheren Altersgruppen mit im Einzelfall guten Ergebnissen ausgedehnt werden.

Bei *einer Durchsicht großer Krankengüter* von heute hat es sich schon herausgestellt, daß die Auswahl und die Beurteilung anhand histologischer Klassifizierung unzureichend sind. Mehr und mehr geht man heute dazu über, die diagnostizierten Fälle nach dem Ausbreitungsprozeß in 2 bis 3 Hauptgruppen einzuteilen: *Gruppe 1* — das lokalisierte Carcinom ohne Metastasen, *Gruppe 2* — das regionale Carcinom, das auf angrenzende Gewebe übergreift und in die regionalen Lymphknoten metastasiert, und *Gruppe 3* — das ausgebreitete Carcinom mit Fernmetastasen.

Große Untersuchungsserien zeigen, daß die 5-Jahresheilung der Gruppe 1 und 2 sich tatsächlich nicht sehr unterscheidet, und darum teilt man *oft nur in 2 Hauptgruppen ein — das lokalisierte Carcinom mit und ohne regionale Metastasen und das Carcinom mit Fernmetastasen.*

In der Tab. 2 finden sich 5 große Untersuchungsserien aus Amerika, England und Deutschland. Wie daraus hervorgeht, werden ungefähr 10000 Fälle mit *einer 5-Jahresheilung im ganzen Material* erfaßt, die zwischen 3,9 und bis zu 10,3 % variiert. Die Ergebnisse dieser großen Serien stimmen nun ziemlich gut überein. Betrachten wir dann die Gruppe lokalisierter Tumoren, d. h. Gruppe 1 und 2, so findet man z. B. in der Serie des Memorial Centers, wo Männer und Frauen getrennt aufgeführt sind, daß *29,1 % der Männer* und *48,8 % der Frauen* 5 Jahre überlebt haben. Diese Zahlen sind nach Lebensversicherungstabellen korrigiert, d. h. man hat sie um die normale Sterblichkeitsziffer reduziert.

In diesem Material sind die Ergebnisse der chirurgischen Therapie bei Frauen wesentlich besser als bei Männern. In den Zentren, in denen solche Analysen ausgeführt wurden — leider gibt es wenig Material darüber —, findet sich häufig ein solcher Unterschied. N. P. Bergh (1965) sah jedoch in diesem Zusammenhang keinen Unterschied zwischen Männern und Frauen, wie viele andere Autoren auch.

Tabelle 2. *5-Jahresheilungen bei radikalresezierten Bronchialcarcinomen*

Krankengut	Anzahl der Fälle	5-Jahresheilung aller Fälle	Tumorfälle Gr. I–II	
Memorial Center New York N.Y. U.S.A. 1949–62	3124	1949–55 5,6% 1956–62 3,2% K	♂ 29,1% ♀ 48,8%	 K
Kennedy Veterans ADM. Hospital U.S.A. 1946–66	1284 244 Radikal- operiert	4,6%	♂ 24,8% ♀	
Univ. N. Carolina Chapel Hill N.C. U.S.A. 1952–66	582 146 Radikal- operiert	7,4%	♂ 27,2% ♀	
Royal Marsden Brompton Hosp. London, England	6086 1023 Radikal- operiert	5,0%	♂ 26,0% ♀ 28,0%	1951–55 1956–63
Zentralkrankenhaus Bremen Nord, Bremen Westdeutschland	929 463 Radikal- operiert	10,3%	♂ ♀ 18,9%	

Die Universität in North Carolina, U.S.A., zeigt in ihrem Material eine 5-Jahresheilung von 27% und das Kennedy Veterans Administration Hospital von 24,8%. Das Royal Marsden Brompton Hospital in England hat eine 5-Jahresheilung in der Gruppe 1951–1955 von 26% und in der Gruppe 1956–1963 von 28%.

Von insgesamt 929 verifizierten Carcinomfällen im Zentralkrankenhaus Bremen Nord, Westdeutschland, überlebten, bezogen auf das ganze Material, 10,3% 5 Jahre und mehr und von den Resezierten 18,9% (Wassner u. Hauser, 1967).

Neben diesen großen Serien möchte ich auch einige kleinere Serien einzelner erfahrener Thoraxchirurgen zeigen (Tab. 3). Von 151 radikaloperierten Fällen aus den Jahren 1954–1961 konnte N. P. Bergh (1965) eine 5-Jahresheilung bei 26,5% aufweisen, und zwar bei Lobektomien von 31% und bei Pneumonektomien von 25%.

Svanberg (1969) zeigt anhand von 207 Fällen, wovon 101 reseziert wurden, eine 5-Jahresheilung bei Lobektomien von 38,5% und bei Pneumonektomien von 20%, zusammen 28%. Diese Zahlen sind nicht korrigiert. In dieser Zusammenstellung wurden jedoch nicht alle Fälle 5 oder mehr Jahre nachuntersucht.

Die nun auf der ganzen Welt routinemäßig gewonnenen chirurgischen Behandlungsresultate des Bronchialcarcinoms scheinen im großen und ganzen ziemlich gleichartig zu sein und weisen klar auf eine Stabilisierung

Tabelle 3. *Chirurgische Behandlungsergebnisse bei Bronchialcarcinomen*

Krankengut	Anzahl der Fälle	Primärmortalität = > 30 Tage	Tumorfälle Gr. I–II
Sahlgrenska Sjukhuset Göteborg 1954–62	Operiert 219 Radikal-operiert 179	15,7% — Radikal 7.1%; Superradikal 30,3%	36,0%
Sahlgrenska Sjukhuset Göteborg 1962–67	Operiert 313 Radikal-operiert 277	10% — Superradikal 30,0%	36,0%
Malmö Allmänna Sjukhus Malmö 1954–67	Operiert 207 Radikal-operiert 101	1960–67 Lobektomie 2,4 Pneumonektomie 4,5 3.3%	Lobektomie 38,5% Pneumonektomie 20,0%

hin. Mit unseren heutigen chirurgischen Methoden sind kaum wesentlich verbesserte Ergebnisse zu erwarten. *Dazu brauchen wir neue Waffen und neue Ideen* — erst dann dürfte eine Verbesserung zu erwarten sein.

Radikale Chirurgie oder superradikale Chirurgie des Bronchialcarcinoms?

Wie früher erwähnt, wenden die meisten Thoraxchirurgen heute eine Technik bei Pneumonektomien und Lobektomien an, die außer erweiterter Resektion des Tumorgebiets selbst auch eine Ausräumung der Lymphknoten der lateralen Seite des Hauptbronchus und vielleicht manchmal auch der kontralateralen Seite umfaßt, verbunden mit einer Ausräumung des Mediastinums bis hinunter zum Diaphragma und Ligamentum pulmonale inferius. Eine solche Operation ist heutzutage Routine, aber es gibt ohne Zweifel viele thoraxchirurgische Kliniken, wo man den Radikalitätsproblemen mit Skepsis gegenübersteht — und vielleicht mit Recht — und wo die Lymphknotenausräumung usw. im angegebenen Umfang nicht ausgeführt wird.

In einigen thoraxchirurgischen Zentren wird außer der Radikaloperation auch eine superradikale Operation ausgeführt (Chamberlain u. Mitarb., 1959; N. P. Bergh, 1965), wo man nicht nur die oben erwähnten Eingriffe, sondern auch eine Resektion des Pericardiums und vielleicht angrenzender Teile des Herzens — des Herzohrs — macht. *Diese superradikale Chirurgie als Routinemethode* ist zum Gegenstand vieler Diskussionen geworden. D. P. Thompson (1967), Manchester, England, schreibt: „Die superradikale Pneumonektomie hat ihre Fürsprecher, aber aus vielen Berichten geht hervor, daß die totale Entfernung eines Tumors, einer Lunge, des Lymphdrainagesystems und der angrenzenden Gewebe zu einer erhöhten Mortalität geführt hat". Thompson hat ohne Zweifel recht, wenn man in *allen* Fällen (vgl. Mammacarcinom) so radikale Operationen ausführen würde, was aber wohl heute kein vernünftiger Thoraxchirurg macht. Diese superradikale Chirurgie darf nur in den Fällen angewandt werden, wo der Prozess sie wirklich notwendig macht, und wo der Patient sonst sterben würde.

Chamberlain u. Mitarb. (1959) zeigten eine Primärmortalität von 18,6 % bei einer Superradikaltechnik, während sie bei einer Radikalresektion 9,1 % ausmachte. Abbey Smith (1957) zeigte 20,8 resp. 12,5 % und N. P. Bergh (1965) 30,3 resp. 7,1 %. Aber in den Fällen, in denen man sich zu einer superradikalen Resektion entschieden hat, überlebten jedoch wenigstens einige der Patienten 5 Jahre.

Als Routineoperation scheint die superradikale Chirurgie hohe Primärmortalitätszahlen mit sich zu führen, und die 5-Jahresheilung ist sehr bescheiden. Die superradikale Chirurgie als Methode der Wahl sollte trotzdem nach reiflicher Überlegung und mit Vernunft in einzelnen Fällen angewandt werden. Man sollte auch hier der alten griechischen Regel folgen: „Das richtige Maß."

Die chirurgische Behandlung peripherer bronchogener Carcinome mit einem Durchmesser bis zu 4 cm

Schon frühzeitig erkannte man, daß sich die peripheren, runden sog. „silent tumors" in einer Häufigkeit zwischen 20 und 45 % als maligne erwiesen. Die Radikaloperation ergab in diesen Fällen ermutigende Ergebnisse. Herink u. Linder (1961) bestätigten dies im Jahre 1961 und konnten eine 5-Jahresheilung bei bis zu 37,5 % ihrer Fälle erzielen. In einer eingehenden Analyse der Mayo Clinic haben Jackman u. Mitarb. (1969) anhand von 193 Fällen aus den Jahren 1957—1965 nachgewiesen, daß 51,3 % die Operation um 5 Jahre überlebten, dagegen 45,3 % *aller* diagnostizierten Fälle. Bemerkenswert war weiter, daß diese Prozentzahl bei Frauen sogar bis auf 65 % anstieg. Ähnliche Erfahrungen sind von einer ganzen Reihe von Autoren veröffentlicht worden, u.a. von N. P. Bergh. In diesen Publikationen ist der Anteil an Adenocarcinomen relativ hoch — bis zu 50 %. Das ist eine bemerkenswerte, aber nicht ganz unerwartete Zahl. Weiterhin findet sich bei Frauen eine ausgesprochene Dominanz der Alveolarzellcarcinome. Interessanterweise ist in dieser Gruppe die Primärmortalität mit 5—7 % sehr hoch. Dies ist schwer zu verstehen, da es sich bei den Eingriffen meist um Lobektomien handelte, die ja nicht so besonders kompliziert sein sollten, aber dies ist eine Zahl mit genereller Gültigkeit.

Die Schlußfolgerung aus den in der Literatur veröffentlichten und eigenen Erfahrungen ist von außerordentlicher Bedeutung, nämlich, daß man bei jedem auf ein peripher in der Lunge gelegenes Carcinom verdächtigen Fall auf schnellstem Wege eine sichere Diagnose anstrebt und — im Falle eines Carcinoms oder eines verdächtigen Carcinoms — eine Resektion ausführt. Auf diese Art und Weise wird das Ergebnis sehr zufriedenstellend sein.

Literatur

Adams, W. E.: Dis. Chest **51**, 233 (1967).
Bergh, N. P., and T. Scherstén: Acta chir. scand. Suppl. 347 (1965).
— Persönl. Mitteilung (1969).
Chamberlain, J. M., T. M. McNeill, P. Parnassa, and J. R. Edsall: J. thorac. cardiovasc. Surg. **38**, 727 (1959).
Clagett, O. T.: Texas J. Med. **56**, 838 (1960).
Fischer, A. W.: Langenbecks Arch. klin. Chir. **316**, 743 (1966).
Gibbon, J. H., J. Y. Templeton, and T. F. Nealon: Ann. Surg. **145**, 637 (1957).
Graham, E. A., and J. J. Singer: J. Amer. med. Ass. **101**, 1371 (1933).
Herink, M., and F. Linder: Dtsch. med. Wschr. **86**, 576 (1961).
Jackman, R. J., C. A. Good, O. T. Clagett, and L. B. Woolner: J. thorac. cardiovasc. Surg. **57**, 1 (1969).
Jones, J. C., W. H. Kern, N. D. Chapman, B. W. Meyer, and G. G. Lindensmith: J. thorac. cardiovasc. Surg. **54**, 383 (1967).
Kirklin, J. W., J. R. McDonald, O. T. Clagett, H. J. Moersch, and R. P. Gage: Surg. Gynec. Obstet. **101**, 429 (1955).
Kreyberg, L.: Acta path. microbiol. scand. Suppl. 157 (1962).
Marchesani, W.: Frankfurt. Z. Path. **30**, 158 (1924).
Ochsner, A., A. Ochsner, Jr., C. H'Doubler, and J. Blalock: Dis. Chest. **37**, 1 (1960).
Overholt, R. H., and J. A. Bougas: J. thorac. Surg. **32**, 508 (1956).
Siddons, A. H. M.: Thorax **17**, 308 (1962).
Smith, R. A.: Thorax **12**, 79 (1957).
Svanberg, L.: Vortrag an der Tagung des Nord. Thoraxchirurg. Veriens, Reykjavik, Island, 1968. Zu publizieren (1969).
Taylor, A. B., N. K. Shinton, and J. A. H. Waterhouse: Thorax **18**, 178 (1963).
Thompson, D. T.: J. thorac. cardiovasc. Surg. **53**, 159 (1967).
Wassner, U. J., and G. Hauser: Thoraxchirurgie **15**, 331 (1967).
Watson, W. L., and D. Schottenfeld: Dis. Chest **53**, 65 (1968).
Wellons, H. A., Jr., G. J. Johnson, W. R. Benson, D. Pate, B. R. Wilcox, and R. M. Peters: Ann. thorac. Surg. **5**, 228 (1968).

Präsident: Das war eine schöne kritische Übersicht. Es ist erstaunlich, daß trotz aller Bemühungen die Überlebenszeiten letzten Endes in den letzten Jahren nicht mehr nennenswert verbessert werden konnten.

75. Die Strahlenbehandlung des Bronchialcarcinoms

H. Vieten-Düsseldorf

Summary. The conditions for radiotherapy of bronchial carcinomas are so unfavourable that primary radiotherapy should only be used for inoperable cases. Nevertheless, it was possible in 294 patients to achieve a one-year survival rate of 29% with high-voltage therapy. This is more than three times that achieved with conventional deep radiotherapy (200 kV). In patients where it was possible to apply a dose of more than 6000 R to the tumor 54% were alife one year later and 16% were alife 3 years later.

Exploratory thoracotomies considerably decreased the prognosis of subsequent radiotherapy and they should be reduced to an unavoidable minimum.

Postoperative radiotherapy after lobectomies or pneumectomies for bronchial carcinomas is not considered suitable as a routine method and it is only believed to be indicated for special cases.

Zusammenfassung. Voraussetzungen für eine Strahlenbehandlung von Bronchialcarcinomen sind so ungünstig, daß nur bei Inoperabilität primär bestrahlt werden sollte. Trotzdem konnte bei 294 Patienten mit der Hochvolttherapie nach 1 Jahr eine Überlebensrate von 29% erreicht werden. Das ist mehr als das 3fache gegenüber der konventionellen Tiefentherapie (200 kV). Von den Patienten, bei denen auf den Tumor eine Dosis über 6000 R appliziert werden konnte, lebten nach 1 Jahr sogar noch 54% und nach 3 Jahren 16%.

Probethorakotomien verschlechtern die Aussichten der nachfolgenden Bestrahlung erheblich und sollten auf ein — natürlich unvermeidbares — Mindestmaß reduziert werden.

Die Nachbestrahlung nach Lob- oder Pneumonektomien wegen eines Bronchialcarcinoms wird als Routinemaßnahme abgelehnt und nur in besonderen Fällen für zweckmäßig gehalten.

Die Voraussetzungen für eine erfolgreiche Strahlentherapie des Bronchialcarcinoms sind bekanntlich so schlecht, daß es sich bei der Strahlenbehandlung des Bronchialcarcinoms praktisch immer nur um eine Palliativmaßnahme handeln kann. Überlebenszeiten von 5 Jahren nach *kurativer* Bestrahlung sind selten. Sie werden in der Literatur mit 1—6% der Fälle angegeben, also mit einer Häufigkeit, mit der Patienten mit verifizierten Bronchialcarcinomen auch ohne Operation oder Bestrahlung 5 Jahre und länger überleben können.

Andererseits liegt bei den *operablen* Fällen die Heilungsquote der chirurgischen Behandlung mit über 20% (je nach Selektion) so hoch, daß sie auch mit den heutigen strahlentherapeutischen Möglichkeiten sicher nicht erreicht werden kann.

Wir stehen deswegen auf dem Standpunkt, daß nur *inoperable Fälle primär bestrahlt* werden sollen, wenn nicht aus anderen Gründen eine Radikaloperation kontraindiziert ist.

Das Ziel der *palliativen* Bestrahlung ist — im Gegensatz zur kurativen Bestrahlung — nicht eine „Tumorvernichtung um jeden Preis", d. h. die Zerstörung der Geschwulst mit einer *vorher festgelegten* hohen Vernichtungsdosis, sondern in erster Linie eine Linderung der subjektiven Beschwerden und nach Möglichkeit eine Lebensverlängerung.

Bei der palliativen und insbesondere bei der symptomatischen Bestrahlung steht primär nicht mehr die Herddosis am Tumor, sondern der *Allgemeinzustand des Patienten* im Vordergrund. Allgemeinzustand und Verträglichkeit der Bestrahlung bestimmen ausschließlich die Größe der im allgemeinen täglichen Einzelfraktionen und die Höhe der erreichbaren Gesamtdosis am Tumor.

Während die kurative Bestrahlung des Bronchialcarcinoms offenbar ein „Versuch am untauglichen Objekt" ist, führt die dem Einzelfall angepaßte Palliativbestrahlung sehr oft zu einem durchaus positiven therapeutischen Effekt, der bei inoperablen Fällen bis heute kaum mit einer anderen Behandlungsart in gleichem Maße zu erzielen ist.

Für eine Besserung der subjektiven Beschwerden, wie Schmerzlinderung, Rückgang des oft quälenden Hustens, schwerer Dyspnoen, einer oberen Einfluß-Stauung usw., benötigt man im allgemeinen Strahlenmengen von etwa 1000—1500 R bei täglichen Einzelfraktionen von 100—150 R/O. Selbst Atelektasen ganzer Lungenlappen bzw. poststenotische Pneumonien werden nicht selten bereits durch diese symptomatische Bestrahlung gelöst. Pleuraergüsse werden meist resorbiert, so daß man mit Punktionen sehr zurückhaltend sein kann. Häufig folgt der subjektiven Besserung auch eine Hebung des Allgemeinzustandes.

In solchen Fällen und natürlich auch bei primär noch gutem Allgemeinzustand kann versucht werden, die Herddosis zu steigern, um durch wenigstens teilweise Tumorrückbildung auch eine *Lebensverlängerung* zu erreichen.

Es ist mehrfach, so auch schon früher an unserem eigenen Krankengut, gezeigt worden, daß bei der primär als palliativ gedachten Bestrahlung das Ausmaß einer Lebensverlängerung mit zunehmender Tumordosis ansteigt.

Das ergab erneut die jetzige Auswertung unserer Ergebnisse bei 294 Patienten mit sicher inoperablen Bronchialcarcinomen, die primär, d. h. ohne vorherige Operation bestrahlt wurden. Die jeweiligen Überlebensquoten gehen aus den Kurven des 1. Bildes hervor (Abb. 1). Dabei zeigt sich für das Gesamtmaterial nach 1 Jahr eine Überlebensrate von 29%.

Über diesen Prozentsatz waren wir selbst etwas erstaunt. Vor 7 Jahren haben wir nämlich mitteilen müssen, daß von 346 Patienten mit Bronchialcarcinomen, die noch ausschließlich unter den konventionellen Tiefentherapiebedingungen bestrahlt worden waren, nach einem Jahr nur noch weniger als 10% lebten (vgl. unterste Kurve der Abbildung).

Demgegenüber stammt das jetzige Kollektiv aus den letzten 8 Jahren, in denen alle Bronchialcarcinome der Hochvolttherapie mit Kobalt-60 oder ultraharten Röntgenstrahlen einer Elektronenschleuder zugeführt wurden. Ihrer besseren Verträglichkeit und der damit gegebenen Möglichkeit, höhere Herddosen zu verabreichen, muß die Verbesserung der 1jährigen Überlebensrate in erster Linie zugeschrieben werden.

Die *Bedeutung der Herddosis am Tumor für die Überlebenszeit* geht aus der gleichen Abbildung hervor. Das Gesamtkollektiv wurde unterteilt. Eine erste Gruppe konnte nur rein symptomatisch bestrahlt werden und erhielt dementsprechend Dosen von weniger als 3000 R; bei der zweiten Gruppe mit Herddosen zwischen 3000 und 6000 R handelt es sich bereits um echte Palliativbestrahlungen, die bei der dritten Gruppe mit über 6000 R sogar mit durchaus kurativen Strahlenmengen durchgeführt werden konnten.

Während die Überlebenskurven der ersten beiden Gruppen vom 10. Monat an übereinstimmen, bleiben die rund dreimal besseren Überlebensquoten der Gruppe über 6000 R auch bis zum 3. Jahr bestehen

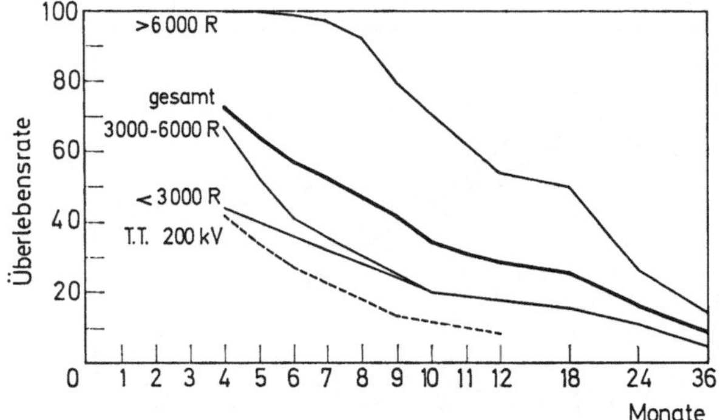

Abb. 1. Abhängigkeit der Überlebensraten von der applizierten Dosis bei 294 Pat. mit ausschließlich (ultrahart) bestrahlten inoperablen Bronchialcarcinomen. Zum Vergleich die Überlebensraten von 314 Pat., die früher unter den üblichen Tiefentherapiebedingungen (200 kV) bestrahlt wurden

(16 % zu 6 %). Dabei sei ausdrücklich betont, daß bei diesen Werten alle Fälle, in denen das Bronchialcarcinom histologisch nicht zweifelsfrei bewiesen war, unberücksichtigt geblieben sind.

Die mitgeteilten Ergebnisse dürften wohl bewiesen haben, daß die Strahlenbehandlung und namentlich die Hochvolttherapie in der Lage ist, auch das Leben der Patienten mit inoperablen Bronchialcarcinomen zu verlängern. Es muß aber auch gesagt werden, daß es sich dann meist um Monate und nur selten um 1 oder 2 Jahre handelt. Nach wie vor sind wir der Meinung, daß die Leistungsfähigkeit der Strahlentherapie vorwiegend in der Möglichkeit besteht, die mitunter unerträglichen Beschwerden der Patienten zu lindern.

Ein Vergleich mit den Ergebnissen der chirurgischen Behandlung operabler Bronchialcarcinome wäre natürlich widersinnig, weil es sich bei den beiden Behandlungsarten um zwei absolut unvergleichbare Krankengruppen handelt.

Es ist bekannt, daß chirurgische Eingriffe, bei denen eine Geschwulst nicht entfernt werden konnte, für die nachfolgende Strahlenbehandlung eine schwere Vorbelastung sind. Schon die besondere Strahlenempfindlichkeit jungen Narbengewebes verkleinert die an sich schon geringe Strahlensensibilitätsdifferenz zwischen dem Tumor und seiner Umgebung, d. h. die Elektivität. Das gilt in besonderem Maße für jede *Probethorakotomie*.

Natürlich lassen sich Probethorakotomien nie ganz vermeiden; sie sind aber in den Jahren, über die hier berichtet wird, wesentlich seltener geworden, einmal weil die präoperative Beurteilung der Inoperabilität sicherer geworden ist (z. B. Mediastinoskopie!) und weil

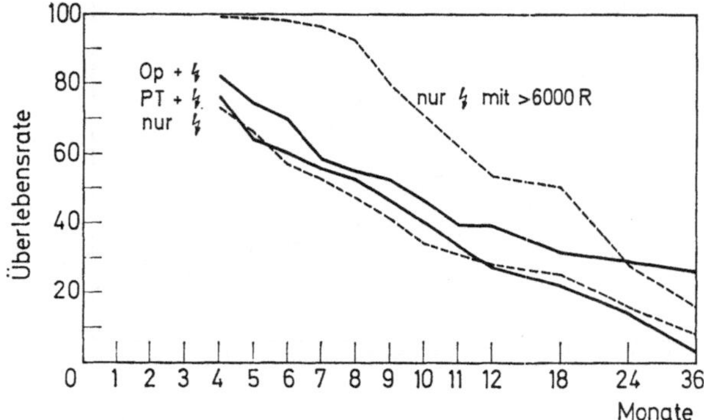

Abb. 2. Überlebensraten von 382 Pat. mit Bronchialcarcinomen, die (ultrahart) ohne oder nach Probethorakotomie bzw. Lob- oder Pneumonektomie bestrahlt wurden

außerdem radikaler reseziert wird. Deswegen wurden hier in den letzten Jahren nur 33 Patienten nach Probethorakotomie zur ausschließlichen Strahlenbehandlung überwiesen.

Soweit dieses kleine Kollektiv überhaupt einen Vergleich mit den Ergebnissen der primär bestrahlten 294 Fälle zuläßt, fällt im nächsten Bild (Abb. 2) auf, daß die Überlebensraten kaum und bei weitem nicht signifikant voneinander abweichen.

Dazu ist aber zu bemerken, daß nur solche Patienten operiert werden, bei denen der gesamte klinische Befund wenigstens die Möglichkeit auf Operabilität offengelassen hat. Schon damit ergibt sich eine positive Auslese gegenüber den a priori inoperablen Fällen, bei denen das Geschwulstwachstum viel weiter fortgeschritten ist und meist schon Metastasierung erfolgte, so daß diese Patienten durchschnittlich auch in einem viel schlechteren Allgemeinzustand sind.

Ein Vergleich der Ergebnisse der Strahlenbehandlung nach Probethorakotomie mit dem Gesamtkollektiv der primär inoperablen und deswegen ohne jede Operation bestrahlten Fälle ist deswegen nicht reell.

Bei Patienten, die noch lobektomiert oder pneumonektomiert werden können, wäre wahrscheinlich auch die Bestrahlung mit hoher Dosierung durchführbar. Mit dieser Feststellung soll in keiner Weise unser Grundsatz, nur inoperable Bronchialcarcinome zu bestrahlen, eingeschränkt werden; sie besagt nur, daß man das Kollektiv der nach Probethorakotomie bestrahlten Fälle mit denen vergleichen muß, die bei der primären Bestrahlung eine Dosis über 6000 R erhalten haben.

Dann erst sieht man, daß Probethorakotomien tatsächlich die Voraussetzungen für die Strahlenbehandlung erheblich verschlechtern.

Die wichtigste *Komplikationsmöglichkeit* jeder hochdosierten Bestrahlung ist die *Strahlenpneumonie* mit konsekutiver *Lungenfibrose* und damit endgültiger Einschränkung der Atemfläche, Strömungsbehinderung im kleinen Kreislauf mit Mehrbelastung des rechten Herzens.

Jede schon vorher bestehende Schädigung, wie Emphysem, Arteriosklerose, Entzündungen — auch postoperativ! —, begünstigen Strahlenpneumonien und vermindern die Strahlentoleranz der Lunge. Das ist auch mit zunehmendem Alter der Fall.

Bei den anzustrebenden Strahlenmengen von 6000 R und mehr muß man immer mit einer radiogenen Lungenfibrose rechnen und durch entsprechende geometrische Dosisverteilung dafür sorgen, daß nur ein möglichst kleines Lungenvolumen betroffen wird.

Im wesentlichen aus dieser Komplikationsmöglichkeit ergeben sich einige *Kontraindikationen* gegen jede hochdosierte Bestrahlung von Bronchialcarcinomen. Während eine rein symptomatische Bestrahlung bei entsprechenden subjektiven Beschwerden eigentlich immer möglich ist, sollte man mit einer Steigerung der Dosis über 2000—3000 R bei ausgedehnten Geschwülsten, die zwangsläufig die Erfassung eines großen Lungenvolumens bedingen, bei akuten Entzündungen, erheblichem Lungenemphysem, stärkerer Rechtsschädigung des Herzens und namentlich bei bereits röntgenologisch sichtbaren Tumoreinschmelzungen äußerst zurückhaltend sein.

Die drohende Lungenfibrose mit den durch sie verursachten subjektiven Beschwerden ist auch der Grund dafür, daß wir seit vielen Jahren dazu raten, bei älteren Patienten (etwa ab 70 Jahren) mit einem Bronchialcarcinom, das noch wenig oder keine Beschwerden macht, aber aus Altersgründen nicht operiert werden kann, auch mit jeder hochdosierten Bestrahlung zurückhaltend zu sein und abzuwarten, bis evtl. zunehmende Symptome eine — und dann rein symptomatische — Strahlentherapie erforderlich machen.

Übrig bleibt nun noch ein unseres Erachtens wichtiges Problem, nämlich die Beantwortung der Frage, ob bei operablen Bronchialcarcinomen routinemäßig *postoperativ eine Nachbestrahlung des Mediastinums erfolgen soll oder nicht.*

Jede sog. „prophylaktische“ Nachbestrahlung muß davon ausgehen, daß im Lymphabflußgebiet Metastasen bestehen, die bei der Operation nicht erkannt werden konnten; sie muß also mit einer Dosis erfolgen, die einer kurativen Bestrahlung des Primärtumors praktisch gleichkommt. Da zum Lymphabflußgebiet eines Bronchialcarcinoms aber wenigstens das gesamte Mediastinum und beide Supraclaviculargruben gehören, ergeben sich bei einer routinemäßigen Nachbestrahlung sehr große Bestrahlungsfelder mit entsprechend hoher Raumdosis. Hinzu kommt, daß dabei die hilusnahen Bereiche der Restlunge unumgänglich miterfaßt und entsprechend der Höhe der Dosis auch irreversibel geschädigt werden. Die durch die Lob- oder Pneumonektomie ohnehin stark reduzierte Atemfläche wird dadurch zwangsläufig weiter verkleinert.

Dementsprechend beobachtet man immer wieder, daß nach lungenverkleinernden Eingriffen die Nachbestrahlung großer Bezirke von den Patienten sehr schlecht vertragen wird. In vielen Fällen nimmt die Atemnot hinterher erheblich zu. Wir glauben deswegen heute, daß man auf die Nachbestrahlung als routinemäßige vorsorgliche Maßnahme verzichten sollte.

Etwas anderes ist es, wenn bei der Operation Metastasen in einem kleinen Bereich zwar erkannt, aber nicht radikal entfernt werden konnten. In solchen Fällen kann man, namentlich mit der Hochvolttherapie, auf kleinen Raum eine hohe Dosis geben.

Bei 55 kombiniert behandelten (Operation und Nachbestrahlung) Patienten ergaben sich die dargestellten Überlebensraten (s. Abb. 2). Auch sie müssen, wie bereits für die Probethorakotomie begründet, mit dem Kollektiv der mit über 6000 R ausschließlich bestrahlten Fälle verglichen werden. Sie liegen in den ersten $1^1/_2$ Jahren deutlich tiefer. In der Folgezeit ist aber ihr Prozentsatz an Überlebenden größer. Wir glauben allerdings, daß dafür die Operation an sich und nicht die zusätzliche Nachbestrahlung ausschlaggebend ist.

Die gleichen Gründe, die uns veranlassen, heute die routinemäßige Nachbestrahlung resezierter Bronchialcarcinome nicht mehr durchzuführen, gelten hinsichtlich der *präoperativen* Bestrahlung. Sie könnte ohnehin nur dann in Erwägung gezogen werden, wenn in unklaren Fällen, die vermutlich an der Grenze der Operabilität liegen, eine Probethorakotomie vermieden werden soll. Bei solchen Grenzfällen sollte man nach unserer Meinung aber das für den Patienten geringere Risiko wählen und *nur* bestrahlen. Die Aussicht, durch eine päoperative Bestrahlung ein wahrscheinlich inoperables Bronchialcarcinom wieder operabel zu machen, ist sicher gering. In den meisten Fällen würde es dann doch bei einer Probethorakotomie bleiben, die dann die Möglichkeiten der weiteren Strahlentherapie verringert.

Literatur

Bauer, R., u. H. Hartweg: Strahlentherapie **88**, 8—33 (1952).
— D. Schoen u. P. Gerhardt: Strahlentherapie **128**, 28—42 (1965).
Becker, J., K. Werner, H. Kuttig, K. E. Scheer u. G. Weitzel: Strahlentherapie **103**, 348—367 (1957).
Berndt, H., R. Huber u. H. J. Eichhorn: Strahlentherapie **121**, 175—192 (1963).
Bromley, L. L., u. L. Szur: Lancet **1955/II**, 937—941.
Bublitz, G., u. R. Labitzke: Strahlentherapie **135**, 513—523 (1968).
Cocchi, U.: Strahlentherapie **117**, 3—17 (1962).
Eichhorn, H. J., W. Gibel, B. Adamczyk u. M. Lüder: Strahlentherapie **116**, 275—279 (1961).
—, u. A. Lessel: Strahlentherapie **136**, 411—413 (1968).
—, u. E. Siracká: Strahlentherapie **121**, 161—174 (1963).
Fiebelkorn, H. J.: Die Strahlentherapie der bösartigen Geschwülste. In: R. Du Mesnill de Rochemont: Lehrbuch der Strahlenheilkunde. Stuttgart: Enke 1958.
Franke, H. D., H. P. Haug u. G. Stephan: Strahlentherapie **132**, 161—172, 334 bis 351 (1967).
Gremmel, H., u. H. Vieten: Mitteilungsdienst d. Ges. z. Bekämpf. d. Krebskrankh. **2**, 551—562 (1962).
Guthmann, R.: Strahlentherapie **112**, 501—507 (1960).
Hackenthal, P.: Strahlentherapie **111**, 190—196 (1960).
Hamperl, H.: Strahlentherapie **86**, 377—382 (1952).
Haubrich, R.: Strahlentherapie **79**, 233—242 (1949).
—, u. P. Thurn: Strahlentherapie **102**, 180—193 (1957).
Hellriegel, W.: Strahlentherapie **106**, 112—122 (1958).
Herrnheiser, G.: Strahlentherapie **52**, 425—459 (1935).
Hess, E., u. L. Buchelt: Strahlentherapie **130**, 20—33 (1966).
Jong, K. de, u. K. H. Renner: Strahlentherapie **129**, 348—359 (1966).
Kaneda, H., M. Maeda, T. Oku, T. Kobayashi u. J. Nakatsuka: Strahlentherapie **126**, 27—41 (1965).
Kohler, A.: Strahlentherapie **106**, 106—111 (1958).
Kuttig, H.: Geschwülste des Thoraxraumes. In: J. Becker u. G. Schubert: Die Supervolttherapie. Stuttgart: G. Thieme 1961.
— J. Becker u. H. J. Frischbier: Strahlentherapie **118**, 326—340 (1962).
Oeser, H.: Strahlenbehandlung der Geschwülste. München-Berlin: Urban & Schwarzenberg 1954.
Pierquin, B., J. M. Dutreix et M. Tubiana: J. Radiol. Électrol. **40**, 88—89 (1959).
Propst, A., u. E. Kahr: Strahlentherapie **116**, 188—202 (1961).
Schmitz-Dräger, H.-G., G. Oberhoffer u. P. Thurn: Strahlentherapie **114**, 481—500 (1961).
Schnepper, E., u. H. Vielberg: Strahlentherapie **133**, 176—183 (1967).
Topol, O.: Strahlentherapie **133**, 516—528 (1967).
Vieten, H., u. H. Gremmel: Radiologe **3**, 204—208 (1963).
Vossschulte, K.: Strahlentherapie **107**, 615—618 (1958).
Widow, W.: Strahlentherapie **110**, 133—143 (1959).
Zuppinger, A., u. H. R. Renfer: Radiol. clin. (Basel) **25**, 384—406 (1956).

Präsident: Herr Vieten, Ihre Darstellung war ja so realistisch mit Pessimismus gewürzt, wie es sicher einem Chirurgen nicht hätte besser gelingen können. Von der Vorbestrahlung halten wir in der Tat auch wenig. Bei der Nachbestrahlung muß ich Ihnen gestehen, sind wir vielleicht etwas großzügiger, ohne sie grundsätzlich anzuwenden. Vielleicht wird das gleich im Rundgespräch erörtert werden.

76. Histologie, Tumorstadium und Lebenserwartung beim Bronchuscarcinom

H. Jenny* und R. Buchberger (a. G.)-Wien/Österreich

Summary. The mortality graphs of 937 patients whose pulmonary resection for bronchial carcinoma dates back five years or more shows the relationship of life expectancy to the histological tumor type. From squamous cell epitheleal carcinoma with polymorphic cells to the small cellular carcinoma the percentage of 5 year survival shows a stepwise increase. However, the prognosis more definitely depends on the stage of the disease at the time of surgery. Within the stages the life expectancy after pneumonectomy and lobectomy is relatively similar. In the total patient material lobectomies produced a somewhat higher percentage of 5 year survival than did pneumonectomies. Thus, in suitable cases, lobectomy is to be preferred since it is more suitable for patients with a decrease of the cardio pulmonary reserve than is pneumonectomy. Doubt regarding the indication of resection treatment of bronchial carcinoma is not justified since the long-term results are better than those of gastric carcinoma.

Zusammenfassung. Aus den Absterbekurven von 937 Patienten, deren Lungenresektion wegen Bronchuscarcinom 5 Jahre und länger zurückliegt, geht der Zusammenhang der Lebenserwartung mit der histologischen Tumorform hervor. Der Prozentsatz der 5-Jahresüberlebenszeit steigt vom Plattenepithelcarcinom über das polymorphzellig-solide zum kleinzelligen Carcinom stufenweise ab. Deutlicher ist die Prognose jedoch vom Stadium der Erkrankung zum Zeitpunkt der Operation abhängig. Innerhalb der Stadien ist die Lebenserwartung für die Pneumonektomie und Lobektomien ziemlich ähnlich. Im Gesamtkrankengut ergeben die Lobektomien einen etwas höheren Prozentsatz 5-Jahresüberlebenszeit als die Pneumonektomien. Es ist daher in geeigneten Fällen die Lobektomie vorzuziehen, da sie auch Patienten mit reduzierter kardiopulmonaler Reserve eher zugemutet werden kann als die Pneumonektomie. Zweifel über die Zweckmäßigkeit der Resektionsbehandlung des Bronchuscarcinoms sind unberechtigt, da die Spätergebnisse besser sind als beim Magencarcinom.

Die Grundlage des vorliegenden Referates bilden die Erfahrungen, welche in mehr als 2 Jahrzehnten der Resektionsbehandlung beim Bronchuscarcinom an der II. Chir. Univ. Klinik in Wien gewonnen wurden. Da es sich um ein einheitliches Krankengut handelt und einer von uns diesem Chirurgenteam vom Anfang angehört hat, die histologische Beurteilung überdies durch das gleiche pathologisch-anatomische Institut erfolgte, weisen unsere Beobachtungen über die Zusammenhänge zwischen Lebenserwartung, Histologie und Tumorstadium einen hohen Grad von Verläßlichkeit auf. Der Aussagewert unserer Zahlen wird durch die fast lückenlose Nachuntersuchung unserer Patienten und durch die Tatsache, daß bei ihnen die Eingriffe länger als 5 Jahre zurückliegen, erhöht. Nur von 2% unserer radikaloperierten Kranken haben wir keine Nachricht über ihr weiteres Schicksal.

Überblickt man die histologischen Befunde unserer insgesamt bis 1968 resezierten 1287 Bronchuscarcinome, so ergibt sich, daß fast die Hälfte, nämlich 603, als polymorphzellig-solide Carcinome klassifiziert wurden. Dieser Geschwulsttyp war etwas häufiger zentral lokalisiert. Das Plattenepithel- und das kleinzellige Carcinom waren 3mal häufiger im Hilusbereich als in der Peripherie gelegen; nur das Adenocarcinom überwog in der Peripherie.

Anhand einer Absterbekurve (Abb. 1) kann graphisch der Zusammenhang zwischen feingeweblicher Tumorform und Überlebenszeit gezeigt werden. In den folgenden Kurven sind 937 Patienten berücksichtigt, deren Operation 5 Jahre und mehr zurückliegt. Von 362 mit Erfolg der

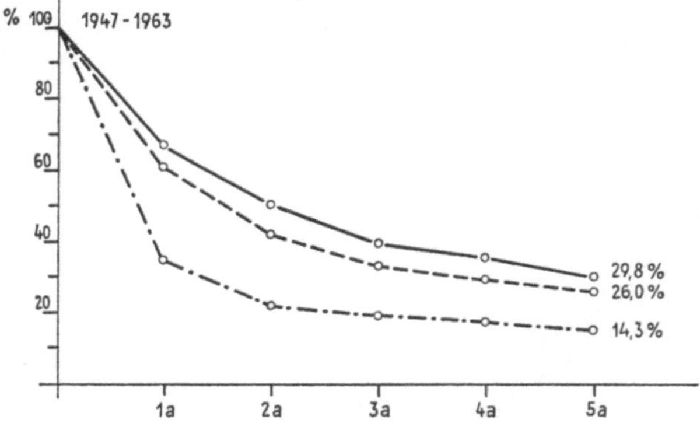

Abb. 1. Überlebenszeit und Histologie bei 937 Fällen von resezierten Bronchuscarcinomen. o——o 362 Plattenepithel-Ca, o---o 438 polymorphe Ca, o-·-·-o 98 kleinzellige Ca (39 Adeno-Ca)

Resektionsbehandlung unterzogenen Patienten mit einem Plattenepithelcarcinom lebten 108 (= 29,8%) 5 Jahre und länger; beim polymorphzelligen Carcinom ist die Lebenserwartung nur geringgradig schlechter, von 438 leben 114 Patienten (= 26%) 5 Jahre und mehr. Beim kleinzelligen Bronchuscarcinom ist die Lebenserwartung mit 14 von 98 Patienten (= 14,2%) am schlechtesten. Unterteilt man innerhalb der einzelnen Tumorformen in Stadien, so ergibt sich bei den drüsenfreien Fällen für das Plattenepithelcarcinom und das polymorphzellige Carcinom eine praktisch identische Kurve. Bei den fortgeschrittenen Fällen sterben dagegen die Patienten mit einem polymorphzelligen Carcinom wesentlich rascher ab als solche mit einem Plattenepithelcarcinom.

Überhaupt ist die postoperative Lebenserwartung vom *Stadium* der Erkrankung zum Zeitpunkt der Operation viel deutlicher *abhängig* als von der Histologie, was aus Abb. 2 hervorgeht. Von den Fällen im

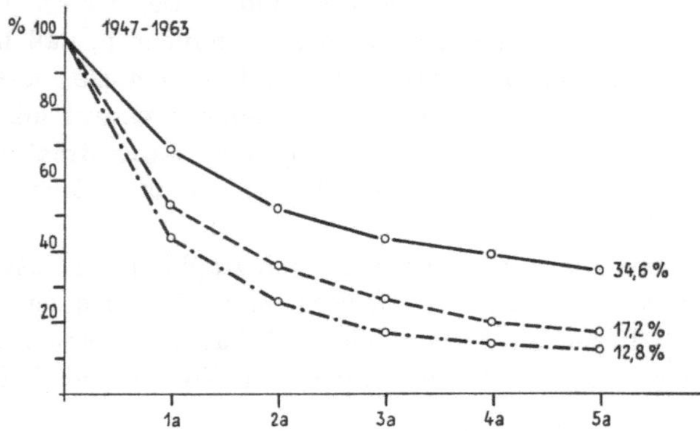

Abb. 2. Überlebenszeit und Tumorstadium bei 937 Fällen von reseziertem Bronchuscarcinom. o——o 494 Pat. Stad. $T_{1-2}N_0$, o– – –o 349 Pat. Stad. $T_{1-2}N_{1-3}$, o–·–·–o 94 Pat. Stad. $T_{3-4}N_0/T_{3-4}N_{1-3}$

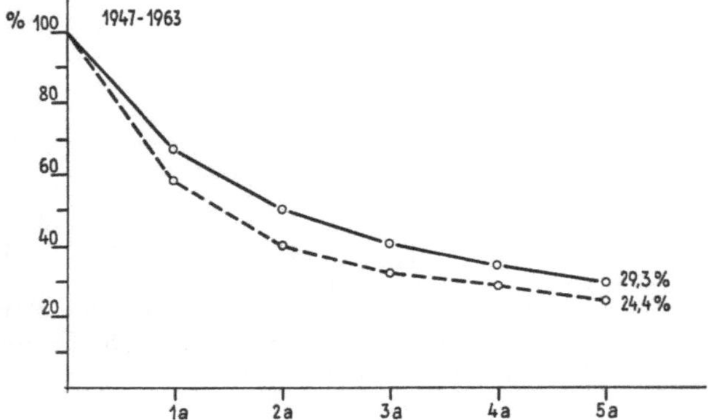

Abb. 3. Überlebenszeit: Lobektomie-Pneumonektomie bei Bronchuscarcinomen. o——o 290 Lobektomien bei Bronchuscarcinomen, o– – –o 647 Pneumonektomien bei Bronchuscarcinomen

Stadium I, also solchen ohne Drüsenmetastasen, leben nach 5 Jahren 34,6 %. Fanden sich aber carcinomatöse Lymphknoten am Resektionspräparat, so überlebten den gleichen Zeitraum nur 17,2 %. Dabei ist es gleichgültig, ob wir eine Pneumonektomie oder den schonenderen Eingriff, eine Lobektomie, durchgeführt haben.

Auch im Gesamtkrankengut ohne Berücksichtigung der Tumorstadien (Abb. 3) erreicht nach der Lobektomie ein höherer Prozentsatz von radikal Operierten die 5-Jahresgrenze als nach der Pneumonektomie.

Aufgrund dieses Ergebnisses halten wir es für vernünftiger, bei einem peripheren Carcinom ohne Drüsenmetastasen nur eine Lappenresektion durchzuführen, ebenso bei zentralen Tumoren, falls es möglich ist, den Lappenbronchus im Gesunden zu durchtrennen und zu verschließen. Diese Voraussetzung ist natürlich nicht immer gegeben, namentlich beim submukös weiterwachsenden Plattenepithelcarcinom ist Vorsicht am Platze. Präoperative endoskopische Probeexcisionen, an *mehreren* Stellen entnommen und evtl. intraoperative Gefrierschnittsuntersuchungen sind relativ sichere Hinweise auf das Ausmaß der notwendigen Resektion. Die Lobektomie ist sicher eine schonendere Operation, welche auch Patienten mit reduzierter cardiopulmonaler Reserve zugemutet werden kann.

Da vereinzelt noch Zweifel über die Zweckmäßigkeit der Lungenresektion beim Bronchuscarcinom bestehen, muß darauf hingewiesen werden, daß die erzielten Dauerergebnisse besser sind als beim Magencarcinom. Die Heilungschancen können nur durch forcierte Früherfassung der Patienten mit Bronchuscarcinom und nicht durch Erweiterung und Vergrößerung der Eingriffe verbessert werden.

77. Zur Berechnung der Behandlungserfolge von Bronchialcarcinomen

H. v. Elmendorff-Düsseldorf

Summary. Since neither a statement of a 5 year cure rate nor a presentation of the mortality graphs in the customary arithmetic form provides a satisfactory basis for calculation of the statistical significance, the author suggests, for bronchial carcinomas, a presentation via the logarithmic probability net and calculation of the significance according to Boag. Using operated and non-operated patients, subdivided into the various histological types, such calculations were carried out.

Zusammenfassung. Da weder die Angabe einer 5-Jahresheilziffer noch die Darstellung der Absterbekurven in der üblichen arithmetischen Form eine befriedigende Grundlage für statistische Signifikanzberechnungen ergibt, wird die Darstellung über das logarithmische Wahrscheinlichkeitsnetz und die Signifikanzberechnung nach Boag bei Bronchialcarcinomen vorgeschlagen. Am Beispiel operierter und nicht operierter Patienten, unterteilt in die verschiedenen histologischen Typen, wurden solche Berechnungen durchgeführt.

Die bisher übliche Darstellung von Absterbekurven in arithmetischer Form hat den Nachteil, daß ihre Signifikanz nicht oder nur sehr schlecht zu berechnen ist und somit eine Kurve mit einer anderen nicht zuverlässig verglichen werden kann. Sollte es möglich sein, die Absterbekurve in eine Linie zu verwandeln, so ließe sich sehr viel besser eine Signifikanz beim Vergleich mit einem anderen Kollektiv errechnen.

Nun werden Überlebenskurven rasch absterbender Kollektive dann nach Boag in einem ausreichendem Maße durch eine gerade Linie dargestellt, wenn man sie in ein Koordinatennetz einzeichnet, in welchem die Abszisse logarithmisch und die Ordinate durch eine Wahrscheinlichkeitsverteilung dargestellt ist, d. h. als lineare Darstellung einer Gaußschen Kurve.

Die Überlebenslinie ist gegeben durch mindestens zwei Punkte, nämlich die Zeitpunkte, in denen 16 %, 50 % und 84 % der Gruppe

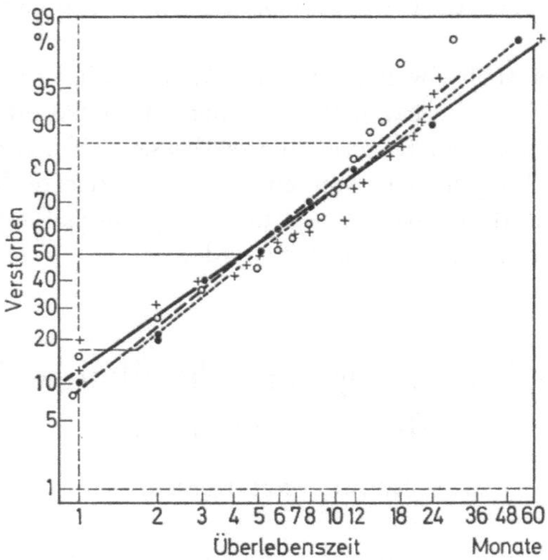

Abb. 1. Absterbekurve von männlichen Patienten mit inoperablem verhornendem Plattenepithelcarcinom der Bronchien. Altersabhängigkeit. • 40 Jahre alt, + 50 Jahre alt, ○ 60 Jahre alt

verstorben sind. Dies wird durch die Begriffe t_{16}, t_{50} und t_{84} in Monaten ausgedrückt. Zur Berechnung der statistischen Signifikanz werden im allgemeinen die Logarithmen des Wertes von t_{50} τ, und die Standardabweichung σ, die Steilheit der Kurve, die aus t_{50}, t_{16} und t_{84} berechnet wird, genommen.

Gerade Linien erhält man aber nur, wenn die Einzelgruppen einheitliche Kollektive darstellen und die Anzahl der Gruppen ausreichend groß ist (ca. 100 und mehr). Die Einheitlichkeit sollte sich zumindest auf die Lokalisation, das Alter, das Geschlecht, die Histologie, die Operation und die Dauer der Vorgeschichte beziehen.

Zur Erläuterung seien einige Kurven aus dem Material der Chirurgischen Universitätsklinik Düsseldorf, 3420 Patienten aus den letzten 20 Jahren gezeigt. Zunächst einige Beispiele unbehandelter Patienten mit verhornendem Plattenepithelcarcinom (93 Fälle, Abb. 1) und kleinzelligem undifferenziertem Carcinom der Bronchien (126 Fälle, Abb. 2). Es zeigt

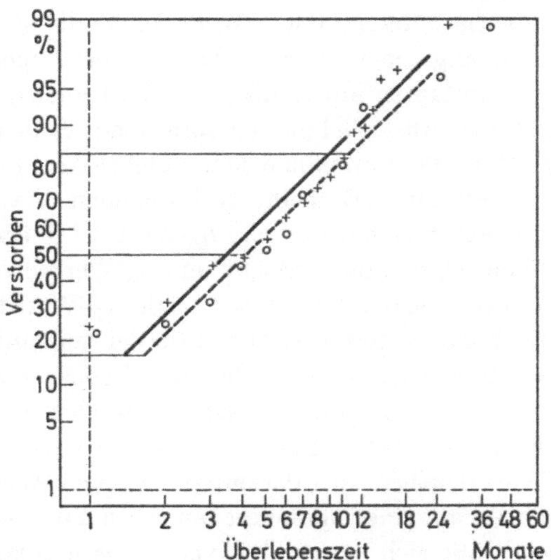

Abb. 2. Absterbekurve von männlichen Patienten mit inoperablem, undifferenziertem kleinzelligen Bronchialcarcinom, sonst Legende wie Abb. 1

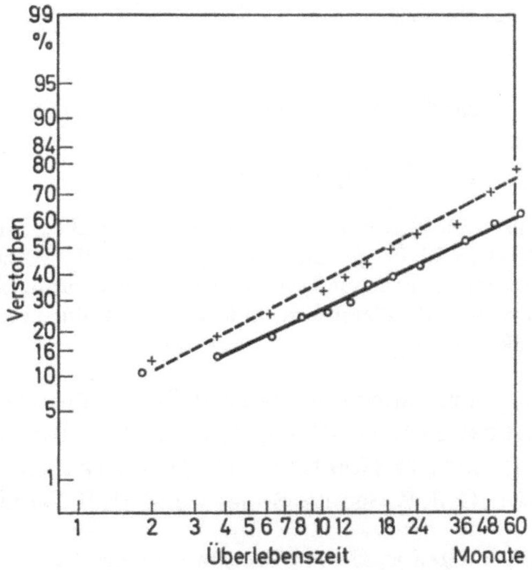

Abb. 3. Absterbekurve von männlichen Patienten mit radikal operiertem verhornendem Plattenepithelcarcinom der Bronchien. o——o ohne sichtbare Metastasen, +---+ mit sichtbaren Metastasen

sich zunächst, daß das Alter die Absterbegeschwindigkeit etwas zu beeinflussen scheint, daß diese Beeinflussung jedoch nicht signifikant ist. Jede dieser Linien hat eine nicht eingezeichnete Vertrauensgrenze, also eine Streubreite, innerhalb derer andere Werte nicht als statistisch signifikant verschieden angesehen werden. Die Absterbelinien der einzelnen Altersgruppen verlaufen innerhalb dieser Vertrauensgrenzen.

Die Abb. 3 gibt die Absterbelinie entsprechend radikaloperierter Krebse wieder. Hatten die Carcinome keine sichtbaren lokalen oder Fernmetastasen, so verläuft z.B. beim verhornenden Plattenepithelcarcinom die Kurve sehr viel flacher. Ein t_{50}-Wert wird erst nach 24 Monaten (statt 5 ohne Operation) erreicht, ein t_{84}-Wert nach etwa 90 Monaten. Beim Vorliegen lokaler Metastasen ist der t_{50}-Wert trotz Radikaloperation mit 18 Monaten geringer. Mit Hilfe der genannten Signifikanzberechnungen ließ sich nachweisen, daß im Gegensatz zu den Erwartungen eine kurze Anamnese nicht zu einer besonders langen Überlebenszeit prädestiniert. Bei einer Anamnesedauer von etwa 6—9 Monaten liegt der t_{50}-Wert deutlich über der entsprechenden Absterbekurve eines gleichen Kollektivs mit einer Anamnesedauer von nur 0—3 Monaten.

Zusammenfassend läßt sich sagen, daß verwertbare Aussagen über Operationserfolge bei Bronchial- und anderen Carcinomen nur über homogene einheitliche Gruppen möglich sind und daß eine Darstellung im logarithmischen Wahrscheinlichkeitsnetz die Berechnung der statistischen Signifikanz erleichtert.

Präsident: Damit können wir jetzt mit dem

Rundgespräch

beginnen. Ich darf alle Teilnehmer herzlich begrüßen, vor allem aber unseren Kollegen und Freund Herrn Wulff, der außer der Reise von Malmö zu uns nicht nur das Referat übernommen hat, sondern der sich liebenswürdigerweise auch bereit erklärt hat, an diesem Rundgespräch teilzunehmen. Dafür besonders herzlichen Dank, Herr Wulff!

An dem Rundgespräch nahmen unter Leitung von Prof. H. Franke-Berlin teil: R. Buchberger (a.G.)-Wien, A. Düx (a.G.)-Bonn, J. Hartleib-Frankfurt/M., H. Lüdeke-Homburg/Saar, H.-J. Viereck-Würzburg, H. Vieten-Düsseldorf, U. J. Wassner-Bremen und H. B. Wulff-Malmö.

Leiter: Genau vor 36 Jahren wurde von Graham erstmalig bei einem Lungenkrebskranken erfolgreich eine Pneumonektomie durchgeführt. Der Operierte konnte weitere 30 Jahre seiner Arbeit nachgehen und überlebte sogar seinen Operateur. Damals war nicht voraussehbar, daß trotz aller Fortschritte der Medizin und der Biologie das Bronchialcarcinom als Geschwulstform mit der schlechtesten Prognose uns in unseren Tagen noch so viele Sorgen bereiten würde. Die statistische Zunahme der Kranken und die relativ bescheidenen Erfolge unserer Behandlungsbemühungen fordern uns fortdauernd zur Überprüfung der diagnostischen und therapeutischen Möglichkeiten heraus. Herr Wulff sagte mit Recht, um Besseres zu erreichen, müssen wir neue Ideen entwickeln und verwirklichen.

Das heutige Rundgespräch sollte daher aus dem riesigen Thema „Bronchialcarcinom" nur zwei Fragenkreise zur Diskussion herausstellen:

1. Kann eine Steigerung der Heilungschancen durch verbesserte Diagnostik, besonders im Hinblick auf die Frühdiagnose, erreicht werden?

2. Was dürfen wir über die Resektionstherapie hinaus von einer Kombinationstherapie, also Resektions-, Bestrahlungs- und cytostatischer Behandlung, in verschiedener Variation angewandt, für die Zukunft erwarten?

Herr Lüdeke sagte uns, daß sich die sog. Laufzeit stark verkürzt hat. Ich möchte bezweifeln, ob dieser Zeitangabe von 3—6 Monaten allgemeine Gültigkeit zukommt. Ich möchte zunächst die Herren aus Schweden und Österreich fragen, ob in ihren Ländern diese Laufzeiten Gültigkeit haben oder nicht.

H. B. Wulff: Das ist eine ziemlich komplizierte Frage, aber ich habe nicht den Eindruck, daß sich die Laufzeit verkürzt hat.

R. Buchberger: Wir haben in den letzten Jahren eine durchschnittliche Laufzeit von 2,3 Monaten. Auch die Zeit vom ersten Arztbesuch wegen des ersten Auftretens der Symptome bis zur Einlieferung in die Klinik beträgt jetzt bei uns 1,6 Monate, während es 1950 im Durchschnitt noch 3,7 Monate waren.

Leiter: Also eine Laufzeit, die noch kürzer ist als die von Herrn Lüdeke angegebene. Ich weiß nicht, ob alle Teilnehmer des Rundgespräches das aus ihrer Sicht heraus bestätigen können. Ich möchte dazu noch Herrn Viereck fragen, was er zu dieser komplizierten Frage sagen will.

H.-J. Viereck: Wir haben unser Material nicht in bezug auf die Laufzeit aufgegliedert, sondern die Zeit vom Beginn der Symptome bis zur endgültigen Diagnose getestet. Vor 15 Jahren haben wir noch 7,2 Monate gebraucht, 1960 waren es 4,7 Monate und jetzt sind es 3 Monate. Ich glaube, daß sich die Zeit noch verkürzen läßt. Es wären folgende Maßnahmen vorzuschlagen: Alle Patienten über 40 sollten bei der Klinikaufnahme in jeder Klinik einer Routineuntersuchung unterzogen werden. Dann sollten die Röntgenreihenuntersuchungen sehr viel besser und schneller und gezielter ausgewertet werden. Ich glaube, daß wir dann die asymptomatischen Carcinome erfassen könnten, so daß ein wesentlich besseres Operationsergebnis erreichbar wäre und auch, wie es aus dem Vortrag von Herrn Vieten hervorging, ein wesentlich besseres Bestrahlungsergebnis. Er kann dann sein Bestrahlungsfeld kleiner halten und die Tumordosis wesentlich höher gestalten, und dann erreicht er auch eine Überlebensrate, die über 3 und vielleicht bis zu 5 Jahren geht.

H. B. Wulff: Meinen Sie, daß man nur eine einfache Röntgenuntersuchung machen soll, oder meinen Sie eine mehr komplizierte Untersuchung? Es gibt ja sehr viele Fälle, die man nicht mit einer gewöhnlichen Untersuchung finden kann.

Leiter: Wir werden auf diesen sog. Diagnosekatalog, wie ihn Herr Lüdeke herausgearbeitet hat, gleich noch zu sprechen kommen.

H. Vieten: Wir haben im Rahmen der Röntgenreihenuntersuchung der Eisen- und Stahlindustrie einmal große Hoffnung gehabt, vermehrt Bronchialcarcinome im Frühstadium zu entdecken. Diese Hoffnung ist leider enttäuscht worden. Ich glaube, das liegt im wesentlichen daran: Wenn man bei Klinikaufnahme oder bei sonstigen Reihenuntersuchungen hinsichtlich des Bronchialcarcinoms etwas erreichen will, muß man Aufnahmen in mindestens zwei Ebenen machen. Meist fehlt aber die seitliche Aufnahme.

Leiter: Damit kommen wir auf den Diagnosekatalog zu sprechen, wie ihn Herr Lüdeke herausgestellt hat. In der von ihm angegebenen Reihenfolge findet er wohl allgemeine Zustimmung. Wir hörten, daß durch Bronchoskopie mit Probeexcision beim zentralen Carcinom immerhin in 60% die histologische Diagnose zu erzielen sei und daß sie vor allem auch Hinweise auf die Frage der Operabilität gibt. Wir müssen aber auch fragen: Wie steht es um die Diagnosestellung beim peripheren Carcinom? Hier sagte uns Herr Lüdeke, daß durch die Katheterbiopsie im Verband mit der Cytodiagnostik und der Nadelbiopsie Fortschritte erzielt wurden. Ich denke, Herr Hartleib kann uns zur endoskopisch-bioptischen Diagnostik peripherer Carcinome etwas Spezielles berichten.

J. Hartleib: Prinzipiell gibt es zwei Möglichkeiten. Zunächst einmal kann man bei der einfachen Bronchoskopie auch bei einem peripheren Herd aus dem entsprechenden Segment bzw. Lappenostium eine Probeexcision entnehmen, und zwar auch dann, wenn die Schleimhaut makroskopisch ganz unverdächtig erscheint. Diese Probeexcision ist immer dann positiv, wenn sich eine Lymphangiosis carcinomatosa im Bereich des Ostiums findet. Das ist nicht so selten der Fall, wie es zunächst bei einem ganz peripheren Herd vielleicht den Eindruck erwecken könnte. Man sollte eine solche Probeexcision in diesem Falle nie unterlassen. Die zweite Möglichkeit ist eigentlich nur eine Erweiterung der Katheterbiopsie. Anstelle des Kunststoffkatheters kann man auch eine flexible Probeexcisionszange, natürlich unter Röntgenkontrolle, an den Herd heranbringen, und man kann dann aus dem Herd oder mindestens aus der unmittelbaren Umgebung eine Probeexcision entnehmen. Diese Methode hat den Vorteil, daß wir hiermit wirkliches Gewebe bekommen. Wir können also eine histologische Aufarbeitung des Materials haben und damit eine etwas größere Diagnosesicherheit als einfach nur mit der Saugbiopsie erreichen, die im allgemeinen eine cytologische Diagnose ermöglicht. Wir haben diese Methode in den Fällen angewendet, in denen alle anderen diagnostischen Methoden versagten, also auch die Saugbiopsie. Wir konnten damit in knapp 20% noch eine sichere Diagnose erzielen, und zwar eine histologisch einwandfreie Abklärung des Prozesses.

Leiter: Das würde bedeuten, daß wir in der Zangenbiopsie doch eine gewisse Erweiterung des Diagnosekatalogs hätten. Herr Lüdeke sagte uns, daß die angiographischen Untersuchungsmethoden als Routineverfahren aufwendig seien und selten eine Bestätigung der Diagnose brächten. Es scheint aber doch so zu sein, daß in der selektiven Bronchialarteriographie ein Verfahren entwickelt wurde, das diese Ansicht nicht unbedingt rechtfertigt. Herr Düx wird uns hierzu aus seiner Erfahrung berichten können.

A. Düx: In der letzten Zeit haben wir in der Chirurgischen Universitätsklinik Bonn präoperativ bei Patienten mit tumorverdächtiger Lungeninfiltration, die durch Bronchoskopie oder gezielte Sekretabsaugung histologisch nicht weiter abgeklärt werden konnte, die selektive Bronchialarteriographie mit Erfolg durchgeführt. Diese diagnostische Maßnahme basiert auf der Tatsache, daß das Bronchialneoplasma einmal über die Bronchialarterie vasculär versorgt wird, und zum anderen, daß in ca. 85% mit einer angiographisch nachweisbaren Hypervascularität des Bronchialtumors gerechnet werden kann. Entsprechend der Art und der Lokalisation des Tumors, des Entwicklungsstadiums und der poststenotischen Lungeninfiltration gibt es jedoch unterschiedliche Gefäßbilder. Wenn jedoch bei Verwendung von Serienaufnahmen im Großformat typische Tumorgefäße im Sinn von netzförmigen, korkenzieherartigen oder knäuelartigen Gefäßformationen mit verlängerter Kontrastmitteldeponierung im tumorverdächtigen Bereich zur Darstellung kommen, ist aufgrund des vasographischen Befundes ein Bronchialneoplasma trotz fehlender Histologie anzunehmen, wie von uns wiederholt intraoperativ bestätigt werden konnte. Es muß aber betont werden, daß nur der positive vasographische Befund diagnostisch verwertbar ist. Bei einem technisch einwandfreien Bronchialarteriogramm können sich aber Interpretationsschwierigkeiten dann ergeben, wenn z.B. ein wenig vascularisierter Tumor vorliegt, oder bei einem Tumor, der angiographisch noch nicht erfaßbare Tumorgefäße aufweist, oder auch bei einem bereits zentral verfallenen Tumor, wobei Tumorgefäße nur in der Tumorrandzone nachweisbar sind, oder auch bei einer umschriebenen Bronchopneumonie.

Leiter: Herr Düx, wie hoch ist mit diesem Verfahren Ihre Trefferquote?

A. Düx: Wir haben praktisch eine 100%ige Trefferquote dann erzielt, wenn Tumorgefäße nachweisbar sind. Es ist ein technisches Problem, das Bronchialarteriogramm zu interpretieren.

Leiter: Wie gestaltet sich Ihr technisches Vorgehen zur Bronchialarteriographie?

A. Düx: Wir führen die Seldinger-Methode durch. Percutan wird der Katheter in die thorakale Aorta eingeschoben und unter Durchleuchtungskontrolle mit Bildverstärker wird der Katheter unter Verwendung von Probeinjektionen in die Bronchialarterie eingeführt.

Leiter: Ich weiß nicht, ob hier am Rundtisch über die selektive Bronchialarteriographie noch weitere Erfahrungen vorliegen.

H. Vieten: Es ist möglich, daß durch die Anfertigung von Serienaufnahmen in Großformat und durch die damit gegebene Beurteilung der Durchströmung des Tumors neue Gesichtspunkte kommen. Aber wir haben in über 100 Fällen am postmortalen Angiogramm feststellen müssen, daß rein morphologisch kein Unterschied zwischen dem Bild eines Carcinoms, einer Silikose, einer Tuberkulose oder einer sonstigen Entzündung besteht. Rein morphologisch ist es sicherlich nicht zu unterscheiden.

Leiter: Es scheint aber doch so, daß durch dieses Verfahren ein weiterer Punkt für die Diagnostik erarbeitet wurde, wobei die heute vorliegenden geringen Ergebniszahlen noch nichts Endgültiges über den Wert der Methode im Diagnostikkatalog sagen können.

Ehe ich jedoch das Kapitel Diagnostik abschließe, möchte ich nicht versäumen, darauf hinzuweisen, daß noch von keiner Seite die sog. Lungenszintigraphie genannt wurde. Ich kann nur aus unserem Berliner Raum berichten, daß von seiten des Oeserschen Institutes an der FUB die Lungenszintigraphie bei allen Bronchialcarcinomen durchgeführt wurde. Bei nunmehr über 400 durchuntersuchten Fällen konnten immerhin mehr als 15% Trefferquoten gegenüber dem normalen Röntgenbild in 2 Ebenen erzielt werden, allerdings nur bei zentral sitzenden Bronchialcarcinomen. Da die Lungenszintigraphie wohl noch nicht allgemein durchgeführt wird, möchte ich in diesem Rahmen doch Herrn Vieten, Herrn Viereck und Herrn Düx fragen, an welcher Stelle des Diagnostikkatalogs das Verfahren eingebaut werden könnte.

H. Vieten: Ich kann dazu selbst nichts sagen. Aber der erste Mitarbeiter meiner Nuklearmedizinischen Abteilung glaubt auch, daß die Lungenszintigraphie verbesserte Erkenntnisse für die Zukunft bringen könnte. Ich persönlich bin allerdings skeptisch.

H.-J. Viereck: Alle Drüsenerkrankungen am Hilus führen zu Veränderungen im Lungenszintigramm. Es handelt sich hier nicht nur um das zentral sitzende Bronchialcarcinom, sondern genauso um den Morbus Boeck wie auch um die Lymphogranulomatose. Aber auch Gefäßmißbildungen und Embolien führen zu deutlichen Veränderungen. Doch zur Verdachtsdiagnose hilft uns die Lungenszintigraphie sicherlich in Zukunft weiter. Besonders ist zu erwähnen: Wenn man postoperativ ein Szintigramm macht und hat vorher einen totalen Ausfall einer Lunge gehabt und hat dann eine Lobektomie zur Entfernung des Tumors vornehmen können, dann färbt sich die Restlunge wieder an. Das ist eine schöne Bestätigung dessen, daß man die Lobektomie auch beim Bronchialcarcinom einsetzen soll.

A. Düx: Ich würde auch sagen, daß die Lungenszintigraphie diagnostisch weiterhelfen kann. Ich glaube aber nicht, daß die erwähnte Trefferquote eine wesentlich bessere Aussage hat als die normale Lungenuntersuchung in verschiedenen Ebenen. An sich darf man das Lungenbild nicht nur betrachten und untersuchen aufgrund einer Infiltration, sondern man muß es auch nach der Lungenstruktur, nach den Transparenzunterschieden untersuchen. Im Grundsatz ergibt sich auf dem Lungenbild hinterher nichts anderes als das, was man auf dem Lungenszintigramm erwarten will, Veränderungen durch die Kompression der Arterie und auch des Bronchiallumens. Über diesen vasculär-alveolären Reflexmechanismus kommt es zu einer Minderdurchblutung, d.h. zu einer Transparenzherabsetzung, und damit zu einer verminderten Fixation der Makroaggregate in der Lunge. Und nur da trifft man auf die pathogenetischen Faktoren.

Leiter: Das ist bekannt. Ich glaube aber, auch aus Ihren Worten entnehmen zu können, daß wir die Lungenszintigraphie nicht ablehnen sollten, daß aber mehr Erfahrungen gesammelt werden müssen und daß man zunächst fragen sollte, an welcher Stelle des Diagnostikkatalogs das Verfahren eingebaut werden könnte.

Nun aber zur Mediastinoskopie. Wir sind uns alle darüber klar, welch wichtiges Instrument sie hinsichtlich der Diagnose und Beurteilung der Operabilität ist. Es interessieren uns aber doch einige Fragen. Diese möchte ich zunächst an Herrn Wassner stellen. An welcher Stelle des Katalogs würden Sie die mediastinale Phlebographie einreihen?

U. J. Wassner: Die Antwort muß dreigeteilt sein. Erstens soll die Methode überall dort möglich sein, wo Carcinome diagnostiziert und operiert werden. Zweitens ist die Methode arbeitsökonomisch, personell und finanziell aber aufwendig. Dadurch sind gewisse Grenzen gesetzt. Wenn die Diagnose fertig ist, wenn klar ist, daß der Patient operiert werden kann, wenn die Funktion in Ordnung ist, wenn nur noch nach dem Tag der Operation gefragt werden muß: da hinein gehört die mediastinale Phlebographie. Zum dritten gibt es dann eine absolute und eine relative Indikation. Eine absolute bei den zentral sitzenden Carcinomen und bei den Fällen mit Einflußstauungen. Diese frühzeitigen oberen Einflußstauungen sind außerordentlich diskret. Man muß seinen Patienten genau kennen, um diese Beschwerden erfahren zu können. Dort hat es Sinn. Relativ in allen Fällen, in denen man sonst daran denken mag.

Leiter: Wir haben die Bilder von Herrn Wassner gesehen; sie sind eindrucksvoll. Sie werden mir aber zustimmen, daß viel Erfahrung dazugehört, diese Bilder richtig zu interpretieren. Ich weiß nicht, ob wir die mediastinale Phlebographie heute für alle Kliniken, die sich mit Lungencarcinomchirurgie beschäftigen, als Routinemethode empfehlen können. Es müssen weitere Erfahrungen gesammelt werden.

Nun möchte ich Herrn Lüdeke fragen, ob aufgrund dieser mediastinoskopischen Untersuchungen, ob aufgrund dieser mediastinalen Phlebographie evtl. der dadurch erreichte niedrige Prozentsatz von 9% Probethorakotomien in Zukunft vielleicht noch mehr gesenkt werden könnte.

H. Lüdeke: Ich bin der Ansicht, daß die Ergebnisse von nur 6% Probethorakotomien Spitzenergebnisse sind. Ich denke aber, daß bei zunehmender Erfahrung mit den genannten Methoden der präoperativen Diagnostik die Probethorakotomien von jetzt durchschnittlich 37% auf etwa 10–12% heruntergedrückt werden können.

Leiter: Damit dürfen wir feststellen, daß eine gewisse Resignation gegenüber den diagnostischen Verfahren beim Bronchialcarcinom nicht mehr so gerechtfertigt ist wie bislang.

Nun zum Fragenkreis der Therapie! Herr Wulff teilte uns seine Resektionsergebnisse mit. Sie sind gut. Auch die Ausführungen von Herrn Vieten über den Bestrahlungseffekt bestätigen uns wieder einmal, daß derzeit die Operation immerhin noch die einzige Möglichkeit einer Dauerheilung bietet. Das Ergebnis steht in direkter Abhängigkeit vom Tumorstadium.

Glauben Sie nun, Herr Wulff, daß sich die Resektionsergebnisse durch eine Kombinationstherapie, also außer der Operation durch Vorbestrahlung, Nachbestrahlung und cytostatische Behandlung, verbessern lassen?

H. B. Wulff: In den ersten Jahren kombinierten wir in vielen Fällen Röntgentherapie mit Exstirpation. Aber wir haben schlechte Erfahrungen gemacht. In den letzten 10 Jahren haben wir nur in den inoperablen Fällen die Radiotherapie benutzt. Es ist immer schwer, diese verschiedenen Serien zu vergleichen. Man braucht Radiotherapie nur in den schlechten Fällen und nicht in den schlechtesten Fällen. Es ist immer schwer, genaue Resultate zu bekommen.

Cytostatica brauchen wir. Aber man kann Ihre Frage nicht beantworten. Wir müssen viele Jahre abwarten, bis wir vielleicht 500 Fälle haben — mit und ohne Cytostatica —, um diese Antwort geben zu können.

Leiter: Herr Vieten betonte, daß er eine kurative Bestrahlung als Versuch am untauglichen Objekt ansieht und daß er nur inoperable Fälle primär bestrahlt und daß man auf eine postoperative Nachbestrahlung bei operablen Fällen als Routinemaßnahme verzichten soll. Seine Begründung war: die routinemäßige Nachbestrahlung bedürfe eines großen Bestrahlungsfeldes und hoher Raumdosen; es würden hilusnahe Bezirke erfaßt und geschädigt. Diese Meinung von Herrn Vieten wird nicht ganz unwidersprochen bleiben. Ich glaube, Herr Viereck wird uns zu diesem Fragenkomplex der Kombinationsbehandlung, Operation und Bestrahlung sicherlich Wesentliches zu sagen haben.

H.-J. Viereck: Wir haben die kombinierte Bestrahlung mit den modernen Bestrahlungsmöglichkeiten, also nicht der alten Radiotherapie, sondern mit Kobalt 66, aber leider noch nicht mit dem Betatron, probiert. Grundsätzlich kann man jeden Tumor mit etwa 4000–5000 R belasten und dann mit einer 4wöchigen Pause hinterher operieren, ohne daß es zur vermehrten Gefährdung des Patienten kommt. Ebenso kann man 14 Tage nach der Operation bei entsprechender Indikation eine Nachbestrahlung der Patienten vornehmen. Wir haben bei insgesamt 46 Patienten in den letzten 5 Jahren eine Vorbestrahlung vorgenommen und die Operation ausführen können. Im einzelnen waren das 10 Pneumonektomien, 25 Lobektomien. Dabei hatten wir 4 postoperative Todesfälle während des Klinikaufenthalts. Bei 11 Patienten mußte der Eingriff als Probethorakotomie abgeschlossen werden, darunter 2 Todesfälle. Bei 6 Patienten, bei denen vorher histologisch durch Bronchoskopie die Diagnose eines Carcinoms gestellt werden konnte, konnte man hinterher im Resektionspräparat das Carcinom nicht mehr nachweisen. Es war zu einer echten Zerstörung des Tumors durch die Vorbestrahlung gekommen.

Diese Ergebnisse werden von Eichhorn und anderen bestätigt. Damit erweist sich eigentlich die kombinierte Behandlung mit der Operation als eine gute Methode, die angewendet werden kann.

Leiter: Wenn ich kurz unterbrechen darf: Es steht etwas im Raum, was nun zu einem sehr großen Disput Veranlassung geben könnte. Wir können das hier wahrscheinlich nicht ganz aushandeln. Ich möchte Herrn Vieten fragen, wie er zu der Ansicht von Herrn Viereck steht. Ich möchte gleich weiter fragen — das ist eine Anfrage von Prof. Zenker —, was Sie von der Einschlagbestrahlung im Hinblick auf die Verhütung lymphogener und hämatogener Metastasen und deren Spätergebnissen halten.

H. Vieten: Wenn das Bronchialcarcinom mit Wahrscheinlichkeit noch operabel ist, total reseziert werden kann, weiß ich nicht recht, warum man es vorher bestrahlen soll, das zunächst unabhängig von der Frage von Herrn Prof. Zenker.

Leiter: Ich möchte gleich berichtigen: Vielleicht wurde Herr Viereck mißverstanden. Wenn Sie einen operablen Fall haben, diagnostisch als solcher so weit wie möglich abgeklärt, dann bestrahlen Sie doch nicht prinzipiell vor?

H. Vieten: Nein, dann operieren wir immer.

Leiter: Es dreht sich darum, ob ein sehr ausgedehnter Tumor durch die Bestrahlung so weit zurückgebildet werden kann. Ich hatte gehofft, Herr Vieten, daß Sie uns Bilder von Ihren Bestrahlungserfolgen zeigen. Daran wollte ich eigentlich die Bemerkung aufhängen: Wenn der Tumor sich so weit zurückgebildet hat, daß er röntgenologisch evtl. gar nicht mehr erkannt werden kann, sollte der Patient dem Operateur nochmals vorgestellt werden zu der Frage, ob er nun nicht doch die Indikation zur Resektion sieht. Das betrifft vor allem Fälle, wo eine Pneumonektomie aus funktionellen Gründen nicht ausgeführt werden kann und eine Lobektomie aber tragbar wäre. Das war hauptsächlich unser Anliegen.

H. Vieten: Zur Vorbestrahlung möchte ich sagen: Wenn man es auch nur mit 4000 R macht, hat man so große Lungenabschnitte praktisch zerstört, daß man sie herausnehmen muß. Ich hatte gesagt: Wenn ein Carcinom wahrscheinlich an der Grenze der Operabilität steht und man es deshalb primär bestrahlen muß, dann soll der Chirurg die Finger davon lassen: wenn die Probethorakotomie vorgenommen wurde, dann ist es mit der Bestrahlung aus.

Leiter: Wir haben hier offenkundig eine erhebliche Meinungsverschiedenheit zwischen Chirurgen und Radiologen. Ich glaube, die enge Zusammenarbeit der beiden Disziplinen wird uns in absehbarer Zeit einen zweifelsfreien Standpunkt beziehen lassen können. Ich muß Herrn Vieten folgendes sagen und ihm zustimmen. Er sagte, daß bei der Operation erkannte, aber nicht radikal entfernte Metastasen, die nur einen kleinen Bereich einnehmen, postoperativ der Hochvolttherapie mit hoher Dosis zugeführt werden sollten. Damit nähern sich die Standpunkte schon wieder an. Wir müssen leider bald zum Ende kommen.

H. Vieten: Sie meinten, Herr Zenker, die Devitalisierung von Geschwulstzellen durch die Bestrahlung, die uns eigentlich beim Mammacarcinom oft enttäuscht hat. Ich kann mir nicht vorstellen, daß es beim Bronchialcarcinom anders sein soll. Ich glaube nicht mehr daran.

Leiter: Es bleibt noch übrig, einen Blick auf die Cytostatica zu werfen. Was vermögen sie als Adjuvans zur Resektionstherapie im Sinne verbesserter Heilungsaussichten zu erreichen? Es ist viel darüber geschrieben worden, und ein eindeutiges Bild konnte nicht ermittelt werden. Es scheint aber, daß die Heilquote durch Cytostatica dann um einige Prozent erhöht werden kann, wenn ihre Anwendung im Tumorstadium I und II rechtzeitig mit voller Dosis erfolgt. Die Wiener Klinik hat auf diesem Gebiet eine erhebliche Erfahrung. Ich möchte Herrn Buchberger fragen, was er in dieser Frage der Cytostatica im Sinne der Kombinationstherapie uns sagen könnte.

R. Buchberger: In der II. Chirurgischen Universitätsklinik in Wien wird nach Vorversuchen mit Mitomen seit 1959 eine Tumorrezidivprophylaxe mit Endoxan durchgeführt, von 1959 bis 1962 in Form einer Dauertherapie über 2 Jahre, seither in Form einer intermittierenden Stoßtherapie, und zwar in 8 Kuren innerhalb von 3 Jahren. Die Vergleichsgruppen stammen aus der Klinik Salzer. Die Auswahl erfolgte je nachdem, in welcher Krankenstation der Patient gelegen ist.

Die Auswertung aller Fälle ergab 2 Absterbekurven, die sich nach 2 Jahren überschneiden. Am Anfang sterben die Endoxanpatienten langsamer, später die Kontrollpatienten. Die Abweichungen sind nach der Fischerschen Methode für die einzelnen Kurvenpunkte an der Grenze der Signifikanz.

Es wurde auch untersucht, ob die Patienten eine Leukopenie bekommen. Wenn eine Leukopenie unter 3000 eingetreten ist, war, in allen Gruppen signifikant, eine bessere Lebenserwartung bei den Endoxanpatienten gegeben.

Leiter: Ich glaube, damit ist auch die Frage von Herrn Zenker beantwortet. Ich glaube, wir müssen auch hier den Worten von Herrn Wulff folgen, hinsichtlich der Cytostatica, wenn er sagt, es muß noch viel mehr Erfahrung gesammelt werden, um etwas Endgültiges hinsichtlich einer Verbesserung der Heilungschancen zu erreichen.

Leider ist unsere Zeit fast um, ich muß schließen. Ich glaube, zusammenfassend doch sagen zu dürfen, daß, wie der Herr Präsident sagte, der Pessimismus hinsichtlich des Bronchialcarcinoms oder eine gewisse Resignation sicher nicht ganz von der Hand zu weisen ist. Aber, um mit Herrn Wulff zu reden, wenn wir weitere Ideen haben, wenn wir das, was wir heute hörten, richtig in unsere Diagnostikmethoden und in unsere Therapiemöglichkeiten einbauen, können wir doch wahrscheinlich etwas optimistischer in die Zukunft blicken, als es bislang geschah.

Das, was gar nicht erwähnt wurde, ist aber nach meinem Dafürhalten auch wichtig, nämlich daß eine sachliche Aufklärungsarbeit dann dazu beitragen kann, das Bronchialcarcinom eher in unsere Hand gelangen zu lassen. Ich danke Ihnen.

Stellv. Präsident Zenker: Ihnen, Herr Franke, und den Teilnehmern des Rundgesprächs darf ich im Namen des Herrn Präsidenten, der verhindert ist, jetzt weiter die Sitzung zu leiten, sehr herzlich danken. Wir kommen nun noch zu weiteren Vorträgen. Zunächst zu Herrn Zimmermann.

Freie Vorträge

78. Die Behandlungsergebnisse des Bronchialcarcinoms unter Berücksichtigung der Indikationsstellung zur Operation mit verschiedenen Lungenfunktionsprüfungen

W. E. Zimmermann*, H. Fischermann (a. G.)-Freiburg i. Br. und J. Klöss-Frankfurt a. M.

Summary. From 1953 to 1966, 585 of 877 patients with carcinoma of the lung were treated conservatively and 292 were treated by pulmonary resection. Reexamination periods are differentiated by determining the indication for surgery with the aid of improved pulmonary function tests — 1953—1956, 1957—1960,

1961—1966 — and the surgical 5 years cures are compared to those of the world literature. Re-examination of the pulmonary and performance volume shows that these are usually inadequate as indication criteria and for the selection of patients.

By the introduction of arterial blood gas analysis and by determining the acid-base balance at rest and by graduated physical exercise up to 120 Watts the 5 years cure rate of operated patients was improved from 18.6 to 26.5% whereas that of the conservatively treated patients decreased from 3 to 2%. This favourable effect is related to the classification of the respiratory insufficiency with the aid of arterial blood gas analysis and the minimal stress level of 100 Watts which is postulated before surgery and which, corresponding to the energy balance, guarantees a basal metabolic rate of 2200 kcal. This stress level is also necessary since 56% of the patients, on account of the dual noxious effect of tobacco abuse, do not only have a pulmonary carcinoma but also already show latent or manifest heart and circulatory failure which usually only becomes demonstrable during physical stress by the metabolic acidosis.

Zusammenfassung. Von 877 Patienten mit Lungencarcinom wurden von 1953 bis 1666 585 konservativ und 292 durch Lungenresektion behandelt. Durch die Indikationsstellung zur Operation mit Hilfe verbesserter Lungenfunktionsprüfungen werden drei Untersuchungszeiträume unterschieden — 1953—1956, 1957—1960, 1961—1966 — und die operativen 5-Jahresheilungsergebnisse mit denen der Weltliteratur verglichen. Eine Überprüfung der Lungen- und Leistungsvolumina zeigt, daß diese als Kriterium zur Indikation und Auswahl der Patienten meist unzureichend sind.

Durch die Einführung der art. Blutgase und Bestimmung des Säure-Basen-Haushaltes in Ruhe und bei dosierter körperlicher Belastung bis zu 120 Watt wurde die 5-Jahresheilungsgrenze der operierten Patienten von 18,6 auf 26,5% verbessert, während die der konservativ Behandelten von 3 auf 2% absank. Dieser günstige Effekt wird auf die Klassifizierung der respiratorischen Insuffizienz mit Hilfe der arteriellen Blutgase und die für eine Operation geforderte Mindest-Belastungsstufe von 100 Watt zurückgeführt, die entsprechend der energetischen Bilanz den Grundstoffwechsel von 2200 kcal garantiert. Diese Belastungsstufe ist auch deshalb erforderlich, da 56% der Patienten infolge der Doppelnoxe des Tabakabusus nicht nur ein Lungencarcinom, sondern bereits eine latente oder manifeste Herz- und Kreislaufinsuffizienz aufweisen, die meist erst unter körperlicher Belastung durch eine metabolische Acidose nachweisbar wird.

An der Chirurgischen Universität Freiburg wurden in den Jahren 1953—1966 von 877 Patienten mit Lungencarcinom 585 konservativ und 292 durch Lungenresektion behandelt.

Bei den Patienten mit Resektionen entfallen auf das Plattenepithelcarcinom 73%, auf das kleinzellige Carcinom 14% und die sonstigen Carcinome (Adeno-, Gallert-, Alveolarcarcinom) 13%, während bei den konservativ behandelten Fällen die Plattenepithelcarcinome 53%, kleinzellige Carcinome hingegen 37% und die übrigen Carcinome 10% ausmachen.

Unser *Krankengut* können wir in *3 Zeiträume* unterteilen, die durch die Indikationsstellung zur Operation mit Hilfe der verbesserten *Lungenfunktionsprüfungen* bestimmt werden. Die 5-Jahresheilungsergebnisse können wir miteinander vergleichen, da stets dieselbe Operationstechnik (Standardmethode) angewendet wurde.

Das Durchschnittsalter (Abb. 1) der Patienten mit Lungenresektion nimmt sowohl von 1957—1960 als auch von 1961—1966 infolge des größeren Prozentsatzes der 60—70 jährigen zu. Einen ähnlichen Befund verzeichnen wir auch bei den konservativ behandelten Patienten (Abb. 2).

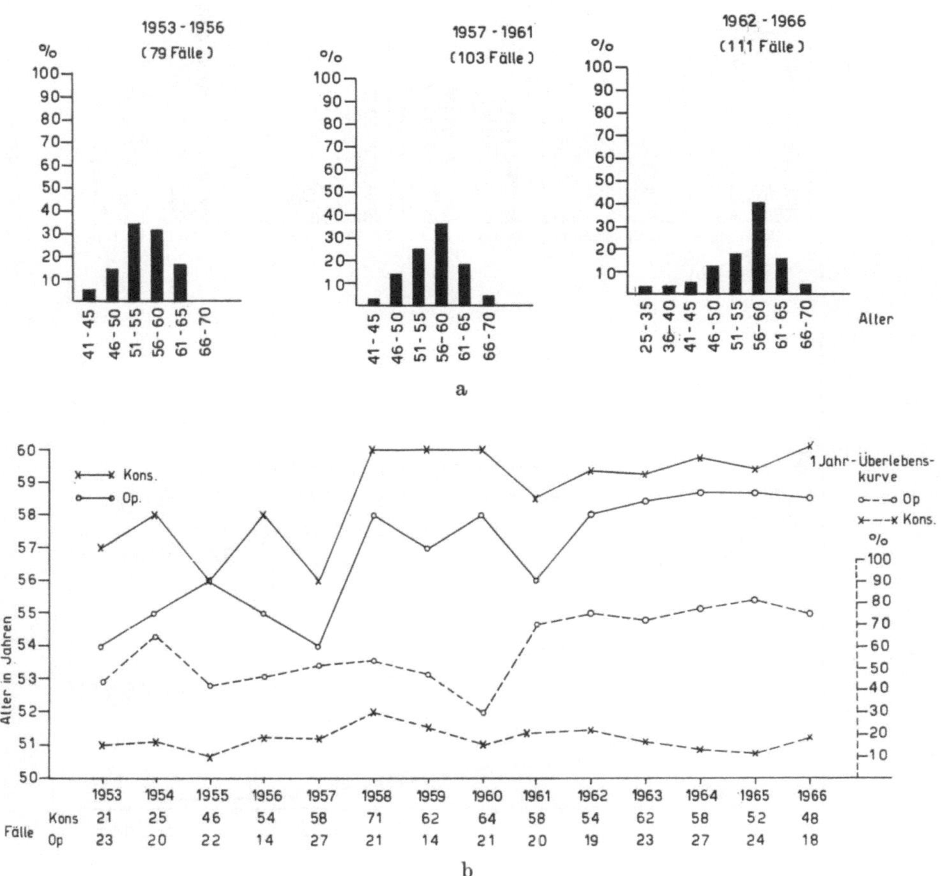

Abb. 1. a Altersverteilung der Patienten mit Lungenresektion und Mittelwerte sämtlicher Patienten mit Bronchialcarcinom (konserv. u. op.) von 1953—1966 sowie b Darstellung der 1-Jahresheilungskurve für Operierte und konservativ Behandelte

Da in dem Untersuchungszeitraum 1953—1960 die Lungenfunktionsdiagnostik nur mittels der Bestimmung der Vitalkapazität, relativen Sekundenkapazität (Tiffeneau-Test) und des Atemgrenzwertes erfolgte und sich das höhere Lebensalter ungünstig auf die postoperative Überlebenszeit auswirkte, stellten sich neue Probleme bei der Indikation zur Operation.

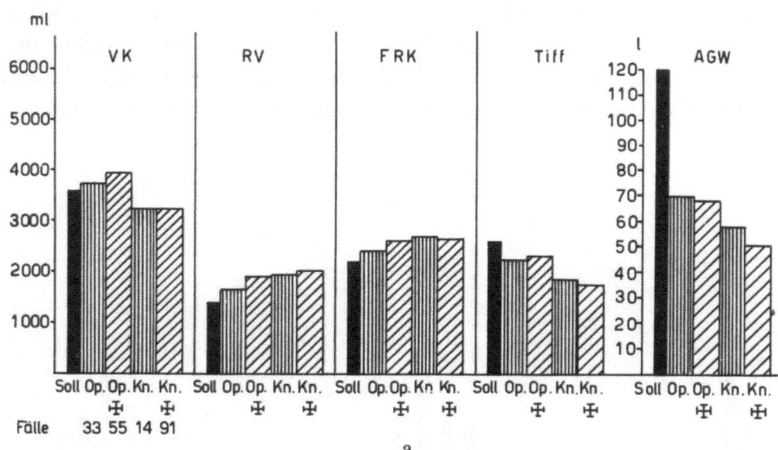

a

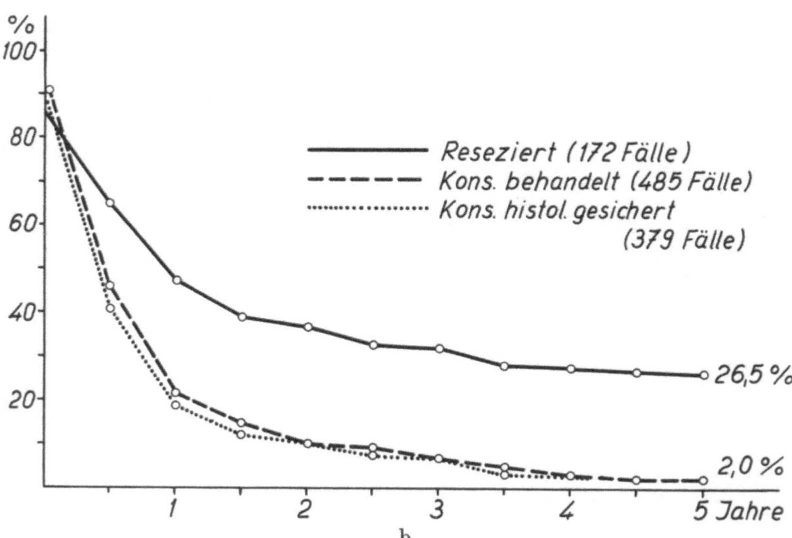

b

Abb. 2. a Spirometrische Untersuchungsergebnisse der Lungenvolumina (*VK* Vitalkapazität; *RV* Residualvolumen; *FRK* funktionelle Residualkapazität, cm³) und der Leistungsvolumina [*Tiff* 1-Sekundenwert cm³, *AGW* Atemgrenzwert (Liter)]; *Soll* jeweils errechneter Sollwert; *OP* operierte lebende Patienten (> 18 Monate); *OP* ✝ operierte verstorbene Patienten; *Kn* konservativ behandelte lebende Patienten (> 18 Monate); *Kn* ✝ verstorbene konservativ behandelte Patienten. b 5-Jahresüberlebenskurve der resezierten und konservativ behandelten Patienten mit Bronchialcarcinom nach Einführung der art. Blutgase in Ruhe und bei dosierter körperlicher Belastung von 100—120 Watt

Bei einem Vergleich der 5-Jahresheilungsquote des Untersuchungszeitraumes 1953—1957 mit den Ergebnissen in der Weltliteratur (Tabelle)

Tabelle. *Vergleich der 5-Jahresheilungsergebnisse 1953–1966 mit den Angaben in der Weltliteratur*

		Fälle	%
5-Jahresheilung bei Bronchialcarcinom			
Churchill	1958	719	9,4
Johnson	1939–1958	767	9,0
Gibbon	1953		9,0
Hughs	1960	512	9,0
Gibbon	1956	532	8,4
Spohn	1943–1959	1284	7,9
Chir. Klinik Freiburg	*1953–1957*	*314*	*7,6*
Overholt	1956	735	7,6
Ochsner	1956	1170	5,5
R. Semisch	1952–1954	368	4,6
Ochsner	1954	630	4,7
Linder, Schütz u. Salzer			4,5
Ergebnisse bei Resektion			
Spohn	1943–1957	103	29,1
Johnson	1958	116	26,7
Wagenfeld	1949–1954		26,6
Jenny	1947–1960	550	26,4
Watson	1956	116	26,0
Wiklund	1951		25,0
Adams	1948		23,5
Ochsner	1948		22,5
Overholt	1956	234	22,0
Gifford	1957		21,0
Gibbon	1956	145	21,0
Churchill	1958	210	20,0
Semisch	1960	87	19,5
Chir. Klinik Freiburg	*1953–1957*	*106*	*18,6*
Churchill	1950	69	14,5
Ochsner	1956		15,0
5-Jahresheilung bei konservativ behandelten Fällen			
Hilton	1955	203	4,0
Craver	1940	142	3,8
Baum u. Hartweg	1950	282	3,3
R. Patterson	1950	294	3,0
Chir. Klinik Freiburg	*1953–1957*	*208*	*3,0*
Hellriegel	1957	441	2,0
Harnett	1952	1024	2,0
	1947	213	2,0
Mason	1949	445	1,7
Schinz	1949	252	1,5
D. Brown	1952	218	1,0

mußten wir feststellen, daß wir bei der Resektionsbehandlung mit 18,6% den Durchschnitt (22%) nicht ganz erreichen, bei der Gesamtbehandlung jedoch mit 7,6% in der Mitte und bei der konservativen Behandlung mit 3% an der Spitze liegen.

Daraus ließ sich ableiten, daß Patienten konservativ behandelt wurden, die nach einer Resektionsbehandlung die 5-Jahresheilungsgrenze erreicht hätten, und daß Patienten operiert wurden, die ebensogut konservativ zu behandeln gewesen wären.

Eine Überprüfung der spirometrischen Untersuchungsergebnisse von überlebenden Operierten (18 Monate p. op.) und verstorbenen Operierten (weniger als 18 Monate p. op.) als auch von überlebenden konservativ Behandelten und verstorbenen konservativ Behandelten ergab bereits bei Berücksichtigung der Mittelwerte, daß für die Lungenfunktionsdiagnostik die Bestimmung von Vitalkapazität und Leistungsvolumina allein nicht ausreicht und auch die Einbeziehung von Residualvolumen und funktioneller Residualkapazität über obstruktiv-restriktive Lungenveränderungen keinen genügenden Aufschluß gibt.

Seit der Einführung der routinemäßigen präoperativen Untersuchung der arteriellen Blutgase und des Säure-Basen-Haushaltes nicht nur in körperlicher Ruhe, sondern auch bei dosierter körperlicher Belastung zur Klassifizierung einer respiratorischen Insuffizienz konnten unsere Untersuchungsergebnisse seit 1961 deutlich gebessert werden. Die körperliche Belastung von 100—120 Watt am Fahrradergometer, die ohne respiratorische Insuffizienzerscheinungen (Hypoxämie $< 95\%$ Sätt., Hypoxie < 65 mm Hg und/oder respiratorische Acidose $> PCO_2$ 45 mm Hg) geleistet werden muß, erweist sich aus zwei Gründen als notwendiges Kriterium:

1. Aus der energetischen Bilanz von O_2-Aufnahme und CO_2-Abgabe ergibt sich, daß 2200 kcal garantiert sein müssen, um die minimalsten Lebensvorgänge des Organismus aufrechtzuerhalten. Nach dem mechanischen Wärmeäquivalent entspricht dies einer körperlichen Belastung von 100—120 Watt über 5—7 min (2 kcal/min = 5 Watt).

2. Bedingt durch die Noxen des Tabakabusus weisen unsere Lungencarcinomträger nicht nur pulmonale, sondern in 56% auch gleichzeitig Herz- und Kreislaufschädigungen auf, die meist erst bei körperlicher Belastung deutlich werden.

Bereits der Verlauf der *1-Jahresheilungskurve* bestätigt durch einen *Anstieg um 30%* gegenüber dem vorhergehenden Untersuchungszeitraum die günstige Auswirkung dieser verbesserten Indikationsstellung. *Nach 3 Jahren* leben noch 32% der Operierten gegenüber 7% der konservativ Behandelten und nach *5 Jahren 26,5% der Operierten* gegenüber nur 2% der konservativ behandelten Patienten.

Die Resektionsbehandlung des Bronchialcarcinoms ist demnach immer noch die Therapie der Wahl. Dabei ist zu berücksichtigen, daß nur 30% aller Patienten mit Lungencarcinom bei der Klinikaufnahme noch operabel sind und die Mehrzahl aus anatomischen oder funktionellen Gründen konservativ behandelt werden muß. Die Früherkennung des Lungencarcinoms ist deshalb nach wie vor die dringlichste Forderung.

Literatur

Adams, R.: J. thorac. Surg. **17**, 306 (1948).

Bauer, R., u. H. Hartweg: zit. nach O. W. Diebold: In: Klin. Chir. f. d. Praxis v. O. W. Diebold, H. Junghanns u. L. Zukschwerdt, Bd. II, S. 560. Stuttgart: G. Thieme 1961.

Brown, D. E. M.: zit. nach O. W. Diebold. In: Klin. Chir. f. d. Praxis, v. O. W. Diebold, H. Junghanns u. L. Zukschwerdt, Bd. II, S. 560. Stuttgart: G. Thieme 1961.

Churchill, E. O., R. H. Sweet, J. G. Scannel, and E. W. Wilkins: J. thorac. Surg. **36**, 301 (1958).

Craver, L. E.: zit. nach O. W. Diebold: In: Klin. Chir. f. d. Praxis, v. O. W. Diebold, H. Junghanns u. L. Zukschwerdt, Bd. II, S. 560. Stuttgart: G. Thieme 1961.

Gibbon, J. H., F. F. Albritten, J. Y. Templeton, and T. H. Nealon: Ann. Surg. **138**, 489 (1953).

Gifford, J. H., and J. K. B. Waddington: Brit. med. J. **1957**, 723.

Harnett, W. L.: zit. nach O. W. Diebold: In: Klin. Chir. f. d. Praxis, v. O. W. Diebold, H. Junghanns u. L. Zukschwerdt, Bd. II, S. 560. Stuttgart: G. Thieme 1961.

Hellriegel, W.: Strahlentherapie des Bronchialcarcinoms. Stuttgart: G. Thieme 1959.

Hilton, G.: zit. nach O. W. Diebold: In: Klin. Chir. f. d. Praxis, v. O. W. Diebold, H. Junghanns u. L. Zukschwerdt, Bd. II, S. 560. Stuttgart: G. Thieme 1961.

Hughes, F. A., J. W. Pate, and R. E. Campbell: J. thorac. Surg. **39**, 409 (1960).

Jenny, R. H., u. R. Buchberger: Langenbecks Arch. klin. Chir. **299**, 485 (1962).

Johnson, J., C. K. Kirby, and W. S. Blakemore: J. thorac. Surg. **36**, 309 (1958).

Linder, F., W. Schütz u. G. Salzer: zit. nach O. W. Diebold: In: Klin. Chir. f. d. Praxis, v. O. W. Diebold, H. Junghanns u. L. Zukschwerdt, Bd. II, S. 560. Stuttgart: G. Thieme 1961.

Mason, G. A.: zit. nach O. W. Diebold: In: Klin. Chir. f. d. Praxis, v. O. W. Diebold, H. Junghanns u. L. Zukschwerdt, Bd. II, S. 560. Stuttgart: G. Thieme 1961.

Ochsner, A., M. de Bakey, C. E. Dunlap, and J. Richman: J. thorac. Surg. **17**, 573 (1948).

Ochsner, A., Sen. u. Jr., C. H. Däubler, and J. Blalock: Dis. Chest. **37**, 1 (1960).

Overholt, R. J., and J. A. Bougas: J. thorac. Surg. **32**, 508 (1956).

Paterson, R.: zit. nach O. W. Diebold: In: Klin. Chir. f. d. Praxis, v. O. W. Diebold, H. Junghanns u. L. Zukschwerdt, Bd. II, S. 560. Stuttgart: G. Thieme 1961.

Schinz, R.: zit. nach O. W. Diebold: In: Klin. Chir. f. d. Praxis, v. O. W. Diebold, H. Junghanns u. L. Zukschwerdt, Bd. II, S. 560. Stuttgart: G. Thieme 1961.

Semisch, R.: Langenbecks Arch. klin. Chir. **296**, 666 (1960).

Spohn, K., R. Daum u. K. Benz: Langenbecks Arch. klin. Chir. **294**, 740 (1960).

Wagenfeld, M.: Langenbecks Arch. klin. Chir. **291**, 113 (1959).

Watson, W. L.: J. int. Coll. Surg. **26**, 750 (1956).

Wiklund, T.: Acta chir. scand. Suppl. **1951**, 162.

Zimmermann, W. E.: Langenbecks Arch. klin. Chir. **304**, 215 (1963).
— Thoraxchir. u. vascul. Chir. **16**, 353, 464 (1968).
—, u. H. Fischermann: Med. Klin. **13**, 507 (1964).

Stellv. Präsident Zenker: Der Vortrag

R. Semisch-Hamburg: 79. Operiertes Bronchialcarcinom: Überlebensquote nach 5 Jahren und funktioneller Wandel der Restlunge

fällt aus. Wir hören jetzt Herrn Thorban.

80. Die cervicale lympho-venöse Anastomose beim Pfortaderhochdruck der Lebercirrhose

W. Thorban-Dortmund

Summary. The principle of the operation is to therapeutically take advantage of the almost mirror-image-like reaction of the portal vein by a pressure-reducing anastomosis between the thoracic duct as the terminal vessel of lymphatic hepatic drainage and the venous low-pressure area without having to accept the disadvantages of external canulation. In 14 personal cases it was never possible to immediately and permanently arrest hemorrhages from esophageal varices by this surgical method. Hagen-Poiseuille's law is decisive for the correctness of the theoretical basis. In order to become effective in the theoretically postulated sense, the lymphatic-venous anastomosis would have to be much, much larger than can ever be achieved with the main trunk of the thoracic duct.

Zusammenfassung. Das Prinzip der Operation liegt darin, durch eine druckentlastende Anastomose zwischen dem Ductus thoracicus als der Endstrecke der lymphatischen Leberdrainage und dem venösen Niederdruckgebiet die fast spiegelbildliche Reaktion der Pfortader therapeutisch zu nutzen, ohne die Nachteile der äußeren Kanülierung in Kauf zu nehmen. Bei 14 eigenen Fällen konnte die Oesophagusvaricenblutung durch diese Operationsmethode niemals schlagartig und dauerhaft zum Stehen gebracht werden. Entscheidend für die Richtigkeit der theoretischen Grundlagen ist das Hagen-Poiseuillesche Gesetz. Danach müßte die lympho-venöse Anastomose, um in dem theoretisch geforderten Sinn wirksam zu werden, viel viel größer sein, als man sie mit dem Stamm des Ductus thoracicus jemals erreichen könnte.

Aus tierexperimentellen Untersuchungen ist seit längerer Zeit bekannt, daß das Ansteigen des Pfortaderdruckes bei der Lebercirrhose gleichzeitig auch zu einem Anstieg des Lymphdruckes im Ductus thoracicus führen kann. Graduell entspricht dieser Druckanstieg im allgemeinen der Höhe des Pfortaderdruckes. In dem gleichen Sinne sprechen auch lymphographische Befunde, die einen vermehrten Durchfluß durch den Ductus thoracicus bei zunehmender Steigerung des portalen Drucks erkennen ließen.

Nachdem zunächst tierexperimentell gezeigt werden konnte, daß durch äußere und innere Drainagen eine Pfortaderdrucksenkung über den Lymphschenkel möglich ist, waren die wesentlichen Voraussetzungen für die Entwicklung und Anwendung der cervicalen lympho-venösen Anastomose in der Klinik gegeben. Das Prinzip der Operation liegt darin, durch eine druckentlastende Anastomose zwischen dem Ductus thoracicus als der Endstrecke der lymphatischen Leberdrainage und dem

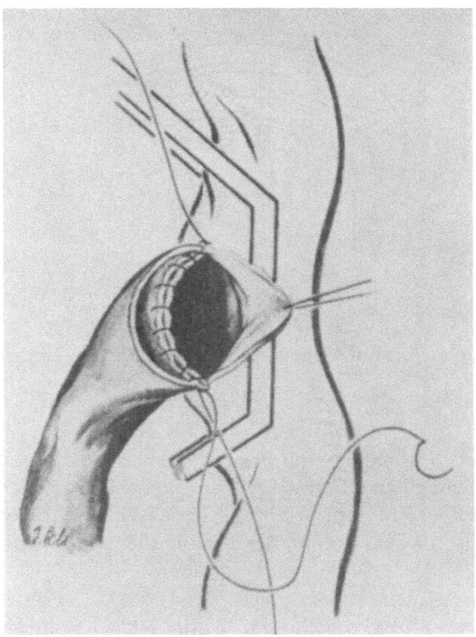

Abb. 1. Die Abbildung zeigt die fertiggestellte fortlaufende Hinterwandnaht zwischen den beiden Haltefäden (aus Schreiber: Dtsch. med. Wschr. **93**, 195—200)

venösen Niederdruckgebiet eine Drucksenkung in der Pfortader herbeizuführen, ohne die Nachteile der äußeren Kanülierung in Kauf nehmen zu müssen.

Lassen Sie mich zunächst in wenigen Abbildungen, die der bekannten Arbeit von Schreiber entnommen sind, das operative Vorgehen in schematischer Form kurz rekapitulieren.

Zunächst erfolgt das Anklemmen der Vena jugularis mit lappenförmiger Excision und entsprechender Excision der Vorderwand des Ductus thoracicus und das Anbringen und Anspannen von zwei atraumatischen Polfäden. Abb. 1 zeigt die fertiggestellte fortlaufende Hinterwand zwischen den beiden Haltefäden.

Sicherlich hat die cervicale lympho-venöse Anastomose mit ihrer nicht sonderlich aufwendigen operativen Technik den großen Vorzug der raschen Durchführbarkeit und vor allem des minimalen operativen Risikos gegenüber allen anderen derzeit geübten Operationsverfahren zur Behandlung des Pfortaderhochdrucks der Lebercirrhose, und wir haben aufgrund dieser Überlegungen dieses Verfahren bisher insgesamt 14mal zur Anwendung gebracht. In allen Fällen handelt es sich um Patienten, deren Aufnahme in die Klinik wegen schwerer Oesophagusvaricenblutungen bei histologisch gesicherter Lebercirrhose erfolgt war.

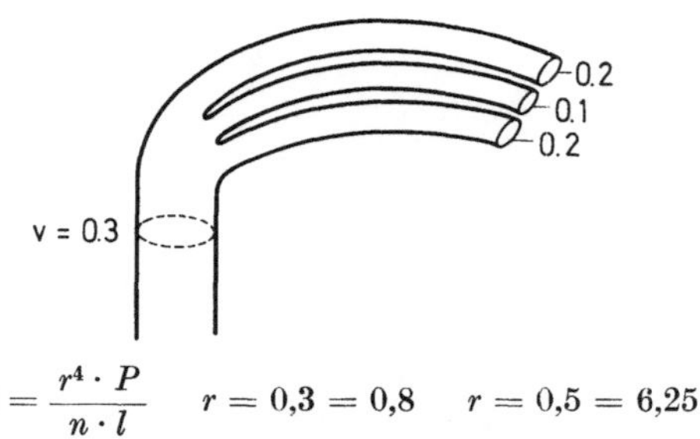

$$i = \frac{r^4 \cdot P}{n \cdot l} \qquad r = 0{,}3 = 0{,}8 \qquad r = 0{,}5 = 6{,}25$$

Abb. 2. Nach dem Hagen-Poiseuillesche Gesetz

$$i = \frac{r^4 \cdot P}{L}$$

ist das Durchflußvolumen abhängig von der 4. Potenz des Radius. Wenn man von allen Einmündungsstellen des sich verzweigenden Ductus thoracicus den Querschnitt nimmt und ihn mit 4 potenziert, dann ergibt sich ein wesentlich größerer Querschnitt, als man ihn jemals mit dem Stamm des Ductus thoracicus erzielen könnte

In keinem der von uns operierten Fälle ist es gelungen, die Oesophagusvaricenblutungen durch die lympho-venöse Anastomose schlagartig und dauerhaft zu stillen, 6 Patienten konnten trotzdem einige Wochen später mit Erfolg einer Shuntoperation unterzogen werden. 3 Patienten sind an Rezidivblutungen gestorben, 2 an einem postoperativen Versagen der Leberleistung.

Schon auf dem deutsch-amerikanischen Chirurgenkongreß in München im vergangenen Jahr wurden von schwedischen und amerikanischen Chirurgen Bedenken gegen die klinische Wirksamkeit der lympho-venösen Anastomose vorgebracht. Inzwischen haben auch Schönbach, Ungeheuer, Fritsch und Mach unsere negativen Erfahrungen bestätigt.

Entscheidend für die Richtigkeit der theoretischen Grundlagen der lympho-venösen Anastomose ist nach Schönbach einzig und allein das Hagen-Poiseuillesche Gesetz

$$i = \frac{r^4 \cdot P}{L}.$$

Danach ist das Durchflußvolumen abhängig von der 4. Potenz des Radius. Wenn man von allen Einmündungsstellen des sich verzweigenden Ductus thoracicus den Querschnitt nimmt und ihn mit 4 potenziert, dann ergibt sich ein wesentlich größerer Querschnitt — zum Teil bis zum Zehnfachen —, als man ihn jemals mit dem Stamm des Ductus thoracicus erzielen könnte. Die lympho-venösen Anastomose müßte also, um in dem geforderten Sinne wirksam zu werden, viel viel größer sein, als man sie mit dem Stamm des Ductus thoracicus jemals erreichen könnte (Abb. 2).

Wenn ich abschließend noch einmal zusammenfassen darf, dann stellt auch nach unseren Erfahrungen die Shuntoperation die derzeit beste Methode zur Behandlung der Oesophagusvaricenblutung bei der Lebercirrhose dar. Die cervicale lympho-venöse Anastomose besitzt zwar ein äußerst geringes operatives Risiko und vermeidet die Nachteile der äußeren Lymphdrainage, führt jedoch nicht zu der theoretisch postulierten Entlastung des Pfortadersystems. Insbesondere erscheint die Annahme einer relativen Stenose im Mündungsgebiet rein theoretisch, so daß wir aus den genannten Gründen und auch aufgrund der bisher vorliegenden klinischen Erfahrungen die Anwendung der cervicalen lymphovenösen Anastomose zur Behandlung der Oesophagusvaricenblutung nicht empfehlen können.

Stellv. Präsident Zenker: Ich danke Herrn Thorban für seine sehr guten und klaren Darlegungen. Ich darf nun zum letzten Vortrag kommen, zu Herrn Stapenhorst.

81. Angeborene Lungenfehlbildungen als Indikation zu dringlichen Eingriffen im Säuglingsalter

K. Stapenhorst-Göttingen

Summary. The author reports on 7 congenital pulmonary malformations in infants which were observed during the last 8 years. 4 cases suffered from congenital lobar emphysema, 2 from cystic lungs and 1 was a dysontogenetic tumor — a so-called hamartoma —, which occupied almost the entire left thoracic cavity. All infants were admitted in critical condition due to severe respiratory failure. Usually the diagnosis can be made on the basis of simple survey radiograms of the thorax in two planes. Quick surgical intervention is necessary. Cure can be effected by resection of the affected pulmonary segment — usually by lobectomy.

Zusammenfassung. Es wird über 7 angeborene Lungenfehlbildungen beim Säugling berichtet, die in den letzten 8 Jahren beobachtet wurden. Es handelt sich um 4 Fälle eines kongenitalen lobären Emphysems, um 2 Fälle von Cystenlunge und um einen dysontogenetischen Tumor — ein sog. Hamartom —, das fast die ganze linke Brusthöhle einnahm. Alle Säuglinge wurden in einem lebensbedrohlichen Zustand infolge einer schweren respiratorischen Insuffizienz aufgenommen. Die

Diagnose kann in der Regel an Hand von einfachen Röntgenübersichtsaufnahmen des Thorax in zwei Ebenen gestellt werden. Schnelles chirurgisches Eingreifen ist notwendig. Durch Resektion des betroffenen Lungenteils — meist Lobektomie — kann eine Heilung erzielt werden.

Die meisten Lungenfehlbildungen sind über mehr oder weniger lange Zeit asymptomatisch, in vielen Fällen machen sie sogar zeitlebens keine Erscheinungen. Sie werden entweder als Zufallsbefund anläßlich einer Röntgenreihenuntersuchung oder infolge von sekundären Veränderungen, z.B. Infektionen oder Hämoptysen festgestellt; in diesen Fällen sind es dann die Komplikationen der Fehlbildungen, die zur Behandlung zwingen. Neben den sehr seltenen Fehlbildungen der gesamten Lunge (Agenesie, Aplasie und Hypoplasie) oder Teilen der Lunge (Nebenlunge, intralobäre Sequestration) und den ebenfalls seltenen Fehlbildungen der Lungengefäße (Pulmonalisagenesie oder -hypoplasie, arterio-venöses Aneurysma) kommen die cystischen Fehlbildungen häufiger vor und spielen in therapeutischer Hinsicht eine größere Rolle. Zu diesen gehören die Tracheal- und Bronchuscysten, die Alveolar- oder Lungencysten, die Waben- oder Cystenlunge, die angeborenen Bronchiektasen und das kongenitale lobäre Emphysem.

Während die Tracheal- und Bronchuscysten sowie die angeborenen Bronchiektasen nur selten im Säuglingsalter akute Erscheinungen hervorrufen, führen Alveolarcysten, Cystenlunge und das kongenitale lobäre Emphysem häufiger zu akut bedrohlichen Zuständen in den ersten Lebenstagen, -wochen oder -monaten. Das klinische Bild solcher Fälle ist charakterisiert durch eine schwere respiratorische Insuffizienz mit Dyspnoe, keuchender Atmung, Cyanose und respiratorischen Einziehungen substernal, intercostal oder supraclaviculär. Meist besteht eine Asymmetrie der Thoraxhälften: Infolge Überblähung eines Lungenlappens kommt es zur Dehnung der Intercostalräume und damit zur Vorwölbung der erkrankten Seite. Die Herzgrenzen sind immer zur gesunden Seite verschoben, der Herzspitzenstoß ist verlagert als Ausdruck der Verdrängung der Mediastinalorgane durch den überblähten Lungenanteil. Als physikalischer Befund imponiert auf der kranken Seite ein hypersonorer Klopfschall, tiefstehende und nicht atemverschiebliche Lungengrenzen und ein abgeschwächtes vesiculäres oder aufgehobenes Atemgeräusch. Im Zusammenhang mit den Störungen der Atmung kommt es häufig auch zu Trinkschwierigkeiten. Röntgenologisch findet sich eine extreme Überblähung der betroffenen Lungenseite mit Verlagerung der Mediastinalorgane, besonders des Herzens, zur gesunden Seite, evtl. mit Mediastinalhernie und einer mehr oder weniger ausgeprägten Kompression der Restlunge bis hin zur Atelektase eines Lungenlappens auf der gesunden Seite.

Wir haben in den letzten 8 Jahren 7 solcher Fälle behandelt (s. Tabelle). 4mal lag ein lobäres Emphysem, 2mal eine Cystenlunge und 1mal

Tabelle. *Angeborene Lungenfehlbildungen als Indikation zu dringlichen Eingriffen im Säuglingsalter. Überblick über das Krankengut*

Lfd. Nr.	Name Geschl.	Alter bei der Op.	Diagnose	Op.-Datum	Operation	postop. Verlauf	Resultat
1	M. R. ♂	$8^1/_2$ Mon.	lobäres Emphysem li. OL	13. 4.61	Lobektomie	glatt	sehr gut
2	K. S. ♀	$5^1/_2$ Mon.	lobäres Emphysem re. ML + Ductus Botalli	31.10.63	Lobektomie	glatt	sehr gut
3	H. L. ♂	5 Mon.	lobäres Emphysem re. OL	9. 1.64	Lobektomie	glatt	gut
4	J.d.T. ♂	$3^1/_2$ Wochen	lobäres Emphysem re. ML + valv.Ao.-sten. + Ductus Bot.	6. 7.66	Lobektomie	postop. Beatmung, Tracheotomie	Exitus let. am 4. postop.T.
5	B. G. ♀	4 Tage	faustgr. dysontogent. Tumor li. UL (Hamartom)	3.11.67	Lobektomie	verzögerte Entfaltung des verblieb. li. OL	sehr gut
6	H. G. ♂	2 Mon.	Cystenlunge li. UL	18. 6.68	Lobektomie	glatt	sehr gut
7	N. K. ♂	6 Tage	Cystenlunge re. ML	25. 9.68	Lobektomie	glatt	sehr gut

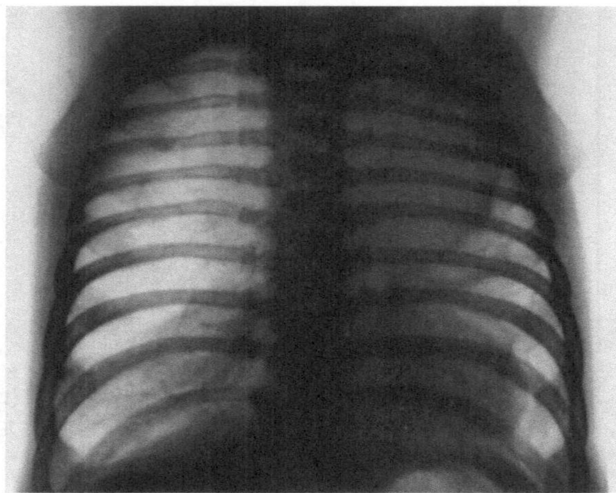

Abb. 1 (8922). H. L., ♂, 5 Monate. Lobäres Emphysem des rechten Lungenoberlappens

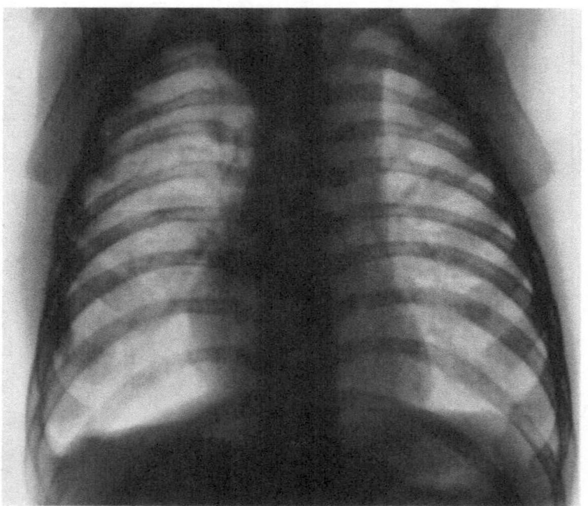

Abb. 2 (8923). Derselbe Patient 6 Wochen nach Lobektomie

ein dysontogenetischer Tumor — ein sog. Hamartom — vor, das im linken Unterlappen lokalisiert war und fast die ganze linke Brusthöhle einnahm. In 2 Fällen von lobärem Emphysem lag eine Begleitanomalie vor: 1 mal ein Ductus Botalli und 1 mal eine valvuläre Aortenstenose mit zusätzlichem Ductus. In Übereinstimmung mit der Literatur bevorzugt das lobäre Emphysem auch in unseren Fällen das männliche Geschlecht. Es ist niemals in einem Unterlappen lokalisiert.

Alle Säuglinge wurden in einem akut bedrohlichen Zustand aufgenommen. In allen Fällen wurde eine Lobektomie ausgeführt. Ein Kind verloren wir am 4. postoperativen Tage an Herzversagen. Das Vorhandensein eines kongenitalen Herzfehlers war bei diesem Kind zwar vor der Operation bekannt, eine spezielle Diagnostik war jedoch wegen der bedrohlichen respiratorischen Insuffizienz nicht mehr möglich gewesen. Die Obduktion deckte dann als Ursache dieses letalen Ausgangs eine valvuläre Aortenstenose und einen Ductus auf. Alle anderen Kinder überlebten und konnten geheilt werden. Nachuntersuchungen nach mehreren Monaten zeigten ein gutes Operationsresultat ohne wesentliche funktionelle Einschränkung.

Die klinische und röntgenologische Diagnostik läßt eine Differenzierung zwischen Alveolarcyste, Cystenlunge und lobärem Emphysem häufig nicht zu, was im Hinblick auf die Therapie belanglos ist. Der Operationssitus gibt dann in der Regel Aufschluß über die Art der Fehlbildung. Der lebensbedrohliche Zustand der Säuglinge verlangt ein schnelles Eingreifen. Deshalb sollten zeitraubende spezielle röntgenologische Untersuchungsverfahren, wie z. B. die Tomographie, unterbleiben. Die Therapie der Wahl ist die Resektion des betroffenen Lungenanteils, meistens eine Lobektomie. Die Atelektasen der komprimierten Restlunge müssen vor dem Verschluß des Brustkorbs durch Blähung und evtl. manuelle Maßnahmen vollständig beseitigt werden, andernfalls ist mit postoperativen Schwierigkeiten zu rechnen. Unmittelbar postoperativ ist bereits die präoperative respiratorische Insuffizienz verschwunden, das Herz liegt jetzt wieder mittelständig. Füllt der verbliebene Lungenlappen die Brusthöhle nicht sogleich vollkommen aus, so ist in der postoperativen Phase auf eine optimale Saugdrainage besonderes Gewicht zu legen, die unter Umständen sogar 2—3 Wochen aufrechterhalten werden muß. Die beiden folgenden Röntgenbilder (Abb. 1 und 2) zeigen einen Fall von lobärem Emphysem bei einem 5 Monate alten Säugling; betroffen war der rechte Oberlappen. Die erste Aufnahme zeigt den präoperativen Befund, die zweite Aufnahme den Zustand 6 Wochen nach Lobektomie.

Ich fasse zusammen: Cystische Lungenfehlbildungen führen im Säuglingsalter häufig zu akuten, lebensbedrohlichen Zuständen infolge einer schweren respiratorischen Insuffizienz. Die Diagnose kann in der Regel anhand von einfachen Röntgenübersichtsaufnahmen des Thorax in zwei Ebenen gestellt werden. Schnelles chirurgisches Eingreifen tut not. Durch Resektion des betroffenen Lungenteils kann eine Heilung erzielt werden.

Stellv. Präsident Zenker: Vielen Dank für die sehr interessanten Mitteilungen dieser, wenn auch seltenen, Krankheitsbilder. Ich gratuliere zu Ihren ausgezeichneten Ergebnissen.

Damit ist die Nachmittagssitzung beendet. Es folgt jetzt noch die Filmstunde.

Sondersitzungen

Donnerstag, den 10. April 1969

Sondersitzung von 14.00 bis 15.30 Uhr

Neurochirurgie

Verhandlungsleiter: Prof. Dr. H. W. Pia-Gießen

Leiter: Ich begrüße Sie zu unserer diesjährigen neurochirurgischen Sondersitzung. Wir haben mit der Ischias bewußt ein Syndrom von allgemein-medizinischer und großer praktischer und sozialer Bedeutung gewählt. Wir möchten in Ihrem Kreise Fragen der Differentialdiagnose, der operativen Behandlung und ihrer Indikation diskutieren. Die in den vergangenen nahezu 20 Jahren seit der ersten Erörterung auf dem Chirurgen-Kongreß erarbeiteten Fortschritte wollen wir Ihnen schlaglichtartig vor Augen führen. Die Beschränkung der Zeit für diese Sondersitzung und nicht zuletzt die Beschränkung des Raumes zwingen uns zur Straffung, auch wenn wir damit Unvollständigkeit in Kauf nehmen müssen. Lassen Sie uns daher auf weitere Präliminarien und protokollarische Gepflogenheiten verzichten und sofort beginnen. Unser Thema heißt:

Das Ischias-Syndrom und seine Behandlung

82. Klinik und Differentialdiagnose des Ischias-Syndroms

H.-P. Jensen-Würzburg

Summary. In patients with sciatica, radicular irritation and deficit manifestations must be deliniated. Mechanical irritations of the nerve root develop due to prolapse of the intervertebral disk, however, they more frequently develop on account of reflex blocking of the vertebra which are maintained by "segmental muscle spasm". The frequent occurrence of nerve root sciatica during middle age is explained by lack of motion or uniformity of motions and positions, not by degeneration of the intervertebral disks.

Zusammenfassung. Beim Ischias-Syndrom sind radikuläre Reiz- und Ausfallserscheinungen abzugrenzen. Mechanische Wurzelirritationen entstehen beim Bandscheibenprolaps, häufiger dagegen infolge reflektorischer Wirbelblockierungen, welche durch „segmentale Muskelspasmen“ unterhalten werden. Das häufige Auftreten der Wurzelischias im mittleren Lebensalter wird mit Bewegungsarmut bzw. Einförmigkeit von Bewegungen und Haltungen erklärt, nicht durch die Bandscheibendegeneration.

Als Ischias-Syndrom bezeichnen wir Schmerzen, die von der Lenden-Kreuzbeinregion über Hinter- oder Außenseite des Beines bis in die Ferse, den Vorfuß oder die Zehen ausstrahlen. Meist sind jedoch nur Teile dieses relativ scharf umgrenzten Gebietes befallen. Treten die

Schmerzen plötzlich auf, besteht gleichzeitig eine Schmerzverstärkung bei der Ischiadicusdehnung und eine Fehlhaltung der Lendenwirbelsäule, oder mindestens eine Bewegungsblockierung der unteren Lendenwirbel mit entsprechenden Reaktionen der Rückenmuskulatur, dann ist das Syndrom gar nicht zu verkennen.

Es wurde erstmalig im Jahr 1764 von dem italienischen Chirurgen Cotugno beschrieben und seitdem rissen die Diskussionen über den „nervigen Hüftschmerz" nicht mehr ab. Internisten und Neurologen konnten sich fast über 2 Jahrhunderte nicht darüber einigen, ob es sich um eine Neuritis oder eine Neuralgie handele, wobei Robert Bing noch 1940 bekennen mußte, daß wir über die materiellen Grundlagen der Neuralgien sehr schlecht unterrichtet seien. Die Ursachen der Ischias seien so zahlreich und vielgestaltig, meinte Valleix bereits 1841, daß man darüber ein ganzes Buch schreiben könne. Mit der Entdeckung des Bandscheibenvorfalles konnte das Ischias-Syndrom schließlich als eine mechanische Alteration einer oder mehrerer Wurzeln des Nerven definiert werden. Der „neuralgische Schmerz" in der Peripherie entsteht dabei durch eine Reizung der nervösen Leitungsbahn und wurde von Kuhlendahl treffend als „Traktusschmerz" bezeichnet. Ziel der Differentialdiagnose war nunmehr hauptsächlich die Abgrenzung radikulärer Reiz- und Ausfallserscheinungen der Nervenwurzeln L 4—S 3 oder andererseits mechanischer Alterationen im Bereiche des Plexus bzw. im peripheren Verlauf des Nerven.

Die Charakteristica radikulärer Syndrome im allgemeinen und speziell der am häufigsten vom Bandscheibenvorfall betroffenen Wurzeln L 5 und S 1, sowie L 4 und L 3, wurden erkannt und in besonders differenzierter Weise von Schliack u. Mitarb. herausgestellt (vgl. Tabelle).

Die Mitte der Dreißiger Jahre in Amerika und nach dem letzten Weltkrieg in Deutschland einsetzende operative Therapie der Wurzelischias brachte manche Enttäuschungen. Krischek berichtete 1955, daß bei einem Drittel der Fälle von Bandscheibenoperationen kein Prolaps gefunden wurde. In einer Zusammenstellung von 6440 Bandscheibenoperationen aus der Literatur konnte Bushe zeigen, daß die Mitteilungen über Mißerfolge, d.h. postoperativ nicht gebesserte Fälle zwischen 2% und 60% lagen.

Daraus ergibt sich weiterhin die differentialdiagnostische Frage nach der operativ und der konservativ zu behandelnden Wurzelischias.

Im eigenen Krankengut (Abb. 1) von 1681 Fällen konnten wir 1177 ambulant *konservativ* behandeln. Von 504 stationär behandelten Patienten wurden 358 operiert. 302 Patienten hatten einen Bandscheibenprolaps. In 220 Fällen hatte ein Bandscheibensequester den Anulus fibrosus bzw. das hintere Längsband perforiert (nicht berücksichtigt wurden Fälle mit zentralem Massenprolaps und Caudalähmung!). Nur

Tabelle. *Radikuläre Syndrome. Allgemein: Schmerzausstrahlung entlang dem Dermatomstreifen. Oberflächensensibilitätsstörungen bestehen ausschließlich oder vorwiegend bei Schmerzreizen (Algesie). Kaum vegetative Ausfalls-, unter Umständen jedoch vegetative Reizerscheinungen*

Spezielle Wurzelsyndrome (nach K. Hansen und H. Schliack):

Segment	Sensibilität	Kennmuskel	Muskeldehnungsreflexe	Bemerkungen
L 3	Dermatom vom Trochanter maior über die Streckseite zur Innenseite des Oberschenkels über das Knie ziehend	Parese des M. quadriceps femoris	Ausfall des Patellarsehnenreflexes	D. D. gegen Femoralislähmung: das Innervationsareal des N. saphenus bleibt intakt
L 4	Dermatom von der Außenseite des Oberschenkels über die Patella zum vorderen inneren Quadranten des Unterschenkels bis zum inneren Fußrand reichend	Parese des M. quadriceps femoris und des M. tibialis anterior	Abschwächung des Patellarsehnenreflexes	D. D. gegen Femoralislähmung: der M. tibialis anterior
L 5	Dermatom oberhalb des Knies am lateralen Condylus beginnend, abwärts ziehend über den vorderen äußeren Quadranten des Unterschenkels bis zur Großzehe	Parese und Atrophie des M. extensor hallucis longus, oft auch des M. extensor digitorum brevis	Ausfall des Tibialis posterior-Reflexes; nur verwertbar, wenn dieser Reflex an der Gegenseite eindeutig auslösbar ist	
S 1	Das Dermatom zieht von der Beugeseite des Oberschenkels im hinteren äußeren Quadranten des Unterschenkels über den äußeren Malleolus zur Kleinzehe	Parese der M. Mm. peronaei, nicht selten auch Innervationsstörungen im M. triceps surae	Ausfall des Achillessehnenreflexes	
Komb. L 4/5	Dermatom L 4 und L 5	alle Streckmuskel, am Unterschenkel, Innervationsstörungen auch im M. quadriceps femoris	Abschwächung des Patellarsehnenreflexes Ausfall des Tibialis posterior-Reflexes	D. D. gegen Peronaeuslähmung: Freibleiben der Mm. peronaei, Beachtung des Patellarsehnen- und Tibialis posterior-Reflexes

Tabelle (Fortsetzung)

Segment	Sensibilität	Kennmuskel	Muskeldehnungsreflexe	Bemerkungen
Komb. L 5/S1	Dermatom L 5 und S 1	Zehenstrecker, Mm. peronaei, gelegentlich auch Innervationsstörungen im M. triceps surae	Ausfall des Tibialis posterior-Reflexes und des Achillessehnenreflexes	D.D. gegen Peronaeuslähmung: Freibleiben des M. tibialis anterior, Beachtung des Reflexbefundes

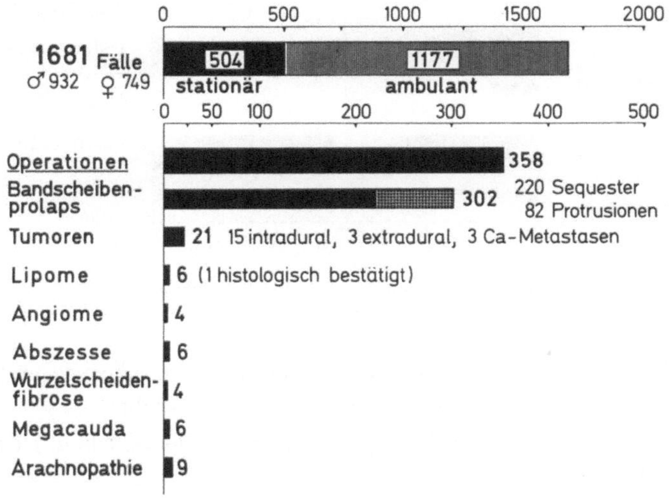

Abb. 1. Leitsyndrom „Ischias"

bei 82 Operationen fand sich unter der betroffenen Nervenwurzel eine umschriebene Vorwölbung des in den äußeren Schichten noch intakten Anulus fibrosus. Diese Aufgliederung zeigt, daß wir bemüht sind, die Operation möglichst auf den sequestrierenden oder sequestrierten Prolaps zu beschränken, da hierbei eine konservative Therapie stets erfolglos ist. Bei 56 Patienten ergaben meist schon die Voruntersuchungen andere Ursachen der Wurzelkompression. Es handelte sich um 21 Tumoren des Wirbelkanals (15 intradural, 3 extradural, 3 Ca-Metastasen), 6 epidurale Lipome (davon 1 histologisch gesichert), 4 epidurale Angiome, 6 Abscesse, 4 Wurzelscheidenfibrosen, 6 Caudaerweiterungen im Sinne der Megacauda nach Pia und 9 Arachnopathien.

Stellt man die wichtigsten klinischen Befunde der operativ behandelten denen der konservativ behandelten Fälle gegenüber, so zeigen sich interessante Abweichungen (Abb. 2).

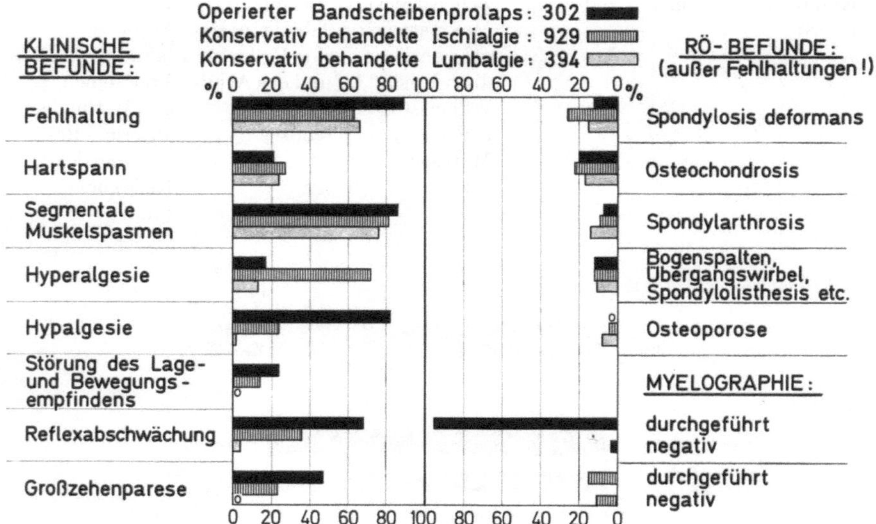

Abb. 2. Befunde bei Lumbal-Syndromen

Fehlhaltungen, auch leichterer Art, fanden sich überwiegend beim Prolaps, aber auch häufig bei den konservativen Fällen.

Ein *Hartspann* der oberflächlichen langen Rückenmuskeln ist relativ uncharakteristisch.

Segmentale Muskelspasmen (Jensen, 1959), d. h. eine spastische Dauerkontraktion der tiefen, kurzen Rückenmuskeln, sind wohl das zuverlässigste Zeichen bei Vorliegen von Störungen in einem Bewegungssegment der Wirbelsäule. Es sind quer zur Wirbelsäulenachse verlaufende Muskelhärten, die in der Tiefe der Rückenmuskulatur zwischen zwei benachbarten Wirbeln zu tasten sind und meist als Myogelosen angesprochen werden.

Störungen der *Oberflächensensibilität* in den betroffenen Dermatomen fanden sich praktisch bei allen Fällen von Wurzelischialgie, wobei allerdings beim Bandscheibensequester die Hyp- oder Analgesie als Zeichen einer sensiblen Lähmung mit 82% und die Hyperalgesie bei den konservativen Fällen mit 72% überwiegen.

Störungen des *Lage- und Bewegungsempfindens* der 1. und 5. Zehe, *Reflexabschwächungen*, vorwiegend des Achillessehnenreflexes und *Pa-*

resen der sog. Kennmuskeln (Schliack) überwiegen jeweils deutlich bei den operativen Fällen.

Die *Röntgenbefunde* der Wirbelsäulen-Übersichtsaufnahmen sind, sieht man von Haltungsanomalien oder Bewegungsstörungen bei Funktionsaufnahmen ab, relativ uncharakteristisch. Wichtig ist die Röntgenuntersuchung jedoch zum Ausschluß von entzündlichen Wirbelaffektionen und primären Knochentumoren oder Metastasen der Wirbelsäule und des Beckens.

Mit der Abrodilmyelographie konnte in fast allen operativen Fällen der Prolaps bestätigt werden. Bei den zweifelhaften Fällen war das Myelogramm dagegen in über der Hälfte negativ.

Sicherlich kann man aufgrund der Befunde eine kleine Gruppe isolieren, bei der die operative Behandlung unbedingt notwendig ist. Die Unterscheidung zwischen „chirurgischer und medizinischer Ischias", wie sie Wartenberg fordert, bleibt jedoch ein differentialdiagnostisches Problem.

Die Perforation eines Bandscheibensequesters ist keineswegs die schicksalhaft notwendige Folge einer Protrusion. Andererseits ist die mechanische Wurzelirritation nicht nur von den verschiedenen Formen und Graden einer Protrusion abhängig. Hier spielen Weite des Wirbel- und Zwischenwirbelkanals eine Rolle, ebenso wie die vielen Bildungsvariationen im lumbosacralen Übergangsgebiet.

Die größte Bedeutung haben jedoch funktionsmechanische Faktoren im Bewegungssegment der Wirbelsäule, die reflektorisch durch einen initialen Schmerzreiz ausgelöst werden. Die zum Teil monosegmentale Innervation der Rückenmuskeln und deren Regelmechanismus in Abhängigkeit von Dehnung und Spannung der Muskelfasern ist die Grundlage für das Auftreten von Blockierungen einzelner Bewegungssegmente, wobei auch geringe Verkantungen in den Wirbelbogengelenken die initiale Wurzelreizung verstärken können. Die Unterbrechung dieses Reflexmechanismus, des Circulus vitiosus zwischen Reiz und Impuls, ist das Ziel fast aller konservativer Behandlungsmaßnahmen.

Die Wirbelblockierung (Abb. 3) selbst ist seit Jahrzehnten Gegenstand heftiger Kontroversen. Vergleicht man die Bewegungen der Wirbelbogengelenke mit denen einer Kommodenschublade, so wird leicht verständlich, daß allein ein inkongruenter seitlicher Muskelzug zu einer Verklemmung führt. Zukschwerdt u. Mitarb. führen die Blockierung auf Einklemmungen kleiner Gelenkdisci zurück, deren Existenz nicht unwidersprochen ist. Chiropraktoren bezeichneten den gleichen Zustand fälschlicherweise als Subluxation.

Da die reflektorische Wirbelblockierung verständlicherweise im Röntgenbild nicht zu sehen ist, wird sie hauptsächlich durch den Nachweis

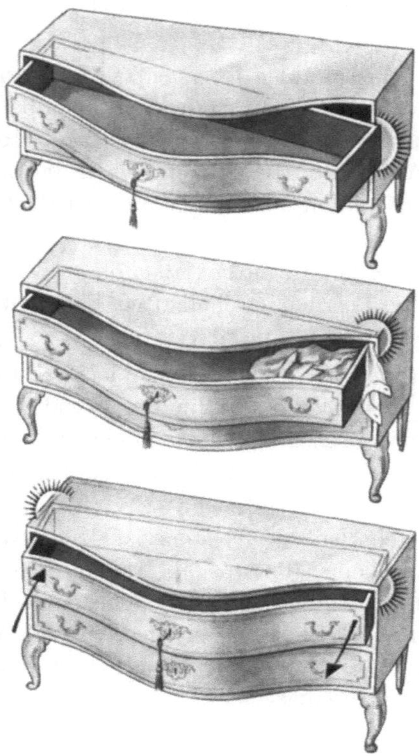

Abb. 3. Modell der Wirbelbogengelenkblockierung. Spastische Kontraktionen der monosegmental innervierten kurzen Rückenmuskeln werden bei jedem Schmerzreiz im Bewegungssegment ausgelöst. Eine daraus resultierende minimale Verkantung „blockiert "die Wirbelbeweglichkeit und verhindert eine Entdehnung der kontrahierten Muskelfasern. Die dabei auftretenden Spindelafferenzen lösen einen Circulus vitiosus zwischen Reiz und Impuls aus und die funktionelle Gelenkblockierung bleibt bestehen, auch ohne „Einklemmung" von Gewebeteilen oder „Subluxation"

der oben erwähnten segmentalen Muskelspasmen diagnostiziert und kann elektromyographisch mit Tiefenableitungen bestätigt werden.

Mit der Rückenmuskulatur und den Wirbelbogengelenken schließt sich der Kreis der mechanischen Wurzelreizfaktoren. Bandscheibenveränderungen stehen dabei im Zentrum, nicht jedoch die altersbedingte Degeneration des bradytrophen Gewebes.

Das Ischias-Syndrom tritt am häufigsten im mittleren Lebensalter auf, zwischen 30 und 50 Jahren, mit einem Maximum um das 42. Jahr.

Funktionsmechanisch betrachtet (Abb. 4) zeichnet sich in unserer zivilisierten Gesellschaft dieser Lebensabschnitt durch eine extreme Einförmigkeit aller Körperbewegungen und Haltungen aus, wobei die Be-

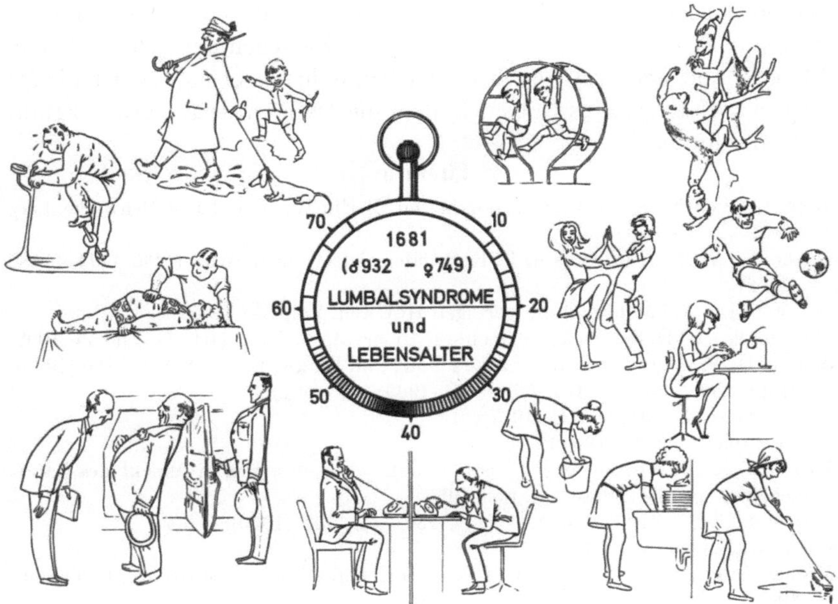

Abb. 4. Häufigstes Erkrankungsalter zwischen 30 und 50 Jahren spricht gegen „Alterserscheinung“. Bedeutungsvoll sind dagegen mangelhafte Übung der Bewegungsmöglichkeiten des Rückens (s. rechts oben) und die Einförmigkeit aller Bewegungen und Haltungen in der zivilisierten Gesellschaft. Ausgleichsgymnastik sollte prophylaktisch und nicht erst im Rahmen einer physikalischen Therapie von Funktionsstörungen erfolgen

wegungsmöglichkeiten des Rückens in keiner Weise ausgenutzt werden. Die stocksteife Haltung von Autoritätspersonen, die Hyperlordose von Erfolgsmenschen und schließlich die dauernde devote Krümmung der Wirbelsäule bei Subalternen, hat Junghanns wohl dazu veranlaßt, die Rückenmuskulatur lediglich als „Korsett der Wirbelsäule“ zu bezeichnen und damit ihre hochdifferenzierte und komplizierte Funktion völlig abzuwerten.

Treten erst einmal infolge mangelhaften Trainings der Muskulatur und einförmiger Belastungen der Gelenke und Bandscheiben schmerzhafte Störungen auf, dann erinnert sich der Mensch wieder an seinen Körper und bevölkert meist nach dem 50. Lebensjahr die Heilbäder und Kuranstalten. Mit zunehmender Altersdegeneration der Bandscheiben ist er im allgemeinen der Sorge vor einem Ischias-Syndrom enthoben.

Bei der Differentialdiagnose des Ischias-Syndroms sind einmal die verschiedenen radikulären Reiz- und Ausfallserscheinungen abzugrenzen. Als Ursache mechanischer Wurzelirritationen spielen Bandscheibenveränderungen die wichtigste Rolle, wobei allerdings der wurzelkomprimierende Prolaps nur *eine* Form darstellt. Zwischen der „chirurgischen Ischias" und der ausschließlich „medizinischen Ischias" (Wartenberg) liegt ein relativ breites Gebiet, in dem die Differenzierung große Erfahrungen erfordert.

Literatur

Bing, R.: Lehrbuch der Nervenkrankheiten. Berlin-Wien: Urban & Schwarzenberg 1940.

Bushe, K.-A., Th. Deftereos u. E. R. Schäfer: Dtsch. med. Wschr. **93**, 1171—1186 (1968).

Cotugno, D.: Abhandlung vom nervigen Hüftweh. Leipzig: 1792.

Hansen, K., u. H. Schliack: Segmentale Innervation. Stuttgart: G. Thieme 1962.

Jensen, H.-P.: Die Wirbelsäule in Forschung und Praxis, Bd. 15, S. 131—136 (1960).

— Münch. med. Wschr. **107**, 567—573 (1965).

— Landarzt **43**, 1617—1624 (1967).

— Therapiewoche **18**, 128 (1968).

Krischek, J.: Das Problem der Neuritis unter dem besonderen Aspekt des Bandscheibenvorfalles. Basel: Karger 1955.

Kuhlendahl, H.: Ärztl. Wschr. **5**, 281—284, 307—312 (1950).

— Ärztl. Forsch. **5**, 1 (1951).

Mumenthaler, M., u. H. Schliack: Läsion peripherer Nerven. Stuttgart: G. Thieme 1965.

Pia, H. W.: Langenbecks Arch. klin. Chir. **290**, 429—439 (1959).

Schmorl, G., u. H. Junghanns: Die gesunde und die kranke Wirbelsäule im Röntgenbild und Klinik (5. Aufl.). Stuttgart: G. Thieme 1968.

Valleix, F. L. I.: Traité des Névralgies ou Affections Douloureuses des Nerfs. Paris: H. B. Baillière 1841.

Wartenberg, R.: Neuritis, sensory neuritis, neuralgia. New York: Oxford University Press 1958.

Zukschwerdt, L., E. Emminger, F. Biedermann u. H. Zettel: Wirbelgelenk und Bandscheibe. Stuttgart: Hippokrates 1960.

83. Die operative Behandlung des Ischias-Syndroms

W. Grote-Essen

Summary. This presentation deals almost exclusively with the surgical treatment of prolapse of the lumbar intervertebral disks. As an introduction the author presents the indications for a surgical approach and subsequent to this he describes the various possibilities of the surgical methods. At the present time removal of the ligamentum flavum with additional, minimal excision of adjacent parts of the arch have generally been found to be an adequate approach. Hemilaminectomy or laminectomy is only necessary in exceptional cases. The small vertebral joints are not touched. In addition to removal of the visible prolapse of the intervertebral disk this is also additionally debrided as much as possible. Artificial replacement of the removed intervertebral disk tissue by plastic or metal spheres does not offer additional advantages. In exceptional cases instability of the corresponding motor segment of such severity that fusion operation becomes necessary may occur after surgical procedures on the intervertebral disk.

Zusammenfassung. Das Referat beschäftigt sich praktisch ausschließlich mit der operativen Behandlung des lumbalen Bandscheibenvorfalles. Zunächst werden die Indikationen für ein operatives Vorgehen dargestellt und anschließend die verschiedenen Möglichkeiten des operativen Geschehens selbst geschildert. Heute hat sich allgemein eine Entfernung des gelben Bandes mit zusätzlicher geringer Fortnahme angrenzender Bogenanteile als ausreichender Zugangsweg erwiesen. Nur im Ausnahmefall ist eine Hemilaminektomie oder eine Laminektomie notwendig. Die kleinen Wirbelgelenke bleiben unbehelligt. Außer der Entfernung des sichtbaren Vorfalles der Bandscheibe wird diese auch zusätzlich so weit wie möglich ausgeräumt. Der künstliche Ersatz des entfernten Zwischenwirbelscheibengewebes durch Kunststoff oder Metallkugeln bietet keine zusätzlichen Vorteile. Im Ausnahmefall kommt es nach einer Bandscheibenoperation zu einer solchen Instabilität im entsprechenden Bewegungssegment, daß eine Versteifungsoperation notwendig wird.

Im vorausgegangenen Referat von Herrn Jensen wurde deutlich, welch heterologe ätiologische Möglichkeiten bestehen, ein Ischias-Syndrom im weitesten Sinne hervorzurufen. Sollte ich auf alle im einzelnen Fall notwendigen Operationsmöglichkeiten eingehen, so würde das den vorgesehenen Rahmen meines Vortrages weit überschreiten und etwa einer neurochirurgischen Operationslehre spinaler Erkrankungen gleichkommen. Deshalb möchte ich mich praktisch ausschließlich auf die operative Behandlung eines mechanisch ausgelösten Ischias-Syndroms mit einem zusätzlichen Kreuzschmerz oder Caudaausfällen auf dem Boden eines Wurzelkompressionssyndroms bei einem Bandscheibenvorfall oder den sonstigen Auswirkungen einer Bandscheibenerkrankung beschränken. Die vielfältigen vorhin aufgezeigten ursächlichen Möglichkeiten eines Ischias-Syndroms weisen meiner Meinung nach von vornherein eindringlichst darauf hin, daß nur der Chirurg berechtigt ist bei einem solchen Kranken operativ vorzugehen, wenn er einwandfrei die dazu notwendige klinische und vor allem neurologische Untersuchungstechnik beherrscht und darüber hinaus auch in der Lage ist, im Zweifelsfalle eine zur Diagnostik notwendige Myelographie technisch durchzuführen, und vor allem auch die dabei gewonnenen Bilder und Ergebnisse deuten kann. Wer diese diagnostischen Voraussetzungen nicht besitzt und trotzdem operiert, kann nur als operativer Abenteurer bezeichnet werden. Der im weiteren Verlauf vorrangig zu behandelnde Bandscheibenvorfall wird fast ausschließlich durch den Krankheitsverlauf und den neurologischen Befund diagnostiziert und lokalisiert. Im Einzelfall ist eine meist lumbale, selten eine cisternale Myelographie, eine lumbale Diskographie oder Ossovenographie notwendig. Sie werden später im Rahmen des Rundtischgespräches darüber mehr hören und sehen.

Zunächst ist auf die sehr entscheidende Frage einzugehen: Wann soll die Indikation zur Operation eines lumbalen Bandscheibenvorfalles gestellt werden?

Aus der allgemeinen und auch eigenen Erfahrung haben sich folgende Indikationen herauskristallisiert:

1. Akutes, auch erstmaliges Wurzelkompressionssyndrom mit erheblichen neurologischen Ausfällen, wie Fußsenker-, Fußheber-, Oberschenkelparese, Gefühlsstörungen, einseitig, beidseitig oder kombiniert mit Blasen-Mastdarmstörungen als Caudasyndrom auftretend. Diese Kranken bedürfen der unmittelbaren operativen Behandlung, denn hierbei sind bereits Stunden hinsichtlich einer Funktionswiederkehr entscheidend.

2. Mehrfach in kürzeren Abständen rezidivierende akute Wurzelkompressionen mit mäßigen neurologischen Ausfällen.

3. Alle chronisch-rezidivierenden Bandscheibenvorfälle mit einer Wurzelkompression oder einem Kreuzschmerz, mit und ohne neurologische Ausfälle, wenn die Krankheitssituation konservativ nicht mehr beherrschbar ist und die Arbeitsfähigkeit entscheidend beeinträchtigt wird.

Die beiden zuerst genannten Situationen erfordern vom Arzt, daß er zu einem operativen Vorgehen rät. Bei der dritten Form ist mehr der Patient selbst das bestimmende Element zur Indikationsstellung. Bei dem immer mehr schwindenden Operationsrisiko sollte man die Indikation für ein operatives Vorgehen nicht zu eng stellen. Natürlich ist man verpflichtet, je nach Krankheitssituation, die Komplikationsmöglichkeiten des Eingriffes mit dem Patienten zu besprechen, wobei wohl zunächst gesagt werden muß, daß eine zusätzliche intraoperative Wurzelschädigung möglich ist. Die Chance eines therapeutischen Gewinnes bei exakter Indikationsstellung und sauberer Operationstechnik ist jedoch so groß, daß mögliche operative Schadensfolgen demgegenüber weit in den Hintergrund treten.

Der Ablauf des operativen Geschehens hat sich im Laufe der Zeit gewandelt und wird auch heute noch unterschiedlich gestaltet. 1909 hat Fedor Krause bereits erfolgreich eine Bandscheibenoperation durchgeführt und weitere Einzelberichte von Adson, Stookey, Dandy, Alajouánine und Petit-Dutaillis folgten. Zunächst wurde eine doppelseitige Laminektomie, später eine Hemilaminektomie ausgeübt. Jedoch erst nach den Berichten von Love u. Walsh von der Mayo-Klinik 1938 über 100 operierte Patienten setzte die Ära des operativen Vorgehens bei Bandscheibenerkrankungen ein. Love empfahl 1939 einen interlaminären Zugang, der seither von sehr vielen Operateuren benutzt wird.

Ich möchte Ihnen im folgenden den möglichen und allgemein üblichen und — gestatten Sie mir — auch den etwas persönlichkeitsgefärbten Ablauf einer Bandscheibenoperation vortragen und demonstrieren. Das Problem des operativen Vorgehens beginnt bereits mit der Art der Narkose und der Lagerung des Patienten. Die Intubationsnarkose bietet als Narkoseform zweifellos die meisten Vorteile, wenn auch einige Operateure heute noch die Lokalanaesthesie bevorzugen. Manche operieren in Seitenlage des Patienten, was mir allenfalls im Extremfall — z. B. stärkste Adipositas des Patienten — sinnvoll erscheint. Es sind unzählige Lagerungen erprobt worden, alle mit dem Ziel, während des operativen Eingriffes die Bauchpresse des Patienten möglichst weitgehend auszuschalten, um nicht durch eine dadurch verursachte Rückstauung des

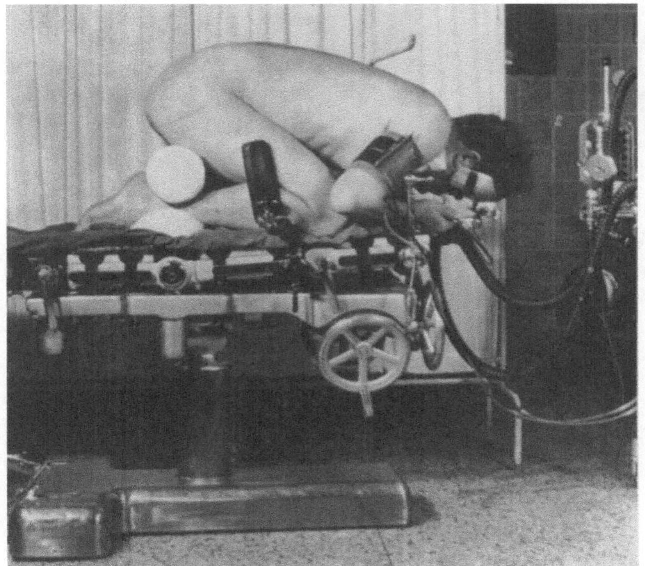

Abb. 1. Lagerung des Patienten zur Bandscheibenoperation

ausgedehnten epiduralen Venenplexus die Operationsübersicht entscheidend zu mindern und während des Eingriffes erhebliche venöse Blutungen zu vermeiden. Auch wir haben die Lagerung des Patienten vielfach modifiziert und führen heute die auf Abb. 1 demonstrierte Lagerung des Patienten durch. Sie wird von uns als sog. „Häschenstellung" bezeichnet und bietet von einigen körperlich bedingten Ausnahmen der Patienten abgesehen eine ausgezeichnet bewährte Situation für den eigentlichen Operationsablauf. Die Beine sind auseinandergeschränkt und der Bauch schwebt sozusagen in der Luft und wird von außen nicht komprimiert.

Bei der Schnittführung üben manche einen zur „Ischiasseite" hin konvexen Bogenschnitt aus. Wir führen einen Hautschnitt in der Mittellinie durch über den Dornfortsätzen, schieben zunächst einseitig nach Durchtrennung der Muskelfascie die paravertebrale Muskulatur mit einem breiten Meißel von den Dornfortsätzen und Wirbelbögen ab. Von wirklichen Ausnahmen abgesehen kommt man mit einem einseitigen Vorgehen aus. Muß man zusätzlich noch die andere Seite revidieren, ermöglicht dies der Mittelschnitt einfacher. Für das weitere operative

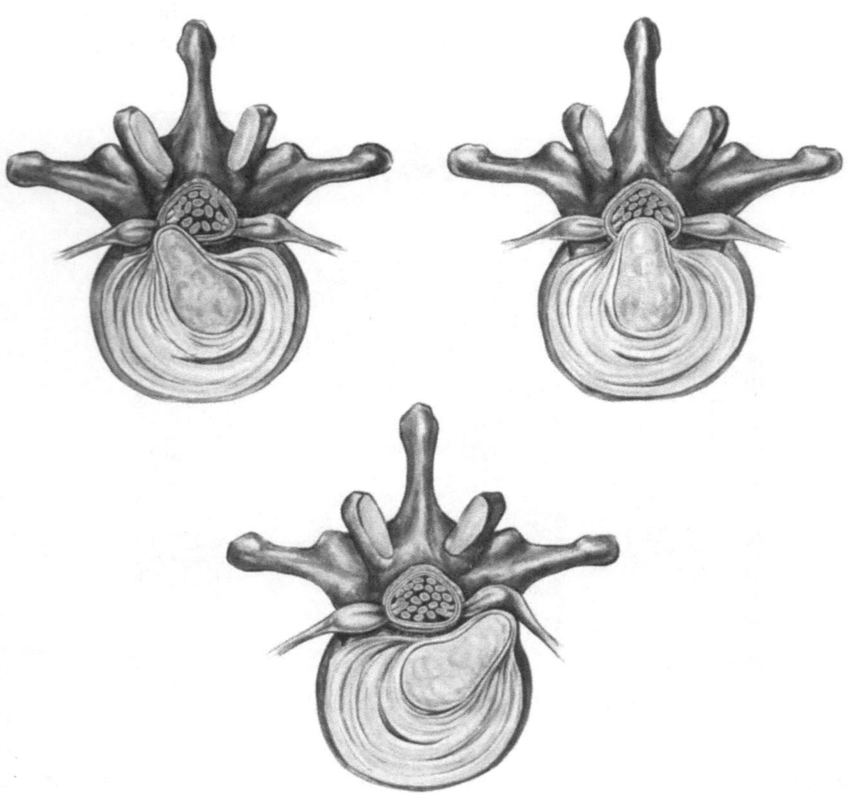

Abb. 2. Verschiedene Formen eines Bandscheibenvorfalles (s. Text)

Vorgehen, nachdem die abgeschobene Muskulatur durch Selbstsperrer lateralwärts abgedrängt ist, sind die möglichen unterschiedlichen Prolapsformen, die Sie auf Abb. 2 synoptisch vorfinden, nicht unwesentlich. Man erkennt auf der Zeichnung oben links den häufigsten lateralen Prolaps mit Irritation einer oder zweier benachbarter Wurzeln. Rechts findet sich der mediale Bandscheibenprolaps dargestellt, der im einfachsten Fall nur Rückenschmerzen verursacht oder zum mehr oder weniger stark ausgeprägten Caudasyndrom führt. Die unten eingezeichnete, ganz lateral gelegene Prolapsform geht vielfach nur mit einer Ischias ohne Rückenschmerzen einher, reicht häufig unterschiedlich weit ins Foramen intervertebrale und kann vom operativ weniger Geübten leicht übersehen werden, wenn nicht genügend nach lateral freipräpariert wurde.

Auf diesen schematisch dargestellten Operationssituationen (Abb. 3) finden Sie die heute gebräuchlichsten operativen Verfahren abgebildet. Auf der linksseitigen Darstellung wurde lediglich das Ligamentum flavum reseziert = Flavektomie. Lateral ist der sich stark vorwölbende

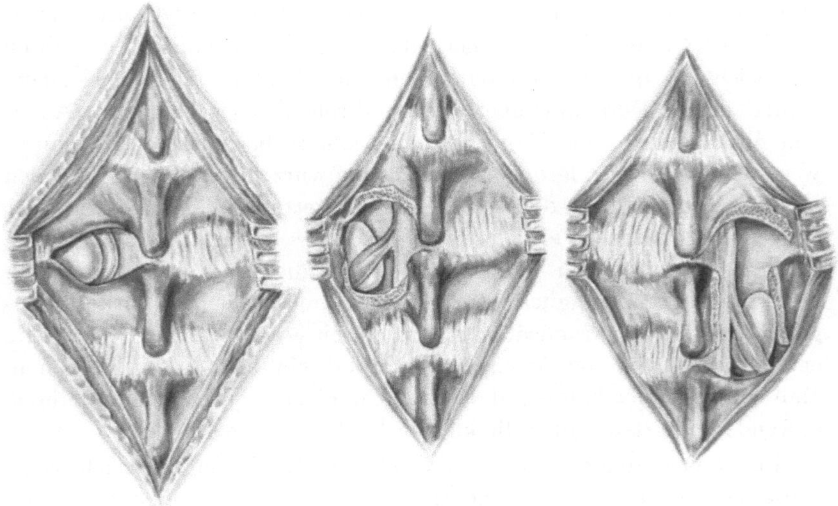

Abb. 3. Die heute gebräuchlichsten Operationsmethoden (s. Text)

Bandscheibenvorfall eingezeichnet und die austretende Nervenwurzel findet sich nach medial verdrängt, eine seltenere Situation, die jedoch für diese Abbildung optisch wirkungsvoller erschien. Normalerweise findet sich die Nervenwurzel durch den Prolaps oder den Sequester der Bandscheibe gespannt, hochgehoben und lateralwärts verdrängt. Manchmal ist es schwierig, die Wurzel medialwärts abzuschieben, um den Prolaps zur Darstellung zu bringen und operativ anzugehen. Nicht selten muß man zunächst einmal zwischen Dura und Wurzel bzw. Wurzeltasche eingehen und den Prolaps abtragen, um dann ohne Schwierigkeiten und Druck die Wurzel medialwärts zu verdrängen und die weiche Bandscheibe auszuräumen. Da bei einem echten Prolaps die angrenzenden Wirbelbögen meist sehr eng aneinanderliegen, gelingt eine Prolapsoperation nach einer alleinigen Flavektomie nur im Ausnahmefall und dann auch am ehesten in Höhe L5/S1. Will man eine unbedingt notwendige, ausreichende Operationsübersicht erzielen, so kommt man einfach nicht umhin, angrenzende Bogenanteile mit der Stanze zu entfernen, zumal die prolabierte Bandscheibe ohnehin selten genau in Höhe des entfernten Ligamentum flavum liegt. Diese gebräuchlichste Operationsmethode findet sich in der Mitte skizziert. Dura, austretende Wurzel und Prolaps sind überschaubar freipräpariert. Selten ist es notwendig, eine Hemilaminektomie durchzuführen, wie es das rechte Bild zeigt. Es kann notwendig werden, wenn die angrenzenden Wirbelbögen übereinandergeschoben sind oder wenn sonstige Situationen, z. B. stärkere epidurale Blutungen, eine ausreichende Operationsübersicht verhindern. Laminektomien bei einer Bandscheibenoperation sollten eigentlich nur eine Rarität darstellen und allenfalls einmal bei einem medial in die Dura hineinperforierten Prolaps notwendig sein. Außer den Protrusionen der Bandscheiben werden bei gleichem Zugangsweg cystische Veränderungen der Lumbalwurzeln, die Wurzelfibrosen und die Einengungen der Foramina intervertebralia infolge sonstiger osteochondrotischer Veränderungen operativ angegangen. Auf allen gezeigten Abbildungen (Abb. 3) sehen Sie die Muskulatur beidseitig abgeschoben, was lediglich wegen der besseren optischen Wirkung eingezeichnet wurde. Grundsätzlich wird einseitig vorgegangen, wie bereits erwähnt, lediglich die Ausnahme erfordert ein beidseitiges Vorgehen. Man soll in jedem Fall die statisch am wenigsten eingreifende Methode anwenden und dabei auch die kleinen Wirbelgelenke schonen.

Einige Operateure begnügen sich mit der Entfernung des sichtbaren Vorfalles der Bandscheibe. Die Methode der Wahl ist offenbar sowohl im allgemeinen als auch nach dem eigenen Ermessen die möglichst weitgehende Ausräumung der erkrankten Bandscheibe einschließlich der Deckplatten mit Aufrauhung der Wirbelkörper, um ein Vorfallrezidiv weitgehendst auszuschließen und um einer Synostosierung der angrenzenden Wirbel die besten Voraussetzungen zu schaffen. Dieses Vorgehen bietet nach den eigenen Erfahrungen auch späterhin die statisch besten Ergebnisse ohne faßbare Bewegungseinschränkung. Der künstliche Ersatz des entfernten Zwischenwirbelscheibengewebes durch Kunststoff oder Metallkugeln nach Fernström bietet keine zusätzlichen Vorteile. Lediglich in Ausnahmefällen kommt es nach dem geschilderten operativen Vorgehen zu einer solchen Instabilität im entsprechenden Bewegungssegment, daß eine zusätzliche sog. „Versteifungsoperation" notwendig wird.

Über die noch vielfach gebräuchlichen Knochenspäne hinaus erscheinen mir allenfalls 2 Methoden sinnvoll. Erstens ist es, wie es auf Abb. 4 gezeigt wird, eine Verblockung durch einen „H-Span", was aus der Bilddemonstration zu entnehmen ist, wodurch zusätzlich eine Erweiterung des Foramen intervertebrale, auf dem unteren Bildabschnitt angedeutet, erreicht werden kann.

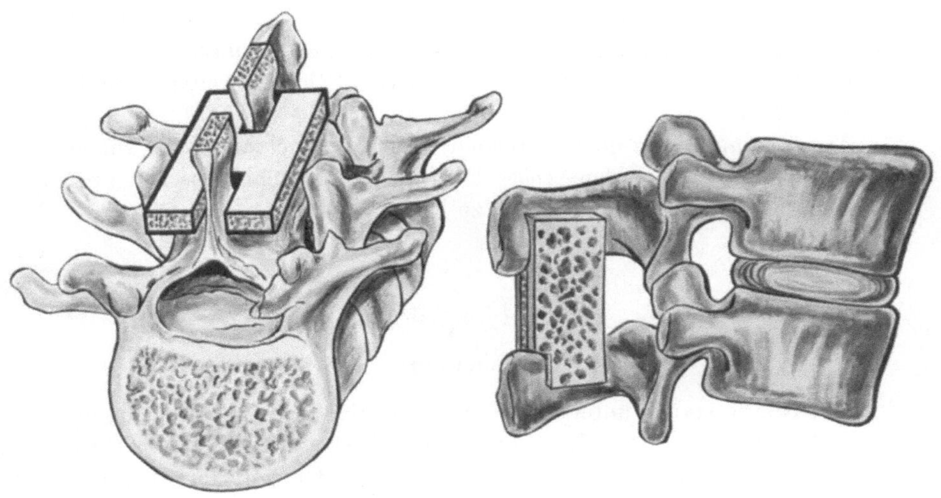

Abb. 4. Verblockung der Wirbel durch „H-Span“

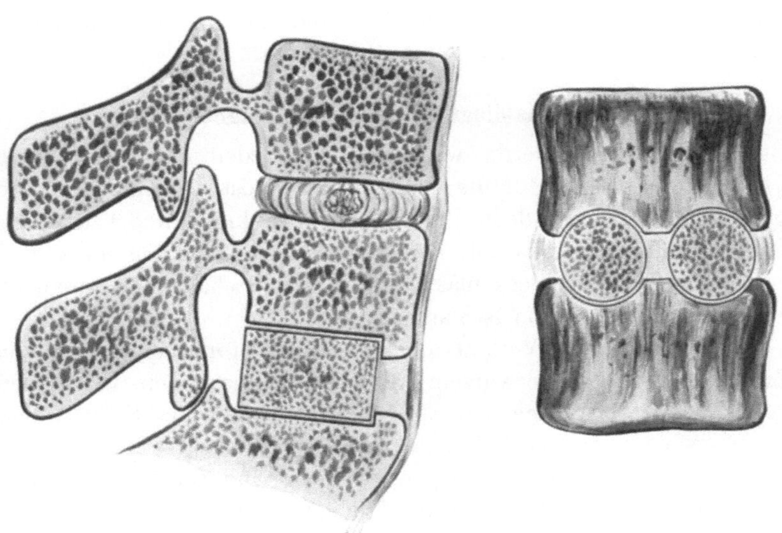

Abb. 5. Verblockung der Wirbelkörper durch Fusion nach Cloward

Die sinnvollste Versteifung einer sonst nicht beeinflußbaren Gefügelockerung in einem Bewegungssegment nach einer Bandscheibenoperation scheint mir durch eine Wirbelverblockung (Abb. 5) gewährleistet, wie sie Cloward ursprünglich für die Halswirbelsäule angegeben hat. Man kann sie mit einem oder besser zwei Knochendübeln – wie hier dargestellt — oder aber mit Kunststoff (Palacos) durchführen. Diese Methode bedarf zwar einiger apparativ-instrumenteller Voraussetzungen, ohne jedoch zusätzliche besondere technische Schwierigkeiten heraufzubeschwören.

Damit komme ich zum Schluß meiner Ausführungen und hoffe, Ihnen einen — wenn auch gedrängten — Überblick zu den chirurgischen Problemen des Gesamtthemas gegeben zu haben.

Rundgespräch

Kurzbericht

Am Rundgespräch unter der Leitung von H. W. Pia-Gießen nahmen teil: Herr F. Brussatis (a. E.)-Mainz, Herr H. Dietz (a. E.)-Mainz, Herr H. Kuhlendahl-Düsseldorf, Herr E.-R. Schäfer-Göttingen, Herr H. Schliack (a. E.)-Berlin, Herr A. Struppler (a. E.)-München, Herr K. F. Schlegel-Essen.

Beginn mit einleitenden Kurzberichten zur Differentialdiagnose, Spezialdiagnostik und Indikation zur Operation.

Differentialdiagnose und Spezialdiagnostik

H. Schliack (a. E.)-Berlin weist auf die Bedeutung der *Schweißsekretion* der Fußsohle für die Differentialdiagnostik peripherer neurologischer Schmerzzustände im Bereich des Beines hin, d. h. Schädigungen des Plexus lumbosacralis, des Nervus ischiadicus und femoralis, z. B. durch Tumorinvasion, Beckenläsionen, Injektionsschäden, letztere heute die häufigste Ursache von Ischiadicuslähmungen.

Demonstration des Verlaufs der schweißsekretorischen Fasern vom Rückenmark über Vorderwurzeln und Sympathicus zu den Hautnerven. Bei peripheren Nervenschäden, z. B. des Plexus oder des N. ischiadicus ist entsprechend dem Sensibilitätsausfall die Schweißsekretion erloschen, während sie bei Wurzelschädigungen, an einem Caudatumor demonstriert und, sinngemäß bei Bandscheibenvorfällen, trotz Ausfall der Sensibilität intakt bleibt. Andererseits treten bei Prozessen im Bereich des Grenzstranges, etwa durch retroperitoneale Metastasen, Störungen der Schweißsekretion auf, ohne daß bereits neurologische Ausfälle, im speziellen Sensibilitätsstörungen vorliegen müssen.

A. Struppler (a. E.)-München berichtet über die differentialdiagnostische Bedeutung der Elektromyographie; sie gestattet eine Lokal- und Artdiagnose, ohne daß bereits Paresen, Atrophien und Störungen der elektrischen Erregbarkeit vorliegen müssen. Anhand von Schemata wird gezeigt, daß kurzdauernde Schädigungen die Nervenleitgeschwindigkeit an der Kompressionsstelle verändern und längerdauernde zur Muskeldenervierung führen: Auftreten einer Übererregbarkeit mit Spontanaktivität. Umgekehrt ist die Rückbildung von Ausfällen im EMG nachweisbar. Folgende Kriterien gelten für die Höhenlokalisation:

Wurzelschädigung: Anstelle der Ableitung der polysegmental innervierten Leitmuskeln ist die Ableitung der autochthonen Rückenmuskeln (Musculi interspinosi) vorzuziehen, da eine Denervierung im EMG die zugehörige Wurzelschädigung und damit die Höhe des Bandscheibenvorfalles leicht bestimmen läßt. Periphere Nervenschäden unterscheiden sich vor allem durch die Veränderung der Leitgeschwindigkeit der Nerven. Mehrere Beispiele erhärten die wichtige Unterscheidungsmöglichkeit von Wurzel- und Nervenschädigungen durch das EMG.

F. Brussatis (a.E.)-Mainz hebt die negative Aussage der *Röntgenübersichtsaufnahmen* für die Diagnose des Bandscheibenvorfalles hervor. Sie dienen ausschließlich der Differentialdiagnose. Wirbelerkrankungen, z. B. Tumoren, Spondylitiden u.a. sind auszuschließen. Röntgenologisch nachweisbare Bandscheibendegenerationen müssen keinesfalls mit der Höhe der Diskushernie konform gehen.

Unter den *degenerativen Wirbelerkrankungen*, die zur Ischialgie führen können, sind hauptsächlich Randwülste zu nennen. Auf einer Zeichnung von Schlesinger wird gezeigt, wie ein Randwulst am lateralen Recessus des Spinalkanals gegen den oberen Gelenkfortsatz vordringt und an dieser Stelle die Wurzel komprimiert. Diese knöchernen Einengungen des Wirbelkanals in frontaler und sagittaler Richtung (Verbiest) sollte man auch bei negativem Myelogramm operativ angehen. Die Dekompression führt dann zur Heilung.

K. F. Schlegel-Essen weist auf die Bedeutung *dorsaler Kompressionen* mit Einengung des Spinalkanals hin, etwa durch eine übermäßige Lordose oder ein Sacrum acutum oder sekundär bei Einengung des Spinalkanals von ventral her. Die Kompression betrifft nicht allein die Hinterwand des Spinalkanals, sondern auch die dorso-lateralen Abschnitte. Bei dorsaler Kompression ist die Flavektomie nicht ausreichend. Es muß die Hemilaminektomie durchgeführt werden. Teilweise findet man intra operationem Verschwartungen und Schwielen, ja auch sanduhrförmige Einengungen auf der Dorsalseite des Duralsackes. Diese Veränderungen sind myelographisch erkennbar und verlangen die Laminektomie.

F. Brussatis (a.E.)-Mainz berichtet über die operative Wurzelentlastung bei den seltenen Fällen von *Spondylolisthesis* mit radikulären Kompressionszeichen. In diesen Fällen ist die Ursache der Wurzelkompression nicht die Stufenbildung des Wirbelkanals, sondern die in der Regel mit einer knöchernen Zackenbildung versehene Pseudarthrose in der Intraarticularportion. Deshalb muß bei der Operation mit dem Bogen die Pseudarthrose vollständig entfernt werden. Teilweise ist es notwendig, die Wurzel in ganzer Ausdehnung freizulegen, um die Dekompression zu erreichen. An einigen der auf diese Weise operierten Kranken waren nach Jahren wieder auftretende Schmerzen auf ein verstärktes Gleiten des Wirbelkörpers nach vorn zu beziehen. Diese Beobachtungen zwingen zu einer fortlaufenden Kontrolle der Gleitstrecke und bei einer Zunahme zur Spondylodese.

Bei *Spondylitis tuberculosa* sind besonders heimtückisch verlaufende Fälle durch eine chronische skoliotische Fehlhaltung ohne röntgenologischen Nachweis auf Übersichtsbildern und Senkungsbeschleunigung gekennzeichnet. Frühzeitige Tomographien und Kontrollen führen zur Diagnose. Die gleichen Hinweise gelten für die *Wirbeltumoren*. Es wird die Ansicht vertreten, auch bei metastasierenden Prozessen zur Schmerzbeseitigung Wurzelentlastungen vorzunehmen. Bei gutartigen Tumoren wird der Eingriff mit einer ventralen oder dorsalen Spondylodese kombiniert.

H. Kuhlendahl-Düsseldorf betont das Primat der *klinischen Untersuchung* für die Lokalisationsdiagnostik. In 95% aller Fälle können Wurzelschädigungen L 5 und S 1 durch radiculäres Schmerzbild, sensiblen und motorischen Ausfall und den Reflexbefund zuverlässig erkannt und unterschieden werden.

E.R. Schäfer-Göttingen berichtet über die *Kontrastmitteluntersuchung* des lumbo-sacralen Wirbelsäulenabschnittes. Für die Ischiasdiagnostik hat sich die *Myelographie* mit wäßrigem Kontrastmittel (Abrodil) allgemein durchgesetzt. Nach technischen Hinweisen werden die Vorteile des Verfahrens herausgestellt: der Nachweis andersartiger extra- und intraduraler Erkrankungen, eine zuverlässige Höhendiagnose, der Nachweis von multiplen Bandscheibenvorfällen und die Erkennung von Vorfällen in atypischen oder klinisch-neurologisch unauffälligen Fällen. Als Indikation werden unklare Symptomatologie, Höhenlokalisation und Rezidive angeführt.

H. Dietz (a.E.)-Mainz vervollständigt die röntgenologischen Möglichkeiten zur Ischiasdiagnose. *Funktionsaufnahmen* der Wirbelsäule sichern mit Bewegungssperren die Schädigungshöhe. Kompressionsschädigungen sind durch Verlagerung oder Ausfall epiduraler Venen bei der *spinalen Ossovenographie* mit Injektion des Kontrastmittels in den Dornfortsatz nachzuweisen. Die *Peridurographie* hat keine Bedeutung. Die *Discographie* eignet sich besonders zum Nachweis cervicaler Bandscheibenschäden. Die *Myeloszintigraphie* — intrathecale Injektion von 131 jodmarkiertem Humanalbumin — hat keine nennenswerte Bedeutung für die Diagnose des Bandscheibenvorfalls; sie ist jedoch bei Tumorverdacht oder zum Nachweis von Arachnopathien angezeigt.

Leiter: Vorgeschichte und klinischer Befund erlauben in fast allen Fällen eine zuverlässige Diagnose des Bandscheibenvorfalles. Das breite Spektrum der Erkrankungen, die mit einem Ischias-Syndrom einhergehen, verlangt den Einsatz subtiler neurologischer, neurophysiologischer und neuroradiologischer Untersuchungsverfahren. Diese sind in den vergangenen 20 Jahren so weit entwickelt und vervollständigt worden, daß eine ätiologische Klärung des Ischias-Syndroms heute praktisch immer möglich ist. Damit ist zugleich die Indikation zur operativen Behandlung fundiert und sicher geworden.

Rezidive und Komplikationen der Bandscheibenoperation

H. Kuhlendahl-Düsseldorf: Warum gibt es überhaupt Rezidive nach Bandscheibenoperationen? Morphologische Präparate zeigen, daß der Nucleus pulposus etwa bis zum 35. Lebensjahr untergeht und das faserige Gewebe bei der Degeneration reißt und prolabiert. Bei der Operation wird jeweils nur ein Teil des Fasergewebes ausgeräumt, niemals die ganze Bandscheibe. Von dem zurückbleibenden Gewebe kann jederzeit ein Teil abblättern, nach hinten vordringen und damit das Rezidiv auslösen. Rezidive sind in einer Frequenz von 2—4% zu erwarten, was bei einer chirurgischen Methode sicherlich außerordentlich wenig ist.

Frührezidive können in der 2. und 3. Woche vorkommen. Sie entstehen dadurch, daß faserige Sequester bei der Operation zurückgeblieben sind und vordringen, ein Ereignis, das auch dem besten Operateur passieren kann. Nicht selten geschieht es, daß man gerade noch im letzten Augenblick bei Entfernung großer Sequester noch ein großes Stück findet. Gegenüber den außerordentlich seltenen Frührezidiven treten *Spätrezidive* meist nach vielen Jahren auf. Sie entstehen durch Abstoßen von Faserlamellen, die zur Einklemmung führen.

Die klinische Diagnose des Rezidivs kann schwierig sein. Kennzeichnend ist, daß der typische Spannschmerz beim Vorwärtsbeugen meistens fehlt, weil das Widerlager der Nervenwurzel, das Ligamentum flavum, bei der Operation entfernt wurde und sich nicht neu bildet.

Unter den *Komplikationen* sind die meist tödlichen Verletzungen der Bauchgefäße Folge einer massiven Durchstoßung des vorderen Längsbandes. Diese Komplikation darf nicht vorkommen und ist auch wohl kaum entschuldbar.

Wurzelverletzungen sind fast immer vermeidbar. Außerdem sind die Wurzeln ziemlich widerstandsfähig. Grobe Elektrokoagulationen sind jedoch stets von einer Schädigung begleitet.

Duraverletzungen an der Wurzeltasche kann man unbehandelt lassen. Eine postoperative Kopftieflagerung für einige Tage führt zur Heilung ohne Komplikation, auch ohne Liquorcysten. Duraverletzungen des Caudasackes werden genäht. Hier handelt es sich um keine Komplikation, die zu irgendwelchen Folgen führen darf.

Die einzige Komplikation, die zu fürchten ist, ist eine postoperative entzündliche Wirbelsäulenkomplikation, deren Natur bis heute nicht recht geklärt ist. Es ist nicht bekannt, ob es sich um eine bakteriell-entzündliche Affektion handelt; wahrscheinlich ist es nicht der Fall. Heftige Kreuzschmerzen über Wochen und eine starke Beschleunigung der Blutsenkung mit Werten von 80—100 sind typisch. Die Frage, ob die Infektion eingeschleppt wurde oder nicht, ist meistens nicht zu entscheiden. Wundheilungsstörungen sind damit kaum verbunden. Daß auch letztere einmal vorkommen, braucht nicht erwähnt zu werden.

Im eigenen Krankengut von rund 4000 Operationen in 20 Jahren ist eine tödliche Lungenembolie aufgetreten, der einzige tödliche Ausgang überhaupt.

Prognose

Die *Prognose* der unkomplizierten Ischialgie ist ausgezeichnet. Bei einer Bettruhe bis zu 8 Tagen und einer stationären Behandlung bis zu 2 Wochen können die Kranken in der 4. oder 5. Woche ihre Arbeit wieder aufnehmen. Normalerweise gibt es keine Nachbeschwerden. Der radikuläre Schmerz muß sofort beseitigt sein und bleiben. Ausnahmen sind die vorher erwähnten Frührezidive. Es ist erstaunlich, daß, bei der Natur des Leidens zu erwarten, Kreuzschmerzen nicht häufiger und anhaltender bestehen bleiben.

Die Rückbildung von Wurzel- und Caudalähmungen entspricht der normalen nervalen Regeneration. Totale Wurzellähmungen, wie man sie immer beobachten muß, beanspruchen $1\,^1/_2$ bis 2 Jahre, da die Nervenfasern von der Wurzel bis zur Großzehe auswachsen müssen. Meistens kommt es zur Regeneration. Restschwächen können gerade bei zu später Operation aber bestehen bleiben. Das gilt vor allem für Caudalähmungen, wenn auch ihre Prognose heute optimistischer als früher zu beurteilen ist.

In der folgenden Diskussion über die *Prognose* wird die Forderung sofortiger Erkennung und Operation der Caudalähmung deutlich gemacht. Man muß in Stunden operieren. Eine Fehldiagnose kann nicht vorkommen, wenn die Sensibilität im Reithosengebiet, Blasen- und Darmfunktion und die Fußmotorik regelmäßig untersucht werden. Operationen nach Tagen oder Wochen haben für die Caudalähmung eine schlechte Prognose. Je ausgedehnter die komplette Denervierung ist, desto schlechter ist die Prognose. Die aktive Bewegungstherapie ist sehr wichtig, da sie nicht geschädigte Fasern aktiviert, anscheinend auch den Sprossungsvorgang und die kollaterale Regeneration fördert (Kuhlendahl, Pia, Schliack, Struppler).

Bei der Diskussion über die *unspezifische Spondylitis* wird die Frequenz dieser Komplikation auf 1—2% geschätzt. Zur Therapie werden

Frühbelastung, weniger Ruhigstellung im Gipsbett vorgeschlagen. Über die postoperative Ruhigstellung stimmen die Meinungen weitgehend überein. Bei genereller Frühbelastung, schon nach 2 Tagen (Pia), meistens später, ist in Einzelfällen eine längere Bettruhe bis zu 2 Wochen erforderlich (Brussatis, Grote, Jensen, Kuhlendahl, Pia).

Indikationsstellung

Die abschließende Erörterung gilt der *Indikationsstellung*, vor allem dem Zeitpunkt der Operation, in den Fällen ohne motorische Ausfälle mit mehr oder weniger deutlichen sensiblen radikulären Ausfällen und rezidivierenden Schmerzen. Neurologischerseits wird auf Alter und Beruf des Trägers, die Dauer und Intensität der Schmerzen, die Zahl der Rezidive und den konservativen Behandlungserfolg hingewiesen. Als Operationszeitpunkt werden angegeben spätestens das 2. oder 3. Rezidiv und 6 Monate vergebliche konservative Behandlung (Struppler), demgegenüber 6 Wochen negative Beeinflussung, frühzeitige Operation bei Rezidiven Jugendlicher und bei konstanten Belastungsschmerzen trotz Schmerzfreiheit in Ruhigstellung (Schliack).

Orthopädischerseits und neurochirurgischerseits wird für eine noch frühere Operation bei Therapieresistenz plädiert. Bei erfolgloser Lagerung im Stufenbett oder konstanter Fixierung trotz Vollnarkose sofortige Operation nach Sicherung durch die Myelographie (Schlegel). Handelt es sich um einen eindeutigen radikulären Schmerz und erfolgt keinerlei Beeinflussung, ist ein Zuwarten mit der Operation länger als 3 Wochen nicht sinnvoll (Brussatis, Grote, Jensen).

Differentialdiagnostisch wird auf den heftigen Schmerz bei der sog. Myogelose am Ansatz der langen Rückenmuskulatur im Bereich der Spina ilio-caudalis hingewiesen. Bei Druck wird ein radikulärer Schmerz ausgelöst. Gezielte Novocain-Infiltrationen schalten ihn sofort aus (Brussatis).

Zur Rezidivoperation wird der Standpunkt eingenommen, daß die Indikationsstellung die gleiche ist wie beim normalen Vorfall.

Leiter: Ich muß das Gespräch abbrechen. Wir haben Ihnen gezeigt, welche Fortschritte auf diagnostischem und therapeutischem Gebiet gemacht wurden. Der früher fast weltanschauliche Streit zwischen Nur-Konservativen und Nur-Operativen dürfte der Vergangenheit angehören. Wir haben gemeinsam klare Gesichtspunkte für eine sofortige und absolute Operationsindikation herausgestellt und klargemacht, daß bei therapieresistenten Schmerzen — trotz individueller Streuung unter uns — die frühzeitige Operation erforderlich ist. Sie erspart dem Kranken die Verlängerung eines qualvollen Zustandes, der trotz aller Maßnahmen ohne Operation nicht abklingen kann, weil es sich in diesen Fällen um einen eingeklemmten oder perforierten Vorfall handelt.

Nicht minder wichtig erscheint die Klarstellung, daß zur Durchführung einer Bandscheibenoperation in der allgemein vertretenen Technik subtile anatomische und neurologische Kenntnisse und große Erfahrungen unerläßliche Voraussetzung sind. Wir haben Ihnen zu zeigen versucht, daß die Differentialdiagnose des Ischias-Syndroms außerordentlich vielgestaltig ist und zur ätiologischen Klärung differenzierte spezialdiagnostische Verfahren heute eingesetzt werden können und müssen. So sind die Voraussetzungen für eine gezielte konservative und operative Therapie des Ischias-Syndroms geschaffen worden.

Ich danke Referenten und Gesprächsteilnehmern, ich danke unseren Zuhörern.

Donnerstag, den 10. April 1969

Sondersitzung von 15.30 bis 16.30 Uhr

Abdominalchirurgie

(Fortsetzung)

Verhandlungsleiter: Priv. Doz. Dr. G. Schönbach-Freiburg i. Br.

Leiter: Ich eröffne die heutige Sondersitzung über das Thema: „Abdominalchirurgie". Ich freue mich über Ihr überaus zahlreiches Erscheinen. Der heutige Nachmittag bringt eine Reihe interessanter Ergänzungsvorträge zu denen von heute vormittag. Ich glaube, daß sehr lebhaft diskutiert werden wird. Aus diesem Grunde möchte ich die Herren Referenten bitten, ihre Redezeit nach Möglichkeit nicht zu überschreiten, sondern eher noch zu unterschreiten, damit der Diskussion ein möglichst breiter Raum eingeräumt werden kann. Ich möchte vorschlagen, daß sich die jeweilige Diskussion sofort an den betreffenden Vortrag anschließt.

Freie Vorträge

84. Gallenblasen ohne Steine

G. Elfving-Helsinki/Finnland

Summary. Excision of a gall bladder without stones has always been a controversial surgical procedure. Of 1500 consecutive cholecystectomies 320 were primary hyperplastic cholecystoses and this accounts for 21.3%. The commoner forms of these were hyperplasia of the mucosa, cholesterolosis and adenomyomatosis.

A common aspect of all of these types is the typical gall bladder history and the typical picture of biliary disease and in this connection mainly the pain and the food intolerance decide the method of treatment. The diagnosis can usually only be made during surgery or under the microscope. On account of this the importance of exact history taking and the absolute necessity of an examination of the neighbour organs must be emphasized. 77% of these 320 cases became asymptomatic and thus surgical treatment is justified.

Zusammenfassung. Die Entfernung einer steinlosen Gallenblase ist immer ein umstrittener Eingriff gewesen. — Unter 1500 konsekutiven Cholecystektomien befanden sich 320 primäre hyperplastische Cholecystosen, was 21,3% ausmacht. Von diesen waren die gewöhnlichsten Formen Hyperplasie der Schleimhaut, Cholesterolose und Adenomyomatose.

Allen diesen Formen ist eine typische Gallenanamnese und das klinische Bild der Gallenerkrankungen gemeinsam, in denen vor allem die Schmerzen und die Nahrungsintoleranz den Weg der Behandlung entscheiden. Die Diagnose kann gewöhnlicherweise erst während der Operation oder im Mikroskop festgestellt werden. Aus diesem Grund ist die Bedeutung einer genauen Anamnese und die absolute Notwendigkeit einer Untersuchung der Nachbarorgane zu unterstreichen. Von den 320 Fällen wurden 77% symptomlos und damit berechtigt zur operativen Behandlung.

Solange es Gallenchirurgie gibt, ist die Entfernung einer steinlosen oder nicht entzündeten Gallenblase ein umstrittener Eingriff gewesen. Viele Chirurgen haben davor gewarnt und schlechte Resultate der Cholecystektomie vorgebracht. Die Beschwerden der Patienten blieben bestehen oder verschlimmerten sich sogar [5, 11].

Trotzdem kommen in der Gallenblase, abgesehen von Gallensteinerkrankung, spezifischen und unspezifischen Infektionen, Deformationen, Malignitäten und Benignitäten zusätzlich eine beachtliche, oft noch immer undiagnostizierte Menge pathologische Zustände vor [1]. Das Wesen dieser Zustände, die Jutras (1960) hyperplastische Cholecystosen nennt, ist eher von proliferativer und degenerativer als inflammatorischer Natur. Histologische Veränderungen trifft man in einer oder gleichzeitig in mehreren Bestandteilen der Gallenblasenwand [6, 7].

Unter 1500 konsekutiven Cholecystektomien befanden sich nach genauer Analyse 230 primäre hyperplastische Cholecystosen, d.h. Gallenerkrankungen ohne gleichzeitige Gallensteine oder Infektionen, was 15,3% ausmacht. Die entsprechende Prozentzahl bei Magee und MacDuffee (1968) von abnormen Gallenblasen ohne Steine oder Infektionen beträgt 18,7%.

Der Anschaulichkeit wegen wurden, zusätzlich zu dem gewöhnlichen histologischen Präparat, Oberflächenfotos von der Gallenblasenschleimhaut und Plastikrekonstruktionen von den gewünschten Teilen der Gallenblase gemacht (Abb. 1, 2 und 3).

Die gewöhnlichste Form der Cholecystose ist eine Hyperplasie der Mucosa, die sowohl in villöser wie spongiotischer Form auftritt. Die Zotten sind in der ersteren länger als gewöhnlich und verästeln sich, während sie in der spongiotischen Form zusätzlich miteinander verklebt sind und netzartige Muster bilden. Eine solche Schleimhaut kann im Vergleich zur normalen 10mal so dick sein und erschwert augenscheinlich die Kontraktionen der Gallenblase. Die klinische Bedeutung der Hyperplasie wurde in vielen Arbeiten festgestellt [2, 3].

Hyperplasie der Mucosa tritt immer auf, wenn man Cholesterolose feststellen kann, die auch im Vergleich zur ersteren sekundär ist [3]. Cholesterolose ist die bekannteste hyperplastische Cholecystose. Ihre

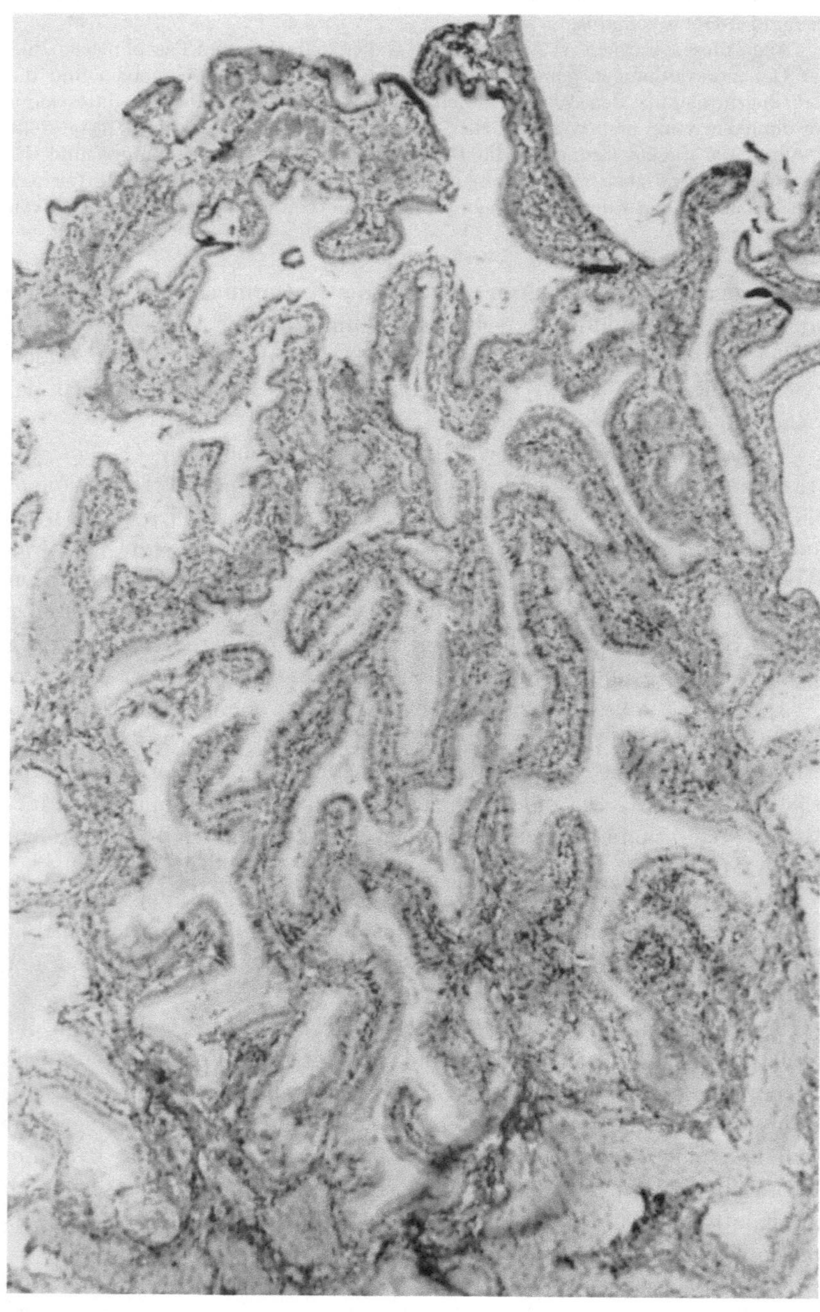

Abb. 1. Netzförmige Schleimhauthyperplasie der Gallenblase. Vergrößerung 120fach

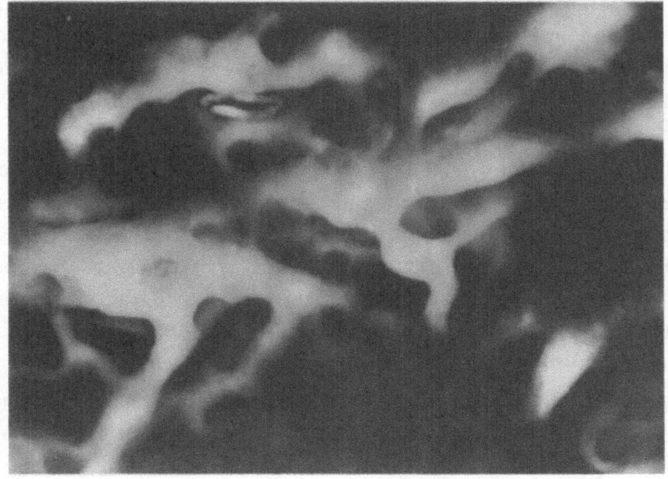

Abb. 2. Oberflächenphoto einer Gallenblase mit Schleimhauthyperplasie. Vergrößerung 32fach

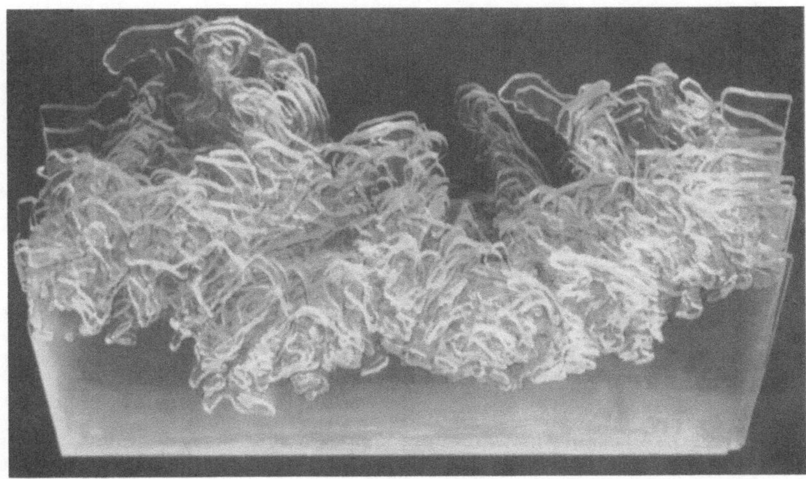

Abb. 3. Plastikrekonstruktion der Schleimhaut einer hyperplastischen Gallenblase

operative Behandlung ist in der Literatur immer noch umstritten. Nach Strik (1967) erscheint eine Cholecystektomie erst bei Kombination mit einer Entzündung oder Steinen begründet. Die allgemeinere Auffassung ist jedoch, daß die subjektiven Beschwerden des Patienten den Entschluß zum operativen Eingriff entscheidend beeinflussen [12].

Adenomyomatose oder Cholecystitis glandularis [8] ist eine Form, in der Proliferation des Epitels, große Vermehrung der Muskelschicht und der Drüsenbestandteile sowie mehr Crypten als gewöhnlich auftreten [4]. Neuromatose, Elastose und die allgemeine Calcinose sind einige andere Formen von hyperplastischer Cholecystose.

Allen diesen Formen ist eine typische Gallenanamnese und das klinische Bild der Gallenerkrankung gemeinsam [9], in der vor allem die Schmerzen und die Nahrungsintoleranz den Weg der Behandlung entscheiden. Dazu kommt, daß nur ein geringer Prozentsatz präoperativ röntgenologisch diagnostiziert werden kann. Aus diesem Grund ist die Bedeutung einer genauen Anamnese und die absolute Notwendigkeit einer Untersuchung der Nachbarorgane zu unterstreichen.

Der peroperative Befund bleibt ebenso oft unsicher und die Diagnose stellt man, wenn die Gallenblase geöffnet ist, oder erst unter dem Mikroskop. Die Palpation der Gallenblase auch nach der Aspiration ergibt oft ein negatives Resultat. Von den 320 Fällen unseres Materials wurden 77% symptomlos. Das entspricht den Resultaten der wegen Gallensteinerkrankungen vorgenommenen Cholecystektomien und berechtigt damit zur operativen Behandlung in hyperplastischen Cholecystosefällen.

Literatur

1. Albot, G., et Ph. Delavierre: Arch. Mal. Appar. digest. **55**, 125 (1966).
2. Elfving, G., T. Lehtonen, and H. Teir: Ann. Surg. **165**, 61 (1967).
3. — A. Palmu, and H. Teir: Ann. Chir. Gynaec. Fenn. **57**, 28 (1968).
4. Fotopoulos, J. P., and A. R. Crampton: Med. Clin. N. Amer. **48**, 9 (1964).
5. Glenn, F., and H. Mannix, Jr.: Ann. Surg. **144**, 670 (1956).
6. Jelaso, D., C. O. Burdick, and R. K. Brown: Arch. Surg. **95**, 70 (1967).
7. Jutras, J. A.: Amer. J. Roentgenol **83**, 795 (1960).
8. King, E. S. J., and P. MacCallum: Brit. J. Surg. **18**, 310 (1931).
9. Lubera, R. J., A. R. W. Chimie, and G. E. King: Amer. J. dig. Dis. **12**, 696 (1967).
10. Magee, R. B., and R. C. MacDuffee: Arch. Surg. **96**, 858 (1968).
11. Munster, A. M., and J. R. Brown: Amer. J. Surg. **113**, 730 (1967).
12. Salmenkivi, K.: Acta chir. scand. Suppl. 324 (1964).
13. Strik, W. O.: Dtsch. med. Wschr. **92**, 1552 (1967).

Aussprache

P. Hermanek-Wien: Im eigenen operativen Material aus Wien von 900 Cholecystektomien konnten wir beobachten, daß das Durchschnittsalter der steinfreien Gallenblasen wesentlich geringer war als das der steinhaltigen. Meine Frage an den Vortragenden, ob diese Beobachtungen auch in seinem Material vorlagen?

G. Elfving-Helsinki: Wir konnten keinen Unterschied feststellen.

85. Über vier Fälle von primärer sklerotischer Cholangitis

A. SAPKAS* und N. KARAVAS (a. G.)-Athen/Griechenland

Summary. Four (4) cases of obstructive jaundice are reported. On the basis of clinical, operative and pathological findings we concluded that these cases belong to the category of primary sklerosing cholangitis.

The diagnostic problems and particularly the difficult differentiation from the cholangiocarcinoma are stressed. The operative technique and the postoperative treatment are described. Our patients whom we followed-up from 5 months to $1^1/_2$ years are in good condition. The etiology of this disease remains still obscure. Bacterial infection is believed to be one of the main causes of the pathogenesis of primary sclerosing cholangitis. The relationship between PSC and colitis, Riedel's thyroiditis and retroperitoneal fibrosis is not yet fully clarified.

Zusammenfassung. Die Verf. berichten über vier (4) Fälle von Verschlußikterus. Aufgrund der klinischen, operativen und pathologischen Befunde schlossen wir, daß diese Fälle in die Kategorie der primär sklerosierenden Cholangitis gehören.

Die diagnostischen Probleme und insbesondere die schwierige Differenzierung vom Cholangiocarcinom werden hervorgehoben. Die Operationsmethode und die postoperative Behandlung werden beschrieben. Unsere Patienten, die wir von 5 Monaten bis $1^1/_2$ Jahre nachbeobachteten, befinden sich wohl. Die Ätiologie dieser Krankheit ist noch immer ungeklärt. Die bakterielle Infektion wird für eine der Hauptursachen der Pathogenese der primär sklerosierenden Cholangitis gehalten. Die Beziehungen zwischen PSC und Colitis, Riedelscher Thyreoiditis und retroperitonealer Fibrose ist noch nicht völlig geklärt.

Die primäre sklerotische Cholangitis ist eine seltene Erkrankung unbekannter Ätiologie. Sie befällt hauptsächlich die extrahepatischen Gallengänge, kann sich aber mit der Zeit auch auf die intrahepatischen Gallenwege ausbreiten. Die Krankheit geht in der Regel mit Bildung von Bindegewebe in der Gallengangwand einher, die zu fibröser Verdickung und progressiver Lumenverengung bis zum völligen Verschluß führen kann.

Klinisch äußert sich die Krankheit unter dem Bild eines Verschlußikterus. Die charakteristische Sklerose der Gallenwege kann bei intrahepatischer Ausbreitung eine Lebercirrhose bewirken. Die primäre sklerotische Cholangitis darf nicht mit der akuten obstruktiven Cholangitis bzw. Cholangiolitis purulenta sowie mit dem Gallengangcarcinom verwechselt werden.

Der erste in der Literatur beschriebene Fall stammt von Debet (1924), und ein Jahr später wurde ein zweiter Fall von Lafurgate publiziert. In der englischen Literatur erschien die erste Arbeit im Jahr 1926 von Jud und ein Jahr später teilte Miller einen ähnlichen Fall mit. In der griechischen Literatur wurden letztens von L. Markandoni u. Mitarb. ein Fall und zwei weitere von X. Sbarounis (1968) publiziert.

In unserer Klinik hatten wir in den letzten 3 Jahren die Gelegenheit, 4 zur primären sklerotischen Cholangitis gehörige Fälle mit Verschlußikterus zu operieren.

Fall I

60jährige Hausfrau, die seit 8 Jahren unter rechtsseitigen Oberbauchbeschwerden leidet.

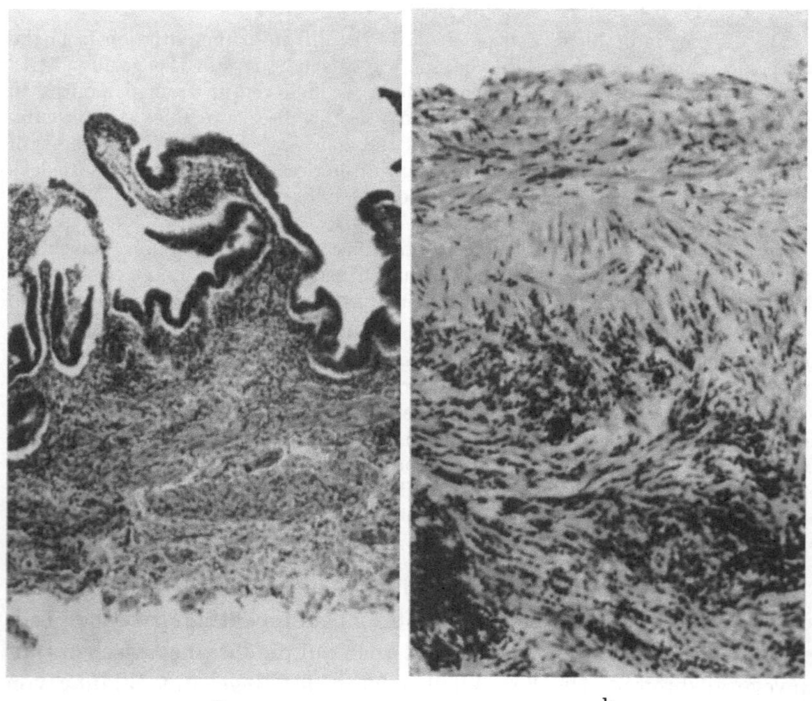

a b

Abb. 1. a Schwere Choledochitis; b Induration und entzündliche Infiltration der Choledochuswand

Seit 15 Tagen beklagt sie sich über kräftige Schmerzen am re. Oberbauch mit Brechreiz und Erbrechen; gleichzeitig trat Ikterus auf. So wurde die Patientin in die Klinik eingewiesen.

Es handelt sich um einen Verschlußikterus unbekannter Genese. Nach entsprechender Vorbereitung wurde die Patientin am 19.10.1967 von einem rechtsseitigen Rippenbogenschnitt aus operiert.

Die Leber war cholestatisch und vergrößert. Die Gallenblase war auch vergrößert und verdickt, Steine waren nicht zu tasten. Durch Punktion der Gallenblase kam weiße Galle (die angelegte Kultur war steril). Der Ductus Choledochus war verdickt und hart, besonders in der Gegend des Ductus hepaticus communis. Steine waren nicht tastbar. Die peroperative Cholangiographie durch die Gallenblase stellt die Gallenblase, den Ductus cysticus und den distalen Teil des Ductus choledochus dar.

Typische Cholecystektomie und Choledochotomie mit gleichzeitiger Biopsie des Choledochus. Die Bougierung der Papilla vateri mit dem dünnsten Hegar gelang sehr schwer. Zentralwärts ging das Bougie bis 3 cm. Die weitere Bemühung zur Bougierung ruft Blutung hervor, daher wird jeder weitere Bougierungsversuch unterlassen. Der Choledochus wird mit T-Rohr drainiert. Die Cholangiographie

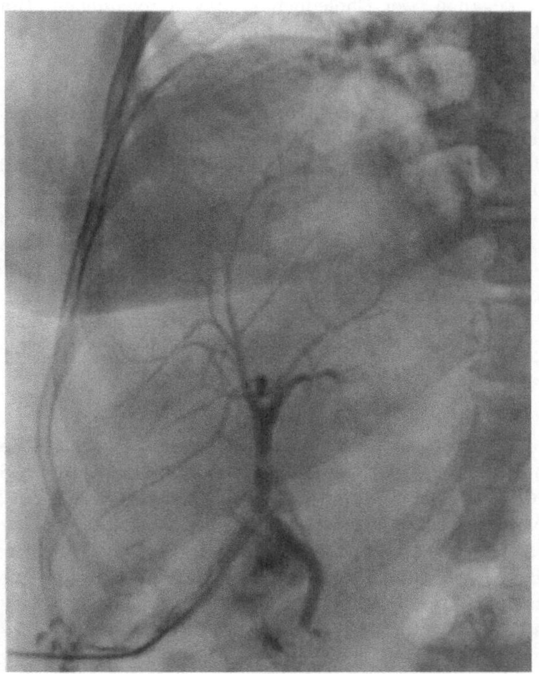

Abb. 2. Postoperative Cholangiographie. Gute Darstellung des ganzen Gallengangsystems

stellt nur das periphere Choledochusende dar. Die entfernte Gallenblase enthält keine Steine, ihre Wand ist sehr verdickt. Histologisch handelt es sich um eine chronische subakute Cholecystitis und Pericholecystitis. Choledochus-Biopsie: Starke Wandverdickung und Induration, geringgradige Adenomyosis der Wand (Abb. 1a und b). Der postoperative Verlauf war ziemlich lang, aber komplikationsfrei. Die Gallenmenge aus dem Kehrdrain stieg von Tag zu Tag. Die Cholangiographie, die am 26. postop. Tag. durchgeführt wird, zeigt normale Verhältnisse des Gallengangsystems (Abb. 2). Das Serumbilirubin hat sich allmählich normalisiert, die Leberfunktionsprüfungen haben sich wesentlich gebessert. Die Patientin konnte am 51. postoper. Tag im guten Allgemeinzustand nach Hause entlassen werden. Sie wurde ambulant weiter beobachtet, sie ist in sehr gutem Zustand und arbeitsfähig.

Fall II

Der 38jährige Landwirt wurde aus der I. Mediz. Klinik des Rotkreuz-Krankenhauses in unsere Klinik am 5. 6. 1968 mit der Diagnose Verschlußikterus unbekannter Genese verlegt. Der Patient gibt an, daß er seit 26 Jahren unter leichtem Ikterus leidet. 1961 Probelaparotomie; die Ursache des Ikterus wurde nicht festgestellt. Nach entsprechender Vorbereitung haben wir den Patienten am 13.6.1968 relaparotomiert. Die Leber war vergrößert und cholostatisch, Gallenblase ebenfalls vergrößert mit verdickter Wand. Punktion der Gallenblase; es kam dicke Galle. Cholangiographie durch die Punktionsnadel, unter Druck, ergibt eine feine Darstellung der Gallengänge. Der Choledochus ist von reichlichem Bindegewebe bedeckt, schwer beweglich und von harter Konsistenz. Steine wurden in der Gallenblase und im Choledochus nicht festgestellt.

Aufgrund des Operationsbefundes und der Cholangiographie sind wir der Meinung, daß es sich um eine sklerotische Erkrankung der Gallengänge handelt. Da es keine Indikation zur Choledochotomie gibt, beschränken wir uns in einer typischen Cholecystektomie und Leberbiopsie. Die entfernte Gallenblase zeigt histologisch eine chronische Cholecystitis und Pericholecystitis. Die Schleimhaut war hypertrophisch. Die Leberbiopsie zeigt eine mäßige Sklerose mit entzündlichen Infiltrationen. Die Leberzellen zeigen parenchymatöse Protoplasmadegeneration.

Der postoperative Verlauf war völlig komplikationsfrei. Am 22. Tag konnte der Patient mit nur noch Gesamtbilirubin von 3,0 mg-$^0/_0$ (gegen 7,6 mg-$^0/_0$ präoperativ) nach Hause entlassen werden. Bei der Nachuntersuchung nach 3 Monaten war das Serumbilirubin noch 2,5 mg-$^0/_0$. Er ist arbeitsfähig und im guten Allgemeinzustand.

Fall III

Die 48jährige Hausfrau wurde am 20.6.68 wegen Verschlußikterus in unsere Klinik aufgenommen. Seit 2 Jahren beklagt sich die Patientin über Schmerzen am re. Oberbauch, die an die re. Schulter ausstrahlen, mit Brechreiz. Vor 20 Tagen trat Ikterus auf, weswegen die Einweisung in die Klinik erfolgte. Leptosome, normalgebaute Frau, stark ikterisch. Leber um 2 QF vergrößert, die Milz war nicht tastbar. Das klinische Bild sowie sämtliche Laborbefunde sprechen für einen Verschlußikterus unbekannter Genese.

Nach entsprechender Vorbereitung wurde die Patientin am 25.6.68 operiert. Die Leber war vergrößert und cholostatisch. Die Gallenblase ödematös und verdickt. Der Choledochus erscheint distalwärts normal. Proximalwärts ist er verdickt und rigid. Die Punktion der Gallenblase gab keine Galle. Die Cholangiographie stellt nur die Gallenblase und den peripheren Teil des Ductus choledochus dar. Das zentrale Gallengangsystem wurde nicht dargestellt (Abb. 3). Typische Cholecystektomie und Choledochotomie. Der Choledochus wurde mit einem T-Rohr drainiert. Die Cholangiographie durch das T-Drain zeigt jetzt eine ganz dünne Darstellung des Gallengangsystems. Steine waren in der Gallenblase und im Choledochus nicht vorhanden. Durchführung einer Leber- und Choledochusbiopsie.

Histologie. Schwere chronische Cholecystitis. Choledochus-Wandverdickung mit Induration und Andenomyosis. Leberbiopsie: Cholangiolitis, Cholestase und trübe Schwellung der Leberzellen.

Der postoperative Verlauf war völlig komplikationsfrei. Die am 25. postop. Tag durchgeführte Cholangiographie zeigt eine normale Darstellung des Gallengangsystems. Das Serumbilirubin hat sich normalisiert, so daß die Patientin in gutem Allgemeinzustand nach Hause entlassen werden konnte.

Bei der Nachuntersuchung nach 6 Monaten fanden wir die Patientin in sehr gutem Zustand.

Fall IV

Der 47jährige Beamte wurde am 15.12.68 aus der II. Mediz. Klinik des Rotkreuz Krankenhauses mit der Diagnose eines seit 6 Monaten bestehenden Verschlußikterus unbekannter Genese in unsere Klinik verlegt. Die Leber ist um 2 QF tastbar vergrößert. Milz nicht palpabel, Haut und Konjuktiven stark ikterisch, Bilirubin direkt: 8,4 mg-$^0/_0$, indirekt: 5 mg-$^0/_0$, Gesamt: 13,4 mg-$^0/_0$. SGOT 250 E, SGPT 150 E, Alk. Phosphat. 48 E.

Am 17.12.68 haben wir den Patienten mit der Diagnose Verschlußikterus unbekannter Genese operiert. Die Leber war vergrößert und cholostatisch. Gallenblase von normaler Größe mit sehr verdickter Wand, von derber Konsistenz. Der

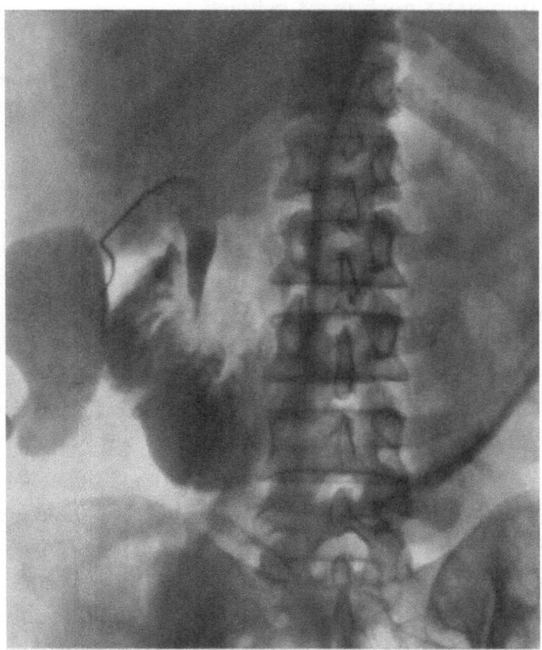

Abb. 3. Darstellung der Gallenblase und nur des peripheren Choledochusabschnittes

zentrale Teil des Ductus choledochus ist ebenfalls sehr verdickt und derb. Es erfolgt atypische Cholecystektomie. Die Gallenblase enthält zwei kirschgroße Steine. Anschließend wird der Choledochus aufgemacht, es fließt keine Galle heraus. Die Bougierung zur Peripherie hin war einwandfrei. Zentralwärts war sie unmöglich, da der Ductus hepaticus communis durch eine sklerotische Masse verschlossen war. Die daraus entnommene Schnellschnittbiopsie war negativ für Ca und ergibt lediglich entzündliche Reaktion. Nach Choledochus-Kehrdrainage wird eine Cholangiographie durchgeführt. Ductus choledochus nur bis zum Duodenum darstellbar, das intrahepatische Gallengangsystem stellt sich nicht dar.

Histologie. a) Histologisch zeigt die entfernte Gallenblase Wandverdickung, infolge einer chronischen Cholecystitis und Pericholecystitis.

b) Das Biopsiematerial aus der Leberpfortengegend zeigt eine chronisch fibröse Entzündung. Kein Anhalt für Malignität.

Der postoperative Verlauf gestaltete sich normal, die Gallenmenge aus dem T-Kehr stieg von Tag zu Tag (600 ml). Die am 26. postop. Tag durchgeführte

Cholangiographie zeigt nun eine normale Darstellung des intra- und extra-hepatischen Gallengangsystems. Der Serumbilirubinspiegel fällt langsam ab, so daß der Patient am 37. postop. Tag im guten Allgemeinzustand nach Hause entlassen werden konnte.

Die Ätiologie der primären sklerotischen Cholangitis ist unbekannt. Der Zusammenhang der Krankheit mit der Colitis ulcerosa, Thyreoiditis Riedel (Warren, 1966; Goldgraber, 1960; Holubitski, 1964) oder retroperitonealen Fibrose ist noch nicht geklärt.

Ein Überempfindlichkeitsmechanismus der Gallenwege bei einem fortbestehenden subakuten (klinisch nicht manifesten), entzündlichen Prozeß der äußeren Gallenwege bzw. des Portalgebietes tritt möglicherweise der Ätiologie näher.

Bei experimentellen Untersuchungen von Dinnen bei Meerschweinchen zur Feststellung des Infektionsmechanismus wurde der portale Kreislauf dafür verantwortlich gemacht und stellt den wichtigsten Weg, wodurch die Keime in die Gallengänge gelangen können, dar.

Die vier wesentlichen Kardinalkriterien der Krankheit, die zur Bezeichnung eines Verschlußikterus als primäre sklerotische Cholangitis berechtigen, sind: 1. kein früherer Eingriff an den Gallengängen, 2. keine Lithiasis, 3. diffuses Befallensein der extrahepatischen Gallengänge, 4. Ausschluß eines Gallengangcarcinoms.

Manesis und Sullivan, nach Durchsicht der englischen Literatur 1924—1966, fanden nur 20 Fälle, die die obige Klassifizierungsbedingungen erfüllten.

Holubitski und McKenzie sammelten aus der Weltliteratur 100 Fälle, wozu sie auch 4 eigene hinzuzählten, jedoch erfüllten nur 24 davon die genannten Kriterien.

Warren u. Mitarb. fanden nach Bearbeitung des Materials der Lahey Clinic-Foundation in Boston 24 ähnliche Fälle, bei denen in 12 Fällen gleichzeitig eine Colitis ulcerosa, in 15 Fällen eine lithiatische Anamnese bzw. Gallenoperation, in 4 vorausgegangenen Fällen periportale Entzündung und schließlich in 2 Fällen keine sicheren ätiologischen Anhaltspunkte, die mit der vorliegenden sklerotischen Cholangitis in Zusammenhang gebracht werden könnten, bestand. Unter den 7 Fällen von Glenn und Whitsell (1966) bestand in 3 Fällen gleichzeitig eine Lithiase und in 4 Fällen wurde die Diagnose auch histologisch bestätigt. Bei den übrigen Fällen wurde keine Biopsie vorgenommen.

Was unsere 4 Fälle anbetrifft, so dürften sie als zur primären sklerotischen Cholangitis gehörig bezeichnet werden, da in 3 Fällen davon überhaupt keine Lithiase bestand und bei dem 4. Patienten Steine sich nur in der Gallenblase befanden. Außerdem war nur bei einem Patienten eine Probelaparotomie gerade zur Feststellung der Ikterusursache vorausgegangen.

Ein Gallengangscarcinom wurde bei keinem unserer Patienten bisher festgestellt.

Die histologische Bestätigung der sklerotischen Cholangitis wurde bei 2 unserer Fälle vorgenommen. Aber auch die 2 Fälle, bei denen keine histologische Untersuchung des Gallengangs vorliegt, dürfen ohne weiteres als sklerotische Cholangitis bezeichnet werden, zumal sie sämtliche klinischen, röntgenologischen und operativen Bedingungen dafür erfüllen.

Gesundheitlich befinden sich alle unsere Patienten in gutem Zustand. Jedoch bleiben die Aussichten bezüglich einer Dauerheilung nach wie vor fraglich.

Literatur

Altemeier, W. A., E. A. Gall, N. N. Zinninger, and P. I. Hoxworth: Arch. Surg. **75**, 450 (1957).

Bartholomen, L. G., J. C. Cain, L. B. Woolner, D. C. Utz, and D. O. Rerris: New Engl. J. Med. **269**, 8 (1963).

Falkmer, S., and B. Sjostrom: Gastroenterologia **91**, 221—224 (1959).

Glenn, F., and C. Whitsell J.: Surg. Gynec. Obstet. **123**, 1037—1046 (1966).

Goldgraber, M. D., and J. B. Kirsner: Gastroenterology **38**, 821 (1960).

Haberer, v. H.: Chirurg **10**, 528 (1938).

Hache, L., D. C. Utz, and L. B. Woolner: Surg. Gynec. Obstet. **115**, 737—744 (1962).

Hellstrom, H. R., and E. C. Perez-Stable: Amer. J. Med. **40**, 184—187 (1966).

Holubitski, M. D., and A. D. McKenzie: Canad. J. Surg. **7**, 277 (1964).

Kimmelstiel, P., H. L. Large, Jr., and H. D. Verner: Amer. J. Path. **28**, 259—289 (1952).

Mage, S., and A. S. Morel: Ann. Surg. **162**, 187—190 (1965).

Manesis, J. G., and E. J. Sullivan: Arch. intern. Med. **115**, 137—139 (1965).

Markantones, L., D. Georgas, A. Mousouros u. Ch. N. Emparounes: Nas. Chronika **30**, 353—362 (1968) (griech.).

Schwartz, S. I., and W. A. Dale: Arch. Surg. **77**, 439 (1958).

Thorpe, C. E. M., J. P. Scheuer, and S. Sherlock: Gut **8**, 435 (2967).

Warren, K. W., S. Athanassiades, and J. I. Monge: Primary sclerosing cholangitis. Ann. J. Surg. **3**, 23 (1966).

—, and A. G. Kune: Trends in biliary surgery. New Engl. J. Med. **273**, 1322—1325 (1965).

Aussprache

Leiter: Zur Diskussion hat sich Herr A. Fritsch gemeldet.

A. Fritsch-Wien: Ich möchte Herrn Sapkas fragen — das ist aus seinen Ausführungen nicht hervorgegangen —, welche Therapie er angewendet hat. Man sieht nur die Füllung des distalen Choledochus. Proximal sieht man keine Füllung. Wodurch war der Ikterus also bedingt? Lag eine lokale Stenose vor oder handelte es sich nur um eine intraperitoneale Cholestase?

Weiter zur Therapie! Typisch für die primär sklerosierende Cholangitis ist das gute Ansprechen auf eine Cortisontherapie, während lokale Stenosen durch Anastomosen mit einer Darmschlinge behandelt werden müssen.

A. Sapkas-Athen: Wegen der Kürze der Zeit konnte ich natürlich auf die Einzelheiten nicht eingehen. Im Manuskript ist mein ganzes Vorgehen dargestellt. Die

Behandlung wurde durch Cortison ergänzt. Was die Veränderungen der Stenose betrifft, so finden sie sich im extrahepatischen Teil des Ductus hepaticus.

Leiter: Wenn ich selbst eine Bemerkung machen darf: Die starke Erweiterung nach der Therapie bei Ihrem zweiten Fall ist außerordentlich auffallend. Das wäre als ein ausgezeichnetes Ergebnis anzusehen.

86. Das Lösungsvermögen der während Cholestyraminmedikation sezernierten Galle für menschliche Gallensteine und aus reinem Cholesterin hergestellte Konkremente

K. HOLUB-Wien/Österreich

Summary. Human gall stones and artificial concretions produced from cholesterol were "sprayed" with human hepatic bile. If the patient received cholestyramine in the form of Cuemid®, 21 such tests showed definite weight loss in 5 gall stones. In control tests which were performed with bile from the same patients during a period during which they did not receive Cuemid® only minimal weight changes (less than 10%) could be observed, with the exception of one case. However, in a few Cuemid®-tests and in a few controls weight increases were also observed. Nevertheless, their number and their magnitude was considerably less than the weight decreases (only in one Cuemid○-test was it more than 10 mg). More pronounced weight decreases were observed with the cholesterol concrements produced by cristallisation than with the gall stones.

Zusammenfassung. Menschliche Gallensteine und aus Cholesterin hergestellte künstliche Konkremente wurden mit menschlicher Lebergalle „berieselt". Wenn die Patienten Cholestyramin in Form von Cuemid® erhielten, wurden unter 21 derartigen Versuchen bei 5 Gallensteinen deutliche Gewichtsabnahmen festgestellt. Bei den Kontrollversuchen, die mit Galle der gleichen Patienten während einer Zeit durchgeführt wurden, in der diese kein Cuemid® erhielten, konnten bis auf einen Versuch nur geringe Gewichtsveränderungen gefunden werden (unter 10 mg). Allerdings wurden bei einigen Cuemid®-Versuchen und bei einigen Kontrollen auch Gewichtszunahmen konstatiert, die aber an Zahl und Ausmaß weit geringer ausfielen als die Gewichtsabnahmen (nur bei einem Cuemid○-Versuch über 10 mg). Mit durch Auskristallisieren hergestellten Cholesterinkonkrementen wurden stärkere Gewichtsabnahmen festgestellt als bei Gallensteinen.

Über die Spontanauflösung von Gallenblasensteinen gibt es schon eine Reihe von Berichten. Vor kurzem hat Wolpers auch aufgrund eigener Beobachtungen darüber eine ausführliche Publikation verfaßt. Sicher ist, daß derartige Spontanauflösungen im Vergleich zu der überaus großen Häufigkeit des Gallensteinleidens nur sehr selten beobachtet werden. Zum Studium der Löslichkeit von Gallensteinen in Galle haben wir eine einfach konstruierte Apparatur verwendet (Holub). Prinzipiell werden die zu prüfenden Konkremente unter bestimmten Bedingungen mit

Tabelle 1. *Gallensteine* (Gewicht in Gramm)

	ohne C		mit C	
	Vor B	nach B	vor B	nach B
1.	0,1164	0,1159	0,1869	0,1033
2.	0,1033	0,1029	0,1294	0,1164
3.	0,1752	0,1741	0,1577	0,1664
4.	0,1632	0,1641	0,1457	0,1434
5.	0,1835	0,1803	0,1627	0,1598
6.	0,1529	0,1572	0,1732	0,1763
7.	0,2031	0,2008	0,1853	0,1872
8.	0,2054	0,2061	0,1789	0,1725
9.	0,1945	0,1923	0,1836	0,1625
10.	0,2046	0,2015	0,1937	0,1898
11.	0,1835	0,1822	0,1746	0,1711
12.	0,1755	0,1738	0,1822	0,1789
13.	0,2015	0,2024	0,2071	0,2032
14.	0,1839	0,1821	0,1447	0,1398
15.	0,1756	0,1732	0,1829	0,1797
16.	0,1925	0,1837	0,2003	0,2017
17.	0,1763	0,1754	0,1823	0,1659
18.	0,1652	0,1633	0,1572	0,1699
19.	0,1732	0,1583	0,1642	0,1573
20.	0,1453	0,1462	0,1533	0,1321
21.	0,1367	0,1362	0,1427	0,1375

Galle berieselt und dann auf Gewichtsänderungen untersucht[1]. Methodik und Apparatur sind in der oben erwähnten Arbeit ausführlich beschrieben, ich darf darauf verweisen, um Zeit zu sparen. Die im folgenden mitgeteilten Ergebnisse wurden auf die beschriebene Art erzielt. Nur bezüglich der Temperatur von 37°C wurde bei manchen Versuchsgruppen eine Ausnahme gemacht und sowohl die Kontrollen als auch die eigentlichen Versuche bei derselben Zimmertemperatur angesetzt. Aus den beiliegenden 2 Tabellen sind die Resultate zu ersehen, die bei Verwendung von Choledochusgalle, die sich aus Choledochusdrains entleerte, erzielt wurden. Tab. 1 zeigt die Resultate bei menschlichen Gallensteinen, wobei zu bemerken ist, daß die beiden ersten Versuchsergebnisse mit Cholestyramin, das in Form von Cuemid® verwendet wurde, bereits in der oben erwähnten Arbeit mitgeteilt wurden. Es soll darauf hingewiesen werden, daß bei den Versuchen mit Cuemid®, das in der Menge von 3 mal 1 Kaffeelöffel täglich gegeben wurde, 5 mal (Nr. 1, 2, 9, 17, 20) 10 mg übersteigende Gewichtsabnahmen gefunden wurden, die in 3 Fällen (Nr. 1, 9, 20) 10% des Ausgangsgewichtes deutlich übertrafen. Bei den

[1] Herrn Prim. Dr. F. Scholl bin ich für die Durchführung der Wägungen sehr zu Dank verpflichtet. Es wurden Doppelwägungen vorgenommen.

Kontrollversuchen, bei denen die Galle des gleichen Patienten ohne Cuemid®-Medikation verwendet wurde, konnte nur bei einem Versuch (Nr. 19) eine 10 mg übersteigende Gewichtsabnahme gefunden werden, die die Gewichtsabnahme im entsprechenden Cuemid-Versuch um 8 mg übertraf. Die 14,9 mg betragende Gewichtsabnahme im Kontrollversuch blieb jedoch unter 10% des Ausgangsgewichtes (0,1732 g). Die Tabelle zeigt, daß nicht nur Gewichtsabnahmen, sondern auch Gewichtszunahmen der Gallensteine, und zwar sowohl bei Cuemid- als auch bei Kontrollversuchen, gefunden wurden. Besonders auffällig ist die im Versuch Nr. 3 festgestellte Zunahme von 8,7 mg und die Zunahme von 12,7 mg im Versuch Nr. 18, denen bei den Kontrollen geringfügige Gewichtsabnahmen gegenüberstehen. Dazu muß bemerkt werden, daß bei Versuch Nr. 3 und Nr. 18 zwar immer Gallenflüssigkeit der gleichen Patienten für Kontrolle und Cuemid-Versuch verwendet wurden, die verwendeten Gallensteine jedoch bei den Kontrollen und beim Cuemid-Versuch nicht von den gleichen Patienten stammten, weil keine in der Größe entsprechenden Konkremente vorhanden waren. Außerdem dürfte auch die Verwendung von Steinen der gleichen Patienten für Cuemid- und Kontrollversuche keine sichere Gewähr für vollständige identische Verhältnisse in bezug auf die verwendeten Konkremente bieten, weil es neben der chemischen Zusammensetzung des ganzen Steines sehr wesentlich auf Struktur und Zusammensetzung der jeweiligen Konkrementoberfläche ankommt, mit der allein ja die Galle in Berührung kommt. Bergman und van der Linden stellten bei Goldhamstern fest, daß es gelingt, Cholesterinsteine mit Hilfe von Cholestyramin aufzulösen. Bei Mäusen gelang es jedoch nicht, diesen Effekt zu erzielen. Die Untersuchung des Konkrementes von Versuch 1 ergab, daß es außer Mucoproteiden und anderen nicht kristallinen Bestandteilen nur aus Cholesterin bestand[2]. Die auffallende Gewichtsabnahme in diesem Falle legte es nahe, aus chemisch reinem Cholesterin durch Lösung in Äther und Auskristallisieren Konkremente herzustellen und mit Galle anzusetzen. Schließlich wurden noch aus geschmolzenem Cholesterin Konkremente hergestellt und mit Galle berieselt. Tab. 2. zeigt die Resultate bei den reinen Cholesterinkonkrementen. Es wurde gefunden, daß Lebergalle reine Cholesterinkonkremente besser lösen kann als natürliche Gallensteine und daß dies für die locker gefügten, durch Auskristallisieren hergestellten, in bedeutend höherem Maße gilt als für solche aus geschmolzenem Cholesterin. Das Lösungsvermögen ist nach Cuemid®-Medikation anscheinend erhöht. Versuche mit einer Calcium-Bilirubin-Verbindung sind im Gange. Es wird für wichtig gehalten, einzelne Bestandteile der natürlichen Gallensteine (Cholesterin, Bilirubinkalk usw.) isoliert in der angegebenen Weise zu untersuchen, weil dieses „analytische“ Verfahren

[2] Für die Untersuchung habe ich Herrn Prof. Dr. A. Preisinger sehr zu danken.

Tabelle 2. *Cholesterin (aus Äther auskristallisiert)*. Gewicht in Gramm

	ohne C		mit C	
	vor B	nach B	vor B	nach B
1.	0,1995	0,1947	0,1817	0,1306
2.	0,1742	0,1211	0,1632	0,1803
3.	0,1337	0,1106	0,1432	0,0551
4.	0,1862	0,1523	0,2164	0,0673
5.	0,1973	0,1822	0,1892	0,1231
6.	0,1752	0,1523	0,1963	0,1157

Cholesterin geschmolzen

	ohne C		mit C	
	vor B	nach B	vor B	nach B
1.	0,1809	0,1574	0,1845	0,1512
2.	0,1763	0,1714	0,1641	0,1571
3.	0,1656	0,1673	0,1589	0,1492
4.	0,1732	0,1705	0,1637	0,1523
5.	0,1661	0,1590	0,1759	0,1662
6.	0,1578	0,1535	0,1432	0,1348

weitere Erkenntnisse bringen dürfte. Schließlich soll erwähnt werden, daß auch das Lösungsvermögen menschlicher Lebergalle während der Verabfolgung von Ceres untersucht wurde. Von 4 so untersuchten menschlichen Gallensteinen zeigten 3 eine deutliche Gewichtsabnahme, während die Gewichte der Kontrollen keine nennenswerte Veränderung aufwiesen. Somit ist es möglich, unter Einwirkung verschiedener Substanzen (Cuemid®, Ceres und wahrscheinlich noch eine Reihe anderer) nennenswerte Gewichtsverluste bei einer Anzahl menschlicher Gallensteine zu erzielen.

Von den Bestandteilen der menschlichen Galle wurde der Gehalt an Cholesterin, Bilirubin und Calcium vor und während der Verabfolgung von Cuemid® untersucht. Es wurde im allgemeinen eine leichte bis mäßige Abnahme des Cholesteringehaltes während der Verabfolgung des Mittels festgestellt, doch schwanken die Cholesterinwerte bei dem gleichen Patienten auch ohne Verabfolgung irgendwelcher Präparate schon sehr stark, so daß aus den gefundenen Werten vor und während Cuemid-Medikation noch keine sicheren Schlüsse gezogen werden können.

Meinem Oberarzt Dr. P. Thalmann und Frau Dr. I. Wissgott sowie Dr. Leopoldine Aufmesser habe ich für ihre Hilfe bei der Durchführung der Untersuchungen sehr zu danken.

Literatur

Bergman, F., and W. van der Linden: Gastroenterology **53**, 418 (1967).
— — Acta chir. scand. **134**, 287 (1968).
Holub, K.: Wien. klin. Wschr. **81**, 125 (1969).
Wolpers, C.: Dtsch. med. Wschr. **93**, 2525 (1968).

87. Läßt sich die Zahl der Zweiteingriffe an den extrahepatischen Gallenwegen verringern?

C. P. Ehlert-Mainz

Summary. During a period of 10 years 66 secondary procedures were performed on the extrahepatic biliary tract. 42 times stones in the common bile duct were made responsible for this, 11 times a rigid papilla, 6 times residual conditions after T-tube drainage and 7 times other causes were held responsible for this. The number of secondary procedures can be definitely decreased by paying attention to the following postulates:

1. Early treatment of patients with gall stones.
2. The use of radiomanometry during *every* cholecystectomy, and
3. Primary closure of the common bile duct after revision of the biliary tract, i. e. foregoing routine drainage with a T-tube.

Zusammenfassung. In 10 Jahren wurden 66 Zweiteingriffe an den extrahepatischen Gallenwegen ausgeführt. 42mal wurden Steine im Choledochus, 11mal eine rigide Papille, 6mal Folgezustände nach einer T-Drainage und 7mal andere Ursachen dafür verantwortlich gemacht. Die Zahl der Zweiteingriffe läßt sich deutlich senken, wenn folgende Forderungen beachtet werden:

1. Die Frühsanierung des Gallensteinkranken,
2. die Anwendung der Radiomanometrie bei *jeder* Cholecystektomie und
3. der primäre Choledochusverschluß nach Gallengangsrevision, d.h. der Verzicht auf die routinemäßige T-Drainage.

In den letzten 10 Jahren wurden an der Mainzer Chirurg. Univ.-Klinik 66 Zweiteingriffe an den extrahepatischen Gallenwegen ausgeführt. Bei 20 von diesen 66 Patienten wurde die Erstoperation — nämlich die Cholecystektomie — in unserer Klinik vorgenommen. Hierbei fiel auf, daß bei dem Primäreingriff nur 6mal eine intraoperative Röntgendarstellung der Gallenwege durchgeführt wurde. 11mal wurde bereits bei der Erstoperation der Ductus choledochus eröffnet und in 10 Fällen anschließend wieder — wie früher auch in Mainz üblich — über einem Kehrschen T-Drain verschlossen.

Auf der Tab. 1 sehen Sie die Ursachen, die einen Zweiteingriff erforderlich machten. Der weitaus häufigste Grund waren übersehene Steine. Durch eine routinemäßige intraoperative Radiomanometrie wird die Zahl der belassenen Choledochuskonkremente deutlich sinken. Das ist jedoch nicht der einzige Vorteil dieser Untersuchung: Fällt ihr Ergebnis

Tabelle 1. *66 Zweiteingriffe an den extrahepatischen Gallenwegen in 10 Jahren wegen:*

42	×	Steine im Choledochus davon 8 × zu langer Cysticusstumpf
11	×	rigide Papille
8	×	Choledochusstenose davon 5 × nach iatrogener Choledochusverletzung
3	×	Fistel (nach T-Drainage)
1	×	Cholangitis
1	×	Cholecystektomie (nach Cholecystoduodenostomie)

Tabelle 2. *Bei unklaren intraop. Cholangiogramm-Befunden ist zu berücksichtigen:*

Anamnese	Operation
Koliken?	weiter Choledochus?
Ikterus?	kleine Steine i. d. Gallenblase?
neg. i.v. Cholangio-Cholecystogramm?	zu hoher Druck?

bei choledochussteinverdächtiger Anamnese negativ aus, so kann auf eine Revision des Hauptgallenganges verzichtet werden, was von besonderer Wichtigkeit ist, wenn man bedenkt, daß die postoperative Letalität um über das 7fache steigt, wenn der Ductus choledochus miteröffnet wird. Ist man in der Beurteilung des intraoperativen Cholangiogramms unsicher, sollen die auf der Tab. 2 angeführten Kriterien für die Indikation zur Gallengangsrevision herangezogen werden, wobei die einzelnen Faktoren in ihrer Wichtigkeit von oben links nach unten rechts zunehmen.

In 8 Fällen hätte der Zweiteingriff wahrscheinlich vermieden werden können, wenn der Cysticusstumpf nicht zu lang belassen worden wäre.

Die rigide Papille — zweithäufigste Ursache für eine Zweitoperation — hat mit großer Wahrscheinlichkeit schon bei der Cholecystektomie bestanden und wurde durch die Unterlassung der Radiomanometrie übersehen. Die Frühsanierung eines Gallensteinkranken dürfte zudem die Zahl Papillitis stenosans deutlich senken.

Iatrogene Choledochusstrikturen werden immer auftreten. Die 3 übrigen Fälle von Choledochusstenosen sowie das 3malige Auftreten von postoperativen Fisteln sind jedoch auf die nach der Erstoperation eingelegte T-Drainage zurückzuführen, die in unserer Klinik nur in seltenen Ausnahmefällen Anwendung findet. Wie man aus der Tab. 1 ersieht, ist die T-Drainage in fast 10% für den Zweiteingriff verantwortlich zu machen.

Will man die eingangs gestellte Frage mit „ja" beantworten, so müssen folgende 3 Forderungen Beachtung finden:

1. die Frühsanierung des Gallensteinkranken,
2. die Radiomanometrie bei *jeder* Cholecystektomie und
3. der primäre Choledochusverschluß nach Gallengangsrevision, d.h. der Verzicht auf die routinemäßige T-Drainage.

88. Erfahrungen mit der Sphincterotomie bei 634 Fällen seit 1956

A. Fritsch-Wien/Österreich

Summary. The percentage and ratio of transduodenal total sphincterotomy among operations of the common bile duct has risen from 32.1% to 70.2% in the last 10 years. The more frequent use of sphincterotomy is the consequence of broader indications. The facts that decide success are: total splitting of the sphincter (1.5—2.5 cm), adapting mucosal sutures between common bile duct and duodenum and abandonment of all transpapillary drainage. Division of Oddi's sphincter does not disturb the transport of bile; it merely disorders the function of the papilla as a valve. Follow-ups of 335 patients showed freedom from complaints in 85.9% and a poor result in 4.1%. The operative mortality in 634 cases was 3.4%.

Zusammenfassung. Der prozentuelle Anteil der transduodenalen totalen Sphincterotomie unter den Choledochuseingriffen stieg in den letzten 10 Jahren von 32,1% auf 70,2%. Die häufigere Anwendung der Sphincterotomie ist die Folge einer erweiterten Indikationsstellung. Für einen Erfolg entscheidend sind: Die totale Spaltung des Sphincters (1,5—2,5 cm), adaptierende Schleimhautnähte zwischen Choledochus und Duodenum und der Verzicht auf jegliche transpapilläre Drainage. Die Durchtrennung des Sphincter Oddi führt zu keiner Störung des Galletransportes, gestört ist lediglich die Ventilfunktion der Papille. Nachuntersuchungen an 335 Patienten ergaben in 85,9% Beschwerdefreiheit und in 4,1% ein schlechtes Ergebnis. Die Operationsletalität bei den 634 Fällen betrug 3,4%.

13jährige Erfahrungen mit einer Operationsmethode lassen sich nicht in 5 min darlegen, können sie doch nur in Form von Untersuchungsergebnissen und durch klare Zahlen wiedergegeben werden. Ich muß deshalb unsere Ergebnisse schlagwortartig zusammenfassen.

Die transduodenale Sphincterotomie ist gegenwärtig an der I. Chirurgischen Univ.-Klinik in Wien der am häufigsten ausgeführte Choledochuseingriff, die Choledochoduodenostomie der zweithäufigste (Tab. 1). Beide zusammen machen 86,3% aller Choledochuseingriffe aus. An dieser Zahl hat sich in den letzten 10 Jahren nichts geändert. Wesentlich verschoben hat sich aber die Relation der transduodenalen Sphincterotomie zur Choledochoduodenostomie, wobei der prozentuale Anteil der transduodenalen Sphincterotomie von 32,1% auf 70,2% stieg, während der

Tabelle 1. *Der prozentuelle Anteil der transduodenalen Sphincterotomie und der Choledochoduodenostomie unter den Choledochuseingriffen*

Berichtszeit	trdd. Sphincterot. %	Choledochoduod. %	Zusammen %
1957—1960	32,1	54,3	86,4
1956—1961	48,2	34,9	83,1
1962—1964	67,3	21,2	88,5
1962—1966	69,1	18,3	87,4
1967—1968	70,2	16,1	86,3

Tabelle 2. *Indikationen zur transduodenalen Sphincterotomie*

absolut	relativ
1. Eingeklemmter Papillenstein (19%)	Choledocholithiasis (28%)
2. Papillenstenose (45%)	
3. Bestimmte Formen der Pankreatitis (4%)	

Anteil der Choledochoduodenostomie von 54,3% auf 16,1% zurückgegangen ist.

Dieser hohe Prozentsatz an Sphincterotomien (Tab. 2) wird bedingt durch die Ausweitung der Indikation auf die Choledocholithiasis. 1964 haben Fuchsig und ich an dieser Stelle noch die Ansicht vertreten, die Frequenz der Sphincterotomien durch eine radiomanometrische Diagnostik der sekundären Papillenstenose und ihrer dadurch möglichen selektiven Behandlung einschränken zu können. Inzwischen ist uns aber klar geworden, daß die zur Beurteilung der Papilla Vateri nach Entfernung von Choledochussteinen ausgeführte Manometrie ebenso wie die Cholangiographie in über 60% falsche positive Stenosebefunde ergibt. Unsere Konsequenz daraus — erweiterte Indikation, d.h. Anerkennung der relativen Indikation wie bisher.

Für die Ausführung der von uns geforderten totalen Sphincterotomie sind 3 Punkte wesentlich:

1. Die Spaltungslänge liegt zwischen $1^1/_2$ und $2^1/_2$ cm, das so entstandene Stoma ist für eine 8—10 mm dicke Sonde bequem durchgängig.
2. Adaptierende Nähte zwischen Choledochus und Duodenalschleimhaut nach Identifizierung und vorübergehender Intubation des Pankreasganges.
3. Verzicht auf transpapilläre Drainage!

Das funktionelle Ergebnis der ausgiebigen Sphincterspaltung.:

1. Der Papillendurchfluß nach der Spaltung ist mit 45 $\pm$ 13,5 ml/min gegenüber der Norm, 25,8 $\pm$ 5,3 ml/min deutlich erhöht. Dieser Effekt

ist sowohl in der ersten unmittelbaren postoperativen Periode als auch nach Jahren unverändert nachweisbar.

2. Der Choledochus-Residualdruck, 10,5 $\pm$ 1,8 cm/H_2O nach der Spaltung, zeigt gegenüber den Druckwerten bei normaler Papille 10,4 $\pm$ 2,2 cm/H_2O keinen Unterschied.

3. Spezifische Papillenfunktionen, wie die Reaktion auf bestimmte Pharmaka oder das sog. Papillenspiel bei radiokinematographischer Prüfung, bleiben erhalten.

4. Die Ventilfunktion der Papille ist aufgehoben. Dies beweist der in der zweiten postoperativen Woche regelmäßig mit Gastrografin nachweisbare duodenobiliäre Reflux.

Nachuntersuchungen an 335 Patienten mit einer maximal 7jährigen postoperativen Beobachtungszeit ergaben in 85,9% Beschwerdefreiheit, in 10% eine Besserung gegenüber vor der Operation mit gelegentlichen dyspeptischen Beschwerden und in 4,1% ein schlechtes Ergebnis. Die Ursachen des schlechten Ergebnisses waren 3mal Choledochussteine, 2mal Choledochusstenosen und 9mal chronische Pankreatitis. Diese Ergebnisse sind noch keineswegs ideal, sie erscheinen uns aber gut genug, um auch weiterhin die totale Sphincterotomie auszuführen, die bei unseren 634 Fällen eine Operationsletalität von 3,4% hat.

Aussprache

J. Klöss-Frankfurt a. M.: Ich wollte fragen, ob es notwendig ist, die Papille so weit zu spalten, daß der Ventilmechanismus verloren geht. Wir wissen aus Arbeiten von Kaiser und Willenegger, die ihre Fälle auch nachuntersucht haben, daß sie bei über 90% der Fälle die Ventilfunktion der Papille erhalten haben. Auch wir legen sehr großen Wert darauf, daß die Ventilfunktion erhalten bleibt, und führen dementsprechend keine so starke Spaltung der Papille durch.

A. Fritsch-Wien: Wir glauben, daß zur Vorbeugung von Rezidivstenosen die ausgiebige Spaltung, so wie ich sie geschildert habe, absolut notwendig ist. Wir spalten so weit, bis wir in den erweiterten Choledochus sozusagen hineinfallen. Wir fürchten den duodenobiliären Reflux nicht, da auch bei der Anastomose der Reflux dazugehört. Nur dann ist der Reflux gefährlich, wenn der Abfluß behindert ist, und das geschieht durch die Stenose. Ich glaube daher, daß die gestörte Funktion, also der duodenobiliäre Reflux hierbei ein Vorteil und kein Nachteil ist.

Friemann-Oberhausen: Es ist sicher richtig: Je radikaler der erste Eingriff ist und je sorgfältiger nach pathologischen Zuständen gesucht wird, desto seltener wird es notwendig sein, einen zweiten Eingriff zu machen. Es fragt sich nun für jeden von uns: Muß ich grundsätzlich in jedem Fall einer Erstoperation auch bei klaren klinischen Verhältnissen die Untersuchungen durchführen, wie Manometrie, Choledochoskopie usw., die selbst wiederum durch ihren Aufwand dazu führen können, daß die Komplikationen, die ich gerade damit vermeiden will, überhaupt auftreten? Es wäre interessant zu wissen, wie viele der hier Anwesenden die Vorsichtsmaßregeln, die ja doch wohl gefordert werden, wirklich ergreifen.

Leiter: Herr Kollege, ich glaube, die Frage kann in der gestellten Form nicht beantwortet werden; denn wir können nicht jeden Anwesenden fragen, wie er vorgeht. Herr Fritsch, würden Sie dazu vielleicht eine Bemerkung machen.

A. Fritsch-Wien: An und für sich machen wir prinzipiell die i. v. Diagnostik. Wenn Sie von der Erstoperation sprechen, so nehmen wir hier die Diagnostik über den Cysticusstumpf vor. Bei obliteriertem Cysticus-Solitärkonkrement und dünnem Choledochus verzichten wir auf die Eröffnung des Choledochus.

Leiter: Sind Sie durch die Antwort befriedigt?

Herr Fritsch, wenn ich mir selbst eine Bemerkung erlauben darf; was mich erstaunt, ist, daß bei der ausgedehnten Sphincterotomie, die Sie durchführen, doch noch Choledochussteine zurückgeblieben sind. Können Sie etwas über die Größe der Steine aussagen? Waren dieselben ungewöhnlich groß? Denn heute morgen hat Herr Stiller gerade darauf hingewiesen, daß der Vorteil der Sphincterotomie darin liege, daß danach selbst größere Gallengangssteine spontan abgehen könnten.

A. Fritsch-Wien: Dieser Einwand besteht vollkommen zu Recht. Wir haben auch in einer früheren Publikation die ausgedehnte Sphincterotomie damit begründet, daß wir sagten, übersehene Steine können abgehen. Dem ist, wie die Fälle zeigen, nicht immer so. Die Größe der Steine ist nicht unbedingt entscheidend für das Nichtabgehen. Nach dem Durchmesser wäre es durchaus möglich gewesen, daß der Stein durch die Normalteile der Papille abgegangen wäre. Warum er nicht abgegangen ist, weiß ich nicht. Jedenfalls stehen wir nach unseren Erfahrungen auf dem Standpunkt, daß die totale Sphincterotomie nicht der Sorgfalt enthebt, absolut nach Steinen auch in der Leber zu suchen, und daß man sich nicht darauf verlassen sollte, daß die Steine sowieso durch das weite Stoma abgehen können.

A. Sapkas-Athen: Ich wollte fragen: Machen Sie die Sphincterotomie öfter bei Erst- oder bei Zweitoperationen? Ich meine, bei Primäreingriffen ist es ratsam, zu der Operation, auch zu der Herausnahme der Steine eine Sphincterotomie bzw. eine Anastomose hinzuzusetzen. Vor allem auch zur Vermeidung eines dritten Rezidivs. Bei intrahepatischen Steinen, wie ist es da?

A. Fritsch-Wien: Der Prozentsatz der Sphincterotomie bei den Rezidiveingriffen ist höher als bei den Primäreingriffen, wobei die rekonstruktiven Eingriffe ausschließlich sehr gut verlaufen, deshalb, weil die sekundären Papillensklerosen bei den Sekundäreingriffen in einem großen Prozentsatz gefunden werden, so daß ich, wenn ich von diesen pathologischen Substraten absehe und auf die normale Relation übertrage, sagen kann, daß die Anwendung der Sphincterotomie bei Primär- und Sekundäreingriffen gleich ist. Wenn man berücksichtigt, daß bei Sekundäreingriffen die Zahl der Papillenstenosen höher ist als beim primären Krankengut, muß man sagen, die Sphincterotomie wird häufiger angewendet.

Leiter: Herr Fritsch, ich hätte noch wegen der Häufigkeit der Cholangitis eine Frage, die auch heute morgen angeschnitten wurde. Haben Sie bei dem von Ihnen erzeugten Reflux Angst vor der Cholangitis oder können Sie etwas über den Prozentsatz der postoperativ aufgetretenen Cholangitis sagen?

Ich möchte hierzu noch bemerken, daß man bei der Frage berücksichtigen muß, in welch hohem Prozentsatz bereits primär eine Cholangitis besteht. Wir haben bei unseren Cholecystektomien Leberbiopsie durchgeführt und nachweisen können, daß mindestens 33 % aller Gallensteinträger eine floride Cholangitis haben. Das muß bei dieser Frage natürlich berücksichtigt werden. Man muß demnach klären, wie viele Cholangitiden neu aufgetreten sind. Können Sie dazu etwas sagen?

A. Fritsch-Wien: Wenn ich dazu etwas sage, ist es meine rein persönliche Meinung und die unserer Arbeitsgruppe. Wir ziehen zur Beurteilung postoperativer Cholangitis nur das klinische Bild heran und nicht die Leberbiopsie; denn die Leberbiopsie bringt, wie Sie selbst jetzt gerade gesagt haben, wenn sie unmittelbar an die Operation angeschlossen wird, einen Zustand, der an sich schon vorher bestanden hat. Und wenn der Patient beschwerdefrei ist und klinisch keinerlei Zeichen einer Cholangitis hat, bin ich auch nicht berechtigt, aufgrund eines Leberpunktates die Diagnose als Folge eines duodenobiliären Refluxes anzunehmen. Ich glaube, das ist nicht fair.

A. Isfort-Münster: Wir haben bereits heute morgen ausgiebig vom Für und Wider der Duodenostomie und Sphincterotomie gehört. Das Thema ist auch jetzt wieder zur Sprache gekommen. Aber eine endgültige Stellungnahme dürfte immer noch ausstehen. Ich glaube, das beste Beurteilungssubjekt ist wohl der eigene Körper. So wie Herr Jansen vor mehreren Jahren seinen Milzverlust beschrieben hat, darf ich berichten, daß ich seit 5 Jahren Träger einer Choledochoduodenostomie bin. Etwa 3 Wochen nach der Operation wurde ich entlassen. Für 2 Wochen war Feierabend. Anschließend habe ich gearbeitet, ohne jemals wieder einen Tag auszusetzen. Ich habe früher einmal, 3 Monate vor der Operation, Fieber gehabt, eine Cholangitis. Ich habe nie wieder irgend etwas bemerkt. Ich darf also sagen: Je mehr Kontrollen man macht, um so besser ist es.

Irgendwelche Refluxe sind auch nicht aufgetreten. Wie man das verhindert, hat Herr Rösner voriges Jahr im „Chirurgen" beschrieben. Ich meine, die Choledochoduodenostomie ist auch weiterhin ein durchaus brauchbarer Eingriff. Ich habe selbst seit Jahren keinen tödlichen Ausgang mehr dabei gehabt.

Leiter: Herr Isfort, vielen Dank für die klärende Bemerkung! Wir wünschen Ihnen auch weiterhin mit Ihrer Anastomose gute Gesundheit. Hat sonst noch jemand eine Diskussionsbemerkung zu machen? — Wenn nicht, dann darf ich Herrn Jelinek aus Wien bitten.

89. Komplikationen und Todesursachen nach der Sphincterotomie

R. Jelinek-Wien/Österreich

Summary. In this presentation the author points out the various complications which may occur during or after sphincterotomy. Suture line leakage from the duodenum is presented as a serious early complication and the difficulties of the differential diagnosis of gastro-intestinal tract hemorrhages are pointed out.

The mortality which the author observed with 827 sphincterotomies over a period of 12 years is 5.8%. 2.29% of these are fatalities due to postoperative necroses of the pancreas which, in the future, can perhaps be prevented by prophylactic treatment with Trasylol. The author advocates sphincerotomy.

Zusammenfassung. In dem Vortrag wird auf die verschiedenen Komplikationen hingewiesen, die bei oder nach der Sphincterotomie auftreten können. Als ernste Frühkomplikation wird die Nahtinsuffizienz des Duodenums abgehandelt und auf die differentialdiagnostischen Schwierigkeiten bei Intestinaltraktblutungen hingewiesen.

Die Letalität, die der Vortragende bei 827 Sphincterotomien in 12 Jahren zu verzeichnen hatte, beträgt 5,8%. Davon entfallen 2,29% auf Todesfälle durch postoperative Pankreasnekrosen, die durch eine prophylaktische Trasylolbehandlung künftig vielleicht zu verhindern sind. Der Vortragende spricht sich für die Sphincterotomie aus.

Die Sphincterotomie steht noch zur Diskussion, deshalb erscheint es mir zweckmäßig, nicht nur auf ihre Erfolge, sondern auch auf ihre Komplikationen und Todesursachen hinzuweisen.

Das Material der Chirurgischen Abteilung des Kaiser Franz Josef-Spitals in Wien umfaßt innerhalb von 12 Jahren (1957–1968) 827 Sphincterotomien.

Komplikationen

Als *Komplikation* bei der Suche nach der Papille verzeichneten wir 6 Perforationen der Choledochuswand mit der Sonde. 5mal erfolgte die Perforation in das Lumen des Duodenums, 1mal in die freie Bauchhöhle. Perforationen in das Duodenum bleiben, auch unentdeckt, meist folgenlos, während bei der Perforation in die Bauchhöhle die Gefahr des Auftretens einer galligen Peritonitis besteht. Das Vorkommen von Galle im Abdomen nach dem Verschluß der Duodenotomie und der Choledochotomie weist auf eine Verletzung dieser Art hin. Als Operationskomplikation verzeichneten wir die Perforation in 0,73%, Hepp sah sie bei 1753 Sphincterotomien in 1%.

Eine Verklemmung von Instrumenten im Choledochus oder in der Papille, die Hepp an seinem Material in 0,25% beobachtete, kam bei uns nie vor.

Auch andere intraoperative Komplikationen wie größere Blutungen, Verletzungen der choledochoduodenalen Verbindung durch eine zu ausgedehnte Sphincterotomie usw. sahen wir nicht.

Eine ernste *Frühkomplikation* nach der Sphincterotomie ist die Nahtinsuffizienz des Duodenums, die wir bei 8 Patienten (0,96%) beobachteten, 2 starben daran. Hess gab die Nahtinsuffizienz des Duodenums in einer Sammelstatistik von 2798 Sphincterotomien mit 0,8% an, Hepp mit 0,76%, Monod-Broca mit 2,6% und Mallet-Guy mit 9%.

Gallefisteln, von der drainagelos verschlossenen Choledochotomie herstammend, sahen wir bei 12 Fällen (1,45%), die alle komplikationslos ausheilten.

Wir beobachteten in 8 Fällen Blutungen in den Intestinaltrakt (0,96%), davon starben 4. Der Sphincterotomie direkt anzulasten sind 2 Todesfälle, da es sich einmal um eine Arrosionsblutung bei einer Pankreasnekrose und im zweiten Fall um eine Blutung aus der Duodenotomiewunde handelte. In den beiden anderen Fällen waren die Blutungen als Folge einer hämorrhagischen Diathese und einer Cholämie aufgetreten.

Intestinaltraktblutungen nach der Sphincterotomie können differentialdiagnostische Schwierigkeiten bereiten, da die Ursache der Blutung nicht nur eine Hämorrhagie aus der Sphincterotomiestelle sein muß, sondern auch Stressulcera des Magens und des Duodenums, Erosionen, ein Ulcus duodeni, aber auch Oesophagusvaricen bei der segmentären portalen Hypertension als Blutungsquelle in Frage kommen.

Tabelle 1. *Komplikationen bei 827 Sphincterotomien*

	Anzahl	%	+
Perf. d. Choled.	6	0,73	—
Duodenalinsuff.	8	0,96	2
Hämorrhagien	8	0,96	4
Gallefisteln	12	1,45	—
Pankreatitis		ca. 10	

Prozentual ein genaues Vorkommen der postoperativen Pankreatitis anzugeben, ist sehr schwer, weil die postoperative Pankreatitis oft unbemerkt, durch den Wundschmerz und Analgetica überdeckt, abläuft und nicht in allen Fällen routinemäßig Amylaseproben vorgenommen werden. In unserem Material dürfte ihr Vorkommen ca. 10% betragen (Tab. 1). Heiss, Kraft und Walz, Willenegger und Kaiser geben 8—18% an. Hess gibt die postoperativ auftretende Pankreatitis nach einer Sammelstatistik von 4201 Sphincterotomien mit 1,9% an.

Todesfälle

In der Tab. 2 sehen Sie die Altersverteilung der Todesfälle, die wir bei unseren 827 Sphincterotomien verzeichnen mußten.

Die Todesfälle durch Pankreasnekrosen ergeben den höchsten Prozentsatz (Tab. 3). Von insgesamt 48 Operierten, die ad exitum kamen, verloren wir 19 Patienten (2,29%) an einer Pankreasnekrose. 10 dieser 19 Fälle hatten schon zur Zeit der Sphincterotomie eine nachweisbare Erkrankung der Bauchspeicheldrüse. 6 dieser Patienten starben nicht sofort nach der Sphincterotomie, sondern nach 1-, 2- und 3maliger Sequesterotomie 23—74 Tage nach dem Eingriff an der Papille. Erkennbare Ursachen für die Pankreasnekrosen, die durch eine Sphincterotomie ausgelöst sein könnten, wurden autoptisch nicht gefunden.

Die postoperative Pankreasnekrose bildet ein Hauptargument gegen die Sphincterotomie, wenn auch noch immer die Frage unbeantwortet bleibt, ob alle nach einer Sphincterotomie auftretenden Pankreasnekrosen ihr allein anzulasten sind. Denn Hess sah auch nach einfachen Choledochotomien in 9,8%, Millbourn in 9% und Block in 13,8% Amylasesteigerungen, Kunz und Mlzoch fanden bei 62 Todesfällen nach Chole-

Tabelle 2. *Altersverteilung der Todesfälle nach Sphincterotomie*

	Frauen	Männer	Gesamt
20—30	1	—	1
30—40	3	—	3
40—50	3	—	3
50—60	5	2	7
60—70	17	4	21
70—80	6	5	11
80—90	1	1	2

Tabelle 3. *48 Todesfälle nach 827 Sphincterotomien*

Cardiovasc.	7 Fälle	Subhepat. Abscesse	4 Fälle
Pneumonien	3 Fälle	Duodenalnahtinsuff.	2 Fälle
Blutungen	4 Fälle	Leberabscesse	2 Fälle
Pulm. Emb.	2 Fälle	Peritonitis	2 Fälle
Leberversagen	1 Fall	Retroduod. Abscesse	1 Fall
Pfortaderthrombose	1 Fall		11 Fälle = 1,33%
	18 Fälle = 2,17%	Pankreasnekrosen	19 Fälle = 2,29%
			48 Fälle = 5,8%

dochotomien sogar in 7 Fällen eine Pankreasnekrose als Todesursache. Mörl beschreibt bei 469 Choledochuseingriffen unter 2005 Cholecystektomien in 4,9% eine postoperative Pankreasnekrose und berichtet, daß 1,1% an dieser Komplikation verstorben sind.

Hess erreicht durch die Drainage des Pankreasganges nach Leger eine Senkung der postoperativen Pankreatitis von 17,7% auf 4,1%.

Am zweckmäßigsten erscheint uns der Vorschlag von Dadgar-Dehkordie, der zur Verhinderung der postoperativen Pankreasnekrose die prophylaktische Trasylolbehandlung empfiehlt. Er sah unter dieser Schutzmaßnahme am Material von Niedner keine einzige tödlich verlaufende postoperative Pankreasnekrose mehr, und auch Maurer und Asang beobachteten unter Trasylolschutz einen Rückgang dieser Sekundärerkrankung von 7,2% auf 5,8%

Trotz der aufgezählten Komplikationen und einer Gesamtletalität von 5,8%, die wir bei unseren 827 Sphincterotomien verzeichneten, vertreten wir die Ansicht, daß die Sphincterotomie durch keinen anderen ungefährlicheren Eingriff ersetzt werden kann, der dasselbe Operationsziel verfolgt und genauso zweckmäßig ist.

Literatur

Böhmig, H. J., A. Fritsch, M. Kux u. G. Lechner: Wien. med. Wschr. **9/10**, 197 bis 200 (1968).

Dadgar-Dehkordie, I.: Bruns' Beitr. klin. Chir. **216**, 256 (1968).
Hess, W.: Aktuelle Probleme in der Chirurgie, Bd. 6. Bern-Stuttgart: H. Huber 1969.
Maurer, W.: Chirurg **33**, 297 (1962).
Mörl, F. K.: Neue Aspekte der Trasylol-Therapie. Symposien in Bad Godesberg 8.3.1967 und in München 30.6.1967, S. 81. Stuttgart-New York: Schattauer 1968.
Walz, U. M.: Langenbecks Arch. klin. Chir. **323**, 1 (1968).

Aussprache

P. Fuchsig-Wien macht abschließend auf die von ihm in den letzten 4 Jahrzehnten miterlebte Entwicklung der Gallenwegschirurgie aufmerksam: An ihrem Beginn stand die Bemerkung P. Walzel's 1928, daß der „Schlüssel an der Papilla Vateri anzusetzen sei". Man ist aber nur schrittweise und zögernd zu diesem Ziel gelangt.

Bei der „Papillendehnung" kommt, wie wir jetzt, da wir das Duodenum so und so oft eröffnen, sehen, weit häufiger, als man glauben möchte, eine „fausse route" im Sinne einer suprapapillären Choledochoduodenostomie zustande.

Schon vor dem letzten Kriege haben wir in Wien unter dem Einfluß Finsterers den Übergang zur suprapapillären Choledochoduodenostomie gefunden; ein Eingriff, den man keineswegs aufzugeben braucht, ja der etwa bei einer röhrenförmigen Sphincterstenose, die man der ganzen Länge nach nicht spalten kann, oder — nach sorgfältiger Steinausräumung — bei weitem Choledochus alter, gefährdeter Patienten durchaus berechtigt ist.

Wie Herr A. Fritsch und die anschließende lebhafte Diskussion zeigte, ist aber doch der konsequente letzte Schritt dieser Entwicklung die Sphincterotomie. Sie setzt allerdings nicht nur sorgfältige, auf intraoperative Diagnostik basierende Indikationsstellung, sondern vor allem eine subtile oder, um den sehr treffenden Ausspruch Allgöwers von gestern zu gebrauchen, „liebevolle" Operationstechnik voraus.

90. Palliative Maßnahmen beim hilusnahen inoperablen malignen Gallengangsverschluß unter besonderer Berücksichtigung der direkten intrahepatischen Cholangiojejunostomie nach Longmire

M. Schamaun-Chur/Schweiz

Summary. The modification of the method reported by Longmire and Sanford for the internal bile drainage, which was reported by the author in 1967, is suitable as a palliative drainage method for high, inoperable primary or metastatic occlusions of the common hepatic duct by a tumor. A wedge resection from the right or left lobe of the liver is necessary for this. A bile duct which is found deep inside the liver and which has at least a diameter of 6 to 8 mm is directly anastomosed with a loop of proximal jejunum which has been shunted according to the method of Roux. In 4 Patients construction of this anastomosis was quite successful and the obstructive jaundice was thus eliminated. In 2 other patients the diameter of the biliary tracts which were found intrahepatically was too small. In a 7th patient with infiltrating adenocarcinoma of the bifurcation of the hepatic duct drainage of bilde could only be achieved by intraluminal insertion of a plastic tube into the left lobe of the liver.

Zusammenfassung. Die vom Verfasser 1967 angegebene Modifikation der von Longmire und Sanford beschriebenen Methode zur inneren Gallendrainage eignet sich als palliatives Drainageverfahren beim hohen inoperablen, primären oder metastatischen Tumorverschluß des D. hepaticus communis. Es ist dazu eine Keilexcision aus dem rechten oder linken Leberlappen notwendig. Ein in der Tiefe aufgespürter Gallengang von mindestens 6—8 mm Durchmesser wird mit einer nach Roux ausgeschalteten oberen Jejunumschlinge direkt anastomosiert. Bei 4 Patienten gelang die Herstellung dieser Verbindung sehr schön, so daß der Verschlußikterus behoben wurde. Bei 2 weiteren Kranken war das Kaliber der intrahepatisch aufgefundenen Gallengänge zu gering. Bei einem 7. Kranken mit infiltrierendem Adenocarcinom der Hepaticusbifurkation konnte die Ableitung der Galle nur aus dem linken Leberlappen durch intraluminales Einlegen eines Plastiktubus erreicht werden.

1948 haben Longmire und Sanford eine Methode zur inneren Gallendrainage nach Resektion eines Stückes des linken Leberlappens beschrieben. Die Technik einer eigenen Modifikation ihrer Originalmethode wurde 1967 dargestellt (Schamaun): Durch eine mehr oder weniger umfangreiche Keilexcision aus dem rechten oder linken Leberlappen wird ein größerer Gallengang aufgespürt und Seit-zu-Seit mit einer nach Roux ausgeschalteten oberen Jejunumschlinge direkt anastomosiert.

Die bisherigen Erfahrungen an 7 Patienten zeigen, daß sich die Methode beim hohen inoperablen, primären oder metastatischen Tumorverschluß des D. hepaticus communis, wo keine Hepaticojejunostomie mehr möglich ist, sehr gut eignet, wenn das Kaliber der intrahepatischen Gallengänge mindestens 6—8 mm beträgt. Es ist von großem Vorteil, wenn vorgängig eine percutane transhepatische Cholangiographie (PTC) durchgeführt wird (Rüttimann, Schamaun u. Mitarb.). Sie führt beim mechanischen Ikterus zu einer totalen Darstellung des intrahepatischen Gallensystems und zeigt, wo der Verschluß liegt und wo allenfalls ein genügend weiter intrahepatischer Gallengang gefunden werden kann.

An vier Kranken gelang unter diesen Voraussetzungen die Anastomose sehr schön und zuverlässig.

Fall 1 (L. E.). Bei dieser 54jährigen Hausfrau entstand 12 Jahre nach linksseitiger Mammaamputation im Frühjahr 1968 ohne jegliche Schmerzen ein Verschlußikterus mit Bilirubinanstieg auf 24 mg-$^0/_0$. Bei der am 10.9.1968 durchgeführten PTC (Dr. C. Wieser, Chefarzt des Röntgeninstituts) wurde eine starke Erweiterung der intrahepatischen Gallengänge mit einem tumorartigen Abbruch des D. hepaticus communis 1 cm vor der Gabelung festgestellt. Am gleichen Tag wurde laparotomiert. Große Teile des rechten Leberlappens waren von einem Tumor eingenommen, der sich histologisch als primäres hepatocelluläres Carcinom erwies. Ausgedehnte Metastasen am Hilus verunmöglichten eine Freilegung der Hepaticusbifurkation. Daher wurde nach stumpfwinkliger Keilexcision aus dem li. Leberlappen eine direkte intrahepatische Cholangiojejunostomie angelegt. Postoperativ sank das Bilirubin im Laufe von 14 Tagen auf 2,8 mg-$^0/_0$ ab. Die Patientin erlag 14 Wochen nach dem Eingriff zu Hause ihrer Grundkrankheit, ohne daß ein neuer Ikterus auftrat.

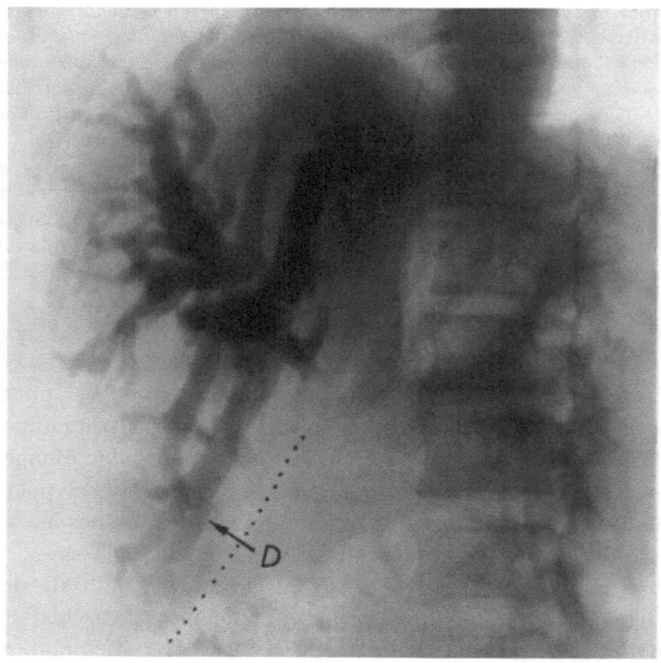

Abb. 1 (Fall 2). Percutanes transhepatisches Cholangiogramm mit erheblicher Dilatation der intrahepatischen Gallenwege, mit Kommunikation zwischen linkem und rechtem D. hepaticus, aber ohne Darstellung des D. hepaticus communis. An der Unterfläche des rechten Leberlappens kommt in 2 cm Tiefe ein breiter intrahepatischer Ast (*D*) des D. hepaticus dexter zur Darstellung, der für die Anastomose verwendet wurde

Fall 2 (H. H.). Dieser 54jährige Bankbeamte wurde im September 1964 wegen eines Verschlußikterus mit Bilirubinanstieg auf 19 mg-$^0/_0$ in die chirurgische Klinik A des Kantonspitals Zürich (Direktor: Prof. Dr. Å. Senning) aufgenommen. Die am 9.9.1964 im zentralen Röntgeninstitut (Direktor: Prof. Dr. J. Wellauer) durch PD Dr. A. Rüttimann vorgenommene PTC (Abb. 1) ergab einen die Gabelung fast erreichenden Verschluß des D. hepaticus communis. Bei der anschließenden Laparotomie wurde ein großer inoperabler Tumor am Leberhilus mit zahlreichen Metastasen im li. Lappen gefunden. Histologisch erwies er sich als Carcinoma adenomatosum papilliferum, das wohl vom D. hepaticus selber ausging und den Zugang zur Hepaticusgabel versperrte. Daher wurde an der Unterfläche des re. Leberlappens, wo nach den Cholangiogrammen in einer Tiefe von 2 cm ein genügend großer Gallengang erwartet werden konnte, ein stumpfwinkliger Keil excidiert. Zwischen diesem Gallengang und einer oberen Jejunumschlinge wurde eine 2,5 cm lange Seit-zu-Seit-

Anastomose vorgenommen. Postoperativ sank das Serumbilirubin auf 2,4 mg-% ab. Nach 3 Wochen wurde durch die liegende Plastiksonde eine Kontrollcholangiographie ausgeführt (Abb. 2). Dabei waren die intrahepatischen Gallengänge nicht mehr erweitert, und das Kontrastmittel floß gut durch die Anastomose (A) ab. Dieser Kranke überlebte 19 Wochen.

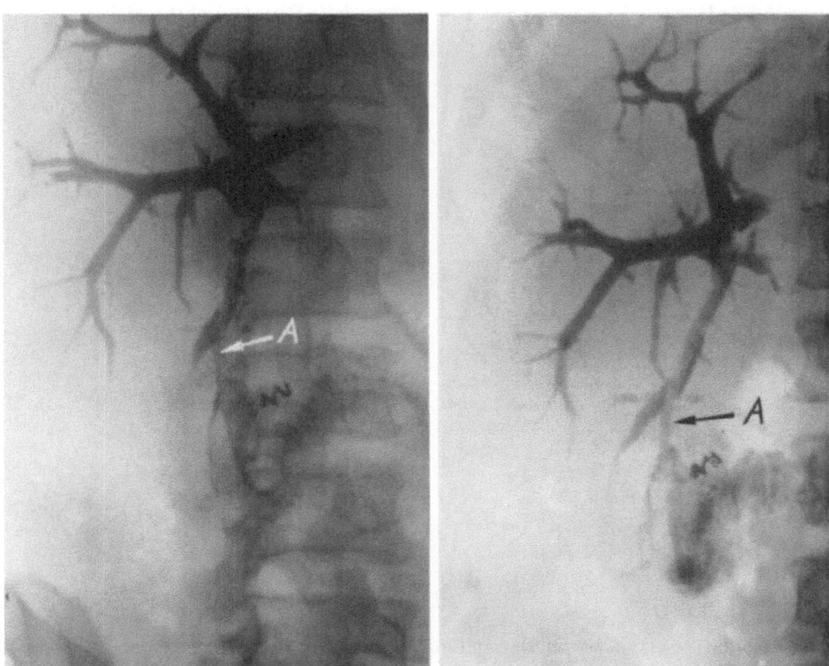

Abb. 2 (Fall 2). Cholangiogramm durch den noch liegenden, die Anastomose drainierenden Plastikschlauch 3 Wochen nach durchgeführter intrahepatischer Cholangiojejunostomie. Das Kontrastmittel läuft durch die Anastomose (*A*) gut in die retrokolisch hochgezogene, nach Roux ausgeschaltete obere Jejunumschlinge ab. Die Dilatation der intrahepatischen Gallenwege hat sich zurückgebildet

Bei zwei weiteren Patienten war das Kaliber der intrahepatisch darstellbaren Gallengänge für eine direkte Anastomose zu gering, so daß nur eine offene Jejunumschlinge auf die Resektionsfläche der Leber fixiert werden konnte. Damit gelang keine genügende Drainage, und beide Patienten starben innert 4 Wochen am fortschreitenden Ikterus.

Bei einem 7. Patienten mit inoperablem Adenocarcinom der Hepaticusbifurkation wurden besonders schwierige Verhältnisse angetroffen.

Fall 3 (M.F.). Dieser erst 37jährige Mann machte seit März 1967 immer wieder Ikterusschübe durch, welche lange Zeit als chronische persistierende Hepatitis gedeutet wurden. Bei der Spitalaufnahme im August 1968 befand er sich in schlechtem Allgemeinzustand und wies eine stark vergrößerte, nicht knotige Leber sowie einen hochfebrilen Verschlußikterus mit einem Bilirubinwert von 19,1 mg-$^0/_0$ auf. Die PTC vom 19.11.1968 (Dr. C. Wieser, Chefarzt des Röntgeninstituts) zeigte ein schwer zu deutendes Bild mit einem ausgedehnten Füllungsdefekt im D. hepaticus communis mit schlierenartiger Belegung der Wandung und eine starke, unregelmäßige Erweiterung der intrahepatischen Gallenwege. Bei der anschließenden Laparotomie wurde ein auf Daumendicke dilatierter, von weichen Tumormassen ausgefüllter D. choledochus und hepaticus gefunden. Histologisch handelte es sich

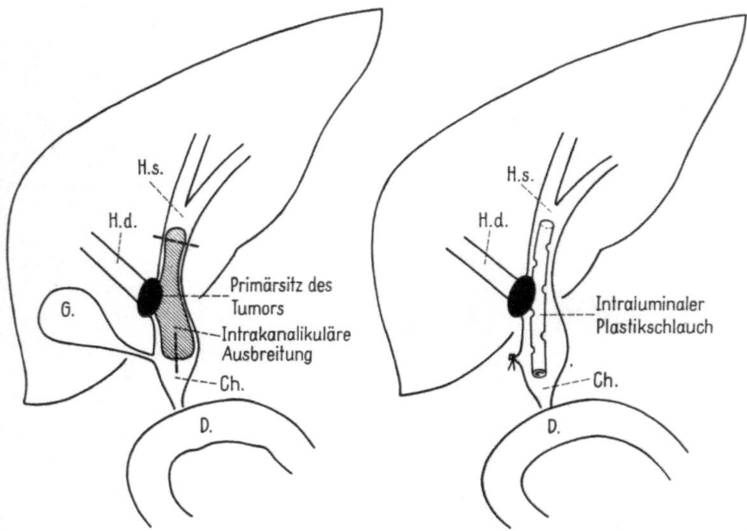

Abb. 3 (Fall 3). Schematische Darstellung des Operationsbefundes (links) mit von der Hepaticusgabel ausgehendem, in die Umgebung einbrechendem, den D. hepaticus dexter (*H. d.*) subtotal verschließendem und intracanaliculär in den D. hepaticus sinister (*H.s.*) und den D. choledochus (*Ch.*) vorwachsendem papillärem Adeno-Carcinom. *G* Gallenblase, *D* Duodenum. Die gestrichelten Linien zeigen die linksseitige Hepaticotomie und die Choledochotomie an, durch welche hindurch (rechts) die Tumormassen ausgeräumt und ein 12 cm langer, mit zahlreichen seitlichen Löchern versehener Plastikschlauch eingelegt wurden

um ein papilläres Adeno-Carcinom, das von der Hepaticusbifurkation ausging, den D. hepaticus dexter fast vollständig verschloß, breit in die Umgebung und in den Retroperitonealraum einbrach und sich intracanaliculär in den D. hepaticus sinister ausbreitete (Abb. 3). Hier schien wegen des intracanaliculären Wachstums eine direkte intrahepatische Anastomose nicht sinnreich. Die Tumormassen wurden deshalb durch Choledochotomie und linksseitige Hepaticotomie mit einem scharfen Löffel ausgeräumt. Intramural wurde vom D. hepaticus sinister zum D. choledochus ein mit zahlreichen seitlichen Löchern versehener Plastikschlauch eingelegt. Obschon damit nur der li. Leberlappen drainiert wurde, verschwand postoperativ der Ikterus vollständig. Innerhalb von 4 Monaten nahm der Mann 10 kg an Gewicht zu und konnte seiner Arbeit voll nachgehen. Er lebt knapp 5 Monate nach dem operativen Eingriff noch immer.

Diese letzte Beobachtung demonstriert, daß derartige palliative Eingriffe doch sinnreich sind.

Literatur

Longmire, W. P., Jr., and M. C. Sanford: Surgery **24**, 264 (1948).
Rüttimann, A., J. Wellauer, M. Schamaun, A. Akovbiantz u. U. Middendorp: Schweiz. med. Wschr. **95**, 124 (1965).
Schamaun, M.: Chirurg **38**, 236 (1967).
— U. Middendorp, A. Akovbiantz, J. Wellauer u. A. Rüttimann: Helv. chir. Acta **33**, 60 (1965).

91. Gastroduodenale Ulcera und Hyperparathyreoidismus

G. Rodeck* und H. van Lessen-Marburg

Summary. Of 93 patients, who were operated in the University Surgical Clinic at Marburg for primary hyper-parathyroidism, 7 had roentgenologically proven duodenal ulcers and 8 other gastric complaints in their case-histories. In two further patients, it was only recurring duodenal ulcer resp., which led to a diagnosis of hyper-parathyroidism.

In the first case (56 year-old patient) with a 15 year history of gastric complaints and 3 previous stomach operations, we discovered primary main-cell hyperplasia and in the second case (61 year-old patient), an adenoma weighing 1.7 g as causes of the recurrent ulcers. Both patients became completely symptom-free after the operation; there was retrogression of the duodenal ulcer and the patients gained weight. This demonstrates the causal relationship between hyper-parathyroidism and ulcer-formation.

We would recommend that, in cases of ulcer, hyper-parathyroidism as possible cause be eliminated, before operative intervention.

Zusammenfassung. Von 93 Pat., die in der Chir. Univ.-Klinik Marburg wegen eines primären Hyperparathyreoidismus (HPT) operiert wurden, hatten 7 röntgenologisch gesicherte Ulcera duodeni und 8 gastritische Beschwerden in der Anamnese. Bei 2 weiteren Kranken führten erst rezidivierende Ulcera duodeni bzw. peptica jejuni zur Diagnose des HPT.

Im ersten Fall (56jähriger Pat.) mit 15jähriger Magenanamnese und dreimaligen Magenoperationen wurde eine primäre Hauptzellhyperplasie, im zweiten Fall (61jähriger Pat.) ein 1,7 g schweres Adenom als Ursache der rezidivierenden Ulcera gefunden. Bei beiden Kranken kam es postoperativ zur völligen Beschwerdefreiheit, Rückbildung der gastro-duodenalen Ulcera und Gewichtszunahme. Dadurch ist der causale Zusammenhang von HPT und Geschwürsbildung erwiesen.

Es wird die Forderung gestellt, vor der operativen Behandlung eines Ulcusleidens immer den Hyperparathyreoidismus als mögliche Ursache auszuschließen.

Die Ätiologie der Kombination von primärem Hyperparathyreoidismus (HPT) mit vorwiegend im Duodenum lokalisierten Ulcera ist noch weitgehend ungeklärt. Als begünstigende Faktoren werden neben der

Arteriosklerose [4] die proteolytische und sekretionsfördernde Wirkung [12, 15] sowie der unmittelbare Einfluß des Parathormons auf die exkretorische Pankreasfunktion [16] und die Magen-Darmmotilität [8] diskutiert.

Literaturangaben über die Häufigkeit gastro-duodenaler Ulcera bei primärem HPT bewegen sich zwischen 8% und 30%. Nach einer Zusammenstellung von 7 Autoren [1,3,7,9–11,14] mit insgesamt 570 Fällen von HPT ergibt sich ein Prozentsatz von 10,2. Dies entspricht

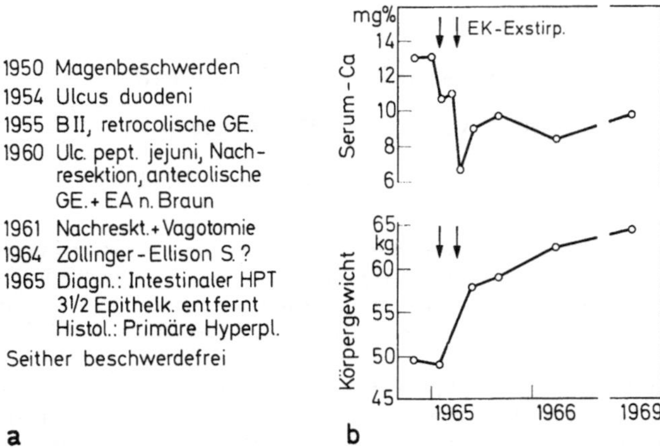

Abb. 1a und b. Karl M. 60 Jahre; intestinaler HPT. a anamnestische Daten. b Calciumwerte im Serum und Gewichtskurve vor und nach Operation einer primären Hauptzellhyperplasie

auch unserer eigenen Erfahrung. Von 93 Patienten, die in der Chir. Univ.-Klinik Marburg vorwiegend wegen der renalen Form des HPT operiert wurden, hatten 7 röntgenologisch nachgewiesene Ulcera und 8 Patienten gastritische Beschwerden in der Anamnese. Bei 2 weiteren Kranken führten erst rezidivierende Ulcera duodeni bzw. peptica jejuni zur Diagnose des Hyperparathyreoidismus.

Problematik und Folgerungen dieser beiden Beobachtungen sollen kurz erörtert werden.

Bei einem 56jährigen Patienten mit 15jähriger Anamnese (Abb. 1) wurde erst nach 3 Operationen am Magen, davon 2maligen Nachresektionen wegen rezidivierender Anastomosenulcera die Diagnose des HPT aufgrund einer Hypercalcämie von 12,8 mg-% (max.) und einer Hypercalciurie gestellt. Ein zunächst angenommenes Zollinger-Ellison-Syndrom war danach trotz der erhöhten Säurewerte des kleinen Restmagens unwahrscheinlich. — Die Exstirpation von 2 vorwiegend aus wasserhellen Hauptzellen bestehenden EK-Adenomen mit einem Gesamtgewicht von über 3 g brachte jedoch nur vorübergehend Besserung der subjektiven Beschwerden und eine Senkung des Serum-Ca auf 11 mg-$^0/_0$. Bei nochmaliger Exploration nach 2 Monaten wurden 2 weitere vergrößerte Epithelkörperchen der oberen Region gefunden und eines total, das andere bis auf einen 200 mg großen Rest entfernt. Es lag also eine

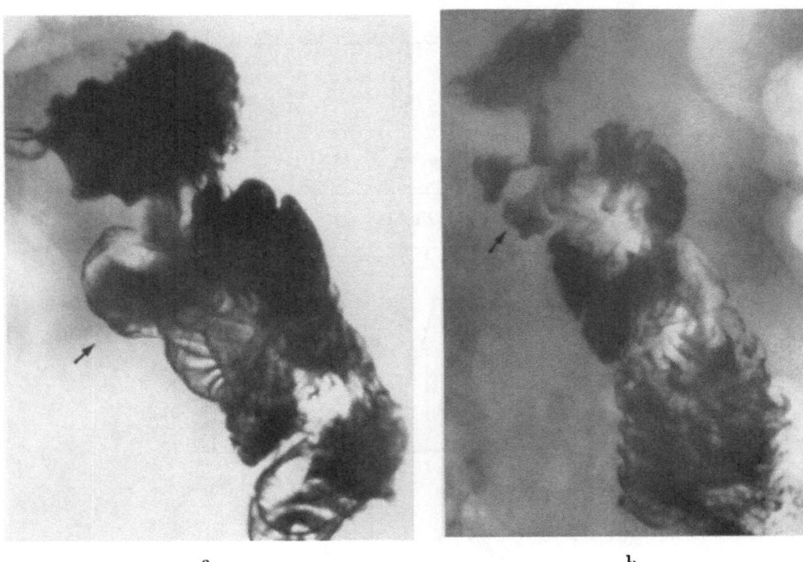

a b

Abb. 2a und b. Rö.-Befund des Resektionsmagens. a vor, b 4 Jahre nach subtotaler EK-Exstirpation

primäre Hauptzellenhyperplasie vor. Erst danach kam es zur vollständigen Beschwerdefreiheit und Gewichtszunahme von 10 kg innerhalb 6 Wochen.

Auch in den nachfolgenden 4 Jahren hatte der Patient keine Beschwerden seitens des Intestinaltraktes. Die Serum-Calciumwerte liegen heute bei 9,8 mg-$^0/_0$ und die des Phosphors bei 2,58 mg-$^0/_0$. Die Ca-Ausscheidung beträgt 122 mg/24 Std. An der Stelle des ursprünglich über taubeneigroßen Ulcus findet sich im Röntgenbild nur noch eine leichte Ausziehung (Abb. 2).

Obgleich Frame u. Mitarb. bei 300 Ulcuskranken nur in 1,3$^0/_0$ einen primären HPT nachweisen konnten, veranlaßte uns diese Beobachtung, in jedem Falle eines peptischen Ulcus auf die Calciumwerte im Serum zu achten.

Im Zeitraum von 4 Jahren führte dies bei einem 61 jährigen Patienten mit 13 jähriger Magenanamnese zum Erfolg (Abb. 3).

Zum Erstaunen des Patienten wurde nicht die geplante Magenresektion, sondern die Revision der Epithelkörperchen ausgeführt und ein 1,7 g schweres Hauptzellenadenom exstirpiert.

Wie das Diagramm zeigt, normalisierten sich nicht nur die Ca-Werte im Serum und die Ausscheidung im Urin, sondern auch die anfangs bestehende Hyperacidität ging zurück. Auch dieser Patient verlor binnen

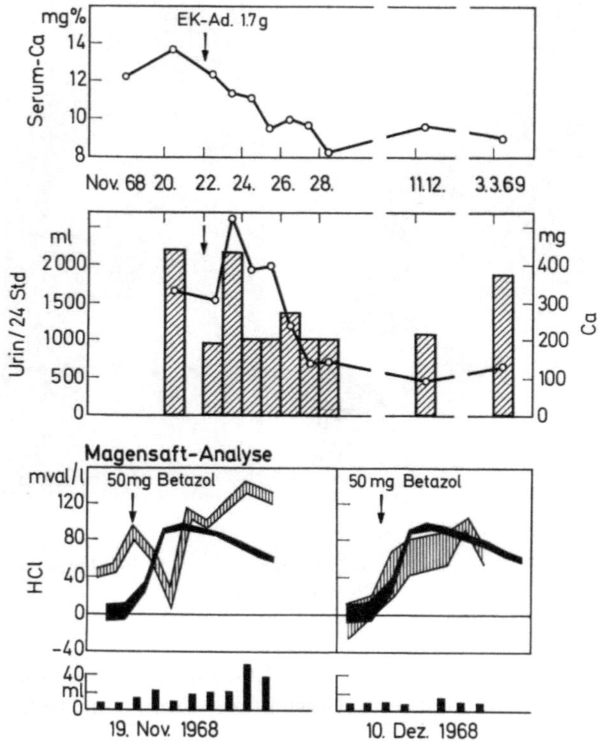

Abb. 3. Werner H. 61 Jahre; intestinaler HPT (Rez. ulc. duod.)

weniger Wochen seine heftigen Penetrationsschmerzen und nahm an Gewicht zu. Die Röntgenkontrolle ließ bereits nach 3 Monaten eine weitgehende Rückbildung der großen Ulcusnische an der Majorseite des Bulbus duodeni erkennen.

Beweisend für den kausalen Zusammenhang von HPT und Geschwürbildung sind trotz der langen Magenanamnese in beiden Fällen die sofortige Beschwerdefreiheit nach dem erfolgreichen Eingriff an der Nebenschilddrüse, die Befundänderung im Röntgenbild und das Schwinden der Hyperacidität. Voraussetzung für einen nachhaltigen Erfolg sind die vollständige biochemische Normalisierung und der Ausschluß einer polyendokrinen Adenomatose [16].

Vor der operativen Behandlung eines Ulcusleidens sollte immer ein primärer HPT ausgeschlossen werden. Nur die vorangehende Beseitigung einer etwaigen Überfunktion der Nebenschilddrüse vermag den Patienten vor dem Schicksal rezidivierender Geschwürbildungen und ihren Folgen zu bewahren.

Literatur

1. Black, B. M.: In: Treatment of urinary lithiasis (ed. Butt, A. J.). Springfield, Ill: Ch. C. Thomas 1960.
2. Cope, O.: Amer. Surg. **99**, 394 (1960).
3. Ellis, C., and D. M. Nicoloff: Arch. Surg. **96**, 114 (1968).
4. Elkeles, A.: Lancet **1953 I,** 770.
5. Frame, B., and W. S. Haubrich: Arch. intern. Med. **105**, 536 (1960).
6. Hartel, W., G. Schuster u. J. Lenz: Fortschr. Med. **87**, 27 (1969).
7. Hellström, J.: Acta chir. scand. **116**, 207 (1959).
8. Horn, H. D.: Pathophysiologie der Nebenschilddrüse. Aus: Lehrbuch der Allgemeinen Chirurgie (M. Schwaiger, G. Rodeck, I. Staib, Hrsg.). Stuttgart: G. Thieme 1969.
9. Moser, A. M.: J. Mt Sinai Hosp. **25**, 339 (1958).
10. Murphy, R., L. M. Hurxthall, and G. O. Bell: Arch. intern. Med. **89**, 783 (1952).
11. Pyrah, L. N., A. Hodgkinson, and C. K. Anderson: Brit. J. Surg. **153**, 245 (1966).
12. Reifenstein, E. C., Jr.: In: Testbook of Endokrinology (ed. Williams, R. H.). Philadelphia: Saunders 1955.
13. Rogers, H. M., F. R. Keating, G. G. Morlock, and N. W. Barker: Arch. intern. Med. **79**, 307 (1947).
14. St. Goar, W. T.: Ann. intern. Med. **46**, 102 (1957).
15. Ward, J. T., A. O. Adesola, and R. B. Welbourn: Gut **5**, 173 (1964).
16. Werner, P.: Amer. J. Med. **16**, 363 (1954).

92. Über die eosinophilen Pseudotumoren des Magens

Beitrag zur Differentialdiagnose des Magencarcinoms

J. F. Bussmann*, H. S. Fürstenberg und P. W. Hoer (a.G.)-Mannheim

Summary. By means of two examples, we report on eosiniphilic pseudo-tumors of the digestive tract, particularly the stomach. Inflammatory pseudo-tumors, also described as eosinophilic granulomata, correspond in their histological structure to granulation tissue. One should, therefore, differentiate between these and true tumors. Your attention is drawn to the difficulties of differential diagnosis and the occasional therapeutic uncertainty resulting from this. Furthermore, because of this uncertainty, radical surgical intervention is justified. With some reservations, the prognosis can be said to be favourable.

Zusammenfassung. Anhand von zwei Beispielen wird über eosinophile Pseudotumoren des Verdauungskanals, insbesondere des Magens, berichtet. Die auch als

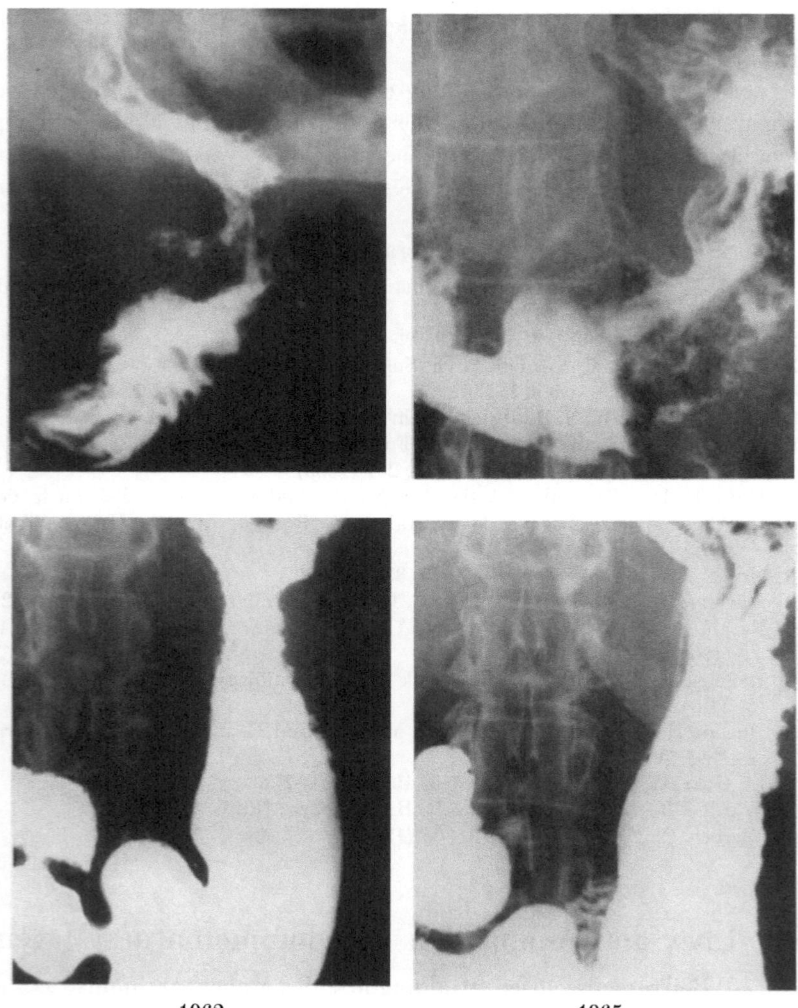

1962 1965

Abb. 1. Röntgenserie von Pat. H. M. über 7 Jahre vor Ent-

eosinophile Granulome bezeichneten Pseudotumoren entsprechen in ihrem histologischen Aufbau einem Granulationsgewebe. Sie sind deshalb von den echten Geschwülsten abzugrenzen. Auf die differentialdiagnostischen Schwierigkeiten und die teilweise daraus sich ergebende therapeutische Unsicherheit wird aufmerksam gemacht. Infolge dieser Unsicherheit ist auch weiterhin ein radikales chirurgisches Vorgehen gerechtfertigt. Mit Vorbehalten kann die Prognose als günstig bezeichnet werden.

Eosinophile Pseudotumoren des Magens und der übrigen Abschnitte des Verdauungskanals werden verhältnismäßig selten beobachtet. Im

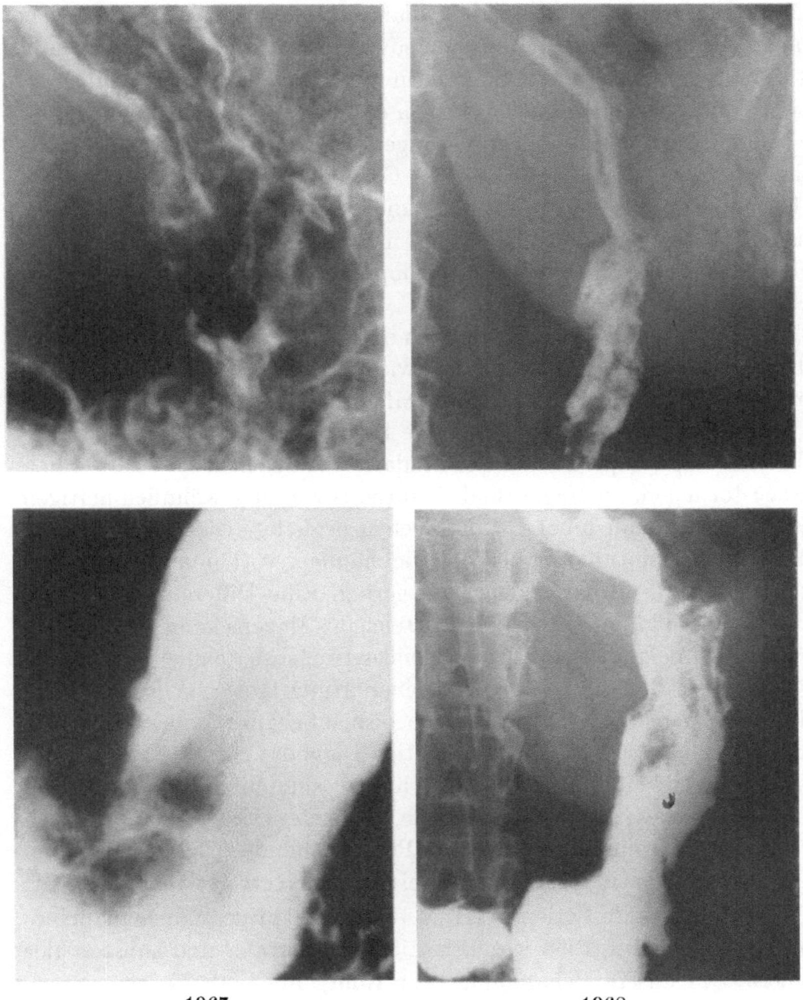

1967 1968

fernung eines ausgedehnten eosinophilen Pseudotumors

Gegensatz zu den echten Geschwülsten liegt ihnen ein chronischer Entzündungsprozeß zugrunde, dessen Ätiologie noch nicht völlig geklärt ist. Entweder handelt es sich um eine lokale allergische oder um eine Fremdkörperreaktion [1,3,6—8,11,13,14,16,18,19,21,22]. Ausgangspunkt der eosinophilen Pseudotumoren ist stets die Submucosa des Verdauungskanals. Sie entwickeln sich hier entweder zu polypenartigen Gebilden oder zu einer diffusen Wandinfiltration, wobei die Grenzen zur Schleimhaut in der Regel nicht überschritten werden. In ihrem feingeweblichen

Aufbau entsprechen sie einem Granulationsgewebe [5,10,20,22,23], das sich aus Capillaren und Fibroblasten sowie einem Netz von Hyalin- und Retikulinfasern zusammensetzt. Darin verstreut liegen Lymphocyten, Plasma- und Mastzellen sowie reichlich eosinophil gekörnte Leukocyten. Die tumorartigen eosinophilen Bildungen des Verdauungskanals werden deshalb auch häufig als eosinophiles Granulom bezeichnet. Hierdurch sind leicht Verwechslungen mit den andersartigen eosinophilen Granulomen der Haut und des Knochens möglich. Diese Mißverständnisse dürften durch die Bezeichnung „eosinophiler Pseudotumor" vermieden werden.

Bevorzugter Sitz der eosinophilen Pseudotumoren ist in etwa der Hälfte aller Fälle der Magen und hier wiederum das Antrum [2,8,15]. An zweiter Stelle wird der Dünndarm befallen. In den übrigen Abschnitten des Verdauungskanals sind eosinophile Pseudotumoren sehr selten. Zum Teil bleiben sie symptomlos. Im Dünndarm verursachen sie vornehmlich Passagestörungen, im Magen sind sie oftmals von ungewöhnlich heftigen Schmerzen und manchmal von Erbrechen begleitet. Die Möglichkeiten, eosinophile Pseudotumoren von den viel häufiger vorkommenden echten Geschwülsten zu unterscheiden, sind gering. Eine Differenzierung wird röntgenologisch kaum gelingen. Im Bereich des Magens kann die Schleimhautbiopsie von Erfolg sein. Die Vermehrung der eosinophilen Leukocyten im peripheren Blut gibt manchmal einen Hinweis, sie ist jedoch nicht obligat. Bei den etwa 150 Fällen, die bisher bekannt sind, wurde präoperativ nur ein einziges Mal die richtige Diagnose gestellt [12]. Infolge dieser Schwierigkeiten unterliegen auch die eosinophilen Pseudotumoren meist den Gesetzen der Tumorchirurgie, obgleich es sich bei ihnen an sich um gutartige chronisch-entzündliche Prozesse handelt. Lassen Sie mich auf diese Problematik anhand von zwei Beispielen etwas näher eingehen:

Eine 73 Jahre alte Patientin (H. M.) mit langjähriger Magenanamnese (Abb. 1) kam Anfang 1968 wegen heftiger epigastraler und substernaler Schmerzen in unsere Behandlung. Der Röntgenbefund mit einer stark vergröberten Faltenstruktur und deutlicher Wandstarre wies auf einen ausgedehnten Tumorprozeß des Magens hin. Eine Oesophago-Gastroskopie einige Monate vorher hatte keinen besonderen Befund ergeben. Die eosinophilen Leukocyten im peripheren Blut waren nicht vermehrt. Bei der Operation fand sich eine derbe Infiltration fast der gesamten Magenwand, die stellenweise bis auf 2 cm verdickt war (Abb. 2). Da keine Metastasen nachweisbar waren, wurde wegen Verdachts auf ein scirrhöses Carcinom der ganze Magen entfernt und eine Oesophago-Duodenostomie angelegt. Der histologische Befund eines eosinophilen Pseudotumors war anschließend völlig überraschend.

Ebenfalls wegen Verdachts auf eine bösartige Magengeschwulst wurde uns im Jahre 1952 ein 37 Jahre alter Patient (D. S.) überwiesen. Seit seiner Jugend bestand bei ihm eine Magenempfindlichkeit. Röntgenologisch war ein stark vergröbertes und teilweise aufgehobenes Schleimhautrelief im Angulusbereich vorhanden (Abb.3). Die gastroskopische Untersuchung hatte an dieser Stelle starre, wulstartige Schleimhautfalten mit grauweißer, glasiger Oberfläche ergeben. Eine Vermehrung der eosinophilen Leukocyten im peripheren Blut wurde zunächst nicht festgestellt, erst nach der Operation kam es hier vorübergehend zu einer

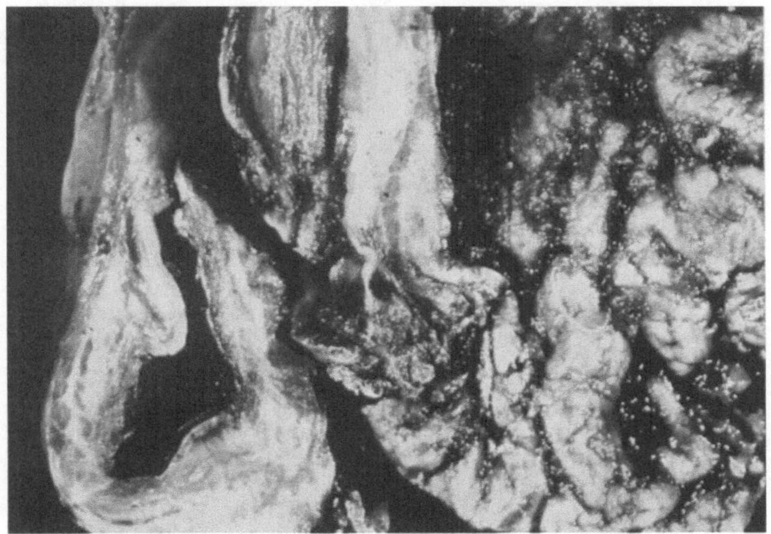

Abb.2. Teil des fixierten Operationspräparates von Patientin H. M.

Eosinophilie. Bei der Operation fand sich ein etwa handtellergroßes derbes Infiltrat im Antrumbereich, das für ein scirrhöses Carcinom gehalten wurde. Es wurde deshalb eine $^{2}/_{3}$-Resektion des Magens durchgeführt. Die richtige Diagnose eines eosinophilen Pseudotumors wurde erst nachträglich vom Pathologen gestellt. Besonders bemerkenswert an diesem Fall ist, daß bei dem Patienten nach einigen Jahren wieder Magenbeschwerden auftraten und sich nach 12 Jahren ein scirrhöses Magenstumpfcarcinom entwickelt hatte, das leider bereits inoperabel war.

In der Literatur wird an zwei Stellen von eosinophilen Pseudotumoren berichtet, die neben einem Carcinom im Magen gefunden wurden [4, 17]. Rigler u. Mitarb. [17] rechnen die eosinophilen Pseudotumoren deshalb sogar zu den Präcancerosen. In Anbetracht der geringen Zahl dieser Fälle halten wir diese Beurteilung nicht für gerechtfertigt. Zurückhaltend ist auch der von uns beschriebene Fall mit nachfolgendem Magenstumpfcarcinom zu werten. Hinsichtlich Prognose und Therapie bestehen noch

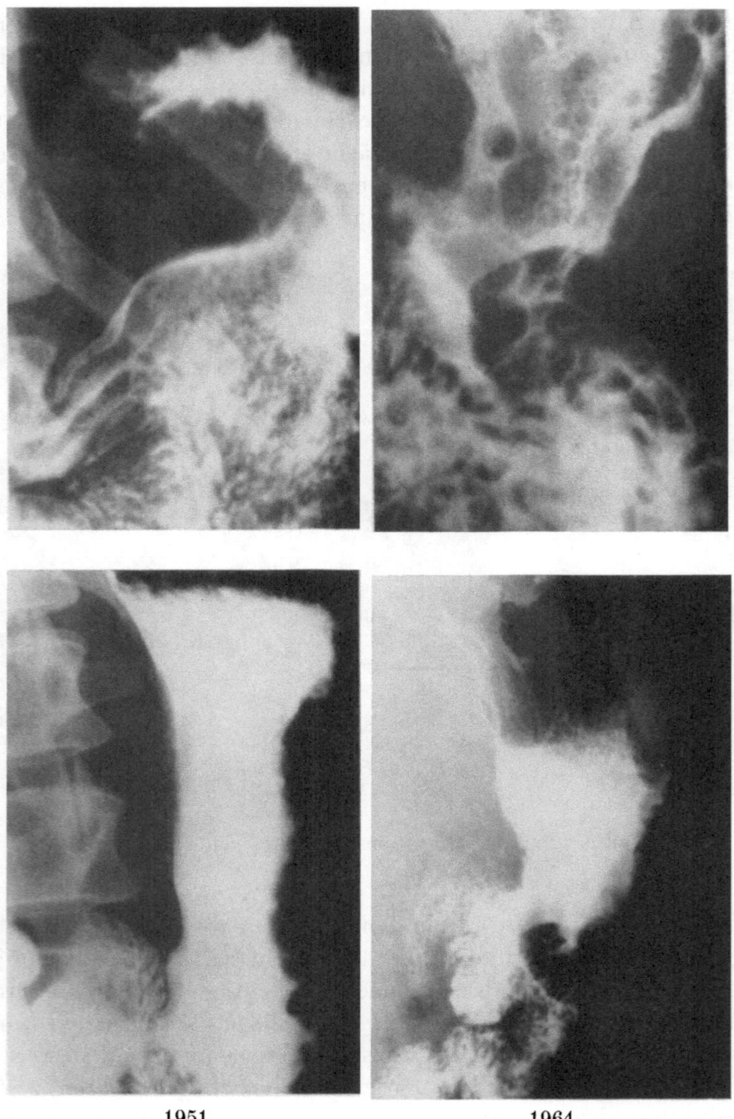

Abb. 3. Röntgenaufnahmen von Pat. D. S. vor Entfernung eines infiltrierend gewachsenen eosinophilen Pseudotumors (1951) und vor der Relaparotomie wegen eines Magenstumpfcarcinoms (1964)

viele offene Fragen. Insbesondere fehlen uns ausreichende Erfahrungen mit einer antiphlogistischen Behandlung [2, 8, 10]. Bei bioptisch gesicherten eosinophilen Pseudotumoren ist ein Versuch hiermit durchaus angebracht. Sehr ausgedehnte Veränderungen werden sich auf diese

Weise wahrscheinlich nicht zurückbilden. Solange die konservativen Behandlungsmöglichkeiten nicht weiter abgeklärt sind, behält das radikale chirurgische Vorgehen seine Berechtigung [9,15,20,23].

Literatur

1. Asani, K., T. Watanuki, H. Sakai, H. Imano, and R. Okamoto: Amer. J. trop. Med. **14**, 119–123 (1965).
2. Ashby, B. S., P. J. Appleton, and J. Dawson: Brit. med. J. **1964 I**, 1141–1145.
3. Booher, R. J., and R. N. Grant: Surgery **30**, 388–397 (1951).
4. Bullock, W. K., and E. T. Moran: Cancer **6**, 488–493 (1953).
5. Burkhart, C. R., and R. H. Wilkinson, Jr.: Cancer **18 II**, 1310–1316 (1965).
6. Churg, J., and L. Strauss: Amer. J. Path. **27**, 277–294 (1951).
7. Feyrter, F.: Wien. med. Wschr. **1957**, 764–767.
8. Hardy, G. T., and W. Elesha: Amer. Surg. **34**, 296–299 (1968).
9. Haynes, C. D., J. E. Anderson, and J. C. Thoroughman: Amer. Surg. **30**, 239 to 242 (1964).
10. Higgins, G. A., E. R. Lamm, and C. V. Yutzy: Arch. Surg. **92**, 476–483 (1965).
11. Hollósi, K., u. G. Nagy: Zbl. allg. Path. path. Anat. **103**, 517–524 (1962).
12. Johnson, G. F., and O. Wright: Radiology **71**, 415–419 (1958).
13. Kaijser, R.: Langenbecks Arch. klin. Chir. **188**, 36–64 (1937).
14. Kofler, E.: Virchows Arch. path. Anat. **321**, 121–133 (1952).
15. McGreevy, P., R. C. Doberneck, J. M. McLeay, and F. A. Miller: Surgery **61**, 280–284 (1967).
16. Moran, T. J., and F. E. Sherman: Amer. J. clin. Path. **24**, 422–433 (1954).
17. Rigler, L. G., L. Blank, and R. Hebbel: Radiology **66**, 169–176 (1956).
18. Ruzic, J. P., J. M. Dorsey, H. L. Huber, and S. H. Armstrong, Jr.: J. Amer. med. Ass. **149**, 534–537 (1952).
19. Sherman, F. E., and T. J. Moran: Amer. J. clin. Path. **24**, 415–421 (1954).
20. Toole, H. J., and A. N. Moschopoulos: Brit. J. Surg. **46**, 445–448 (1958).
21. Ureles, A. L., T. Alschibaja, D. Lodico, and S. J. Stabins: Amer. J. Med. **30**, 899–909 (1961).
22. Vanek, J.: Amer. J. Path. **25**, 397–411 (1949).
23. Virshup, M., and A. Mandelberg: Ann. Surg. **139**, 236–240 (1954).

93. Einfluß umfangreicher Darmresektion auf die somatische und psychische Entwicklung und insbesondere auf das endokrine System

Z. Šušteršič*-Celje
und S. Mahkota-Ljubljana/Jugoslawien

Summary. An extensive enterectomy has serious sequelae, which can however be tackled with adequate treatment. The human organism has wonderful compensation-mechanisms at its disposal. In the growing and maturing body, particular attention should be paid to the endocrine functions, which are also an adaptation-mechanism. Timely therapeutic intervention can put even these disturbances in order.

Zusammenfassung. Eine umfangreiche Darmresektion hat ernste Folgeerscheinungen, die jedoch mit adequater Behandlung bekämpfbar sind. Der menschliche Organismus verfügt über wundervolle Kompensationsmechanismen. Bei wachsendem und reifendem Körper ist besondere Wachsamkeit den endokrinen Funktionen, die auch einen Adaptationsmechanismus darstellen, zu widmen. Ein rechtzeitiger therapeutischer Einsatz kann auch diese Störungen regeln.

Welche Folgen eine umfangreiche Darmresektion auf den wachsenden bzw. reifenden Organismus ausübt, kann man im Schrifttum kaum finden. Solche Operationen werden bei Kindern äußerst selten ausgeführt. Wir haben die Gelegenheit, schon das 10. Jahr einen Knaben, bei dem in seinem 7. Lebensjahr eine umfangreiche Darmresektion ausgeübt wurde, zu beobachten und zu behandeln. Es wurde der größte Teil des Jejunums, das ganze Ileum und das rechte Hemicolon entfernt, so daß nur eine 50 cm lange Jejunumschlinge und das linke Hemicolon erhalten wurde. Der Organismus paßte sich ziemlich gut an das entstandene Resorptionsdefizit an. Wir konnten feststellen, daß der Kranke 70% der durch Nahrung aufgenommenen Proteine und Fette resorbieren kann und daß ein kleines Defizit der fettlöslichen Vitamine A, D und E sowie des Vitamins B_{12} besteht. Der Organismus paßte sich durch zwei Anpassungsweisen an:

1. Durch Kompensationsmechanismen, die im restlichen Darmtrakt zustande kommen: 9 Jahre nach der Operation sieht man röntgenologisch eine ausgeprägte Hypertrophie und Hyperplasie des restlichen Jejunums sowie eine Entwicklung des Megacolon, die auf eine Intestinalisation des Dickdarmes schließen läßt.

2. Durch Zurückbleiben im Wachstum. Abb. 1 zeigt das Lichtbild des Knaben: links des 11-, rechts des 15jährigen. Der 15jährige Knabe hat eine Körperlänge von knapp 141 cm und wiegt nur 34 kg. Er ist doch proportionell ausgewachsen, das Verhältnis der Rumpflänge gegenüber der Beinlänge ist normal und beträgt 1,15:1. Auch andere Proportionen sind normal. Man kann aber einen ausgeprägten Rückstand der Reifung feststellen. Die Geschlechtsorgane des 15jährigen Knaben sind ausgesprochen unterentwickelt. Es besteht keine Behaarung, man sieht kaum eine Differenz zwischen dem 11- und 15jährigen Knaben. Er hat auch keine anderen Zeichen, die eine Pubertät ankündigen: keine Mutierung, keine Erektionen. In diesem kurzgefaßten Referat können wir die laboratorischen Befunde nicht aufzählen. Die Röntgenbilder der Epiphysen zeigen, daß auch die Skeletreifung um einige Jahre zurückgeblieben ist. Kurz: alle Befunde bekräftigen die Diagnose Hypofunktion der Hypophyse, die sich hauptsächlich in Nanosomie, Hypogonadismus und Hypofunktion der Nebennierenrinde manifestiert. Den Hypopituitarismus kann man als einen Teil der allgemeinen Unterentwicklung deuten, der einen Kompensationsmechanismus an das Defizit der Absorption darstellt — eine ähnliche Situation, wie sie bei der Anorexia

nervosa vorkommt. Der ganze Organismus, inklusive das hormonale System, hat sich an neue Verhältnisse mit koordinierter Reduktion aller Lebensfunktionen angepaßt. Bis zur Pubertät besteht fast eine ideale Eukrasie. Die psychische Entwicklung ist normal.

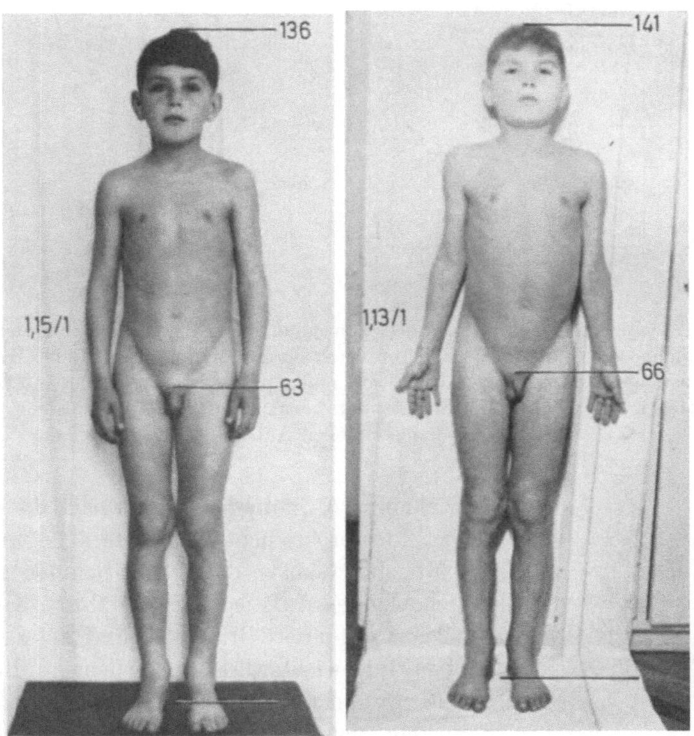

Abb. 1 zeigt links den Knaben in seinem 11. und rechts in seinem 15. Lebensjahre. Man sieht, daß der Knabe klein, doch proportionell ist, die Muskulatur ist normal entwickelt, es besteht keine Abmagerung. Man beachte das kindliche Aussehen des 15jährigen Knaben, der keine Zeichen der sexuellen Reifung hat. Es besteht keine Behaarung der Scham, die Sexualorgane sind in der Größe zurückgeblieben, man sieht keine Differenz in den Geschlechtsorganen des 11jährigen gegenüber denen des 15jährigen Knaben

Da kommt das therapeutische Problem: wird der Organismus, der im jetzigen Zustand den Absorptionsmangel wundervoll kompensiert hat, imstande sein, dem hormonalen Anreiz entsprechend zu reagieren, ohne das metabolische Gleichgewicht zu verlieren? Wir entschlossen uns für einen behutsamen therapeutischen Hormoneinsatz mit Gonadotropin und ACTH, ferner mit Vitamin E- und B_{12}-Zugabe. Das Resultat einer 1jährigen Therapie ist aus Abb. 2 zu ersehen. Die Wachstums- sowie die

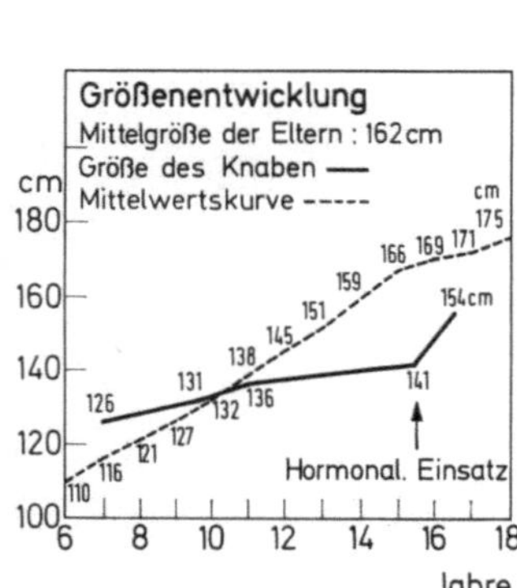

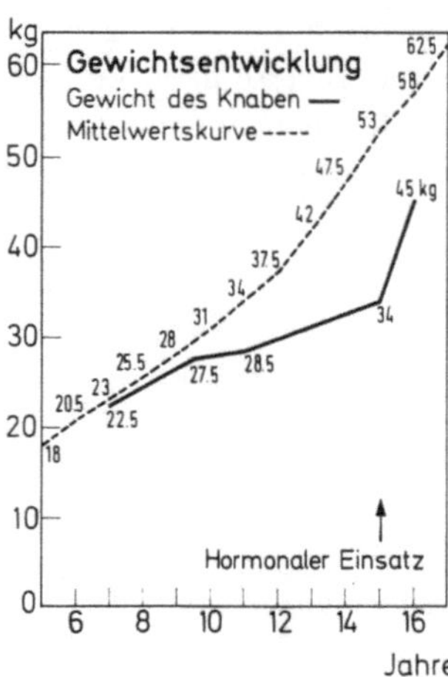

Abb. 2. Die Kurven zeigen links die Größen- und rechts die Gewichtsentwicklung des Knaben. Die punktierten Linien entsprechen den Mittelwerten. Beide Kurven zeigen von dem Zeitpunkt der Operation einen progredienten Rückstand hinter den Mittelwerten. Nach dem Einsatz der hormonalen Therapie notieren beide Kurven einen steilen Aufstieg

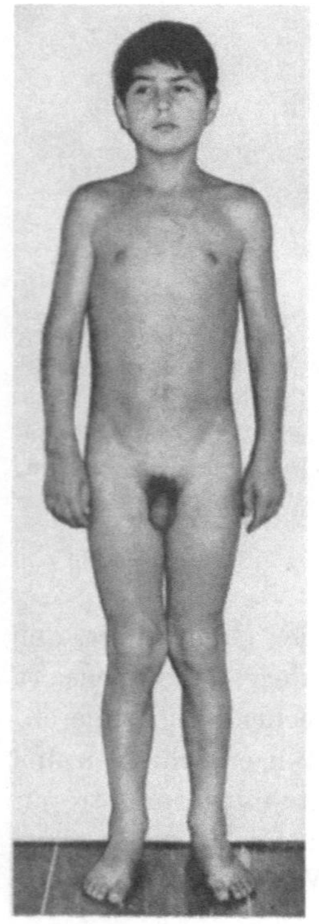

Gewichtskurve, die in den Jahren nach der Operation einen progredienten Rückstand gegenüber der Mittelwertskurve darstellen, nehmen einen entscheidenden Aufstieg. Der 15jährige Knabe, der 25 cm unter der Mittelgröße und 20 kg unter dem Mittelgewichtswert war, wuchs in 1 Jahr um 13 cm und nahm 11 kg an Gewicht zu. Man kann aber auch einen unbestreitbaren Fortschritt in der Reifung feststellen. Die Stimme wurde männlich, die Achsel- und Schamhaare wuchsen, die Genitalien erreichten eine fast durchschnittliche Größe eines 16jährigen. Das ist aus Abb. 3 deutlich zu sehen.

Die näheren diagnostischen und therapeutischen Angaben sind bei den Verfassern verfügbar.

Abb. 3 zeigt den 16jährigen Knaben 1 Jahr nach Beginn der Hormontherapie. Man sieht, daß der Knabe neben der Größen- und Gewichtszunahme auch eine deutliche Geschlechtsreifung entwickelt hat. Die Proportionen sind von männlichem Typus, die Geschlechtsorgane zeigen eine deutliche Größenzunahme mit entsprechender Behaarung, alles unstreitige Zeichen der eingetretenen Pubertät